中国分子医学系列丛书

中国分子乳腺癌学

主编　余元勋　钱立庭　王　勇

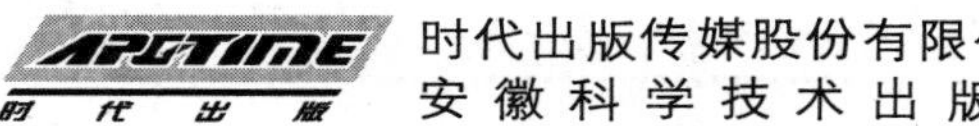

时代出版传媒股份有限公司
安徽科学技术出版社

图书在版编目(CIP)数据

中国分子乳腺癌学 / 余元勋，钱立庭，王勇主编.
--合肥：安徽科学技术出版社，2017.7
(中国分子医学系列丛书)
ISBN 978-7-5337-7267-3

Ⅰ.①中… Ⅱ.①余…②钱…③王… Ⅲ.①乳腺癌-分子生物学-研究 Ⅳ.①R737.9

中国版本图书馆CIP数据核字(2017)第138791号

中国分子乳腺癌学 主编 余元勋 钱立庭 王 勇

出 版 人：丁凌云 选题策划：吴萍芝 责任编辑：吴萍芝
责任印制：廖小青 封面设计：冯 劲
出版发行：时代出版传媒股份有限公司 http://www.press-mart.com
安徽科学技术出版社 http://www.ahstp.net
(合肥市政务文化新区翡翠路1118号出版传媒广场，邮编：230071)
电话：(0551)63533323
印 制：安徽新华印刷股份有限公司 电话：(0551)65859178
(如发现印装质量问题，影响阅读，请与印刷厂商联系调换)

开本：889×1194 1/16 印张：32.25 字数：932千
版次：2017年7月第1版 2017年7月第1次印刷

ISBN 978-7-5337-7267-3 定价：112.00元

本 书 编 委 会

主　编　余元勋(瑞士苏黎世大学医学博士,安徽医学高等专科学校教授、研究员)
钱立庭(安徽肿瘤医院院长,主任医师,教授)
王　勇(安徽省立医院,副主任医师)

副主编　解　毅(美国国立卫生研究院,教授,医学博士)
徐　华(美国纽约州大学,教授,医学博士)
何光远(安徽中医药大学中西医结合医院,院长,副教授)
李建平(安徽医学高等专科学校,副教授)
徐　彬(安徽医学高等专科学校,副研究员)
温晓妮(第四军医大学,副教授,博士)
张华军(南京大学鼓楼医院,副教授,博士)

编　委　陈　森　孙国梅　郭　增　程景林　杨　春　陈多学　冯　俊　孔德华
陈　峰

序

21 世纪初，人类基因组 DNA 测序的完成，有助于阐明一些疾病的遗传基础；进入后基因组时期，在蛋白质、基因、基因 SNP 等水平，医学界对疾病的发病机制做了进一步深入研究；基础科学的研究进展，大大发展了信号通路、离子通道、细胞因子、基因芯片、治疗作用等的分析技术，由此可深入研究疾病的分子机制、分子分型、分子诊断、分子靶向治疗、个体化给药方法、疾病预后的分子预测、大样本临床随机对照试验(RCT)等。新的技术、新的仪器设备、新的方法不断应用于临床，有效地促进临床医学的发展。一些重要疾病的研究、诊断、治疗内容，已今非昔比。《中国分子医学系列丛书》的出版，无疑是近年来分子医学成果在医学界的一次精彩亮相，其中不仅蕴藏着重大的学术感召力，而且是对医学专业精神的传承和发扬。

人生“七十而从心所欲，不逾矩”。由七十高龄的余元勋教授等著名专家共同编写的《中国分子医学系列丛书》，在分子、细胞层次水平上比较清楚地讲述了一些重要疾病的信号分子、信号通路、细胞因子、离子通道等的改变，及其分子病理机制、分子药理机制、靶向治疗原理、新药作用机制等研究进展；讲述一些重要疾病的诊断、治疗原则与目前防治方法的进展；《中国分子医学系列丛书》引用资料主要是2006—2016年的国内外文献及一些国内专家的研究成果，融入了 21 世纪初在一些重要疾病防治方面的最新成果，内容丰富，讲解具有精确性、逻辑性，注意联系基础研究与临床实践、中西医结合，在对重要疾病分子医学学说的系统化方面，已达到国内、国际较先进的水平，弥补了分子医学领域的缺憾。近几十年来，由于临床与基础医学家的共同努力，使一些疑难疾病的分子、细胞、临床的相关内容日益丰富，有些方法较复杂，技术难度较高，还有很多未知领域等待着我们去探索。当下正值盛世，医学界需要这样较好总结、整理的系列丛书。本丛书可作为临床各级医师、医学研究人员、生命学科研究人员的参考书，也能作为科研、教学、培养博士生与研究生的工具书。是为序。

复旦大学　吴超群教授

2016 年 12 月

前　言

乳腺癌是严重威胁全人类健康的疾病之一。中国乳腺癌患者死亡率很高，已成为我国人群病死的主要原因，近年来我国乳腺癌发病率与死亡率呈明显上升趋势。研究报道，近几十年来，由于临床与基础医学家的共同努力，使乳腺癌的分子、细胞、临床的相关研究内容日益丰富，方法日益复杂，技术难度日益提高，已可成为一个相对独立的学科。因此，应加强对乳腺癌的防治研究。近年来中国乳腺癌的研究取得很大成就，介绍乳腺癌研究的进展，有利于改善我国乳腺癌的规范诊断与治疗。有鉴于此，我们组织国内外专家，对国内外研究资料、一些专家的研究成果进行总结，编写了本书。

本书在分子、细胞、临床水平较清楚地讲述：乳腺癌目前防治的主要方法与进展；乳腺癌相关的主要细胞因子在疾病中的改变及治疗对策；乳腺癌相关的信号通路在疾病中的改变及靶向治疗；乳腺癌相关的分子病理机制、分子药理机制、新药治疗进展、临床诊断与治疗原则等。

本书资料引用 2006—2016 年的国内外文献，反映了 21 世纪初在乳腺癌治疗方面的新成果，内容丰富，讲解具有系统性、精确性、逻辑性，注意联系基础研究与临床实践，注意中西医结合，在乳腺癌诊断、治疗进展方面，已融入国内外乳腺癌科研和临床的新成果，可作为临床各级内外科医师、老年科医师、药物研究人员、生命学科研究人员的参考书，能作为科研、教学、培养博士生与研究生的工具书。

本书在出版过程中，得到了全国人大常委会有关机构、安徽省卫生和计划生育委员会、安徽出版集团、安徽医科大学、安徽中医药大学、安徽医学高等专科学校卫生和计划生育委员会，以及全国许多著名专家的关心、帮助，在此特别表示衷心的感谢。由于 21 世纪在乳腺癌方面的研究发展很快，新的研究成果不断出现，我们的编写难免有不足之处，恳请前辈、同仁、广大读者多提指正意见，以便我们在再版时改进。

余元勋教授

2016 年 12 月于合肥

目 录

第一篇　乳腺癌的研究

第一章　肿瘤干细胞

一、概述

肿瘤干细胞（tumor stem cell，TSC）概念提出于19世纪中期，一些病理学家认为，肿瘤可能起源于组织中少数干细胞的突变。1958年有人把白血病细胞移植到同品系小鼠，发现移植细胞中仅1%～4%形成白血病细胞克隆，提示仅干细胞有致瘤性。1994年有人提出肿瘤干细胞学说，即正常干细胞在长期自我更新的生存中，可累积相关基因突变，形成肿瘤干细胞。

目前国内医学界已发布肿瘤干细胞研究进展、肿瘤干细胞及其耐药机制与治疗、干细胞与肿瘤干细胞、实体瘤中肿瘤干细胞研究进展、肿瘤干细胞的分离与纯化研究进展等资料，有较好的临床参考意义。

肿瘤细胞有异质性，其中的肿瘤干细胞是肿瘤细胞中数量很少的干细胞样细胞群，有无限增殖能力、多向分化潜能，有类似正常干细胞的特性。但肿瘤干细胞的起源细胞可不同：可经肿瘤祖细胞（有自我保护、多向分化能力）再分化出不能自我更新的终末肿瘤细胞，形成肿瘤；肿瘤中占大部分的终末肿瘤细胞，不能维持肿瘤的发展，肿瘤的发展常依赖于肿瘤干细胞的增殖；后者占肿瘤细胞总数的1/1000～1/10000。

在一群肿瘤细胞移植后，常仅有肿瘤干细胞可形成肿瘤细胞克隆。在体内，一般肿瘤干细胞处在静息态（常在G0期），分裂较少，对化疗药物、靶向药物等较耐受。在肿瘤干细胞的微环境中，肿瘤干细胞具有自我保护、自我更新能力，能不断分裂增殖。肿瘤干细胞的大量增殖，易引起肿瘤增大、侵袭、转移，是肿瘤发生、发展、转移、复发、耐药的根本原因。在白血病、乳腺癌、前列腺癌、肝癌、肺癌、胰腺癌等，相关肿瘤干细胞已被证实。有人认为，肿瘤可能是一种干细胞病。

二、肿瘤干细胞与正常干细胞的相似处

大多数正常干细胞在体内处于静息状态，少数正常干细胞能进入细胞增殖周期，总体上正常干细胞是细胞周期慢转换细胞，增殖较慢。成人干细胞存在于成人各种组织中，参与组织更新、创伤修复；总体特点为：

——能自我更新，维持干细胞池细胞数量的稳定。

——能向下游分化为祖细胞，再横向分化、产生至少一种组织成熟细胞（多向分化），能严格控制组织细胞数量。

——对组织损伤反应，能迁移、分裂、增殖、分化，参与组织修复。

——有可移植性，并能重建同样的组织、同样的组织功能成分。

——连续移植时仍有上述能力。

根据自我更新的特点不同，总体上干细胞有以下结局：

——通过非对称性分裂产生一个干细胞、一个终末分化细胞，从而保持体内干细胞池干细胞

数量的稳定。

——对称性分裂产生2个干细胞，结果干细胞数量可增加；或产生2个终末分化细胞，终末分化细胞不再有自我更新能力，结果干细胞数量不断减少。

——在特殊情况下，如骨髓造血干细胞（HSC）移植后，能通过有丝分裂实现细胞数量明显增加。

干细胞的干性即持续增殖性、多向分化性，由干细胞干性相关蛋白的表达水平决定。骨髓等组织中，常有储存干细胞的微环境，能调控干细胞的分化活性，可增强Wnt、骨形态发生蛋白（BMP）、Notch、Hh等信号通路等的活性，可促进干细胞的生长、增殖。

分离干细胞一般在净化实验室内进行，实验室应有显微镜、倒置显微镜、流式细胞仪、免疫磁珠细胞分选仪、干细胞分离机、净化台、细胞培养箱、深度低温冰箱、细胞活力分析仪、程序冻存仪、液氮罐、冻存液等。从骨髓、血液、脐带等较易得到正常干细胞，可经流式细胞仪、免疫磁珠，分离有一定细胞膜表型蛋白的干细胞、安全扩增（使基因组稳定化），并可在临床使用。

骨髓间质干细胞等的移植技术已相对成熟。胚胎干细胞直接转入机体时，易诱导产生肿瘤细胞，一般不能直接用于干细胞治疗；但已发现，可先转基因诱导胚胎干细胞分化为心肌细胞、神经细胞等，再用于临床移植治疗。

肿瘤干细胞与正常干细胞的相似处包括：

——肿瘤干细胞与正常干细胞都能无限增殖、自我更新，可形成、维持干细胞。肿瘤干细胞与正常干细胞都能迁移，肿瘤干细胞的迁移有一定的组织器官特异性，正常干细胞能迁移到特定的组织器官；迁移受特异性趋化因子、靶受体调节。肿瘤干细胞与正常干细胞在一定条件下，可相互转化。一般正常干细胞获得4～7次突变后，将发生恶性转化；组织自我更新较快的表皮干细胞、造血干细胞，较易发生基因突变，形成肿瘤。

——肿瘤干细胞与正常干细胞都处于未分化状态，有多向分化能力，可分化为相关的全部终末细胞，增殖的同时常能诱导血管新生。与正常细胞群相似，肿瘤细胞群中有肿瘤干细胞、肿瘤干细胞分化的短期增殖细胞、不同分化表型的终末肿瘤细胞；肿瘤干细胞能自我克隆导致肿瘤。

——肿瘤干细胞与正常干细胞都有相似的生长调节信号通路，都有Hh、Wnt、Notch、鸟氨酸氨基甲酰转移酶Oct-4、骨形态发生蛋白（BMP）、蛋白激酶JAK、Bmi-1、抗凋亡因子Bcl-2等信号通路活化。

——肿瘤干细胞与正常干细胞较幼稚，都有各种分裂方式，都有端粒酶活化、端粒酶重复序列扩增，促进增殖。

——肿瘤干细胞可表达正常干细胞的某些蛋白标志物。有这些标志物的肿瘤干细胞，形成肿瘤细胞克隆的能力较强，如CD34、CD133、CD90、CD44、ABCG2、Bmi-1、鸟氨酸氨基甲酰转移酶Oct-3/4等。

三、肿瘤干细胞与正常干细胞的不同处

——肿瘤干细胞增殖、转移能力较强：正常干细胞可在某一时间连续分裂，也可长期静息；正常干细胞的自我更新一般受反馈机制调节，增殖与分化有序、平衡。正常干细胞有特殊的微环境——正常干细胞巢，能提供抑制增殖、促进分化的调节信号分子，能抑制形成肿瘤。

肿瘤干细胞增殖、分化常无序，失控，其自我更新常不受负反馈机制调节。其分化机制异常，不能分化为完全成熟的细胞，易累积基因突变等。肿瘤干细胞有特殊的微环境-肿瘤干细胞巢，常能提供促进增殖、抑制分化的调节信号分子，能促进肿瘤形成。

有人报道，一般100个肿瘤干细胞就能在裸鼠移植，形成肿瘤团块、肿瘤，有较高的致瘤能力；而非肿瘤干细胞的肿瘤细胞移植十万个细胞时，未形成肿瘤团块、肿瘤。

一般肿瘤干细胞内常有Hh、Wnt、Notch、PI3K/Akt/mTOR、Bmi-1等信号通路持续性活化，

常有胚胎相关基因再活化，与肿瘤的发生、发展、增殖、转移、化疗耐药、复发等相关，可上调抗凋亡因子 Bcl-2、p53 结合蛋白 Mdm1（灭活 p53）等的水平，抗凋亡；给予相应信号通路的靶向治疗等，可抑制肿瘤干细胞增殖。肿瘤干细胞基因组不稳定，易形成染色体畸变，能促进肿瘤形成、复发。

——转化生长因子 β、非经典 Wnt 信号通路等活化后，常可引发肿瘤干细胞的上皮细胞-间质细胞转化，能使肿瘤干细胞获得间质细胞表型，增强恶性程度，使细胞表达 E-钙黏素减少，增强迁移、侵袭能力，促进肿瘤干细胞早期微转移等。Bmi-1 高水平表达时，能经 ADP-核糖基化因子 ARF，使生长抑制蛋白 p16/p19 表达水平下调，可促进有丝分裂，导致肿瘤干细胞形成、增殖，促进自我更新。

——肿瘤干细胞一般在 G0 期长期存在，积累基因突变后常能进入 G1/S 期很快增殖。正常干细胞表达生长分化因子 8/11；但肿瘤干细胞常不表达它们，分化成熟的调节能力较差；终末肿瘤细胞常有异质性、低分化性、不能自我更新。肿瘤干细胞不断增殖时，常缺少增殖后的负反馈调节，易持续过度增殖，且使增殖与分化不平衡、无序。

——肿瘤干细胞微环境（巢）中有成纤维细胞、脂肪细胞、内皮细胞、细胞因子、细胞外基质等。肿瘤干细胞的微环境与正常干细胞的微环境不同，故使肿瘤干细胞对化放疗的反应常不同。干细胞微环境一般有维持干细胞静息的因素，有时则有促使干细胞增殖的因素。肿瘤干细胞微环境有慢性炎症、缺氧时，常可引发产生炎症因子、缺氧诱导因子、血管内皮生长因子、热休克蛋白 90 等，能促进形成肿瘤干细胞。靶向治疗时，常同时抑制肿瘤干细胞微环境产生炎症因子、缺氧诱导因子、血管内皮生长因子、热休克蛋白 90 等，能增强疗效。

——很多微小 RNA（miRNA）参与调节肿瘤干细胞自我更新，可分为促进肿瘤干细胞增殖的 miRNA（能促进表达癌蛋白）、抑制肿瘤干细胞增殖的 miRNA（能抑制表达抑癌蛋白）。

——各种肿瘤干细胞常有一些共同的标志物如 $CD34^+$、$CD133^+$、$CD38^-$，也有一些各自特异的标志物，如 $CD90^-$、$CD20^+$、$CD24^-$ 等。$CD34^+CD38^-$ 白血病干细胞，一般占白血病干细胞的 80%，$CD34^+CD38^-$ 是白血病干细胞的标志物，$CD34^+CD38^-$ 白血病干细胞移植到裸鼠后，可形成白血病动物模型。癌基因转入干细胞后，高水平表达的癌蛋白，一般能活化肿瘤干细胞。

——肿瘤干细胞是肿瘤发生、增大、耐药、复发、转移的根源，能在软琼脂上培养形成克隆，移植（一般仅需 100～1000 个肿瘤干细胞）在裸鼠体内后能形成相同的肿瘤。

研究发现，许多肿瘤中存在肿瘤干细胞，如白血病、视网膜母细胞瘤、脑瘤、室管膜瘤、皮肤基底细胞癌、乳腺癌、胃癌、肺癌、结直肠癌、胰腺癌、前列腺癌、肝癌等。

肿瘤干细胞有无限的自我更新能力，能产生基因组相同的子代肿瘤细胞，能维持肿瘤持续生长；在体外，能在缺乏生长因子的条件下很快生长，且能表达标志物、相关因子；有一定限度的分化能力，能产生不同分化水平的终末肿瘤细胞；分化时有表观遗传学不同时，也可形成新的不同的肿瘤细胞；能表达分化调节因子，可促进肿瘤干细胞分化为脂肪细胞、骨细胞等；有高致瘤性，常为多倍体细胞，易成瘤、转移；常有化疗耐药性，常对免疫治疗不敏感。

四、不同肿瘤干细胞的标志物

不同的肿瘤干细胞，有一些自己的标志物，在应用化疗、靶向治疗、放疗杀伤肿瘤干细胞时，这些标志物的表达水平常明显下调。分离肿瘤干细胞时，可先用一些荧光标记的特异性抗体，结合肿瘤干细胞膜标志物（如 CD133、CD166、ABCB1/5、ABCG2），再应用流式细胞仪进行多标志物分选，分离出荧光标记较强、较纯的肿瘤干细胞。

应用磁性细胞分选仪时，可用结合特异性抗体的磁珠，对肿瘤干细胞进行某种标志物（如 CD133）细胞的结合、分选。也可根据细胞能排出荧光染料，分选出侧群细胞，其细胞膜有乳腺癌耐药蛋白 G2（ABCG2），能将荧光染料排出；侧群细胞以外的是主群细胞。侧群细胞纯度较低，但侧群细胞的耐药性一般比主群细胞高。

一些肿瘤干细胞的较特异的标志物包括：

——白血病干细胞，有标志物 Sca－1^{+} CLL－1^{+} $CD96^{+}$ $CD123^{+}$ $CD117^{-}$ $CD34^{+}$ $CD38^{-}$ $CD90^{-}$等，Sca－1 是干细胞抗原 1。

——脑肿瘤干细胞，有标志物 $CD133^{+}$ 等。

——乳腺癌干细胞，有标志物 LIN^{-} $CD24^{-/low}$ $CD44^{+}$ ESA^{+} $ALDH1^{+}$（Musashi － 1，Sca － 1）等；ALDH1 是乙醛脱氢酶 1，乳腺癌干细胞高水平表达乙醛脱氢酶 1 时，能引发耐药；ESA 是酯酶 A，LIN 是 Lin 同源蛋白。

——肝癌干细胞，有标志物 $CD44^{+}$ $CD133^{+}$ $CD90^{+}$ 等。

——肺癌干细胞，有标志物 $CD133^{+}$ $CD44^{+}$ $CD24^{+}$ Sca－1^{+} $CD34^{+}$ $PECAM^{-}$ $CD45^{-}$ 等；常能抵抗化疗；PECAM 是血小板/内皮细胞黏附分子。

——前列腺癌干细胞，有标志物 $CD133^{+}$ $CD44^{+}$ $\alpha 2\beta 1^{+}$ 等，α2β1 是整合素。

——胰腺癌干细胞，有标志物 $CD133^{+}$ ESA^{+} $CD24^{+}$ $CD44^{+}$ 等。

——结直肠癌干细胞，有标志物 $ALDH1^{+}$ $CD166^{+}$ $CD44^{+}$ $EPCAM^{+}$ $CD133^{+}$ 等，EPCAM 是表皮细胞黏附分子。

——黑色素瘤干细胞，有标志物 $ABCB5^{+}$ $CD20^{+}$ 等，ABCB5 是 ATP 结合盒蛋白转运体 5。研究发现，肿瘤干细胞在一定条件下，能与正常干细胞相互转化。

五、乳腺癌干细胞的研究

目前普遍认为，造成乳腺癌患者复发、转移、死亡的主要原因，是乳腺癌中存在有高致瘤性、对放化疗不敏感的乳腺癌干细胞。目前已有对乳腺癌干细胞分离、富集的多种方法，已有针对乳腺癌干细胞的治疗方法。

正常乳腺干细胞在分裂的过程中，常经过不对称分裂，形成一个与原来的干细胞性状完全相同的细胞，及另一个可向某方向分化的祖细胞。研究发现，乳腺祖细胞经诱导分化后，可生成乳腺导管的全部各种成熟细胞。

正常乳腺干细胞常处于静息的 G0 期，生命期限比已分化细胞长，正常乳腺干细胞积累较多的基因突变后，能成为乳腺癌干细胞。乳腺癌干细胞与正常乳腺干细胞的主要不同点，在于乳腺癌干细胞增殖失控；大多数的抑癌基因，如视网膜细胞瘤基因（Rb）、BRCA1/2 基因、p53 基因常突变，结果能使乳腺祖细胞、已分化的乳腺细胞逆分化，可导致乳腺癌干细胞的发生。

1. 乳腺癌干细胞的分离与富集

乳腺癌干细胞在乳腺癌中较少，目前用于富集乳腺癌干细胞的方法主要有以下几种。

（1）表面标志物分选法

它主要基于乳腺癌干细胞表面标志物与相应抗体相结合的原理，通过流式细胞仪、免疫磁珠分选出乳腺癌干细胞。

流式细胞术（FCM）能对单细胞进行分析、分选，它可高速分析上万个细胞，并能同时从一个激光源激发、双色荧光色素显色的细胞中，快速测得多个参数；流式细胞术分选器喷嘴射出的液柱，能被分割成一连串带电小水滴，携带细胞通过流动室而发生偏转，带有不同的表面标志物的细胞落入不同收集器中，而被分选、分析计数。

免疫磁珠分选法（MACS）是把细胞用超级顺磁性的微型磁珠，进行特异性标记，使细胞通过磁场中的分选柱，有标记的细胞滞留在柱里，未被标记的细胞流出分选柱。当分选柱移出磁场后，滞留柱内的标记细胞，就可被洗脱出来；结果可获得有标记物、无标记物的两种细胞。

2003 年有人将细胞表面标志物为 $CD44^{+}CD24^{-/low}ESA^{+}$ 的 100 个乳腺癌细胞接种至 NOD/SCID 小鼠，发现能形成移植性乳腺癌，$CD44^{+}CD24^{-/low}ESA^{+}$ 细胞有自我更新、多向分化能力，子代细胞中有这些标志物的细胞仍有致瘤能力，有其余标志物的细胞均没有致瘤能力；证明 $CD44^{+}CD24^{-/low}ESA^{+}$ 标志的乳腺癌细胞，可能是乳腺癌干细胞，有高致瘤性，更有特异性；目前 $CD44^{+}CD24^{-/low}ESA^{+}$ 已是最常用的乳腺癌干细胞标志物。$ALDH1^{+}$ 也是乳腺癌干细胞标志物。

(2)流式细胞仪分选侧群细胞

分选侧群细胞(SP)的方法，是利用干细胞拒染、排出核酸结合染料 Hoechst 3342 的特性。Hoechst 33342 在紫外光激发下，可发出蓝荧光、红荧光；干细胞膜的 ATP 结合盒转运蛋白 G2(ABCG2)，可将 Hoechst 33342 泵出细胞外，使细胞呈淡染；后者通过流式细胞仪后，分布在一侧(侧群细胞)。一些乳腺癌细胞系中，已发现存在侧群细胞；与非侧群细胞比，乳腺癌侧群细胞含较多的乳腺癌干细胞。

(3)无血清悬浮培养

乳腺癌干细胞可在含成纤维细胞生长因子、表皮生长因子、谷氨酰胺等的无血清培养液中，悬浮生长形成微球。通过该方法对乳腺癌组织标本进行消化、过滤、培养、分离，可得到原代的乳腺癌干细胞聚集形成的微球，可自我更新，能多向分化；有高致瘤性，VEGF 表达水平明显较高；提示无血清悬浮培养能聚集乳腺癌干细胞。

有限稀释法是检测单个乳腺癌细胞增殖能力的有效方法。含乳腺癌干细胞的细胞群有异质性，其单个细胞在软琼脂形成克隆的潜力各不相同，一般能形成克隆的为乳腺癌干细胞；然后将它们进一步筛选扩增，进行体内外实验，鉴别表面标志物。通常乳腺癌干细胞体外克隆形成能力，与其异种移植体内成瘤的能力相一致。乳腺癌干细胞常高水平表达 P-糖蛋白、MRP(阳性率为 50%～70%)、BCRP、LRP(阳性率为 88%)。

(4)ALDA1 活性测定分选

应用 ALDEFLUOR 试剂检测时，不带电荷的醛脱氢酶的底物 BAAA，能通过扩散进入活细胞，被醛脱氢酶 ALDA1 转化为带负电荷的反应产物、滞留在细胞内，使细胞呈荧光，通过流式细胞仪可进行分离。

$ALDH1^{+}$ 乳腺癌细胞，常有明显的干细胞特性、高致瘤性。有人对 577 例乳腺癌患者分析后发现，除 Ki-67 水平、肿瘤大小、病理学分级外，ALDH1 表达水平也是独立的预后因子。

研究发现，把 500 个 $ALDH1^{+}$ 乳腺癌细胞接种到 NOD/SCID 小鼠体内，能形成乳腺癌肿瘤；而接种 50000 个 $ALDH1^{-}$ 乳腺癌细胞到 NOD/SCID 小鼠，不能形成乳腺癌肿瘤。$ALDH1^{+}$ 还与乳腺癌的转移相关。

$ALDH1^{+}$ 细胞群和 $CD44^{+}CD24^{-/low}$ 细胞群，可有部分重叠；提示多个细胞标志联合应用，可得到更纯的乳腺癌干细胞。2007 年发现，$CD55^{+}$ 亚群乳腺癌细胞，可能是一种乳腺癌样干细胞。

$CD44^{+}CD24^{-/low}$ 乳腺癌细胞，能高水平表达促侵袭相关蛋白(IGS)、IL-1/6/8、结缔组织生长因子 CTGF、基质金属蛋白酶 MMP-1、ADAMTS1、u-PA、血管内皮生长因子 VEGF、趋化因子受体 CXCR4 及其配体 SDF-1 等，能浸润基质，侵袭能力较强；能拮抗放化疗，促进转移、复发。

乳癌干细胞经血管途径转移常与 VEGF 及 CXCR4 表达水平正相关。与原发灶相比，转移灶中 $CD44^{+}CD24^{-/low}$ 乳腺癌细胞比例明显升高(72%)，远高于原发灶中的 10%。

高水平 Notch1 可促进乳腺癌干细胞表达 Survivin 等抗凋亡因子，能使放化疗后乳腺癌干细胞反而增加，使乳腺癌有更强的抗放化疗能力。给予 Her-2 酪氨酸激酶抑制剂拉帕替尼等，常可导致患者血中乳腺癌干细胞数量不再增多，可提高后续治疗的疗效。

2. 乳腺癌干细胞与微环境

乳腺癌干细胞在长期自我更新的过程中，可累积基因突变，能导致无限制增殖，但还要有其周围微环境支持生长，该微环境由乳腺间质细胞、细胞外基质、分泌因子、血管床等组成，使乳腺癌干细胞能以基底膜，与邻近的导管腔上皮细胞、肌上皮细胞隔绝，形成特殊的壁龛；使乳腺癌干细胞休眠，有时则促进其采取不对称分裂方式，产生一个子代乳腺癌干细胞留在壁龛内，而另一个为子代乳腺癌细胞出壁龛，以保持壁龛中乳腺癌干细胞数量稳定。乳腺癌干细胞可诱导壁龛中成纤维细胞表达 MMP－2/9，能形成促进转移的微环境。

没有适合的微环境，乳腺癌干细胞会迅速丢失特性、稳定性，易离开微环境入血，很快分化、凋亡，会使微环境中的乳腺癌干细胞减少。微环境影响乳腺癌干细胞定位、增殖、分化。

（余元勋　郭　增　解　毅　冯　俊　徐　华）

进一步的参考文献

[1]DURU N. Breast cancer adaptive resistance: HER2 and cancer stem cell repopulation in a heterogeneous tumor society[J]. J Cancer Res Clin Oncol, 2014, 140: 1－14.

[2]VELASCO VMA. The role of breast cancer stem cells in metastasis and therapeutic implications[J]. Am J Pathol, 2011, 179(1): 2－11.

第二章　乳腺癌干细胞的起源

研究发现，肿瘤干细胞的可能起源包括：

——正常干细胞的突变体，一些基因突变能导致正常干细胞自我更新、多向分化紊乱，而形成肿瘤干细胞。

——正常体细胞的突变体，如慢性髓系白血病干细胞，能由粒细胞-巨噬细胞的祖细胞突变而形成；这时祖细胞去分化，能获得肿瘤干细胞特性。

——正常干细胞与其他肿瘤细胞的融合物等。

肿瘤干细胞首先在白血病细胞中发现，实体肿瘤干细胞首先在乳腺癌细胞中发现；肿瘤干细胞一般占全部肿瘤细胞的2%以下。

目前中国已发布乳腺癌干细胞的最新研究进展、乳腺干细胞与乳腺癌干细胞研究及其临床意义、乳腺癌干细胞多药耐药基因的表达及意义、基于基因芯片的乳腺癌干细胞 miRNAs 检测分析、乳腺癌干细胞上皮-间质转化标志物表达变化、乳腺癌干细胞的培养及鉴定、乳腺癌干细胞与乳腺癌转移相关因素的研究等资料，有较好的临床指导作用。

一、乳腺干细胞

乳腺可在其受孕、产后泌乳时重复再生、退化，它是出生后唯一可多次重复再生的器官。乳腺中存在的乳腺干细胞，能使乳腺再生。

1.乳腺组织的再生

乳腺由外胚层分化而来，是皮肤大汗腺衍生的复管泡状腺，基本结构为15～25个乳腺叶及其相应的乳腺导管系统。每一乳腺叶含2～40个小叶，小叶是基本单位，由末梢小导管、腺泡构成；小叶周围由纤维结缔组织包绕，其中含脂肪细胞、血管、淋巴管、神经等。

乳腺于青春期受卵巢雌激素刺激开始发育，小叶的数目、大小，因个体年龄、发育、功能状态而不同。成熟期乳腺发育较快，妊娠期、授乳期乳腺因雌激素、孕激素、催乳素而能进一步发育，小叶的大小、数目均增加；老年期，雌激素、孕激素水平下降，小叶、导管上皮细胞数渐减少，乳腺萎缩退化。

绝经后乳腺的显著改变，主要是导管上皮细胞萎缩、凋亡，同时基底膜增厚、小叶内间质胶原化。绝经后乳腺所有腺小叶并非均呈一致性改变，与萎缩腺体相邻处，可有相对不受累的腺体，即使在后期，其肌上皮也常存在。大多数腺体塌陷、皱缩后，可发生囊性变、输乳管扩张。女性65岁后小叶逐渐丧失，遗留下埋于胶原间质中的小输乳管、腺体脂肪细胞，穿插发布在纤维间隔中；淋巴管也减少。退变的最终结果是，乳腺体积减小，由原来小叶结构丰满的外形，变成一扁平下垂的器官。

乳腺上皮细胞损伤后，可完全再生，即由损伤周围的同种的干细胞进行增殖、修复；也可不完全性再生，即由纤维结缔组织修复，称为纤维性修复。乳腺上皮细胞再生，可以是生理性再生、病理性再生。在各种病理状态下（外伤、炎症、肿瘤），发生于细胞损伤后的再生，即为病理性再生。乳腺上皮再生来自于能自我更新、分化的乳腺干/祖细胞时，再生的结果可为正常增生、不同程度的不典型增生、甚至癌变。

2. 乳腺干细胞的作用

乳腺干细胞在不同发育时期(胚胎性干细胞、成体干细胞)、妊娠期、授乳期的乳腺中，能正常生长、分化、增殖、再生，是多能干细胞。乳腺在出生后可多次再生、退化，乳腺干细胞能维持乳腺发育的特征。单个乳腺干细胞活体移植后，在乳腺脂肪垫干细胞壁龛可不断增殖，能形成整个乳腺组织、可分泌乳汁。正常乳腺干细胞有特异性标志物：如 LIN、CD29、CD24、Musashi－1、ALDH1、Sca－1 等。

一些因素亦能影响乳腺干细胞增殖、乳腺形成及再生：

——Promine1 是一种生长促进素、跨膜蛋白，是多种干细胞的标志物，可促进乳腺上皮细胞再生，增加乳腺导管分支，促进表达催乳素受体、MMP－3。

——GATA 3，是转录因子，高水平 GATA3 对乳腺的形态形成起重要作用，可诱导乳腺干细胞向腺泡细胞方向分化。

——胰岛素样生长因子 1/2，能促进乳腺发育、上皮细胞分化，能促进乳腺干细胞生长为微球，可调控乳腺干细胞的自我更新、祖细胞的增殖。

——β1 整合素，乳腺干细胞能高水平表达 β1 整合素，可介导乳腺导管上皮的基底细胞，与细胞外基质相互作用，维持乳腺干细胞的再生、增殖，促进乳腺的形态发育。

——CD10 也称中性肽链内切酶、急性淋巴细胞性白血病共同抗原，是锌依赖性基质金属蛋白酶，能降解蛋白质分子的信号肽。乳腺外层细胞表达 CD10 时，能调节导管树状结构的生长，能和 β1 整合素共同促进再生、增殖。$CD10^+$ 细胞优先表达肌上皮细胞标志物(SMA、Notch4)。

3. 乳腺干细胞微环境

乳腺干细胞壁龛即其微环境，可支持乳腺干细胞自我更新，促进形成乳腺导管、小叶，形成独特的形态结构，使上皮细胞形成分叉并侵入周边间质。乳腺导管的形成，也受上皮细胞-间质细胞转化水平影响。微环境中的龛细胞，也可发出信号给乳腺干细胞，阻止其过度分化、增殖。微环境对乳腺干细胞的调控机制有：

——可溶性分泌因子：有生长因子、细胞因子、蛋白酶、激素等。正常时乳腺干细胞壁龛，能通过接触抑制等机制，控制壁龛中乳腺干细胞的数量；一旦乳腺干细胞迁出壁龛，就易发生分化、凋亡。

壁龛中高水平 β1 整合素，能将乳腺干细胞保持在正确位置，使乳腺干细胞不能离开壁龛，不能分化、凋亡，能控制乳腺干细胞命运，调节细胞膜蛋白-细胞膜蛋白间的直接相互作用。

壁龛为干细胞的生存提供庇护所，使干细胞免受分化、凋亡，能维持干细胞的正常功能。而细胞膜蛋白-细胞膜蛋白间的相互作用，能介导细胞-细胞相互作用；有些控制乳腺干细胞的因子，需通过调控细胞膜蛋白-细胞膜蛋白的直接相互作用，以转导信号。

——细胞外基质：能隔离分泌因子、调节壁龛的分泌因子浓度、调节乳腺干细胞数量。壁龛也能随机体条件改变，而修正其调控性质，以使乳腺干细胞适应对特殊条件的需要。

E-钙黏素能促进乳腺上皮细胞生存，抑制乳腺干细胞分散、失巢凋亡，能促使乳腺干细胞/祖细胞维持与相邻细胞的膜接触、细胞-细胞相互作用，能促进合成细胞外基质，建立细胞间通讯，维持壁龛功能，促进乳腺干细胞生存。

乳腺干细胞与其后代细胞、上皮细胞与间质细胞的相互作用，影响乳腺干细胞的更新、分化、后代细胞的类型。壁龛的乳腺间质分子如肌腱蛋白(tenascin)、核心蛋白聚糖(decorin)、层连蛋白(laminin)，可调节乳腺干细胞分化。

——经典 Wnt/β 连环蛋白信号通路激活时，可促进细胞表达癌蛋白 c－Myc，使乳腺干细胞产生的子代细胞黏附性减弱、迁移性增加，易迁出壁龛，能促进乳腺导管侧分支、小叶腺泡祖细胞增生。Wnt/β 连环蛋白信号通路活性明显降低时，可阻断乳腺发育，阻断妊娠诱导的乳腺增生，可损害乳腺干细胞。Wnt2、乳腺癌肿瘤标志物 CA－153，联合作为乳腺癌筛查的血清学指标，可提高乳腺癌筛查的灵敏度。

——外源性配体激活 Notch 信号通路后，一般能促进正常乳腺干细胞自我更新、维持数量，促进乳腺祖细胞增殖、导管上皮细胞定向分化，促进乳腺导管侧分支、分叶。高水平 Notch4 常促进乳腺导管上皮细胞增殖。

——细胞外基质 Hh 水平升高后，可使乳腺干细胞壁龛扩大、更新，能促进乳腺发育过程中的上皮细胞-间质细胞转化，促进乳腺干细胞维持自我更新、乳腺上皮增生、导管生长、腺泡发生等。

——乳腺干细胞为 ERα 表达阴性；乳腺干细胞的增殖，需要 ERα 表达水平升高、ERα 信号通路活化；EGF 家族成员两性调节素，能促进乳腺干细胞表达 EGFα 等，可促进 EGFR 阳性表达的乳腺干细胞、间叶细胞，分泌 TGF－β 抑制物，使 TGF－β 活性水平降低，能促进乳腺干细胞、乳腺导管腔上皮细胞增殖，可促进导管侧分支，能刺激间叶细胞增殖，抑制凋亡，减少产生细胞外基质，而促进乳腺组织的形成、分泌；能激发壁龛内乳腺干细胞增殖。

——孕酮在性成熟后常能取代雌激素，以旁分泌方式刺激孕激素受体阳性的乳腺干细胞、乳腺导管腔上皮细胞增殖，促进乳腺导管侧分支形成。

据估计，一个人在其 80 年内约发生 1×10^{16} 次细胞分裂，平均每秒发生 4 000 万次细胞分裂。致癌性突变一般不发生于生命周期短的分化细胞；常发生于不断增殖、长期生存的乳腺干细胞，有可能通过自我复制，将积累的错误突变的 K－Ras、Her－2 的基因突变等传代，在 17β 雌二醇作用下，一般需要十年以上，才能形成乳腺癌干细胞增殖物。

二、乳腺癌干细胞的鉴定

目前乳腺癌干细胞的鉴定，主要围绕其自我更新、分化潜能、成瘤能力的生物学性状，来进行功能鉴定。鉴定方法可分为体外细胞培养鉴定、体内动物模型鉴定。乳腺癌干细胞在显微镜下细胞常为异型、核较大、深染、核分裂。

1. 体外细胞鉴定

常应用微球培养法、无限稀释法等，进行体外细胞鉴定。

2. 体内动物模型鉴定

将分选出来的、有一组特异性表面标志物的、乳腺癌干细胞各亚群，按不同的细胞密度接种于动物体内，观察它们的成瘤能力，确定在连续移植中有致瘤能力的目的细胞；后者一般只需 100～200 个细胞，即可在小鼠乳腺中再成瘤。

三、乳腺癌干细胞异质性

乳腺癌干细胞的表面标志物、相关信号通路活性不同，预示乳腺癌干细胞的生物学特性、分子表型、临床表型可有异质性。

1. 表面标志物的异质性

研究发现，不是所有的乳腺癌干细胞都是 $CD44^{+}$ $CD24^{-/low}$ 细胞，后者可能来源于乳腺肌上皮细胞，与 $CD133^{+}$ 乳腺癌干细胞有一些不同，可能是相互独立的乳腺癌干细胞。$CD44^{+}$ $CD24^{-/low}$ 乳腺癌细胞，与 $CD44^{+}$ $CD24^{+}$ 乳腺癌细胞可在一定条件下相互转变。

近来发现，一些乳腺癌干细胞，可有不同来源而有一些新的表面标志，如 ATP 结合盒转运蛋白 G2、趋化因子受体 4、转录因子 4、内皮细胞蛋白 C 受体（PROCR）、乙醛脱氢酶（ALDH1）、CD133、CD61 等。

有人用 $PROCR^{+}$ ESA^{+} $ALDH1^{+}$ 表面标志，能从 $CD44^{+}$ $CD24^{-/low}$ 乳腺癌干细胞群中，进一步富集、纯化乳腺癌干细胞，后者致瘤性更强。不同表面标志的乳腺癌干细胞，可形成不同亚型的乳腺癌细胞。

CD44、CD133 在肌上皮细胞来源的乳腺癌细胞系 MDA－MB－468 中表达，在浸润性乳腺癌中表达水平常高于原位癌。一般不在其他来源的乳腺癌细胞系中表达。

肌上皮细胞位于腺泡/小导管的腺上皮与基底膜间。每个腺泡常有其肌上皮细胞，其细胞质含 ATP 酶、碱性磷酸酶、肌微丝、肌动蛋白、肌球蛋白，有收缩功能，能协助腺泡/小导管排出分泌物，借桥粒与腺上皮细胞相连，含角蛋白等上皮细胞特征蛋白，可能为上皮性来源。

CD24 常在导管腔上皮乳腺癌细胞系 SKBR－3、T47D、MCF－7、ZR－75 中表达。PROCR 常在间质细胞来源的乳腺癌细胞系 MDA－MB－231 和导管腔上皮 A 型（Luminal A 型）细胞系 MDA－MB－361 中表达；在浸润性乳腺癌中表达水平常高于原位癌。

ATP 结合盒转运蛋白 G2 等，常表达在乳腺癌细胞系 MCF－7 中。ALDH1 的表达则不限于某一特定的细胞类型，但更多表达在肌上皮细胞来源的乳腺癌细胞中。

趋化因子受体 4，常在小部分的乳腺癌细胞系如 ZR－75 中表达。ESA 在所有的细胞系中表达，只是在间质细胞来源的乳腺癌细胞系 MDA－MB－231 中的表达水平相对较低。CD49f、CD24 在肌上皮细胞来源的乳腺癌细胞系 $CK14^{+}$ 中表达，致瘤性较高。

上述情况提示，由乳腺癌干细胞的异质性，可引发乳腺癌细胞的异质性。乳腺癌干细胞表面标志物，可能与乳腺癌组织类型、癌变发展阶段相关。

2. 信号通路的异质性

乳腺癌干细胞表面标志物不同，细胞内信号通路也可能不同。在 $PROCR^{+}ESA^{+}$ 乳腺癌干细胞中，一般 Wnt 信号通路活性水平较高。在 $PROCR^{-}ESA^{-}$ 乳腺癌干细胞中，常没有 Wnt 信号通路活化。在 ESA^{+} $CD44^{+}$ $CD24^{-/low}$ 表型乳腺癌干细胞中，Notch 信号通路活性常比分化的乳腺癌细胞提高 8 倍；研究发现，$CD44^{+}$ $CD24^{-/low}$ 表型乳腺癌干细胞，Hh 信号通路常明显活化，细胞中常有高水平肿瘤坏死因子 α、干扰素调节因子、NF－κB。说明不同的乳腺癌干细胞，可能有不同的信号通路活性。

四、乳腺癌干细胞含量及其耐药相关蛋白表达

1. 乳腺癌干细胞耐药相关蛋白的表达

有人探讨乳腺癌干细胞耐药相关蛋白的表达，结果发现，乳腺癌干细胞 P－糖蛋白（P－gp）阳性表达率，明显高于终末乳腺癌细胞（73.3％∶40.0％），而拓扑异构酶Ⅱ（TOPO－Ⅱ）的阳性表达率，明显低于终末乳腺癌细胞（40.0％∶76.7％）；谷胱甘肽 S 转移酶 π（GST－π）阳性表达率为 36％，高于终末乳腺癌细胞的 13.3％。乳腺癌干细胞 P－糖蛋白、GST－π、Bax、BCRP 表达水平升高与 TOPO－Ⅱ表达水平降低，可能是导致乳腺癌化疗失败、复发的原因，与其原发性耐药相关。据统计，在未经任何药物治疗的乳腺癌中，P－糖蛋白的阳性表达率为 26％～46％，提示存在原发性耐药。

有人检查骨髓内早期播散的乳腺癌细胞发现，其中 71％CK5/6 阳性细胞有 $CD44^{+}$ $CD24^{-}$ 表型；$CD44^{+}$ $CD24^{-}$ 乳腺癌干细胞含量增加，可能与血道转移增加相关。

2009 年有人报道，乳腺癌干细胞常高水平表达乳腺癌耐药相关蛋白 LRP、抗凋亡蛋白如 Survivin、Bcl－xL；ALDH1 高水平表达的乳腺癌细胞，常易代谢分解环磷酰胺；而 Wnt 信号通路活化，可能与放化疗抵抗相关，能导致乳腺癌干细胞治疗逃逸、治疗失败、肿瘤复发。研究发现，新辅助化疗、新辅助内分泌治疗后，在残存的乳腺癌中，$CD44^{+}CD24^{-}$ 乳腺癌干细胞比例明显增加。内分泌治疗后，ERα 阳性的乳腺癌中，也可能出现 ERα 阴性的乳腺癌细胞，能导致耐药。

2. 靶向乳腺癌干细胞的治疗

——靶向乳腺癌干细胞自我更新的信号通路：如靶向 Wnt、Notch、Hh 信号通路。γ－分泌酶抑制剂 R04929097 能抑制 Notch 通路，R04929097 联合紫杉醇、卡铂，已用于三阴性乳腺癌术前治疗的Ⅰ期临床试验。R04929097 联合依西美坦，已用于治疗 ERα 阳性的晚期转移性乳腺癌的Ⅰ/Ⅱ期临床试验。

2010 年有人发现，乳腺癌干细胞中常有 Notch4 的活性水平升高；抑制 Notch4 信号通路，可减少乳腺癌干细胞、阻止乳腺癌生长。2012 年研究发现，靶向 Notch1 配体结合域的单抗，可抑制乳腺癌干细胞增殖。

2009 年发现，Basal－like 型乳腺癌细胞增殖，与 LRP5/6 表达水平升高相关；抑制 Wnt1、LRP5/6 信号通路，可抑制乳腺癌干细胞的增殖、转移，抑制乳腺癌形成。LRP5/6 有望成为乳腺癌干细胞靶向治疗的潜在靶点。

Hh 通路活化后，能促进表达癌蛋白 Bmi－1，再与 c－Myc 协同，抑制表达 p16、p14，诱导端粒酶活化，促进乳腺癌干细胞增殖。目前口服的 Hh 抑制剂 GDC－0449 已进入临床试验，能抑制局部晚期、转移性 Basal－like 型乳腺癌生长；2009 年有人报道，已在进行 GDC－0449 联合 γ－分泌酶抑制剂 R04929097 治疗晚期乳腺癌的临床试验。曲妥珠单抗耐药，可能与 PTEN 缺失、PI3K 突变、Akt 活化相关。2009 年报道，Akt 抑制剂哌立福新(Perifosine)在乳腺癌异种移植模型中，可有效抑制乳腺癌干细胞增殖。

——靶向乳腺癌干细胞微环境：IL－6、IL－8 等一些炎症因子，可促进乳腺癌干细胞增殖。靶向 IL－6 及其受体的单抗，目前已进入临床试验阶段。2009 年报道，针对 IL－8 受体 CXCR1 的抗体及 CXCR1/CXCR2 的小分子抑制剂 Repertaxin，能靶向乳腺癌干细胞，从而抑制乳腺癌生长、转移。

——乳腺癌干细胞的诱导分化治疗：使用维甲酸类，能诱导乳腺癌干细胞分化。维甲酸类是体内维生素 A 的代谢中间产物，可纠正有害因素引起的细胞形态结构异常，刺激细胞蛋白合成，促进细胞分化。

BRCA1 基因突变为三阴性乳腺癌分化所必须，针对突变 BRCA1 的治疗，有望成为靶向乳腺癌干细胞的治疗手段。2011 年有人发现，抑制表达 CD44，可使乳腺癌干细胞的干性丢失，增加其对放化疗的敏感性。miRNA 的 Let－7 可能抑制乳腺癌干细胞增殖，促进细胞分化。

——二甲双胍：有人将 10 mmol/L 的二甲双胍，加入乳腺癌干细胞培养液中，能促进细胞表达 Let－7，再抑制表达 H－Ras、c－Myc、高迁移率族蛋白 HMGA2、Cyclin D，能杀死乳腺癌干细胞，抑制乳腺癌干细胞增殖，抑制形成微球；能使乳腺癌干细胞对曲妥珠单抗敏感；可抑制乳腺癌干细胞发生上皮细胞-间质细胞转化，降低乳腺癌恶性程度；能抑制 TNF－α 诱导表达 NF－κB，促进乳腺癌干细胞凋亡；能抑制乳腺癌生长。

——端粒酶抑制剂：端粒酶抑制剂可诱导乳腺癌干细胞凋亡，如 MKT077 能抑制乳腺癌干细胞增殖，增强化疗药物对多药耐药的乳腺癌干细胞的杀伤作用。给予 GRN163L 能抑制端粒酶，使端粒进行性缩短，抑制乳腺癌干细胞增殖，使乳腺癌干细胞无法在软琼脂上形成集落，抑制转移。

端粒酶是一种特殊的 DNA 聚合酶(具有逆转录酶活性)，有两个主要成分：模板 RNA、逆转录酶催化亚基。端粒酶能以自身 RNA 为模板，逆转录合成端粒重复序列，加到染色体的末端，以弥补细胞分裂时端粒 DNA 的丢失,维持端粒 DNA 长度与细胞增殖功能。端粒酶是肿瘤靶向治疗的理想靶点。端粒酶全酶复合物有很多抑制剂的靶点,包括 hTR(端粒酶 RNA 成分)、hTERT(端粒酶逆转录催化亚基)、引物锚定位点、全酶组装、招募端粒酶到端粒的细胞因子。

五、乳腺癌干细胞相关基因表达

有人检测乳腺癌干细胞相关基因表达,结果发现,与乳腺细胞比,乳腺癌干细胞 β-连环蛋白、趋化因子受体 CXCR4、SOX2、ALDH1 表达水平分别上调了约 1.5、5.0、4.0、5.7 倍($P<0.01$)。

乳腺癌干细胞的微球中,常含有更高比例的 $CD55^+$ 细胞。CD55 是补体激活调节因子(DAF),可能为乳腺癌干细胞的一种标志物,能通过影响 C3/C5 转换酶的形成,抑制补体激活,保护乳腺癌干细胞免遭补体攻击,能免疫逃避。$CD55^+$ 细胞常有更高的克隆形成效率、凋亡抵抗性、增殖能力。

研究表明,乳腺癌干细胞高水平表达 CXCR4,可能成为乳腺癌干细胞侵袭转移的机制之一。ALDH1 是一种 NAD 依赖性酶,能将醛类代谢为相应的酸,能活化 MAPK 通路,促进乳腺癌干细胞增殖、耐药、致瘤,能逃避活性氧损伤、抗凋亡。研究显示,乳腺癌干细胞常高水平表达 SOX2,可能参与乳腺癌干细胞增殖。

六、人乳腺癌干细胞异种移植动物模型

1. 实验动物的选择

人乳腺癌干细胞常能异种移植在一些免疫缺陷动物,移植后常无排斥反应,移植性肿瘤易保持原有乳腺癌的组织形态;常用重症联合免疫缺陷(SCID)小鼠、非肥胖型糖尿病/重症联合免疫缺陷(NOD/SCID)小鼠、裸鼠。

2. 原位乳腺癌干细胞异种移植常用的制备方法

(1)异种移植前小鼠的准备

——人源化小鼠乳腺:在移植人乳腺癌干细胞之前,可使被移植的小鼠乳腺人源化,能有利于人乳腺癌干细胞的生长。

——降低小鼠免疫力:有人在移植前,给 NOD/SCID 小鼠腹腔注射化疗药物依托泊苷,使其免疫力进一步下降,有利于乳腺癌干细胞的生长。

——提高小鼠体内 E_2 水平:E_2 受体阳性的人乳腺癌干细胞异种移植后,可给小鼠一定量普通型 E_2,能促进乳腺癌生长;但也可带来一些副作用,如肾损伤、膀胱结石;有人报道,应用低剂量的 17β-E_2 缓释片,既能促进乳腺癌的生长,小鼠死亡率又能下降。

(2)细胞的制备

乳腺癌干细胞异种移植时,通常将乳腺癌干细胞悬液,1∶1 与基质胶混合;基质胶是黏附分子、促增殖因子层连蛋白、Ⅳ 型胶原纤维、硫酸乙酰肝素、巢蛋白的混合物,在 4℃ 为液体,在 37℃ 则聚合成凝胶,能增加异种移植瘤的成活率,能形成有效屏障,使肿瘤细胞免于被局部免疫细胞攻击;也能提供一个结构,使乳腺癌干细胞易接近黏附分子、促增殖因子层连蛋白。

3. 异种移植的动物模型

(1)原位成瘤动物模型

目前乳腺癌干细胞异种移植的成瘤动物模型,分为原代移植类、细胞系移植类。可从乳腺癌

患者胸腔积液分离原代乳腺癌干细胞，在免疫缺陷小鼠成瘤；乳腺癌干细胞系 MCF－7、MDA－MB－231，也常应用于异种移植的动物模型；一般接种于小鼠的乳脂垫，成瘤率为 100％，转移率较高；而接种于皮下时，成瘤率为 40％。

(2)乳腺癌转移动物模型

通过鼠尾静脉注入乳腺癌干细胞，注射后 5～12 周后会出现肺和其他器官的乳腺癌转移灶。今后的研究，应从乳腺癌细胞系的干细胞异种移植，逐渐向原代乳腺癌干细胞异种移植转移，从而真正建立乳腺癌干细胞转移的动物模型。

（余元勋 陈 森 冯 俊 郭 增 张晓妮）

进一步的参考文献

[1]JUNLIN G. Autophagy in stem cells[J]. Autophagy,2013,9(6):830 - 849.

[2]DEAN GT. Understanding cancer stem cell heterogeneity and plasticity[J]. Cell Res,2012,22(3):457 - 472.

[3]MCDERMOTT SP. Targeting breast cancer Stem cells[J]. Mol Oncol,2010,4(5):404 - 419.

[4]KEISUKE I. Metabolic requirements for the maintenance of self - renewing stem cells[J]. Nat Rev Mol Cell Biol,2014,15(4):243 - 256.

[5]MATHEWS LA. Epigenetic gene regulation in stem cells and correlation to Cancer[J]. Differentiation,2009,78(1):1 - 17.

第三章　乳腺癌干细胞的耐药性

一、乳腺癌细胞耐药性

目前中国网上已发布乳腺癌干细胞多药耐药基因的表达及意义、乳腺癌干细胞亚群比例的改变与芳香化酶抑制剂耐药的相关性、下调 Notch1 基因调控乳腺癌干细胞耐药机制的研究、ATP 结合盒转运体 G2 与乳腺癌干细胞多药耐药性、DATS 调节乳腺癌干细胞 P－gp 及 NF－κB 的表达逆转 ADM 耐药性的研究、乳腺癌干细胞的分离及相关耐药蛋白的研究等资料，有较好的临床指导价值，可由网上获取。

1. 多药耐药性相关转运体

肿瘤干细胞常对多种化疗药物显示其原发性或获得性的多药耐药性(MDR)，常由 ATP 结合盒(ABC)蛋白转运体家族的跨膜蛋白增加而引起，后者能结合 ATP、利用水解 ATP 提供的能量，转运、排出药物，导致肿瘤干细胞耐药。

多药耐药性也与多药耐药相关蛋白(MRP)、肺耐药蛋白(LRP)、Wnt 信号通路、miRNA、Bcl－2、Puma、Noxa、Bax、Smac、Survivin、拓扑异构酶Ⅱ、谷胱甘肽－S－转移酶、组织转谷氨酰胺酶、内质网应激、肿瘤缺氧、肿瘤酸性环境形成、细胞膜改变影响药物转运和外排、细胞激素受体量和亲和力、细胞内 pH 值、细胞因子如 IL－6、细胞自噬等相关。肿瘤细胞 MDR 产生的机制如下：

(1)蛋白相关的耐药

——ATP 结合盒蛋白转运体 1(p－糖蛋白、ABCB1、MDR1、P－gp)：它是由肿瘤多药耐药 MDR－1 基因编码的跨膜糖蛋白，属于转运蛋白 ATP 结合盒(ABC)家族 B 亚家族，分子量为 170 kD，是抗药蛋白；分子内有两个疏水性跨膜结构域，即 TMD1 域、TMD2 域，都由 6～11 个跨膜 α－螺旋结构组成，能特异性识别底物；分子内还有两个亲水性核酸结合域(NBF 域)，含有 Walker A/B 基团(两者间隔 90～120 个氨基酸残基、存在于所有 ATP 结合盒蛋白转运体中)。

p－糖蛋白定位于细胞膜胞质侧，能依赖能量、转运底物穿过细胞膜。当 p－糖蛋白的底物，与其 TMD 域结合后，两个 NBF 域相互靠近并与 ATP 结合，中心部分形成孔道结构，p－糖蛋白的构象改变，促使中心孔道开放，能利用 ATP 水解产生的能量，将与其结合的疏水性药物，直接经中心孔道泵出细胞外，常在多药耐药中起主导作用。p－糖蛋白的表达水平，与肿瘤干细胞耐药程度正相关。

p－糖蛋白是重要的转运蛋白，广泛表达，参与多种药物的吸收、分布、排泄。已发现其基因的三种单核苷酸多态性(SNP)：Gnt2677 T/A、Cnt1236T、Cnt3435T，能引发药物结合、转运能力的差异。

p－糖蛋白介导的耐药机制有 3 种模式：①药物扩散进入细胞后，与 p－糖蛋白结合，由 ATP 水解提供能量，将药物从细胞内排出，导致细胞内药物浓度不断下降而耐药；②高亲脂性抗癌药物穿过细胞膜所需的时间较长，在脂质双分子层之间便能以与 p－糖蛋白结合，导致药物未进入细胞内就可被 p－糖蛋白泵出；③p－糖蛋白存在于细胞质近膜侧，使进入细胞内的药物先被泵到细胞膜内侧，再排出细胞外。

P－糖蛋白是保护细胞免受外来有害分子入侵的分子药泵，它位于细胞膜上，能结合外来药物、ATP，能排出疏水性物质如环孢素、抗癌药物，降低细胞内药物浓度，使细胞产生耐药性。高水平 P

-糖蛋白可引发两种不同的耐药表型，一种对第一次化疗即产生耐药（原发性耐药），另一种在化疗过程中产生耐药（获得性耐药）。一般以免疫组化检查发现P-糖蛋白阳性细胞≥10%为阳性结果。p-糖蛋白的抑制剂有环胞素、F1C20918、XR9576等。

——ATP结合盒蛋白转运体相关蛋白1(MRP1，ABCC1)：它与p-糖蛋白类似，也利用ATP将药物等排出细胞，是ATP结合盒蛋白转运体超家族B亚家族MRP组成员，但其作用不受MDR-1的调控。MRP1介导的耐药和谷胱甘肽(GSH)系统相关。细胞毒药物与谷胱甘肽形成谷胱甘肽S结合物后，定位于细胞膜上的MRP1能识别和转运结合物（如阿霉素）到细胞外；其介导的耐药性弱于P-糖蛋白介导的耐药性。

MRP1基因定位于16p13.1；MRP1含1 531个氨基酸残基，是跨膜糖蛋白，分子量190kD，能识别、转运、排出与谷胱甘肽结合的底物（药物），又称为GS-X泵。

MRP1分子内有ATP结合盒转运区，由三个疏水性MSD域和C-端的两个核苷酸结合域(NBD)组成，NBD1/2域为ATP结合位点，能水解ATP释放能量以转运底物。三个MSD域中，MSD1域有5个跨膜结构，是MRP1介导转运的基础；MSD 2/3域各有6个跨膜结构，有谷胱甘肽结合物结合位点，并有一个谷胱甘肽的低亲和力结合位点。MSD2域能转运谷胱甘肽结合的药物等。

MRP1广泛分布，正常人呈低水平表达，常位于细胞质。而在乳腺癌、非小细胞肺癌等细胞中，MRP1基因扩增，表达水平较高、主要位于细胞膜。耐药的发生与MRP1和谷胱甘肽结合物的结合活性提高相关，能形成输出载体(GS-X泵)，可将结合物排出细胞，并能清除外毒素。MRP1也能介导药物-葡萄糖醛酸盐结合物、药物-硫酸盐结合物排出细胞。

MRP1能外排还原型谷胱甘肽、葡萄糖醛酸盐、硫酸盐等结合的药物、有机阴离子、白三烯LTC4。MRP1高水平表达，多出现在P-糖蛋白表达阴性的多药耐药细胞中，并常有谷胱甘肽合成限速酶即γ谷氨酰半胱氨酸合成酶(γ-GCS)活性升高、细胞内谷胱甘肽水平升高，这些也是MDR出现的原因之一。

与P-糖蛋白不同，MRP1不能直接转运未经修饰的药物，而需药物与谷胱甘肽结合，再转运出药物，与细胞解毒相关；MRP1能保护细胞免受氧化应激、炎症因子的损伤；还可调节细胞膜氯离子通道、钾离子通道、其他载体的功能，参与调节树突状细胞向淋巴结迁移。

MRP1转运的步骤可能为：GSH合成→GSH与药物结合→MRP1将药物泵出细胞外。MRP1也定位于内质网、高尔基体，提示MRP1还可在细胞内隔离药物，使药物不能与靶位点结合，从而间接导致耐药。

——乳腺癌耐药蛋白(BCRP、ABCG2)：1998年，BCRP首先在人乳腺癌耐药细胞株被发现，介导乳腺癌细胞等耐药，因而被命名为乳腺癌耐药蛋白；但并非乳腺癌所特有。BCRP含655个氨基酸残基，分子量70kD，分子内有1个C-端跨膜结构域（有6个α螺旋结构）、1个N-端ATP结合域，称为半分子ATP结合盒蛋白转运体，是高效的外排泵；它广泛表达，能保护细胞，抗氧化，转运多种药物如米托蒽醌、伊立替康与其代谢产物NB-506/SN-38、J-107088、UCN-01、甲氨蝶呤、夫拉平度、阿霉素、拓扑替康、喜树碱、卟啉类化合物、替尼泊苷、表柔比星、齐多夫定、拉米夫定等；可抵抗米托蒽醌、SN-38、拓扑替康的细胞毒作用。BCRP、P-糖蛋白、MRP1/转运的抗肿瘤药物大部分相似，但阿霉素、拓扑替康等为BCRP特异性转运物。

BCRP属ATP结合盒蛋白转运体超家族G2亚家族，ATP结合盒蛋白转运体超家族目前已确定ABCG-1/2/4/5/8等。BCRP可主动把有不同化学结构（亲水性/半亲水性药物）、作用于不同靶点的化疗药物泵出细胞外，引起乳腺癌干细胞对多种抗癌药物产生耐药。

——肺耐药蛋白(LRP)：有人发现，结肠癌细胞中LRP高水平表达，能导致其对阿霉素等敏感性降低，从而证实LRP与MDR相关，LRP在耐药肿瘤细胞中表达水平升高。

LRP是封闭核孔的蛋白，能阻断药物进入细胞核，可胞吐排出药物；LRP是细胞器穹隆体的穹窿主蛋白(MVP,是寡聚核糖核蛋白)的主要组分;穹隆体参与核的物质转运,允许特定分子在核-质间双向转运。部分穹隆体在细胞质形成囊泡结构,能调节细胞质内外物质的交换。LRP 含 869 个氨基酸残基,分子量为 110 kD;LRP 基因位于 16p13.12～p11.2。

肿瘤细胞耐药时,LRP 经穹窿体,将药物转入细胞的隔离微囊泡内,不能发挥作用;也能经核靶点屏蔽引起 MDR。siRNA－LRP 的纳米载体问世后,研究已取得了突破性进展,能明显逆转 MDR。

尽管 LRP 与药物跨膜转运相关,但不属 ABC 转运体超家族;它广泛分布于支气管、肠道、血管、肾小管的上皮等,有组织特异性;在 61 种肿瘤细胞系中,78%能检测到 LRP 表达,如肺癌、卵巢癌、直肠癌、白血病、乳腺癌、胃癌的细胞等。随着肿瘤发展,LRP 表达水平升高。

LRP 大部分位于细胞质中,一小部分位于核膜、核孔,不表达于细胞膜,可阻止药物经核孔进入细胞核,能将细胞质中的药物转运至囊泡,胞吐出细胞,相关药物包括短杆菌肽 D、紫杉醇、阿霉素、长春新碱、顺铂、卡铂、丝裂霉素、顺铂、烷化剂等;LRP 的 MDR 逆转剂有:西罗莫司、环孢素、LRP 抗体、特异性 siNA－LRP 纳米载体等。

由于 LRP 在肺癌中首先发现,因而称为肺癌耐药相关蛋白;细胞内蛋白激酶 C 活性水平上调时,能活化 LRP、ATP 结合盒蛋白转运体 1 等。

LRP 在乳腺癌组织中的高水平表达,与组织学分化差、浸润深、腋窝淋巴结转移、肿瘤化疗敏感性低、预后差等相关。MRP2、LRP 两者的表达水平,常无相关性;说明两者在细胞内分布不同,作用机制不同,不互相依赖。可联合检测 MRP2、LRP 在乳腺癌中的表达。

——ATP 结合盒蛋白转运体 2(MRP2,ABCB2,ABCC2),是 ATP 结合盒蛋白转运体家族 B 亚家族 MRP 组成员,B 亚家族还有 MRP1、3、4、5、6、7 及 ABCC11/12。

MRP2 是分子量 190kD 的膜蛋白,有 1545 个氨基酸残基,有三个跨膜结构域(MSD);C－端 2 个 MSD 域各形成一个 ATP 结合点;第 1 个 MSD 域有 4～6 个跨膜结构,末端位于细胞内;第 2 个 MSD 域有 5～6 个跨膜结构,末端位于细胞外。

MRP2 常表达于细胞膜,能介导有机阴离子、多种毒性复合物的排出,可保护细胞免受毒性复合物的伤害;为特异性多种有机阴离子的通道蛋白,排出疏水性、不带电荷分子或水溶性阴离子;高水平 MRP2 能排出谷胱甘肽、谷胱甘肽－S－转移酶、金属硫蛋白等(GS－X)等的结合物而引发耐药。MRP2 在乳腺癌中常高水平表达,与恶性表型、易淋巴结转移相关。MRP2 抑制剂有:CF120918、XR9576 等。

(2)调控基因介导的 MDR

细胞凋亡是在基因调控下的细胞自我消亡过程,肿瘤细胞可通过抗凋亡而获得生存,能产生 MDR;相关基因按其功能分为:启动和促进细胞凋亡基因,如 Puma、Noxa、Smac、Fas、Tcl－30 等;还有抑制细胞凋亡的基因,如 Bcl－2、Survivin、Werners 等,正在重点研究 Puma、Noxa、Smac、Survivin 等基因。

——Bcl－2:抗凋亡基因 Bcl－2 家族,根据结构和功能可分为 3 个亚型:一是抗凋亡亚型:如 Bcl－2、Bcl－xL;二是促凋亡亚型:如 Bax、Bak;三是仅含 BH3 域蛋白亚型:如 Noxa、Puma。它们通过多种途径介导细胞发生耐药,可能抑制白介素－1 转换酶(ICE)引起的细胞凋亡;可抗氧化,降低活性氧水平,可降低细胞质钙离子水平,抑制凋亡。也可通过与 Bax 结合成异二聚体,促进凋亡。

Bcl－2 基因定位于 18q21;Bcl－2 含 239 个氨基酸残基,是癌蛋白,定位于细胞线粒体内/外膜、内质网膜、核膜,是膜定位蛋白,能促进细胞由 G1 期向 S 期转换,修复染色体损伤,能抗 Bax、延长细胞生存期,使肿瘤细胞增殖,减少放化疗诱导细胞凋亡,减少钙离子进入细胞,阻止 Bax 介导线粒体 PT 孔开放,抑制 Caspases、p53,能减少活性氧损害细胞。

在月经期末,乳腺细胞凋亡水平升高,与 Bcl－2 表达水平降低相关。研究显示,Bcl－2 表达水平,与雌激素受体、孕激素受体表达水平呈正相关,提示在乳腺癌中,Bcl－2 表达水平可能受雌激素调节。研究发现，乳腺癌中 Bcl－2 表达水平与组织学分级、腋窝淋巴结转移、乳腺癌肿瘤大小可能相关。

——Puma：它是促凋亡的 Bcl－2 家族 BH3－only 亚家族的成员，可通过 p53 依赖途径及 p53 非依赖途径，促进细胞凋亡。Puma 有 α、β、γ、δ 型。Puma－β/α 功能类似、有促凋亡作用，Puma－γ/δ 因缺少 BH3 结构域，而不具有促凋亡作用；目前研究最多的是 Puma－α；后者作为一种促凋亡蛋白，在细胞受放化疗刺激后，在细胞凋亡的早期即可表达，可通过 p53 依赖途径诱导细胞凋亡，抗耐药。

——Noxa：它也是促凋亡的 Bcl－2 家族 BH3－only 亚家族的成员，是 p53 的下游靶基因，其表达受 p53 调控。Noxa 定位于线粒体时，其 BH3 结构域主要与 Mcl－1 结合，能启动 Caspase 级联反应，诱导细胞凋亡。Noxa 可通过 p53 依赖途径及 p53 非依赖途径促进细胞凋亡，与肿瘤发展相关，抗耐药。

——Bax：即 Bcl－2 相关 X 蛋白；高水平 Bcl－2 能形成异源二聚体 Bcl－2/Bax，抑制 Bax。Bcl－2 不与 Bax 结合时，高水平 Bax 可组成同二聚体，能促进细胞凋亡，抗耐药。Bcl－2 与 Bax 的比率，决定 Bax/Bax 的比值，这决定细胞凋亡的易感性。

Bax 基因位于 19 号染色体。Bax 与 Bcl－2 有 21%同源性。目前已发现 Bax－α/β/γ。Bax－α 含 192 个氨基酸残基，是分子量 21kD 的跨膜蛋白；Bax－β/γ 没有跨膜区。Bax 低水平表达、Bcl－2 高水平表达的乳腺癌进展较快，治疗反应性较低，生存期较短，预后较差。

——Smac：它在细胞线粒体凋亡信号通路中发挥作用，主要通过与凋亡抑制因子(IAPs)家族成员相互作用，解除 IAPs 对 Caspase 的抑制，促进细胞凋亡，抗耐药，促进死亡受体(Fas)凋亡通路活化，促进 Apo－2L/TRAIL 诱导 Caspase 8、Bid 的加工、细胞色素 C 的释放，进一步引起 Caspase3 的激活及 tBid 形成，从而促进凋亡。

——Survivin：它是抑制细胞凋亡、调节细胞增殖的双重功能蛋白；可直接抑制 Caspase－3、/7 的活性，阻断各种刺激诱导的细胞凋亡，促耐药；能与周期蛋白相互作用，阻断凋亡信号通路，抑制细胞凋亡；能调控细胞周期、参与血管形成，在多种肿瘤中高水平表达时与肿瘤耐药相关；Survivin 含 142 个氨基酸残基，分子量 16.5kD，其基因位于 17q25；高水平 Survivin 可通过 Caspase 依赖途径和非 Caspase 依赖途径抑制细胞凋亡。

目前 Survivin 小分子抑制剂可分 3 类，即反义寡核苷酸、小分子化合物抑制剂、其他种类抑制剂；脂质体 Survivin 反义寡核苷酸，针对 Survivin mRNA 的 nt 232～nt 251 段，能使该 mRNA 水平下降 70%，同时肿瘤细胞对依托泊苷等的敏感性增强；EZN3042、4003 可诱导 Caspase3 活化、细胞凋亡；化合物 YM155、S3I－1757 能经 STAT3 抑制表达 Survivin。

(3)酶介导的耐药

——拓扑异构酶Ⅱ：它是存在于细胞核内催化 DNA 双链拓扑异构体相互转换的基本核酶，可切断两条 DNA 链的磷酸二酯键，然后重新封口来更正 DNA 双螺旋环数，改变 DNA 拓扑异构体形式，参与 DNA 复制、转录、重组、修复等，抗凋亡，促耐药。

如蒽环类抗生素，能以共价复合物形式，稳定地结合、抑制 DNA 拓扑异构酶Ⅱ，使 DNA 断裂不能封口、细胞凋亡，抗耐药。

拓扑异构酶主要存在两种。DNA 拓扑异构酶Ⅰ通过形成短暂的单链裂解-结合，改变 DNA 复制的拓扑异构体状态；拓扑异构酶 Ⅱ 通过引起瞬间双链断裂，然后再封闭，改变 DNA 复制的拓扑异构体状态；拓扑异构酶 Ⅱ，又可分为 αⅡ、βⅡ。

——谷胱甘肽－S－转移酶：还原性 GSH 是非特异解毒物质。细胞内化疗药物常是氧化性物质，因此 GSH 增加时能保护细胞，降低抗癌药物的疗效，促耐药。GSH 与化疗药物的结合可自发进行，也可由一组谷胱甘肽－S－转移酶(GST)催化；GST 活化介导的耐药，主要发生于应用烷化剂环磷酰胺、氯化亚硝脲等时。谷胱甘肽－S－转移酶是催化谷胱甘肽结合反应起始步骤的关键酶，主要存在于细胞质中；有多种形式，可分为下列5种：

谷胱甘肽-S-烷基转移酶：催化烷基卤化物和硝基烷类化合物的谷胱甘肽结合反应。主要存在于肝脏和肾脏。

谷胱甘肽-S-芳基转移酶：主要催化含有卤基或硝基的芳烃类或其他环状化合物的谷胱甘肽结合反应，如溴苯和有机磷杀虫剂等。该酶主要存在于肝脏。

谷胱甘肽-S-芳烷基转移酶：催化芳烷基的谷胱甘肽结合反应，如苄基氯等芳烷卤化物等。主要存在于肝脏和肾脏。

谷胱甘肽-S-环氧化物转移酶：催化芳烃类和卤化苯类等化合物的环氧化物衍生物与谷胱甘肽结合，主要存在于肝脏和肾脏。

谷胱甘肽-S-烯烃转移酶：催化含有α/β-不饱和羰基的不饱和烯烃类化合物与谷胱甘肽的结合反应，主要存在于肝脏和肾脏。

谷胱甘肽-S-转移酶参与解毒，可催化亲核性的谷胱甘肽与各种亲电子外源化学物结合。许多外源化学物在生物转化第一相反应中，易形成某些中间产物，再与大分子共价结合，对机体造成损害。谷胱甘肽与外源化学物结合后，可防止发生此种共价结合，起到解毒作用。

——组织转谷氨酰胺酶(tTG)：它广泛分布于各种组织及细胞中，是一种多功能蛋白质；能催化钙离子依赖的蛋白质交联反应，促进细胞增殖、减少细胞凋亡等。tTG高水平表达的肿瘤，可产生明显的耐药。

(4)肿瘤微环境介导的肿瘤耐药

——内质网应激与肿瘤耐药：各种因素如缺血、缺氧、营养剥夺等，均可导致蛋白质新生链折叠、修饰或组装障碍，而未折叠的蛋白质将堆积在内质网内，引发内质网应激(ERS)，由此诱发细胞发生一系列的自我保护性反应，即ERS反应或未折叠蛋白反应(UPR)。

UPR主要通过以下3种措施来缓解未折叠蛋白质的堆积以达到自我挽救的目的：它能减少蛋白质的合成能力，提高蛋白质的折叠能力，增强蛋白质的降解能力。ERS反应，是细胞为适应环境变化而做出的一系列代偿性保护反应，使细胞走向存活；但若ERS强度过强，也可诱导细胞走向凋亡，抗耐药。

由过强的ERS诱导的细胞凋亡的发生，与多种疾病，尤其是肿瘤的发生发展及治疗相关；报道显示，以ERS的标志物葡萄糖调节蛋白GRP78为靶点，明显促进内质网应激，可提高肿瘤对化疗的敏感性。

——缺氧与肿瘤耐药：绝大多数实体肿瘤内存在缺氧微环境，加剧肿瘤细胞基因的不稳定性，并激活一些肿瘤生存因子，造成肿瘤对化疗和放疗的耐受，促进肿瘤转移；肿瘤缺氧微环境，与肿瘤的发生发展、预后、转移，及治疗的效果相关。缺氧能诱导肿瘤多耐药基因表达MDR-1，增加肿瘤细胞对化疗药物的耐药性；缺氧能改变肿瘤细胞的周期，使多数肿瘤细胞停滞于G1期，对化疗药物耐药；缺氧还可改变肿瘤细胞内拓扑异构酶Ⅱ的表达，造成对化疗药物的耐药。

——酸化与肿瘤耐药：乳酸和CO_2是肿瘤酸性环境形成的物质基础，且此两条途径可能常有协同及叠加作用。目前临床大部分化疗药物呈弱碱性，药物分子在肿瘤细胞外酸性环境中大量质子化后，不易透过细胞膜脂质层进入胞内，造成肿瘤细胞对化疗药物耐药。

(5)其他

与肿瘤细胞耐药发生相关的因素还有：细胞膜的改变影响药物的转运和外排；细胞激素受体量和亲和力的改变；一些细胞因子如IL-6的作用；细胞的自噬。

2.肿瘤细胞MDR的逆转策略

(1)P-糖蛋白逆转策略

P-糖蛋白的逆转策略主要包括：①使用P-糖蛋白逆转剂，它们主要通过特异性或竞争性地与 P-糖蛋白结合来达到逆转目的；②免疫治疗，即利用特异性抗体封闭 P-糖蛋白功能；③基因治疗，包括核酶技术、小分子干扰 RNA 技术等，在 DNA 或 RNA 水平阻断 MDR-1 的作用。

(2)单克隆抗体

单克隆抗体识别抗原的特异性较强，其通过与肿瘤细胞的抗原结合，激活补体介导的细胞死亡，诱导肿瘤细胞凋亡。一些肿瘤细胞生长、扩增、分化，需要各种生长因子的持续刺激，而这些生长因子也参与肿瘤的浸润、转移、血管生成，单克隆抗体与生长因子受体结合，可抑制生长因子-生长因子受体的相互作用，从而使这些肿瘤细胞得不到生长因子的刺激而自行死亡。

(3)高剂量化疗

高剂量化疗（HDCT）加自体干细胞移植（AHSCT）已使众多的恶性血液系统肿瘤患者受益。以乳腺癌为例，采用 HDCT＋AHSCT 治疗乳腺癌的理论基础，是抗肿瘤药物与瘤细胞杀伤之间的量-效关系；增加药物剂量，能使对肿瘤细胞的杀伤呈指数关系增加；而采用非清髓性自体干细胞移植，合理活化免疫效应细胞如树突状细胞，充分调动机体的免疫力和移植性抗瘤效应，能保护机体、根治肿瘤，也许是一个值得探索的领域。

(4)临床研究

有人报道，乳腺癌组织中 P-糖蛋白、BCRP、LRP 的阳性表达率分别为 40.7%、38.1%、61.9%，与癌旁组织、乳腺良性病变组织比，均有统计学差异。P-糖蛋白、BCRP 的表达水平，与腋窝淋巴结转移状况呈正相关；P-糖蛋白、BCRP 的表达水平，相互呈正相关；乳腺癌组织中上述 2 种耐药基因共表达率为 47.61%，3 种耐药基因共表达率为 61.89%，与乳腺癌患者预后相关。ATP 结合盒蛋白转运体抑制剂，一般有酪氨酸激酶抑制剂、他汀类、单抗、抗病毒药物、黄酮类等。

应用反义技术，即在肿瘤细胞内转入反义 MDR-1 寡聚脱氧核苷酸，从基因水平逆转肿瘤细胞的耐药性，该寡聚脱氧核苷酸可结合 MDR-1 基因的编码区，影响 RNA 聚合酶的结合，使 MDR-1 的 mRNA 水平大幅度下降，从而抑制 P-糖蛋白的表达，起逆转耐药的作用；该技术必须有一个有效的传递系统，能将脂质体寡聚核苷酸等转染进耐药肿瘤细胞；可应用于临床。

有人报道，半数以上乳腺癌有原发性 p-糖蛋白的高水平表达、有原发性多药耐药。一般免疫组化时，根据 p-糖蛋白棕黄色染色颗粒位于细胞膜和细胞质内，而定为阳性染色，可按照细胞染色数量分为 4 级：阴性为染色肿瘤细胞数为 0；弱阳性（＋）为染色肿瘤细胞数＜5%；中度阳性（＋＋）为染色细胞数 5%～25%；强阳性（＋＋＋）为染色肿瘤细胞数＞ 25%。

国内研究发现，p-糖蛋白高表达的乳腺癌患者，总生存期、无病生存期较短，死亡风险较 p-糖蛋白低表达者高出 6 倍，提示 p-糖蛋白高水平表达，可能是乳腺癌预后不良的因素；但还要进一步研究。

有人报道，乳腺癌组织 MRP2、LRP 表达阳性率分别为 46.7%、51.7%，癌旁正常乳腺组织中为 15.0%、5.0%。MRP2 依靠两个 ATP 结合域，结合、水解 ATP，耗能主动向细胞外转运底物；可调控胞浆及细胞器的 pH 值，降低药物到达其作用部位的浓度，使某些化疗药物的作用下降。

乳腺癌耐药蛋白 G2 的抑制剂有：K0143、GF20918、雌酮、己烯雌酚、新生霉素、吉非替尼、伊马替尼、酪氨酸激酶抑制剂 CI1033、ABCG2 单抗、拉帕替尼等。乳腺癌耐药蛋白 G2 基因的单核苷酸多态性，能影响其结合并转运不同的底物/药物。

MRP1 抑制剂有维拉帕米、地高辛、喹啉类、非甾体类抗炎药、丁硫氨酸亚砜胺、舒林酸、依他尼酸、双嘧达莫、丙磺舒等。

肿瘤干细胞常有多药耐药，与抗凋亡相关，常有高水平的 Bcl-2、Bcl-xL、NF-κB，常缺乏促凋亡因子 p53，常有抗凋亡信号通路活化，如 NF-κB、Wnt/β 连环蛋白、Hh、Notch、SOX、Bmi-1、CXCR4、EGFR、MAPK 信号通路等明显活化。

有人发现，乳腺癌组织中 MMP-9、骨唾液蛋白 BSP、LRP 的阳性表达率分别为 75.0%、78.3%、68.3%；正常乳腺组织中 MMP-9、BSP、LRP 的阳性表达率分别为 21.7%、15.0%、

10.0%；两者的差异有统计学意义。乳腺癌组织中 MMP－9、BSP、LRP 的表达呈相互正相关。MMP－9、BSP、LRP 在乳腺癌组织中高水平表达，与乳腺癌的浸润、转移相关，化疗效果较差。基因扩增和蛋白过表达是 LRP 产生多药耐药的机制之一，化疗不敏感时 LRP 多高表达。

肿瘤干细胞常有 DNA 修复相关酶活性水平升高，如 DNA 拓扑异构酶Ⅱ、切除修复交叉互补蛋白 1(ERCC1)等，能使损伤断裂的 DNA 恢复其正常结构；肿瘤干细胞内谷胱甘肽－S－转移酶活性水平常上调，能产生谷胱甘肽、结合药物、减少药物对 DNA 的损伤。

肿瘤干细胞常高水平表达 β2 微管蛋白等，能促进修复 DNA 损伤，能使肿瘤干细胞抗凋亡而耐药。胸苷合成酶(TS)是叶酸依赖性酶，肿瘤干细胞常高水平表达胸苷合成酶，能促进肿瘤干细胞增殖而产生耐药，可给予 NB1011 治疗。肿瘤干细胞常能自分泌一些细胞因子、有丝分裂增殖因子，可形成促进肿瘤干细胞生存的微环境。

二、乳腺癌干细胞多药耐药蛋白高水平表达的意义

有人探讨乳腺癌干细胞、乳腺癌分化细胞中 P－糖蛋白、BCRP 的表达。结果发现，与乳腺癌终末分化细胞比，乳腺癌干细胞 P－糖蛋白、BCRP 的表达明显增强($P<0.01$)，化疗耐药后乳腺癌干细胞的表达增强更明显($P<0.01$)。认为乳腺癌干细胞能通过高水平表达多药耐药蛋白，而有更强的化疗耐药能力，是乳腺癌化疗失败和复发的因素之一。

乳腺癌干细胞的多药耐药性，与 P－糖蛋白、BCRP 的持续高水平表达相关，能将药物泵出细胞外，促进乳腺癌细胞逃逸化疗。化疗后，乳腺癌细胞群中干细胞的比例常较化疗前增加，常提示乳腺癌干细胞可获得更强的化疗耐受性，易存活。

乳腺癌干细胞和终末乳腺癌细胞同时有 P－糖蛋白、BCRP 等耐药基因高水平表达时，化疗常无效、复发风险较高；只有乳腺癌干细胞高水平表达 P－糖蛋白、BCRP 时，患者可达到部分缓解，但复发风险较高；而乳腺癌干细胞和终末乳腺癌细胞均低水平表达 P－糖蛋白、BCRP 时，患者较易达到完全缓解，复发风险较低。

三、不同分子分型乳腺癌干细胞 P－糖蛋白表达的研究

探讨乳腺癌干细胞 P－糖蛋白与乳腺癌不同分子的关系，发现 Luminal A 型和 Luminal B 型乳腺癌细胞 P－糖蛋白表达量最少，两型乳腺癌细胞的 P－糖蛋白表达量无显著性差异；Her－2 过表达型乳腺癌细胞 P－糖蛋白表达量多于 Luminal 型，有显著性差异；Basal－like 型、Normal－like 型乳腺癌细胞的 P－糖蛋白表达量最多，两型间无显著性差异，但多于 Luminal 型、Her－2 过表达型，有显著性差异。认为乳腺癌细胞 P－糖蛋白表达水平，与其分子分型可能相关。

(余元勋 杨 春 张华军 孙国梅 程景林)

进一步的参考文献

[1]ZENG JLW. Treatment of breast cancer stem cells with oncolytic herpes simplex virus[J]. Cancer Gene Ther,2012,19(10):707－714.

[2]GREENE SB. Small players with big roles:microRNAs as targets to inhibit breast cancer progression[J]. Curr Drug Targets,2010 ,11(9):1059－1073.

[3]AZLIND SD. Progesterone regulation of stem and progenitor cells in normal and malignant breast[J]. Mol Cell Endocrinol,2012,357(1－2):71－79.

[4]KELLY W. Pharmacogenomics of breast cancer therapy :an update[J]. Pharmacol Ther,2013,139(1):1－11.

第四章　乳腺癌干细胞与 Wnt 信号通路

一、肿瘤干细胞中自我更新相关的信号通路

在肿瘤干细胞中，自我更新、增殖相关信号通路包括 Wnt（如 Wnt3/RhoA/ROCK 活性水平上调）、Notch（Notch 活性水平上调）、Hh（Ptch 活性水平上调）、蛋白激酶 PI3K/Akt/mTOR 的信号通路等活性异常升高，可导致肿瘤干细胞无限制增殖，并产生大量终末肿瘤细胞，可能是肿瘤发生的重要早期事件。

肿瘤干细胞还常有蛋白激酶 JAK/STAT3、IGF－1R、Nanog 同源框蛋白、成纤维细胞生长因子受体（FGFR）、骨形态发生蛋白（BMP）、NF－κB 等信号通路的活性持续升高，并共同组成肿瘤干细胞信号转导网络。

在肿瘤干细胞中，还有一些信号分子如 POU 同源框蛋白 3/4、SOX2（转录因子，能促进表达 RNA 聚合酶，促干细胞增殖）、癌蛋白 c－Myc、CyclinD1、COX－2、FOXA 表达水平持续升高，能维持肿瘤干细胞的长期存活、增殖，抑制多向分化，可表达增殖所需的细胞因子，维持肿瘤干细胞微环境，能促进上皮细胞-间质细胞转化、肿瘤干细胞恶变，对化放疗、凋亡诱导剂、细胞毒药物等耐药，促进表达 p53 结合蛋白 Mdm，灭活 p53，抗凋亡；使肿瘤干细胞失去正常干细胞的负反馈调节机制，常增殖失控、分化异常，失去 DNA 修复能力，易累积基因突变。

二、Wnt 信号通路与肿瘤

1．Wnt 信号通路的信号分子

(1) Wnt

Wnt 信号通路由 Wnt 蛋白及其受体卷曲蛋白（Frz）、调节蛋白、信号分子等组成，正常水平表达 Wnt 能调控干细胞的分化、增殖、迁移、凋亡、发育、代谢等，维持干细胞内环境稳定。高水平表达 Wnt、Wnt 信号通路活化，与肿瘤的发生发展相关。

已发现 Wnt 家族至少 19 种成员，为含 350～380 个氨基酸残基的分泌型糖蛋白、生长因子，富含半胱氨酸残基，分子起始部分为疏水信号序列，其后连接一个信号肽识别位点，还有一个含 23～24 个半胱氨酸残基的信号区，不含跨膜结构域；分子内有几个 N－糖基化位点，有半胱氨酸残基、可形成二硫键。

Wnt 首先在乳腺癌中被发现，它是 Wnt 信号通路的启动分子；细胞可通过自分泌、旁分泌 Wnt，再与相邻细胞的膜受体卷曲蛋白结合，激活相邻细胞的 Wnt 信号通路。

Wnt 家族成员，大致可分为两类：一是 Wnt1 类，包括 Wnt1、3a、7a、8a、8b，可激活 Wnt 经典信号通路；二是 Wnt5a 类，包括 Wnt4、5a、11，可激活 Wnt 非经典信号通路、Wnt 经典信号通路。

有人发现，Wnt1 在乳腺癌组织中高水平表达；抑制 Wnt1 表达后，乳腺癌细胞对多柔比星的敏感性增强，耐药减少。研究发现，乳腺癌患者血清 Wnt 2 水平与 CA－153 血水平呈正相关。

Wnt 2 在乳腺癌组织中高水平表达、自分泌、旁分泌，而在癌旁乳腺组织不表达或弱表达；乳腺癌组织 Wnt 2、β-连环蛋白阳性表达率分别为 77.5％、67.5％，显著高于癌旁乳腺组织的 15.0％、10.0％（$P<0.05$）；Wnt 2 一般表达于正常乳腺细胞膜，在浸润性乳腺导管癌的胞质、胞核中均有

表达。

Wnt 2 和 β-连环蛋白的表达水平，与乳腺癌临床分期、病理组织学分级、淋巴结转移正相关；Wnt 2 和 β-连环蛋白均阳性占 55.0%，均阴性占 10%，两者之一阳性占 35.0%。Wnt 2 和 β-连环蛋白均阳性表达者的肿瘤恶性程度、淋巴结转移的发生率明显较高。

(2)β-连环蛋白

β-连环蛋白(β-cat)是一种多功能蛋白，分子量 94kD，有约 800 个氨基酸残基；它聚集在核内时，能激活靶基因表达癌蛋白 c-Myc、CyclinD1 等，促进细胞黏附、增殖，是 Wnt 信号通路的正性调节因子；β连环蛋白存在于细胞膜时，常是一种细胞骨架蛋白，能结合至少 20 种蛋白，如 E-钙黏素，构成细胞黏附连接复合体。静息细胞 β-连环蛋白水平较低，部分 β-连环蛋白与 APC、GSK3β、轴蛋白等结合。

研究发现，β-连环蛋白分子内有：一是 N-端区，有 130 个氨基酸残基，含丝/苏氨酸磷酸化域，能被糖原合成酶激酶 GSK3β 磷酸化，再使 β-连环蛋白被泛素蛋白酶体降解；二是 C-端区，含 100 个氨基酸残基，有转录激活域，可发挥丝/苏氨酸蛋白激酶作用，能活化 T 细胞因子(TCF)/淋巴增强子结合因子(LEF)、E-钙黏素、结肠腺瘤病蛋白(APC)、表皮生长因子受体(EGFR)等；三是中间区，含 12 个 Arm 重复域，能与 E-钙黏素、APC、T 细胞因子、LEF、Axin、促白血病动力因子、表皮生长因子受体等结合；能形成 E-钙黏素/α,β,γ-连环蛋白的复合体，再与肌动蛋白结合，构成细胞黏附连接复合体，调控细胞-细胞黏附、细胞-ECM 间的相互作用。C-端和中间区共同参与 TCF/LEF 的活化。

细胞核 β-连环蛋白的水平(与靶基因表达水平相关)主要被两种复合体调节：一是负性作用的 β-连环蛋白降解复合体，由糖原合成酶激酶 GSK3β/轴蛋白/结肠腺瘤病蛋白组成，轴蛋白促使 GSK3β 磷酸化 β-连环蛋白，再被泛素蛋白酶体系统降解；二是正性作用的抗降解复合体，由酪蛋白激酶 CKIε/散乱蛋白/GSK3β 结合蛋白/T 细胞因子/促白细胞动力因子组成，当 Wnt 信号刺激时，细胞内酪蛋白激酶 CKIε，可磷酸化散乱蛋白，使散乱蛋白/轴蛋白释放 GSK 3β 结合蛋白，后者再结合、抑制 GSK3β，使 β-连环蛋白磷酸化水平下调，不能被泛素蛋白酶体系统如 β-TrCP 降解，细胞核内 β-连环蛋白累积增多，并能结合正性的抗降解复合体。高水平维甲酸等可促使 β-连环蛋白水平下调，对 Wnt 信号通路负调控。β-连环蛋白水平的调节物有：β-TrCP、Dapper、蛋白磷酸酶 PP2A 等。Dapper 能结合、抑制散乱蛋白，抑制 Wnt 信号通路。蛋白磷酸酶 PP2A 能使结肠腺瘤病蛋白、GSK3β 去磷酸化，使两者分离，抑制 Wnt 信号通路。

Wnt/β-连环蛋白信号通路活化时，至少调控 238 个靶基因表达，如癌蛋白 c-Myc、CyclinD1、黏附分子 CD44、基质金属蛋白酶 7、T 细胞因子、LEF 等；β-连环蛋白/TCF 复合物至少调控 60 个靶基因的表达，可使细胞周期的有丝分裂纺锤体检查点开放，促进细胞黏附、存活、增殖、成熟。

β-连环蛋白的突变主要位于外显子 3 的 $Ser^{33、45}$、Thr^{41} 密码子，外显子 3 所编码的 N-端是糖原合成酶激酶 GSK3β 的磷酸化位点，其突变或缺失会导致 β-连环蛋白不能与 GSK3β 结合而不被磷酸化降解，进而使细胞核游离型突变 β-连环蛋白累积，辅以表皮生长因子及肝细胞生长因子表达水平上调，可促进细胞持续激活、迁移、侵袭、转移。突变性 β-连环蛋白稳定性增加，与 APC 蛋白结合力下降，突变性 β-连环蛋白/T 细胞因子/淋巴增强子结合因子形成复合体后，能使靶基因表达水平上调，促使肿瘤发生发展。

乳腺癌中高水平突变 β-连环蛋白在促转移中的作用为：一是在肿瘤细胞要脱落、转移时，β-连环蛋白、E-钙黏素表达水平常下调，可使 β-连环蛋白与 E-钙黏素形成的黏附连接复合物减少，使肿瘤细胞间黏附能力降低，易脱落并从原发灶侵入血管。二是当肿瘤细胞到达所转移的部位后，常可使 β-连环蛋白、E-钙黏素高水平表达，β-连环蛋白与 E-钙黏素形成黏附连接复合物增加，高水平 β-连环蛋白在 E-钙黏素与细胞膜、细胞骨架的连接中，起重要的桥梁作用，使肿瘤细胞易于黏附、种植并继续生长。异常高水平表达的 β-连环蛋白，辅以表皮生长因子及肝细胞生长因子表达水平上调，可有利于肿瘤细胞生长、增殖、转移。

当结肠腺瘤病蛋白/轴蛋白/糖原合成酶激酶 GSK3β 等基因突变/表达减少、β-连环蛋白磷酸化后被泛素蛋白酶体降解受阻时，可导致细胞核 β-连环蛋白活性水平上调，使 β-连环蛋白与 T 细胞因子 4/淋巴增强子结合因子持续结合为复合物，并可促进靶基因表达、细胞增殖，常可引起肿瘤的发生发展。

(3)轴蛋白

轴蛋白(Axin)作为一种多功能的支架蛋白，其 RGS 功能域能与全长的结肠腺瘤病蛋白结合，但不能与截短的无活性的结肠腺瘤病蛋白结合。结肠腺瘤病蛋白、轴蛋白、糖原合成酶激酶 GSK3β、β-连环蛋白形成降解复合物时，促使 β-连环蛋白磷酸化、被泛素蛋白酶体降解，负性调节 Wnt 通路，常使 p53 活化，促肿瘤细胞凋亡。

肿瘤中轴蛋白基因的失活性突变率为 9.6%～20%；轴蛋白基因的失活性突变、基因表达水平降低，与肿瘤的发生发展相关。突变的轴蛋白不能结合、抑制 β-连环蛋白，可减少 β-连环蛋白的磷酸化及被降解，可激活一些蛋白激酶信号通路，减少肿瘤细胞凋亡，促进肿瘤细胞存活、增殖。将野生型轴蛋白基因用于肿瘤的基因治疗后，细胞核累积的 β-连环蛋白明显减少，核靶基因表达水平下调，可使肿瘤细胞凋亡。

研究表明，高水平前列腺素 E_2，能激活其 G 蛋白耦联受体 EP2，使 Gαs 蛋白与轴蛋白结合，导致糖原合成酶激酶 GSK3β 从轴蛋白/β-连环蛋白降解复合物中释放出来并失活，抑制糖原合成酶激酶 GSK3β 使 β-连环蛋白磷酸化及降解，使 β-连环蛋白水平升高，能刺激肿瘤细胞增殖。

(4)卷曲蛋白

Wnt 的受体分为两种：一是卷曲蛋白(Frizzled，Frz)家族成员；二是辅受体 LRP5/6。Frz 是跨膜蛋白，结构类似于 G 蛋白耦联受体，已发现 10 型，含 120 个氨基酸残基，分子内有：一是 N-端胞外区，有富含半胱氨酸残基域(CRD，能结合配体 Wnt)及连接域；二是 7 次跨膜结构区；三是胞内区，其 C-端能结合磷酸化的散乱蛋白。Wnt 与卷曲蛋白结合后，卷曲蛋白可作用于下游的散乱蛋白、卷曲蛋白相关蛋白、糖原合成酶激酶 GSK3β、β-连环蛋白、HMG 盒蛋白(如淋巴增强子结合因子/T 细胞因子)等。

(5)低密度脂蛋白受体相关蛋白 5/6

Wnt 在细胞膜上的辅受体，是低密度脂蛋白受体相关蛋白 5/6(LRP5/6)，后者分子内有跨膜区、胞内区(可结合 Wnt 等)。低密度脂蛋白受体相关蛋白 5/6 基因突变，表达物缺失胞内区、失活时，可使 Wnt 信号通路受阻。

(6)结肠瘤息肉病蛋白

结肠瘤息肉病蛋白(APC，抑癌蛋白)，分子量 311.8kD，含 2 844 个氨基酸残基，分子内有：一是 N-端区，能稳定蛋白，可促进 APC 相互作用形成同二聚体；二是中间区，有 β-连环蛋白/轴蛋白/糖原合成酶激酶 GSK3β 结合域；三是 C-端区，可与 α/β-连环蛋白、微管等连接，能刺激 β-连环蛋白被 GSK3β 磷酸化，再被泛素蛋白酶系统降解。其在 Wnt 通路中起负性调控作用，能维持细胞结构，调节细胞间连接、黏附，调节细胞的生长、分化。

APC 基因突变可发生于任何外显子，将导致细胞黏附、生长、分化、增殖、凋亡、信号通路等改变，使游离的 β-连环蛋白水平升高，可引起靶基因表达，促进肿瘤的发生发展。APC 基因突变，可导致家族性结肠腺瘤息肉病、乳腺癌等，常是使腺瘤发展为腺癌的起始点；与 80%以上结直肠癌相关；突变 APC 常是截短蛋白，失去野生型 APC 的肿瘤抑制功能，常去除了 β-连环蛋白/轴蛋白结合位点、糖原合成酶激酶 GSK3β 磷酸化位点，不能使 β-连环蛋白磷酸化及降解，使细胞核 β-连环蛋白水平上调，促进肿瘤细胞形成、增殖。APC 基因突变有点突变(至少有 450 种)、缺失，可促使肿瘤细胞增殖、抗凋亡。

有人发现，乳腺浸润性导管癌中因子 KLF4(阳性率为 43%)、Ras(44%)、突变 p53(33%)、

APC(24%)、CyclinD1(30%)的表达水平升高，与良性病变组比较，$P<0.05$；KLF4阳性表达率随乳腺浸润性导管癌的组织学分级、TNM分期、肿瘤大小、不同年龄依次递增；乳腺癌APC的表达率，明显低于其在良性病变中的表达率($P<0.01$)，与乳腺浸润性导管癌的TNM分期相关。

(7)E-钙黏素

E-钙黏素是钙离子依赖黏着蛋白家族成员，分子量42kD，是单链Ⅰ型跨膜糖蛋白，与建立上皮细胞极性、细胞-细胞间连接、细胞黏附相关，能与特异性细胞骨架蛋白、α/β/γ-连环蛋白等形成复合物，参与上皮细胞层的形成。E-钙黏素分子内有：N-端胞外区、跨膜区、C-端胞内区。两个细胞膜的E-钙黏素，能依赖钙离子结合成同二聚体，导致细胞间黏附；这时E-钙黏素同二聚体，能与α/β/γ-连环蛋白结合。E-钙黏素基因突变导致其钙离子结合位点失去时，可使细胞间丧失正常黏附活性，促转移。缺氧能促进表达HIF-1α，能抑制乳腺癌细胞表达E-钙黏素，增加其侵袭能力。

(8)散乱蛋白

散乱蛋白(Dishevelled,Dvl)是一种细胞骨架蛋白，分子内有：一是N-端区，可结合、抑制轴蛋白；二是中间区，有PZD域，能与细胞内酪蛋白激酶CKIε结合而被磷酸化。无Wnt信号时，散乱蛋白与轴蛋白结合，并再结合糖原合成酶激酶3β结合蛋白，使后者与糖原合成酶激酶3β分离，糖原合成酶激酶3β活化后，可使β-连环蛋白磷酸化，再被E3泛素连接酶(β-TrCP)泛素化、被26S蛋白酶体降解，使细胞核β-连环蛋白水平下降，Wnt信号通路关闭。

当Wnt结合卷曲蛋白后，酪蛋白激酶CKIε激活散乱蛋白，使散乱蛋白/轴蛋白复合物释放糖原合成酶激酶3β结合蛋白，后者再去结合、抑制糖原合成酶激酶3β，减少磷酸化β-连环蛋白及其被泛素蛋白酶体系统降解，增多的磷酸化β-连环蛋白移入核内后，能开启靶基因表达。

散乱蛋白是广泛存在的胞浆蛋白，有600～700个氨基酸残基，目前已发现1、2、3型，能与多种蛋白、最适配体结合；分子内有前端环域、DIX域、核心域、相互作用表面域、PDZ域；核心域突变(F43S)、相互作用表面域突变(V67A,K68A,Y27D)，会降低Wnt信号通路活性。PDZ域与其前端环域能共同形成抗原肽结合槽，可与受体Frz结合、活化Wnt信号通路。NSC668036、32898625等小分子肽可阻断散乱蛋白PDZ域的作用，有治疗效果。

散乱蛋白参与Frz和LRP6的受体聚合物的形成，Frz通过散乱蛋白的PDZ域将散乱蛋白聚合，Frz通过散乱蛋白的DIX域将散乱蛋白解聚。散乱蛋白能为轴蛋白Axin-糖原合成酶激酶3β的重定位提供平台，从而促进LRP6的磷酸化、活化下游信号分子；散乱蛋白能在胞质和细胞核之间往返穿梭，可刺激Wnt经典信号通路、调节Wnt非经典信号通路的活性。

(9)LEF/TCF蛋白

淋巴增强子结合因子(LEF)/T细胞因子(TCF)，是转录因子。TCF是Wnt途径下游组分，属于DNA结合蛋白，分子内包括：一是N-端β-连环蛋白作用域，能结合β-连环蛋白；二是Groucho位点，能结合Groucho，再抑制TCF的转录功能；三是高迁移率蛋白HMG盒结构域，可与转录因子CBP/p300、CtBP结合。

TCF只有与β-连环蛋白结合后，才可激活靶基因表达。研究发现，在高水平Wnt刺激下，LEF/TCF在细胞质结合β-连环蛋白形成复合物后，可协助β-连环蛋白入核，并将β-连环蛋白定位在靶基因启动子，有转录激活作用。

在无Wnt信号时，胞内β-连环蛋白水平较低，LEF/TCF可利用自己的HMG盒结构域，与其他蛋白结合，但没有转录激活作用。LEF/TCF在Wnt通路中，具有双向调节作用。

(10)GSK3β

糖原合成酶激酶3β(GSK3β)可使β-连环蛋白磷酸化，是Wnt途径的负调控因子，同时也是抑癌蛋白。研究发现，冬凌草甲素能抑制乳腺癌表达p-Akt，促表达p-GSK3β，抑制乳腺癌细胞增殖，促凋亡。

(11)CK1ε

酪蛋白激酶(CK1ε)是一种丝氨酸/苏氨酸蛋白激酶,在 Wnt 信号通路中位于 GSK－3β 的上游和散乱蛋白的下游,是该途径的正调控因子。在有 Wnt 信号刺激时,CK1ε 使散乱蛋白磷酸化,释放 GSK3β 结合蛋白、再结合/抑制 GSK3β,减少 β－连环蛋白的磷酸化降解,使细胞内 β－连环蛋白水平升高,促使 Wnt 靶基因表达。

2. Wnt 信号通路

(1)经典 Wnt1/β－连环蛋白信号通路

Wnt1 经典信号通路活化后,能提高细胞核磷酸化 β－连环蛋白水平,β－连环蛋白与轴蛋白、转录因子 CBP、T 细胞因子、LEF 结合,导致转录抑制因子 Groucho 与 T 细胞因子的结合力下降,解除 Groucho 的抑制作用,而启动靶基因表达钙调蛋白激酶、着色性干皮病蛋白 Xpax－6、X 框结合蛋白 XBP－1、成锯齿状同源蛋白 En－2、δ样蛋白 DLL、Ubx 域蛋白 B、癌蛋白 c－Myc/c－Jun、CD44、Cyclin D1/E、血管内皮生长因子 VEGF、血小板源性生长因子受体 PDGFR、干细胞因子受体 c－Kit 等,促增殖。CyclinD1/E 可激活周期素依赖性激酶 4(CDK4),使视网膜母细胞瘤蛋白(Rb)超磷酸化,可促使细胞周期转换加快,促使细胞有丝分裂、增殖加快,减少凋亡;常见于肿瘤发生发展中。

(2)非经典 Wnt 通路

Wnt5a/11 等结合细胞膜受体卷曲蛋白后,能通经典 Wnt 通路、非经典 Wnt 通路等产生效应。非经典 Wnt 信号通路,是不产生细胞内 β－连环蛋白累积的 Wnt 信号通路;包括:

——Wnt5a/11 激活蛋白激酶 JNK 信号通路(Wnt－细胞极化信号通路),涉及 RhoA、JNK、细胞骨架,调控细胞发育,介导细胞极性分布。

——Wnt5a/11 激活钙离子信号通路,提高细胞质内钙离子水平,再激活蛋白激酶 C、钙调蛋白激酶Ⅱ、磷脂酶 C、活化 T 细胞核因子 NF－AT,介导细胞骨架重构,促进细胞形态改变、迁移。

——Wnt5a/11 激活调节纺锤体定向、不对称细胞分裂的信号通路,调节蛋白激酶 MAPK、转化生长因子 β 激活的激酶 1、NEMO 样激酶 NLK、转化生长因子 β、整合素连接激酶 ILK、骨形态发生蛋白 BMP、转录因子 Smad、白介素 1、肿瘤坏死因子 α 等的活性;高水平转化生长因子 β 能与 Wnt 经典通路协同,而调节靶基因表达,促进形成肿瘤;高水平 Smad 2/3/4 能与淋巴增强子结合因子结合,刺激 Wnt 通路靶基因的表达;ILK 能促进 β－连环蛋白稳定地在细胞核累积。白介素 1、肿瘤坏死因子 α 可促进 Wnt 表达水平上调。

3. Wnt 通路的相关因子

(1)分泌型可溶性卷曲相关蛋白

分泌型可溶性卷曲相关蛋白(SFRP)与卷曲蛋白相似,是富含半胱氨酸残基区的分泌蛋白家族成员,是抑癌蛋白;因缺乏跨膜区,而不能和细胞膜结合,可通过其富含半胱氨酸域(其 N－端部分与卷曲蛋白的相似),能与卷曲蛋白竞争与 Wnt 结合,同时能结合、抑制卷曲蛋白,从而抑制 Wnt 信号通路。已发现 SFRP1～5,SFRP3 可抑制 Wnt1/8 通路,SFRP 2 可抑制 Wnt 8 通路。SFRP 基因启动子甲基化沉默后,SFRP 表达水平下调,可导致 β－连环蛋白在细胞核累积,使 Wnt 信号通路活化,可促进肿瘤的发生发展。肿瘤中 SFRP 表达水平上调时,可下调 Wnt 信号通路活性,能抑制表达基质金属蛋白酶 2,促进降解 β－连环蛋白,抑制肿瘤细胞生长、增殖、转移,抗肿瘤。在 48.2%肝癌组织中,有 SFRP1 基因启动子甲基化沉默。

SFRP1 是 Wnt 通路抑制剂,在很多肿瘤中表达水平下调,其基因启动子 CpG 岛的甲基化是 SFRP1 表达缺失、水平下调的主要原因,SFRP1 基因启动子在乳腺浸润性导管癌、浸润性小叶癌中,分别有 39.66%～68%、33%发生甲基化,而正常乳腺组织、乳腺良性增生标本中却没有甲基化。SFRP1 基因启动子甲基化,与患者的腋窝淋巴结转移相关,可能是独立的预后不良因素,可为乳腺癌的监测和早期诊断提供依据。

(2)Wnt 抑制因子 1

研究发现,Wnt 抑制因子 1(WIF1)、SFRP1 等属于 Wnt 拮抗物家族成员,WIF1 能通过直接与 Wnt 结合,阻止 Wnt 与其受体结合,使细胞核 β-连环蛋白不能累积等,进而阻断 Wnt 经典通路和 Wnt 非经典通路。WIF-1 表达水平下调,可能与中胚层源的肿瘤发生发展等相关。有人发现,乳腺癌组织中 WIF-1 基因阳性表达率,低于相应癌旁组织、乳腺良性病变组织,乳腺癌组织中 WIF-1 基因启动子甲基化率明显升高,WIF-1 表达缺失率为 63.3%,而相应的癌旁组织中仅有 10%,良性病变组织中阴性。

(3)环氧化酶 2

高活性水平环氧化酶 2(COX-2)及其产物前列腺素 E_2,能上调 Wnt 信号通路活性。研究发现,在约 50%结肠腺瘤及 80%~85%结肠腺癌的组织中,环氧化酶 2 水平上调,产生大量炎症因子前列腺素 E_2,后者与其受体(EP)结合后,能激活 Gαs 蛋白,再与轴蛋白结合后,可使 β-连环蛋白降解复合物解聚,导致 GSK3β 不能使 β-连环蛋白磷酸化及被降解,而在细胞核内稳定累积,能启动靶基因的异常表达,促进肿瘤细胞形成、增殖,促进表达 VEGF,促进肿瘤血管新生。环氧化酶 2 抑制剂如非固醇类消炎药,可抑制肿瘤组织的环氧化酶 2,下调前列腺素 E_2 的活性水平,从而不能激活 Gαs 与轴蛋白结合,使 β-连环蛋白降解复合体稳定存在,使磷酸化的 β-连环蛋白易被泛素蛋白酶体降解,从而抑制肿瘤细胞的增殖。

有人发现,COX-2 在部分原位癌、浸润性乳腺癌组织高水平表达率为 56.5%(乳腺良性病变组织为 11.8%),可能是乳腺癌癌变的早期事件,与肿瘤组织中淋巴管密度、淋巴结转移相关(75%:42.3%);检测 COX-2 可能有助于临床的早期诊断及预防。一项 Meta 分析表明,应用 COX-2 抑制剂非甾体抗炎药,可抑制肿瘤进展,肿瘤风险降低 20%。

4. Wnt 信号通路与乳腺癌

Wnt 信号通路活化,在乳腺癌的发生发展中起重要作用。有人用免疫组化检测 110 例乳腺癌组织,发现 β-连环蛋白、CyclinD1 的表达水平升高,与乳腺癌的发生有关,乳腺癌组织中存在 Wnt 通路异常活化,聚集的游离 β-连环蛋白可通过激活 CyclinD1 的过度表达,引起细胞增殖和分化失控,故可成为临床判断乳腺癌预后的指标之一。研究表明,CK1ε 在乳腺癌中对激活 β-连环蛋白通路起关键作用,并提示 CK1ε 可能成为活跃表达 β-连环蛋白的乳腺癌潜在治疗靶点。研究发现,在乳腺癌中 Wnt 信号通路活化,促进表达 c-Myc,和肿瘤的进展及生存率差相关。研究表明,高水平 Wnt 是乳腺癌预后潜在标志物。

5. Wnt 与干细胞

研究表明,干细胞的生存和自我更新,受其所处微环境和自身基因的共同调控。细胞内 Wnt/β-连环蛋白信号通路活化,可维持多种干细胞的生存、自我更新、抑制分化。Wnt10b 能维持脂肪干细胞的水平,Wnt9b/4 可维持肾干细胞的自我更新;Wnt3a、散乱蛋白 1 表达水平升高及轴蛋白表达水平降低,可维持造血干细胞的自我更新。肿瘤干细胞 β-连环蛋白基因突变、活化,或抑制 β-连环蛋白的 APC 缺失,可使 Wnt/β-连环蛋白信号通路明显活化,可引发肿瘤干细胞增殖。慢性粒细胞性白血病急变期的造血祖细胞内,Wnt/β-连环蛋白信号通路明显活化,可引发造血祖细胞变为白血病干细胞。

6. Wnt5a

Wnt 一般分为经典 Wnt 蛋白、非经典 Wnt 蛋白(如 Wnt5a、Wnt11,可激活经典 Wnt 信号通路、非经典Wnt信号通路)。Wnt5a是非经典Wnt蛋白,促进多种组织器官的发育成熟。Wnt5a作用有两面性;Wnt5a激活什么Wnt通路,常取决于Wnt5a结合哪一种受体。

(1)Wnt5a的受体

——Frz:在乳腺癌中,Wnt5a与Frz 2/4/5/7/8和LRP结合时,能激活Wnt经典信号通路,导致肿瘤发生。GPRC5A是癌蛋白,和Wnt5a、Frz结合后,能活化非经典的Wnt信号通路,促进肿瘤细胞增殖;在Wnt5a表达阴性的乳腺癌中,如果miRNA-206水平升高,能使细胞增殖增快,肿瘤明显较大。

——蛋白酪氨酸激酶受体Ror2:是单跨膜蛋白,只有一个酪氨酸激酶结构域,Wnt5a形成Wnt5a-Frz7-Ror2复合物时,常不依赖GSK3β,而通过APC等促进降解β-连环蛋白。抑制乳腺癌。

(2)Wnt5a介导的信号通路

——Wnt5a/Ror2能通过APC促进降解β-连环蛋白,抑制TCF/ LEF,抑制β-连环蛋白依赖的经典Wnt信号通路,一般抑制乳腺癌细胞增殖。

——Wnt5a能通过PCP极化通路,激活非经典Wnt信号通路,这时,Wnt5a与Frz、Ror2结合后,可激活Dvl2、Rho、RhoA、Rac1;RhoA、Rac1能激活JNK、Rho相关蛋白激酶ROCK,对细胞骨架起一定作用,能促进细胞极化、促进转移。在Wnt5a/钙离子通路活化时,Wnt5a与Frz、Ror2结合后,可通过G蛋白激活磷脂酶C,产生DG、IP_3,引起细胞质钙离子水平升高,激活钙调蛋白依赖性激酶Ⅱ、蛋白激酶C,促进细胞黏附、转移后定植等。

7. WTX

2007年发现了第一个定位于X染色体的肿瘤抑制基因,命名为WTX基因,WTX广泛表达于各种组织中,在肿瘤的发生发展中有重要作用,因而对其的研究已成为国内外的热点。WTX有1135个氨基酸残基,存在于细胞膜和细胞质,分子内有3个APC结合区,能与APC结合;还有二磷酸肌醇结合区,能使WTX在细胞膜定位,缺少该区后,WTX主要定位于核内。核内的WTX能与β-连环蛋白、降解复合物形成复合体,促进β-连环蛋白降解,下调Wnt通路活性。

通常恶性肿瘤的发生,需2个常染色体的等位基因经2次以上基因突变的累积;但WTX基因位于X染色体,X染色体的基因只有1个等位基因。对男性而言,X染色体1个WTX等位基因突变,就会使抑癌基因WTX表达明显减少,可导致肿瘤的发生。虽然女性有2个X染色体,但在正常发育过程中一般会有1个X染色体失活、沉默,如另一个X染色体WTX基因突变,则可导致女性发生肿瘤。从而认为,WTX基因在肿瘤的发生过程中是单次打击事件,可能与Wilms肿瘤、白血病、消化道肿瘤、乳腺癌、肾上腺皮质瘤等相关,正在进一步研究中。

8. HBP1

HMG盒蛋白结合因子1(HBP1)是高迁移率蛋白家族成员、核转录抑制因子,广泛表达,有513个氨基酸残基。其抑制肿瘤细胞增殖的作用包括:

——肿瘤抑制蛋白-视网膜母细胞瘤蛋白Rb、p130能结合HBP1,再抑制细胞周期转换,抑制肿瘤生长、增殖。

——HBP1被蛋白激酶p38MAPK激活后,能与Wnt信号通路中的抑制性信号分子、转录因子结合,抑制表达促细胞增殖蛋白c-Myc等,对细胞周期G1期有阻断作用,能抑制细胞增殖,参与肿瘤抑制网络。研究表明,在侵袭性乳腺癌中,HBP1基因常突变失活,能使Wnt信号通路活化,促增殖。HBP1有515个氨基酸残基,分子量62 kD,分子内有:一是Ataxin同源结构区,其中有转录抑制域;二是DNA结合区;三是2个与视网膜母细胞瘤蛋白Rb和p130相互结合基序(如L-X-C-X-E、I-X-C-X-E氨基酸残基基序)、1个与蛋白激酶p38MAPK相互结合区。

DNA 结合区能与多种转录因子结合形成复合物，共同抑制 Wnt 通路靶基因表达。

c-Myc 是癌蛋白，能调节细胞生长、增殖、凋亡、核糖体功能、新陈代谢、血管新生等，分子内有 MycboxⅠ/Ⅱ序列、NSL 序列、Basic 序列，其中 Mycbox Ⅰ/Ⅱ序列共同组成 TAD 调节域。c-Myc 主要通过 C-端碱性螺旋-环-螺旋/亮氨酸拉链域，与 Max 蛋白形成异二聚体，能特异性结合靶基因启动子的 CACGTG 核苷酸序列，促进靶基因表达。高水平 HBP1 能抑制表达癌蛋白 c-Myc；HBP1 结合 c-Myc 后，能抑制 c-Myc 与蛋白质翻译因子 e2F2 结合，抑制细胞增殖。

HBP1 在第 81～125 氨基酸残基段，有蛋白激酶 p38MAPK 锚定位点，在第 401 位丝氨酸残基处，有蛋白激酶 p38MAPK 磷酸化位点。p38MAP 磷酸化后的 HBP1 稳定性增强，能促使细胞周期停滞在 G1 期，促进表达 p53、p16、p21，促凋亡；HBP1 为 Wnt 信号通路抑制剂，能抑制 Wnt、β-连环蛋白、糖原合成酶激酶 3β、转录因子 LEF/TCF，抑制细胞表达 Cycling D1，进而抑制肿瘤细胞增殖。

9. Pygopus

Pygopus 蛋白是 Wnt 通路 β-连环蛋白下游的功能蛋白，能调控组织发育，促进转录共激活、染色质重塑；高水平 Pygopus 可结合、活化游离型 β-环连蛋白，使之大量聚集到核内，引起靶基因高水平表达钙调蛋白激酶等，与乳腺癌、大肠癌、卵巢癌等的发生发展相关。已发现 Pygopus1/2。Pygopus 2 有 233 个氨基酸残基，分子内有 N-端同源序列域(NHD)，主要激活转录，能与酵母转录因子(GAL4)结合，启动靶基因表达；有 C-端 PHD 域，即白血病相关域(LAP)，能促使 β-连环蛋白结合 Bcl-9(本身不是转录因子)后，可形成转录因子 β-连环蛋白/T 细胞因子/淋巴增强子结合因子的转录共激活物，能活化经典 Wnt 信号通路，导致 β-连环蛋白在核内不断累积，增强靶基因表达钙调蛋白激酶、着色性干皮病蛋白 Xpax-6、X 框结合蛋白 XBP-1、成锯齿状同源蛋白 En-2、Delta 样蛋白 DLL、Ubx 域蛋白 B、癌蛋白 c-Myc、CD44、周期素 D1、血管内皮生长因子 VEGF、血小板源性生长因子受体 PDGFR、干细胞因子受体 c-Kit 等，可促进细胞生长、增殖、恶变、去分化，与肿瘤发生发展相关，能抵抗长春新碱诱导的凋亡。在乳腺干细胞及祖细胞、乳腺癌干细胞中，常有 Pygopus 2 表达，是细胞生长、增殖的标志物。

染色质重塑是指大量染色质丝在核小体处发生松解，造成染色质解压缩，从而暴露靶基因启动子中的顺式作用元件，易结合转录因子；一般由两类结构介导：ATP 依赖型核小体重塑复合体、组蛋白甲基/乙酰基转移酶复合体。Pygopus 2 以 Bcl-9 等为桥梁与 β-连环蛋白结合后，与组蛋白甲基转移酶复合体成员 MLL2(混合性白血病蛋白)、组蛋白乙酰基转移酶复合体成员 GCN5(葡糖胺乙酰基转移酶)、cAMP 反应元件结合蛋白 CREB，可形成组蛋白甲基/乙酰基转移酶复合体，能对组蛋白进行甲基化、乙酰化修饰，调节靶基因表达，能促进染色体重塑，使染色体结构相对松弛，便于转录因子与靶基因启动子结合，促增殖。

10. DKK3

Dickkopf 相关蛋白(DKK)为分泌型糖蛋白、肿瘤抑制蛋白，有 DKK1、2、3、4。DKK1、2、4 是 Wnt 的共受体 LRP5/6 的抑制剂，结合 LRP5/6 后，与 Kremen 形成三聚体，能促进三聚体被细胞内吞，阻止 Wnt、Frz 形成复合物，减少细胞膜 LRP，减少 β-连环蛋白在核内累积，抑制经典 Wnt 信号通路，对肿瘤细胞增殖产生抑制作用。

DKK3 分子量 38 kD，含 350 个氨基酸残基，分子内有 2 个卷曲螺旋域，N-端有两个 CRD 域(Cys-1，Cys-2)可抑制、阻断 Wnt 通路。Soggy 是 DKK3 作用的相关蛋白。一些肿瘤组织 DKK1、2、3 表达水平下调，如 63%非小细胞肺癌 DKK3 表达水平下调；乳腺癌、前列腺癌、胃癌中 DKK3 也表达水平下调，促进肿瘤血管新生、促进肿瘤转移，患者的生存时间明显较短；与 DKK3 基因启动子过度甲基化、表达沉默有关，是肿瘤的独立预后因素。腺病毒载体-DKK-3cDNA 转染的乳腺癌细胞，细胞增殖被抑制、凋亡率著上升、肿瘤体积缩小 。

11. SFRP

SFRPs 家族是 Wnt 信号通路抑制因子、肿瘤抑制蛋白，该家族有 1、2、3、4、5 等，可分为 3 个亚群，第 1 亚群：SFRP1、2、5；第 2 亚群：SFRP 3、4；第 3 亚群：Sizzled1、2 和 Crescent（在哺乳动物中不表达）。SFRPs 是分泌型糖蛋白，分子量 30～40 kD，约含 300 个氨基酸残基，分子内还有 C-端轴导向蛋白生长因子 Netrin 样域。

SFRPs 阻止 Wnt 信号通路的机制可能为：一是它 N-端有独特的 CRD 域，与细胞膜 Frz 受体的 CRD 域有 40%同源性，能与 Frz 竞争结合 Wnt，阻止 Wnt 结合 Frz，阻断 Wnt 8/1 介导的β-连环蛋白核内累积，抑制 Wnt 信号通路活性。二是它与受体 Frz 能形成无功能的复合体；三是 SFRPs 之间形成二聚体后，能抑制 Wnt 信号通路。

在肺癌、结直肠癌等中，SFRP1 基因常出现杂合性缺失（LOH）、启动子甲基化、表达缺失，与肿瘤分期高、分级高、低生存相关。一些肿瘤细胞中 SFRP1、2、4、5 基因启动子甲基化，低水平 SFRPs 不抑制 Wnt，反而常能结合 Wnt 低亲和力位点，活化蛋白激酶 JNK 信号通路，促转移。而高水平 SFRP1 能经 Wnt 高亲和力位点阻断 Wnt 经典信号通路。故 SFRP1 对 Wnt 信号通路具有双向效应。

12. WIF-1

Wnt 抑制因子 WIF-1 可结合、阻断 Wnt 8 通路；WIF-1 是分泌型蛋白，分子内有 N-端信号域（包含 W-D 氨基酸残基序列）、5 个生长因子类域、1 个 C-端亲水域，胞外部分能与 Wnt 结合。

13. Cerberus

Cerberus 是 Wnt 抑制剂，与 SFRPs、WIF-1 属同一类，分子内的半胱氨酸残基结构域，可连接 Nodal 相关蛋白 1，而不能连接 Wnt-8、骨形态发生蛋白 BMP-4，能水解 Wnt，抑制 Wnt 信号通路。

14. Nemo 样激酶与肿瘤

Nemo 样激酶（NLK）是类似 ERK/CDK 的蛋白激酶，属脯氨酸/丝氨酸/苏氨酸蛋白激酶超家族成员，在经典 Wnt/β-连环蛋白信号通路中，NLK 基因是转化生长因子 β 活化激酶 1（TAK1）的下游靶基因；NLK 通过 β-连环蛋白/T 细胞因子/淋巴增强子结合因子，能活化 Wnt/β-连环蛋白信号通路。在某些肿瘤中，高水平 NLK 促进肿瘤发生发展；在肝癌组织中，高水平 NLK 可促进细胞周期转换，促进肝癌细胞增殖。

研究发现，NLK 分子量约 60kD，有 289 个氨基酸残基，能自身磷酸化活化，与 Nemo 的氨基酸序列有同源性，被命名为 Nemo 样激酶，NLK 能调节许多转录因子的活性，包 NF-κB、Smad、AP-1、p53、STAT3、c-Myb、CREB 结合蛋白（CBP）、SET 域核癌蛋白 B1、HMG 盒蛋白 2L1、转录增强子因子 MEF2A 等，可参与调节许多生物学进程。NLK 的 N-端有富含脯氨酸的激酶域，与蛋白激酶 ERK5 的激酶域相似，含 T-Q-E 氨基酸残基序列，能磷酸化调节转录因子活性。NLK 主要定位于细胞核内。

三、Wnt 信号通路与肿瘤干细胞

Wnt 信号通路抑制物消失，Wnt 经典信号通路活化，能导致肿瘤干细胞 过度增殖、分化障碍，形成肿瘤，促进上皮细胞-间质细胞转化、恶变、转移等，能维持肿瘤干细胞特征。

——Wnt 经典信号通路与结肠癌干细胞：Wnt/β-连环蛋白信号通路活化，是引起结肠上皮细胞恶变的始动因素，能诱导表达结肠腺瘤病蛋白（APC），能通过突变 β-连环蛋白，导致结肠癌干细胞增殖、成瘤。

——Wnt 经典信号通路与肝癌干细胞：约 70%肝癌组织高水平表达 β-连环蛋白（突变型占 44.1%），在低分化的肝癌组织，β-连环蛋白主要在细胞核表达，同时增殖细胞核抗原（PCNA）/Ki-67 水平升高。

——Wnt 经典信号通路与乳腺癌干细胞：Wnt1、β-连环蛋白、APC 蛋白高水平表达，能诱发乳腺癌干细胞增殖、成瘤。研究发现，在乳腺癌细胞系、乳腺癌组织中高水平表达的 Wnt 2b，能活化经典 Wnt 信号通路，通过 NF-κB p65 抑制表达 Caspases9/3，抑制线粒体途径凋亡通路，抑制乳腺癌细胞凋亡。给予 Wnt2b siRNA 抑制 Wnt2b 后，能促使 NF-kB p65 由细胞核转移至细胞浆而失活。

四、Wnt 信号通路与肿瘤药物治疗

在肿瘤治疗中，Wnt 抑制剂分为两类：第一类 Wnt 抑制剂，直接抑制 Wnt 的经典、非经典通路，包括分泌性 Frz(SFRP)、Wnt 抑制因子（WIF1）、Cerberus 等。第二类 Wnt 抑制剂，通过结合 Wnt 受体复合体的 LRP5/6，抑制 Wnt 经典通路，包括 Dikkof(DKK)等。用中和抗体、溶瘤腺病毒、非固醇类抗炎药、小分子酪氨酸激酶抑制剂、基因治疗等，可抑制 Wnt 信号通路。

——小分子抑制剂：一般能选择性破坏、减少 TCF/β-连环蛋白复合体（肿瘤细胞中 TCF 的靶基因有 400 个，如癌蛋白 c-Myc、周期素 D1、COX2、c-Myb、过氧化物酶体增殖物激活受体 δ、CD44、基质金属蛋白酶 7，与肿瘤的发生发展相关）；一般不干扰 β-连环蛋白结合 E-钙黏素；一般不在正常组织中激活 Wnt 信号通路，小分子抑制剂已发现 PKF115-584、PKF-222-815、CPG049090 等。

TCF/β-连环蛋白复合体启动靶基因表达，需要转录共起始因子参与，故抑制主要的转录共起始因子，可抑制 TCF/β-连环蛋白复合体，已发现一些转录共起始因子 CBP、Pygopus、TATA 盒结合蛋白（TBP）、Brahma 相关蛋白 1(BRG1)、B 细胞淋巴瘤蛋白 9(Bcl-9)、Hyrax 等的抑制剂。

Wnt 通路内源性抑制分子 Dapper1，能结合、阻断 Wnt 信号通路的上游组分 Dvl，抑制形成 TCF/β-连环蛋白复合体，活化组蛋白去乙酰化酶 1，抑制靶基因表达。小分子抑制剂 XAV939 能通过稳定轴蛋白 Axin，选择性抑制 β-连环蛋白介导靶基因表达。

——基于抗体的治疗：在治疗过表达 Wnt1 的肿瘤时，给予 Wnt1 单抗，抑制 Wnt 信号通路，可诱导肿瘤细胞凋亡。高水平天然抗体 DKK1，是 Wnt 的共受体 LRP5/6 的抑制剂，能有效抑制结肠癌等生长。高水平 DKK3，可抑制肉瘤细胞侵袭、转移。Frz 的中和抗体，能拮抗 Wnt 的细胞膜受体 Frz。格列卫单抗，可抑制血小板源性生长因子受体、干细胞因子受体，抑制表达 β-连环蛋白、T 细胞因子、淋巴增强子结合因子、CyclinD1，抑制 Wnt 信号通路，可抑制肿瘤细胞增殖等。

——抑制表达癌蛋白 c-Myc：能用 RNA 干扰、AVI-4126 反义 RNA，下调肿瘤细胞 c-Myc 水平，能有效抑制前列腺癌、乳腺癌细胞的增殖。

——抑制表达 Cyclin D1：小分子抑制剂 CYC202，能降低 Cyclin D1、细胞周期素依赖激酶（CDK）的活性，抑制肿瘤细胞增殖。

——抑制环氧化酶（COX2）：如非甾体抗炎药阿司匹林、舒林酸、吲哚美辛，能抑制 COX2，减少产生前列腺素 E_2，促进 β-连环蛋白降解，抑制经典 Wnt 信号通路。目前选择性 COX2 抑制剂有塞来昔布、罗非昔布、伐他昔布、氯美昔布、依托昔布、艾瑞昔布、一氧化氮供体型阿司匹林（NO-ASA）等；实验显示，一氧化氮供体型阿司匹林比传统的阿司匹林效果强千倍，很少有毒副作用，能

破坏 TCF/β－连环蛋白复合体，抑制 Wnt 信号通路活性。

——应用病毒进行基因治疗：一是通过溶瘤腺病毒的感染、复制，能裂解肿瘤细胞。二是用包含 T 细胞因子基因启动子的腺病毒，选择性促进表达能激活前药的酶、凋亡受体 Fas 相关死亡域蛋白（FADD）、白喉毒素 A，来杀死肿瘤细胞。三是利用 RNA 干扰，抑制表达 Wnt/β－连环蛋白。

五、血清和糖皮质激素调节蛋白激酶 3 与乳腺癌干细胞

血清和糖皮质激素调节蛋白激酶 3（SGK3）是 Ser/Thr 蛋白激酶（有 SGK1/2/3），是多种信号通路的功能交汇点，可被多种应激因素激活，能调节离子通道、细胞存活/增殖/凋亡。

在乳腺癌干细胞中，高水平 SGK3 能活化 Wnt 信号通路，能磷酸化细胞核类固醇激素受体共激活因子 FLI－1 而促进表达 β－连环蛋白、ER，促增殖（增加 9 倍）。乳腺癌干细胞中 SGK3 阳性表达率为 56.34%，显著高于正常乳腺组织的 13.3%；乳腺癌干细胞中 SGK3、β－连环蛋白的表达水平均显著升高，两者呈正相关，可促进乳腺癌干细胞增殖。SGK 也称为 CISK。

六、Wnt 信号通路与乳腺癌

1. 上游调控

近年发现，微小 RNA（miRNA）基因突变、缺失、表达水平异常，与肿瘤相关。miRNA－15a 能调节 Wnt7a 信号通路。Let－7、miRNA－34a 能调节 Wnt1 信号通路；let－7表达水平低时，Wnt1 信号通路活化，促增殖；let－7 表达水平低的乳腺癌、非小细胞肺癌患者，生存期明显缩短，提示 let－7的低水平和肿瘤患者预后较差相关。

2. 下游调控

β－连环蛋白磷酸化后，再被泛素蛋白酶体降解。Frizzled 相关蛋白（FRP）、Wnt 抑制因子（WIF）能与 Wnt 蛋白结合，DKK 能与 LRP5/6 形成复合物；可诱导快速内吞 Wnt，从而活化转录抑制因子 Groucho H1 等竞争性结合转录因子 T 细胞因子/淋巴样增强因子，抑制形成 β－连环蛋白/TCF/LEF 转录复合物，抑制 Wnt/β－连环蛋白信号通路；能抑制 SALL4、Dsh，活化 GSK3β 并且进降解 β－连环蛋白，抑制靶基因表达 PrCdx1、c－Myc、CyclinD1、纤连蛋白、WISP－1、MMP－7/9、COX－2、TEF1、c－Jun、Fra－1、Survivin；抑制肿瘤进展。

3. Wnt 信号通路与乳腺癌

高水平 Wnt（至少有 6 种）能促进乳腺癌干细胞增殖；在乳腺癌中，高水平 Wnt1/3/10b 能促进乳腺癌细胞增殖；在 ERα 阴性乳腺癌中，Wnt5a 缺乏可促进表达 ERα，促进乳腺癌细胞增殖。

有人研究 60 例乳腺癌组织，发现 70%有 β－连环蛋白水平升高，57.1%有 CyclinD1 水平升高，与乳腺癌发生发展正相关性。TCF 基因突变，可能与家族遗传性乳腺癌相关。Wnt 信号通路活化后，能抑制 p53 通路，促进乳腺癌复发。LRP5 δ在乳腺癌早期常高水平表达。

（余元勋　李建平　陈多学　孔德华　陈　峰）

进一步的参考文献

[1]DEY N. Differential activation of Wnt－β－catenin pathway in triple negative breast cancer increases MMP7 in a PTEN dependent manner[J]. PLoS One，2013，8(10)：77425－77435.

[2]BACCIELLI I. The evolving concept of cancer and metastasis stem cells[J]. J Cell Biol, 2012, 198(3): 281-293.

[3]EBBEN JD. The cancer stem cell paradigm: a new understanding of tumor development and treatment[J]. Expert Opin Ther Targets, 2010, 14(6): 621-632.

第五章　乳腺癌干细胞与Notch信号通路

一、概述

Notch家族由一组细胞膜受体组成，可直接受邻近细胞、周围环境的影响，再调节细胞分化基因的表达水平、调节细胞分化，常能使一部分干细胞保留增殖潜能，而限定另一部分干细胞向某一特定方向分化。Notch信号通路的作用，常与Wnt信号通路的作用拮抗。Notch信号通路参与细胞的增殖、凋亡，与免疫成熟、肿瘤发生发展等相关。

受体Notch是异二聚体的Ⅰ型跨膜蛋白，分子内有：

——胞外配体结合区，含表皮生长因子样重复序列域、富含半胱氨酸残基的DSL域（可通过分子间半胱氨酸残基形成二硫键，而形成二聚体）、LIN/Notch重复序列域（可被蛋白酶S2水解）；Notch的配体称DSL蛋白，可和表皮生长因子样重复序列域及DSL域结合。

——胞内区，含RAM域（可结合CSL DNA结合蛋白）、锚蛋白重复序列域（有激活靶基因表达的功能）、转录激活域、PEST域（与Notch蛋白降解有关）、核定位域等。

——跨膜区，跨膜区可被蛋白酶S3水解。Notch信号通路由Notch配体、Notch、CSL DNA结合蛋白组成。（表5-1）

表5-1　Notch信号通路相关分子

种　类	名　称
Notch（受体）	Notch1/2/3/4
胞外配体（DSL蛋白）	Delta-1/2/3/4、Delta-like1/3/4、Jagged1/2
相关转录因子	CBF-1/RBP-Jκ
靶基因	HES 2/5、HEY 1/2、bHLH、HRT、TLE、erbB2、pre-Ta、血管内皮钙黏素、血小板内皮细胞间黏附分子1、血管生成素受体2、纤连蛋白、血小板源性生长因子受体、α-平滑肌肌动蛋白、Relb、Bcl-2、趋化因子受体CCR7、E2A、NF-κB、周期素依赖性激酶CDK2、SKP2、p21、p27、TGF-β
加工分子	Kuzbanian、早老素1/2、氟林样蛋白酶
调节分子	CSL DNA结合蛋白、Manic、Radical fringe、Numb、Numb-like、NICD Lunatic、Dishevelled1/2/3、Deltex1/2/3、Mastermind-like1/2/3

二、Notch信号通路的活化

Notch的活化，大致通过蛋白水解-核转运模式的三步酶催化反应：

——细胞表达的Notch前体，在高尔基体内被氟林样蛋白酶水解，切断其跨膜区，形成两个多肽，再分别被糖基化修饰，形成成熟的Notch异源二聚体，定位在细胞膜。

——细胞Notch的胞外区/跨膜区，在细胞膜上结合钙离子后，与邻近细胞膜的配体DSL蛋白结合，引起Notch胞外区构型改变，暴露S2酶切位点，由肿瘤坏死因子α转化酶（基质金属蛋白酶）使S2酶切位点肽键断裂，释放胞外区/跨膜区。

——由早老素1/2、Nicastrin、γ分泌酶组成γ分泌酶复合体，在Notch胞内区的S3酶切位点切割、释放Notch胞内区（NICN），后者可进入细胞核和组蛋白修饰因子如组蛋白乙酰化酶的CBP/p300、次黄嘌呤-氨基蝶呤-胸苷（即HAT）、心脂质合成卵磷脂CSL等转录辅助因子，形成转录激活复合物，再使 CBP/p300 乙酰化靶基因组蛋白，上调靶基因表达水平。该转录激活复合物的半衰期，由糖原合成酶激酶 3β、周期素依赖性激酶 8 等的磷酸化作用及 E3 泛素连接酶 c－Cbl 等的泛素化蛋白酶体降解作用等调节。

细胞静息时，核内的 Notch 胞内区（NICN）与 CREB 结合因子（CBF1）结合，再与心脂质合成卵磷脂（CSL）、组蛋白去乙酰化酶（HDACs）等转录抑制辅助因子，共同形成转录抑制复合物，抑制靶基因组蛋白乙酰化，抑制靶基因启动子，抑制靶基因表达；E3 泛素连接酶 c－Cbl 促进转录激活复合物降解；胞内连接蛋白刺激 Notch 被内吞；结果都能阻断 Notch 信号通路。

三、Notch 通路与分化调节

Notch 信号的靶基因多为碱性/螺旋-环-螺旋域类转录因子，能调节细胞分化相关因子的表达。某个细胞群细胞膜的 Notch，主要与邻近细胞膜的 Notch 配体结合，结果常使细胞群中细胞膜 Notch 表达水平较低的细胞发生分化，却又使细胞群中细胞膜 Notch 表达水平较高的细胞不发生分化。当出现第二种 Notch 配体信号时，剩余的细胞群的细胞膜 Notch 表达水平较低的细胞常发生分化，却又使细胞群的细胞膜 Notch 表达水平较高的细胞仍不分化，依次类推。

在中枢神经系统发育中，某个细胞群细胞膜的 Notch，与邻近细胞膜 Notch 配体结合时，结果使细胞群中细胞膜 Notch 表达水平较低的细胞常向神经元分化，而又使细胞群中细胞膜 Notch 表达水平较高的细胞常向上皮细胞分化；细胞群由 Notch 配体调节，形成不同的分化，可出现细胞群体的界限，形成中枢神经系统的某个部分。

在 T 淋巴细胞发育中，胸腺细胞群某细胞膜的 Notch，与邻近细胞膜 Notch 配体结合时，结果使邻近细胞膜 Notch 表达水平较低的胸腺细胞，常向 γδ T 细胞分化；而邻近细胞膜 Notch 表达水平较高的胸腺细胞，常向 αβ T 细胞分化。多种分子能负调节 Notch 的表达水平，如 Deltex 等。

四、Notch 通路与干细胞自我更新

干细胞的正常发育，依赖于基质细胞表达的分子如 Dlk 跨膜蛋白，可激活 Notch 信号通路，导致 Notch1 高水平表达，使干细胞在未分化状态下不断增殖，使干细胞在局部增殖增多，避免凋亡；也能使干细胞不断自我更新，且保持多向分化潜能。干细胞中 Notch 基因突变失活后，不能维持干细胞的正常发育。

五、Notch 通路与肿瘤

Notch 是癌蛋白，在非小细胞性肺癌、恶性黑色素瘤等中，可见 Notch 基因突变、截短、融合、高水平表达等，可引起 Ras、周期素 D1、蛋白激酶 Akt、核因子 NF－κB、蛋白激酶 IKK 等表达水平上调，促进癌细胞增殖、抗凋亡。高水平 Notch1/3/4 对乳腺癌发生有促进作用。

不同的肿瘤中，各种 Notch 的表达水平不一致，其生物学效应取决于肿瘤细胞的微环境、Notch 信号通路活性等。高水平 Notch 2/3 在 T 淋巴细胞白血病中常是致癌蛋白；在非小细胞肺腺癌细胞发生 9 号染色体移位时，Notch 3 等是致癌蛋白，表达水平明显上调，可使 Notch 信号通路明显活化，促进肺腺癌细胞增殖；但在前列腺癌中 Notch 2/3 常是抑癌蛋白。

Notch 致癌作用不同的原因为：一是 Notch 的三级蛋白酶水解过程的不同，产物不同，发挥作用不同；二是 Notch 配体间可发生协同或拮抗效应；三是 Notch 信号通路中多种修饰分子的作用不同；四是有 CSL 非依赖通路参与作用；五是 Notch、Wnt、蛋白激酶 JAK/STAT 等信号通路间，可能出现信号交流，能相互影响；六是一定水平的 Notch 持续作用时，才可促进增殖。正在研究将

Notch 信号通路开发成治疗靶点。

六、Notch 与 Ras/MAPK 通路在肿瘤发生中的信号交流

研究发现，Notch 和 Ras 的信号通路在肿瘤发生中常发生信号交流：

——一些 Notch 和 Ras/MAPK 都作为癌蛋白时，它们信号通路的持续激活，可协作共同促癌，高水平 Ras 能上调 Notch1 胞内片段活性水平，能促进表达核因子 NF-κB，抗凋亡；如在 T 淋巴细胞白血病、乳腺癌、结肠癌、肾癌、胰腺癌等中。

——一些 Notch 作为抑癌蛋白、抑制 Ras 的信号通路时，能抑制肿瘤细胞增殖，促进肿瘤细胞分化，如在小细胞肺癌、皮肤癌、前列腺癌、肝癌中。

七、Jagged1 与肿瘤

Notch 家族有 1、2、3、4 型。Notch 的配体是 Jagged1/2、Delta1/3/4。Jagged1 是 Notch 的主要配体之一，能单独作用，或通过激活 Notch 信号通路，促进肿瘤细胞增殖，促进肿瘤血管新生。

Jagged1 为单次跨膜糖蛋白，可促进细胞生长、增殖、迁移、血管新生，能上调内皮细胞标志物的表达水平，如血管内皮钙黏素、血小板内皮细胞间黏附分子 1、血管生成素受体 2、纤连蛋白、血小板源性生长因子受体、α-平滑肌肌动蛋白等，可促进内皮细胞和平滑肌细胞分化，协助活化转化生长因子 α 信号通路和表皮生长因子等信号通路，促进血管新生。但血管新生过度时，Jagged1/Notch 信号通路可抑制血管平滑肌细胞分化；可通过生长抑制蛋白 p21，抑制周期素 D1/周期素依赖性激酶 4 的核定位及视网膜母细胞瘤蛋白 Rb 的磷酸化，抑制血管内皮细胞的增殖。Jagged1 基因突变，可引起遗传病- Alagille 综合征，促进肿瘤的发生发展。

Jagged1 是 DSL 家族成员，广泛存在，有 3657 个氨基酸残基，分子内有胞外区、跨膜区、胞质区。胞外区有 1 个 D-S-L 氨基酸残基基序（能结合 Notch），其 C-端是 16 个表皮生长因子样重复域（能促进 Jagged1 与 Notch 结合）、1 个富含半胱氨酸残基域。Jagged1 激活 Notch1、2、3 信号通路后，能使靶基因表达 HES-1、Deltex、Nur77、NF-κB 等转录因子（水平可上调 5 倍左右），能促进血管内皮细胞增殖，有助于血管形成；在乳腺癌、霍奇金淋巴瘤、间变性大细胞性淋巴瘤、急性髓性白血病、脑胶质瘤、前列腺癌等中，Notch1、Jagged1 常高水平表达，能抑制细胞分化，促进细胞侵袭、转移。在乳腺癌中，Jagged1 表达水平越高，分化越差，ERα/PR 阴性率越高，突变 p53 表达阳性率越高，能降低生存率。

Jagged1 能促进肿瘤血管新生。高水平肝细胞生长因子能经 MAPK 通路，诱导表达 Jagged1，再活化内皮细胞膜 Notch 信号通路，促进内皮细胞表达 VEGF3，诱导间质细胞向血管内皮分化，促进表达血管内皮细胞间黏附分子、血小板-内皮细胞间黏附分子 1、血管生成素受体 2、纤连蛋白、血小板源生长因子受体、α-平滑肌肌动蛋白等，促进内皮细胞增殖、血管新生、形成血管网；Jagged1 水平，与内皮细胞数量、肿瘤大小呈正相关。

八、Notch 引发肿瘤的机制

Notch 是一个既简单又复杂的信号通路。其简单性体现在，当 Notch 与配体结合后，活化的 Notch 胞内片段脱落下来后，在细胞内无需经第二信使，就可直接转至核内，与转录调节子结合而激活靶基因表达。其复杂性体现在，一个细胞膜 Notch 周围常有多种配体存在，作用于 Notch 后，可通过不同机制引发多种信号分子表达。研究表明，Notch 信号通路活化后，有致瘤（去分化）和抑瘤（促分化）的双重可能，这与 Notch 通路活性、细胞所处环境等有关。

——Notch 通路与正常组织细胞的关系：Notch 通路的生理功能是调节细胞分化、发育。一些 Notch 信号通路活化后，能抑制一些细胞如 T 细胞/粒细胞、神经细胞、肌肉细胞分化，维持其幼稚状态；能使另一些 Notch 信号通路活化，引起另一些细胞分化；结果能形成细胞分化的多样化，与多系统组织发育、三个胚层分化相关。

——Notch1 通路与肿瘤的关系：在急性 T 淋巴细胞白血病细胞、乳腺癌、结肠癌、肾癌、胰腺癌等中，高水平 Notch 诱导表达 PKCθ，活化 NF－κB 通路，促进表达 Bcl－2，抗凋亡；促进表达 CDK2、周期素 D1、SKP2，阻断表达 p27，促进肿瘤细胞增殖；活化 Ras 通路，促进表达 Notch1/4、DLL1；抑制 TGF－β 通路，促进肿瘤发生；能高水平表达截短的功能异常的 Notch1，导致 Notch1 信号通路异常激活，一般能诱导表达 Relb、CCR7、E2A，促进形成肿瘤。

Notch1 常在宫颈癌、结肠癌、乳腺癌等中高水平表达；Notch 3/4 常在恶性黑色素瘤、乳腺癌等中高水平表达。Notch1/3/4 高水平表达，可促进乳腺癌发生发展、低分化、高增殖、低生存；50% 乳腺癌患者 Numb 同源蛋白(是 Notch 通路的负调节因子)表达水平降低。

高水平 Notch1/3/4 对乳腺癌发生有促进作用，Notch1/3/4 表达可能受基因突变、单核苷酸多态性、DNA 甲基化等多种机制调控。研究表明，Notch1 基因启动子甲基化，使 Notch1 表达减少，可促进乳腺良性病变向乳腺癌发展。

在乳腺癌侵袭、转移过程中，缺氧能经 HIF1/2 促进乳腺癌细胞表达 Notch1、Jagged1，再促进 Slug、Snail、HES1、HEY1 表达水平升高，抑制表达 E－钙黏素，诱导发生上皮细胞-间质细胞转化(EMT)，促进乳腺癌侵袭和转移。

有人报道，乳腺癌组织中 Notch1 表达水平，明显高于癌旁正常乳腺组织，提示 Notch1 在在分化较差的乳腺癌组织中高水平表达，可促进上皮细胞-间质细胞转化，促进乳腺癌的发生、生长、转移。下调 Notch1 水平，可降低乳腺癌细胞的转移能力。

有人发现，Notch1 在乳腺癌Ⅰ期中水平低于Ⅱ期，Ⅱ期高于 Ⅲ 期，Ⅰ期与 Ⅲ 期无明显差异，提示 Notch1 在乳腺癌不同发展阶段作用可能不同。研究发现，在三阴性乳腺癌中，Notch1 的表达水平，与肿瘤分期、Ki－67 指数呈正相关，提示高水平 Notch1，可能与三阴性乳腺癌的预后不良相关。miRNA－34a 水平降低时，Notch1 表达水平升高。有人报道，乳腺癌组织中 Notch1 的阳性表达率为 80.9%，乳腺纤维肿为 53.1%，正常组织为 33.3%。

——Notch3 通路与肿瘤的关系：Notch3 是 2321 个氨基酸残基组成的跨膜蛋白受体，与 Notch1/2 比，其 T－A－D 域氨基酸残基序列较短，胞内区活性较弱；胞外区的 EGFL 重复序列数，Notch1、2 各有 36 个，Notch3 有 34 个，Notch4 有 29 个。

研究表明，Notch3 基因扩增、过表达，存在于多种恶性肿瘤中，能抗凋亡，引起肿瘤发生。Notch3 可能与乳腺发育相关。高水平 Notch3 可导致乳腺癌的发生，Notch3 能作用于 Her－2 基因启动子，促进表达 Her－2，促进乳腺癌细胞增殖。

研究表明，ERα 阳性的乳腺癌患者耐药的产生，可能与 Notch3 信号通路活化相关。Notch3 能在没有雌激素的作用下激活雌激素信号通路，促进肿瘤细胞增殖，易发生骨转移。γ－分泌酶抑制剂、相关 siRNA，能抑制高表达 Notch3 的肿瘤细胞增殖。

——Notch 2 的作用机制：Notch2 抑制或促进乳腺癌的机制正在研究中。Notch 2 常在皮肤癌、前列腺癌、小细胞肺癌中高水平表达；在皮肤癌，Notch 2 能抑制 Wnt、Shh 通路，抑制皮肤癌的发生发展；在小细胞肺癌中，Notch 2 可促进表达生长抑制蛋白 p21、p27，阻断表达癌蛋白 c－Myc、转录因子 p300，抑制细胞周期转换，抑制肿瘤细胞增殖。研究发现，在同一组织中，Notch2 可根据肿瘤细胞类型的不同，而选择致瘤或抑瘤。但尚需进一步研究。

九、Notch 通路与树突细胞的抗肿瘤免疫功能

树突细胞能通过内吞获取肿瘤细胞抗原，再提呈肿瘤细胞抗原如端粒末端转移酶、酪氨酸酶、黑色素瘤抗原 MAGE、黏蛋白 MUC1、癌胚蛋白 CEA 等，可经 HLAⅡ-抗原肽-T 细胞受体复合物，诱导 T 细胞活化，产生抗肿瘤细胞的免疫反应。有时 Notch 可经 Wnt 信号通路，促进树突细胞的发育，增强树突细胞的抗肿瘤的免疫功能。

十、Notch1 通路等与乳腺癌干细胞

有人研究 Notch1、CK5、CK8 在 96 例乳腺浸润性导管的乳腺癌干细胞中的作用，结果发现，Notch1、CK5、CK8 表达阳性率分别为 75%、17.7%、92.7%。乳腺癌干细胞中，常伴 Notch1 表达阳性；Notch1 表达阳性率与浸润性导管癌进展相关。仅表达 CK5 的细胞可能是正常乳腺干细胞。$CK5^+/CK8^-$乳腺癌，可能为乳腺癌干细胞常产生的一种乳腺癌，一般 Notch1 表达水平较低；$CK5^-/CK8^+$乳腺癌，可能为浸润性 Luminal 型乳腺癌，常有 Notch1 表达水平升高。$CK5^+/CK8^+$乳腺癌常为混合表型癌，一般 Notch1 表达水平较低。

正常乳腺组织中未检测到 Notch1 表达；乳腺干细胞恶变时，Notch1 表达水平升高（而肿瘤周围正常组织为阴性表达），可使乳腺癌干细胞微球形成能力增加 10 倍；导致分化基因沉默，增殖基因激活，促进乳腺癌干细胞增殖形成乳腺癌。乳腺癌干细胞中 Notch4 的活化水平持续升高 8 倍，可抑制细胞分化，促进乳腺癌细胞增殖。

有人报道，多梳蛋白 Mel-18（转录抑制因子）表达水平降低，可活化 PI3K/Akt、Wnt/β-连环蛋白信号通路，促进表达 Bmi-1，促进 Jagged1 激活 Notch 信号通路，增强乳腺癌干细胞活性。抑制 Notch4 信号通路、Bmi-1、EZH2，可修饰组蛋白，抑制 Hh 通路，降低乳腺癌干细胞的致瘤能力。单抗抑制 Notch1 后，可减少乳腺癌干细胞，增强三阴性乳腺癌细胞对多西他赛的敏感性。EZH2 可作为标志物，用于快速筛选乳腺癌干细胞。

文献报道，高水平转录因子 FOXC2，能活化 PDGFR 通路，促进上皮细胞-间质细胞转化，促进乳腺癌干细胞恶变。PDGFR 的抑制剂舒尼替尼，可抑制 FOXC2 诱导乳腺癌干细胞增殖、转移。

Basal-like 型乳腺癌常过表达 Snail，能与组蛋白甲基化转移酶 G9A 结合，再招募 DNA 甲基化转移酶 1（DNMT1）组成复合体，抑制表达 E-钙黏素、果糖-1,6-二磷酸酶（FPB1），增强肿瘤细胞的糖酵解，增加葡萄糖摄取，增加产生丙酮酸激酶，从而保持在缺氧环境下 ATP 的供给；还抑制线粒体复合物Ⅰ产生活性氧，抗凋亡，增强 β-连环蛋白作用，诱导上皮细胞-间质细胞转化（EMT）。

在乳腺癌形成过程中，白介素-6 结合其受体与 GP130 组成复合物后，能经 Syndecan1（CD138）激活 STAT3/NF-κB 信号通路，导致产生更大量 IL-6，形成正反馈循环，高水平 IL-6、NF-κB 可促进表达 CCL-20、STAT3，促进上皮细胞-间质细胞转化和乳腺癌干细胞增殖，促进乳腺癌的生长、转移。IL-6/STAT3/NF-κB 信号通路，可成为开发靶向乳腺癌干细胞治疗的作用靶点，如丹参酮ⅡA。有人报道，乳腺癌基质中成肌纤维细胞分泌的肝细胞生长因子，能激活 Wnt 信号通路，可诱导乳腺癌细胞发生上皮细胞-间质细胞转化。TGF-β/α 也可以促进上皮细胞-间质细胞转化，诱导乳腺癌干细胞的产生。

IL-8 的受体 CXCR1 常在乳腺癌干细胞高水平表达；IL-8 激活 CXCR1 通路后，能促进乳腺癌干细胞增殖。CXCR1 的小分子拮抗剂 Repertaxin、EGFR 拮抗剂拉帕替尼，能协同阻断这一信号通路，可减少乳腺癌干细胞，减少乳腺癌的发生和转移。

十一、Notch1 与乳腺癌转移

在紫杉醇处理后而富集的乳腺癌干细胞中，Notch1 常呈高水平表达，对紫杉醇耐药。高水平 Notch1/4，与多种肿瘤如乳腺癌、肺癌、胃癌、骨肉瘤等的转移相关。有人发现，244 例乳腺癌组织中 Notch1、Jagged1 高水平表达，与乳腺癌转移、组织学分级、临床分期呈正相关，与生存期负相关，5 年生存率下降、术后复发时间缩短。癌旁正常乳腺组织 Notch1、Jagged1 低水平表达。Notch4 表达沉默时，乳腺癌干细胞减少约 50%；Notch1 沉默表达时，乳腺癌干细胞减少约 15%。

（李建平　余元勋　陈多学　孔得华　陈　峰）

进一步的参考文献

[1]SHANCHUN G. Role of Notch and its oncogenic signaling crosstalk in breast cancer[J]. Biochim Biophys Acta，2011，1815(2)：197－213.

[2]DEAN GT. Understanding cancer stem cell heterogeneity and plasticity[J]. Cell Res，2012，22(3)：457－472.

[3]MCDERMOTT SP. Targeting breast cancer stem cells[J]. Mol Oncol，2010 ，4(5)：404－419.

第六章　乳腺癌干细胞与 Hedgehog 信号通路

一、概述

已经发现，Hedgehog(Hh)信号通路，在多种肿瘤细胞中被异常激活，可通过活化的转录因子-神经胶质瘤相关同源蛋白(Gli175)促进下游靶基因的表达，维持肿瘤细胞的生物学行为；而靶向性抑制 Hh 信号通路，对多种相关肿瘤有显著的抑制作用，尤其是针对 Smo 受体的特异性小分子抑制剂，已取得肯定的疗效。

1980 年发现，Hh 信号通路在细胞分化、组织发育、器官形成中有重要作用，能维持机体内环境稳定。Hh 家族有 Shh、Ihh、Dhh，为分泌型糖蛋白，均能促进 Hh 信号通路活化。Shh 对神经系统、胃肠等的细胞分化、组织发育起重要作用；而 Ihh 与胰腺和肠等的细胞分化、组织发育相关；Dhh 则与生殖系统等的细胞分化、组织发育相关。Hh 也调节成体组织干细胞的自我更新。

Hh 信号通路的信号分子包括：成块蛋白 Patched(Ptch)、神经胶质瘤相关同源蛋白 Gli175/155、平滑蛋白 Smoothened(Smo)、融合蛋白 Fused(Fu)、Fu 抑制物(SuFu)、Costal－2(Cos－2)、转录因子 Cubitus Interruptus 等。

二、Hedgehog 信号通路

Hedgehog 信号通路在胚胎的生长发育和形态发生过程中发挥重要作用。该信号通路的活性异常，不仅会引起发育异常，还会增加肿瘤发生率。Hh 信号蛋白通过调控其下游 Ptch、Smo、Sufu 等，实现对转录因子 Gli 调控作用的过程，即所谓的经典信号通路，而细胞器原纤毛在此过程中发挥了类似信号中心的重要作用。Hh 信号还能通过非 Gli 依赖的非经典信号通路作用；它又可被分为两种：非 Smo 依赖的信号通路，Smo 依赖、非 Gli 依赖的信号通路。

Hedgehog(Hh)蛋白是一种细胞外配体，为有自我蛋白水解能力的分泌型糖蛋白，细胞最初表达的是 46kD 的 Hh 前体蛋白，其分子内包括：一是 N－端域，N－端发生棕榈酰化，能形成双脂质修饰体，有信号转导功能；二是 C－端域，与胆固醇结合，有自身蛋白水解酶活性；Hh 前体蛋白在内质网中经自身蛋白水解酶催化剪切去 C－端域，然后 N－端域与胆固醇共价结合，N－端的半胱氨酸残基，再在酰基转移酶作用下发生棕榈酰化，变成有信号转导功能的成熟分子，又在 Dispatched 蛋白、类肝素硫酸蛋白聚糖、硫酸肝素合成酶等调节下，从多种组织细胞分泌细胞释放、黏附到细胞膜。

Hh 蛋白在靶细胞膜有两种跨膜受体蛋白：Ptch、Smo。Ptch1/2 是 12 跨膜蛋白，有 2 个胞外域、1 个胞内域，能结合 Hh、抑制 Smo。Smo 是 7 跨膜蛋白，为 G 蛋白耦联受体超家族成员，主要激活细胞内信号转导、靶基因表达。

Hh 信号通路的胞内最下游的信号分子(转录因子)为 Gli1(Gli175/Gli155)/2/3，分子量较大，是多功能转录因子，定位于细胞核、细胞质。Gli175 蛋白维持全长时，才有转录激活因子功能，能启动靶基因表达。

细胞在没有 Hh 刺激时，Hh 信号通路关闭，抑制性受体 Ptch 抑制激活性受体 Smo，使 Smo 下游的转录因子 Gli175，在酪蛋白激酶 CKIα、糖原合成酶激酶 GSK3β、蛋白激酶 A 等作用下磷酸化，被蛋白酶水解降解掉 C－端，并释放出其 N－端片段-转录抑制蛋白 Gli155，再与胞质蛋白

Cos2、Fu、SuFu 结合，在微管上形成一个以 Gli155 为主的 Cos2 复合物进入细胞核，从而抑制靶基因表达。

Hh 信号通路中的转录因子 Gli1(Gli175)，能激活 Hh 通道的靶基因表达；Gli2 有激活和抑制的双重作用；Gli3 可能会经历蛋白水解，形成截断的主要有抑制作用的形式。

当配体 Hh 与细胞膜 G 蛋白耦联受体 Smo 结合后，解除 Ptch 对 Smo 的抑制，使 Smo 活化，再引起 Cos2 和 Gli175、SuFu 磷酸化后被泛素蛋白酶体降解，形成以 Gli175 为主的 Cos2 复合物、从微管上解离，进入细胞核，与蛋白激酶 A 等形成复合物，再激活靶基因表达周期素 D /E /B、癌蛋白 c－Myc、表皮生长因子受体 EGFR、血小板源性生长因子受体 PDGFR、血管内皮生长因子受体、丝/苏氨酸激酶 STK36、骨形态发生蛋白 BMP4、同源框蛋白 1、血管生成素、血小板源性生长因子 PDGF、叉头盒蛋白 FOXM1、抗凋亡因子 Bcl－2、血管内皮生长因子 VEGF、成对框蛋白 Pax2、内在膜蛋白 Lim1、转化生长因子 TGF－β，能激活 c－Myc、Ras/蛋白激酶 MEK/Akt、Smo、Fu、Gli175 等，能促进细胞增殖，可调控细胞发育分化、细胞命运等。

在 Hh/Smo/Gli 信号通路中，Hh、Smo、Fu、Gli175 起正调节作用，而 Ptch、SuFu、Hh 相互作用蛋白(Hhip)、Gli155 起负调节作用。在 Hh 信号通路中，Hh 蛋白是启动因子，Ptch 蛋白是效应细胞膜表面直接接受 Hh 信号的受体(负性信号转换器、抑制 Smo 蛋白)，Smo 蛋白是正性信号转换器，Gli 蛋白是转录效应器。

Hh 信号通路以 Hh 依赖的方式精细调控细胞的分化、增殖，包括负反馈调控。Hh 信号通路过度激活时，Ptch 表达明显增加，可抑制 Smo 的活性，Ptch 与 Hh 形成复合物，能减少可溶性 Hh，导致 Hh 信号通路活性降低。

Hh 水平能被 Hh 相互作用蛋白(Hhip1)所调控，Hhip 能结合 Hh，但它缺少胞质信号结构域，因此 Hhip 与 Hh 结合后不能将信号下传，能和 Ptch 竞争结合 Hh 蛋白，进而阻断 Hh 信号通路。

Hhip 也是 Hh 信号通路的靶基因，当 Hh 通路明显激活时，Hhip 表达增加，就能与更多的 Hh 配体结合，阻止 Hh 配体扩散，可溶性 Hh 也减少，从而限制了 Hh 信号通路过度激活。Hhip 为内源性 Hh 抑制剂，能阻止了 Hh 信号通路的过度激活。改变细胞内 cAMP 的水平，能调节 Hh 信号通路活性。

Ptch 是 12 次跨膜多糖蛋白，胞外区有 2 个环状结构，其中第 2 个环状结构是与配体结合所必需的，该结构有屏蔽 Hh 活化区的作用，该结构发生突变会导致 Hh 无法结合 Ptch；当 Ptch C-端被截断时，也无法与 Hh 结合。

Sufu 有一个 PEST 结构域，能与 Gli、Slimb 结合，是 Hh 信号通路的负调节因子。Fu 是丝氨酸/苏氨酸激酶，能维持 Ptch 表达。

Smo 是 Hh 正性信号转换器，有 7 个跨膜结构域。Smo 突变活化，会使 Hh 信号通路激活，引起靶基因表达异常，可引发前脑无裂畸形、帕利斯特-霍尔综合征、Rubinstein－Taybi 综合征、基利头孢多指畸形、痣样基底细胞癌综合征等；会引起基底细胞癌、髓母细胞瘤、乳腺癌、结肠癌、卵巢癌、前列腺癌等。基底细胞癌、髓母细胞瘤常有 Ptch、Smo 基因突变，乳腺癌等常有 Smo 旁分泌、自分泌增加；结果能引发配体依赖性 Hh 信号通路激活。

近来发现，细胞膜 Chon 同源蛋白(CDON)、BOC 同源蛋白(BDON)，都是有 4 个免疫球蛋白结构域、2 个 Ⅲ 型纤连蛋白结构域的跨膜蛋白，能通过其纤连蛋白结构域与 Hh 结合，能协同激活 Hh 信号通路。CDON、BDON 经胞外区的免疫球蛋白样域、纤连蛋白结构域，可形成共受体，能与 Hh 相互作用，进而促进 Hh 信号通路活化。生长停滞特异蛋白 GAS1 是一种 GPI 锚定蛋白，能通过结合 Hh，促进 Hh 信号通路活化。

Fu 抑制因子(SuFu)通过结合 Gli，能阻止 Gli 激活下游靶基因，从而起抑制 Hh 信号通路的作用；如 Fu 被泛素蛋白酶体降解，可引起 Hh 通路信号的激活。

Hh 信号激活有时需要原始纤毛参与；后者一般可通过使 Ptch1 到达细胞核内，抑制表达

Smo;Hh 结合 Smo 后,Ptch1 离开原始纤毛、细胞核,会使 Hh 信号通路激活;原发性纤毛在 Hh 影响发育、癌变、肿瘤干细胞形成中有重要作用,与基底细胞癌、髓母细胞瘤、乳腺癌、结肠癌、卵巢癌、前列腺癌等发生发展相关。

近年研究表明,原纤毛在 Shh 信号通路中发挥了类似信号中心的作用,许多 Shh 信号转导过程中的重要生物学事件,都在原纤毛中发生。当没有 Hh 信号时,Ptch 会在原纤毛中富集,抑制 Smo 的迁入;Sufu－Gli 的复合物则可进入原纤毛中,Gli 蛋白在 Kif7、PKA、GSK3、CK1 等的作用下磷酸化,在某种未知的机制调控下,Gli2FL、Gli3FL 被部分降解,而迁移到原纤毛的基底部,Gli2R、Gli3R 进而离开原纤毛,进入细胞核抑制靶基因的转录。

在 Hh 作用下,Ptch 迁移出原纤毛;泛素化修饰参与调控 Ptch1 的纤毛内转运、内吞、降解过程,进而 Smo 富集到原纤毛中。在分子马达 Kif7、Kif3A 的作用下,Gli2FL、Gli3FL、Sufu 定位到原纤毛顶端,随即 Gli2FL、Gli3FL 被不同程度地磷酸化而与 Sufu 分离,进而形成 Gli2A、Gli3A,退出原纤毛进入细胞核,激活靶基因的转录。

生理状态下,Hh 信号通路参与调控一系列重要生物学过程,如细胞定向分化、细胞增殖、组织形态发生、组织再生、体节极性发育等。在哺乳动物神经管发育过程中,从腹侧到背侧不同浓度的 Hh 调控了颗粒细胞前体细胞、中间神经元、运动神经元等不同类型的细胞定向分化,Hh 信号异常可能导致神经管不能闭合等致死性胚胎表型。而在肢体发育过程中,Hh 信号异常则会导致多指(趾)症等。

Hh 信号通路对维持神经干细胞、毛囊干细胞、造血干细胞等的稳态具有重要作用,它还参与胰腺、前列腺、胆囊等脏器损伤时的再生过程。由此就不难理解,异常激活的 Hh 信号通路,会促进肿瘤的发生。

在 Gorlin 综合征中,能检测到因 9q22 染色体上 Ptch1 基因的功能缺失而导致皮肤基底细胞癌的高发。在小脑髓母细胞瘤及横纹肌肉瘤等多种肿瘤中都能检测到 Hh 信号通路的异常激活。对 Hh 通路信号转导机制的研究探索具有重要的生物学意义。

越来越多的研究表明,Hh 信号还可以通过一些其他的途径来转导,即所谓的“非经典的 Hh 转导途径”。但其两者之间的区别,也许只是发现时间的先后,极有可能只是 Hh 信号在不同组织、不同细胞,不同的环境影响中发挥的作用不同。Hh 信号转导不只是一种线性的传导,而是网络状的信号传递,它与其他许多的信号通路之间也存在许多的交叉、协同作用。

相信随着对 Hh 信号转导机制研究的深入,对其在空间、时间、范围上的调控机制将理解得更为全面、透彻,从而能为 Hh 相关疾病的治疗提供有力的理论支持。

三、Hh 信号通路与肿瘤

在肿瘤的发生过程中,Hh 信号通路常被异常激活,并导致核转录因子 Gil175 促进靶基因表达,导致肿瘤的发生发展及血管新生,促进肿瘤细胞的生长、增殖、转移等。在皮肤基底细胞癌、髓母细胞瘤、肺癌、消化道肿瘤、乳腺癌等组织中,都存在 Hh 信号通路的异常激活。阻断肿瘤细胞中 Hh 信号通路,将为肿瘤治疗提供一个新的有效手段。

在肿瘤细胞中,常有 Hh 信号通路正调节分子 Hh、Smo(10%～20%突变、激活)、Fu、Gli175 等高水平表达、激活;常有负调节分子 Ptch、SuFu、Hhip 等表达水平降低、失活突变;结果能促进靶基因表达胰岛素样生长因子、血小板源性生长因子、成纤维细胞生长因子、骨形态发生蛋白、Notch、周期素 D1/D2/E、癌蛋白 c－Myc/n－Myc/l－Myc、Wnt、抗凋亡因子 Bcl－2、血管生成素 1/2 等,促进肿瘤细胞增殖、迁移、浸润,促进肿瘤血管新生等。肿瘤细胞可自分泌和旁分泌 Hh,刺激周围肿瘤细胞加快细胞周期转换,导致肿瘤细胞增殖、转移、抗凋亡;能下调骨架蛋白肌动蛋白 α2 的表达水平,可导致肿瘤干细胞分化障碍、异常增生、促进恶变。

Hh 信号通路在肿瘤中异常激活的方式已发现几种：

——Hh 非依赖性激活：主要有 Hh 信号通路成员基因突变，导致 Hh 信号通路异常激活。Ptch 是肿瘤抑制蛋白，失活突变的 Ptch 基因，能表达功能丧失性 Ptch，可见于基底细胞癌、髓母细胞瘤、脑膜瘤、神经胶质瘤、乳腺癌、食管癌、鳞状细胞癌、毛发上皮瘤等中。Sufu 基因的失活突变，可增加产生髓母细胞瘤的危险。激活突变的 Smo 基因，可表达高活性的 Smo，见于散发性基底细胞癌、肝细胞癌等中。在基底细胞癌、髓母细胞瘤、乳腺癌中，主要是 Ptch 基因突变，10%～20%有 Smo 基因突变。在神经胶质瘤中，常有 Gli1 基因扩增及高水平表达。

——Hh 自分泌依赖性激活：即肿瘤细胞能自分泌 Hh，又作用于肿瘤细胞自身，促进 Hh 信号通路活化，能促进肿瘤细胞增殖。

——Hh 旁分泌性依赖性激活：可分为两种，一为肿瘤细胞分泌 Hh 后，促进周围间质细胞表达血管内皮生长因子 VEGF、胰岛素样生长因子 IGF－1、Wnt 等，再反作用于肿瘤细胞，促进肿瘤细胞生长增殖；二为肿瘤周围间质细胞分泌 Hh，作用于肿瘤细胞，促进肿瘤细胞生长增殖。肿瘤细胞与周围间质的相互作用，能为肿瘤细胞的生长、增殖，创造有利的微环境。

——Hh 信号通路与肿瘤的侵袭和转移：Hh 信号通路活化后，能通过促进自分泌/旁分泌 Hh，刺激肿瘤细胞增殖、肿瘤血管新生、肿瘤细胞发生上皮细胞-间质细胞转化，促进肿瘤细胞远处转移。高水平 Gli175(Gli1)与体现胃癌侵袭力的三项指标：浸润深度、淋巴结转移率、TNM 分期正相关。侵袭力强的胃癌组织中 Gli175 表达水平升高，胃癌转移淋巴结中 Gli175 常高水平表达，可激活转化生长因子 β/Smads 信号通路，促表达基质金属蛋白酶 MMP 2/9、信号诱导增殖蛋白 SIP1，后者能刺激表达 TWEST 同源蛋白 2、蜗形蛋白 Snail，引发上皮细胞-间质细胞转化、E－钙黏素表达水平下调，促进胃癌细胞侵袭、迁移。Hh 通路中的 Gli175 起主要作用，有可能成为一个新的治疗靶点。

最近发现，在卵巢癌组织中，Ptch 和 Gli175 高水平表达，使 MT1－MMP、VEGF、整合素 β1、抗凋亡因子 Bcl－2 表达增强，细胞增殖、侵袭、迁移能力增加，促进血管新生，促进肿瘤的发生发展，与预后差有关，Gli175 水平为独立的预后因子。

——Hh 通路与肿瘤干细胞：Hh 通路异常激活时，可使肿瘤干细胞持续增殖。研究表明，Hh 通路在多发性骨髓瘤、乳腺癌、小细胞肺癌、肝癌、恶性胶质瘤、前列腺癌等的肿瘤干细胞中高水平表达，促进肿瘤干细胞自我更新。缺乏正调节分子 Smo 等，可削弱 Hh 通路活性，抑制肿瘤干细胞的更新、增殖，抑制肿瘤干细胞表达 Gli175、周期素 D1、成对框蛋白 Pax2、内在膜蛋白 Lim1、VEGF、TGF－β、PI3K/Akt、NF－κB、MAPK，抑制血管新生。然而持续激活 Smo，可增加肿瘤干细胞的数量、促进肿瘤发生发展。Hh 信号通道参与的肿瘤发生主要有三种模式：一是非配体依赖性模式，由相关基因突变引起。二是配体依赖性的自分泌作用模式。三是配体依赖性的旁分泌作用模式。

四、Hh 信号通路与乳腺癌干细胞

Hh 信号通路激活，与乳腺癌发生发展相关。一般浸润性乳腺癌中，Shh、Ptch、Gli175 均高水平表达，促进乳腺癌干细胞增殖。

国内有人报道，正常乳腺导管上皮中 Shh、Ptch、Smo、Gli175(全长 Gli1)蛋白表达呈阴性或弱阳性，乳腺癌组织中它们的阳性率分别为 91.2%、86.0%、91.2%、71.9%；在乳腺癌淋巴结转移灶中分别为 82.5%、91.2%、75.4%、22.8%。Shh、Ptch、Smo、Gli1 的表达水平升高，与乳腺癌的侵袭性增强、预后差相关；Shh、Gli1、Ptch 水平与淋巴结转移相关，Shh、Ptch 水平与分期相关，Smo、Gli3 水平与核分级相关，Smo 水平与组织学分级相关。Gli2 水平与 PR、Ki－67、淋巴结转移、临床分期、整体生存相关，Gli2 水平可作为乳腺癌的一个预后指标。

国外有人研究 331 例乳腺癌组织、4 个乳腺癌细胞株，结果发现，Shh、Ptch、Gli 过表达；Gli175 过表达与侵袭、转移、总体生存率相关，Gli3 与较大的肿瘤大小相关，Shh/Ptch/Gli3 与更多的淋巴结转移相关，Shh/Ptch 与更高的分期相关，Smo/Gli3 与更高的核分级相关，Smo 与更高的组织学分级相关。

Shh 的水平在 Her-2 过表达乳腺癌可能更高，Ptch 的水平在 Luminal B 型 Her-2 阴性型乳腺癌可能更高，Gli175 水平在 Luminal B 型 Her-2 过表达型乳腺癌可能更高。Smo 水平在 Her-2过表达型、三阴性乳腺癌中可能较低，要使用化疗。Gli2 表达水平在 Luminal A 型、Luminal B 型 Her-2 阴性乳腺癌、Luminal B 型 Her-2 过表达型乳腺癌中可能更高。

五、与 Hh 信号通路相关的抗肿瘤药物

对 Hh 信号通路的靶向抑制，已成为抗肿瘤治疗的热点，可分为 Shh 抑制剂、Smo 抑制剂、乙醇脱氢酶(ADH 7)抑制剂、Gli 表达抑制剂等。

1. Smo 抑制剂

环巴胺药理药效：它能结合、抑制 Smo，是 Hh 信号通路抑制剂，对胰腺癌、胆管癌、卵巢癌、肝癌等有广谱抗肿瘤作用，能抑制肿瘤生长、转移，可增加化放疗疗效；但环巴胺不溶于水，有致畸性，限制了其临床应用。有人通过化学修饰环巴胺，得到溶解性较好的环巴胺衍生物 SCJ 等，能使乳腺癌细胞增殖减慢、细胞肿胀，抑制迁移、转移；降低 CyclinD1/B1 水平，促进 G2 期阻滞，降低 Bcl-2 水平，升高 E-钙黏素水平，作用比环巴胺更强；能促进表达促凋亡因子 Bax，促凋亡；可抑制表达辐射损伤修复相关蛋白 Ku-70、FEN-1，增加乳腺癌细胞对放射的敏感性，降低乳腺癌细胞成瘤率，抑制远处转移。

环巴胺是藜芦甾体生物碱衍生物，阻断 Hh 通路后，能抑制 Snail、EGFR、Gli、Ptch1 等表达，促进表达 E-钙黏素，能抑制上皮细胞-间质细胞转化，抑制肿瘤干细胞恶变，抑制高水平表达 Hh 的肿瘤细胞增殖、侵袭。环巴胺的结构修饰物，有 Vismodegib(GDC-0449)、Cur61414、IPI-926 等。Vismodegib 已上市，是一种有效的新型特异性的 Hh 抑制剂，也抑制 P-糖蛋白作用，已被美国 FDA 批准的用于治疗基底细胞癌，也被用于复发性难治的髓母细胞瘤、卵巢癌、转移性胰腺癌、晚期胃癌等。IPI-926 等，耐受性较佳，能抗基底细胞瘤，已上市。PF-04449913 是 Smo 抑制剂，已上市，可试验治疗白血病。TAK-441 能抑制表达 Gli175，分子式为 $C_{28}H_{31}F_{3}N_{4}O_{6}$，已上市，正在研究应用于治疗髓母细胞瘤。伊曲康唑正在应用于治疗非鳞癌的非小细胞肺癌。在临床上用干扰素 IFNα，能抑制 Hh 通路对蛋白激酶 MAPK 的激活，而抑制肿瘤细胞增殖，能起治疗作用。活性维生素 D 可促进表达 Ptch，再直接结合、抑制 Smo、Hh 信号通路，能辅助治疗肿瘤。

环巴胺类和吉西他滨联用，可缩小肿瘤，减少转移，能增强 EGFR 酪氨酸激酶抑制剂易瑞沙的抗增殖作用；还能增强紫杉醇、放疗对肿瘤细胞的杀伤作用。大肠腺瘤 Hh、Ptch、Smo、Gli175 的表达水平，常低于大肠腺癌，故环巴胺类对大肠腺瘤细胞的作用，一般弱于对大肠腺癌的作用。

研究发现，在前列腺癌中，环巴胺类能阻断 Hh 信号通路，抑制表达 Stathmin1，抑制前列腺癌细胞增殖。在胃癌中，环巴胺类或 Gli175 的 siRNA 阻断 Hh 信号通路后，ELK1/MSX2/n-Myc/周期素 D1 表达水平降低，抑制胃癌细胞增殖；可以导致 Gli175、MT1-MMP、VEGF、整合素 β1、Bcl-2表达水平降低，细胞侵袭、迁移能力降低，细胞凋亡增加，肿瘤生长停滞，停药后常没有出现复发，提示肿瘤干细胞可能被清除。

2. Smo 特异性小分子抑制剂

较大剂量的西洛帕明、CUR-61414，能阻断肿瘤细胞的 Hh 信号通路，抑制 Smo 阳性肿瘤干

细胞等增殖，可抑制表达血管生成素1/2、血小板源性生长因子、成纤维细胞生长因子等，能抑制肿瘤血管新生；能抑制表达Bcl－2，促进肿瘤细胞凋亡。CUR61414是第一个非甾类的小分子Hh通道抑制剂，能抑制基底细胞癌的细胞增殖，促进凋亡，且对正常的皮肤细胞无毒副作用，已上市，可治疗复发性髓母细胞瘤等。

Hh通路抑制剂耐药性的机制主要包括：一是Smo基因突变（D473H），使下游的Gli2活化，促进表达细胞周期蛋白结合蛋白CCND1；二是PI3K通路活化，抗凋亡。

（余元勋　徐　彬　程景林）

进一步的参考文献

[1]MUN H. The Hedgehog signalling pathway in breast development，carcinogenesis and cancer therapy[J]. Breast Cancer Res. 2013；15(2)：203.

[2]WESTBROOK K. Pharmacogenomics of breast cancer therapy：an update[J]. Pharmacol Ther，2013，139(1)：1－11.

[3]MA YC. Relevant markers of cancer stem cells indicate a poor prognosis in hepatocellular carcinoma patients：a meta－analysis[J]. Eur J Gastroenterol Hepatol ，2013，23：113－123.

第七章　乳腺癌干细胞标志物

目前中国网上已发布干细胞标志物、肿瘤干细胞的表面标志物及其在临床中的应用、乳腺癌干细胞标志物的研究进展、乳腺癌干细胞上皮-间质转化标志物表达变化及意义等资料，有较好的临床指导意义，可由网上获得。

一、ALDH1 与乳腺癌干细胞

平滑肌肌动蛋白 α(α-SMA)和乙醛脱氢酶 1(ALDH1)分别为乳腺癌间质成纤维细胞、乳腺癌干细胞的特征性标志物。有人研究 182 例乳腺癌及正常乳腺或良性疾病患者 α-SMA、ALDH1 的表达，结果发现，α-SMA 在正常乳腺、良性病变组织的间质成纤维细胞中无表达，67.6%乳腺癌表达 α-SMA；37.9%乳腺癌表达 ALDH1。α-SMA 与 ALDH1 的表达水平呈正相关。α-SMA 水平与乳腺癌肿瘤大小相关，肿瘤直径大于 2cm 者 α-SMA 的阳性率较高。ALDH1 水平与乳腺癌组织分化程度差、血管浸润、远处转移相关，分化程度差、有血管癌栓、远处转移的患者，ALDH1 阳性率较高。

肿瘤的发生发展与肿瘤干细胞相关，也与由肿瘤间质细胞(TAFs)等构成的微环境相关。肿瘤间质细胞包括活化的正常成纤维细胞、血管平滑肌细胞、内皮细胞、发生上皮细胞-间质细胞转化的肿瘤细胞、$CD34^+$骨髓干细胞转化细胞，可能在肿瘤上皮-间质相互作用、肿瘤发生、发展、转移、上皮细胞-间质细胞转化、肿瘤干细胞形成、血管生成等中起重要作用。

研究显示，肿瘤间质细胞可分泌基质金属蛋白酶、TGF-β 等，可诱导炎症性微环境；能通过 NF-κB、环氧化酶 2、缺氧诱导因子 1、ERK 等通路，促进肿瘤间质细胞发生上皮细胞-间质细胞转化，获得乳腺癌干细胞特性；可通过 SDF1/CXCR4 轴促进乳腺癌干细胞增殖。研究发现，乳腺组织癌变后，间质成纤维细胞可改变为肿瘤间质细胞，并伴随着肿瘤进展不断增殖。α-SMA 阳性组 5 年生存率降低，α-SMA 表达水平与远处转移相关。

有人报道，正常乳腺、乳腺良性病变中 ALDH1 阳性率为 16.7%，乳腺癌中为 37.9%，说明乳腺癌干细胞数量增加，可导致乳腺癌发生；其中早期乳腺癌 ALDH1 的阳性率约为 36.5%，而晚期乳腺癌约为 43.5%。ALDH1 阳性组，常有低分化、血管浸润、远处转移，与 ALDH1 水平相关。

乳腺癌患者 ALDH1 阳性表达组，5 年生存率较低，与预后呈负相关。α-SMA/ALDH1/PR 水平、是否接受术前化疗、有无复发、远处转移等，与总生存期相关，均为乳腺癌的独立预后因素。提示乳腺癌间质成纤维细胞，可能与乳腺癌干细胞的干性相关。联合检测 α-SMA、和 ALDH1 有助于判断乳腺癌的恶性程度、浸润转移能力，可预测乳腺癌预后。$ALDH1^+$已被认为是乳腺癌、头颈部鳞状细胞癌、肺癌、前列腺癌、胰腺癌、眼癌、结直肠癌等多种恶性肿瘤干细胞的通用标志物。

二、$ALDH1^+$乳腺癌干细胞特性

乙醛脱氢酶 1(ALDH1)能把视黄醇氧化为维甲酸，在干细胞、乳腺癌组织中活性水平很高。有人研究 $ALDH1^+$乳腺癌干细胞特性，结果发现，乳腺癌组织内 $ALDH1^+CD44^+CD24^{-/low}$细胞约占总细胞量的 16%，无血清培养 72 小时后 $ALDH1^+CD44^+CD24^{-/low}$细胞能形成微球，侵袭性、致瘤能力强于 $CD44^+CD24^{-/low}$细胞，与 ERα、PR 阴性表达相关，恶性程度、克隆形成、黏附/迁移/侵袭的能力都较高，一般预后较差；$ALDH1^+$与血中肿瘤细胞水平升高、对化疗药物阿霉素、环磷

酰胺、多西他赛耐药相关，病理完全缓解率较低。

$ALDH1^+$为鉴定乳腺癌干细胞的分子标志之一，为预测乳腺癌发生风险的指标。有人发现，转移性乳腺癌肿瘤细胞中，$ALDH1^+CD44^+CD24^{-/low}$乳腺癌细胞占78.1%。ALDH1与多种临床病理因素相关，在一定程度上可反映乳腺癌的恶性程度、预后，高水平ALDH1是导致乳腺癌发生、进展、耐药、复发、预后不良的根源，在临床上有指导意义。

ALDH1是细胞质含锌酶，由两个亚基组成，其中一个有酶的活性中心，另一个稳定四级结构；ALDH1含501个氨基酸残基，有17种亚型；分子量为54.86 kD，细胞内半衰期约30小时，为稳定的亲水蛋白；参与乙醛/环磷酰胺/生物胺的代谢、维甲酸合成、氧化应激反应、调节细胞凋亡等。三阴性乳腺癌中ALDH1表达水平较高，侵袭风险较高。乳腺癌组织ALDH1阳性率，与患者年龄负相关，与肿瘤直径、TNM分期正相关。美国、法国有人报道，一般乳腺癌ALDH1阳性率分别是19%、30%。

有人对203例乳腺癌患者进行回顾性研究发现，$ALDH1^+$细胞常有ERα(-)、Her-2(+)、Ki-67(-)的特征，处于相对静息状态，有肿瘤干细胞特点；$ALDH1^+$患者病理完全缓解率降低，MRP水平升高1倍多。$ALDH1^+$细胞能将环磷酰胺的中间代谢产物氧化为无毒的磷酰胺，可引发对环磷酰胺耐药。

三、CD44和CD24与乳腺癌干细胞

黏附分子CD44是广泛分布于细胞表面的跨膜糖蛋白，能促进细胞形成伪足，与细胞外基质中的透明质酸、层连蛋白等黏附，介导肿瘤细胞与宿主细胞、宿主基质的黏附，促进肿瘤细胞侵袭、转移。CD24借助糖基磷脂酰肌醇，能黏附于细胞膜上，主要与P选择素结合，促使肿瘤细胞黏附于血管内皮细胞、血小板，抑制肿瘤细胞转移。

$CD44^+CD24^-$乳腺癌干细胞增加，与Basal-like型乳腺癌、三阴性乳腺癌相关，易早期转移、复发，预后较差。乳腺干细胞经过上皮细胞-间质细胞转化，能显示$CD44^+CD24^-$乳腺癌干细胞表型，侵袭力较强，能自我更新、增殖、成瘤快，易骨转移。有人报道，原代乳腺癌细胞中12.26%～21.96%是$CD44^+CD24^-$细胞，其水平和乳腺癌入侵、病理分级相关，随乳腺癌分化程度降低、恶性程度升高，乳腺癌中$CD44^+CD24^-$乳腺癌细胞比例增加。

$CD44^+CD24^{-/low}$乳腺癌干细胞与$ALDH1^+$乳腺癌干细胞之异同：

——相同点：两种乳腺癌干细胞都能成瘤；$ALDH1^+CD44^+CD24^{-/low}$乳腺癌干细胞只需20个就能成瘤，其成瘤性、转移潜能最高；$ALDH1^+$或$CD44^-CD24^{-/low}$的乳腺癌干细胞，需要1500个才能成瘤。

——不同点：$CD44^+CD24^{-/low}$乳腺癌干细胞与Basal-like型乳腺癌相关。$ALDH1^+$乳腺癌干细胞与Basal-like型、Her-2过表达型乳腺癌均相关。Her-2过表达能增加乳腺癌中$ALDH1^+$型乳腺癌干细胞的比例。

CD44是Ⅰ类跨膜糖蛋白，属黏附分子家族的透明质酸受体类，又称特异性淋巴细胞归巢受体，广泛表达，能与细胞表面的多种配体相结合，参与细胞-细胞、细胞-胞外基质间的特异性黏附，CD44能与细胞骨架蛋白结合，参与伪足形成；可与细胞外基质中的胶原蛋白、透明质酸、层连蛋白、纤连蛋白等结合；CD44及其亚型在乳腺癌等多种肿瘤中高水平表达，与乳腺癌等的发生、发展、侵袭、转移相关。CD44为多种肿瘤干细胞的标志物，是潜在的肿瘤治疗靶点。

在乳腺癌中，CD44的表达水平，与乳腺癌亚型相关，其表达受多种因素调节，如雌激素受体、一些转录因子等。相比低转移能力的乳腺癌细胞，高转移能力的乳腺癌细胞中ERK1/2活化，促进表达CD44，再促进表达钠离子-氢离子交换体NHE1，两者在乳腺癌中的表达有相关性。NHE1可维持细胞的内碱外酸，有助于肿瘤细胞增殖，可促进血管新生、非依赖性生长、基因组不

稳定,促进肿瘤细胞侵袭转移。CD44 基因位于 11 号染色体短臂上,由 20 个外显子组成,可通过选择性剪切、翻译后修饰形成两类异构体:标准型 CD44(CD44s),由组成型 10 个外显子固定表达,分子量为 80～90 kD。变异型 CD44(CD44v),由可变异的 10 个选择性拼接外显子表达,分子量为 110～160kD。

1. CD44 亚型与乳腺癌

(1)CD44s 与乳腺癌

在正常乳腺组织导管上皮、腺泡上皮不表达标准型 CD44s,仅在肌上皮细胞中强度表达 CD44s。近年研究发现,CD44s 常在小乳腺癌中表达。T1a 和 T1b 期的乳腺癌在有淋巴结转移时,CD44s 的表达水平降低。CD44s 水平,可能和乳腺癌分期、淋巴结转移相关,与临床分期、肿块大小呈负相关。

(2)CD44v3/6 与乳腺癌

有研究指出,CD44v3 的表达水平,与乳腺癌的侵袭相关;研究发现,CD44v3 在乳腺癌中的阳性表达率为 41.7%,明显高于正常乳腺组织,但 CD44v3 的阳性率低于 CD44v6,说明 CD44v6 与乳腺癌的关系更为密切。CD44v6 与乳腺癌临床分期、肿块大小、血管内皮生长因子/埃兹蛋白表达水平正相关,可协同促进乳腺癌的发生、发展。研究发现,CD44v6 在乳腺癌组织中的表达阳性率达 92.0%,但在淋巴结转移组、非转移组无显著性差异。

2. CD44 与乳腺癌干细胞

乳腺癌有表达 CD44 的乳腺癌干细胞或祖细胞。$CD44^+$ $CD24^-$ Lin^- ESA^+ 是乳腺癌干细胞的表面标志。在 Basal－like 型乳腺癌中,$CD44^+$ $CD24^-$ 细胞常经历上皮细胞-间质细胞转化、数量增加,与乳腺癌的浸润、转移正相关。

3. CD44 与乳腺癌浸润转移

透明质酸(HA)是细胞外基质的重要组成部分,研究发现,透明质酸也存在于乳腺癌干细胞微环境中。CD44 胞外结构域含透明质酸结合位点,结合透明质酸后,能将 CD44 自身定位在胞外基质、基底膜,促进乳腺癌细胞与基质黏附,再与细胞内骨架蛋白结合;而 CD44 分子的相互聚集,又能促进 CD44 在乳腺癌细胞表面脱落,导致乳腺癌细胞的运动能力增强,促进远处转移、血管新生。乳腺癌细胞通过膜 CD44v,适应淋巴结周围的环境,在生长过程中和进入循环血液后,能避开免疫系统的攻击,然后通过外渗作用,进入周围组织形成转移。CD44 可能是乳腺癌治疗的潜在的靶点。

四、Let－7 与乳腺癌干细胞

Let－7 是 miRNA 中的一个大家族,能抑制表达 Ras/Raf/MEK/ERK、HMGA2、CyclinD1、ERα、Her－2、LIN28 等。有人研究 Let－7 在乳腺癌干细胞中的表达,结果发现,乳腺癌干细胞中 Let－7 b/c 表达水平较低,常低于普通乳腺癌细胞,使 Ras、ERK 在乳腺癌干细胞中表达水平升高,能维持乳腺癌干细胞的特性,促进增殖、转移。

五、CD133 与乳腺癌干细胞

CD133(Prominin1,生长促进蛋白)是正常人造血干/祖细胞的一种 5 次跨膜糖蛋白,为肝癌干细胞、黑色素瘤干细胞、乳腺癌干细胞、急性髓性白血病干细胞、前列腺癌干细胞、胶质瘤干细胞等的标志物。CD133－1 有 865 个氨基酸残基，分子量 120 kD；CD133－2 有 856 个氨基酸残基，分子量 112 kD。CD133 在终末分化细胞中一般不表达。

$CD133^+$ 乳腺癌干细胞增加，促进乳腺癌的生长、浸润、转移，$CD133^+$ 细胞的成瘤性较强，易形成集落，能自我更新力，化疗耐受力较高。$CD133^+$ 乳腺癌干细胞的比例，与乳腺癌病理分级、预后呈正相关。

有人研究 CD133 在 60 例乳腺癌组织中的表达及其临床意义，结果发现，乳腺癌组织 46.8% 表达 CD133，乳腺良性肿瘤则为 0.33%，差异有统计学意义；乳腺癌组织 CD133 表达水平，与病理级别正相关。在 Basal－like 型乳腺癌中 CD133 表达阳性率最高，为 69.2%。认为 CD133 表达水平，有乳腺癌分型作用，可预测预后。

$CD133^+$ 乳腺癌细胞呈散在分布，符合肿瘤干细胞的分布特点；一般乳腺癌中 CD133 阳性细胞率为 10%～15%，常随病理分级的升高而增加，提示乳腺癌分化越差，CD133 的表达水平越高。肿瘤直径小于 2cm、Ⅰ期乳腺癌组织中，CD133 阳性率升高，提示 $CD133^+$ 乳腺癌干细胞可能参与乳腺癌早期发生。

有人研究 109 例乳腺癌组织，发现 Basal－like 型乳腺癌 $CD133^+$ 表达阳性率明显高于其他型；进展最快，预后不良，常早期就出现转移、复发。有人发现，74 例浸润性乳腺导管癌中，CD133 阳性细胞比例与肿瘤大小、分期、淋巴结转移、预后、信号转导、肿瘤免疫逃逸、药物耐受、放化疗抵抗等相关。

六、CD133 与实体肿瘤预后

在不同类型肿瘤中，CD133 的表达水平对预后的影响不同，在直肠癌、脑肿瘤、乳腺癌中 CD133 的表达水平与预后差相关；而在肺癌、肝癌、胰腺癌、黑色素瘤中 CD133 的表达水平与预后的关系尚要进一步研究。CD133－1/2 基因，分别定位在 4 号、2 号染色体。

$CD133^+$ 肿瘤干细胞，可对转化生长因子 β 诱导的凋亡抵抗，耐放射，肿瘤干细胞内有较高水平的周期素 D1、抗凋亡因子 Bcl－2、蛋白激酶 MAPK/PI3K，活性氧水平降低，癌蛋白 MPL、Fms 相关酪氨酸激酶 FLT3、Meis 同源框蛋白 1、混合系白血病蛋白 MLLT3、干细胞因子受体 c－Kit、血管生成素受体 Tie－2、转录因子 GATA－2、同源框蛋白 HOXA5/9/10、癌蛋白 EVI－1/c－Myb、高迁移率蛋白 HMGA2 等，常高水平表达，能促进肿瘤干细胞增殖。给予 CD133 的配体白介素 3 与白喉毒素的融合蛋白(即 DT 388－白介素 3)，能杀伤肿瘤干细胞。CD133 可作为肿瘤治疗的新靶点。

七、CD24 与乳腺癌干细胞

1. CD24 的分子生物学特性

乳腺癌中 $CD44^+$ $CD24^{-/Low}$ 细胞增加，与乳腺癌预后不良相关。CD24 是一种细胞表面糖蛋白黏附分子，对热稳定，称为热稳定抗原(HAS)，分子量 38～70 kD，一般调节造血组织、神经组织发育。CD24 基因位于 6q21。CD24 的糖基化程度多变，且和细胞类型相关；高水平 CD24 介导细胞连接、细胞间与细胞-基质间的黏附，和肿瘤侵袭转移、复发相关。

2. CD24 与乳腺癌

(1)CD24 在不同类型的乳腺组织中表达不同

研究发现，CD24 在正常乳腺上皮不表达，在乳腺纤维瘤中弱表达，而在乳腺癌高水平表达，差异明显；表达水平随着肿瘤分级增加而升高。在非肿瘤乳腺组织中，CD24 常表达于导管上皮细胞膜；在乳腺癌原位癌中，92.0%有 CD24 细胞膜表达，96.0%在细胞质表达。在浸润性导管癌中，79.4%有 CD24 在细胞膜表达，85.3%在细胞质表达，与肿瘤分期相关。研究认为，CD24 在胞质、胞膜均有表达的患者，生存率常明显降低、预后不良。

(2)CD24 促进乳腺癌细胞增殖

乳腺癌 CD24 阳性细胞的增殖较快，能促进表达 P-选择素、整合素、纤连蛋白、胶原蛋白Ⅰ/Ⅳ、层连蛋白，能迅速在基质附着，扩散速度较快，能促进黏附、侵袭，常有肺部转移。

(3)CD24 与乳腺癌临床特点

细胞质 CD24 染色水平，与乳腺癌肿瘤大小相关。CD24 常在 ERα 阳性乳腺癌细胞中高水平表达，CD24 表达水平常随着 ERα 表达水平升高而升高；而在 ERα 阴性乳腺癌细胞中常不表达。但有待进一步研究。

3. CD24 与乳腺癌干细胞

目前认为，$CD44^{+}CD24^{-/low}$是乳腺癌干细胞的重要标志物。$CD44^{+}CD24^{-/low}$乳腺癌干细胞，可能通过上皮细胞-间质细胞转化，而获得间质细胞表型，获得 $CD44^{+}CD24^{+}$乳腺癌干细胞表型。

P-选择素是 CD24 的配体，能通过低聚糖与 CD24 结合。CD24 是趋化因子受体 CXCR4、骨桥蛋白 OPN 的负性调节子，高水平 CD24 能促使乳腺癌干细胞转移，对放化疗抵抗，是乳腺癌预后不良因素。

（徐　彬　余元勋　杨　春）

进一步的参考文献

[1]BAATENN BJG. CD44 regulates survival and memory development in Th1 cells[J]. Immunity, 2010, 32(1): 104-115.

[2]THOMAS S. CD24 is an effector of HIF-1 driven primary tumor growth and metastasis[J]. Cancer Res, 2012, 72(21): 5600-5612.

[3]DURU N. Breast cancer adaptive resistance: HER2 and cancer stem cell repopulation in a heterogeneous tumor society[J]. J Cancer Res Clin Oncol, 2014, 140: 1-14.

第八章　乳腺癌相关分子

乳腺癌相关分子，可大致分为单分子类、多分子类。单分子类有细胞膜类、细胞胞质类、细胞胞核类；细胞膜类有：CD 类、受体类、膜蛋白类、细胞角质素、卵圆细胞蛋白、细胞黏附分子、ABCG2、热休克蛋白等，其中 CD90、CD44、CD45、CD13、CD24、CD133、CD326（EpCAM）等，被认为与乳腺癌复发、转移相关。乳腺癌细胞常高水平表达 Wnt/β-连环蛋白、蛋白激酶 Akt、转化生长因子 β、白介素 6、STAT3 等。

一、乳腺癌肿瘤标志物研究进展

乳腺癌肿瘤标志物对于其早期诊断、分类、个体化治疗、预后分析，均有重要意义。近年来不断有新的乳腺癌标志物出现，它们在乳腺癌发生过程中，由肿瘤细胞合成、释放、水平升高、反映乳腺癌存在、生长。美国已批准应用的乳腺癌标志物有：癌胚抗原（CEA）、癌抗原（CA125）、激素受体类（ERα、PR）、p21 等；有潜在价值的标志物有：乳腺珠蛋白（hMAM）、TOP-ⅡA、趋化因子受体 4（CCR4）等；还有 Her-2、p53、EGFR、CK5/6、E-钙黏素、Ki-67、VEGF 等。

1. 已批准应用的乳腺癌标志物

（1）激素受体类

它们包括 ERα、PR、Her-2；目前建议对所有浸润性乳腺癌、复发性乳腺癌行 ERα、PR 检测。

（2）乳腺癌相关蛋白

有人选出 16 种乳腺癌相关蛋白，包括增殖相关蛋白（Ki-67、Survivin、STK15 等）、侵袭相关蛋白、Her-2 相关蛋白、激素受体相关蛋白、GSTM1、Bag1、CD68 等；选出 5 个参考蛋白为 β-连环蛋白、GAPD2、RPLP、TFRC 等。此外还有与乳腺癌侵袭、转移、血管新生等相关的蛋白，包括人乳腺珠蛋白、TOPⅠA、趋化因子受体 4、ZNF（新的 ERα）等。

二、乳腺癌的癌蛋白及抑癌蛋白

癌蛋白、抑癌蛋白、易感蛋白、细胞周期调控蛋白、细胞凋亡调控蛋白、多药耐药蛋白、血管生成相关蛋白等，与乳腺癌的发生发展相关。目前已发现 100 多种癌蛋白及 10 多种抑癌蛋白。

1. 癌蛋白

（1）Her-2

Her-2 为跨膜有酪氨酸激酶活性的表皮生长因子受体 2，分子量 185kD，称为 p185Her-2；20%～30%乳腺癌中，Her-2 基因扩增、过度表达，抑制癌细胞凋亡，促进血管新生，促进 DNA 合成、细胞分裂、蛋白水解酶分泌增多，癌细胞增殖加快，运动、侵袭、转移能力增强，恶性度增大；促进乳腺癌的发生发展、转化、转移、复发；Her-2 水平升高，提示恶性度升高，预后较差，与乳腺癌组织分级、肿瘤大小、淋巴结转移、临床分期呈正相关。

乳腺癌患者 1 至 3 个腋窝淋巴结受累时，Her-2 基因扩增率为 10%～22%，乳腺癌组织 Her-2阳性表达率为 7.32%；乳腺癌患者 4 个以上淋巴结转移时，Her-2 基因扩增率为 32%～44%，Her-2 阳性表达率为 21.43%，提示 Her-2 高水平时，淋巴结转移数量增加。

(2)c－Myc

c－Myc 基因定位于人 8p24，主要编码分子量为 62kD 的核磷酸蛋白，简称 p62c－Myc 蛋白，含 439 个氨基酸残基；c－Myc 表达增强时，能促进 G1 期进程；与乳腺组织恶性转化、预后不良相关；其与 Bcl－2 协同，能促进乳腺癌转移，易导致乳腺癌细胞对抗雌激素治疗的耐受。

c－Myc 基因是 Myc 基因家族的重要成员之一；c－Myc 基因是多种物质水平的调节基因，可使细胞增殖，与多种肿瘤发生发展相关。

c－Myc 是磷酸化蛋白 p62，是细胞核蛋白，能转化细胞，能与靶基因结合，蛋白分子结构上可分为转录激活区、DNA 结合区、核靶序列、碱性区、螺旋-环-螺旋及亮氨酸拉链区，介导蛋白寡聚化、各种转录因子二聚化，参与细胞抗凋亡。c－Myc 基因主要通过扩增和染色体易位重排的方式激活，与某些组织肿瘤的发生、发展和演变转归有重要关系。

在致瘤过程中，已发现 Ras、Sis、c－Fos 能与 c－Myc 与耦联激活，协同致瘤等。目前认为胃癌、乳腺癌、结肠癌、宫颈癌、何杰金氏病及头部肿瘤等都有 c－Myc 基因的扩增或过度表达。

(3)Ras

Ras 基因定位于 11q13，有 H、K、N 型，分别定位于 11、12、1 号染色体；参与细胞生长和分化的调控，参与多种肿瘤的形成与发展；其中 H－Ras 基因点突变后激活，与启动乳腺癌发生相关，在乳腺癌发生发展中持续起作用，能促进恶性浸润、淋巴结转移。

Ras 家族共有的特征为：基因中均含有 4 个外显子，外显子所编码的蛋白有 188～189 个氨基酸残基，分子量 21kD，即 p21 蛋白，此蛋白具有高度特异性、同源性、保守性。

正常 Ras 蛋白位于细胞膜内侧面，以共价键形式固定于脂质双层膜的内表面；对 GTP 和 GDP 有高亲和力，有 GTP 酶活性；这些生化性质与 G 蛋白非常类似，有信号转导作用，能活化磷脂酶 C、PI3K、蛋白激酶 C、MAPK。在肿瘤中，Ras 基因表达活化，主要由于编码区突变、插入激活；在各种肿瘤中，Ras 癌基因的突变率相差明显，如胰腺癌可达 90%，甲状腺癌 53%；结肠癌 47%；胰腺癌、结肠癌、肺癌等以 K－Ras 基因突变为主，造血系统肿瘤多发现 N－Ras 基因突变，泌尿系肿瘤则以 H－Ras 基因突变为主；H－Ras、K－Ras 基因突变与膀胱癌、肾盂癌、肺癌、结肠癌、胆囊癌、胰腺癌、肾母细胞癌、慢性淋巴细胞白血病、黑色素瘤相关；N－Ras 基因突变与造血系统恶性肿瘤如 APL、AML、BL 及神经母细胞瘤、纤维肉瘤、横纹肌肉瘤相关。

(4)Int－2

Int－2 基因定位于 11q13，编码纤维母细胞生长因子。有人发现，Int－2 基因在乳腺癌中扩增，一般伴 Hst－1、Bcl－1、Prad－1 基因扩增(都在 11 号染色体)；与乳腺癌的临床病理特点相关。

(5)EGFR

乳腺癌细胞可自分泌表皮生长因子受体 EGFR，有酪氨酸激酶活性，能促进细胞分裂、增殖；其水平与 ERα 水平负相关，EGFR 水平可作为乳腺癌早期复发、死亡的预测指标。EGFR 阳性细胞增加，与累及淋巴结的数目相关，淋巴结阳性乳腺癌患者的 EGFR 阳性细胞明显增加，分化不良，是乳腺癌的一种独立预后指标。

(6)STAT3

信号转导及转录活化因子 STAT3，是 IL－6 信号通路活化引发的急性期反应因子。STAT3 基因在 17 号染色体。STAT3 促进表达生长因子，其过度表达可能与乳腺癌的发生发展、低分化、淋巴结转移等相关。

(7)WT1

WT1 在乳腺癌中有癌蛋白功能，WT1 高表达可促进癌细胞增殖、侵袭、转移，导致乳腺癌恶性程度增加。WT1 在组织学分级高的乳腺癌、ERα 阴性的 Basal－like 型乳腺癌、Her－2 过表达型乳腺癌中，表达水平升高，可能是独立预后不良因素。TGF－β1 是 WT1 上游调控分子，Id1 是 WT1 下游靶分子。TGF－β1 基因 T869C 多态性、TGF－β1 水平降低，可促进乳腺癌细胞表达

WT1、Id1，促进细胞侵袭、转移。

2. 抑癌蛋白

(1) p53

野生型 p53 是抑癌蛋白，细胞清除半衰期很短；而突变型 p53 是癌蛋白，细胞清除半衰期很长；乳腺癌免疫组化检测到的一般是突变型 p53。突变型 p53 高水平表达时，乳腺癌有较强的侵袭力、转移力，与乳腺癌的病理分级、ERα 及 PR 状况、淋巴结转移、细胞分化、增殖程度等相关，能提示预后不良，可作为评估乳腺癌复发、死亡的预后指标。突变型 p53 表达水平，在不同病理组织分级的乳腺癌中常无显著性差异，一般不作为乳腺癌细胞分化程度的指标。

(2) p16、p21、p27、p73

p16 是抑癌蛋白，能结合、抑制 CDK4/6，阻止细胞于 G1 期。p16 基因失活突变时，其乳腺癌风险增加，预后较差。p21 表达水平随乳腺癌分级升高而上升，术后生存期 5 年以内组患者的 p21 阳性表达率较高，提示 p21 可应用于判断乳腺癌恶性程度、预后。

p27 是抑癌蛋白，抑制细胞周期转换，促进细胞凋亡、细胞分化；在乳腺癌中的阳性表达率为 42%，在乳腺良性病变中的表达率为 79.3%（$P<0.01$）；说明 p27 作为抑癌蛋白在乳腺癌中水平下降，失去对细胞周期转换的负调控作用，使 DNA 合成增加，大量细胞进入 S 期，促进细胞增殖，导致乳腺癌发生；p27 水平常随乳腺癌组织学分级的增高而下降。p73 是 p53 家族成员之一。p73 表达水平与乳腺癌分类无关，但 p73 水平上调，与 ERα、PR 的表达水平降低相关，可作为内分泌治疗的依据。

(3) Rb

Rb 参与细胞周期转换的控制。Rb 在乳腺癌中表达水平降低，与 ERα 表达水平降低相关（$P<0.05$），这时抑制肿瘤功能丧失，能促进细胞转化。

(4) PTEN

PTEN 能抑制细胞周期转换，介导细胞凋亡，抑制黏附、迁移。PTEN 突变失活，与乳腺癌的恶性增殖、侵袭、转移等相关。

(5) BRCA

突变性 BRCA 是一种家族性乳腺癌的遗传易感蛋白。野生型 BRCA1 为抑癌蛋白，可能通过对其他基因的表达、细胞分化、增殖的调控而抑癌。

(6) 转移抑制蛋白

——PCNA：是 DNA 多聚酶的辅助因子，是 36kD 的酸性核蛋白，在 S 期增殖细胞广泛表达，促进肿瘤细胞周期转换，PCNA 高水平表达，与乳腺癌的淋巴结转移、组织学分级高、雌激素受体水平低、肿瘤复发等相关。

——nm23：其家族成员有 H1～H9，H1/H2 有 88% 同源性；nm23 是核苷二磷酸激酶（NDPK），可抑制表达 MMP 2、CD44v6、VEGF 等转移促进相关蛋白，可抑制肿瘤转移相关信号通路的激酶：包括 MAPK、ERK、PKA、Wnt、PKC；可促进细胞内微管蛋白与 GDP 结合，利于微管聚合，维持细胞正常形态；能影响信号转导，调节转录、细胞黏附，抑制肿瘤细胞的增殖、转移。

研究表明，乳腺癌组织中 nm23 表达水平降低，与肿瘤的转移增加、癌细胞分化程度降低、无瘤生存期缩短相关，预后较差，是浸润性导管癌淋巴转移的预测因子。nm23 在分化良好的肿瘤中表达水平较高；检测 nm23 水平，可用于预测乳腺癌淋巴结转移趋势、判断预后、制定治疗方案。

nm23 低水平表达，可引起信号转导异常，促进肿瘤细胞发生、发展；与乳腺癌远处转移、腋窝淋巴结转移呈负相关，可作为一个独立的预测乳腺癌远处转移的指标，可鉴定有高转移潜能的乳腺癌亚群，预测乳腺癌的转移、复发。

——上皮型钙黏素（E-钙黏素、E-cad）：它介导细胞间黏附，当 E-钙黏素基因缺失、突变、表达水平下调时，细胞间黏附减弱，可导致乳腺癌细胞易脱落、分散、向外浸润性生长、进入血、向局部淋巴或远处转移、形成瘤栓；易附着于毛细血管床，使患者易发生肺、骨转移。因此 E-钙黏素被认为是一种转移抑制蛋白。

E-钙黏素的胞内段，能通过 β-连环蛋白与细胞骨架相连，将 E-钙黏素连接到其他膜结合性蛋白，维持细胞间的黏附，使细胞之间保持密切接触。作为 E-钙黏素功能复合体一部分的 β-连环蛋白缺失、结构改变，也会影响 E-钙黏素的正常黏附功能，可使 E-钙黏素介导的同种细胞失黏附，β-连环蛋白不表达，则 E-钙黏素无法发挥功能。

——乳腺癌转移抑制蛋白 1(BRMS1)：在转移的乳腺癌细胞内，常发现有 BRMS1 水平降低。BRMS1 主要抑制乳腺癌转移，不影响乳腺癌生长；抑制转移的机理有：

① BRMS1 能通过沉默促转移基因或通过负调节组蛋白去乙酰化酶，而抑制 NF-κB，促进表达转移抑制蛋白，能使乳腺癌转移活性细胞的表面结构改变，减少微绒毛，缩短丝状伪足，降低癌细胞侵袭力，抑制转移。

②BRMS1 可通过降低三磷酸肌醇(IP_3)水平，降低细胞质钙离子水平，抑制乳腺癌细胞的浸润、有丝分裂、转移；能促进 4,5-二磷酸肌醇调节细胞周期蛋白的运输、细胞的骨架结构；能抑制乳腺癌转移相关蛋白的真核细胞起始因子(eIF-4E)、VEGF，抑制血管形成、侵袭、转移。

——DCC 是抑癌蛋白，DCC 功能的丢失可能导致细胞间接触、黏附力下降，从而促进乳腺癌细转移。

——Raf 激酶抑制蛋白(RKIP)，是肿瘤转移抑制蛋白，是磷脂酰乙醇胺结合蛋白，在乳腺癌转移灶中表达水平降低。高水平 ERα、PR、p53 等，也都可能抑制乳腺癌的转移。

三、乳腺癌复发因素研究进展

乳腺癌患者治疗后的复发状况决定预后。乳腺癌的复发，指病理证实的乳腺癌经过治疗（手术、放疗、化疗）后，在原发灶附近或远隔器官，出现病理性质完全相同的肿瘤，标志着既往治疗的失败。目前我国乳腺癌的总体复发率在 40%以上，原发性乳腺癌根治性手术后 10 年内局部复发率高达 35%，术后 1～3 年的复发风险最高；可发生局部胸壁、区域性淋巴结(腋下、锁骨上、内乳)转移；5%～15%患者在确诊乳腺癌时已发生远处转移，治疗难度将增加。

1. 患者临床及病理因素

(1)患者年龄、月经状况

研究发现，年龄是乳腺癌复发、死亡的独立危险因素。≤40 岁的乳腺癌预后较>40 岁的乳腺癌差，而≥60 岁的乳腺癌预后则较<60 岁的乳腺癌好。可能与这些年龄段乳腺癌的侵袭性相关；>40 岁复发的病理类型常以浸润性癌为主，血管癌栓较常见，其原发肿瘤直径较大，腋窝淋巴结转移较多，TNM 分期较晚，ERα/PR 阳性率较低，Her-2 表达水平较高等；而老年乳腺癌则常相反。

调查发现，乳腺癌的复发与月经初潮过早(小于 12 岁)、月经紊乱、经期长(>35 天)、流产次数大于 3 次等因素相关。

(2)原发肿瘤大小、分布象限与区域淋巴结转移

原发肿瘤大小间接反映肿瘤的生物学特征，如肿瘤生长速度、生长时间、侵袭能力、机体抵抗力等，是影响预后的独立性因素，与复发转移、总体生存相关。

乳腺癌原发肿瘤位于外上、内上象限、乳晕区者，复发转移率常高于其他部位。腋窝淋巴结阳性者 5 年内约 2/3 患者出现转移。无腋窝淋巴结转移者术后 3 年的局部复发率为 3.1%；而有腋窝淋巴结转移者为 13.6%。

手术中淋巴结清除是否彻底，对术后转移有重要影响。通过连续切片、免疫组化法，检查转移的淋巴结，已被列入前哨淋巴结的常规检测项目，能更准确推测腋窝淋巴结的转移情况。局部复发、复发时间、远处转移、生存期、治疗失败，都与腋淋巴结转移的数目相关。

(3)病理组织学类型、组织病理学分级

乳腺癌的病理组织学类型不同，与预后相关。早期浸润癌复发率为 2.0%，特殊型浸润性癌复发率为 4.0%，非特殊型浸润性癌复发率为 8.0%，说明后者较易复发、转移。一般非浸润性癌预后最好，早期浸润癌次之，特殊型浸润癌较差，非特殊型浸润性癌最差。

目前 Nottingham 乳腺癌组织学分级法，根据腺管形成、细胞分化、分裂相等采用 3 项 9 分的评定标准分为 3 级；分级越高，肿瘤的分化越差，越易发生早期浸润、转移。

(4)血管瘤栓

乳腺癌血管新生，与乳腺癌细胞进入血管、淋巴管转移相关。研究认为，血管瘤栓是乳腺癌局部复发、远处转移的危险因素。

2.分子生物学因素

(1)激素受体

文献报道，乳腺癌 ERα、PR 阳性率为 60%～70%。近年来常测定乳腺癌组织中 ERα、PR 水平，并作为乳腺癌的评估手段，是乳腺癌分子分型的基础，可指导术前后内分泌治疗，判断患者预后。

研究认为，ERα、PR 表达阳性的患者预后较好，对内分泌治疗敏感性较高；ERα、PR 表达阴性者则反之；与 ERα、PR 双阳性患者相比，单阳性乳腺癌分化较差，较易出现复发、转移，死亡率较高。

(2)生长抑素受体

研究发现，一些激素升高乳腺癌组织生长抑素表达水平，可经生长抑素受体(SSTR)，抑制靶乳腺癌细胞增殖，抑制乳腺癌的发生发展；生长抑素受体表达水平愈低，乳腺癌分化程度愈差、转移复发率愈高、预后愈差。

(3)癌蛋白和抑癌蛋白

癌蛋白 Ras 的高水平表达，促进乳腺癌的发生发展。30%左右乳腺癌中有 Her-2 基因扩增、过度表达，与乳腺癌的耐药、组织分级、腋淋巴结转移、肿瘤复发呈正相关，常与 ERα、PR 水平呈负相关。

乳腺癌中 p53、Maspin 等抑癌基因常突变，淋巴结野生型 p53、Maspin 阴性的乳腺癌患者，其生存期较短，组织学分级较差，与 ERα、PR 表达水平降低相关，即 ERα、PR 表达水平越低，组织学分级越差；乳腺癌细胞易侵袭、转移。研究发现，复发乳腺癌的 Bax 表达水平较低，Bcl-2 表达水平较高，抗凋亡，易耐药。

四、乳腺癌复发转移

有人探讨 100 例接受根治手术的女性乳腺癌患者蛋白激酶 ERK、黏着斑激酶(FAK)、雌激素受体(ERα)表达与复发转移的相关性，随访发现，术后复发转移者共 46 例，ERK、FAK 阳性表达率较高，ERα 阳性表达率较低；ERK、FAK 信号通路常激活，是乳腺癌根治手术后复发转移的独立危险因素；ERα 是乳腺癌根治手术后复发转移的独立保护因素。

乳腺癌分期越差、肿瘤越大、淋巴结转移越明显，ERK 表达水平越高，能促进乳腺癌术后复发转移。复发转移乳腺癌中 FAK 表达水平和 ERK 表达水平正相关。FAK 可能位于 ERK 的上游，活化 ERK，促进乳腺癌术后复发转移的发生。FAK 表达水平越高，乳腺癌分期越差，腋淋巴结出现转移越多，能促进乳腺癌复发。

乳腺癌 ERα 表达阴性时，乳腺癌增殖不受内分泌激素调控，称为非激素依赖性乳腺癌，分化程度常较低，预后常较差。研究发现，复发转移乳腺癌中，ERα 表达阳性率明显降低。腋淋巴结有转移者，ERα 表达阳性率明显降低。

五、乳腺癌基因组学研究

乳腺癌的发生由体细胞基因突变、环境共同作用引起。研究乳腺癌细胞基因突变谱，有助于明确乳腺癌发生发展的过程。乳腺癌内一般有一个优势细胞克隆，常占全部乳腺癌细胞的 50%以上。

乳腺癌基因突变分为遗传性突变、获得性突变。遗传性突变与遗传性乳腺癌发生相关。获得性突变则由环境暴露刺激形成，在体内逐渐累积，最终引发乳腺癌。应用新的第二代 DNA 测序技术，由乳腺癌细胞基因组可发现新的突变频率较低的相关基因，可识别特异性基因突变引发的异质性亚克隆，与一些患者的分子分型、发病相关，能促进个体化治疗。

1. 突变基因与信号通路

以往乳腺癌相关基因突变，可分为常见低风险突变（增加 5%～20%风险）、少见中等风险突变（增加 2～3 倍风险）、罕见高风险突变（可达 10 倍风险）。以往的关联研究多集中在常见（>5%）SNP、突变的位点，一般只能解释 5%～10%乳腺癌病因；开展全基因组关联研究（GWAS）后，发现大部分乳腺癌病因很可能归于大量的罕见高风险基因突变，一部分对乳腺癌发生有直接作用，大部分是伴发；研究时需更大的样本量、更专业的技术平台、更庞大的数据分析工作。

有人在三阴性乳腺癌患者进行全基因组新的二代 DNA 测序、外显子组测序，发现阳性率>10%的基因突变较少，有 p53、PTEN、PI3KCA 等；而大量存在的是低频基因突变，包括 T-box 蛋白 3、转录因子 RUNX1（miRNA-23a 直接调控其表达）、核心结合因子 CBFβ、AFF2、PI3K 调控亚单位、蛋白酪氨酸磷酸酶 22（由 PTPN22 基因表达）、D 型蛋白酪氨酸磷酸酶（由 PTPRD 基因表达）、神经纤维瘤蛋白 NF1、剪接因子 SF3B1、CyclinD3（由 CCND3 基因表达）等的基因突变，这些基因突变单个作用有限，一般与特定信号通路相关。某些基因突变有互斥性，即两种基因突变一般不同时发生，如 p53 和 PI3KCA，p53 基因突变常发生在 ERα 阴性乳腺癌，而 PI3KCA 基因突变多发生在 ERα 阳性乳腺癌。

GATA3 基因突变，可能与芳香化酶抑制剂治疗耐药相关。但在一些类型的乳腺癌中，无明显的基因突变，说明可能有不同的机制驱动这些乳腺癌的发生，如 DNA 甲基化等。

有人在乳腺癌中共发现 19 条相关信号通路活化，主要包括 PI3K/Akt、c-Jun/MAPK、凋亡因子、细胞周期因子、p53、Wnt、黏着斑激酶 FAK、JAK/STAT、erbB、VEGF 等的信号通路。其中 PI3K/Akt、c-Jun/MAPK 信号通路被认为最重要。

2. 突变签名

乳腺癌的发生发展是多阶段的过程，是基因突变积累的过程，不同基因突变会在基因组内留下基因突变签名，可有 DNA 修复机制的失效、内/外源性突变原暴露、酶促 DNA 修饰、DNA 修复缺陷等。不同的乳腺癌，可有各自特征性的突变签名，通过第二代 DNA 测序分析，发现有些突变签名能反映环境因素如吸烟的作用，有些突变签名能反映 DNA 错配修复异常等。

研究发现，乳腺癌基因组的碱基突变率，常低于其他常见成人恶性肿瘤，每 1000 个碱基约有 1 个突变。黑色素瘤、肺鳞状细胞癌的突变频率最高，为乳腺癌的 10 倍（可能反映吸烟等的作用）。

在目前确定的 21 种肿瘤基因突变签名中，各种肿瘤基因组一般携带 2～6 种突变签名，乳腺癌中已确定至少 5 种突变签名。突变签名 1B 与年龄有关，发生在 60%肿瘤；突变签名 3 与

BRCA1/2 基因突变相关，是乳腺癌、卵巢癌特异性突变签名；突变签名 2、13 与 Apo-B/E/C 基因突变相关；突变签名 2 频率为 15%，主要特征是 TpCpG 三核苷酸序列上的 C→T、C→G 突变，与 Apo-B/E/C 相关的胞苷脱氨酶过度活化相关。乳腺癌相关突变签名 8，发生在约 2%乳腺癌。在乳腺癌患者的突变签名中，常无与环境暴露因素明确相关的突变签名，这与流行病学发现基本一致。

第二代 DNA 测序技术还发现了 2 种新的突变签名，即雷雨签名（指与基因突变共存的体细胞单核苷酸突变集群）、染色体破碎（指由单个染色体破碎重组事件导致的复杂的基因突变、拷贝数波动、局部染色体大量重排）。研究者在乳腺癌细胞 14 号染色体发现密集（多于 50 个单核苷酸突变）雷雨签名，反映该区域有基因组重排。

3. 瘤内异质性

乳腺癌第二代测序研究发现，每个乳腺癌样本的基因组突变谱常差异较大，反映乳腺癌个性化异质性；后者包括瘤间异质性（反映每个肿瘤都有自己的突变蛋白谱）、瘤内异质性（反映有不同的细胞克隆存在，乳腺癌内所有细胞不是都发生相同的基因突变）。

乳腺癌瘤内异质性的形成原因有：突变起源于不同细胞，因而具有异质性；乳腺癌由同一种细胞起源，由不同事件促成遗传型的不同，形成异质性；有的乳腺癌由不同细胞起源，由不同初始事件引起异质性。

有人应用第二代 DNA 测序技术，在乳腺癌克隆一些结构基因，发现既可有克隆突变（突变在全部乳腺癌细胞出现），也可有亚克隆突变（突变在部分肿瘤细胞中出现）。克隆突变常在乳腺癌发生的早期出现，包含多种癌基因突变如 PI3K、p53、Her-2、c-Myc、CyclinD1 及癌基因扩增等；遗传性乳腺癌常有野生型 BRCA1/2 基因缺失。

很多乳腺癌的基因突变都引发克隆突变、亚克隆突变。对多数乳腺癌患者，观察到的亚克隆突变数量，常多于克隆突变。在所有乳腺癌中常有一个优势细胞克隆，占乳腺癌细胞的 50%～95%。推测优势细胞克隆的扩张，可引发乳腺癌。

有人研究发现了区分早发乳腺癌、迟发乳腺癌的突变签名；早发乳腺癌中，C→T 突变比例较高；同时发现一个突变签名与遗传性乳腺癌相关。有人发现，三阴乳腺癌患者常有克隆异质性。

一些乳腺癌中有较少的亚克隆，而另一些乳腺癌却有 10 个以上的亚克隆。尽管 p53、PI3K、PTEN 等癌基因突变的细胞克隆，在多数乳腺癌样本中均构成最大细胞克隆，但这些突变均不是发生在所有乳腺癌细胞的。乳腺癌中常有持续的遗传突变、克隆扩增改变。

4. 个体化乳腺癌治疗

乳腺癌个体化治疗有赖于更科学的分型等。乳腺癌的分型经历了不同的阶段，最初是依据形态学的病理分型，70%为浸润性导管癌，但同种类型的浸润性导管癌治疗效果和预后差异较大，这种分型对临床指导意义不大。此后发展为以 ERα、PR、Her-2、Ki-67 的表达水平为依据的表达分子分型，能指导临床治疗。在后基因组学时代，将会带来更精细的基于基因组学信息的乳腺癌分子分型，将有力地推动乳腺癌的研究、治疗。

2011 年美国有人报道第二代 DNA 测序技术在乳腺癌个体化治疗中的应用，对 50 例 ERα 阳性乳腺癌全基因组测序，其中 26 例患者对芳香化酶抑制剂敏感、24 例耐药；发现后者的基因突变数量明显增加，治疗效果较差。

对 MAK3P1 基因突变的 ERα 阳性乳腺癌患者，芳香化酶抑制剂可能是一种有效的治疗方法；而 p53 基因突变乳腺癌患者，则通常对芳香化酶抑制剂耐药，应选择其他治疗。有人发现三阴性乳腺癌转移患者常存在 ERK、PI3K/Akt 通路信号分子基因突变；可给予 MEK/Akt 的抑制剂治疗。

六、DNA 甲基化与乳腺癌

表观遗传学分子机制，包括没有靶基因核苷酸序列变化的靶基因启动子甲基化改变等，可导致基因表达功能异常；甲基化酶基因多态性能通过细胞分裂逐代遗传。在乳腺癌发生中常有抑癌基因启动子的高甲基化、表达沉默现象，可导致癌基因表达、细胞增殖、形成乳腺癌，如 ERα、p16、APC、RASSF1A、BRCA1 等。靶基因启动子甲基化是可逆的，给予 DNA 去甲基化制剂，可使抑癌基因恢复正常表达功能，可治疗乳腺癌。

1. DNA 甲基化

1942 年有人提出肿瘤表观遗传学，目前已知包括组蛋白修饰、染色质重塑、微小 RNAs、抑癌基因启动子甲基化改变等；DNA 甲基化是指在 DNA 甲基转移酶（DNMT）催化下，以 S-腺苷甲硫氨酸（SAM）为甲基供体，将靶基因启动子 CpG 的胞嘧啶 5 位碳原子甲基化。DNMT1/3a/3b 维持 DNA 甲基化，DNMT2 没有活性。DNA 甲基化是哺乳动物基因组的特征，基因组中富含 CpG 的 DNA 片段被称为 CpG 岛。正常情况下，甲基化失活只发生在 X 染色体基因/印迹基因的 CpG 岛。

2. DNA 甲基化与乳腺癌发生

乳腺癌发生时，有基因核苷酸改变，也可有表观遗传学改变。乳腺癌细胞基因组 DNA 甲基化模式有：

——乳腺癌细胞基因组重复序列低甲基化、普遍低甲基化，可导致基因组不稳定，易发生乳腺癌；常可促使乳腺癌异常表达睾丸抗原 MAGEs、一些癌蛋白等。

——抑癌基因如 RB、p16、VHL、hMLH1、E-钙黏素、BRCA1 的启动子区域性 CpG 岛 DNA 高甲基化，可导致 C→T 突变、低表达。

3. 乳腺癌相关基因启动子的甲基化

（1）ERα 基因

ERα 基因位于 6q21，其启动子和 1 号外显子有 CpG 岛。约 2/3 患者乳腺癌组织 ERα 基因启动子等的 CpG 岛甲基化水平降低、ERα 表达水平升高，其中一半同时有 PR 表达水平升高，常分化、预后较好。约 1/4 患者乳腺癌组织 ERα 基因启动子等的 CpG 岛甲基化水平升高、ERα 表达水平降低，常分化、预后较差。

研究表明，起初 ERα 阳性的乳腺癌患者，在肿瘤进程中 1/3 时，常能转为 ERα 阴性乳腺癌，可能与组蛋白去乙酰化酶（HDAC）活性升高、ERα 基因启动子甲基化水平较高、ERα 表达减少相关。

（2）p16 基因

p16 基因位于 9p21，全长 8.5kb，由 3 个外显子和 2 个内含子组成。p16 蛋白能与 Cyclin D 竞争结合细胞周期素依赖激酶（CDK4/6），阻止细胞进入 G1/S 期，抑制细胞增殖。有人发现，一般乳腺癌患者 p16 基因启动子 CpG 岛甲基化率为 28.2%；乳腺浸润性导管癌为 22.2%，而良性病变为 13.3%。

将乳腺浸润性导管癌按 3 级组织学分级后发现，p16 基因甲基化率组间有显著差异性。p16 基因启动子高水平甲基化，能导致 p16 表达减少，能加快乳腺癌的发生发展。

（3）APC 基因

结肠腺瘤息肉病蛋白（APC）基因是抑癌基因，位于 5q21，由 15 个外显子组成；APC 有 2843 个氨基酸残基，分子量 300 kD。APC 基因启动子 1A 高甲基化（44%）、表达沉默，可导致 β-连环蛋白聚集、转位到细胞核、启动细胞增殖相关基因的表达，与遗传性乳腺癌、散发性乳腺癌发生、TNM 分期呈正相关。乳腺非典型增生中 APC 基因启动子 1A 高甲基化率为 12.5%。

(4)RASSF1A 基因

Ras 相关结构域家族蛋白 1A(RASSF1A)基因定位于 3p21.3;RASSF1A 可阻断 Ras 的促增殖信号通路，抑制表达 CyclinD1/3，使细胞周期阻断在 G1/S 期，抑制细胞增殖。

有人发现五种乳腺癌细胞的 RASSF1A 基因启动子 60%超甲基化、表达沉默。65%侵袭性乳癌、42%原位导管癌的 RASSF1A 基因启动子超甲基化，患者血白细胞 RASSF1A 基因启动子超甲基化率为 33.8%，而正常对照为阴性。

(5)BRCA1 基因

BRCA1 基因是乳腺癌等的抑癌基因，定位于 17q12～q21，一般高水平表达于正常乳腺组织等。在散发性乳腺癌中，常发现 BRCA1 基因无突变、BRCA1 基因启动子超甲基化(39.5%)，抑制表达 BRCA1;而良性乳腺组织中未检测到 BRCA1 基因启动子超甲基化。

乳腺癌相关基因启动子的甲基化，还可见于 RUNX3 基因(47.5%)、富含脯氨酸核受体辅激活蛋白 PNRC、脆性组氨酸三合蛋白 FHIT、14-3-3σ(95%)、Bcl-2、乳腺癌转移抑制因子 BRMS、E-钙黏素、ATM 等基因。

4. DNA 甲基化的治疗

DNA 甲基化是可逆的过程，靶基因启动子可被去甲基化，能恢复到原始状态的表达和功能。目前去甲基化药物包括非特异性 DNMTs 抑制剂等，可纠正表观遗传学改变;同时特异性去甲基化药物也在研制中。

低剂量的 DNMT1 抑制剂地西他滨，进入 DNA 后，能与 DNMT1 形成共价键结合，导致 DNA 复制中 DNMT1 缺少，最终引起靶抑癌基因甲基化程度降低、表达增加。地西他滨可引发骨髓抑制、血清除半衰期较短。

抗肿瘤药物 zebularine(能与 DNA 甲基化转移酶形成共价复合物，是一种 DNA 甲基化转移酶抑制剂，也抑制胞苷脱氨酶)能有效抗肿瘤细胞增殖，能去除抑癌基因启动子 25%～60%超甲基化，能稳定基因组，对正常细胞低毒，可口服、腹腔内注射，半衰期较长，已上市。

普鲁卡因胺、普鲁卡因、EGCG，有靶基因启动子去甲基化功能。考虑到某些靶基因启动子超甲基化发生在肿瘤早期，这些去甲基化药物，可能有利于肿瘤的预防;但还要进一步深入研究。

组蛋白去乙酰基酶抑制剂 LAQ824，可将抑癌基因激活，可协同抗乳腺癌。低剂量地西他滨+曲古抑菌素 A(TSA)，可使 ERα(-)乳腺癌细胞重新表达 ERα、改善乳腺癌表型。

七、乳腺癌促进转移相关分子

1. BCSG1

乳腺癌特异蛋白(BCSG1)在乳腺癌中高水平表达，能促进浸润、转移，和乳腺癌中/晚期进展相关，能增强乳腺癌细胞生存力，增强抗化疗能力，与导管原位癌、浸润性癌预后差相关。化疗后，乳腺癌特异蛋白表达水平降低。

2. 基质金属蛋白酶

基质金属蛋白酶(MMPs)在乳腺癌发展过程中常高水平表达，能降解基底膜、细胞外基质，导致肿瘤细胞侵袭、转移。高水平 MMP-9 与淋巴结转移相关，可作为预后指标。高水平 MMP-2 与浸润性生长、淋巴结转移相关，可用来判断 ERα、PR 阴性乳腺癌的预后。

3. 真核细胞翻译起始因子 4E

真核细胞翻译起始因子 eIF－4E 是 mRNA 帽区结合磷蛋白、胞内调节因子、类癌蛋白，其高水平表达时（超过正常对照 7 倍），可促进表达癌蛋白、VEGF、FGF－2、血管渗透因子 VPF、c－Myc、CyclinD1，降低 p27 水平，促进乳腺癌的发生、演进、转移、复发，致死率增加。在Ⅰ－Ⅱ期乳腺癌中，eIF－4E 表达水平常升高，与乳腺癌复发、致死率呈正相关，是判断预后的因素。

4. 透明质酸酶

透明质酸为组织基质中有限制水分及其他细胞外物质扩散的成分；透明质酸酶为水解透明质酸的酶，能降低细胞间质的黏性，促使细胞渗透、扩散。透明质酸酶 Hyase 又称扩散因子，它与透明质酸，均是细胞外基质的重要成分，目前已发现 6 型。研究发现，乳腺癌细胞株透明质酸酶表达水平有高、低之别，与雌激素受体表达水平呈负相关。高水平透明质酸酶，与乳腺癌细胞侵袭、血管新生正相关。

5. NF－κB

研究发现，侵袭性高的乳腺癌细胞系中，核转录因子 NF－κB 活性水平升高，能活化 PI3K、尿激酶型纤溶酶激活物 u－PA、CXC 趋化因子受体等，促进乳腺癌细胞转移。

转录因子 NF－κB 家族，由 p50（p105 的降解产物，两者都被称为 NF－κB1），p52（ p100 的处理产物，两者都被称为 NF－κB2），REL（ 也被称为 cREL），REL－A（ 也被称为 p65）、REL－B 组成。这些蛋白质二聚化后，形成有功能的 NF－κB，然后进入细胞核内，调控靶基因表达炎症因子、黏附分子等。

6. N－钙黏素

N－钙黏素（N－cad）调节细胞间黏附，与细胞迁移、侵袭、转移相关。研究发现，N－钙黏素在侵袭性乳腺癌细胞中高水平表达后，能结合成纤维细胞生长因子受体 FGFR，促进乳腺癌细胞的侵袭、转移。

钙黏素属黏附分子，其作用依赖于钙离子，至今已鉴定出 30 种以上，分布于不同的组织。钙黏素分子结构同源性为 50％～60％，其胞外部分形成 5 个结构域，含钙离子结合部位。大多数钙黏素分子为单次跨膜糖蛋白，含 700～750 个氨基酸残基，在细胞膜中常以同源二聚体存在，参与信号转导。钙黏素通过不同的连接蛋白，与不同的细胞骨架成分相连，如 E－钙黏素通过 α/β/γ－连环蛋白、黏着斑蛋白、锚蛋白、α 辅肌动蛋白等，与肌动蛋白纤维等相连。

研究发现，钙黏素家族成员包括：E－钙黏素、P－钙黏素、N－钙黏素、M－钙黏素、R－钙黏素、Ksp－钙黏素、OB－钙黏素、VB－钙黏素、Desmoglein、Desmocollin 等。

7. DNA 结合抑制因子 1

DNA 结合抑制因子 Id1 属于 HLH 家族，可结合、抑制转录因子 bHLH ，抑制靶基因表达。在侵袭性高的乳腺癌细胞中，无论是否存在生长因子，20％一级侵袭性乳腺癌细胞、60％三级侵袭性乳腺癌细胞有 Id1 高水平表达，抑制细胞分化，促进细胞增殖、表达 MMP，促进细胞迁移、侵袭。高水平雌激素、孕激素也可促进表达 Id1，继而促进乳腺癌细胞浸润、侵袭。

8. 癌蛋白 Fra－1

Fra－1 为 Fos 家族一员，高水平表达时可促进细胞转化，促进乳腺癌细胞表达 MMP－9/1、VEGF、CyclinD1，促进增殖、黏附、侵袭、转移。

9. β-连环蛋白

它是一种多功能的细胞骨架蛋白，能与 E-钙黏素结合，构成黏附连接的主体部分；细胞质游离 β-连环蛋白，则促进细胞增殖；正常时两部分互相平衡。在癌蛋白高水平表达的乳腺癌细胞中，细胞质游离的 β-连环蛋白聚集，可引起 E-钙黏素/β-连环蛋白复合体改变，促进肿瘤侵袭和转移；细胞质 β-连环蛋白水平与乳腺癌的分期、分级、淋巴结转移呈正相关。

10. ERα-E5

已发现数十种 ERα 剪切变异体，如 ERα-E5，无配体结合区，但仍能发生二聚化，能不依赖雌激素而激活 ERα 信号通路，促进靶基因表达，能在乳腺癌由激素依赖型向激素非依赖型转换过程中发挥重要作用；促进乳腺癌细胞转移；能活化 Src、抑制 ERα，在乳腺癌组织中有高水平表达(44.1%，促进对他莫昔芬耐药)，但癌旁组织中表达水平明显较低。

11. VEGF

活化的 VEGF 是同二聚体糖蛋白，属胱氨酸生长因子超家族，能刺激血管生成，促进内皮细胞增殖、血管新生，增加微血管通透性，使血浆外渗在血管外基质中，为肿瘤细胞生长提供营养；促进蛋白水解酶降解基质，促进肿瘤细胞转移，促进乳腺癌的发生发展；在乳腺癌组织表达水平明显升高，且与乳腺癌 TNM 分期、淋巴结转移相关，为乳腺癌生物学行为的标志物。

血管内皮细胞生长因子基因有 8 个外显子，定位于染色体 6p21.3，由于外显子剪切的不同而形成不同的亚型，其中 VEGF121、VEGF165、VEGF189 在人类表达。

12. MTA1

肿瘤转移相关蛋白(MTA1)基因 位于 14q32.3，MTA1 是细胞骨架成分蛋白，调控细胞骨架，参与信号转导，促进浸润和转移相关基因的表达；在转移的乳腺癌细胞中高水平表达(升高 4 倍)，与转移能力成正相关。MTA1 能与组蛋白去乙酰化酶 HDAC 结合，募集 HDACs 到靶基因启动子，去除组蛋白的乙酰基，重塑染色质结构，使染色质更紧密，而不利于靶基因转录，MTA1 为转录辅抑制因子，可抑制肿瘤转移抑制相关基因表达。高水平 MTA1 与乳腺癌肿块大小、组织学分级、临床分期、淋巴结转移、Her-2 表达阳性等相关。MTA1 可成为判断乳腺癌浸润、转移、预后等的参考指标和治疗靶点。

13. Cyclin

周期素 CyclinE 是细胞 G1 期到 S 期转换中的调节因子。细胞分裂的主要调节点在 G1 期。细胞受生长因子刺激时，CyclinE 表达水平上调，与 CDK2 结合形成活化的 CyclinE-CDK2 复合体，导致 Rb 磷酸化，释放出核转录因子，引起一系列与 S 期进展有关的靶分子表达；可促使乳腺癌细胞增殖、转移。

Cyclin D1 为作用于 G1 期的周期素，可促进细胞进入 S 期。Cyclin D1 在乳腺导管上皮增生、非典型增生中一般不表达。CyclinD1 过表达，可导致发生乳腺癌。浸润型乳腺癌 52%表达 Cyclin D1，5 年生存率显著降低，Cyclin D1 阳性表达与预后负相关；但乳腺癌 Cyclin D1 基因扩增率仅为 18.4%，提示还存在其他机制与 CyclinD1 增加相关。

有人发现，230 例 ERα 和 Her-2 均阳性的乳腺癌患者，Cyclin D1 表达弱阳性、中度阳性、强阳性分别为 29.8%、46.5%、23.7%。Cyclin D1 可能为预测硼替佐米类疗效的标志物。

研究发现，高浓度曲格列酮、环格列酮，能通过 PPARγ 干预细胞周期调控，能抑制表达 Cyclin D1，可抑制乳腺癌细胞增殖、诱导凋亡。Cyclin D1、磷酸化活化 STAT3 的水平，是他莫昔芬治疗

乳腺癌疗效的预测指标

14. CD44

CD44是细胞表面黏附分子，参与细胞和细胞之间、细胞和细胞外基质之间的特异性黏附，属跨膜糖蛋白受体，其配体主要是细胞外基质中的透明质酸。研究表明，高水平CD44能促进乳腺癌等细胞浸润性生长，在乳腺癌侵袭、转移过程中有重要作用。CD44能增加基质金属蛋白酶2的分泌，引起细胞外基质的破坏，促进肿瘤转移低阻力通道的形成，进而使肿瘤细胞易于转移。转移的乳腺癌细胞能活化淋巴细胞，CD44能促进淋巴细胞迁移，最后被释放到循环系统、通过外渗作用进入周围组织。

15. 热休克蛋白90α

热休克蛋白HSP90α是肿瘤研究的热点，已有多种HSP90α小分子抑制剂试验用于临床。HSP90α主要结合已形成三级结构的受体蛋白，能与其他的辅分子伴侣形成复合体，并与细胞内的许多"客户蛋白"结合在一起，促进这些蛋白进行适当的折叠、装配，从而达到其活性构象并增强其稳定性，进而使其通过不同的通道进行转运。HSP90α在肿瘤细胞中主要处于活化态，在正常细胞中则主要处于静默态。

细胞处于活化态时，HSP90α与客户蛋白及辅分子伴侣HSP 70、HSP40、Hop(HSP70组织蛋白)、p23、cdc37等形成复合物，保护客户蛋白不被蛋白酶体所降解。HSP90α可通过其受体多环节地影响肿瘤的发生、发展进程，从而成为抗肿瘤药物作用的靶点。

实验发现，HSP90α会刺激乳腺癌细胞迁移；应用HSP90α中和抗体作用于乳腺癌细胞自分泌的HSP90α，乳腺癌细胞迁移能力降低。正常细胞HSP90α的含量是细胞总蛋白含量的2%～3%；而乳腺癌细胞内的HSP90α含量是3%～7%。缺氧能使乳腺癌细胞高水平表达HIF1α，能进入核与HIF1β结合形成二聚体，促使细胞表达、分泌HSP90α，再与胞膜上受体CD91结合，能增强细胞迁移和侵袭能力。

八、抑制乳腺癌转移的相关分子

1. PTEN

抑癌基因PTEN编码磷酸酶。PTEN缺失存在于多种恶性肿瘤。乳腺癌发生时15%伴PTEN缺失，18%伴PTEN水平降低，使PI3K活化，使乳腺癌细胞过度增殖。PTEN在正常乳腺组织中呈高水平表达；在有腋窝淋巴结转移的乳腺癌组织中表达率为37.8%，明显降低，与组织学分级、临床分期相关。侵袭性Ⅱ期、Ⅲ期乳腺癌PTEN明显低表达，可能是一个独立的预后指标。

2. 脾酪氨酸激酶

脾酪氨酸激酶SYK是非受体蛋白酪氨酸激酶，与细胞分化相关。SYK在正常乳腺细胞、良性乳腺疾病、低致瘤性乳腺癌细胞中都高水平表达，但在侵袭性乳腺癌细胞中表达水平明显降低(SYK基因启动子超甲基化)。实验发现，SYK能减少乳腺癌细胞侵袭、转移，SYK可作为一个独立的临床检测指标。

3. 活化白细胞黏附分子

活化白细胞黏附分子ALCAM是免疫球蛋白超家族成员，促进细胞黏附。在侵袭性乳腺癌细胞中，ALCAM表达水平明显较低，使细胞易分离，较易离开原来的位置向周围迁移，或进入循环系统而播散。因此 ALCAM 表达水平，与乳腺癌预后相关，ALCAM 表达水平降低，预示乳腺癌恶性程度较高、易转移。

4. Claudin7

Claudin7 是细胞紧密连接蛋白，可维持细胞的极性和紧密连接屏障作用，限制肿瘤细胞的营养、生长因子的供应。在乳腺浸润性导管癌、小叶癌细胞中，Claudin7 基因启动子超甲基化，表达水平降低，使紧密连接屏障破坏，导致细胞极性消失、迁移，与淋巴结转移、临床分期相关。

5. DKK1

Dickkopf1(DKK1)基因位于 10q11；DKK1 与细胞膜 Wnt 的受体- LRP5/6、Kremen1/2 结合后，能促进被细胞内吞，关闭 Wnt 信号通路、抑制细胞转移。乳腺癌中 DKK1 表达常被抑制，能促进乳腺癌转移。DKK1 水平与乳腺癌转移能力呈负相关。

6. BRMS1

乳腺癌转移抑制因子(BRMS1)基因定位于 11q13.1～q13.2；BRMS1 含 246 个氨基酸残基，分子量为 28.5kD，能促进乳腺癌细胞表达缝隙连接蛋白 43，促进乳腺癌细胞与正常细胞缝隙连接，抑制乳腺癌细胞脱离原发灶而发生转移，能抑制 PI3K，调控细胞骨架结构，抑制乳腺癌细胞转移；能够抑制表达骨桥蛋白(OPN，是肿瘤转移激活物)，抑制乳腺癌转移、侵袭能力的 50%～90%；乳腺癌脑转移、肺转移患者中 BRMS1 表达水平明显降低。BRMS1 在年龄＞50 岁、肿瘤＜2 cm 或 PR(＋)和 Her－2(－)的乳腺癌患者中，表达水平较高，预后较好。乳腺癌腋窝淋巴结转移组、非转移组 BRMS1 表达阳性率分别为 37.2%、47.5%，差异有统计学意义，提示 BRMS1 表达水平降低，促进乳腺癌腋窝淋巴结转移，BRMS1 可作为判断乳腺癌患者淋巴结转移的指标。

7. KISS1

KISS1 是肿瘤转移抑制蛋白，基因定位于 1q32～q41，由 4 个外显子构成。KISS1 是 G 蛋白结合受体的内源性配体，广泛表达；活化蛋白 AP－2α 可与 Sp－1 形成复合物，促进 KISS1 基因表达。DRIP－130 为 Sp－1 的活化物，能促进表达 KISS1，抑制乳腺癌细胞侵袭、转移。检查发现，在浸润乳腺导管癌脑部转移组，KISS1 表达水平降低 10 倍，与乳腺癌进展、淋巴结转移相关。

九、高通量表达谱分析发现的乳腺癌转移相关基因

近年发展起来的基因芯片技术，通过高通量表达谱分析，发现乳腺癌转移相关基因 147 个中，表达上调 93 个，表达下调 54 个，这些基因主要涉及细胞周期、细胞增殖、细胞外基质黏附、细胞转移、血管新生、免疫反应、信号转导、糖代谢等，主要集中在 14 个蛋白，如腱生蛋白(TNC)、酸性半胱氨酸丰富分泌蛋白(骨粘连蛋白，SPARC)、前列腺内过氧化物合成酶(PTGS2)、TGF－β1、NGF、CTGF、FN1、CXCR4、MMP1/2/3、胶原蛋白Ⅰα1(由 COLⅠα1 基因表达，为新发现的乳腺癌转移相关蛋白，与细胞黏附、分化相关)、MEF2C、血管生成素样蛋白(ANGPL4)等，均表达水平上调。MEF2C 是肌细胞增强因子 2 的家族成员，有基因启动子结合活性，与肌细胞分化、发展相关。研究发现，乳腺癌细胞表面胶原蛋白Ⅰα1 表达增加，与乳腺癌发生、转移相关。

十、乳腺癌微转移相关分子

近年来乳腺癌微转移的诊断水平有长足进步。国际抗癌联盟指出：当远处转移灶生长到直径

1～2 mm(＜ 2 mm)时，称微转移发生，常以单个肿瘤细胞或微小细胞团存在，少数能形成临床转移。转移潜能较大的微转移乳腺癌细胞群，异质性较明显。肿瘤的微转移是一个独立的预后指标，它的检出能形成临床转移前诊断，有助于确定治疗强度、持续时间、个体化治疗方案。乳腺癌微转移标记物有 CEA、CK、MUC－1、乳腺珠蛋白 hMAM 等。

1. 癌胚抗原

近年来采用 RT－PCR 技术筛查 CEA mRNA，能用于乳腺癌微转移的检测，有很好的特异性、敏感性，有人检测 117 个乳腺癌淋巴结标本，检出率由组织学方法的 26%提高到 RT－PCR 的 60%。

癌胚抗原(CEA)是癌组织产生的一种酸性糖蛋白抗原，存在于内胚叶起源的肿瘤、正常胚胎，癌旁正常细胞 CEA 含量很少；血清中正常值为 0～5 ng/ml，CEA 是一个广谱性肿瘤标志物，血清 CEA＞20 ng/ml 时，一般提示多种肿瘤的存在，对大肠癌、乳腺癌和肺癌的疗效判断、预后估计是较好的标志物，但其特异性不强，灵敏度不高，对肿瘤早期诊断作用不明显。

2. 细胞角蛋白

细胞角蛋白 CK 是上皮来源的肿瘤细胞中间丝蛋白的组成成分，由基底细胞表达，是高分子量的上皮分化标志物，能对上皮来源的组织定性。血液、淋巴结、骨髓组织属于结缔组织，不表达 CK ，故 CK 是检测血中上皮来源肿瘤细胞的标志物；CK19 表达水平升高较特异，灵敏度 90%～100%，特异性 98%～100%。有人用 CK19 的 RT－PCR 法检测 57 个淋巴结，18 个组织学改变阳性的淋巴结中 CK19 也呈阳性，39 个组织学阴性的淋巴结中 4 个 CK19 阳性，认为该方法检测淋巴结微小转移较灵敏。组织高水平 CK5/6 与乳腺癌分级高、增殖快、总体生存率低相关。

有人发现 307 例乳腺癌组织 CK5/6 阳性表达率为 23.9%，表达水平与总生存率、无病生存率相关，多因素分析显示，CK5/6 是与总生存相关的独立的预后因素，乳腺癌组织 CK5/6 高水平表达，提示预后较差。

Basal－like 型乳腺癌大部分为浸润性导管癌，分化较差，常有转移，预后较差，常为三阴性乳腺癌，还高水平表达 CK5/6、突变 p53、VEGF、玻连蛋白、c－Kit 等，常伴 BRCA1 基因突变。国外有人认为，以 ERα、EGFR、Her－2、CK5/6 为指标，可在临床上识别 Basal－like 型乳腺癌、相关导管原位癌。文献报道，CK5/6 水平与乳腺癌的临床特征、分期无明显相关性；与患者 OS、DFS 相关，是与 OS 相关的独立预后因素，CK5/6 高水平提示预后较差。研究报道，CK5/6 可作为标志物来评价依维莫司对三阴性乳腺癌、Basal－like 型乳腺癌的疗效。

3. 黏蛋白

黏蛋白 MUC1 是一种上皮组织特异性标志物，外周血细胞、骨髓细胞、淋巴结细胞不表达 MUC1，若在这些非上皮组织中检测到 MUC1，提示肿瘤细胞已存在，可诊断微转移，是乳腺癌相关抗原，可在乳腺癌细胞膜、细胞质表达，而正常乳腺细胞表达很少。

4. 乳腺珠蛋白

乳腺珠蛋白 hMAM 基因位于 11q12～q13；乳腺珠蛋白属子宫球蛋白家族，表达于乳腺上皮细胞，在乳腺癌中常表达水平升高。有人利用 hMAM 的 RT－PCR，可在 10^6 个单核细胞中检测到 1 个乳腺癌细胞，是诊断乳腺癌微转移的较敏感标志物。高水平 hMAM 与腋淋巴结转移独立相关。

乳腺癌微转移的检测技术有连续切片法、免疫组织化学法、流式细胞分析技术(敏感性可达 1/5000000)、RT－PCR 法；乳腺癌微转移的检测途径有血循环检测、腋窝淋巴结检测(111 例行根治术的患者 3 449 个淋巴结进行检查,微转移检出率为 10.5%)、骨髓检测(检测阳性浓度为 0.2%)。

十一、乳腺癌病理学标志分子

1. 信号转导子及转录活化子 3

STAT3 是基因启动子结合蛋白,含 750～850 个氨基酸残基,分子量为 84～113 kD,是 IL－6 信号通路活化引发的急性期反应因子,广泛表达,高水平 Her－2 激活的 STAT3 二聚体,可促进乳腺癌细胞表达抗凋亡因子 Bcl－xL、Cyclin D1,抑制凋亡,促进乳腺癌发生发展。STAT3 能被黄体激素诱导表达,刺激乳腺癌细胞增殖,促进侵袭、浸润、转移,可诱发对他莫昔芬耐药。

2. 环氧化酶 2

环氧化酶 COX－2 基因定位于 1q25.2～q25.3;COX－2 又称前列腺素过氧化物合成酶,能促进花生四烯酸代谢成前列腺素 E_2、促进炎症;分子量为 72～74 kD,是诱导型酶;在生理情况下常不表达,在内毒素、感染性因子、生长因子、癌前病变、肿瘤发生等作用下,会上调表达水平,与炎症性肿瘤发生相关;常在内质网、核周表达,能刺激肿瘤血管新生。

有人观察 60 例正常乳腺组织、187 例导管内乳腺癌、65 例浸润性乳腺癌,发现浸润性乳腺癌、导管内乳腺癌的 COX－2 表达阳性率分别为 63%和 67%,高于正常乳腺组织的 23%。导管内乳腺癌 COX－2 表达阳性率,与 Ki－67 水平、核改变、肿瘤大小、组织学分级、血管增殖、ERα 阴性、Her－2 阳性呈正相关。

有人分析 235 例乳腺导管上皮不典型增生标本,随访 15 年,发现 17%发展为浸润性乳腺癌,与 COX－2 过表达相关,COX－2 抑制剂可应用于乳腺癌化学预防。COX－2 能通过其产物 PGE_2 刺激乳腺癌细胞的增殖,PGE_2 也可作用于邻近细胞的内源性致热源受体,通过 PPAR 来促进细胞增殖;能降低 E－钙黏素水平,使肿瘤细胞间的接触性抑制丧失;可促进表达 CD44、基质金属蛋白酶 2/9,降解细胞外基质,从而促进乳腺癌转移。

3. 表皮生长因子受体

表皮生长因子受体 EGFR 是含 1 186 个氨基酸残基的蛋白酪氨酸激酶,分子量为 170 kD,与 33%～50%上皮细胞源肿瘤相关,其在乳腺癌中表达率高达 82%～90%,能抑制乳腺癌细胞凋亡,促进恶性增殖、促进血管新生,促进肿瘤发生、转移、侵袭。目前针对 EGFR 的治疗途径有西妥昔单抗、小分子酪氨酸激酶抑制剂吉非替尼、RNAi 作用物、识别 EGFR 的细胞毒素、细胞杀伤因子、放射性粒子等,还有重组 EGF 疫苗,使机体产生抗 EGF 抗体,减少体内 EGF 含量,从而降低 EGFR 被激活的概率。

4. C－突触核蛋白

C－突触核蛋白(SNCG),是乳腺癌特异性蛋白 BCSG1,基因位于 10q23.2～q23.3,外显子 1 含一个 CpG 岛,后者甲基化程度降低与乳腺癌发生相关。SNCG 在正常乳腺、良性乳腺病变中几乎不表达,但在乳腺癌早期可出现异常表达。在进展的浸润性乳腺癌中高水平表达,促进肿瘤进展、转移,与乳腺癌分期、淋巴结转移、瘤的大小、Her－2 表达等相关。晚期乳腺癌 SNCG 阳性表达率为 71.4%,病理Ⅰ/Ⅱ 期为 26.8%,良性增生为 5.2%,边缘正常乳腺组织无表达。有人检测 93 例乳腺癌组织 SNCG 表达水平,发现 SNCG 表达阳性者,3 年和 5 年无病生存率分别为 78%和 44%,明显降低,提示 SNCG 可能是乳腺癌预后不良指标,是治疗的潜在靶点。SNCG 参与组成热休克蛋白/ERα 复合物,可通过影响 ERα 的伴侣分子而导致乳腺癌细胞耐药。

5. 内皮素 1

高水平内皮素 1(ET－1)与受体结合后，激活磷脂酶 C，生成三磷酸肌醇及二酰甘油，使细胞质钙离子增多，可激活多种信号通路，促进肿瘤转移、血管新生；旁分泌的 ET－1 作用于内皮细胞 ET 受体 B，刺激内皮细胞增生、移动，诱导血管新生；ET－1 与 ET 受体 A 结合后，促进分泌 VEGF，诱导血管形成，促进内皮细胞表达 ET－1。ET－1 可活化 MMP 2/9，降解细胞外基质，促进侵袭、转移、血管新生。半乳糖凝集素 3 是 MMP 2/9 的底物，裂解的半乳糖凝集素 3 可与层连蛋白、Lamp1/2、IgE、Mac－2 结合蛋白等结合，诱导乳腺癌细胞聚集成瘤栓，有利于从血管或淋巴管游出，促进转移。

十二、乳腺癌易感基因

目前已发现很多乳腺癌易感基因和单核苷酸多态性(SNP)易感位点，有利于从分子水平了解乳腺癌的发生发展，对认识乳腺癌发病机制及筛查高危易感人群有重要意义。遗传性乳腺癌中 20.0%～40.0%有胚系易感基因突变，而散发性乳腺癌常是易感基因、环境因素共同作用的结果。随着探讨 SNP 与疾病的关联研究平台逐步建立、提供了条件，大量的乳腺癌易感基因和 SNP 易感位点得以发现。

1. 乳腺癌易感基因

通过全基因组关联分析 GWAS 等手段，已鉴定出众多乳腺癌易感基因：

——高外显率易感基因：人群分布频率极低，但有极高乳腺癌相关风险；即携带者与非携带者相比，相关风险高 5～20 倍。

——中等外显率易感基因：在人群中分布频率较低，最小等位基因频率为 0.005～0.010，有较高患病风险，中等外显率易感基因携带者患乳腺癌风险是非携带者的 2～4 倍。

——低外显率易感基因：在人群中具有较高的频率分布，但该基因的作用是微弱的，低外显率易感基因携带者患乳腺癌风险一般低于 1.5 倍。

2. 高外显率易感基因

BRCA1 抑癌基因家族是主要的易感基因，定位于 17q21；与乳腺癌相关，呈常染色体显性遗传，易早年发病。BRCA1 基因突变位点分散，无明确突变热点，第 2、11、18、20 外显子突变相对较多，会导致其 DNA 修复功能障碍，最终导致乳腺癌发生。约 45.0%家族性乳腺癌和 90.0%遗传性乳腺癌有 BRCA1 基因突变。

BRCA2 基因定位于 13q13，参与 DNA 损伤修复、细胞周期调控、转录调节等，其在乳腺癌发生发展中的作用仍在研究中。超过 80.0%的遗传性乳腺癌是 BRCA1/2 突变基因的携带者，BRCA 2 基因突变率一般为 40.0%～57.0%。欧美家族性乳腺癌患者 BRCA1/2 基因总突变率为 40.0%～50.0%。我国家族性乳腺癌患者 BRCA1/2 基因总突变率约为 20.0%。在乳腺癌＋卵巢癌患者家族中，84.0%与 BRCA1 突变基因相关，14.0%与 BRCA2 突变基因相关。

通过群体遗传学研究遗传性癌症综合征后，已鉴定出一些乳腺癌相关的其他易感基因；Li－Fraumeni 癌症综合征有 p53 基因突变；多发性错构瘤综合征有 PTEN 基因突变。乳腺癌 p53 基因突变率为 15.0%～60.0%；p53 基因第 3 内含子 16bp 缺失多态性可能与乳腺癌相关。80.0% Cowden 综合征患者有 PTEN 基因突变，25.0%～50.0%伴乳腺癌发病，76.0%伴乳腺良性疾病。目前 GWAS 正在绘制乳腺癌高外显率等位基因图谱。

3. 中等外显率易感基因

已鉴定5种参与DNA损伤修复蛋白的基因，为乳腺癌中度外显率易感基因；基因突变率较低，发病风险较BRCA1/2基因突变稍低。其中表达的毛细血管扩张性共济失调蛋白（ATM），与p53、BRCA1/2等多种蛋白的磷酸化相关；细胞周期检测点激酶2（CHEK2），能通过磷酸化p53和BRCA1，调节DNA修复；BRCA1C末端解旋酶1（BRIP1），能干扰BRCA1并对检查点起控制作用；BRCA2协同定位蛋白（PALB2），是促进BRCA2向细胞核内转移、累积的协同因子，促进DNA修复；DNA修复蛋白（RAD50），维持染色体结构稳定，与MRE11和NBS1共同组成MRE11/RAD50/NBS1蛋白复合体，维持基因组完整性，抑制肿瘤发生。

4. 低等外显率易感基因

包括乳腺致癌途径里的上百个基因，如激素代谢和DNA修复的相关基因等，乳腺癌的发生可由多种低等外显率易感基因多态性共同导致，如成纤维细胞生长因子受体2基因，其第2内含子的多态性赋予一定的散发性乳腺癌发病风险，其杂合子的致乳腺癌风险为正常人的1.23倍。

5. SNP与乳腺癌的相关性

高等外显率易感基因在乳腺癌家族风险中所起的作用占20.0%～25.0%，推测乳腺癌的易感性，主要由众多低等外显率易感基因协同作用决定。近年来高通量SNP基因分型芯片、表达芯片、甲基化分析芯片等广泛应用，人类基因组单倍体型图完成，采用GWAS策略筛查乳腺癌易感SNP位点，已经成为研究热点。目前已发现上百个与乳腺癌发病相关的SNP位点，涉及30多个基因 。

有人采用GWAS、全基因组扫描研究，进行了病例对照研究，发现乳腺癌易感基因的一些SNP位点，如在FGFR2基因（rs2981582、rs5121964、rs2180341）、丝裂原活化蛋白激酶MAP3K1基因（rs889312）、SP-1基因（rs3817198）、TOX3基因（rsl2443621）、5p15.2（rs1092913）、19q13.33（rs10411161、rs3848562和rs11878583）、9q31.2（rs865686）可降低乳腺癌发病风险。

在中国人群，6q25.1雌激素受体1基因上游rs2046210的突变，可增加乳腺癌的患病风险，是中国女性乳腺癌的易感位点。FGFR2基因rs2981582C/T、rs1219648A/G、rs2420946C/T的突变，可增加乳腺癌的易感性，尤其增加患雌激素受体/孕激素受体阳性乳腺癌的风险，可影响雌激素和孕激素相关信号通路。10q22的rs1250009位点与乳腺癌发病相关，可能是乳腺癌易感位点。

有人对包括全球40多个研究在内的7万个乳腺癌患者及6.8万个对照者进行GWAS，鉴定出3个与乳腺癌易感性相关的基因区域，并发现10q24的rs10771399与乳腺癌发病显著相关。位于12p11的甲状旁腺相关激素基因rs10771399位点，对乳腺癌的发生和骨转移有重要作用。位于21q21的核受体反应蛋白（NRIP1）基因的rs2823093，与乳腺癌细胞增殖相关。

十三、乳腺癌预后相关分子

1985年发现Her-2在20%～30%乳腺癌中过表达，这是最早确认的乳腺癌标志物。迄今美国已推荐乳腺癌的8个肿瘤标志物（均为蛋白质），即CA15-3、CA27.29、CEA、ERα、PR、Her-2、u-PA、PAI-1，它们有一定优点，但并非完全理想。

1. 乳腺癌预后分析方法

——内部亚型分类法：即使用基因表达谱，区分乳腺癌中癌细胞的来源，是源自导管腔腺上皮细胞（ERα阳性）还是基底细胞（缺乏ERα、PR、Her-2表达），抑或肿瘤是否Her-2过表达。

——基于微阵列的预测，有人用 70 种特定相关基因的表达水平，来预测早期乳腺癌患者的预后、复发风险。预后差的指标为：细胞周期转换、浸润、微转移、血管生成的相关基因过度表达。

——通过计算复发评分值进行预测，评分值来源于福尔马林固定、石蜡包埋的乳腺癌组织，经 RT－PCR 获得 21 种特定基因的 mRNA 表达水平。该预测法将淋巴结阴性、ERα 阳性的乳腺癌，按等级区分为复发高度危险、中度危险、低度危险类。

——基于损伤-应答的基因表达，这种标志物通过对正常成纤维细胞、血细胞的培养获得，有基质再造、细胞迁移、血管生成的乳腺癌患者，远处转移发生率更高。

——通过 RT－PCR 技术，对福尔马林固定、石蜡包埋的乳腺癌组织，测定同源框 13 蛋白、白介素 17β 受体的基因表达比率。进而判定那些经过他莫昔芬治疗的淋巴结阴性、ERα 阳性女性患者的复发概率。

2. 新辅助化疗前疗效预测

8%～10%患者在接受新辅助化疗后，可出现疾病继续进展，甚至失去局部治疗时机。因此需要在新辅助化疗前对患者进行疗效预测，挑选敏感患者实施新辅助化疗。

(1)分子分型

有人发现，Luminal A 型、B 型患者的生存率较高、对新辅助内分泌治疗较敏感，Her－2 过表达型、Basal－like 型患者的生存率较低、对新辅助内分泌治疗较不敏感、对新辅助化疗相对敏感。有人将乳腺癌患者分为：ERα 阳性/Her－2 阴性；Her－2 过表达；ERα 阴性/PR 阴性/Her－2 阴性三 组，在 254 例患者中，三组新辅助化疗的病理完全缓解(pCR)率分别为 2%、18%、28%。

有人将 116 例乳腺癌患者分为 ERα、PR 阳性/Her－2 阴性，ERα、PR 阳性/Her－2 过表达，ERα、PR 阴性/Her－2 阴性，ERα、PR 阴性/Her－2 过表达四组，结果发现，ERα、PR 阴性/Her－2 阴性组新辅助化疗的病理完全缓解率最高(24.2%)，ERα、PR 阳性/Her－2 过表达组其次(23.1%)。ERα、PR 阳性/Her－2 阴性组病理完全缓解率最低(1.8%)，对新辅助化疗的敏感性较低。

(2)基因芯片技术

有人发现，在 T/FAC 新辅助化疗组，DLDA－30 基因预测新辅助化疗病理完全缓解率的阳性预测值为 38%，阴性预测值为 88%，灵敏度为 63%，特异性为 72%，AUC 值为 0.711；在预测能取得 pCR 组中，实际发生的 pCR 率为 38%；在预测无法取得 pCR 组中，实际发生的 pCR 率为 12% ($P=0.006$)。

在 FAC 新辅助化疗组，DLDA－30 基因预测 pCR 的阳性预测值为 9%，阴性预测值为 92%，灵敏度为 29%，特异性为 75%，AUC 值为 0.584。DLDA－30 基因预测技术存在化疗方案特异性，对 T/FAC 方案的预测能力较好。

在一项关于 70 个基因的研究中，研究者根据基因评分将患者分为预后差和预后好两组。结果发现，基因评分与肿瘤新辅助化疗反应率相关。70 个基因评分可预测新辅助化疗的疗效。

在另一项关于 97 个基因的研究中，使用基因分级指数(GGI)区分患者为高分和低分两组，发现高分患者对新辅助化疗的敏感性较高，高分预测新辅助化疗的准确性达 58%，若同时联合其他临床特点(如染色体变异情况)组成多变量的预测模型，预测准确性达 71%。基因芯片技术仅考虑肿瘤基因表达情况，而忽视了其他临床信息(如肿瘤大小、有无淋巴结转移等)，如能将基因芯片技术与患者的临床信息进行结合，将进一步提高预测的准确性。

(3)分子生物学指标

——ERα 和 PR：多项研究提示，ERα 和 PR 阴性者新辅助化疗疗效较好，可作为疗效预测因子。有人研究 932 例乳腺癌患者新辅助化疗，发现其中 130 例新辅助化疗达到病理完全缓解的患者中 ERα 阴性者占 73.1%、PR 阴性者占 63.9%，而 150 例未达到病理完全缓解的患者中 ERα 阴性者占 31.9%，PR 阴性者占 45.3%，提示 ERα 和 PR 阴性的患者易达到病理完全缓解。

(4)Her-2

Her-2单独作为新辅助化疗疗效预测因子还在进一步研究中议。多数认为,Her-2阳性的患者易达到病理完全缓解。单因素分析显示,Her-2过表达是临床完全缓解(cCR)和病理完全缓解(pCR)的预测因子;多因素分析显示,Her-2过表达是预测cCR的独立变量。也有研究认为,Her-2阴性者易达到病理完全缓解。出现不同结论可能与Her-2判定标准不同、疗效判定标准不同、肿瘤其他特性的干扰有关。

(5)Ki-67

Ki-67反映肿瘤细胞的增殖活性,Ki-67表达阳性率越高,提示细胞增殖活性越高。研究发现,Ki-67阳性细胞比例高者,相对容易达到新辅助化疗后病理完全缓解。有人发现,127例患者中,Ki-67阳性细胞比例≥20%组病理完全缓解率为60%,明显高于Ki-67阳性细胞比例<20%组(病理完全缓解率为4.9%)。Ki-67亦可通过与Her-2的联合,进一步提高预测敏感性。有人将Ki-67过表达者分为Her-2阳性组和Her-2阴性组,前者cCR为88%,明显高于后者(57%)。

(6)胰岛素样生长因子1受体

胰岛素样生长因子1受体(IGF-1R)在乳腺癌组织中高水平表达,提示预后不良。研究发现,胰岛素样生长因子1受体水平,与ERα阳性乳腺癌患者的新辅助化疗的疗效有关。有人发现,乳腺癌患者ERα阳性组中,IGF-1R低表达者病理完全缓解率相对较高,而在ERα阴性组中无类似结果。该研究指出,ERα阳性且IGF-1R非低表达的患者,几乎无法达到病理完全缓解,对此类患者不建议实施新辅助化疗。可能的机制是ERα和IGF-1R信号通路交互应答,使乳腺癌增殖不易受干扰。但要进一步深入研究。

(7)细胞质聚腺苷二磷酸-核糖聚合酶

细胞质聚腺苷二磷酸-核糖聚合酶(cPARP)是一种DNA修复酶,其高水平表达与肿瘤侵袭相关,远期预后不良。在疗效预测方面,cPARP高水平表达,提示新辅助化疗后病理完全缓解率相对较高。有人研究638乳腺癌患者检测cPARP,预测蒽环类/紫杉类的疗效,结果显示,在cPARP高表达、中表达、阴性表达患者中,病理完全缓解率分别为26.5%、19.1%、8.0%($P<0.001$),提示cPARP表达水平可用于预测新辅助化疗疗效。

(8)Tau蛋白

Tau蛋白是一种微管相关蛋白,与微管的形成和稳定有关,而紫杉醇类药物是以微管为靶点的细胞毒药物。研究发现,Tau蛋白表达水平与乳腺癌紫杉醇类药物化疗敏感性呈负相关,对预测疗效可能有一定的指导意义。

(9)CXCR4

有人发现,CXCR4在乳腺导管上皮增生、重度不典型导管上皮增生、乳腺导管内癌、浸润性乳腺癌组织中的阳性表达率依次为8.70%、23.08%、56.25%、60.32%,表达水平有随病变恶性程度加重而逐步增高的趋势;但导管内癌、浸润性乳腺癌两组表达水平无明显差别。

CXCR4在浸润性乳腺癌中的表达,与腋窝淋巴结受累数目、临床分期呈正相关。淋巴结阳性组浸润性乳腺癌CXCR4阳性表达率高于淋巴结阴性组($P<0.05$)。CXCR4可能是乳腺癌发生的早期分子事件,CXCR4在浸润性乳腺癌中的表达与乳腺癌进展的临床病理指标相关,可作为乳腺癌的诊断指标;CXCR4可能成为乳腺癌治疗的新靶点。CXCL12和CXCR4在乳腺癌趋化转移中发挥关键作用,CXCR4可能与乳腺癌的发生、新辅助化疗疗效相关。

(10)肿瘤形态学指标

——组织学类型:目前已知浸润性导管癌的病理完全缓解率12%,高于浸润性小叶癌2%;提示浸润性小叶癌患者不宜接受新辅助化疗。单纯浸润性微乳头状癌的病理完全缓解率极低,也不宜实施新辅助化疗。

——组织学分级：病理组织学 3 级的肿瘤增殖活性较大、因此相对易达到病理完全缓解。在有的研究中，病理组织学 3 级的乳腺癌患者，病理完全缓解率可达 46%～58.3%；而 1～2 级患者病理完全缓解率常为 7.3%。

——肿瘤直径：肿瘤直径相对较小者，肿瘤负荷较低，在接受相同化疗剂量时，乳腺癌细胞易被完全杀灭，易达到病理完全缓解。

——淋巴系统受累情况：淋巴系统未受侵犯者，肿瘤负荷相对较小，故较易达到病理完全缓解。在达到病理完全缓解的患者中，淋巴管未受癌侵犯者占 96.2%；而非病理完全缓解的患者中，淋巴管未受癌侵犯者占 76.3%。

——肿瘤浸润淋巴细胞：肿瘤组织中出现淋巴细胞浸润，$CD3^+$ T 细胞、树突状细胞浸润较多，常提示机体免疫功能较强，预后、新辅助化疗的疗效相对较好，易病理完全缓解。

(11)影像学技术

——肿瘤大体形态：有人通过新辅助化疗前的影像学检查(包括 B 超、钼靶、MRI)，将肿瘤大体形态分为沿导管生长型、膨胀型、不规则型、混合型，与其他 3 类比，膨胀型肿瘤 PD 率、病理完全缓解率均较高；其他 3 类肿瘤间无此差异。由肿瘤大体形态常难以预测新辅助化疗疗效。

——MRI：MRI 技术近年来飞速发展，其在检测特异性、敏感性方面均高于超声、钼靶等。目前常需在新辅助化疗前后进行 MRI 检查，根据 MRI 差异，可预测新辅助化疗疗效。

十四、DcR3 与乳腺癌

诱骗受体 3(DcR3)是新近发现的一种肿瘤坏死因子家族成员，有抗凋亡作用，与乳腺癌的发生发展相关，可应用于诊断、治疗、预后判断。

1. DcR3 的结构

DcR3 基因定位于 20q13.3；刚表达的 DcR3 含 300 个氨基酸残基，分子量 40kD，分子中前 29 个氨基酸残基为信号肽序列，经剪切后，能形成成熟有功能的 DcR3，分子量为 35kD，为分泌性可溶性细胞因子。

2. DcR3 的生物学功能

(1)结合肿瘤坏死因子

DcR3 与肿瘤坏死因子结合，可竞争性抑制肿瘤坏死因子受体(TNFR)结合肿瘤坏死因子；由于 DcR3 缺少跨膜区，不能介导细胞因子信号转导，故可抑制肿瘤坏死因子使靶细胞凋亡，能抑制 T 细胞活化和趋化，促进 Th0 细胞向 Th2 细胞分化，诱发树突状细胞凋亡，调节巨噬细胞的分化和激活，抑制肿瘤相关巨噬细胞表达 HLA Ⅱ，增加单核细胞黏附能力，调节免疫细胞间的相互作用，诱导免疫耐受等，在肿瘤的发生发展及免疫逃逸中发挥作用。

(2)DcR3 与乳腺癌

正常人体细胞有 DcR3 低水平表达；而在许多恶性肿瘤中，DcR3 常高水平表达，如胃肠道肿瘤、肺肿瘤、恶性神经胶质瘤、肾癌、淋巴瘤、白血病、胃癌、肝癌、胆囊癌、结肠癌、胰腺癌、乳腺癌、卵巢癌等；在系统性红斑狼疮、类风湿关节炎等自身免疫性疾病中也高水平表达。

目前国内外研究 DcR3 与乳腺癌相关性的文献较少，DcR3 在乳腺癌中常高水平表达，与其基因扩增相关，表达阳性率为 61.0%，乳腺良性疾病和正常组织中无阳性表达。伴有淋巴结转移的乳腺癌，其 DcR3 表达水平有明显升高倾向，DcR3 能阻断 FasL 的促凋亡作用，促进肿瘤细胞增殖。DcR3 基因扩增程度对 Her-2 组和 Basal-like 组的预后可能有价值。

十五、E-cad 与乳腺癌

存在于成人上皮细胞的 E-cad(E-钙黏素)是钙黏素家族的主要成员之一，是细胞黏附分子，参与形成正常细胞间连接，与细胞生长、分化、迁移、信号转导、稳定、创伤修复相关。

E-cad 可能是一种肿瘤抑制蛋白，其常在乳腺癌中表达下调，与肿瘤侵袭、转移、预后相关。炎性乳腺癌(IBC)是一种高度恶性的局部晚期特殊类型的乳腺癌，患者大多死于局部组织侵袭和远处转移。研究表明，E-cad 在炎性乳腺癌中呈低水平表达，与炎性乳腺癌的浸润、转移相关。

炎性乳腺癌是一种高度恶性的局部晚期特殊型乳腺癌，占全部乳腺癌 6%，局部组织侵袭、远处转移是主要死因。E-cad 与黏附分子、血管生长因子、蛋白因子等协同作用。E-cad 基因 CDH1 在浸润性小叶癌(ILC)中常突变，会导致 80%～100%IBC 中 E-cad 表达缺失，能导致乳腺癌浸润、转移。

十六、FOXA 家族与乳腺癌

有人应用数据库检索发现，叉头蛋白 FOXA 与白血病、肺癌、分化型甲状腺癌、胰腺癌、乳腺癌、前列腺癌等的发生发展相关。

自 1989 年发现叉头蛋白以来，FOX 家族根据 DNA 结合域(DBD，有 110 个氨基酸残基)的同源性，已发现 100 多个家族成员，分 19 亚族(FOXA～FOXS)；FOX 家族有叉头盒结构域。

FOXA 亚族包括 A1/A2/A3 亚群，以 FOXA1 为代表、其基因位于 14q21.1；FOXA2 基因位于 20p11.21，FOXA2 与 FOXA1 有互补作用，在 FOXA1 缺乏时可弥补其功能。FOXA3 基因位于 19q13.32，研究较少。

FOXA 的 DNA 结合域 C-端，能与组蛋白 H3/H4、结构紧密的染色质等结合，使染色质结构松散，能增强靶基因对其转录因子的招募，促进靶基因表达；在早期乳腺癌中，FOXA1 表达水平升高不显著，当肿瘤细胞增殖后，FOXA1 表达水平明显升高，促进 ERα 表达水平升高 90%，促进 GATA3 表达，可增加 ERα 阳性细胞对内分泌治疗的敏感性。

十七、Her-2 过表达与乳腺癌

人表皮生长因子受体 Her-2 是与乳腺癌发生发展相关的癌蛋白。Her-2 基因定位于 17q21，Her-2 分子量为 185kD；在乳腺癌中，Her-2 基因表达检查结果评估阳性标准为：免疫组化染色时 3+，> 30%乳腺癌细胞有强、均一、完整细胞膜染色；FISH 时，Her-2 基因/CEP17 基因比值>2.2，平均每个细胞核内 Her-2 基因拷贝数>6。Her-2 过表达，占乳腺癌的 10%～15%，它与乳腺癌的发生、发展、预后相关，预示乳腺癌的高侵袭性、转移性。

1. Her-2 作用机制

Her-2 是有酪氨酸激酶活性的表皮生长因子受体，其胞外配体域能结合配体(无特定配体)，在乳腺癌中 Her-2/Her-3 常形成二聚体；Her-3 缺乏内在蛋白激酶活性、激酶结构域，但可结合 PI3K，再使 Her-2 的激酶结构域被磷酸化，再通过 PI3K/Akt/mTOR 和 Ras/Raf/WEK/MAPK 信号通路，促进乳腺癌细胞增殖。

2. Her－2 与激素受体等

（1）Her－2 与 ERα、PR

ER、PR 和 Her－2 在乳腺癌发生、发展过程中，都有相关信号通道活化，可导致细胞增殖、恶性转化。对激素依赖性乳腺癌，雌激素与 ERα 结合，可刺激乳腺癌细胞增殖；对激素非依赖性乳腺癌，Her－2 过表达，可刺激乳腺癌细胞增殖。

研究发现，在单侧乳腺癌中，ERα、PR 表达水平，与 Her－2 表达水平常呈负相关。在双侧乳腺癌中，Her－2 表达水平常较单侧乳腺癌中高；ERα、PR 表达水平常较单侧乳腺癌中低。

在双侧组织学类型不同的乳腺癌中，ERα、PR 表达水平，常较双侧组织学类型相同的乳腺癌高；在双侧组织学分级不同的乳腺癌中，ERα、PR 表达水平，常较双侧组织学分级相同的乳腺癌中高。在多中心性乳腺癌中，Her－2 表达水平常较单侧单发乳腺癌高，ERα、PR 表达水平常较单侧单发乳腺癌低。

（2）Her－2 与 Ki－67、nm23、p53

——Ki－67 是增殖细胞核抗原，与进入增殖细胞数呈正相关，为细胞增殖活跃的标志物；Ki－67 在细胞增殖 G1、S、G2、M 期中均有表达，但在细胞 G0 期不表达；它是一种核蛋白，由 Ki－67 基因表达，在病理免疫组化中常检查它，Ki－67 指数（Ki－67 阳性细胞在全部细胞中的比例 ）高低，与乳腺癌分化程度、浸润、转移、预后相关，与 Her－2 表达水平正相关。

——nm23 是抑癌蛋白，抑制转移，其表达水平降低时，乳腺癌术后易复发转移；nm23 在分化良好的肿瘤中表达水平较高，nm23 表达水平与淋巴结转移、呈负相关，与无病生存期，整个生存期呈正相关；nm23 表达水平高低，为判断肿瘤有无转移的标志物。nm23 在低转移细胞株中的表达水平，是高转移细胞株内的 10 倍，nm23 在高转移肿瘤中表达水平降低。

人基因组中有 nm23－H1/H2，都含 152 个氨基酸残基，分子量 17kD，是转录因子，基因都定位于 17q32，其中 nm23－H1 的水平与乳腺癌细胞转移关系更密切，nm23 低水平可以诱导表达 c－Myc，可促使微管异常聚合，引起减数分裂时纺锤体异常，导致肿瘤细胞染色体非整倍体，促进肿瘤发展；能通过影响细胞骨架、细胞运动，参与肿瘤细胞浸润转移。

研究发现，有淋巴结转移的乳腺癌细胞，nm23 表达水平降低；分化良好、无淋巴结转移的乳腺癌细胞，nm23 表达水平较高，提示 nm23 表达水平降低，可用来鉴定高转移潜能的乳腺癌；在乳腺癌中，Her－2 表达水平与 nm23 表达水平呈负相关。

——Her－2 表达水平与 p53 表达水平无明显相关性。

（3）Her－2 与 Tip30/CC3

Tip30/CC3 是新发现的肿瘤转移抑制蛋白，在乳腺癌组织中，Tip30/CC3 表达缺失，一般与 Her－2 高表达乳腺癌发生发展相关。

（4）Her－2 与 CD138

CD138 属于抑癌蛋白家族，是细胞膜糖蛋白、黏附受体，参与细胞与细胞、细胞与细胞外基质间的黏附。乳腺癌中 CD138 表达减少，可降低细胞与基质间黏附力，促进乳腺癌的发生、发展、浸润、转移；CD138 表达水平常与 Her－2 表达水平呈负相关。

3. Her－2 与乳腺癌病理分型及分期

文献报道，浸润性非特殊类型乳腺癌中，Her－2 基因扩增率，常高于浸润性特殊类型乳腺癌；临床 Ⅱ～Ⅲ 期乳腺癌中，Her－2 基因扩增率较高。但还要进一步研究。

4. Her-2与乳腺癌检查

(1)Her-2与乳腺彩色多普勒超声

彩色多普勒超声可作为拟诊乳腺癌患者首选检查方法，主要观测乳腺肿块血流、血流阻力、大小、肿块边界等，以判断肿块良、恶性。研究显示，乳腺癌血流丰富程度、血流阻力、肿块大小，与Her-2表达水平呈正相关。

(2)Her-2与乳腺钼靶X线检查

乳腺癌50%可呈现钼靶X线钙化，对早期乳腺癌有诊断价值；Her-2过表达时，常呈蠕虫状钙化、钙化伴随肿块毛刺征、钙化点数目常超过20个/cm^2；钙化点最大径＞25 mm者中，Her-2过表达比例增加。

(3)Her-2与乳腺MRI

有人研究显示，乳腺癌MRI有毛刺征、肿块边缘强化时，Her-2表达水平较高；有淋巴结转移时，Her-2表达水平高于无淋巴结转移者。然而Her-2表达水平，不能取代组织学检查。

(4)Her-2与乳腺癌患者预后

Her-2表达水平能有效预测乳腺癌患者预后，可预测对多种治疗方法的敏感性。术前经组织病理明确Her-2过表达的乳腺癌患者，新辅助化疗加用Her-2靶向治疗药物较有效，病理完全缓解率为9%(保乳手术率为15%)；Her-2表达水平与化疗缓解明显相关，与Her-2阴性组比，Her-2过表达时化疗缓解率、无病生存率较低。

Her-2过表达可能预测对内分泌治疗、细胞毒化疗的药物敏感性。曲妥珠单抗是针对Her-2的靶向药物，其肿瘤治疗作用受到广泛关注，Her-2过表达乳腺癌患者对标准化疗、内分泌治疗效果较差、预后较差。

在20%～30%乳腺癌中Her-2基因明显扩增、过表达，能使乳腺癌细胞增殖增加、细胞生存，使侵袭性、转移性增加；这些患者其乳腺癌的恶性程度增强、病情进展迅速、生存率较低、易发生淋巴结转移、化疗缓解期缩短、常对细胞毒性化疗药耐药，但对大剂量蒽环类、紫杉类药物疗效好；曲妥珠单抗＋紫杉醇已经成为Her-2过表达的转移性乳腺癌标准治疗方案。约50%Her-2阳性表达的乳腺癌患者，ERα水平较低时，对内分泌治疗反应较低、疾病无进展间隔期较短。

有人荟萃分析2 379例乳腺癌患者，结果发现其中Her-2阳性率为35%，Her-2阳性、阴性患者内分泌治疗失败的危险比为1.56∶1，Her-2阳性、ERα水平较低，与内分泌治疗失败相关；荟萃分析结果显示，Her-2过表达的乳腺癌患者，内分泌治疗有效率常较低。

以蒽环类多柔比星为基础的辅助化疗，对治疗Her-2阳性表达的乳腺癌有益，治疗反应率为65%。没有Her-2过表达的乳腺癌，常用低毒性的CMF方案治疗，治疗反应率为35%；对Her-2过表达的乳腺癌，应使用含蒽环类的CEF方案治疗；根据Her-2表达情况，可预测辅助治疗的有效性。

Her-2过表达对曲妥珠单抗治疗反应的预测作用：曲妥珠单抗对Her-2过表达乳腺癌治疗有效，曲妥珠单抗与Her-2结合后，能促进细胞凋亡，抑制血管生成EGF，降低细胞修复能力；可调节抗体依赖的免疫识别，提高化疗疗效；曲妥珠单抗能较明显改善Her-2过表达乳腺癌的预后，对治疗的反应率较高，疾病进展间隔时间、总的生存期较长。

Her-2过表达对肿瘤免疫治疗的预测作用：Her-2是乳腺癌主动免疫治疗的理想靶点之一，理论上Her-2疫苗能特异性激发细胞/体液免疫反应，抗肿瘤，正在进一步研究中。

十八、Ki-67与乳腺癌

Ki-67抗原1983年发现，属于非组蛋白，是细胞增殖相关的核蛋白，表达于增殖细胞中，主要用于判断细胞增殖活性，是确定乳腺癌良/恶性增殖的标志物；高水平 Ki－67 与乳腺癌低分化、易浸润转移、临床分期较晚、总生存率较低、预后较差、较易复发等相关；Ki－67 与 Her－2 过表达、突变 p53 为仅次于激素受体、组织学分级的乳腺癌第二类预后标志物。

Ki－67 基因定位于 10q25，基因中含 67bp 重复片断(Ki－67 基元)，编码 Ki－67 抗原。Ki－67 有两个亚型，主要位于细胞核内，清除半衰期较短(1.5 小时)。其表达水平随细胞周期而变化，在 G1 后期出现表达，在 S、G2 期水平逐渐上升，至 M 期水平达高峰，有丝分裂结束后迅速降解消失，G0 期细胞不表达。鉴于 Ki－67 的这个特点，其被认为是评估细胞增殖的标志物。

Ki－67 与其他蛋白、DNA、RNA 结合，介导 RNA 聚合酶Ⅰ(PolⅠ)依赖的 rRNA 合成，促进分裂细胞合成核糖体，促进细胞增殖。其检测常用免疫组化法(IHC)，可应用不同的抗体进行检测。流式细胞术也可用于检测细胞 Ki－67 表达水平、Ki－67 指数。

Ki－67 表达水平判断，常基于肿瘤细胞在 40 倍光镜下核着色的百分比；而 Ki－67 指数是指着色的细胞核百分比，至少需要计数 10 个高倍视野中 1000 个细胞的核着色，因此临床检测中存在局限性。另一种方法是在肿瘤不同区域，连续计数几百个细胞，算出着色核平均指数，估计核着色百分比；大样本的研究常采用自动荧光染色计数方法，但可能会把非肿瘤细胞也计数在内。因此应用免疫组化方法研究 Ki－67 抗原，还要进一步研究。

Ki－67 是与细胞增殖相关的细胞核抗原，在乳腺癌细胞中表达水平常升高；Ki－67 指数与乳腺癌恶性程度高、分化低、易侵袭/淋巴结转移、化疗不敏感、预后差呈正相关；与腋窝淋巴结转移的相关性正在研究中；Ki－67 指数可应用于乳腺癌早期诊断、指导辅助化疗、评估预后等。

有人应用免疫组化法检测发现，乳腺癌组织 Ki－67 指数为 78.2%～88.6%，明显高于其癌旁组织、正常乳腺组织($P<0.01$)；Ki－67 指数可作为判断乳腺肿瘤良恶性的指标之一。复发转移性乳腺癌中，Ki－67 指数明显较高($P<0.05$)；乳腺癌病期愈晚，Ki－67 指数愈高，预后不良。

研究表明，乳腺癌组织 Ki－67 指数，与乳腺癌原发肿瘤大小、组织学分级、腋窝淋巴结转移相关，原发肿瘤＞2 cm 组 Ki－67 指数高于原发肿瘤＜2 cm 组，病理组织学Ⅲ级乳腺癌 Ki－67 指数，高于Ⅱ级乳腺癌；有腋窝淋巴结转移组的 Ki－67 指数，高于无腋窝淋巴结转移组。

Ki－67 指数与 Luminal 型乳腺癌的肿瘤大小、病理分期、淋巴结转移等因素均呈正相关性，即瘤体积越大/ 淋巴结转移数目越多/临床分期越晚，则 Ki－67 指数越高，预后越差。三阴性乳腺癌 Ki－67 指数，常高于非三阴性乳腺癌($P<0.05$)，且总体生存率较低($P=0.0001$)。

Ki－67 指数为乳腺癌化疗的敏感性指标；患者新辅助化疗后 Ki－67 指数下降越明显，化疗疗效越肯定。乳腺癌患者伴高 Ki－67 指数者，更能从新辅助化疗中获益($P<0.05$)，即对其行新辅助化疗，能降低乳腺癌复发的风险，新辅助化疗疗效(病理学完全缓解率)较高，差异有统计学意义($P<0.05$)；化疗药物对增殖活跃的乳腺癌细胞，有较强的杀伤力，高 Ki－67 指数乳腺癌的化疗效果较好。

Ki－67 在正常乳腺组织、近瘤乳腺组织中呈低水平表达(Ki－67 指数＜3%)。有人报道，315 例乳腺癌的 Ki－67 指数为 36%；原位导管乳腺癌的 Ki－67 指数升高，与病理分级、粉刺型坏死、微浸润相关。

在乳腺癌的一些少见亚型中，Ki－67 指数可作为区分性质的参数之一；如富含脂质的乳腺癌，Ki－67 指数较高；而侵袭性小叶癌，Ki－67 指数较低。

研究表明，Ki－67 指数与乳腺癌的预后相关；有人 Meta 分析 10954 例乳腺癌患者，Ki－67 的临界值为 11%，≤11%为低 Ki－67 指数组，＞11%为高 Ki－67 指数组；结果发现，4 年中高 Ki－67 指数组的复发率为 92.22%，而低 Ki－67 指数组为 85.6%，高 Ki－67 指数组 10 年间累积乳腺癌发病率为 14%，而低 Ki－67 指数组为 3%；多因素分析显示，Ki－67 指数高，是乳腺癌患者无病生存期、总体生存期的独立负性预后因子。

有人在乳腺癌术前的新辅助治疗研究中，以 Ki－67 指数的临界值为 20%，Ki－67 指数≥

20%为高值，<20%为低值，通过多因素分析表明，Ki-67 指数有疗效预测价值。Ki-67 指数低的乳腺癌患者，对他莫昔芬的应答效果较好。Ki-67 与 VEGF 常共表达，与乳腺癌肿瘤临床分期相关。转化生长因子-β、Ki-67 联合检测，可能有助于原发性乳腺癌预后的判断。在三阴性乳腺癌患者中，XIAP 的表达水平，常与 Ki-67 的表达水平相关。

国内有人发现，Luminal 型、Her-2 过表达型、三阴性乳腺癌组织中，Ki-67 指数与 Luminal 型乳腺癌的原发肿瘤大小、腋窝淋巴结转移、病理分期呈正相关性，是 Luminal 型乳腺癌的不良预后因素；而 Ki-67 指数与 Her-2 过表达型、三阴性乳腺癌的以上 3 个病理因素无相关性。

Ki-67 指数常与 ERα、PR 表达水平呈负相关，提示 Ki-67 高水平表达时，乳腺癌对内分泌治疗疗效不佳，而对化疗的敏感性较高；一般乳腺癌化疗后，Ki-67 表达水平降低。

十九、甲状旁腺激素相关蛋白与乳腺癌溶骨性骨转移

甲状旁腺激素相关蛋白(PTHrP)是由多种组织细胞分泌的一种活性分子，具有多种生物学功效。研究发现多种肿瘤组织过度表达甲状旁腺激素相关蛋白，尤其是乳腺癌。

甲状旁腺激素相关蛋白，作为重要的破骨细胞活性介导因子之一，诱导破骨细胞分化和成熟，在乳腺癌溶骨性骨转移的发生、发展中起着重要作用；还参与骨的微环境调控乳腺癌的骨转移。

乳腺癌发生骨转移较常见，且常先发生远处骨转移，以溶骨性骨转移为多见，也有成骨性、混合性骨转移。骨转移一旦发生，可伴发病理性骨折、脊髓压迫、疼痛、贫血、高钙血症等，降低患者生活质量。

骨溶解最重要的调节因子之一，是甲状旁腺激素相关蛋白，由肿瘤细胞释放，是破骨细胞主要的活性介导因子之一，能诱导破骨细胞分化、成熟，促进骨吸收，促进肿瘤溶骨性骨转移发生发展。乳腺癌伴骨转移确诊后的中位生存期一般为 20～30 个月，故研究乳腺癌骨转移的病理生理过程，开发预防或治疗骨转移的药物，对提高乳腺癌骨转移患者的生存质量有重要意义。

1. 甲状旁腺激素相关蛋白概述

1987 年有人从与高钙血症相关的肿瘤组织中，分离出一种体液因子、分泌性蛋白质，其结构、活性与甲状旁腺激素 PTH 相似，称甲状旁腺激素相关蛋白；其基因定位于 12 号染色体短臂。

甲状旁腺激素相关蛋白，能与其受体 1 结合，通过腺苷酸环化酶/cAMP/蛋白激酶 A、磷脂酶 C/细胞质钙离子/蛋白激酶 C 信号通路，发挥生物学作用，参与细胞增殖，影响胎儿骨矿化、心肌收缩、心率等。甲状旁腺激素相关蛋白在肺鳞癌、乳腺癌、肾癌、前列腺癌常持续大量表达，常促进骨吸收、产生高钙血症，与乳腺癌溶骨性骨破坏相关。

——乳腺癌细胞骨转移机制：乳腺癌细胞迁移出原发瘤后，可分泌基质金属蛋白酶，降解细胞外基质，再迁移入血；成骨细胞、骨基质细胞能分泌特异性促骨转移细胞因子，使成骨细胞膜表达趋化因子 SDF21(CXCL12)，能结合乳腺癌细胞膜趋化因子受体 CXCR4，介导乳腺癌细胞骨转移。

乳腺癌细胞膜整合素 αvβ3 和骨髓微环境，能促进乳腺癌骨转移，使 αvβ3 能与该微环境细胞外基质的骨桥蛋白、骨唾液蛋白等的 Arg-Gly-Asp(R-G-D)序列结合，使乳腺癌细胞易于黏附细胞外基质；同时骨小梁网状分布，且与血管窦相邻，血流缓慢、丰富，增加乳腺癌细胞与血管窦接触，易获得营养、迁移。甲状旁腺激素相关蛋白，能促进表达整合素 αvβ3，促进乳腺癌细胞黏附、迁移。

——甲状旁腺激素相关蛋白与溶骨性骨破坏：90%高水平表达甲状旁腺激素相关蛋白的乳腺癌患者，易发生骨转移，提示甲状旁腺激素相关蛋白与骨转移相关，甲状旁腺激素相关蛋白等，刺激成骨细胞、基质细胞合成 RANKL，通过 RANK 促进表达转录因子，能诱导破骨细胞前体分化为成熟的破骨细胞，能促进溶骨性骨破坏；同时减少 OPG 合成，使成骨细胞、破骨细胞间失平衡，

促进骨吸收。

——乳腺癌细胞与骨的相互作用：乳腺癌常表现为溶骨性转移，破骨细胞骨吸收活化；促进乳腺癌细胞、成骨细胞、破骨细胞、骨基质细胞分泌细胞因子、生长因子，如胰岛素样生长因子、骨形态发生蛋白、转化生长因子 TGF－β1 等，有利于肿瘤细胞转移至骨并生长，产生的甲状旁腺激素相关蛋白、IL－8、IL－6、巨噬细胞集落刺激因子等，能促进骨破坏；其中以 TGF－β1 最重要，后者直接刺激肿瘤细胞表达甲状旁腺激素相关蛋白、IL－8 等促骨破坏的细胞因子。

2. 甲状旁腺激素相关蛋白的调节

雌激素、催乳素、表皮生长因子、胰岛素样生长因子、TGF－β1，能升高旁腺激素相关蛋白的表达水平；糖皮质激素、活性维生素 D_3，能降低甲状旁腺激素相关蛋白的表达水平。

细胞外钙离子通过钙离子敏感受体也调节甲状旁腺激素相关蛋白的表达，钙离子受体表达于正常细胞、乳腺癌细胞的表面，当破骨细胞骨吸收作用使钙离子释放、骨基质中钙离子水平升高时，作用于钙离子敏感受体，产生 TGF－β1，上调甲状旁腺激素相关蛋白表达水平，促进骨溶解；目前已有小分子钙离子受体拮抗剂并应用于临床，可降低骨转移的发生。

二十、SRC－3 与乳腺癌

类固醇受体辅助活化因子 SRC－3，是 p160 类固醇受体辅助活化因子 SRC 家族成员，与多种肿瘤的形成相关，可通过多种信号通路，参与乳腺癌的发生、对他莫昔芬治疗抵抗；SRC－3、表皮生长因子受体－2 的共同过度表达，常预示患者生存率较差。SRC－3 有望成为抗癌治疗的新靶点，可解决他莫昔芬抵抗问题。

SRC－3 基因定位于 20q12，与 SRC－1/2 均为类固醇受体、e2F1、AP－1、NF－κB、STAT6 等转录因子的辅活化因子，促进转录因子与结合配体的核受体相互作用，促进染色质重塑、转录因子装配、靶基因表达。高水平癌蛋白 SRC－3，可和许多转录因子，通过多种信号通路，促进非激素依赖性乳腺癌的发生发展。

1. SRC－3 的分子结构

SRC－3 分子量约 160 kD，与 SRC－1/2 同源性为 50%～55%。SRC－3 含 1420 个氨基酸残基，其 N－端含 bHLH－PAS 结构域，能结合 DNA，能调控蛋白-蛋白相互作用；C－端为多聚谷氨酸区，有 HAT 活性，含两个转录激活区 AD1/2，介导与 CBP/p300、精氨酸甲基转移酶 1、蛋白精氨酸甲基转移酶 1 等的结合。SRC－3 的亚型 v3－SRC－3，缺乏第三外显子编码的 N－端 bHLH－PAS 结构域，也在乳腺癌中过表达，比 SRC－3 的致瘤活性更高。

2. SRC－3 在乳腺癌中的表达

在乳腺癌细胞中，SRC－3 基因扩增频率为 4.8%～9.5%，在 31%～64%乳腺癌过度表达，可能与激素受体 ERα 阳性乳腺癌的不良预后相关，参与乳腺癌发病。ERα 和 PR 阳性表达，会引起乳腺癌细胞中 SRC－3 基因扩增、过度表达，在乳腺癌发生发展中有重要作用，能促进乳腺癌细胞增殖。SRC－3 在乳腺癌发展的不同阶段，可能发挥不同作用。

3. SRC－3 与乳腺癌的内分泌药物治疗抵抗

他莫昔芬和芳香化酶抑制剂，是目前对乳腺癌进行内分泌治疗的主要药物。研究发现，乳腺癌细胞中 SRC－3 与 Her－2 共同过表达，与他莫昔芬治疗抵抗可能相关。

4. SRC－3 的致癌机制

高水平雌激素能通过与乳腺上皮细胞内的 ERα 结合，作用于靶基因启动子调控靶基因的表达，对乳腺上皮细胞的增生及恶性转化发挥关键作用。SRC－3 作为 ERα 的转录辅助活化因子，能促进 ERα 介导的靶基因表达，从而促进激素依赖性乳腺癌发生发展。SRC－3 还可通过与 e2F1、AP－1、NF－κB、STAT6 等转录因子的相互作用，参与 MAPK、PI3K、IGF－1 等信号通路，促进乳腺癌细胞的增殖；SRC3 能通过多种信号通路，发挥致乳腺癌作用。

二十一、长链非编码 RNA 与乳腺癌

目前对长链非编码 RNAs(lncRNAs)的研究尚处于起步阶段，证据表明，lncRNAs 表达异常，可能与乳腺癌等的发生发展相关。

1. 概述

lncRNAs 是一类长度超过 200 nt、不编码蛋白质的 RNA。2009 年有人发现，lncRNAs 对肿瘤干细胞、免疫信号等都有影响；lncRNA 数量众多、序列保守性较差、缺乏开放阅读框 ORF，根据它们在基因组的位置，可分为 Sense、Antisense、Bidirectional、Intronic、Intergenic 等 5 型。lncRNA 广泛表达，功能多样，可直接结合 DNA、蛋白质，干扰 mRNA 表达，影响表观遗传。

2. lncRNA 与乳腺癌

(1)乳腺癌组织中异常表达的 lncRNA

lncRNA 表达水平变化可影响其他基因的表达水平。lncRNA BC200/XIST/MALAT－1/BC、lncRNA5，在正常乳腺组织中不表达，而在乳腺癌组织中表达水平升高，促进乳腺癌细胞增殖。

(2)与乳腺癌细胞凋亡相关的 lncRNA

调控端粒酶 TERT 基因表达的 lncRNA 的异常表达，可提高端粒酶的活性，从而维持乳腺癌细胞的增殖、抑制其凋亡。

(3)影响乳腺癌细胞浸润及转移的 lncRNA

影响乳腺癌浸润及转移的 RNA 种类繁多，大多数为短链非编码 RNA，已发现一些与转移相关的 lncRNA。HOX 基因间 lncRNA(HOTAIR)长度为 2.2kb，不编码蛋白，它在乳腺癌中过表达，能增强侵袭能力，预后较差。HOTAIR 能募集 PRC2 至同源盒蛋白 HOXD，促进表达连接黏附分子 JAM2、原钙黏素 PCDH、HOXD 等，促进细胞侵袭、转移。

(4)参与乳腺癌细胞表观遗传调控

lncRNA 参与 DNA 甲基化、组蛋白修饰、基因组印迹、随机染色体失活、IncRNA 水平的调节等。在乳腺癌组织中，甲基化酶通过对靶基因启动子甲基化，导致 lncRNA MEG3 表达降低，促使乳腺癌细胞增殖。HOTAIR 能招募 PRC2 到特定的靶基因位点，介导 H3K27 甲基化，以表观遗传方式使 PRC2 基因表达沉默，再活化 JAM2、原钙黏素、HOXD10 等，促进细胞转移。

3. lncRNA 对乳腺癌诊治的意义

目前发现的一些 lncRNA 在肿瘤中的表达，有较高的特异性、敏感性，可成为新的肿瘤标志物。近 1/3 乳腺癌中，HOTAIR 的表达水平升高 125 倍，一些转移性乳腺癌中升高 2000 倍，与乳腺癌患者死亡率呈正相关，已成为独立的临床危险因素；抑制表达 HOTAIR，能减少乳腺癌细胞侵袭。抑癌基因 RARβ 2 的 5′端结合 lncRNAs ，可增强 RARβ2 的表达活性、抑制乳腺癌发生。这些 lncRNA 均可能应用于乳腺癌诊断、治疗，需要进一步研究。

二十二、趋化因子结合蛋白与乳腺癌

趋化因子与乳腺癌的发生、发展过程相关，针对趋化因子受体的抗体、小分子拮抗剂，可能有抗乳腺癌作用。然而肿瘤微环境中的趋化因子网络十分复杂，一些多靶点高效调节分子似乎发挥着至关重要的作用，如趋化因子结合蛋白与乳腺癌相关。

1. 乳腺癌微环境中趋化因子及其受体

趋化因子是一类可趋化并激活白细胞的小分子蛋白质，依其分子结构中 N－端半胱氨酸(C)残基的排列顺序，至少可分为 C、CC、CXC、CX3C 等 4 个家族。趋化因子可与靶细胞膜上的特异性受体结合，不同的趋化因子也可与同一受体结合，趋化因子对不同白细胞亚型的特异性趋化作用，主要取决于白细胞膜上趋化因子受体的种类、特性。

一般认为，CXC 族趋化因子，主要作用于中性粒细胞；而 C、CC、CX3C 族趋化因子，则主要作用于单核-巨噬细胞、淋巴细胞。趋化因子及其受体对肿瘤具有广泛而复杂的影响。

有些趋化因子，如 CXCL9(Mig)、CXCL10、CXCL1(Ltn)、CCL16(LEC)、CCL19(ELC)等，可通过趋化、激活免疫效应细胞、抑制肿瘤血管生成，从而抑制肿瘤生长；有些趋化因子，如 CXCL8(IL－8)、CL2、CCL5(RANTES)、CXCL12－CXCR4 轴、CCL19/21－CCR7 轴等，则可通过趋化肿瘤细胞、刺激肿瘤细胞生长、促进肿瘤血管生成、降解细胞外基质，从而促进肿瘤的生长、侵袭、转移。

一些间质细胞，通过旁分泌趋化因子，作用于肿瘤细胞，参与肿瘤细胞基因型和表型的改变，促进肿瘤细胞的增殖、减少其凋亡，诱导其浸润、转移，其中重要的趋化因子有 CXCL12－CXCR4、CCL5－CCR5、CCL19/21－CCR7 等。趋化因子可能充当肿瘤微环境中重要的驱动分子。

已证实乳腺癌向肺、淋巴结转移与 CXCL12－CXCR4 轴、CCL19/21－CCR7 轴的活动有关，间充质干细胞增强乳腺癌细胞转移能力是通过旁分泌 CCL5/CCR5 的作用方式来实现的。

2. 单靶点趋化因子受体拮抗剂临床试验失败引出的问题

CXCR4 可能是乳腺癌等治疗的潜在靶点。CXCR4 在乳腺癌中的表达阳性率达 60%，以 CXCR4 为靶点的药物，可能获得疗效。目前 CXCR4 拮抗剂既有经典的小分子拮抗剂 AMD3100、AMD3465、AMD070、TN14003，也有通过蛋白表位模拟技术制备的、作用更强的肽类拮抗剂 Pol 3026、CTCE－9908 等。

2009 年美国 FDA 批准 CXCR4 拮抗剂 AMD3100 的注射液 plerixafor(普乐沙福)上市。CXCR4 肽类拮抗剂 CTCE－9908 已证实可抑制骨肉瘤、黑色素瘤的肺转移。

然而目前已知的趋化因子逾 50 种，趋化因子受体也有 20 种之多，构成一个错综复杂的趋化因子网络，采用单靶点治疗策略可能并非所宜。因此要想有效地调控趋化因子网络，应致力在其上游寻找切入点，采用多靶点治疗策略。

3. 趋化因子结合蛋白参与乳腺癌中趋化因子网络平衡的调节

趋化因子及其受体构成的网络，可受神经、激素、细胞因子、酶、结合蛋白等综合调节，多靶点结合型趋化因子结合物如 Duffy 抗原趋化因子受体 DARC、D6、CCX－CKR，为诱饵受体、沉默受体，不下传信号，可抑制趋化因子 CXCL8、CCL2，能抑制乳腺癌细胞增殖、转移，诱饵受体表达水平，与淋巴结转移负相关，与总生存率正相关，有抗癌作用。

研究证实，乳腺癌过表达 D6，可显著抑制乳腺癌的生长和转移。有人对 517 例浸润性乳腺癌的分析显示，ARC、D6、CCX－CKR 高水平，与腋窝淋巴结转移及临床分期呈负相关；提示在乳腺癌中，这些趋化因子结合蛋白有协同作用，其共表达可为患者提供更好的保护。基于趋化因子结合蛋白，有可能进行抗乳腺癌治疗。

二十三、BRCA1 与乳腺癌

1. BRCA1 与三阴性乳腺癌

三阴性乳腺癌是乳腺癌中侵袭性强、预后差、治疗手段较少的乳腺癌亚型；近年来发现其与乳腺癌易感基因（BRCA1 基因）突变相关。BRCA1 基因是与遗传性乳腺癌相关的抑癌基因，BRCA1 基因突变者，60%～80%发生 BRCA1 基因突变相关性乳腺癌，常是三阴性乳腺癌。

（1）BRCA1 生物学功能

BRCA1 基因定位于 17q21，长 100kb，常染色体显性遗传，有很高的外显率。人 BRCA1 蛋白分子内有：① N-端锌指结构区：介导蛋白与蛋白、蛋白与 DNA 间相互作用；② C-端 BRCT 基序区：与 DNA 修复、细胞周期调控相关；BRCA1 与乳腺癌相关的突变，常发生在上述两区内；③ Rad51 结合区：是 DNA 损伤修复蛋白 Rad51 的结合区。Rad51 是同源重组修复的核心分子。BRCA1 作为肿瘤抑制蛋白，一般存在于正常乳腺上皮细胞核，主要通过同源重组，参与基因修复，当损伤严重、无法修复时，BRCA1 也可诱发细胞凋亡。

（2）BRCA1 的作用机制

正常 BRCA1 与 BRCA1、Rad51 等修复蛋白形成三聚体（蛋白丝状体），装配于 DNA 受损部位，调控细胞周期检查点，能直接启动同源重组修复；G1 末期，BRCA1 开始磷酸化激活，此时 BRCA1 的 C- 端区与 p53 结合，激活下游的细胞周期抑制蛋白 p21，引起细胞 G1 期阻滞。在 G2/M 期，BRCA1 参与有丝分裂中纺锤体组装，使细胞周期转换停滞。BRCA1 在中心体复制中起负性调节作用。BRCA1 与中心体的组分 γ 微管蛋白相互作用，抑制 γ 微管蛋白形成微管及纺锤体。

BRCA1 突变可导致中心体扩增、染色体不对称分离、非整倍体增加，最终导致肿瘤形成。突变型 BRCA1 与复合体 Rad50 / MRE11/ NSB1 聚集在 DNA 损伤部位，导致不能对 DNA 双链断裂进行修复，是三阴性乳腺癌等的发病机制之一。

（3）BRCA1 突变相关的三阴性乳腺癌临床特征

BRCA1 突变的乳腺癌发病年龄比一般人群早 20 多年，在其相关的三阴性乳腺癌患者中，绝经前女性（<50 岁）占多数；这种肿瘤体积较大、恶性程度较高、侵袭性较强，疾病发展较迅速，易发生脏器转移；病理学组织学分级多为 Ⅲ 级，核分级较高，细胞分裂增殖较活跃；免疫组化显示，ERα、PR 阴性表达；ERα 低表达，Ki-67 多阳性，基底细胞标志 CK5/6 及 EGFR 阳性率较高，常表达 c-Myc，p53 基因易突变。

三阴性乳腺癌中 BRCA1 阳性表达率为 76.4%，且与淋巴结转移、临床分期相关；临床分期越晚，BRCA1 阳性表达率越高。说明 BRCA1 基因突变的三阴性乳腺癌，恶性程度较高，预后很差。

（4）治疗策略

——局部治疗：三阴性乳腺癌治疗手段较为单一，手术＋局部放射治疗在疾病的早期更为重要。由于 BRCA1 突变失活，使断裂的 DNA 双链无法正常修复，可导致细胞凋亡。与携带突变基因的健康对照组比，BRCA1/2 基因突变的乳腺癌患者对辐射敏感。伴 BRCA1 基因突变的三阴性乳腺癌，多数处于中晚期，局部浸润明显，故规范的乳腺癌改良根治术仍十分必要，术后加以全身化疗可降低复发率。

——全身治疗：

细胞毒性药物治疗。研究发现，顺铂这种损伤 DNA 的药物，对伴 BRCA1 基因突变的三阴性乳腺癌有良好疗效;单用顺铂常可取得较高的病理完全缓解率。三阴性乳腺癌复发的高峰在治疗后1~3年,故其间给予细胞毒性药物治疗十分必要。目前三阴性乳腺癌没有标准辅助化疗方案,多数实验数据都是来自于晚期三阴性乳腺癌复发转移治疗。吉西他滨与顺铂有协同作用,对细胞DNA修复基因上调导致的顺铂耐药,吉西他滨联合顺铂方案能导致细胞凋亡,一般客观缓解率为27.3%,总临床受益率为48.4%。

靶向治疗:已证实抑制PARP1可诱导伴BRCA1基因突变的三阴性乳腺癌细胞凋亡。与三阴性乳腺癌DNA双链断裂修复相关的BRCA1缺失时,给予多聚ADP-核糖聚合酶PARP1抑制剂,可通过抑制单链DNA断裂的修复、进而导致DNA双链断裂,促凋亡。PARP1抑制剂有两大作用方式:① 单药通过DNA修复缺陷杀死癌细胞;② 与化疗药物联合使用,可提高疗效。

目前的PARP1抑制剂包括奥拉帕尼(Olaparib)、Iniparib、维利帕尼(Veliparib)。Olaparib是2015年2月美国FDA批准上市的一种新型口服抗肿瘤制剂,每次400 mg,每天2次,三阴性乳腺癌治疗有效率为41%,无进展生存率为5.7个月,BRCA基因突变的三阴性乳腺癌患者疗效较好,良好耐受。没有BRCA基因突变的三阴乳腺癌患者,口服Olaparib常无效。

实验发现,吉西他滨 +卡铂 +Iniparib(每千克体重5.6 mg),结果显示临床获益率、整体反应率提高,中位生存期由7.7个月提升至12.3个月,不良反应无显著增加;然而Iniparib在三阴性乳腺癌的临床疗效、最佳联合化疗方案正在试验中。

Veliparib与替莫唑胺联用治疗转移性乳腺癌有效,所有研究对象的中位无疾病进展期为1.9个月,而BRCA1基因突变的为5.5个月。伴BRCA1基因突变的三阴性乳腺癌,有自身独特的临床病理和分子特征,对某些化疗药物有良好反应。随分子生物学的发展,越来越多的针对这一类型乳腺癌的靶向治疗药物被研发出来并逐步进入临床试验阶段,但仍没有标准的一线治疗药物。

2. BRCA1与散发性乳腺癌

有人探讨乳腺癌易感基因BRCA1在散发性乳腺癌干细胞和分化细胞中的表达及意义。选取散发性乳腺浸润性导管癌新鲜标本,采用机械分离法将乳腺癌组织块制备成单细胞悬液,通过免疫磁珠两步法从中分离出乳腺癌干细胞和分化细胞,应用免疫细胞化学PV6000两步法分别检测两组细胞BRCA1的表达情况;结果发现,乳腺癌干细胞所占比例平均为2.96%;BRCA1在乳腺癌干细胞、乳腺癌终末细胞的阳性率,分别为53.3%、83.3%,差异有显著性。

BRCA1是目前发现的与乳腺癌发生相关的最关键的抑癌基因;其表达发生异常者,极有可能会引起细胞代谢和增殖的紊乱,甚至发生癌变。在散发性乳腺癌中常难检测到BRCA1基因突变,但30%散发性乳腺癌有BRCA1表达水平降低,与乳腺癌的组织学分级、转移侵袭能力等相关。与乳腺良性病变比,乳腺浸润性导管癌组织中BRCA1阳性率下降,表明BRCA1在乳腺疾病由良性向恶性转变过程中起重要作用。

现已证实,BRCA1缺失,会导致乳腺癌干细胞增殖,常促进ERα阴性乳腺癌干细胞向ERα阳性乳腺癌干细胞细胞分化;当BRCA1缺乏时,遗传上不稳定的乳腺癌干细胞会积累,进而导致乳腺癌的发生,$CD44^+CD24^-$乳腺癌干细增加。具体表现以下几种情况:

——乳腺癌癌干细胞BRCA1阳性,终末乳腺癌细胞BRCA1阳性,这类乳腺癌从干细胞到终末细胞,一直受到BRCA1的抑制,可能均表现为较低的增殖能力。

——乳腺癌癌干细胞BRCA1阴性,终末乳腺癌细胞BRCA1阳性,该类乳腺癌干细胞在增殖分化中出现BRCA1表达增加,终末乳腺癌细胞表现为较低的增殖能力。

——乳腺癌癌干细胞BRCA1阴性,终末乳腺癌细胞BRCA1阴性,这类乳腺癌失去了BRCA1的抑制作用,乳腺癌干细胞、终末乳腺癌细胞均有较强的增殖能力。

BRCA1作为一种抑癌基因在乳腺癌的发生、发展中起到了重要作用,其具体的作用机制可能是BRCA1的表达缺失,引起了乳腺癌干细胞的增殖活跃。不同乳腺癌干细胞在增殖分化过程中,其分化细胞出现了 BRCA1 的不同表达，其具体机制有待进一步研究。

二十四、乳腺癌的其他标志物

1. Bcl－6

有人研究 Bcl－6 在人乳腺癌及乳腺良性病变组织中的表达，分析 Bcl－6 的表达与乳腺癌患者临床病理特征的关系，探讨其生物学意义，检测 127 例乳腺癌和 50 例乳腺良性病变石蜡组织中 Bcl－6 的表达；结果发现，免疫组化结果显示，乳腺癌中 Bcl－6mRNA 的阳性率高于乳腺良性病变组织（$P<0.05$）；

Bcl－6mRNA 的表达与乳腺癌组织学分级呈正相关（$P<0.05$），但与肿瘤大小、腋窝淋巴结转移、TNM 分期患者年龄均无关。

免疫组化结果显示：乳腺癌中 Bcl－6 蛋白的阳性率高于乳腺良性病变组织（ $P<0.05$）；Bcl－6 蛋白的表达与乳腺癌组织学分级、肿瘤大小、腋窝淋巴结转移、TNM 分期及核分裂计数均相关，但与患者年龄无关。RT－PCR 结果显示：乳腺癌中 Bcl－6mRNA 表达水平明显高于乳腺良性病变组织（ $P<0.05$）。乳腺癌 Bcl－6 表达水平增高，与乳腺癌分化差相关。转录后调控机制对 Bcl -6 蛋白在乳腺癌中的表达可能发挥重要作用，有待进一步证实。Bcl－6 可能成为乳腺癌一个新的有价值的分子标记物。

2. AURKA 蛋白激酶

有人探讨 AURKA 蛋白激酶在三阴性乳腺癌干细胞形成血管拟态中的作用，分离获得干细胞后，RT－PCR 检测干细胞中 c－Myc、SOX2 的表达状态；观察干细胞形成血管能力；检测 AURKA 蛋白激酶的表达；加入 AURKA 蛋白激酶抑制剂观察对成血管能力的影响。结果发现，利用干细胞无血清悬浮培养可获得 MDA－MB－231 干细胞，其 c－Myc、SOX2 表达水平较高。

AURKA 蛋白激酶在乳腺癌干细胞中表达水平升高，使该乳腺癌干细胞三维培养时可形成血管管道；加入 AURKA 蛋白激酶抑制剂后，成血管能力减弱。AURKA 蛋白激酶可促进三阴性乳腺癌干细胞形成血管拟态，抑制其表达能减弱形成血管拟态能力。

AURKA 是 Aurora 丝氨酸/苏氨酸激酶家族成员之一，是一种癌基因，促进乳腺癌干细胞自我更新、上皮细胞-间质细胞转化、远处转移。已证实，喉癌、肝癌、卵巢癌中 AURKA 高水平表达。

1999 年有人发现了全新的肿瘤血管生成拟态（VM）：在没有内皮细胞参与下，肿瘤细胞能通过自身变形，和细胞外基质相互作用，模仿机体血管生成机制，而形成瘤细胞管道，血液在这种管道系统中流动。

VM 可与宿主血管相连通，使肿瘤血液供应丰富。由于无内皮细胞屏障，故具有 VM 的肿瘤恶性度较高，更易发生血道转移，预后较差。已证实乳腺癌中存在 VM，具有 VM 的乳腺癌恶性程度更高，更易发生转移，预后更差。

研究发现，上皮细胞-间质细胞转化可促进 VM 的形成，转化后的细胞有更强的穿透和浸润能力，可降解细胞外基质，引发血道转移，是肿瘤细胞向外扩散转移的起始步骤。

AURKA 可促进乳腺癌细胞远处转移；抑制 AURKA 激酶，可逆转 EMT 表型的表达，乳腺癌肿瘤干细胞微球成血管能力减弱；具体调控机制还有待进一步研究。

6. 核基质结合区结合蛋白

核基质结合区结合蛋白（SATB1）促进乳腺癌干细胞形成 $CD44^{+}/CD24^{-}$。有人探讨核基质结合区结合蛋白 SATB1 对乳腺癌干细胞 $CD44^{+}/CD24^{-}$形成的影响，结果发现，乳腺癌细胞转染

SATB1 基因后，形成 $CD44^{+}/CD24^{-}$ 的细胞比例明显升高；SATB1 可能在形成并维持乳腺癌肿瘤干细胞特性中起重要作用。

SATB1 能识别染色体上解配对碱基(BUR)的特异性磷酸骨架结构而结合到双链 DNA，能把位置较远的靶基因圈合到其笼形结构，而协调靶基因的表达和调控。SATB1 还在靶基因位置上通过复活组蛋白修饰酶而调节组蛋白的状态，影响 DNA 序列的空间位置。

在高浸润性乳腺癌中，SATB1 增强促肿瘤生长因子的表达，减少肿瘤抑制蛋白的表达。SATB1 通过改变基因组而改变了上千个基因的表达，促使肿瘤生长并转移。

在所调控的基因中，大多是生长因子基因及影响细胞黏附、细胞信号转导、细胞周期调控的基因。体外细胞培养发现，高表达 SATB1 和敲除 SATB1 基因的乳腺癌，细胞形态有明显的差异，前者呈现梭形成纤维细胞形体，而后者显示鹅卵石样形态。

在正常乳腺上皮细胞中，用腺泡结构标记法进行分析发现，在丝状肌动蛋白、β-连环蛋白、细胞外基质受体、黏合素 6 共同作用下，极化的上皮细胞围成中空的腔，形成腺管样结构，导入 SATB1 基因后，乳腺癌细胞由原来的腺管样结构变成了缺乏基底极性的不规则结构。

SATB1 可促进乳腺癌细胞发生上皮细胞-间质细胞转化。发生上皮细胞-间质细胞转化的乳腺癌细胞，不仅形态发生改变，同时基因的表达也发生变化如 E-钙黏素低水平表达，而纤维蛋白原、N-钙黏素、玻连蛋白则表达增强，并且出现干细胞的特征，如在悬液中培养成微球，在动物体内种植成瘤等。

核基质结合区结合蛋白 SATB1 可通过诱导上皮细胞-间质细胞转化，促使不具干细胞特性的乳腺癌细胞转化成为乳腺癌干细胞；抑制 SATB1 表达则能逆转乳腺癌肿瘤细胞的干细胞特性，提示 SATB1 可能在形成并维持乳腺癌肿瘤干细胞特性中起作用。应进一步研究。

7. CD34

CD34 有 373 个氨基酸残基，分子量 115kD，是高度糖基化的Ⅰ型跨膜糖蛋白，为钙黏素家族的一种单体蛋白，分子内有胞外区、跨膜区、胞质区。胞外区能与其他分子相互作用，可提供特异性作用位点。跨膜区有Ⅰ型跨膜蛋白的特征。胞质区有很多疏水氨基酸残基，可被癌蛋白同源蛋白 CRKL 识别、结合，可诱导细胞聚集。CD34 选择性地表达于造血干/祖细胞表面，并随细胞的分化成熟，表达逐渐减弱、消失。CD34 介导细胞间黏附，参与造血干细胞的运输、定位、种植，参与炎症反应、细胞归巢。血管内皮细胞、间叶细胞等有 CD34 表达，CD34 也是胃肠肿瘤、宫颈癌、乳腺癌、白血病等肿瘤干细胞的标志物，肿瘤干细胞增殖时，常高水平表达 CD34。

8. CD90

CD90 是糖蛋白，蛋白质部分的分子量为 25kD，有 111 个氨基酸残基，能结合糖基磷酸肌醇(GPI)而锚定于细胞膜，在成纤维细胞、上皮细胞、造血细胞等表面都表达，又被称为 Thy-1 抗原，是 T 细胞的标志物，是免疫球蛋白超家族成员，可通过磷酸肌醇-磷脂酶 C 在细胞间转移，也可依赖糖基磷酸肌醇锚定蛋白(如 CD55、CD59)在细胞间转移；CD90 糖基化程度较高，糖类占总分子量的 30%。CD90 与细胞-细胞、细胞-细胞基质的相互作用有关，可促进神经轴突生长、神经再生，能诱导胸腺细胞和间质细胞凋亡，参与细胞黏附、外渗、转移，可调节纤维化，可能是肿瘤干细胞的标志物，是肿瘤的治疗靶点。CD90 是细胞膜抗原，能激活 Rho/整合素信号通路，负调控 T 细胞受体信号通路。CD90 表达水平下调时，能促进肿瘤细胞的 Rho/整合素信号通路、T 细胞受体信号通路明显活化。CD90 参与多种疾病的发生和发展。

10. OCT4

OCT4 也被称为 POU5F，是一种 POU 结构域转录因子，一般高水平表达于胚胎干细胞，在体细胞中表达水平降低，OCT4 能维系细胞的多潜能分化性、自我更新能力，是正常干细胞的多潜能相关的转录因子。OCT4 在肿瘤发生发展中有一定作用，其在低分化肿瘤组织中的表达水平，常显著高于高分化肿瘤组织中的表达水平；Ⅳ 级肿瘤中 OCT4 表达水平，常显著高于 Ⅱ 级和 Ⅲ 级肿瘤；转移性肿瘤组织 OCT4 表达水平，常高于未转移者；乳腺癌、白血病等的肿瘤干细胞，常表达 OCT4。

二十五、Annexin A1 与乳腺癌

目前研究证实，ANXA1(Annexin A1)参与乳腺癌细胞内信号转导通路和细胞分化的调节，从而促进乳腺癌的发生和发展，以 ANXA1 为靶点的药物也正在研发，可为乳腺癌的治疗提供新途径。ANXA1 在乳腺癌科研中备受关注。

1. ANXA1 的分子结构和生物学特点

ANXA1 是一种广泛存在的细胞内/外的钙/磷脂结合蛋白，属于钙离子依赖蛋白，在真核细胞生物中已发现数千种 Annexins，而在原核生物中没有发现其存在。人体已发现大小不等的 12 种 Annexin，分子由核心结构域和调节性的 N－端结构域构成，能与 S100，F－Zctin 等结合。Annexins 缺少典型的钙结合位点 EF－手型域，其具有独特的结构称为 Annexin 折叠结构，通过这个结构可调节钙依赖性与膜脂的结合。

Annexins 具有的较低的钙结合能力，导致其对细胞内钙离子浓度变化的敏感性相对较低；可作为连接膜外/膜内信号的桥梁，可在细胞膜内表面形成网络结构，被称为众多膜附近蛋白结构域的组织者，同时其在细胞膜形成一个平台，能招募与之反应的蛋白质，可参与细胞的生理过程，可在宿主的防御系统中参与调节糖皮质激素相关的抗炎反应，还参与调节各种炎症反应、细胞增殖、细胞凋亡信号、分化、细胞内吞和分泌；它与肿瘤关系密切，可通过参与细胞增殖、分化、细胞信号转导，在肿瘤的发生发展中发挥重要作用。

ANXA1 在很多肿瘤中被检测到，但其表达水平存在差异。如 ANXA1 被证明在胰腺癌、肝癌、头颈癌中表达水平上调，而在食管癌、前列腺癌、胃癌中表达水平下调。ANXA1 的高水平表达与肿瘤转移有关。

2. ANXA1 在乳腺癌中的作用

(1)ANXA1 在乳腺癌中的表达

研究证实，ANXA1 在大多数的乳腺癌、原位癌中的表达水平降低，而在侵袭性乳腺癌及转移性灶中表达水平明显升高。这些结果提示，ANXA1 可能与乳腺癌的转移相关。

(2)ANXA1 促进乳腺癌转移

ANXA1 能激活 TGF－β/Smad3/4 信号通路，诱导肿瘤上皮细胞-间质细胞转化。ANXA1 在调控上皮细胞从休眠状态转换成能迁移的间质细胞表型的过程中起到重要作用。表明 ANXA1 的高水平表达，可通过 TGF－β 调控的上皮细胞-间质细胞转化，来促进乳腺癌的侵犯、转移，可激活 NF－κB，提高 MMP－9 的表达水平，促进乳腺癌的浸润，促进 CyclinD1 的表达，有助于乳腺癌患者的疾病进展和侵袭。

(3)ANXA1 与乳腺癌预后的关系

研究显示，ANXA1 的异常高表达，是乳腺癌的不良预后因素，常有激素受体阴性、Her－2 阳性、TNBC 类型及较高的核分级。在一些侵袭性、Her－2 阳性和非 TNBC 乳腺癌组中，ANXA1 阳性与 RFS(无复发生存期)不良相关。ANXA1 在乳腺癌的演进中扮演重要角色，但在乳腺癌进展方面的作用机制仍未完全揭示，因此对 ANXA1 的表达在乳腺癌进展中的作用需进一步研究

证实。

二十六、乳腺癌缺失基因 1 与乳腺癌

乳腺癌缺失基因 DBC1 能促进表达大量蛋白质；对于一些肿瘤 DBC1 蛋白有多样化的作用。

1. DBC1 的分子作用机制

(1)DBC1 是 SIRT1 的抑制剂

沉默信息调节因子 SIRT1 是一种 NAD 依赖组蛋白去乙酰基酶，是老化的重要调节器，对肿瘤细胞的生长和存活起着重要作用，对细胞凋亡蛋白基因有去乙酰化作用，能促使乳腺癌细胞存活。DBC1 和 SIRT1 形成复合体，抑制 SIRT1 的活动，再促进 p53 介导的乳腺癌细胞凋亡；DBC1 是 SIRT1 的负调节因子。

(2)DBC1 可作为 BRCA1 的转录阻遏剂

BRCA1 是乳腺癌和卵巢癌的易感基因；BRCA1 结合到 SIRT1 基因的启动子区域，能促进 SIRT1 表达，抗凋亡。内源性 DBC1 和 BRCA1 在细胞核内形成复合体，DBC1 抑制 BRCA1 的表达，抑制乳腺组织致癌。DBC1 是一个动态调节蛋白质，DBC1 在正常细胞和肿瘤细胞的差异性表达，将有助于用 DBC1 作为诊断癌症的标志物。

在乳腺癌的发展和恶化中，ERα 能促进乳腺癌细胞增殖，而 ERβ 能抑制雌激素在乳腺组织中促有丝分裂。CCAR1 和 ERα 能相互作用，并能协同组成 p160 助激活复合体，促进 ERα 靶基因表达，增强 ERα 的功能，促进乳腺癌细胞的雌激素依赖性生长。

(3)DBC1 负向调节 HDAC3

HDAC3 是组蛋白去乙酰基酶家族成员，能抑制靶基因表达，能影响乳腺癌的发展，增加乳腺癌对雌激素的依赖性。DBC1 是 HDAC3 的内源性抑制剂。

2. DBC1 与乳腺癌的关系

DBC1 和雌激素、BRCA1、HDACs 等关系密切，而这些因素都与乳腺癌的发生发展相关；在乳腺癌中，DBC1 表达水平，与核级、Her－2 表达水平相关；DBC1 和 SIRT1 在患者中的阳性表达率分别为 71%和 67%。DBC1 的表达与乳腺癌的不良预后有关，与远处转移复发、无瘤生存期短、总生存期短相关。

二十七、脂联素与乳腺癌

乳腺癌是女性最常见的恶性肿瘤之一，肥胖、高血脂等是其高危因素。脂联素是由脂肪细胞特异分泌的一种生物活性分子，近年的流行病学调查指出，在肥胖症及乳腺癌等患者体内，某些脂肪细胞因子如瘦素、脂联素的含量与正常人存在一定的差别，因此脂肪细胞作为联系肥胖与肥胖相关肿瘤的一个中间因素越来越引起国内外研究者的关注。

脂肪组织不仅是储存和释放脂肪的场所，也具有内分泌功能，在代谢状态改变及受外来刺激时，脂肪组织可分泌各种生物活性分子，后者通称为脂肪细胞因子。这些生物活性因子能在脂肪组织本身以及体内调控多生物过程，包括葡萄糖和脂肪酸代谢、胰岛素敏感性、脂肪细胞分化、炎症反应、免疫应答。尽管目前已经识别出许多种脂肪细胞因子，但是至今只有少数几个可促进或抑制乳腺癌生长的脂肪细胞因子的作用得到了进一步的研究，这些脂肪细胞因子包括瘦素、肝细胞生长因子、脂联素。

脂联素是脂肪细胞分泌的细胞因子，它被认定是连接糖尿病、肥胖、胰岛素抵抗的重要纽带。

人类脂联素基因定位于 3q27;脂联素含 244 个氨基酸残基,脂联素通过激活脂联素受体抑制肿瘤细胞增殖,抑制肿瘤的生长和转移;脂联素直接作用于血管内皮细胞和肿瘤细胞,肿瘤生长受脂联素治疗后明显抑制,转移发生率降低。脂联素通过抑制肿瘤血管生成和下调 ROCK/IP10/MMP9 通路,抑制肿瘤生长和转移,诱导乳腺癌细胞凋亡。

有资料表明,低脂联素水平可能是乳腺癌发病的危险因素,尤其是绝经后妇女的低脂联素水平与乳腺癌疾病进展密切相关。脂联素不但在糖和脂肪的代谢过程中发挥重要作用,而且与肥胖相关的肿瘤的发生和进展有密切联系。血清低脂联素水平可能是乳腺癌的一个新的危险因子,它在一定程度上成为肥胖和乳腺癌之间的纽带。脂联素可能会成为一种新的有效的抗肿瘤因子,它与肿瘤之间的分子机制还需要进一步的阐明。

二十八、肿瘤-睾丸抗原与乳腺癌

近年来有研究表明,肿瘤-睾丸抗原 CTA 在多种肿瘤中均有较高水平的表达,在正常组织中表达仅限于睾丸和胎盘组织。相当一部分 CTA 在肿瘤患者体内具有免疫原性,可诱导机体产生体液免疫、细胞免疫。因此 CTA 严格意义上是一种肿瘤特异性的能被淋巴细胞或抗体识别的靶抗原,已成为肿瘤免疫治疗的重要候选分子,为制订肿瘤免疫策略提供了新的概念和思考,在制作肿瘤疫苗方面有重要作用。关于 CTA 在乳腺癌中的表达情况,国外已有研究显示,其在不同类型乳腺癌有不同程度的表达,且和预后有一定关系。

1. CTA 的主要特性及临床应用

CTA 是有特异性表达模式的肿瘤相关抗原,是含 MAGE、NYESO1、SSX、LAGE 等抗原肽的大家族。其表达特点为:有共同表达模式,即在正常组织中仅限于精子、卵子、胎盘滋养层细胞中表达,而在各肿瘤组织中有不同表达水平。CTA 基因家族位于 X 染色体上。在各种肿瘤组织中,CTA 的表达常具有异质性。

CTA 为肿瘤标志物,通过检测血、淋巴结中其 mRNA 的含量,有助于发现肿瘤细胞存在;可通过免疫组化检测肿瘤组织切片中的表达,用于肿瘤早期诊断、转移监测。也可应用 ELISA 测定 CTA 抗体,有助于早期乳腺癌的发现。

迄今已找到了以 CTA 基因/抗原为基础的肿瘤免疫治疗的 5 条途径:抗原呈递细胞途径、黑色素瘤细胞接种途径、基因转染途径、树突状细胞接种途径、抗原肽接种途径,即将 CTA 抗原肽直接接种到肿瘤患者体内,主要为 MAGE、NYESO1。

抗原肽 MAGE1991 年成功分离,有不同亚型;MAGE-A 抗原肽是目前研究较广泛的肿瘤疫苗。有人发现,在 MAGE-A1～MAGE-A12 这 12 种亚型中,91.7%乳腺癌、94%食管癌、88%大肠癌、83%胃癌、75%肺癌至少表达其中一种 MAGE-A 亚型。NYESO1 可能免疫原性最强,是 NYESO1 阳性肿瘤的免疫治疗靶点。NYESO1 在乳腺癌中表达水平较高。

2. 肿瘤-睾丸抗原 MAGE、NYESO1 在乳腺癌中的表达

有人对正常睾丸组织、60 例乳腺癌组织进行免疫组化分析,发现在精原细胞、初始精母细胞中均有 MAGE-A9/10/11/12 蛋白表达,在乳腺癌组织中 MAGE-A9/10/118/12 表达率分别为 46.7%、73.33%、51.7%、93.33%。

有人检测 144 例浸润性导管癌组织中 MAGE 蛋白的表达,发现 MAGE 在非肿瘤细胞不表达,而在低分化肿瘤组织中 47.6%呈阳性表达,中/高分化组阳性率分别为 25.4%、16.6%。MAGE 水平与淋巴结浸润、肿瘤组织坏死相关,而与雌激素受体水平呈负相关。

有人研究 NYESO1 与 MAGE-A1 在乳腺癌组织中的表达,结果显示,它们在正常乳腺组织

中不表达;乳腺癌组织中 NYESO1 与 MAGE－A1 阳性表达率分别为 37.78%、23.33%;MAGE－A、NYESO1 阳性者死亡率明显较高,生存期较短。

研究显示,CTA 在 61.5%的 BRCA 相关性乳腺癌呈阳性表达,其中包括导管内癌,50%患者表达两种或两种以上抗原,MAGE－A 阳性率为 50%,而 NYESO1 阳性率为 38%,而邻近的正常乳腺上皮组织不表达。以上研究结果提示,MAGE 和 NYESO1 在乳腺癌组织中呈高特异性表达。

CTA 在肿瘤组织中的表达经常以共表达的方式发生,在对乳腺癌 CTA 表达的研究中发现,40%的乳腺癌表达 3 种以上的 CTA。由此推测,CTA 的表达可能不是单个家庭成员独立激活的,可能存在协同激活。最近的研究显示,两种以上的基因联合转染疫苗,可改进肿瘤的免疫治疗,有利于机体免疫系统针对不同的抗原表位的刺激产生有效的、广谱的保护性免疫反应。

3. 肿瘤-睾丸抗原 MAGE、NYESO1 在三阴性乳腺癌中的表达

有人研究 165 例乳腺癌 MAGE－A10、NYESO1 的表达状况,结果发现,64%患者 MAGE－A10 阳性,8.5%显示 NYESO1 表达,二者表达水平与肿瘤大小、病理分级、Ki－67 及淋巴结转移无关,MAGE－A10 表达与三阴性肿瘤相关,MAGE－A10 在三阴性乳腺癌表达占 85.7%,因为三阴性乳腺癌缺乏有效的治疗手段,MAGE－A10 有望成为三阴性乳腺癌的治疗靶。

肿瘤相关抗原的特异性表达可作为乳腺癌早期诊断的参考,与它相关的生物学功能、致病机制以及免疫治疗仍有待进一步研究。通过总结三阴性乳腺癌与 ERα/PR 阳性乳腺癌表达 MAGE－A、NYESO1 的不同特点,推测它们可能具有不同的发生发展机制。MAGE－A、NYESO1 有助于改善三阴性乳腺癌的疗效和预后,并为基因治疗的新途径提供理论基础和依据。

(余元勋 王 勇 陈多学 孔得华 陈 峰)

进一步的参考文献

[1]MATHEWS LA. Epigenetic gene regulation in stem cells and correlation to Cancer[J]. Differentiation. 2009July;78(1):1－17.

[2]BOMBONATI A. The Molecular pathology of breast cancer progression[J]. J Pathol, 2011, 223(2): 307－317.

[3]BOYD NF. Breast tissue composition and susceptibility to breast cancer[J]. J Natl Cancer Inst, 2010, 102(16):1224－1237.

[4]WESTBROOK K. Pharmacogenomics of breast cancer therapy: an update[J]. Pharmacol Ther, 2013, 139(1):1－11.

第九章　乳腺癌的分子分型

乳腺癌分子分型的提出，为探讨乳腺癌异质性、肿瘤分期、治疗新靶点、预后评估、个体化治疗方案等方面，提供了一个新依据。关于乳腺癌分子分型的研究，国外已取得许多新进展。

2000 年有人首次提出乳腺癌分子分型的概念，是乳腺癌不同型进行基因芯片研究的结果；他们采用包含 8102 个基因的 cDNA 芯片，分析不同型乳腺癌标本基因表达谱，结果发现，不同型的基因表达谱有一定差异，并据此分为雌激素受体(ER)阳性组、阴性组。

有人通过研究，将乳腺癌分为 Luminal A 型、Luminal B 型、Her－2 过表达型、Basal－like 型等，成为乳腺癌分子分型的基础。研究证实，该 4 型各有其临床、预后的特性，可用于判断乳腺癌特性，指导临床治疗、预后评估。

2011 年 ST Gallen 国际乳腺癌会议专家，根据 ERα、PR、Her－2、Ki－67 的表达情况，将乳腺癌分为 Luminal A 型、Luminal B 型、Her－2 过表达型、Basal－like 型，有助于认识乳腺癌生物学本质。2013 年中国抗癌协会乳腺癌诊治指南与规范，也提出了乳腺癌分子分型。

目前中国网上已公开发布 2013 年 St Gallen 乳腺癌最新分子分型及治疗方案共识、2014 年乳腺癌诊疗指南、2015 年 St Gallen 早期乳腺癌国际专家共识、乳腺癌分子分型研究进展、乳腺癌分子分型与新辅助化疗疗效相关性、分子分型在乳腺癌辅助治疗选择中的意义和局限性、基于乳腺癌分子分型的个体化治疗进展、乳腺癌分子分型与预后、乳腺癌分子分型与远处转移时间及部位、不同年龄组乳腺癌的临床病理及分子分型特征分析、乳腺癌中医体质类型与分子分型关系等资料，有较高的临床参考价值，详细内容可由网上获得。(表 13－1)

表 9－1　乳腺癌分子分型(2013 版)

分子亚型	临床-病理定义	治疗
Luminal A 型	ERα/PR 阳性 Her－2 阴性 Ki－67＜14％	化疗敏感性低，内分泌治疗为主
Luminal B 型	Luminal B(Her－2 阴性) ERα 阳性 Her－2 阴性 Ki－67＞14％或 PR 阴性/低表达	内分泌±化疗
	Luminal B(Her－2 过表达) ERα/PR 阳性 Her－2 过表达 Ki－67＞14％	化疗＋内分泌＋曲妥珠单抗
Her－2 过表达型	ERα/PR 阴性 Her－2 过表达	曲妥珠单抗治疗＋化疗
Basal－like 型乳腺癌	ERα/PR 阴性、Her－2 常阳性	化疗
三阴性乳腺癌	Her－2 阴性、ERα/PR 阴性	化疗

说明：三阴性乳腺癌不等同于基底细胞样乳腺癌，有 80％重合。

2015 年 St Gallen 大会迎来了 135 个国家的乳腺肿瘤专家，其中中国专家 242 位；国际专家组 49 名成员中包括 3 位中国专家，对 200 多个关于乳腺癌治疗的临床问题形成共识，旨在提供实用治疗方法，重视肿瘤因素、患者因素。肿瘤因素主要研究 ERα、PR、Her－2、增殖力、转移潜力。患者因素包括绝经状态、年龄、并发症、患者偏好。

2015 年 St Gallen 共识对乳腺癌的分型、首要手术、辅助手术、放射治疗、病理检测、绝经前乳腺癌的辅助内分泌治疗、绝经后患者辅助内分泌治疗、细胞毒药物辅助治疗、抗 Her－2 辅助治疗、Luminal 型乳腺癌的细胞毒药物新辅助化疗、2 期 Her－2 过表达乳腺癌的新辅助全身治疗、三阴性肿瘤患者的新辅助全身治疗、新辅助内分泌治疗等更新了推荐意见；还关注老年患者、年轻患者、孕期患者、高风险突变患者、男性患者等特殊人群，并对乳腺癌手术、放疗、新辅助全身治疗、术后全身辅助治疗的推荐进行了总结。

2015 年 St Gallen 共识指出早期乳腺癌局部/全身治疗方法的新证据，支持足够的肿瘤边缘定义为：对乳腺侵袭性肿瘤、导管内原位癌无外扩边，支持部分省去腋窝清扫术的安全性；支持对淋巴结阳性乳腺癌的区域淋巴结照射。考虑 Luminal 型乳腺癌的细分，确定特定治疗方法的适应证。

2015 年 St Gallen 共识对 Her－2 过表达、淋巴结阴性、肿瘤直径达 1cm 的患者的治疗，批准了一项简化的辅助治疗方案，包括紫杉醇、曲妥珠单抗，但没有推荐蒽环类。对绝经前、有内分泌治疗反应的患者，支持用他莫昔芬、依西美坦，抑制卵巢功能。对绝经前、ERα 阴性乳腺癌患者，在化疗期间给予 LH－RH 激动剂，可防止卵巢早衰、保留生育能力。常用的多参数分子标志物中，一些同时有后期复发的预测信息。

2015 年 St Gallen 共识，结合了前沿研究、实际情况、经济因素，指出一些测试结果，可用于帮助判断 Luminal 型乳腺癌治疗中是否纳入细胞毒化疗药物，但这些测试还要建立阈值。多参数分子检测较昂贵，在欠发达地区相对便宜的病理检查可提供有价值的信息。2015 年共识认为，最近的试验阐明，在绝经前乳腺癌患者的内分泌治疗中，他莫昔芬、依西美坦能抑制患者卵巢功能，LH－RH 激动剂能保护卵巢功能。

阳性淋巴结的放疗，可包括区域淋巴结的扩大野照射，能得到更好的肿瘤控制；但基于人群的研究，并没有发现这有明显好处。低分割、治疗时间较短的放疗，可为患者减少负担，这已成为一种标准治疗。

新的用于绝经后患者辅助治疗的 AI 治疗 5 年，与 AI 后序贯使用他莫昔芬比，乳腺癌患者的死亡率没有显著差异，但 AI 治疗的患者要比接受他莫昔芬治疗患者的复发率低。

多项研究已提出不同的分子分型方法。有人通过组织芯片方法，将乳腺癌分出 null 型；有人将 Luminal B 型分为 B1 型、B2 型、C 型，正在研究中。分子分型检测技术复杂，限制其临床应用；而灵敏度高、特异性好、价格实惠的免疫组织化学技术，目前广泛应用，已成为临床分子分型的基础；采用 ERα、PR、Her－2、Ki－67 进行免疫组化乳腺癌近似分子分型，能有效补充临床病理学分类，可准确评估分类、诊断、治疗方案选择，可预测预后。

不同分子分型的乳腺癌发生率，在不同国家、种族、生活方式、社会经济状况，各亚型的发生率不同。国外有人研究 776 例乳腺癌患者显示，Luminal A 型、Luminal B 型、Her－2 过表达型、Basal－like 型的比例分别占 44.5％、17.8％、23％、14.7％；国内有人研究 566 例乳腺癌患者显示，比例分别占 55.8％、13.2％、18.5％、12.5％；2010 年有人报道，汉族与维吾尔族乳腺癌患者的分子分型分别为 40.00％、30.59％、15.29％、14.12％和 34.12％、25.88％、15.29％、24.71％。

乳腺癌分子分型各型，具有不同的临床病理特征。Luminal A 型多为早期乳腺癌，复发率较低。Luminal B 型多见于高龄乳腺癌患者，组织学分级较 A 型高；导管癌中 50％～67％患者表现为 Luminal 型，且多数伴 Her－2 基因扩增。Her－2 过表达型原发肿瘤较大，复发转移较早，淋巴结转移较多，病理分期较晚，多病理分级高、浸润性强。Basal－like 型是目前研究最多的分子亚型，与 BRCA1 基因突变相关，病理分级较高、浸润性较强，年轻患者较多，有家族史的患者较多，预后较差，该型有独特的转移机制，较少发生淋巴结转移，但发生转移后生存期较短。研究提示，不同分子分型的乳腺癌，有其淋巴结转移、发病年龄、组织学分级等的临床病理特征。

乳腺癌分子分型与治疗反应敏感性相关，研究发现，Luminal A 型对内分泌治疗敏感，而对化疗欠敏感。Luminal B 型表达腔上皮细胞基因的同时，如 Her－2 基因扩增、过度表达，对内分泌治疗较敏感,但不如 Luminal A 型;对曲妥单抗和化疗反应性较 Luminal A 型好。

Her-2 过表达型,主要为靶向治疗,对化疗反应性较好,但预后不理想,可出现耐药现象。Basal-like 型,与 BRCA1 基因突变相关,化疗方案应包含紫杉醇类或蒽环类,多采取联合化疗的方案。研究表明,Her-2 过表达的患者,内分泌治疗反应率可以从 84%降至 20%,Her-2 过表达会明显抑制 ERα、PR 的表达。

乳腺癌分子分型与预后:Luminal A 型预后最好,Luminal B 型表达腔上皮基因的同时 Her-2 也过度表达,一般预后较 Luminal A 型差;Basal-like 型一般对化疗有较好的反应性,但预后一般较差。研究提示,LuminalA 型、Luminal B 型、Her-2 过表达型、Basal-like 型的 5 年存活率分别为 81.9%、72.8%、67.1%、62.4%;美国有人报道为 87.1%、84.2%、52.2%、75.3%。

研究显示,乳腺癌的基底细胞表型特性,是除肿瘤大小外最重要的独立预后预测因子,无论有无淋巴结转移,患者无病生存率/总生存率均降低;Her-2 过表达型的预后常较 Basal-like 型更差。

乳腺癌分子亚型对淋巴结转移、AJCC 分期有独立预测作用,Luminal A 型预后最好,Her-2 过表达型、Basal-like 型预后较差。

乳腺癌分子分型能为临床乳腺癌的放化疗、内分泌治疗、靶向治疗、临床诊治、预后评估提供一定依据;ERα 阳性和/或 PR 阳性者可选择内分泌治疗,Her-2 过表达型可选抗 Her-2 治疗;内分泌治疗、靶向治疗对 Basal-like 型常无效,此型对化疗有较高敏感性,但预后较差,要寻找新的治疗靶点。

近年来,乳腺癌分子分型从提出到发展,取得了一定成效,补充了乳腺癌临床病理学分类,可帮助预测乳腺癌复发、转移危险度、生物学特性、治疗敏感性,还能评估预后,为临床治疗的个体化、评估预后方面提供一个新启示,以分子分型来指导乳腺癌的临床个体化治疗和预后评估有良好的研究基础及应用前景。

由于中国人遗传、分型方法、研究背景的与西方人不同,目前中国乳腺癌分子分型并不完善、仍需研究分子分型定义、标准,研究某些亚型间的交叉性,部分乳腺癌仍然不能分型;免疫组织化学法分型不能完全代替基因芯片分型;要区分 Basal-like 型乳腺癌、三阴性乳腺癌;乳腺癌化疗仍缺乏有效指标,还要进一步研究。据研究,乳腺癌分子标志大致可分为如下几类:

——癌蛋白和抑癌蛋白:如 Her-1/2、c-Myc、Ras、p53、MUC-1 等。

——增殖与凋亡相关标志物:Ki-67、p27、Bcl-2、CyclinD1 等。

——侵袭和转移相关的因子 :VEGF、CD44、nm23 等。

——激素受体:ERα、PR 等。

——特异性蛋白:端粒酶等。

一、概述

随着分子生物学与检测技术的不断发展,乳腺癌分子标志物、分子分型愈来愈受重视,已应用于乳腺癌的诊断、治疗、预后分析。目前国内临床上乳腺癌的分子分型主要依据免疫组化结果确定,随着基因芯片技术不断发展,相信会有更合理的乳腺癌分子分型。

乳腺是性激素的靶器官,正常情况下乳腺组织有 ERα、PR 表达,为乳腺癌的标志物。乳腺癌时 ERα、PR 表达常会改变;如乳腺癌仍表达 ERα、PR,该乳腺癌能受内分泌激素调节,可采用内分泌治疗,其预后常好于 ERα、PR 阴性的乳腺癌。ERα、PR 的表达水平,为乳腺癌治疗选择、乳腺癌复发风险度评估的标志物。

Her-2 是 185 kD 的蛋白,20%乳腺癌细胞过表达 Her-2,是乳腺癌的风险评估标志物,乳腺癌 Her-2 过表达,常有中高度复发、转移风险。

二、乳腺癌的分子分型

1. 乳腺癌的分子分型

2000 年有人根据乳腺细胞表型及 ERα、PR、Her－2、Ki－67 表达等，首次提出乳腺癌分子分型，使乳腺癌的分型由以形态学为基础，转向以分子特征为基础；分子分型主要包括导管腔上皮细胞型即 Luminal A/B 型、基底细胞型即 Basal－like 型、Her－2 过表达型。（表 9－2）

表 9－1 分子分型与一组乳腺癌患者临床病理特征关系(%)

临床病理特征	LuminalA 型	LuminalB 型	Her－2 过表达型	Basal－like 型	合计
年龄组距(岁)	29～75	30～74	30～77	31～76	
平均年龄(岁)	52.3	54.4	55.1	54.2	54.0
月经情况(%)					
已绝经	35.8	31.3	54.8	45.5	39.4
未绝经	64.2	69.7	45.2	54.5	60.6
原发肿瘤大小(%)					
T1	65.1	54.5	45.2	30.3	54.7
T2	30.2	42.4	25.8	45.5	34.0
T3～T4	4.7	3.1	29.0	24.0	11.3
淋巴结转移(%)					
0 枚	64.2	57.6	48.4	36.4	56.2
1～3 枚	8.5	15.2	25.8	24.2	14.6
4～9 枚	26.4	27.2	12.9	27.3	24.8
>10 枚	0.9	0	12.9	11.1	4.4
组织学分级(%)					
Ⅰ 级	31.2	9.1	3.2	6.1	19.2
Ⅱ 级	57.5	75.8	67.7	54.5	61.6
Ⅲ 级	11.3	15.1	29.1	39.4	29.2
国外 2928 例	63.8%	8.4%	11.9%~23.2%	15.9%~20.9%	
国内 527 例	44.5%～70%	8.0%~15.4%	14.9%	17.6%	

2. Luminal A 型

Luminal A 型乳腺癌细胞的基因表达谱，与乳腺导管腔上皮细胞的基因表达谱相似，可能起源于导管腔上皮细胞；免疫组织化学检测时，常 ERα 阳性和(或)PR 阳性且 Her－2 阴性，Ki－67 低表达(Ki－67 指数<14%)。

Luminal A 型乳腺癌确诊时，早期患者较多，病理Ⅰ级占 20.4%～31.1%，Ⅱ 级约占 57.5%，是乳腺癌最常见的型，占乳腺癌的 63.8%；年龄常偏大，>35 岁者占 91.7%(平均年龄52.3 岁)；绝经后女性占 35.8%。

Luminal A 型乳腺癌是预后最好的亚型，没有淋巴结转移的占 64.2%；常有导管腔上皮细胞基因表达谱，常表达 X－Box 结合蛋白(XBP1)、雌激素调节蛋白(LIV－1)、CK 8/18、FOXA1(阳性表达率 84%，高水平表达者预后较好)、肝细胞核因子 HNF3A、GATA3、转录终止因子 TTF3、ERα、信号肽 CUB 域 EGF 样蛋白(SCUBE2)、雄激素受体(AR)等。

p53 基因突变率很低(13%)，与 Her－2 表达水平一致。乙酰辅酶 A 酰基转移酶 ACAA1、Survivin、酰基辅酶 A 氧化酶(ACOX1)、分裂检控点同源蛋白(CHEK2)表达水平降低，与预后相关。

Luminal A 型乳腺癌，大多对雌激素有增殖反应，内分泌治疗常比化疗能获益更多，一般推荐单用内分泌治疗，有效率达40%（与 ERα 表达水平正相关）。Ki-67 指数较低时，对化疗敏感性不如 Luminal B 型，一般不应用化疗，对新辅助化疗常不敏感；对腋窝淋巴结转移超过 3 个或存在其他高危因素者（如 ERα 或 PR 低表达、病理组织学分级为 3 级、原发肿瘤长径＞5.0cm，基因检测 RS 评分偏高者）可能需要联合化疗。Her-2 表达阴性，一般不适合抗 Her-2 靶向治疗。

如 Luminal A 型乳腺癌较大、淋巴结阳性，可进行新辅助化疗；有人对 182 例乳腺癌进行 4 个周期紫杉醇＋蒽环类的新辅助化疗，结果发现，Luminal A 型临床缓解率、病理完全缓解率为 25.9%、10.3%（疗效较差），而 Luminal B 型、Basal-like 型、Her-2 过表达型分别为 62.5%、25.0%；48.1%、37.0%；60.0%、40.0%。

3. Luminal B 型

——Luminal B 型乳腺癌细胞的基因表达谱，与乳腺导管腔上皮细胞的基因表达谱相似。Luminal B 型乳腺癌免疫组织化学检测，常有 2 种情况：

一是 Luminal B(Her-2 过表达，比例较高)：ERα 和（或）PR 阳性，Ki-67 指数＞14%（德国为 Ki-67 指数≥10%）；p53 基因突变率较高，且与 Her-2 表达水平一致；Her-2 过表达时，能使 Luminal B 型乳腺癌细胞在不含雌激素的环境中增殖。一般给予细胞毒化疗＋内分泌治疗＋抗 Her-2 治疗。

二是 Luminal B 型（Her-2 阴性，比例较低）：ERα 和（或）PR 阳性，Ki-67 指数≥14%，一般给予内分泌治疗 ± 细胞毒化疗。目前有人对按 Ki-67 指数划分 Luminal 亚型，尚在研究 Ki-67 指数的界点。有人研究 3652 例乳腺癌样本，其中 Luminal A 型 Ki-67 指数为 17 %，Luminal B 型为 29%；Her-2 过表达型为 40%，Basal-like 型为 50%；认为 Luminal B 型 Ki-67 指数＞18%，与其无病生存率、总生存率相对较低相关。如不能检查 Ki-67 表达，可用病理分级代替。

Luminal B 型乳腺癌确诊时，病理分期常较早，Ⅱ 级占 75.8%，恶性程度常相对较低；占乳腺癌的 8.4%；多见于高龄乳腺癌患者，平均年龄 54.4 岁。

——2011 年一些指南认为，如淋巴结阳性、或淋巴结阴性但原发肿瘤＞1 cm，可进行辅助内分泌治疗、化疗、分子靶向治疗（Ⅰ类证据）。对淋巴结阴性、原发肿瘤 0.6～1 cm、病理组织学分级 2 或 3 级、有不良预后因素的乳腺癌患者，应进行辅助内分泌治疗 ± 化疗（Ⅰ类证据）± 分子靶向治疗（Ⅲ 类证据）。而对原发肿瘤≤0.5 cm、组织学分级Ⅰ级、无不良预后因素的患者，如淋巴结阴性，不需进行辅助内分泌治疗；如腋窝淋巴结转移灶≤0.2cm，则需单纯辅助内分泌治疗。

——Luminal B 型乳腺癌常对化疗相对不敏感，但目前常不能免去细胞毒化疗；对 Luminal B 型 Her-2 过表达者，可给予全身化疗、内分泌治疗、分子靶向治疗；化疗常用紫杉醇或蒽环类；化疗方案的选择可能取决于 ERα 表达水平、危险度、患者意愿。

——一般 Luminal B 型给予内分泌治疗时，他莫昔芬较有效，一般比对 Luminal A 型差，但也并非对他莫昔芬耐药；可加或不加细胞毒药物化疗，在 Luminal B 型 Ki-67 指数较高时，可加化疗；Luminal B 型应用阿那曲唑后，常可提高疗效，有效率可达 88%；Luminal B 型在乳腺癌中预后不是最差，没有淋巴结转移的占 57.6%，但有早期复发风险。

Luminal A 型、B 型的基因表达谱、体细胞突变/DNA 甲基化水平差异较大；Luminal B 型常相对高水平表达一些增殖相关蛋白，如 γ 谷氨酰水解酶(GGH)、溶酶体跨膜蛋白 4α、Cyclin E1、鲨烯环氧酶、Her-2、生长因子受体结合蛋白 GRB7、雌激素诱导蛋白 GATA 结合蛋白 3、XBP1。

Her-2 过表达型与 Luminal B(Her-2 过表达) 型的基因表达谱较相似，但后者浸润性较低，瘤体较小，T1、T2 型分别占 54.5%、42.4%；Luminal B 型激素受体表达水平较高时，无淋巴结转移者占 57.6%，分化程度以高中分化为主，恶性程度较低。

4. Her－2 过表达型

——Her－2 过表达型乳腺癌细胞，有基底细胞样基因表达谱，包括 Her－2 基因扩增、生长因子受体结合蛋白 GRB7/T_3受体辅助蛋白 TRAP100 等过表达；导管腔上皮细胞相关基因表达核苷酸还原酶 M2 肽、裂殖酵母 RAD5 同源蛋白等水平下调，乳腺癌恶性程度较 Luminal 型高，Ⅲ 级较多，复发转移较早，淋巴结转移＞10 枚占 12.9％，5 年无病生存、总生存率较差。

Her－2 过表达型乳腺癌免疫组化检测时，常 ERα/PR 阴性，Her－2 过表达，Ki－67 指数较高（40％）。Her－2 阳性标准，一般是免疫组化检测（＋＋＋）或荧光原位杂交法（FISH）检测 Her－2 基因扩增阳性。p53 基因突变率为 40％～86％。

——Her－2 过表达型乳腺癌，占全部乳腺癌的 11.9％～23.2％，Her－2 基因突变率较高；平均年龄为 55.1 岁；常为晚期患者，分化较差，病理分期较晚，病理组织分型 Ⅲ 级占 29.1％～34.3％；肿瘤常较 Luminal A 型大，确诊时＞5 cm 者约占 15.5％；淋巴结转移阳性者较多，约占 51.2％；其远处转移率高于 Luminal A 型；DFS、DDFS、OS 均差于 Luminal A 型；浸润性导管癌一般较常见。

——Her－2 过表达型乳腺癌，一般抗 Her－2 治疗＋化疗是首选的一线方案；常给予蒽环类＋曲妥珠单抗、紫杉醇类序贯曲妥珠单抗治疗。Her－2 过表达，常预示对环磷酰胺、甲氨蝶呤、5－氟尿嘧啶（CMF 方案）抵抗；但对蒽环类较敏感。非常低危（pT1a、淋巴结阴性）的乳腺癌患者，可不加用全身化疗。对应用蒽环类药物失败的乳腺癌患者，可给予曲妥珠单抗＋紫杉醇类。对紫杉醇类治疗失败者，可选曲妥珠单抗＋卡培他滨、吉西他滨或长春瑞滨等。对应用曲妥珠单抗＋化疗后出现进展者，可选曲妥珠单抗＋其他化疗药物，或拉帕替尼＋卡培他滨，也可应用曲妥珠单抗＋拉帕替尼（有协同效应，不交叉耐药）。

——Her－2 是预后指标，又是靶向药物指标，对曲妥珠单抗、帕妥珠单抗较敏感；Her－2 过表达、淋巴结阳性的术后辅助靶向治疗时，可应用曲妥珠单抗，可降低复发率，减少死亡率；单用的有效率达 15％～24％，治疗的头两年效果常较好，能改善本型患者的预后。姜黄素是 Her－2 抑制剂，姜黄素＋紫杉醇的疗效，与曲妥珠单抗＋紫杉醇类似。对 Her－2 过表达型，吉非替尼或曲妥珠单抗与多西他赛联用较有效。依维莫司抑制 mTOR，能增加 Her－2 过表达型对曲妥珠单抗的敏感性。

——因 Her－2 过表达型 ERα、PR 均阴性，对内分泌治疗几乎无反应。在治疗前 ECD（Her－2 的胞外结构域）血水平较高的乳腺癌患者，较易对内分泌治疗耐药，OS 一般较低。

5. Basal－like 型

——Basal－like 型（基底细胞样型，BL 型）乳腺癌（BLBC），有基底细胞样基因表达谱，可能起源于基底细胞；85％有 p53、BRCA1 基因突变，60％高水平表达 EGFR；$CD133^+$ 细胞占 69.2％，$ALDH1^+$ $CD44^+$ $CD24^-$细胞明显增加，提示乳腺癌干细胞较多。

——Basal－like 型乳腺癌免疫组化检测时，主要为 ERα 阴性、PR 阴性及可伴 Her－2 过表达；50％～85％三阴性乳腺癌为 Basal－like 型（但 Basal－like 型依据细胞基因表达谱鉴定，三阴性乳腺癌用免疫组化鉴别）；三阴性乳腺癌还包括一些特殊组织学类型，如低危髓样癌、腺样囊性癌。

有人提出 Basal－like 型的诊断标准是，ERα/PR 阴性，CK5/6/14/17 等至少 1 种阳性，CK5/6 阳性较重要，60％伴 EGFR 高水平表达；常表达玻连蛋白、膜联蛋白 8、CX3CL1、三联基元蛋白（TRIM29）、c－Kit、FOXC1、P－钙黏素、脂肪酸结合蛋白、Cyclin D1、小窝蛋白（CAV1）、层连蛋白 11、MDR、LRP5/6、突变 p53、VEGF 等；常不表达导管腔上皮细胞标志物。

——Basal－like 型乳腺癌发病年龄平均为 54.2 岁，多见于女性；7.1％有乳腺癌家族史者，在乳腺癌中占 15.9％～20.9％；病理上多为分化程度较低的浸润性导管癌、化生性癌，肿瘤中心常有瘢痕样纤维化、地图样肿瘤坏死、推挤样浸润边缘等，病理组织分级 Ⅲ 级占 39.4%。

——Basal－like 型乳腺癌化疗疗效较好，可用含铂类、紫杉醇、蒽环类的方案；其 BRCA1 基因突变者对含铂类的化疗较敏感；顺铂单药 4 个疗程治疗本型的 pCR 达 22%；含紫杉醇、含蒽环类的新辅助化疗方案的 pCR 均为 45%，明显高于治疗 Luminal 型的 6%；阿霉素＋环磷酰胺新辅助化疗的有效率、pCR 率较高；其 Caveolin1 过表达者对新型紫杉醇 ABI－007 常较有效，对紫杉醇类常不敏感。多西他赛＋顺铂对转移性三阴乳腺癌的疗效较好。

Basal－like 型乳腺癌，给予内分泌治疗常无效。Basal－like 型乳腺癌，可能要寻找新的分子治疗靶点，如 EGFR、c－Met、Bcr /Abl、Src；三阴性乳腺癌常高水平表达 EGFR，目前正在尝试靶向给予爱必妥、拉帕替尼等。达沙替尼可抑制 Bcr/Abl、Src 等蛋白激酶，初步显示有效。化疗＋贝伐单抗治疗，虽能提高客观缓解率，但总生存率未见提高，要继续研究。

——Basal－like 型预后较其他型差，较易发生肺(13.4%)、脑的远处转移，＞10 枚淋巴结转移占 11.1%，无病生存期、总体生存期较其他型短。有人对 1280 例乳腺癌患者(平均发病年龄 49.9 岁)随访 7.9 年显示，Basal－like 型远处转移率为 25.0%，Luminal 型为 11.7%、Her－2 过表达型为 27.9%；basal－like 型/Her－2 过表达型/Luminal A 型/Luminal B 型的平均生存期分别为 63.3/64.4/73.4/77.6 个月；Basal－like 型、Her－2 过表达型、Luminal A 型 5 年无病生存率分别为 72.2%、68.2%、86.2%，5 年总生存率分别为 88.6%、83.8%、95.8%。Basal－like 型保乳术后患者乳腺癌复发率，常高于其他型；远处转移率高于 Luminal A 型，DFS、DDFS、OS 均差于 Luminal A 型；Basal－like 型是乳腺癌较重要的独立预后因素。

6. Normal Breast－like 型

Normal Breast－like 型(正常乳腺细胞样型，NBL 型)常有正常乳腺细胞、乳腺脂肪细胞样基因表达谱，可能起源于乳腺细胞：ERα 、PR、Her－2、CK5/6/14、EGFR 常都阴性，导管腔上皮细胞相关基因表达水平较低；80%属 Basal－like 型，但两者并不完全相同；其免疫表型主要为 ERα、PR、Her－2 三阴性，常表达 PI3K、醛酮还原酶(AKR1C1)、脂肪酸结合蛋白(FABP4)、过氧化物酶体增殖物激活受体等，Claudin 一般低水平表达。

Normal Breast－like 型的新亚型是 Claudin 低表达型(间质细胞型乳腺癌、Claudin－low)，与 Basal－like 型相似，基因特征为导管腔上皮细胞黏附蛋白(Claudin 3、4、7 和 E－cad)低水平表达，Luminal 细胞表面分化标志物(EpCAM、MUC1)、上皮细胞-间质细胞转化标志物、乳腺癌干细胞特征的肿瘤标志物(CD44、ALDH1)高水平表达；细胞类似于导管腔上皮细胞转化的间质细胞，有干细胞特点；临床上本型较少见，其预后比 Luminal A 型差，但与 Luminal B 型、Her－2 过表达型、Basal－like 型相似。

Normal Breast－like 型乳腺癌约占全部乳腺癌的 10%～14%；化疗效果常较差；本型常分布于其他 4 型乳腺癌中，在 Basal－like 型中所占比例较大。

7. Luminal C 型

——Luminal C 型乳腺癌细胞，有乳腺导管腔上皮细胞样的基因表达谱；免疫组织化学检测时，其免疫表型主要为 ERα、PR、Her－2 均为阳性，又称三阳性乳腺癌；占全部乳腺癌的 6.2%；也表达一些非 Luminal 型的蛋白，有些特征与 Basal－like 型、Her－2 过表达型相似。

——Luminal C 型乳腺癌的 ERα、PR、Her－2 均为阳性表达，可接受内分泌治疗、抗 Her－2 靶向治疗。三阳性乳腺癌易对他莫昔芬耐药，目前正在研究芳香化酶抑制剂＋抗 Her－2 的治疗方法。对进展迅速的晚期三阳性乳腺癌，尤其是出现内脏转移者，化疗＋抗 Her－2 治疗是首选的治疗方案。

——Luminal C 型乳腺癌预后很差，较易出现腋窝淋巴结转移，是乳腺癌腋窝淋巴结转移的独立危险因子。

国内有人研究 434 例浸润性乳腺癌，其中三阳性乳腺癌占 12.9%，年龄较小，组织学分级较高，淋巴管浸润率、淋巴结转移率较高；与 Luminal B 型乳腺癌患者比差异无统计学意义。三阳性乳腺癌较易发生淋巴结转移，可能与 PI3K 易发生突变、活化、促进表达 ERα、PR、Her-2 等相关；可同时出现 2 个以上部位转移，无病生存期、总生存期常低于 Luminal A 型，预后可能是 Luminal 型乳腺癌中最差的，内分泌治疗常难以改善患者预后。三阳性乳腺癌患者的总生存期与 Her-2 过表达型的差异，常无统计学意义。

Her-2 过表达型、三阳性乳腺癌，均属于 Her-2 阳性型，两种类型的放化疗结果常无明显差异；与 Her-2 过表达型比，三阳性乳腺癌患者采用内分泌治疗较多。国内研究发现，Luminal A 型、Luminal B 型、三阳性乳腺癌患者，内分泌治疗、化疗、放疗的疗效常无明显差异。三阳性乳腺癌的 DFS 和 OS 明显低于 Luminal A 型，其与 Luminal B 型相比差异常无显著性。

三阳性乳腺癌患者常可从内分泌治疗中获益；但有研究结果显示，较难通过内分泌治疗明显改善预后；一些共识推荐联合使用针对 ERα/PR 的内分泌治疗、抗 Her-2 的曲妥珠单抗、针对胸苷磷酸化酶的希罗达等。

8. 70 基因预后分型

为了寻找较准确预测乳腺癌远处转移的指标，有人利用 DNA 芯片检测腋窝淋巴结阴性、年轻乳腺癌患者肿瘤细胞的 70 个基因表达谱，能较准确地判断预后；判断预后较差的患者，发生远处转移的风险常是预后较好者的 28 倍，预后较差的患者不必辅助治疗。此预后分型可减少淋巴结阴性、年轻乳腺癌患者接受不必要的辅助治疗。

9. 21 基因复发分数(RS)分型

可给予远处复发的量化指标，由 16 个肿瘤相关基因、5 个参考基因的表达水平，计算出 21 基因复发分数(RS)，再将乳腺癌患者分组：RS<18 为低复发风险组(51%)，RS18～30 为中复发风险组(22%)，RS>31 为高复发风险组(27%)；高、中、低的复发风险组 10 年远处复发率，分别是 30.5%、14.3%、6.8%($P<0.001$)。在预测预后方面，RS 优于年龄、肿瘤大小($P<0.001$)，RS 可作为预测经他莫昔芬治疗后的淋巴结阴性、ERα 阳性患者远处复发的量化指标，可用于对早期 ERα 阳性乳腺癌危险分层。

10. CSR 分型

有人在乳腺癌检测血清反应核心基因群(CSR)表达谱，将患者分为 CSR 激活表达组、CSR 静止表达组，前者较后者预后差，多因素分析显示，该分型是一个独立的远处转移、预后的预测因子。

11. 两基因表达分型

有人应用 TAM 单药治疗乳腺癌患者，研究时发现，在淋巴结阳性的乳腺癌患者中，HXOB13、IL-17 βR 基因表达水平的比值，与预后无关；而在淋巴结阴性的患者中，该比值升高，提示预后较差。

12. 分子大汗腺型乳腺癌

以高表达雄激素受体(AR)为主，ERα 阳性，不同于 Basal-like 型、Luminal 型乳腺癌，与 Her-2 过表达型相似，大部分有 Her-2 信号通路活化；该型预后比 Luminal A 型差；研究表明，在 663 例乳腺癌中，本型乳腺癌患者生存率较低，5 年复发率较高，常存在高侵袭性。此外还有肺转移相关基因分型、缺氧反应信号分型、癌基因信号通路分型、侵袭性基因信号通路分型等。由于目前的分子分型还不完善,分型方法也不完全一致,有约10%乳腺癌尚不能分子分型。

三、三阴性乳腺癌

三阴性乳腺癌(TNBC)是ERα、PR、Her-2均阴性表达的乳腺癌;有人分析54篇相关文献,结果发现,50.0%~85.0%三阴性乳腺癌是Bassal-like型,三阴性乳腺癌病理组织分级,与Bassal-like型同样较差,恶性程度较高,预后较差,较易抵抗治疗。

1. 概念

三阴性乳腺癌(TNBC)、Basal-like型乳腺癌大部分重叠,但两者并不完全相同。有人分析1601例乳腺癌患者,其中三阴性乳腺癌患者180例,发现三阴性乳腺癌患者比非三阴性者死亡率更高(42.2%:28.0%),中位生存期更短(4.2年:6.0年)。三阴性乳腺癌常不能从内分泌治疗、曲妥珠单抗治疗中获益。研究显示,一小部分三阴性乳腺癌患者通过术前新辅助化疗,可达到完全的病理缓解、能很好进行手术;但大多数三阴性乳腺癌没能从中受益。

有人通过基因表达谱分析,将三阴性乳腺癌进一步分为6个亚型,即基底样1型(高表达细胞增殖和DNA损伤反应相关基因)、基底样2型(高表达与生长因子、糖酵解、糖异生相关的基因)、免疫调节型(高表达免疫反应相关基因)、间三叶肽质型、间质干细胞样型、管腔AR型。

基底样1型、基底样2型、免疫调节型、间三叶肽质型、间质干细胞样型,均有上皮细胞-间质细胞转化细胞特征或干细胞特征,后者常低表达增殖相关蛋白、细胞紧密连接蛋白,与Claudin低表达型较相似,且高表达生长因子信号通路相关蛋白;管腔AR型的ERα阴性,但高水平表达AR及其下游靶蛋白、共激活因子,提示管腔AR型的发病机制,与之前提到的分子大汗腺型相似。6种三阴性乳腺癌的预后各不相同,以基底样1型为最好。

2. 三阴性乳腺癌诊断

(1)临床特点

三阴性乳腺癌占全部乳腺癌的10.0%~17.0%,常见于较为年轻的、<50岁、绝经、携带BRCA1突变基因的妇女。韩国三阴性乳腺癌占14.7%,日本三阴性乳腺癌占15.0%。

三阴性乳腺癌以侵袭性临床表现为特征,与其他类型比有较差的总生存率、无病生存期;由于常没有内分泌治疗、靶向Her-2治疗的机会,因此只能以化疗为主,预后较Luminal型乳腺癌差。

目前还在研究三阴性乳腺癌的生物学特点、最佳治疗策略。与非三阴性乳腺癌比,三阴性乳腺癌肺、肝、脑转移率较高,骨转移率其次;MRI检查显示其97.0%为肿块型,常表现恶性增殖。

(2)组织病理学特点

三阴性乳腺癌肿瘤直径常较大、常有肿瘤中央坏死。病理学类型主要为高级别的浸润性导管癌、基底细胞化生性癌,常低分化,组织学分级、有丝分裂计数、核级别常较高;肿瘤细胞常呈合体细胞样,可见巨核、奇异形核;核分裂象多见,常>20个/10个高倍视野(HPF)。瘤细胞常排列成片状、巢状,缺乏腺管样结构,中央常呈纤维化瘢痕。肿瘤与周围组织分界较清楚,有推挤性边缘,边缘及肿瘤内有不同程度淋巴细胞浸润;常伴缎带样肿瘤结构、地图样坏死。对其与Basal-like型乳腺癌的鉴别,最有效的方法是基因芯片技术,但不能常规应用,一般常用免疫组化技术鉴别。

(3)分子生物学特性

有人报道,71.0%三阴性乳腺癌至少表达1种Basal-like型乳腺癌标志物,如基底细胞角蛋白(CK5/6/7/14/17)、EGFR;EGFR在57%Basal-like型乳腺癌中表达,在8.0%非Basal-like型乳腺癌中表达;EGFR高水平表达细胞的增殖较快,BRCA1(1/2)、p53的基因常突变。三阴性乳腺癌细胞基因组常不稳定,有LOH、ATM基因缺失等,Aurora激酶B、胆碱激酶(CHK1)、IGF

-1R、RhoC 等常过表达。

(4)相关分子标志物

三阴性乳腺癌相关的标志物，主要包括基底细胞角蛋白(如 CK5/6/7/14/17)、基底细胞相关蛋白(如 p63、Calponin、α-SMA、S-100、CD10)、细胞移动和黏附相关分子(如 P-钙粘素、MMP-14、层连蛋白 5)、肿瘤抑制蛋白(如突变型 p53、神经生长因子受体)、酪氨酸激酶受体(如 c-Met、EGFR、c-Kit)、干细胞相关蛋白(如 Nestin)、膜转换蛋白、VEGFR、小窝蛋白 1 等。

3. *治疗*

(1)化疗

——常规药物与常规方案：有人研究 1118 例早期乳腺癌的新辅助化疗，发现其中三阴性乳腺癌组 pCR 率较高，术前化疗达到 pCR 者，常有较高的生存率；但总体生存率低于非三阴性乳腺癌组。

研究显示，三阴性乳腺癌患者接受 CMF 辅助化疗组的 5 年 DFS，高于 CEF 辅助化疗组(71.0%：51.0%)。有人发现，腋淋巴结阳性的三阴性乳腺癌患者接受 6 个周期含多西他赛的 TAC 方案治疗，3 年 DFS 达 73.5%(较获益)，而 6 个周期 CAF 方案为 60.0%。三阴性乳腺癌常伴双链 DNA 断裂不能修复，可能对破坏 DNA 的铂类较敏感。

——新型化疗药物：给予纳米白蛋白结合型紫杉醇(ABI-007)，能增加乳腺癌细胞的药物摄入，能抑制表达小窝蛋白 1，可抑制三阴性乳腺癌细胞增殖，提高疗效。与卡培他滨单药比，新型微管稳定剂伊沙匹隆＋卡培他滨，治疗对蒽环类、紫杉类耐药的三阴性乳腺癌患者，能提高患者的 PFS(4.1 个月：2.1 个月)、总体反应率(27.0%：9.0%)。在新辅助化疗中，一组三阴性乳腺癌患者经伊沙匹隆治疗后，pCR 率达 26.0%。

——大剂量化疗：有人发现，与 5 周期 FEC 方案比，4 周期 FEC 方案序贯 1 个周期大剂量 HDC 方案(环磷酰胺＋噻替哌＋卡铂)治疗 Her-2 阴性乳腺癌较获益；而治疗 Her-2 阳性乳腺癌获益较少。

将常规的新辅助 FE100C 方案，改为 E70C 加 5-FU(d1～d5)，则 pCR 率可从 13.0%提高到 47.0%。有人研究腋淋巴结转移多于 9 个的乳腺癌患者，结果提示，年轻的病理组织学 3 级的三阴性乳腺癌患者，从大剂量的化疗方案中获益较多，5 年 EFS 从 26.0%提高到 71.0%。

——序贯化疗：有人发现，与 6 周期 FEC 方案比，3 周期 FEC 方案序贯 3 周期多西他赛，对三阴性乳腺癌的无远处转移生存率为 78.4%，总体生存率为 90.7%，明显较高。三阴性乳腺癌在 4 周期的标准 AC 治疗的基础上，序贯 4 周期的紫杉醇，能使治疗获益。

——耐药机制：手术后给予标准剂量以蒽环类为主的化疗方案，常耐药，常不能改善三阴性乳腺癌预后，可能与 EGFR、c-Kit、c-Met、突变 p53、热休克蛋白 90 等过表达相关，它们能激活 ERK 通路，可导致 AC 方案或 AC 方案序贯紫杉醇耐药。

三阴性乳腺癌 p63、p73 高水平表达，常与对铂类化疗敏感相关；三阴性乳腺癌 E-钙黏素高水平表达，常与对长春瑞滨较敏感相关；三阴性乳腺癌雄激素受体高水平表达，常与对 5-FU、MTX 敏感相关。

(2)放疗

BRCA1 功能缺失性突变后，可导致 S 期检测点异常、G2 期-M 期转换加快，可导致乳腺癌细胞对放疗敏感。有人对 100 例接受保乳手术＋放疗的三阴性乳腺癌患者随访 7 年，50 例乳腺癌复发，10 例淋巴结复发，68 例远处转移，62 例死亡；与其他型乳腺癌比，三阴性乳腺癌患者总生存率较差(75.0%：67.0%)，无远处转移生存率较低(75.0%：61.0%)，但其局部控制率和其他类型没有差别，表明放疗对局部控制有一定作用。

(3)靶向治疗

三阴性乳腺癌(TNBC)内分泌治疗、曲妥珠单抗治疗常无效。有人 Meta 分析三阴性乳腺癌患者分子靶向治疗研究现状,纳入符合分析标准的文献 49 篇;结果发现,已确定了几个潜在靶点:EGFR 过度表达是三阴性乳腺癌特征之一,EGFR 下调 PTEN 表达水平,是预后差的重要因素。高水平 c-Met 与三阴性乳腺癌的发生和进展相关。三阴性乳腺癌中 c-Src 表达增加;多数有 BRCA1 基因突变,缺乏 PARP1 时,可导致 DNA 双链损伤。还有 Notch、VEGF、IGF-1、ADAM17、c-Kit、CK5/6、P-钙黏素、突变 p53、热休克蛋白 90、雄激素受体、PI3K/mTOR、硫酸软骨素黏蛋白 4(CSPG4)、生长素等异常。

与乳腺癌其他亚型不同,目前三阴性乳腺癌还缺少有效的靶向治疗;化疗是其主要治疗方法,但仅约 20%对化疗敏感;预后较差可能与肿瘤的侵袭性、缺乏有效的治疗特别是靶向治疗相关。将来新靶点的出现,有可能改变目前对三阴性乳腺癌的治疗策略。目前临床研究已确定了几个靶点,如 EGFR、c-Src、c-Met、PPAR-1/2 等,部分三阴性乳腺癌可能有望通过靶向治疗而获益。

——HGF/c-Met 信号通路靶向治疗三阴性乳腺癌:

肝细胞生长因子(HGF)是 c-Met 的配体。HGF/c-Met 信号通路活化后,能诱导细胞存活、增殖、迁移、血管新生。c-Met 基因突变、基因扩增、c-Met 相关转录因子水平升高、染色体重排、HGF 的自分泌/旁分泌增加,都能活化 HGF/c-Met 信号通路中的 PI3K、Ras、c-Src,能使乳腺导管腔干细胞获得乳腺癌干细胞性质,可抑制乳腺导管腔干细胞成熟分化,促使乳腺导管腔干细胞向乳腺癌干细胞分化。

有人分析 971 例早期乳腺癌时发现,与 c-Met 基因无扩增的患者比,激素受体阴性、c-Met 基因扩增的患者 5 年无复发生存率较低(76.4%:85.4%,$P=0.034$),c-Met 基因扩增的三阴性乳腺癌的预后不良。虽然三阴性乳腺癌患者 Her-2 为阴性,但 EGFR 表达水平较高;HGF/c-Met 信号通路与 EGFR 信号通路常发生信号交流。

c-Met 基因扩增与 EGFR TKIs 治疗三阴性乳腺癌时耐药相关;可通过抑制 c-Met 表达,而恢复对 EGFR TKIs 的敏感性。乙酰葡糖胺转移酶 LFNG 表达水平下调时,能诱导表达 Notch,可促进乳腺癌细胞增殖。c-Met 抑制剂、Notch 抑制剂联用时,EGFR TKIs 的作用可增强。

抑制 HGF/c-Met 信号通路的方法有——

抗 HGF 单抗:TAK701 是人源化 IgG1 抗 HGF 单抗,能抑制乳腺癌细胞增殖;TAK701+吉非替尼,可克服对吉非替尼的耐药,能抑制肿瘤生长。TAK701 每次 20mg/kg、每 2 周 1 次时,有良好耐受性,且没有剂量限制性毒性;常见的不良反应为咳嗽、腹痛、疲劳、呼吸困难等。

抗 c-Met 单抗:传统的二价抗体可激活 c-Met、诱导 c-Met 二聚化活化。抗 c-Met 单抗 Onartuzumab 是人源化单价 IgG1,抑制 HGF 结合 c-Met,其单药或联合贝伐单抗用于乳腺癌患者治疗,有良好耐受性;有人已应用于治疗 197 例≥18 岁未接受治疗的女性三阴性乳腺癌,正在进一步研究中。常见不良反应包括疲劳、外周水肿、食欲下降、便秘、恶心、发热、AST 升高。Onartuzumab 治疗 c-Met 阳性的晚期非小细胞肺癌(NSCLC)疗效较一般。

选择性 c-Met TKIs:Tivantinib 是口服选择性非 ATP 竞争性 c-Met 抑制剂,能阻断 c-Met 信号通路、诱导乳腺癌细胞发生 Caspase 依赖性凋亡,抑制肿瘤血管新生,抗肿瘤,可治疗 c-Met 基因扩增的肿瘤。

非选择性 c-Met TKIs:Foretinib 是口服 ATP 竞争性 c-Met、VEGFR、Tie2 的 TKIs,目前正在对三阴性乳腺癌患者 Ⅱ 期临床试验。目前也在期待 Cabozantinib 治疗三阴性乳腺癌的结果。

c-Met mRNA 表达抑制剂:miR-340 是微小 RNA,能通过其 3′-UTR 结合 c-Met mRNA、引发其降解。乳腺癌中 miR-340 表达水平降低,与乳腺癌淋巴结转移、高分级、低生存等相关;miR-340 作为一个新的标志物,有待进一步研究。

——靶向 EGFR：EGFR 在三阴性乳腺癌中过度表达率达 60%～70%，比其他亚型的表达率偏高，EGFR 磷酸化水平更高，30%有 PTEN 下调，PI3K 信号通路活化；但是在三阴性乳腺癌中 EGFR 基因突变率不高。

西妥昔单抗＋卡铂的有效率为 17.0%，临床获益(CR＋PR＋SD>6 个月)率达 27.0%。吉非替尼可用于三阴性乳腺癌的靶向治疗。拉帕替尼对三阴性乳腺癌有效性尚不明确。BIBW 2992(新型口服不可逆 EGFR、Her－2 抑制剂)的转移性三阴性乳腺癌临床受益率为 14%(可能作用依赖于抑制 Her－2)。

——靶向 DNA 损伤修复机制：多聚 ADP－核糖聚合酶 PARP1 是细胞 DNA 修复关键酶；缺乏 PARP1 时，BRCA1 基因单链损伤的 DNA 在复制过程中可衍变成双链损伤；但并不是所有的三阴性乳腺癌都有 BRCA1/2 基因突变。

乳腺癌对 PARP1 抑制剂较敏感，能增强对铂类的敏感性。2009 年有人用吉西他滨/卡铂(G/C)＋ PARP1 抑制剂 BSI－201 治疗三阴性乳腺癌，结果客观缓解率、临床受益率高于 G/C 组，中位 PFS 及中位 OS 也延长，联合应用较安全，耐受良好。

PARP1/2 抑制剂 Iniparib 联合化疗的客观反应率为 52%(P＝0.02)。维利帕尼(Veliparib)为第 3 代 PARP1/2 抑制剂，其治疗转移性乳腺癌已进入Ⅱ 期临床阶段；Veliparib 联合替莫唑胺用于治疗乳腺癌即将进入 Ⅲ 期临床阶段。Veliparib 联合顺铂、卡铂、环磷酰胺的有效率分别为 34%(P＝ 0.011)、18%(P<0.0001)、35%(P＝0.0011)；尽管相关的研究结果没有达到预期的临床效果，但 PARP1/2 仍然可能是治疗三阴性乳腺癌最有潜在价值的一个治疗靶点。

——酪氨酸激酶抑制剂：有人报道，达沙替尼能抑制三阴性乳腺癌细胞的增殖、转移，其单药有效率为 9.3%。有人用舒尼替尼＋紫杉醇治疗三阴性乳腺癌较有效；达沙替尼联合顺铂有协同作用，有可能成为三阴性乳腺癌的治疗方法，但还待进一步研究。达沙替尼可抑制 c－Src，应用于三阴性乳腺癌可减少表达乙醛脱氢酶 1 的细胞数，意味着它能够杀死干细胞，能抑制制三阴性乳腺癌细胞增殖，但一些研究发现，c－Src/磷酸化 c－Src 的水平，与达沙替尼抑制增殖效果可能缺少相关性。

——血管内皮生长抑制剂：有人正在比较标准化疗方案和标准化疗＋贝伐单抗方案，用于早期三阴性乳腺癌辅助治疗的疗效。有人正在进行贝伐单抗＋紫杉醇二线治疗转移性三阴性乳腺癌。有人正在比较吉西他滨单药和吉西他滨＋VEGF Trap 方案治疗蒽环类、紫杉类失败的三阴性乳腺癌的疗效。

——其他：最近有报道，热休克蛋白 90 抑制剂 PU－H71 对三阴性乳腺癌可能有抑制作用；其他靶向药物有 PI3K 抑制剂、爱比妥、易瑞沙、特罗凯、格列卫、BMS－354825、拉帕替尼等。(表 9－2)

表 9－2 TNBC 的治疗靶点及其代表药物

作用靶点	代表药物
表皮生长因子受体(EGFR)	吉非替尼、埃罗替尼、拉帕替尼、西妥昔单抗等
血管内皮生长因子(VEGF)	贝伐珠单抗、舒尼替尼、索拉非尼、阿西替尼等
多聚 ADP－核糖聚合酶(PARP1)	奥拉帕尼、Iniparib、Veliparib 等
c－Src 激酶	达沙替尼等
PI3K/mTOR	NVP－BEZ235、LY294002 等
雄激素受体(AR)	比卡鲁胺
热休克蛋白 90(HSP90)	阿螺旋霉素
IGF－1R	BMS－754807、AG1024
硫酸软骨素黏蛋白 4(CSPG4)	CSPG4 单克隆抗体
生长素	YM155

四、Basal－like 型乳腺癌

有人研究 Basal－like 型乳腺癌的临床病理特征、诊断、免疫表型与 Ki－67、突变型 p53 表达的关系，结果发现，Basal－like 型乳腺癌 ERα、PR、Her－2 常为三阴性，标志物 CK5/6/14、EGFR、Ki－67、突变 p53 常阳性；有高侵袭性、预后不良。

文献报道，Basal－like 型大多为浸润性导管癌，也可发生特殊类型癌；常有不同程度坏死，肿瘤细胞常有细胞异型、核异型、恶性级别较高；临床缓解期、总生存期常较短，较易早期复发；常有特殊转移途径，易早期转移到脑、肝、肺（不太骨转移）；Basal－like 型治疗后 3 年内复发的占 18.75%。

Basal－like 型对他莫昔芬不敏感；其治疗手段较单一，核心药物是蒽环类；含表柔比星＋环磷酰胺的方案，可能使患者有较长的无病生存期；目前未报道 Basal－like 型乳腺癌敏感的化疗药物；Basal－like 型常有 PI3K/Akt 信号通路激活，可给 LY294002 抑制 PI3K α/δ/β、Akt、DNAPK、ATM，增加细胞对放疗的敏感性；可抑制上皮细胞-间质细胞转化；但有细胞毒性，应用受限。也可给予 LY294002＋mTOR 抑制剂西罗莫司（其衍生物有 CCI2779、RAD001、AP23573）或 MEK 抑制剂，抑制增殖，诱导凋亡。西罗莫司＋顺铂或环磷酰胺，能协同抑制 Basal－like 型乳腺癌生长。

约 58%乳腺癌组织中磷酸化 Akt 高水平表达，尤其是 Her－2 过表达的乳腺癌。Akt 的抑制剂有塞莱考昔及其衍生物 OSU03012、OSU03013，还能抑制激酶 PDK－1，促进乳腺癌细胞凋亡。OSU203012 活性较高，副作用较小，可抑制乳腺癌细胞表达 RANK、RANKL，抑制骨转移。

五、乳腺癌分子分型与远处转移

有人研究 129 例远处转移的乳腺癌患者，结果发现，内脏转移 78 例，非内脏转移 51 例；Basal－like 型常高水平表达 CXCL12、CXCR4、PTHrP、NF－κB，复发第一高峰出现最早，复发人数最多，经脊柱静脉系-腔静脉系首次转移到骨的占 34.1%，能激活破骨细胞，产生破骨作用；Luminal A 型远处转移率较低，Her－2 过表达型远处转移率较高，Luminal B 型介于它们之间。

有人报道，中国乳腺癌术后复发常呈双峰模式，术后 3 年和 9 年分别出现第一高峰、第二高峰。乳腺癌转移是非随机过程，不同分子分型的乳腺癌患者有不同的远处转移机制。乳腺癌分子分型与预后及术后远处转移的时间、部位、分布相关，是 TNM 分期法的重要补充，有助于术后随访的个体化筛查。

六、老年女性乳腺癌分子分型

有人研究 830 例老年（≥60 岁）女性乳腺癌、55 例年轻（≤40 岁）女性乳腺癌，结果发现，与年轻女性乳腺癌组比，老年女性乳腺癌组病理组织学类型、恶性程度、淋巴结转移率无统计学差异，肿瘤较大、组织学分级较低，以 Luminal A 型为主，占 29.1%～67.85%（预后较好），Luminal B 型、Basl－like 型、Her－2 过表达型分别占 17.86%～17.5%、7.14%～16.9%、7.14%；年轻女性乳腺癌组分别为 35.29%、17.65%、23.91%、17.39%；老年女性乳腺癌侵袭力较弱。

与年轻女性乳腺癌组比，老年女性乳腺癌组增殖、进展较慢，较少接受手术治疗、腋窝淋巴结清扫、放疗、化疗，肿瘤直径＞5 cm、淋巴结转移是其高危因素。两组的病理组织学类型均以浸润性非特殊癌、浸润性导管癌为主，分别占 83.33%、76.36%；浸润性非特殊癌的 3 年、5 年生存率较低。

资料显示，在病理组织学分级中，老年女性乳腺癌组 Ⅰ 级（恶性程度较低）明显多于年轻女性乳腺癌组，Ⅲ 级明显较少于年轻女性乳腺癌组。老年女性乳腺癌多数分化较好，肿瘤长径≤2 cm

者多于年轻女性乳腺癌组，肿瘤长径>5 cm 明显较少(肿瘤大于 5 cm 的死亡风险是肿瘤<2 cm 的 3 倍。从肿瘤大小方面看，老年女性乳腺癌的生存期危险性，可能比年轻女性乳腺癌低)。老年女性乳腺癌组腋窝淋巴结转移率，与年轻女性乳腺癌组比无统计学差异。老年女性乳腺癌 Luminal 型中，ERα 表达率较高(85.71%)，他莫昔芬疗效常优于年轻女性乳腺癌。

七、乳腺癌分子分型与治疗

1. Luminal A 型治疗

——Luminal A 型对内分泌治疗敏感，无论年龄、淋巴结状况、是否行辅助/新辅助化疗，ERα 阳性浸润性乳腺癌患者术后，均应考虑内分泌治疗。一些指南指出，当免疫组化结果显示 ERα/PR 阳性时(在临床实践中，ERα 阳性的阈值可采用 10%)，他莫昔芬治疗 5 年，是 ERα 阳性乳腺癌内分泌治疗的金标准。但芳香化酶抑制剂(AI)治疗绝经后妇女乳腺癌可能疗效优于他莫昔芬。

——辅助化疗：Luminal A 型 Ki-67 指数常 <14%，细胞增殖较慢，对化疗较不敏感，多数不需辅助/新辅助化疗；本型经内分泌治疗后，常有部分患者复发、转移；但若对所有患者进行辅助化疗，则可化疗过度；ERα 阳性者从蒽环类 FAC、AC 序贯紫杉醇方案中获益有限。

一些共识认为，Luminal A 型若肿瘤较大(超过 5 cm)、组织学分级 3 级、淋巴结转移多于 4 枚、有血管癌栓等高危因素，可考虑术后进行辅助化疗，然后进行内分泌治疗；对伴腋窝淋巴结转移者，可进行辅助化疗＋内分泌治疗；无腋窝淋巴结转移、肿瘤≤0.5 cm 者，一般内分泌治疗；肿瘤>0.5 cm 者，进行 21 基因检测、评分<18 分者为低度复发风险，一般内分泌治疗；评分 18～30 分者为中度复发风险，一般内分泌治疗 ± 辅助化疗，尚在研究中；评分≥31 分者为高度复发风险，一般辅助化疗＋内分泌治疗，可能获益；Luminal A 型要根据基因表达谱、生物学特征，进行治疗方案选择，避免过度治疗。

有人研究 3 周期 TE 新辅助化疗的乳腺癌患者 239 例，其中三阴性乳腺癌(TNBC)的 pCR 率(14.93%)最高，然后依次为 Luminal B 型(7.14 %)、Her-2 过表达型(4.76%)、Luminal A 型(1.49%)，差异有统计学意义；ERα 阳性的 Luminal A 型的 pCR 率，低于 Her-2 过表达型、TNBC；但 Luminal A 型预后较好。有人报导，Luminal A 型新辅助化疗的 pCR 为 6%～12%，一般蒽环类＋紫杉类可提高 pCR；新辅助他莫昔芬治疗后，局部晚期乳腺癌保乳手术率为 54%，提示他莫昔芬可缩小肿瘤。ERα 阳性的绝经后 Luminal A 型，使用新辅助第 3 代 AI 治疗后，有效率、保乳手术率较他莫昔芬提高。

——Luminal A 型复发转移的治疗：2013 年一些指南指出，由于本型对化疗不敏感，除非有威胁生命的急性状况，一般复发后仍首选更改方案的内分泌治疗，原则上无内脏转移者一线解救以内分泌治疗为主；如进展较快、伴内脏转移，可首选全身化疗，疾病控制后维持内分泌治疗；有人在 Luminal A 型复发转移一线治疗中研究应用氟维司群＋阿那曲唑、单用阿那曲唑，结果提示，联合治疗组能提高无病生存率、总生存率；但要进一步研究。

2. Luminal B 型治疗

Luminal B 型占少部分(5%～10%)；根据 ERα＋PR＋Her-2＋Ki-67 分型后，luminal B 型比例有所增高。

——Luminal B 型的化疗：本型 Her-2 基因扩增时，细胞增殖活跃，对化疗的敏感性高于 Luminal A 型。临床发现，多西他赛＋吡柔比星＋环磷酰胺(TAC)方案、CEF 序贯多西紫杉醇方案，比 5-氟尿嘧啶＋表柔比星＋环磷酰胺(FEC)方案更获益。2013 年一些指南建议，Luminal B 型无淋巴结转移、肿瘤直径≤0.5 cm 者，一般单用内分泌治疗；肿瘤直径 0.6～1.0 cm 者，一般内分泌治疗＋靶向治疗 ± 化疗；肿瘤直径＞1.0 cm 者，一般内分泌治疗＋靶向治疗＋化疗；伴淋巴结转移者，无论肿瘤大小，一般内分泌治疗＋化疗＋靶向治疗。

——Luminal B 型的内分泌治疗：本型内分泌治疗疗效差于 Luminal A 型。Her－2 过表达，能促增殖、干扰他莫昔芬对 ERα 的作用，常促进对他莫昔芬耐药。Luminal B 型 AI 治疗有效率为 88％；绝经后 Luminal B 型，一般应首选 AI 治疗；绝经前 Luminal B 型，一般促性激素释放激素类似物＋AI。2013 年一些指南认为，Luminal B 型无论何期，均需内分泌治疗＋Her－2 靶向治疗，疗效较好。

——Luminal B 型的新辅助治疗：对分期较晚、要经降期达到手术条件、有保乳要求的 Luminal B 型，一般需新辅助化疗；化疗后达 pCR 者，预后常可改善；新辅助化疗疗效一般比 Luminal A 型好；国内有人发现，经紫杉类＋蒽环类新辅助化疗后，Luminal A 型 pCR 率为 10.3％，Luminal B 型为 25％。对 Her－2 过表达 Luminal B 型（Ki－67 指数为 91.67％），一般新辅助化疗＋Her－2 靶向治疗，pCR 率常可从单用新辅助化疗的 20％提高到 39％。

3. Her－2 过表达型治疗

随着抗 Her－2 靶向治疗的应用，Her－2 过表达型预后逐渐改善，复发转移风险降低，生存率提高。Her－2 过表达型对内分泌治疗无效，治疗以紫杉醇类为基础的辅助化疗、抗 Her－2 靶向治疗为主；对高剂量 6 周期环磷酰胺＋阿霉素＋5－氟尿嘧啶（CAF）方案较敏感，目前认为可克服耐药，提高化疗反应率。Her－2 过表达可作为蒽环类基础辅助化疗疗效的预测指标。Her－2 过表达型辅助化疗＋1 年曲妥珠单抗靶向治疗，为标准治疗方案；辅助化疗用紫杉醇类、长春瑞滨、蒽环类药、多西紫杉醇＋卡铂时，pCR 率达 12％～42％。

——Her－2 过表达型的新辅助化疗：2013 年有人报道，对 Her－2 过表达型，新辅助化疗＋曲妥珠单抗组 pCR 率为 43％，可提高无事件生存率；单用化疗组为 22％；5 年无病生存率，联合治疗组为 57.5％，单用化疗组为 43.3％；紫杉醇＋拉帕替尼组 pCR 率为 24.7％，紫杉醇＋曲妥珠单抗组为 29.5％，紫杉醇＋曲妥珠单抗＋拉帕替尼组为 51.3％（化疗＋双靶向药物疗效显著高于化疗＋单一靶向药物）。对 Her－2 过表达型，新辅助化疗中蒽环类，与曲妥珠单抗有协同心脏毒性作用，应避免同用；如同用，应严密观察，不要超过 4 个周期。

——Her－2 过表达型晚期乳腺癌的治疗：其未使用抗 Her－2 者，一线解救首选化疗＋曲妥珠单抗（多西紫杉醇＋曲妥珠单抗疗效，常优于单用多西紫杉醇）；其复发转移者，一般用化疗＋曲妥珠单抗，能延长疾病进展时间；治疗复发转移时，二线治疗中应更换化疗药物＋曲妥珠单抗，无疾病进展期为 10.2 个月，优于单用化疗药物（无疾病进展期为 7.1 个月）。

有人对本型用过曲妥珠单抗、发生脑转移者，应用卡培他滨＋拉帕替尼治疗时，65.9％病灶缩小，临床部分缓解，可作为治疗方案；本型的二线治疗方案还包括：更换化疗药物、联用其他靶向治疗药物如帕妥珠单抗、拉帕替尼等，或给予曲妥珠单抗、帕妥珠单抗的双靶向治疗。

4. 三阴性乳腺癌治疗

三阴性乳腺癌（TNBC）常携带遗传性 BRCA1 基因突变，60％为 Basal－like 型；可包含少量 Normal Breast－like 型；预后可能较非三阴性乳腺癌差。

——三阴性乳腺癌化疗：它对内分泌治疗、曲妥珠单抗无效；当前化疗是主要全身治疗方式，可用紫杉醇类联用/序贯蒽环类方案。卡培他滨＋蒽环类＋紫杉醇类的方案，常能提高总生存率、化疗效果、pCR 率；达 pCR 者预后较好。2013 年 ASCO 会议报道，卡铂＋蒽环类＋紫杉类治疗三阴性乳腺癌 pCR 率为 58.7％，不加卡铂为 37.9％；不加蒽环类为 54％，差异有统计学意义，但还要进一步研究。有人发现多西紫杉醇＋表柔比星新辅助化疗三阴性乳腺癌患者的 pCR 率为 25.9％，显著高于非三阴性乳腺癌，达到 pCR 者的 5 年无病生存率、5 年总体生存率较高。

Ⅱ～Ⅲ 期三阴性乳腺癌，4 周期单药顺铂新辅助化疗后，22%达 pCR，64%完全/部分缓解；对三阴性乳腺癌疗效可能较好。三阴性乳腺癌的 DNA 损伤修复存在缺陷，故对铂类、烷化剂等可能较敏感。治疗后有残留病灶的三阴性乳腺癌的生存率常较低。

——三阴性乳腺癌靶向治疗：三阴性乳腺癌常高表达 EGFR、BRCA1 突变物，正在研究西妥昔单抗（抗 EGFR）、依维莫司（mTOR 抑制剂）、多聚 ADP-核糖聚合酶（PARP1）抑制剂（如 BSI-201，抑制单链 DNA 断裂修复）、贝伐珠单抗等靶向药物。西妥昔单抗＋顺铂对转移性三阴性乳腺癌的疗效较好；贝伐单抗＋化疗对总生存率可能无益。

已在三阴性乳腺癌中，发现紧密连接蛋白 Claudin 低表达型，Claudin 3、4、7 和 E-cad 低水平表达，Luminal 标志物（EpCAM、MUC1）、上皮细胞-间质细胞转化标志物、肿瘤干细胞标志物（CD44、ALDH1）高水平表达。细胞紧密连接蛋白，由跨膜蛋白如 Claudin、连接黏附因子 JAMs、咬合蛋白 Occludin、闭合小环蛋白（ZO-1/2/3）等形成。

八、三阴性乳腺癌与放疗

三阴性乳腺癌放疗时，要降低局部复发率、提高局部控制率、局部加量、超分割等。

1. 放射治疗与分子分型

研究推荐，保乳手术后三阴性乳腺癌有残留癌细胞者放疗增剂量，适应证为有局部复发高危因素者，包括年龄小于 50 岁、腋淋巴结阳性、切缘靠近肿瘤、淋巴血管浸润；肿瘤高分级、年龄小于 50 岁、TN 型患者，常可获益。

2. 加速部分乳腺照射与分子分型

加速部分乳腺照射（APBI）是在一周内完成乳腺放疗的方法，它基于放射生物学模型，进行大剂量分割照射，能确保乳腺癌手术部位、周围的残存癌细胞得到足够治疗。在单病灶的乳腺肿瘤患者中，应用放疗对病灶所在象限，进行局部治疗，是更合理的选择。研究显示，加速部分乳腺照射后局部复发，与分子分型相关。

（王　勇　余元勋）

进一步的参考文献

[1]HAYASHI N. Prognostic impact of phosphorylated HER-2 in HER-2+ primary Breast cancer[J]. Oncologist ,2011,16(7):956-965.

[2]TRAN B. Luminal-B breast cancer and novel therapeutic targets[J]. Breast Cancer Res,2011,13(6):221-231.

[3]DURU N. Breast cancer adaptive resistance: HER-2 and cancer stem cell repopulation in a heterogeneous tumor society[J]. J Cancer Res Clin Oncol,2014,140:1-14.

第十章　乳腺癌相关信号通路

目前中国网上已发布基底细胞样乳腺癌相关信号通路研究进展、p38MAPK信号通路与乳腺癌、PI3K/Akt/mTOR信号通路抑制剂在乳腺癌中的研究进展、miRNA－34a与乳腺癌相关信号通路、金雀异黄素与乳腺癌相关信号通路、Wnt信号通路在乳腺癌中的作用、TGFβ1/Smads信号通路相关蛋白与乳腺癌等资料，有较好的临床指导意义，可由网上学习。

一、转化生长因子β信号通路与乳腺癌

转化生长因子包括α、β(TGF－β)型。正常时，TGF－β家族(25个成员)调控胚胎发育、组织形成、促进细胞外基质形成、抑制免疫反应，一般能抑制上皮细胞/内皮细胞/造血干细胞等增殖。

TGF－β是多功能生长因子，高水平时能诱导成纤维细胞增殖、促进合成细胞外基质、抑制上皮型细胞增殖等，至少包括5种亚型，TGF－β1是主要存在形式，为二聚体多肽增长因子家族成员，分子量25kD，对肿瘤它有双重调节作用；在肿瘤的早期，TGF－β1一般可看作为肿瘤生长抑制物；在肿瘤的进展阶段，TGF－β1抑增殖作用消失，出现促增殖作用；在肿瘤的晚期，TGF－β1常为肿瘤促进因子，能刺激血管生成、免疫抑制、合成细胞外基质，而提供适宜于肿瘤生长、浸润、转移的微环境。

转化生长因子β受体(TβR)1，又称活化素受体样激酶(ALK)，是分子量约55kD的糖蛋白，分子内有N端配体结合区、跨膜区、GS(甘氨酸-苏氨酸)区、丝/苏氨酸激酶区。

TβR有1、2、3型；正常细胞中，TβR1的GS区能使其激酶区失活；高水平转化生长因子β，能经TβR 2而磷酸化抑制该GS区，使TβR1活化，再磷酸化转录因子Smad，使Smad的MH1域、MH2域不再在抑制状态，两者可结合靶基因，促进表达生长抑制蛋白p15、p21、p27，抑制表达CDK4/6、p130；能减少Rb磷酸化，减少Rb结合、抑制蛋白质翻译因子E2F，抑制细胞增殖，使细胞停止在G1期，促凋亡。TβR3是一种跨细胞膜蛋白，负责将转化生长因子β提呈给受体分子。抑制转化生长因子β受体的表达，可使肿瘤细胞逃避转化生长因子β介导的生长抑制效应，是肿瘤发生的一个较为普遍的机制。

有人研究TβR信号通路相关蛋白TGF－β1、TβRⅠ/Ⅱ、Smad 2/3/4在121例乳腺癌组织中的表达，结果发现，TGF－β1、TGFβRⅠ/Ⅱ、Smad 2/3在乳腺癌组织均呈高水平表达，Smad4表达水平明显降低；≤55岁乳腺癌患者TGF－β1表达水平明显高于>55岁患者；PR阴性乳腺癌患者TGF－β1表达水平明显高于PR阳性患者，未发生淋巴结转移乳腺癌的TGF－β1、TβRⅠ/Ⅱ表达水平明显升高；不同临床分期乳腺癌TβRⅡ、Smad 2/3表达水平有明显差异，Ⅱa、Ⅱb、Ⅲa期TβRⅡ水平明显降低，Ⅰ期、Ⅱb期乳腺癌患者Smad 2/3表达水平降低。乳腺癌TGF－β1表达水平与TβRⅠ/Ⅱ表达水平呈正相关。TGF－β1信号通路相关蛋白的水平过低，可能与乳腺细胞的恶性转化相关。

二、BMP信号通路与乳腺癌

骨形态发生蛋白(BMP)属于转化生长因子β超家族，参与细胞增殖、凋亡、迁移、分化等，能诱导骨生长。BMP基因启动子甲基化、表达沉默在乳腺癌发生发展中有重要作用。

BMP目前已确认20多种，其信号通路主要由Ⅰ型和Ⅱ型跨膜丝氨酸/苏氨酸激酶活化素受

体介导，I型受体包括 ACV 受体 1、BMP 受体 1A/1B；II型受体包括 BMP 受体 2、ACV 受体 2A/2B。

II 型受体结合 BMP 后，可将 I 型受体的甘氨酸/苏氨酸(GS)结合域磷酸化，进而募集通路特异的 Smad，进而调控靶基因表达；相关 Smad 有 6 种，分为 3 类：激活性 Smad 1/5/8；调节性 Smad 4；抑制性 Smad 6/7。BMP/Smad 信号通路明显活化时，可与 MAPK、Ras、Notch、Wnt 信号通路交流信号。乳腺癌常有不同程度 BMP 信号通路活性降低。

1. BMP 与乳腺癌

一般 BMP 抑制乳腺癌细胞生长、增殖；然而在一些微环境下，高水平 BMP 可激活相关酶，促进肿瘤生长、侵袭。常规培养条件下，BMP 2/6 可诱导乳腺癌细胞凋亡；但在无血清培养条件下，BMP 2/6 能激活 p38MAPK、Survivin 及抑制 Caspase 3，促进抗凋亡。

有文献报道，BMP 2/6/10/12/15(可能是抑癌蛋白)常在乳腺癌组织中表达水平下调，可能参与乳腺癌的进展、不良预后、转移等。有文献报道，一些乳腺癌中 BMP 7 高水平表达，与乳腺癌的进展、不良预后、转移等相关。BMP 可能在具体微环境下，发挥不同甚至相反的作用，还有待深入研究。

2. BMP 受体与乳腺癌

有人研究了 6 种 BMP 受体(BMPR)在乳腺癌中的表达，结果发现，ACV 受体 2B 在 56%乳腺癌组织中表达，其余受体在乳腺癌组织中表达水平较低；有人发现，在 166 例乳腺癌中，BMP 受体 1B 在多数乳腺癌组织中表达水平较低，是 ERα 阳性患者预后差的标志物，与乳腺癌的高分级、高增殖、基因组不稳定等相关。

3. BMP 与 DNA 甲基化

近年来证据显示，一些抑癌基因如 BMP6 等基因启动子高甲基化、表达沉默，是乳腺癌癌变过程中的重要步骤之一，有可能成为鉴别乳腺良、恶性病变的指标，对乳腺癌诊断、预测疗效有潜在价值。Smad 8 基因启动子高甲基化、表达沉默，和乳腺瘤的进展相关，也有可能成为一个新的乳腺癌标志物。

三、PTKs 信号通路与乳腺癌

近年发现，乳腺癌细胞相关信号通路活性改变面较广，其中蛋白酪氨酸激酶(PTKs)信号通路常活化，能引起癌基因表达、乳腺癌细胞增殖。

乳腺癌细胞 PTKs 包括表皮生长因子受体 EGFR、胰岛素样生长因子受体(IGF-1R)、血管内皮生长因子受体 VEGFR、蛋白激酶 C、RhoA、CDK 等；研究发现，使用 PTK 抑制剂 6 周后，乳腺癌细胞减少，可降低乳腺癌对化疗药物的耐药性。

以蛋白激酶 Cζ 为靶点的乳腺癌治疗药物：蛋白激酶 Cζ 在多种细胞外刺激因素如 EGF 作用下，能活化 MAPK、NF-κB、p60S6K 信号通路及细胞极化途径等，可磷酸化其下游的整合素、丝切蛋白(Cofilin)，促进乳腺癌细胞的黏附，诱导抗凋亡、转移。近年来新的 PKCζ 抑制剂 T1038-2546，可抑制乳腺癌细胞的侵袭、迁移。

以 CDK 为靶点的乳腺癌治疗药物：乳腺癌的发生常有 CycinD 1 高水平表达，可对 Cyclin D1 进行干预、靶向治疗。CDK 抑制剂黄酮吡多，对乳腺癌治疗有应用前景；对 Her-2 过表达型乳腺癌、转移性乳腺癌，黄酮吡多＋曲妥珠单抗可抑制 EGFR/MAPK/Akt 信号通路，减少表达 Cyclin D1 和 CDK，抑制乳腺癌细胞增殖。

以 VEGFR 为靶点的乳腺癌治疗药物：高水平 VEGF 与乳腺癌的发生发展及对化疗、内分泌治疗耐药、野生型 p53 缺失、Her－2 基因扩增等相关。贝伐珠单抗是抗 VEGF 的单抗，可抑制血管新生，阻断对肿瘤生长、转移。临床试验显示，贝伐珠单抗＋化疗能增加抗乳腺癌作用，可改善无进展生存期、客观应答率(ORR)，但对整体生存期可能没有明显作用。

以 Rho A 为靶点的乳腺癌治疗药物：高水平 EGF 能促进磷酸化 Rho A，再促进表达骨架蛋白 Ezrin、E－钙粘素、CD44 等，促进肿瘤浸润、转移。应用 Rho A 抑制剂法舒地尔抑制激酶 Rho A 磷酸化后，能抑制 Ezrin 与磷脂结合、抑制表达 Ezrin，恢复细胞的极性和细胞连接通道，抑制降解细胞外基质，减少 VEGF，抑制肿瘤血管新生、浸润、转移。法舒地尔有广泛药理作用，为 5－异喹啉磺酰胺衍生物，为激酶 RhoA 抑制物，拮抗炎性因子，阻断钙离子信号通路，减少血管痉挛，对缺血性脑血管病有神经保护作用。

法舒地尔静脉内持续给药时，血中浓度自给药结束后降低，血清除半衰期约 15 分钟，给药后迅速向肝、肾、脾、肠转移。粪和胆汁分别排出原形药 41.1%，6.4%，血浆蛋白结合率为 38.4%；可通过胎盘。

用法用量：成人每次 30mg，每天 2～3 次，以适量的电解质液稀释后静脉滴注，每次需 30 分钟。

不良反应：由于本品使血管扩张，可引起低血压，颜面潮红、反射性心动过速及出血。有时发生 GOT/GPT 水平升高、皮疹、嗳气、呕吐、头痛等，禁忌：正在出血的患者和低血压患者禁用本品。本品不可脊髓腔内注入本品。妊娠及哺乳期妇女应避免使用。

四、ERK 信号通路与乳腺癌

乳腺癌细胞在致癌因素的刺激下逐渐癌变的过程中，可有促细胞增殖的细胞外信号调节激酶 ERK 信号通路活化，在乳腺癌细胞恶变、浸润、转移过程中起重要作用。ERK 活化后可磷酸化其他细胞质蛋白，并从胞质移位到细胞核，再磷酸化转录因子、细胞骨架相关蛋白、酶类等多种底物，调节靶基因表达，促进细胞增殖。ERK 信号通路活化，可导致细胞增殖，引起细胞恶性转化、肿瘤发生、侵袭、转移。

ERK 双磷酸化的特殊性质，由其分子内一种被称为袢 12 的环状结构而决定，该环部分残基形成磷酸化活化域。MEK 能磷酸化激活 ERK 并将其转移到胞核，促进表达 NF－κB、c－Myc；促进乳腺癌细胞增殖。ERK 在乳腺癌组织中的表达水平、磷酸化水平，明显高于单纯良性增生乳腺组织；可促进乳腺癌的发生发展。

一些研究表明，雌激素活化 ERα 信号通路后，能活化 MEK2/ERK，促进乳腺癌细胞增殖。使用他莫昔芬后，可下调 ERα、MEK2、p－ERK 的水平。但雌激素缺乏时，高水平 EGF、IGF－1、胰岛素、泌乳素亦能促进 ERK 信号通路活化，促进乳腺癌细胞增殖，能抑制 Caspases 活性，促进表达髓样细胞白血病蛋白 Mcl－1、凋亡抑制蛋白 IAPs、NF－κB、Survivin、cAMP 反应结合蛋白、Bcl－2 而抑制凋亡，促进乳腺癌的进展；可诱导表达 MMP－9、E－cad、MLCK，促进乳腺癌细胞迁移、转移。

五、ERK 信号通路与 ERα 阴性乳腺癌 ERα 再表达

ERα 表达情况与乳腺癌的治疗和预后相关。ERα 阳性的患者，应用内分泌治疗的有效率为 50%～60%，而 ERα 阴性者有效率低于 10%。30%～40%乳腺癌 ERα 阴性；一些 ERα 阳性的乳腺癌患者，在内分泌治疗过程中会有 ERK 信号通路活化，能使 ERα 的 Ser^{118} 被磷酸化，从而导致 ERα 不依赖配体而被激活；使他莫昔芬内分泌治疗疗效降低、耐药，这时乳腺癌细胞 EGFR/Her－2 的表达水平常明显升高、ERα 表达缺失，能共同引发内分泌耐药；研究发现，这时使用 ERK 抑制

剂后，可使 ERα 阴性的乳腺癌细胞再表达 ERα，再促进细胞分裂增殖，从而增加对内分泌治疗的敏感性。目前已研究使用 ERK 抑制剂＋内分泌治疗，来预防内分泌治疗耐药。抗 EGFR 的吉非替尼＋他莫昔芬，可阻断 EGFR/ERK 信号通路，延缓他莫昔芬耐药。

另一些乳腺癌细胞通过 IGF－1R、Src、PI3K 等信号通路增殖，即使抑制 ERK 使得 ERα 再表达，这些细胞仍可通过这些信号通路生长、增殖、去分化，能抗 ERα 再表达，仍可表现为对内分泌治疗的不敏感。

在乳腺癌细胞中，ERK1/2 通路经以下 4 条途径激活：① 受体酪氨酸激酶激活 Ras；② 细胞质高水平钙离子激活 Ras；③ PKC 活化 ERK；④ G 蛋白耦联受体活化 ERK。ERK 还可磷酸化 ERK 上游的 NGF 受体、SOS、Raf－1、MEK 等，进而对 ERK 调节。ERK 可磷酸化细胞质内细胞骨架，如微管相关蛋白 MAP－1/2/4，参与细胞形态的调节、细胞骨架重构。

Ras /Raf/MEK/ERK 通路中，ERK1/2 是丝氨酸/苏氨酸蛋白激酶，活化后进入细胞核内，能磷酸化多种转录因子，促进靶基因表达，进而使细胞多种功能受影响，能使乳腺癌细胞抗凋亡、恶性转化、增殖；与他莫昔芬疗效负相关，预后较差。

高水平雌激素可促进 ERK 持续活化，促进乳腺细胞增生、迁移；可诱导乳腺癌细胞高水平表达 HRG 蛋白，活化 PKC，再活化 ERK ，促进乳腺癌细胞增殖。表皮生长因子能刺激乳腺癌细胞侵袭、ERK－1/2 活化促进乳腺癌细胞的恶化、转移、侵袭、抗药。

六、IGF－1R 信号通路与乳腺癌

IGF－1R 是一种四聚体结构的跨膜酪氨酸蛋白受体，广泛表达于细胞表面，与细胞的生长、增殖相关。研究表明，IGF－1 与 IGF－1R 结合后，生长激素/IGF－1/IGF－1R 信号通路的异常活化，激活 IGF－1R 酪氨酸激酶，引起细胞内 Ras/MAPK、PI3K/Akt 信号通路活化，能促进细胞周期转换，与乳腺癌的发生发展、恶性表型的维持相关，是乳腺癌靶向治疗的一个新靶点。研究表明，IGF－1R 活化水平不同，可部分解释乳腺癌的表型不同。在乳腺癌中，IGF－1 能与表皮生长因子、血小板源性生长因子 PDGF 共同作用，介导细胞从 G1 期进入 S 期，促进细胞增殖。IGF－1 与血管内皮生长因子 C 信号通路共同作用，与诱导乳腺癌的浸润、转移相关。

——IGF－1 与乳腺癌：乳腺癌患者血清中 IGF－1 水平明显升高，它通过内分泌形式，作为有丝分裂刺激物，促进乳腺癌细胞增殖；抑制肝脏 IGF－1 基因表达，乳腺癌发病率降低。乳腺癌细胞、基质细胞可自分泌、旁分泌 IGF－1，在雌激素协同下，能促进乳腺癌发生发展、转移；虽然表达 IGF－1 的乳腺癌细胞较少，但表达 IGF－1R 的乳腺癌细胞较多；在缺乏雌激素情况下，IGF－1 对乳腺癌细胞增殖作用较小。

——胰岛素样生长因子受体 IGF－1R：它在乳腺癌等组织中高水平表达，主要介导 IGF－1/2 的促生长活性，引起酪氨酸激酶激活，启动 Ras 信号通路，诱导细胞有丝分裂、增殖，阻止细胞凋亡，促进细胞转化。实验显示，抑制 IGF－1R 可防止肿瘤发生，黏附能力降低 88%，浸润能力降低 75%，可诱导肿瘤退化。

IGF－1R 在乳腺癌转移中的作用：它可促进表达 VEGF，促进肿瘤血管新生、肿瘤生长与转移；它促进表达 u－PA、基质金属蛋白酶时，能促进细胞基质降解，减少细胞间黏附，增加细胞游走性，促进肿瘤转移；它促进合成粘连蛋白、层连蛋白等时，能增加乳腺癌细胞对内皮的黏附性，有利于肿瘤浸润。

——胰岛素样生长因子结合蛋白 IGFBP－3：IGFBPs 有 N－端域、C－端域，中间域，后者是糖基化、磷酸化、蛋白酶作用的位点。N－端与、C－端域含二硫键，稳定结构。IGFBP－3 有酸不稳定蛋白 ALS 的结合位点，能形成 IGF/IGFBP－3/ALS 复合物。正常情况下，血中 91%IGF 是非游离的，95%IGF 和 IGFBP－3 结合，能转运 IGF－1，可限制 IGF－1 与 IGF－1R 结合，控制 IGF－1

活性水平；可通过细胞膜 IGFBP-3 受体，阻断细胞增殖、促进细胞凋亡；可作为细胞生长抑制因子，参与维甲酸、TNF-α、p53、维生素 D、抗雌激素类药物的抗增殖效应，IGFBP-3 可诱导表达 TGF-β、维甲酸、TNF-α、野生型 p53 等。进展期乳腺癌化疗开始后，血清 IGFBP-3 水平常升高 19%，降低 IGF-1 水平，拮抗 IGF-1R，其活性水平下降程度与疗效相关。

七、p38MAPK 信号通路与乳腺癌

研究发现，p38MAPK 信号通路活化，可促进表达 u-PA，促进乳腺癌转移，与乳腺癌恶性进展、抗凋亡、耐药、预后相关。有人以阿霉素＋p38MAPK 抑制剂 SB20580 作用乳腺癌细胞株，可明显降低细胞存活率，抑制细胞增殖，不易成团，死细胞增多，降低侵袭能力，能抑制 RANKL/RANK 通路，抑制破骨细胞，抑制乳腺癌的骨转移。

八、PI3K/Akt/mTOR 信号通路与乳腺癌

研究表明，乳腺癌中 PI3K/Akt/mTOR 信号通路活化率可达 70%，促进乳腺癌细胞增殖、血管新生、抗凋亡、转移，能促进对放疗/曲妥珠单抗/ 化疗药物紫杉醇、多柔比星、氟尿嘧啶、依托泊苷、喜树碱等的耐药；该通路的上游成员如 ERα、Her-2 在乳腺癌中活性水平常升高；PI3K Ⅰ A 基因常突变激活（突变率近 28%，促进乳腺癌细胞生成、血管新生，His[1047] 最常突变）；PTEN 基因失活突变在乳腺癌中<5%，而 PTEN 表达缺失率可高达 33%，与乳腺癌进展、病理级别高、肿瘤大、激素受体阴性表达相关。Akt1 基因突变频率较低（1.4%～8.0%），和激素受体 ERα 等阳性表达相关。PI3K 抑制剂中有些药物只作用于 PI3K 靶点，有些作用于 PI3K、mTOR 双靶点，有些作用于不同 PI3K 亚型，对 PI3K 通路的抑制作用有一定针对性。

一些 mTOR 抑制剂的靶点是 mTORC1，西罗莫司衍生物类已在乳腺癌中进行临床试验治疗，它们联合内分泌治疗或曲妥珠单抗治疗转移性乳腺癌，已取得良好疗效。研究发现，PI3K、mTOR、Akt 各自的抑制剂、PI3K/mTOR 双重抑制剂、胰岛素样生长因子 1 受体抑制剂、MEK 抑制剂，常可协同抑制 PI3K/Akt/mTOR 信号通路。

给予 PI3K 特异性抑制剂，可避免 PI3K/mTOR 双重抑制剂抑制 mTOR 后而产生 Akt 反馈性激活；LY 29004、SF1126 能抑制 PI3K 催化亚基 p110δ；总体 PI3K 的抑制剂有 BKM120/GDC-0941、XL-147；CAL-101 是 PI3KCδ 选择性抑制剂；最近床试验评价了口服 BEZ 235 的治疗作用，有较好的安全性。

Akt 选择性抑制剂主要有 ATP 竞争抑制剂（如 AT-13148、A-443654）、IP_3 类似物、Akt 变构抑制剂（破坏 PDK1 依赖的 Akt 磷酸化；如 MK-2206、GSK690693 已进入晚期乳腺癌的治疗试验，作用于 Akt 的 3 个亚型）、多肽类假底物等。研究显示，Akt1/2 双重抑制剂比单一抑制剂疗效更好。Akt 2 抑制剂可引起高血糖。

mTOR 抑制剂有西罗莫司、依维莫司、特癌适（CCI-779）、MK-8699 等，能抑制 mTOR C1，但不抑制 mTOR C2；能抑制依赖 IGF-1R/IRS1 的 Akt 和 ERK，抑制 S6K 磷酸化，抑制蛋白合成。研究发现，西罗莫司＋紫杉醇、卡铂或长春瑞滨等，能协同促进化疗引起乳腺癌细胞凋亡。

有人研究乳腺癌转移患者口服小剂量依维莫司的疗效，结果缓解率为 12%，毒性可耐受。有人研究依维莫司＋来曲唑治疗 ERα 阳性的绝经后乳腺癌患者 4 个月，发现联合治疗组临床反应率升高。曲妥珠单抗＋依维莫司治疗曲妥珠单抗耐药的 Her-2 过表达乳腺癌，有 34%受益率。依维莫司＋紫杉醇＋曲妥珠单抗，治疗曲妥珠单抗、紫杉醇耐药的 Her-2 阳性转移性乳腺癌，20% PR，56%SD。有人研究 MK-8669＋曲妥珠单抗治疗曲妥珠单抗耐药的 Her-2 阳性转移性乳腺癌，15%PR，38%SD，耐受性较好。

多数靶向 mTOR 的药物，包括西罗莫司类似物，抑制 mTORC1，但不抑制 mTORC2。因此靶向 mTOR 治疗后，Akt 可反馈性激活，可限制这些药物的有效性。新的药物如 AZD－8055、OSI－027、INK－128，可抑制 mTORC1/C2，更明显抑制 Akt/mTOR 信号通路。西罗莫司等联合紫杉醇、卡铂、长春瑞滨、多柔比星或吉西他滨，常有更好的抗乳腺癌细胞作用，能抑制转录因子 Id1，抑制乳腺癌细胞增殖。

九、乳腺癌细胞对 TRAIL 耐受的分子机制

肿瘤坏死因子（TNF）是淋巴细胞分泌的能诱导肿瘤细胞凋亡的细胞因子，对正常细胞也有细胞毒性，因而限制其的临床应用。1996 年发现，肿瘤坏死因子相关的凋亡诱导配体（TRAIL）能特异性诱导肿瘤细胞凋亡，对大部分正常细胞毒性非常低。乳腺癌在化疗时，常能耐受 TRAIL 诱导的凋亡。

1. TRAIL 受体信号通路

TRAIL/TRAIL 受体结合后，可发挥生物学功能。TRAIL 受体有：DR4（TRAILR1）、DR5（TRAIL2）、DcR1（TRAILR3）、DcR2（TRAILR4）、护骨素（OPG），都属于Ⅰ型蛋白，有高度同源的胞外区。DR4、DR5 是死亡受体，含死亡结构域（DD 域）。而 DcR1、DcR2 尽管也能与 TRAIL 结合，但它们缺乏 DD 域，不能传导凋亡信号，称为诱骗受体（DcR）。护骨素是 TRAIL 的特殊受体，也缺乏 DD 域，主要在骨细胞表达。

TRAIL 与死亡受体 DR4、DR5 结合后，导致后两者三聚化，能启动凋亡信号转导，激活 Fas 凋亡信号通路、激活 Caspase 8/3/7，导致细胞凋亡；但在Ⅱ型细胞中，活化 Caspase 8 的量较小，常不足以激活 Caspase 3/7，但 TRAIL 也能激活 Bid 诱导 Bax 在线粒体膜积累，促使线粒体孔开放、释放细胞色素 C 等，再激活 Caspase 9/3/7，启动细胞凋亡。

2. 乳腺癌细胞对 TRAIL 耐受的可能机制

研究发现，乳腺癌细胞对 TRAIL 诱导的凋亡的耐受机制是多层次的，与乳腺癌细胞、促凋亡因子、抗凋亡因子的改变相关。

死亡受体和诱骗受体的表达与 TRAIL 耐受：TRAIL 受体分为死亡受体、诱骗受体。诱骗受体都能与 DR4/DR5 竞争结合 TRAIL，来抑制 TRAIL 促凋亡。在一些乳腺癌中，DcR1/2 的高水平、DR4/DR5 缺失，可能降低乳腺癌细胞对 TRAIL 诱导凋亡的敏感性。一些研究发现，失活突变型 DR4/DR5 高水平表达，也可能与乳腺癌细胞对 TRAIL 耐受相关。

有学者认为，TRAIL 激活凋亡依赖的 FADD 明显减少，可促使 Caspase 8、Bax、NF－κB 等活性降低，可促使 Bcl－2、Bcl－xL、凋亡抑制蛋白 IAP 活性升高，能促使乳腺癌细胞对 TRAIL 诱导凋亡的耐受。

有人采用许多方法克服乳腺癌细胞对 TRAIL 的耐受，可将 TRAIL 与化疗或放疗联用。给予阿霉素或 5－氟尿嘧啶，能增加乳腺癌细胞对 TRAIL 的敏感性。组蛋白去乙酰化酶抑制剂丁酸钠与 TRAIL 联用，能增加乳腺癌细胞凋亡。有关 TRAIL 基因的靶向治疗研究正在开展中。

（余元勋　王　勇）

进一步的参考文献

[1]NANDINI Dl. Differential activation of Wnt－β－catenin pathway in triple negative breast cancer increases MMP7 in a PTEN dependent manner[J]. PLoS One，2013，8(10)：77425－77432.

[2]DAVIS NM. Deregulation of the EGFR/PI3K/PTEN/Akt/mTORC1 pathway in breast cancer: possibilities for therapeutic intervention [J]. Oncotarget, 2014, 5(13): 4603 - 4650.

[3]SHANCHUN G. Role of Notch and its oncogenic signaling crosstalk in breast cancer[J]. Biochim Biophys Acta, 2011, 1815(2): 197 - 213.

第十一章　雌激素受体与乳腺癌

一、概述

雌激素受体(ER)是核受体超家族成员，介导雌激素的多种效应，在发育和生理过程中作用广泛，与分化、增殖、凋亡、炎症、生殖、骨代谢、稳定内环境、心血管功能、脑功能相关，与乳腺癌、子宫内膜肿瘤等的发生发展相关。目前已发现很多参与调节雌激素受体信号通路活性的细胞因子。

目前中国网上已发布雌激素/雌激素受体与乳腺癌、乳腺癌中雌激素受体的研究进展、E-钙黏素和雌激素受体与乳腺癌、雌激素受体阴性乳腺癌的耐药机制和治疗的研究进展、肿瘤转移休眠与雌激素受体阳性乳腺癌关系的研究进展、雌激素受体阳性乳腺癌预后的相关因素、雌激素受体阴性乳腺癌 Her-2 和 Ki-67 表达分析等资料，有较好的临床指导作用，可由网上获得。

乳腺癌相关死亡常由转移引起，20%～40%乳腺癌在确诊几年至几十年后发生远处转移，这一现象在雌激素受体阳性乳腺癌中尤为多见；表明经一系列辅助治疗后，ERα 阳性乳腺癌细胞常长时间休眠。目前正在研究肿瘤休眠、转移的机制，以改善患者预后。

在病理条件时，高水平雌激素是乳腺癌、子宫内膜肿瘤的重要危险因素。抗雌激素药物他莫昔芬可预防雌激素依赖性乳腺癌的发生发展。17 β-雌二醇(E_2)是主要的雌激素，能经雌激素受体调节细胞的再生、分化、增殖、凋亡、炎症、代谢，维持内环境稳定、影响心、脑、乳腺的功能。

雌激素经核雌激素受体经典信号通路，能启动其基因组作用；雌激素与雌激素受体结合后，可使雌激素受体从所结合的热休克蛋白 90/亲免蛋白灭活复合物中释放，使雌激素/雌激素受体形成复合物，招募固醇类受体辅活化因子 1、糖皮质激素受体反应蛋白(GRIP1)、乳腺癌扩散蛋白(AIB1)、帽子结合蛋白(CBP/ p300)、过氧化物酶体增殖物激活受体 γ 辅因子 PGC1、p68RNA 解旋酶等，促进形成雌激素受体 α 同二聚体、雌激素受体 β 同二聚体、雌激素受体 α-β 的异二聚体；雌激素与核雌激素受体形成复合物时，雌激素对两种受体没有选择性，受体-配体复合物可直接与靶基因启动子的雌激素反应元件(ERE)结合，可使染色质重构而促靶基因表达；也可通过与其他转录因子如 Sp-1、AP-1、NF-κB 等作用，而促进靶基因表达。ERα 可与 ERβ 彼此相互影响。ERα 基因表达增加或突变，与乳腺癌相关，而 ERβ 基因表达，可能抑制乳腺癌发生；基因多态性可能会影响 ER 的表达水平。

1. ERα

ERα 基因定位 6q，有 8 个外显子。ERα 含 595 个氨基酸残基，分子量为 66kD；含 5 个功能区，由 N-端到 C-端依次为 A/B/C/D/E/F 区。

①N-端 A/B 区，为转录激活 AF-1 域，当 DNA 结合域与 DNA 结合时，雌激素非依赖性激活 AF-1 域后，雌激素受体 DNA 结合域与靶基因启动子结合，这时 AF-1 域可和基础转录因子、辅激活因子、其他转录因子结合，介导激活靶基因表达；表达水平可受生长因子调节。

②C 区为 DNA 结合域，富含碱性氨基酸残基、半胱氨酸残基；该结合域包括两个锌指结构，一个与靶基因启动子雌激素反应元件结合，另一个与受体二聚体化结合。

③D 区为铰链区，其结构变化后，能使雌激素受体得以变构，能保证雌激素受体以最佳构型与配体结合，能稳定雌激素受体 DBD 域与 DNA 结合；D 区还含核定位信号域(NLS 域)。

④E 区是 ERα 最大的功能区，包括配体结合域、受体二聚化区、转录激活 AF-2 域；雌激素依

赖性激活 AF－2 域后，能而促进靶基因表达；雌激素受体通过 AF－1/2 域的相互协调，能产生最大的促靶基因表达功能。

⑤F 区是转录激活和抗雌激素药物发挥作用的必需成分，影响配体-复合物的生物活性，保证最佳构型适合转录需要。雌激素受体 E/F 称为配体结合域(LBD，结合配体后，能与辅激活因子、辅抑制因子再结合)。

ERα 表达于 7%～10%正常乳腺上皮细胞；ERα 调节靶基因转录时，参加的共调节分子有 30 多种，包括增强转录的辅激活因子、抑制转录的辅抑制因子。ERα 促使靶基因转录发生时，ERα 要结合 ATP 依赖的染色质重塑酶、BRG1、p160、组蛋白乙酰化酶、蛋白甲基转移酶、帽区结合蛋白、p300、精氨酸甲基转移酶等。ERα 表达阳性的乳腺癌，50%～60%对内分泌治疗有效。

靶基因启动子雌激素反应元件的序列和空间构型，决定了雌激素/雌激素受体结合的亲和力、特异性，决定了各种雌激素的不同效应。核 ERα 同二聚体的 N 端的 $Ser^{104、106、118、167}$ 残基可被 p38MAPK 等磷酸化，易被泛素蛋白酶体降解，减少 ERα 的核定位。

核 ERα 也可结合转录因子 SP－1、AP－1、NF－κB，ERα/SP－1 复合物可促进表达蛋白质翻译因子 e2F1、LDL 受体、转录因子 c－Fos、Cyclin D1；ERα / AP－1 复合物可促进表达卵白蛋白、胰岛素样生长因子 1、胶原酶、Cyclin D1；ERα/NF－κB 复合物，可促进表达 IL－6 等，促细胞增殖。抗雌激素药物他莫昔芬抑制经典 ERα，促凋亡，可用于乳腺癌治疗。

实验表明，ERα 基因是肿瘤抑制基因，其正常表达水平对肿瘤细胞增殖有一定抑制作用，ERα 基因突变会导致乳腺癌的发生、发展，若乳腺癌组织中 ERα 表达缺失，则预后较差，因此 ERα 基因表达是判断乳腺癌预后的重要指标。

研究发现，ERα 阳性的乳腺癌组织中，ERα 基因突变失活率升高；ERα 的第 303 位氨基酸残基由赖氨酸变为精氨酸(发生在铰链区与激素结合区间)，导致 ERα 对雌激素敏感性增强，促进细胞增殖，诱发乳腺癌。有人在 653 例乳腺癌患者中发现 37 例 ERα 基因 Ant908G 突变，与高分化乳腺癌、小叶导管混合性乳腺癌相关。

乳腺癌的发生也可能与 ERα 基因启动子甲基化导致的 ERα 基因表达沉默相关；研究发现，女性散发性 Basal－like 型乳腺癌 ERα 基因启动子甲基化表达沉默率达 80%(但 DNA 甲基化过程是可逆的)。

ER 表达情况影响内分泌治疗效果。临床上用于指导内分泌治疗的是 ERα(2010 年一些指南认为，ERα 免疫组化检查阳性标准为≥1%的乳腺癌细胞核染色；阴性标准为有阳性内对照时、＜1%的乳腺癌细胞核染色；不确定标准为同一标本中正常细胞、乳腺癌细胞都无细胞核染色)，相关报道表明，高表达 ERα 的乳腺癌对内分泌治疗反应较好，TAM 的有效率为 63%左右。

2. ERβ

ERβ 基因位于 14q22～q24，有 8 个外显子、2 个启动子(OK、ON)，已发现 ERβ1～5。ERβ 含约 530 个氨基酸残基，由 N－端到 C－端依次为 A、B、C、D、E、F 等 6 个功能区。但 ERβ 与 ERα 相应区的同源性不同，A/B 区为 30%，C 区为 96%，D 区为 30%，E/F 区为 53%。

ERα 和 ERβ 在结构上相似，决定 ERα、ERβ 功能有类似，也有差异，调节靶基因表达的作用常不同。17β 雌二醇结合 ERα、ERβ 的亲和力相似，但 17β 雌二醇能活化 ERα，而常抑制 ERβ。

ERα 信号通路活化后，能促进子宫内膜、乳腺细胞增殖；ERβ 作用常抑制子宫内膜、乳腺细胞增殖。研究发现，ERβ1 能形成同二聚体，抑制乳腺癌细胞增殖。ERβ1/2/5 水平在瘤体积大于 20 mm 的乳腺癌中明显降低，可能是乳腺癌进展、分级高的指标。ERβ2 形成异二聚体时，能促进乳腺癌细胞分化，抑制 AP－1，抑制乳腺癌细胞增殖，能抑制表达 ERα；ERα 过表达时常伴 ERβ2 表达阴性。

ERβ 表达于 83%正常乳腺上皮细胞；ERβ 表达水平在正常乳腺上皮、导管原位癌、浸润性导管癌依次降低。一般 ERβ 表达水平越高，内分泌治疗越有效、预后越好。ERβ 表达水平升高，是内分泌治疗敏感因子。但过高水平表达 ERβ，可能导致乳腺癌内分泌治疗耐药；不过还要进一步研究。

国内外研究提示，ERβ 阳性率较高，乳腺癌组织分化较好，常抑制乳腺癌细胞增殖，提示预后良好；研究报道，细胞增殖因子 Ki-67 的水平，与 ERβ 表达水平相关；ERα/PR 阴性的乳腺癌患者中，ERβ 表达水平升高。ERβ 表达水平与他莫昔芬敏感性的关系正在研究中。

目前 ERα 基因多态性已发现 2000 多种，其中受关注较多的是 ERα 基因 XbaⅠ 和 PvuⅡ多态性；其与乳腺癌相关性研究的结果存在不一致。对中国上海 1 069 例乳腺癌患者 ERα 基因多态性的研究提示，PvuⅡ 基因多态性增加患乳腺癌的危险性，而未发现 XbaⅠ基因多态性与乳腺癌相关。有研究发现，PvuⅡ 等位基因频率，与乳腺癌分级相关。ERα 基因多态性在不同民族、地区差异较大，以致国内外研究结果常不一致。

研究表明，ERβ 基因多态性，与绝经后骨质疏松、乳腺癌、子宫内膜癌、子宫内膜异位症、妊娠期高血压等相关。上海的研究认为，ERβ 基因的 C14206T、C33390G 多态性，与绝经后妇女的乳腺癌发生相关。

二、非经典雌激素受体信号通路

雌激素膜受体 mER 有几种类型：

——与核受体结构相同的膜受体：经典核受体 ERα、ERβ 也可见于细胞膜，故称核受体型膜受体。

——与核受体具有部分相同结构域的膜受体：特别是配体结合结构域，可能来自核受体不同的剪切方式，如分子量 46 kD 的 ERα 剪切体 ERα46，分子量 36 kD 的 ERα 剪切体 ERα36。

——与核受体结构截然不同的膜受体：如 G 蛋白耦联受体 GPR30，含 375 个氨基酸残基，有 7 个跨膜区，可介导雌激素快速非基因组效应，亦可间接参与基因转录调控，影响下游效应分子在相应靶组织中发挥其生物学效应，从而影响细胞增殖。

丘脑中有一种调节 GABA 去敏感化的雌激素膜受体，命名为 Gαq-mER，通过 Gαq 蛋白参与 PLC/PKC、PKA 通路介导雌激素信号。

17β-雌二醇(E2)可经非经典细胞膜雌激素受体/蛋白激酶 MAPK、钙离子、内皮型 NO 合酶、蛋白激酶 PI3K/Akt、癌蛋白 p130CAS、EGFR、IGF-1R、cAMP/蛋白激酶 A、酪氨酸激酶 Src、磷脂酶 Cγ、蛋白激酶 C 等通路，关闭细胞膜 K_{ATP}钾通道，开放细胞膜 L 型钙通道，升高细胞质钙离子水平，快速产生非基因组作用，可改变靶基因如胶原酶、胺酸肽神经介质蛋白、β-酪蛋白、c-Fos、CyclinD1、乳腺癌扩散蛋白 AIB1 等约 250 种蛋白的表达。

非经典细胞膜雌激素受体，可来自于核雌激素受体、G 蛋白耦联受体 30 等，核雌激素受体被转录因子上调表达后，可被 Shc /胰岛素样生长因子 1/Striatin 结合转到细胞膜，与雌二醇等反应。非经典的细胞膜雌激素受体(如 ERα36、G 蛋白耦联受体 30)，也可作为辅激活因子，经转录因子如 AP-1、NF-κB、SP-1 等调节一些启动子没有雌激素反应元件的基因的表达，产生非基因组作用：雌二醇经细胞膜雌激素受体、Shc、Grb2、SOS、Ras、Raf、蛋白激酶 MEK/MAPK，可促进靶基因表达；雌二醇经细胞膜雌激素受体、Src、PI3K、Ras、Raf、MEK、MAPK，可促使靶基因表达；雌二醇经细胞膜雌激素受体、Src、PI3K、Akt、内皮型 NO 合酶、NO，也可促使雌二醇靶基因表达；雌二醇经细胞膜雌激素受体、G 蛋白、磷脂酶 C、三磷酸肌醇、二酰甘油、钙离子、蛋白激酶 C、蛋白激酶 A，也能促使靶基因表达。雌二醇经细胞膜雌激素受体的上述通路，可促进核雌激素受体的促转录作用，两者可共同调节蛋白质翻译因子 e2F、CyclinD1、FOXA1、ANCCA、c-Myc 等的表达。

不足 1 nmol/L 的雌二醇在生殖系统细胞中即可引起非基因组作用，非经典雌二醇受体(ERα)与其他膜蛋白形成非经典雌二醇受体复合物后，定位于细胞膜，可介导雌二醇的非经典雌激素信号转导，产生的非基因组作用仅需几分钟；其机制包括第二信使的动员、非经典 ERα 与接头蛋白的结合、酪氨酸激酶 Src 的活化等，可引起细胞内钙离子水平迅速升高，抗凋亡、促增殖。他莫昔芬、放线菌素 D、环己亚胺等对经典雌二醇受体信号通路的抑制作用较明显；但不能抑制由雌二醇引发非经典雌激素受体信号转导后的非基因组作用。

研究发现，雌激素水平下降时，ERα 信号通路活性降低，除引发骨质疏松外，还能使转录相关的活化蛋白 AP-1 等活性降低，能显著增强基质金属蛋白酶 13 的表达水平，使关节细胞外基质降解加速，最终可能引起骨关节炎；这种基质金属蛋白酶 13 活性增强，能被雌激素所抑制。

(1)NO 信号通路

17α-雌二醇和 17β-雌二醇，在血管内皮细胞等中，可与细胞膜内囊小泡上的雌激素受体受体 α 剪切体的膜 ERα66、ERα36、G 蛋白耦联受体 30(为细胞膜雌激素受体)结合，通过磷脂酶 Cγ 活化蛋白激酶 ERK/PI3K/Akt，激活内皮型 NO 合成酶，使细胞内生理性 NO 水平升高，松弛血管平滑肌。在血管内皮细胞，雌二醇既可通过其非基因组效应上调内皮型 NO 合成酶的表达水平，也可通过其基因组效应上调内皮型 NO 合成酶的表达水平。

(2)钙离子信号转导通路

雌激素经细胞膜非经典的雌激素受体，可活化第二信使钙离子的信号通路，在不同的细胞内上调细胞质内的钙离子水平，抗凋亡、促细胞增殖。

(3)p38MAPK/ERK 信号转导通路

雌激素经细胞膜非经典的雌激素受体，可使多种接头蛋白、非受体酪氨酸蛋白激酶、其他蛋白激酶如 Src /Shc /胰岛素样生长因子受体，非经典的雌激素受体的 $Ser^{104、106、118、167}$ 残基磷酸化，再磷酸化活化蛋白激酶 p38MAPK、蛋白激酶 ERK/周期素 A/周期素依赖性激酶 2 信号通路，诱导表达多种细胞的细胞膜非经典的雌激素受体；富含脯氨酸/谷氨酸/亮氨酸蛋白(PELP1)、谷氨酸受体结合蛋白(GRIP1)、MNAR 可起辅激活作用；非经典的雌激素受体也可通过腺苷酸环化酶/cAMP/cAMP 反应元件结合蛋白/蛋白激酶 ERK/蛋白激酶 C/非受体蛋白酪氨酸激酶 Src，产生较快的细胞膜非经典的雌激素受体信号通路的作用，促细胞增殖。

(4)PI3K/Akt 通路等

雌激素经细胞膜非经典的雌激素受体，可与蛋白激酶 PI3K 的 p85 亚基直接相互作用，经蛋白激酶 PI3K/Akt，磷酸化灭活促凋亡因子 Bad 及胱冬蛋白酶等，产生较快的细胞膜非经典的雌激素受体信号通路作用；蛋白激酶 PI3K/Akt 通路也可和表皮细胞生长因子受体、胰岛素样生长因子受体的通路信号交流，共同促增殖。雌激素经细胞膜非经典的雌激素受体，能使细胞膜蛋白激酶 PI3K/Akt 信号转导，癌蛋白 p130CAD 可能起接头蛋白的作用，蛋白激酶 Akt/PAK1(p21 激活激酶)可使雌激素受体的 $aa^{118、167、305}$ 残基磷酸化，可活化肌动蛋白、细胞骨架、细胞外基质的表达，在细胞迁移、浸润、转化过程中起作用。研究发现，细胞膜非经典的雌激素受体 α(膜 ERα66、ERα36、G 蛋白耦联受体 30)，经表皮细胞生长因子受体、胰岛素样生长因子受体/酪氨酸激酶 Src/蛋白激酶 JNK 通路，可磷酸化活化转录因子 c-Jun、活化蛋白(AP-1)、ETS 癌蛋白(Elk1)，促细胞增殖。

三、雌激素的非基因组作用

雌激素通过细胞膜非经典的雌激素受体 α 等起非基因组作用如抗凋亡、促细胞增殖，一般具有以下特点：反应迅速，通常仅需数分钟；对雌激素基因组作用的抑制剂不敏感、对核内经典雌激素受体阻断剂不敏感；能在不存在核内经典雌激素受体的细胞中发生作用(图 11-1，图 11-2，图 11-3，图 11-4)。

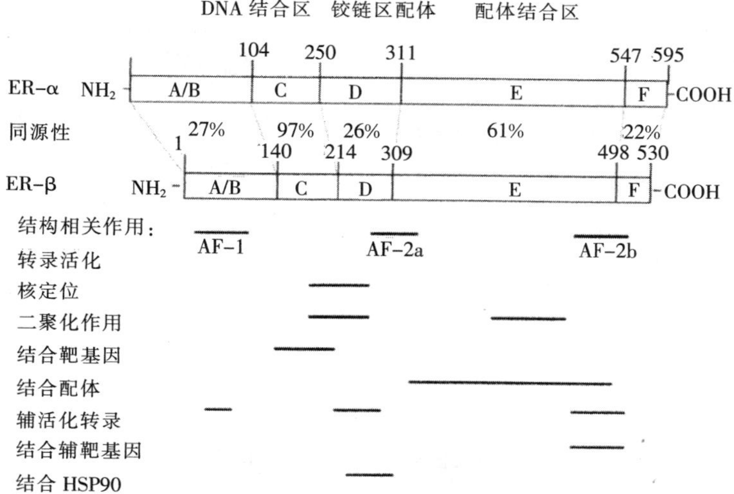

图 11-1　ERα 及 ERβ 的结构

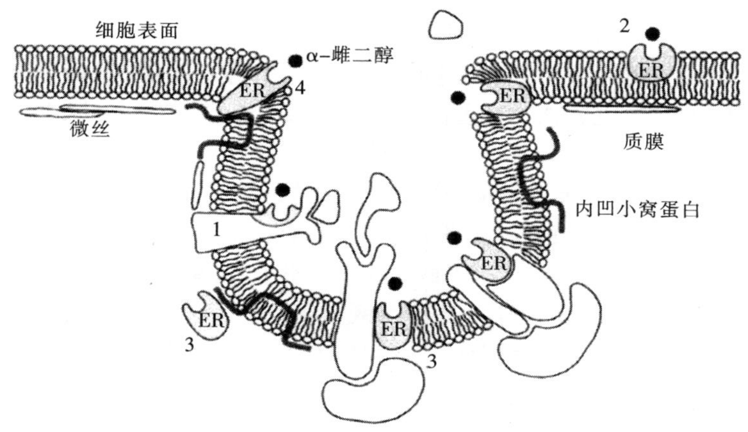

图 11-2　雌激素受体(ER)的质膜定位及大分子组织

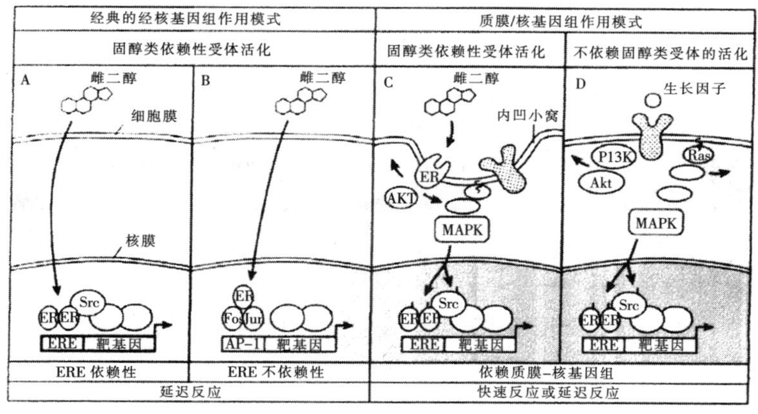

图 11-3　雌激素在靶细胞的作用

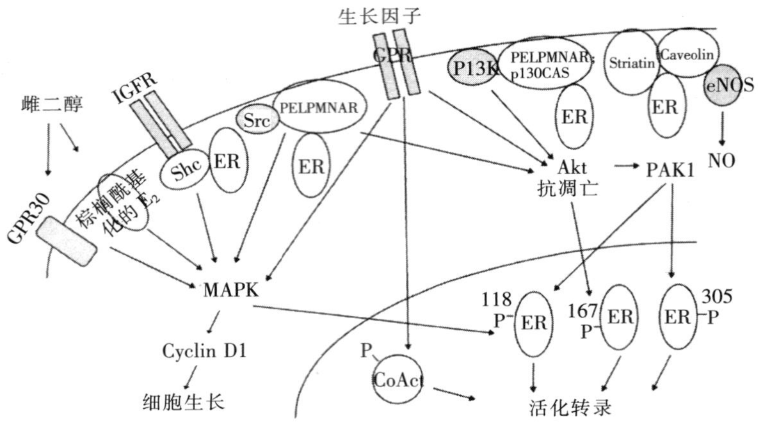

图 11-4 在 MISS 中雌激素受体(ER)与其他信号分子的交流

四、雌激素受体与 Akt

(1)概述

Akt(蛋白激酶 B)的分子量为 57 kD,与蛋白激酶 C 有 70%同源性,是癌基因 Akt 的表达产物。已发现 Akt1(蛋白激酶 Bα)、Akt2(蛋白激酶 Bβ)、Akt3(蛋白激酶 Bγ),相互间的同源性为 81%左右。Akt1/2 在人体各组织中普遍表达;而 Akt3 主要在脑、肾、心、肺、睾丸、骨骼肌中表达。

Akt 是一种丝氨酸/苏氨酸蛋白激酶,由 480 个氨基酸残基组成,包括 N-端调节区、中间的丝/苏氨酸激酶活性区、C-端区(HM 区,为疏水区,富含脯氨酸)。激酶活性区有 ATP 结合域。调节区有 AH 域(Akt 同源性结构域),AH 域属于许多蛋白激酶及细胞骨架相关蛋白都有的 PH 类域;AH 域组成一个"疏水性口袋",静息时 C 端区形成一个帽子盖在"疏水性口袋"的上面。Akt 的 AH 域结合三磷酸肌醇 IP_3/ 二磷酸肌醇 PIP_2 的肌醇环 D_3 位后,三磷酸肌醇 IP_3/二磷酸肌醇 PIP_2 可介导 Akt 定位于细胞膜,使 Akt 激酶活性区的 Thr^{308}/ C 端区的 Ser^{473} 分别被丙酮酸脱氢酶激酶(PDK1/2)磷酸化活化并转入核内;Akt 能作用于底物蛋白丝氨酸/苏氨酸残基并使其磷酸化,可介导脂质与蛋白、蛋白与蛋白相互作用。Akt 的激活机制见图 11-5。

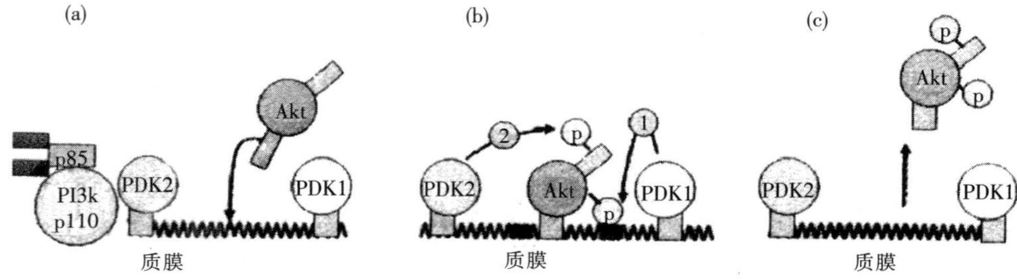

图 11-5 Akt 的激活机制

(a) Akt 的 N 端首先在质膜上被 PDK1 催化磷酸化;(b) Akt 的 C 端区被 PDK2 磷酸化;(c) 激活的 Akt 从质膜上分离

表 11－1　Akt 蛋白的作用底物及磷酸化位点

底物	磷酸化位点	效应
生存相关蛋白：		
ASK1	Ser^{83}	使 Bad 磷酸化，与 14－3－3 蛋白结合
	Ser^{136}	后定位在核外，抑凋亡
cAMP 反应元件结合蛋白	Ser^{133}	上调 cAMP 反应元件结合蛋白，促生存
叉头盒蛋白家族	Thr^{24}、Ser^{256}、Ser^{319}（FKHR）	促进叉头盒蛋白向核外运输
	Thr^{32}、Ser^{253}、Ser^{315}（FKHRL1）	与 14－3－3 蛋白结合后定位在核外
	Thr^{28}、Ser^{193}、Ser^{258}（AFX）	抑制凋亡基因的转录
IκBα 激酶	Thr^{23}	上调核因子 NF－κB 使促生存基因转录
胱冬蛋白酶 9	Ser^{196}	抑制胱冬蛋白酶 9
细胞周期相关蛋白：		
糖原合成酶激酶 3α/β	Ser^{21}（α）、Ser^{9}（β）	抑制糖原合成酶激酶 3，促生存
mTOR	Thr^{2446}、Ser^{2448}	上调 mRNA 的翻译
p21	Thr^{145}	下调生长抑制蛋白 p21，促进胞周期转换
其他：		
AR（雄激素受体）	Ser^{210}、Ser^{790}	下调雄激素受体调节的基因的转录
		上调雄激素受体介导的细胞凋亡
乳腺癌耐药蛋白 BRCA1	Thr^{509}	定位在核外，抑凋亡
雌激素受体 α	Ser^{167}	上调靶基因的转录
内皮型 NO 合成酶	Ser^{1177}	上调内皮型 NO 合成酶、生成生理性 NO
Nur77	Ser^{350}	下调转录活性
C－Raf	Ser^{259}	磷酸化抑制促凋亡因子 Bad 的作用
B－Raf	Ser^{364}、Ser^{428}	磷酸化抑制促凋亡因子 Bad 的作用
端粒酶反转录亚基	Ser^{227}、Ser^{824}	增强端粒酶的活性

——Akt 能直接磷酸化活化多种转录因子，抑制促凋亡基因表达和促进抗凋亡基因表达，从而促进细胞存活；可抑制促凋亡基因表达 FOX，它的三个家族成员 FKHR、FKHRL1、AFX，都可被 Akt 磷酸化而进入细胞质，抗凋亡。

Akt 能诱导激酶 IKKα 介导 IκB 的磷酸化、降解，使 NF－κB 激活，促进生存基因 cIAP1/2 的表达，促进肿瘤细胞增殖。Akt 能通过 Raf－1/p65PAK 来磷酸化 Bad 的 Ser^{136} 残基，并使促凋亡因子 Bad/FOXO 与胞质中的 14－3－3 蛋白结合，阻断它们开放线粒体膜通透孔，使被释放后的 Bcl－2 能抗凋亡。

——Akt 对细胞周期转换有驱动作用：生理条件下，Akt 可上调周期素 D/CDK，下调转录抑制蛋白 p21、p27，促使 Rb 变为高度磷酸化的 pRb 并失去抑制 G1/S 细胞周期转换的活性，促细胞增殖。

——Akt 能磷酸化糖原合成酶激酶 3β 的 Ser^{9} 残基，而使之易被细胞内的泛素蛋白酶体降解、灭活，可减少对 β－连环蛋白的磷酸化降解，使 β－连环蛋白能结合 LEF/ 周期素 D1，促增殖。（图 11－6）

——Akt 能作用于 mTOR：mTOR 是一种 PI3K/Akt 通路中的蛋白激酶，被 Akt 磷酸化激活后，增强某些与 mRNA 翻译促进蛋白（如 p70S6K、p90RSK 等）的表达，可使周期素 D 表达上调，使癌细胞增殖。在细胞中，Akt 使 mTOR 过度磷酸化活化时，mTOR 也能通过磷酸化灭活 eIF4E－BP1等促翻译蛋白，促凋亡。（图 11－7）

——Akt 能作用于 p21/p27：生理条件下，p21/ p27 是一种在 G1 后期表达、在核内抑制周期

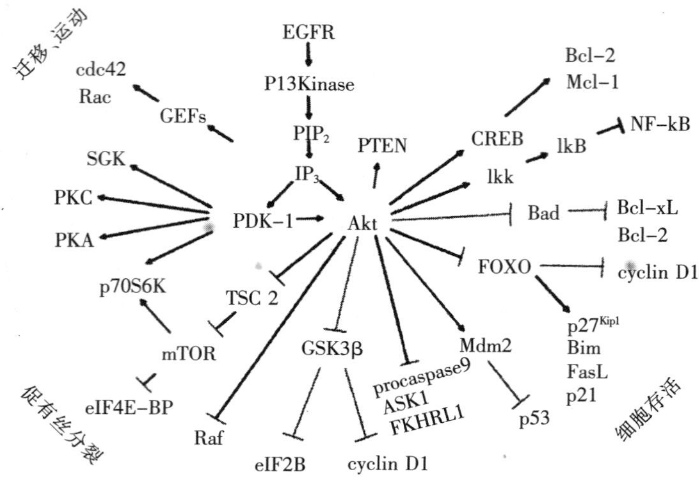

图 11-6 PDK1/Akt 的下游靶分子

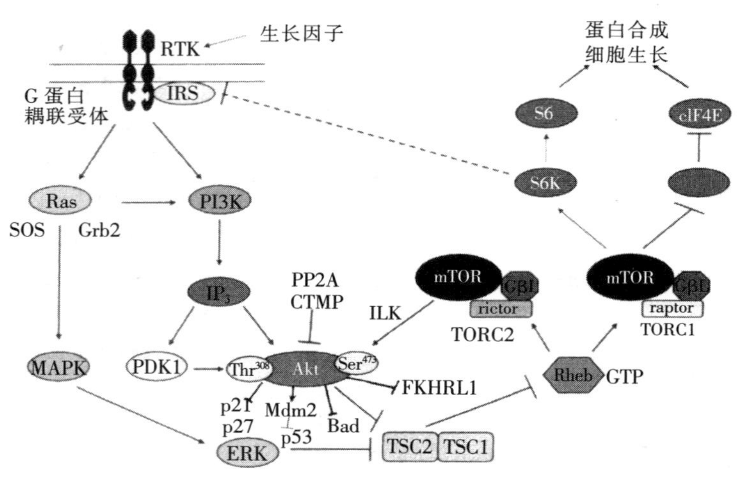

图 11-7 Akt 通路的调节与反馈

素依赖性蛋白激酶(CDKs)的蛋白，能抑制 G1 期的进程，促凋亡。蛋白激酶 PI3K/Akt、Ras/蛋白激酶 MAPK、Rho 磷酸化 p21 后，p21 从细胞核中退出，转移到胞质内，解除了对周期素依赖性蛋白激酶(CDKs)的抑制，加速细胞周期转换，促增殖。

——Akt 能对血管生成、细胞耐受缺氧或营养缺乏作用：当细胞 PI3K/Akt 信号通路被血管生成素(Ang)受体或血管内皮生长因子受体激活后，能使内皮细胞抗凋亡；Akt 能磷酸化活化内皮细胞型 NO 合成酶(eNOS)，产生 NO，导致血管新生和血管内皮生长因子诱导内皮细胞迁移。

——Akt 能作用于雌激素受体(ER)：雌激素与雌激素受体结合以后，能够聚集辅激活因子，然后与表皮生长因子/胰岛素样生长因子 1 作用于 c-Myc /c-Fos 基因启动子而激活后者表达，能刺激表达雌激素受体的细胞的增殖。PI3K/Akt 通路也能直接磷酸化激活雌激素受体，促增殖。

——Akt 能作用于雄激素受体(AR)：在细胞中，雄激素激活雄激素受体以后，雄激素受体的两个位点被 Akt 高度磷酸化，磷酸化的雄激素受体与表皮生长因子/ 胰岛素样生长因子 1 等能经酪氨酸激酶 Src /蛋白激酶 PI3K/Akt，促生长。(图 11-8)

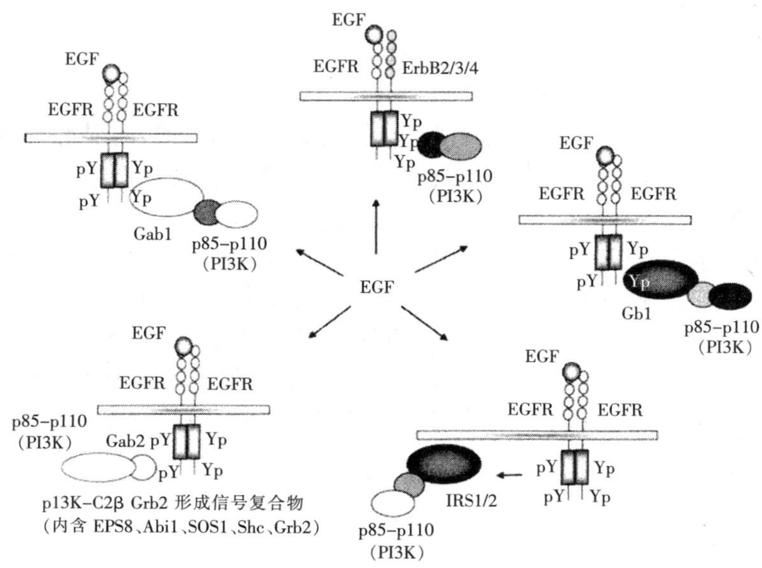

图 11-8 EGF/EGFR 活化促进 PI3K 的整合的方式

(2)磷酸化抑制促凋亡因子

——磷酸化抑制促凋亡因子 Bad:活化的 Akt 使促凋亡因子 Bad Ser136 残基磷酸化并与抗凋亡因子 Bcl-2、Bcl-xL 解离,使后两者恢复抗凋亡作用,稳定线粒体内膜电位,阻断细胞色素 C 的释放。

——磷酸化抑制胱冬蛋白酶 9:活化的 Akt 使胱冬蛋白酶 9 磷酸化失活,从而抗凋亡。

——磷酸化抑制叉头盒蛋白(Forkhead ,FOX):活化的 Akt 磷酸化的叉头盒蛋白,后者可与胞质中的 14-3-3 蛋白结合,从而终止叉头盒蛋白在线粒体膜通透孔上对抗凋亡因子 Bcl-2 或 Bcl-xL 的拮抗作用,使得被释放后的抗凋亡因子 Bcl-2 或 Bcl-xL 能恢复其抗凋亡功能,可抑制促凋亡因子 FasL 的转录。

——磷酸化活化 NF-κB、cAMP 反应元件结合蛋白(CREB):抗凋亡。

——磷酸化抑制糖原合成酶激酶(GSK3)、p53:抗凋亡。

五、雌激素与骨质疏松症

80%的骨质疏松症患者是绝经后妇女,雌激素缺乏,尤其是雌二醇缺乏是主要导致骨质疏松症的因素。研究发现,雌激素能通过雌激素受体直接调节骨代谢,直接促进成骨细胞、骨髓基质细胞护骨素 OPG 表达水平升高。

雌激素常不能完全阻止骨量完全丢失,但可经成骨细胞内的雌激素受体,明显促进成骨细胞增殖、分化、矿化;雌激素能经破骨细胞内的雌激素受体,抑制前体破骨细胞形成破骨细胞,抑制破骨细胞的活性,诱导破骨细胞凋亡。雌二醇能激活蛋白激酶 ERK 信号通路,促进成骨细胞表达维生素 D。

绝经后妇女雌激素缺乏,导致破骨细胞增殖、活化,使骨吸收大于骨形成,使骨髓基质细胞、T 细胞、B 细胞高水平表达核因子活化蛋白配体 RANKL,RANKL 水平的升高与雌激素水平的降低相关。雌激素缺乏时,T 细胞高水平表达、分泌白介素 1、白介素 6、肿瘤坏死因子 α 等而促进骨吸收;而抗骨吸收的因子转化生长因子 β 表达水平降低,导致护骨素 OPG 表达水平降低。

雌激素缺乏也能直接使成骨细胞、骨髓基质细胞护骨素 OPG 表达水平降低,使血护骨素 OPG、骨钙素、Ⅰ型胶原交联 C 末端肽水平降低,血骨形成指标水平降低,易引发骨质疏松症。

六、雌激素受体信号通路与乳腺癌

雌激素受体信号通路活性水平，能调控乳腺癌细胞增殖、凋亡等，与乳腺癌发生发展相关，作用包括核受体介导的基因组作用、膜受体介导的非基因组作用。对雌激素受体的内分泌治疗，是乳腺癌治疗的重要策略。

ERα 信号通路明显活化后，可导致相关蛋白表达失衡，促使乳腺细胞过度增殖、凋亡受阻，导致乳腺癌的发生；可促使乳腺癌由雌激素依赖型向雌激素非依赖型转化、造成内分泌治疗抵抗。

乳腺癌包括激素依赖型、激素非依赖型。激素依赖型乳腺癌，全部或部分细胞有激素受体 ERα 等，其生长、增殖受激素调节，雌激素主要促进其生长、增殖。激素非依赖型乳腺癌，细胞很少保留激素受体 ERα 等甚或完全丧失，其生长不受激素调节，肿瘤分化程度较低，预后较差。

1. 乳腺癌中 ER 信号通路模式

(1)核 ER 介导的信号通路

在正常乳腺组织中，ERα、ERβ 均有分布，ERβ 占优势，当两者比例改变时，可导致乳腺癌的发生。在非雌激素依赖(ERα 阴性)的乳腺癌细胞中，常有 ERα 基因缺失、ERα 基因启动子 CpG 岛高甲基化、表达沉默。

在雌激素依赖性(ERα 阳性)乳腺癌组，ERα/ERβ 比值常显著升高，ERα 表达水平常升高，ERβ 表达水平常不升高。高水平核 ERα 能经基因组作用于信号通路，促进乳腺癌细胞表达癌蛋白，促进乳腺癌发展。

乳腺癌中核 ERα 介导的信号通路，有经典配体依赖的 ERE 依赖的基因组模式、非配体依赖的基因组模式、非 ERE 依赖的基因组模式。

——经典配体依赖的基因组模式：无 E_2 存在时，核 ERα 与 HSP90 结合成寡聚复合物，封闭受体 DNA 结合域，使核 ERα 处于非激活状态。E_2 与 ERα 结合后，引起 ERα 构象变化，HSP90 游离，暴露 ERα 的二聚化域、DNA 结合域，随后以核 ERα 的同/异源二聚体形式，结合靶基因启动子反应元件 ERE，核 ERα 配体结合域的 AF-1/2 域，协同募集辅因子，调控靶基因表达，产生相应的效应。

——非配体依赖的基因组模式：在 E_2 不存在时，高水平生长因子激活的信号通路，诱导核 ERα 与靶基因启动子 ERE 结合，调控靶基因表达。如表皮生长因子 EGF 能通过 EGFR → Ras → Raf → MAPKKK → MAPKK → MAPK 磷酸级联反应，使核 ERα 的 A/B 区 Ser^{118} 磷酸化，导致核 ERα 能在 E_2 不存在时被激活。在 ERα 阳性的乳腺癌中，高水平 IGF-1 和转化生长因子 α 可诱导 MAPK，使核 ERα 磷酸化活化，促进过表达 IGF-1R、IRS1、核 ERα，促进乳腺癌细胞增殖，与放疗耐受、乳腺癌复发相关。

——非 ERE 依赖的基因组模式：高水平核 ERα 还可活化 AP-1、SP-1、NF-κB，促进启动子不含 ERE、但有 AP-1/SP-1/NF-κB 结合位点的靶基因的表达。激活蛋白 AP-1，作用于靶基因 AP-1 反应元件(ARE)，能促进表达 IGF-1、CyclinD1 等。SP-1 结合靶基因启动子，促进表达癌蛋白 c-Fos、Cyclin D1 等。NF-κB 使核共抑因子(NcoR)募集减少，能促进抗凋亡。核 ERα 也可转移到细胞膜、形成 mER，介导 E_2 非基因组作用的信号通路活化，改变胞内基因表达。

雌激素受体主要有两个亚型，即 ERα 和 ERβ。由于剪切异常，ERα 有三个亚型，即 ERα66(即通常所说的 ERα)、ERα46、ERα36。临床研究提示，ERα66 过表达时，可通过促进表达抗凋亡蛋白 Bcl-2，抑制乳腺癌细胞凋亡，介导乳腺癌对化疗药物、抗雌激素药物他莫昔芬的耐药，促增殖。

(2)mER 介导的信号通路

在乳腺癌中，雌激素能激活细胞膜雌激素受体 mER 下游的 ERK、PI3K/Akt、cAMP/蛋白激酶 A、JNK 等信号通路，促进表达生长因子，使其受体磷酸化活化，促进靶基因表达癌蛋白等，减少表达抑癌蛋白，促进乳腺癌细胞增殖，抗凋亡。膜启动的雌激素应答不需要雌激素进入细胞核，而是通过分布于细胞膜的雌激素受体、结合蛋白等，激活细胞内信号，从而改变胞内靶基因表达。

2. 核 ERα 类的膜受体

有人发现，E_2能刺激核 ERα 转位至细胞膜。目前还发现一些核 ERα 类的膜受体，可能是核 ERα 的不同剪切物，可插入细胞膜，常有核 ERα 的配体结合域，常丢失 DNA 结合域等，如 ERα46、ERα36、雌激素膜蛋白 ER－X、GPR30(后两者与核 ERα 不同)，均能与 E_2结合。胞膜型 ER 信号通路活化，能使乳腺细胞转化、增殖、抗凋亡。

3. 胞膜型 ER 的膜定位机制

胞膜型 ERα(mERα)常缺少跨膜结构域、无激酶活性，其介导雌激素非基因组作用时，使 Shc 迅速磷酸化，与 mER 的 AF 区结合，使 IGF－1R 的 Shc 结合位点磷酸化，再与 Shc 结合，并固定在细胞膜上；雌激素受体非基因组活性调制因子(MNAR)的 LXXLL 序列与 mER 结合后，MNAR 的 PXXP 序列能结合、活化 c－Src，促进 mER 结合 c－Src 在细胞膜；在乳腺癌细胞中，起接头蛋白作用的 BCAR1，可结合 mER、c－Src、PI3K p85 在细胞膜。

4. 雌激素非基因组与基因组作用的信号交流

(1)MNAR/Src/MAPK 信号通路

雌激素受体非基因组活性调制因子 MNAR 广泛表达，是细胞骨架分子，常高水平表达在快速增殖的乳腺癌细胞中，能与脯氨酸-谷氨酸-亮氨酸富集蛋白 PELP1 共同定位于细胞核、细胞膜，MNAR 可通过其 PXXP 氨基酸残基序列锚定 c－Src，参与雌激素刺激的 MAPK 快速活化，能促进 STAT3 磷酸化活化，促进表达癌蛋白如 Cyclin D1、c－Myc、c－Fos，能实现雌激素快速非基因组作用及与基因组作用的信号交流。细胞膜 ERα/Shc/IGF－1R 复合体形成后，能介导促进乳腺癌细胞增殖。

研究证实，在 ERα 阴性乳腺癌细胞中，E_2结合 GPR30 后，能使 G 蛋白异源三聚体 Gαβγ 解离出 Gβγ，激活 Src，使接头蛋白 Shc 的 Tyr^{317} 磷酸化，再活化基质金属蛋白酶 MMPs，促使肝素结合表皮生长因子释放，能反式激活 EGFR 通路，进而快速活化 ERK，促进乳腺癌细胞增殖。

(2)Src/PI3K 和 cAMP/PKA/CREB 信号通路

雌激素介导的 Src/PI3K 通路等的快速活化，可促进表达 Cyclin D1。在乳腺癌细胞增殖过程中，雌激素基因组作用、非基因组作用的信号交流，对基因组表达调控具有重要意义。

PI3K 信号通路：E_2/细胞膜 ER－α 经 PI3K/Akt 可促进表达 IGF－1，促进 IGF－1R、EGFR 通路活化，促进表达 Cyclin D1，导致乳腺癌细胞增殖。E_2/细胞膜 GPR30 经 PI3K/Akt 信号通路，促进 eNOS 活化、产生 NO，再扩张血管、促进乳腺癌细胞增殖。

cAMP/PKA 信号通路：E_2/细胞膜 GPR30 经活化腺苷酸环化酶，能使细胞质 cAMP 水平升高，激活 PKA，使 Raf－1 失活，降低 ERK1/2 活性，这与活化 EGFR 引起的 MAPK 活性增强作用相反。

JNK 信号通路：在表达 mER 的细胞中，E_2通过膜 ERβ 激活 JNK，促凋亡；紫杉醇可通过 JNK 通路，导致 Caspase9 活化，诱导乳腺癌细胞凋亡。而 E_2通过膜 ERα 抑制 JNK，抗凋亡。

ERα36 缺少 ERα66 的配体结合域的 AF－1/2，但保留 DNA 结合域、部分二聚化域、部分配体结合域的 C－端(以独特的 27 个氨基酸残基序列取代 ERα66 的最后 138 个氨基酸残基)，介导与 ERα66 完全不同的雌激素信号通路，引发膜启动的非基因组作用，可促进乳腺癌细胞增殖。

ERα36 能通过配体依赖或非配体依赖方式，激活 ERK、PI3K/Akt 通路。ERα36 水平与乳腺癌的进展、预后、TAM 耐药相关。ERα36 高水平表达的乳腺癌细胞中，TAM 不但不能抑制乳腺癌细胞生长，反而可刺激乳腺癌细胞增殖。ERα36 和 Her-2 之间能正反馈交流信号，介导非基因组效应，促进乳腺癌细胞生存，导致对 TAM 的原发性耐药、获得性耐药，还介导 TAM 致子宫内膜癌。可将 ERα36、细胞膜 ERα66 联合检测，以判断患者是否能从 TAM 治疗获益。

根据乳腺癌起源，乳腺癌干细胞能分为：

——由最原始的 $ERα^-$ 干细胞转化而来，其引发的乳腺癌中 $ERα^+$ 乳腺癌细胞比例少于 10%，分化水平较低，内分泌治疗效果不佳。

——也由 $ERα^-$ 干细胞转化来，但 ER^- 乳腺癌干细胞常突变，能使部分乳腺癌细胞分化成 $ERα^+$ 细胞，其引发的乳腺癌中 $ERα^+$ 细胞比例为 10%～100%，内分泌治疗可抑制 $ERα^+$ 细胞的增殖，起初会使瘤体缩小，但随着 $ERα^-$ 干细胞继续增殖或有新的突变，能下调表达 $ERα^+$，易对内分泌治疗药物产生耐药。

5. ERα 信号通路与乳腺癌治疗

基于 ERα 信号通路的乳腺癌治疗策略，主要是改变失调 ERα 信号通路中某些重要分子的活性，抑制乳腺癌细胞增殖、诱导凋亡。内分泌治疗是雌激素依赖型乳腺癌综合治疗的重要手段，主要通过阻断雌激素作用、降低 ERα 表达水平，阻断 ERα 信号通路，抑制乳腺癌细胞增殖。

TAM 应用较早、较多，ERα 阳性乳腺癌患者使用 5 年 TAM 后，年病死率明显下降。氟维司群能减少表达 ERα，抑制雌激素作用，其对 TAM 治疗无效的乳腺癌患者仍有效。

ERα 及其下游的激酶过度激活，可引起乳腺癌从激素依赖型，向激素非依赖型或其他更恶性类型转变，导致耐药、内分泌治疗失败。同时 ERα 基因突变、启动子甲基化，亦可改变 ERα 功能，使选择性雌激素受体调节剂的功能丧失，导致耐药。可给予 DNA 去甲基化药物，治疗乳腺癌，使乳腺癌细胞的 ERα 恢复表达，提高乳腺癌对内分泌治疗药物的敏感性，改善疗效。

阻断 mER 介导的信号通路，为逆转乳腺癌治疗耐药的途径；给予 PI3K 的抑制剂 LY294002，能阻断 Ras 活化引起的耐药；紫杉类联用 MEK 抑制剂 UO126、PD098059 抑制 ERK1/2、MAPK 后，可使对紫杉醇的敏感性增加 20 倍。2005 年，有人尝试用 HSP90 的抑制剂 Shepherdin 进行乳腺癌治疗。通过雌激素受体信号通路关键蛋白，开展多位点靶向药物治疗，也有望成为今后乳腺癌治疗的有效手段。

七、GPR30 信号通路与乳腺癌

GPR30 是一种新发现的雌激素受体，GPR30/EGFR/STAT3 通路等活化，在雌激素依赖性乳腺癌的发生发展中有重要作用。

1. GPR30 的结构及功能

GPR30 是一种膜结合雌激素受体，基因位于 7p22；GPR30 分子含 375 个氨基酸残基，是 G 蛋白耦联受体，有 7 次跨膜结构域；在细胞外域有 3 个糖基化位点；第二胞内袢有 Asp-Arg-Tyr 三联体（D-R-Y），有别于多数的 GPCRs，故 GPR30 在信号转导中可能发挥特异性作用，可调节 E_2 依赖的靶基因快速表达，参与介导雌激素非基因组作用、基因组作用，参与乳腺癌发生发展；GPR30、ERα、ERβ 结合 E_2 的能力大体相同。

2. GPR30 在乳腺中的表达

研究发现，E_2 可作用于 GPR30，促进表达抗凋亡蛋白 Bcl-2，抑制氧化应激诱导的细胞凋亡，增加表达 Cyclin D,促进细胞生长、增殖。GPR30 广泛分布。在乳腺癌中,GPR30 和 ERα 可共表达,能导致乳腺癌的发生发展。有人研究 361 例乳腺癌,结果发现,GPR30 在 62%的浸润性乳腺癌、42%导管癌中过表达,浸润性乳腺癌中有 43%呈 ERα/GPR30 共表达,而 19%乳腺癌中两者均不表达,表明 ERα 与 GPR30 表达呈负相关;GPR30 过表达与乳腺癌瘤直径>2cm、Her-2 过表达、转移呈正相关。

有人研究 204 个乳腺癌标本,发现 GPR30 水平与 ERα、PR 的水平呈一定负相关,GPR30 在乳腺癌中可能是一个独立的预后因子。GPR30 过表达,标志预后不良,与乳腺癌低生存率相关。有人研究 88 例炎症性乳癌患者,发现 69%有 GPR30 过表达,与总体生存率、无瘤生存率、病理学特征、其他生物标志物的水平相关,与 ERα 呈负相关;而 GPR30 与 ERα 的共表达,与总体生存率的升高相关。

3. 乳腺癌的 GPR30 与 EGFR、STAT3 信号通路

(1)GPR30 与 EGFR 信号通路

乳腺癌中 EGFR 过表达者预后不良。雌激素也能通过 GPR30 激活 EGFR/MAPK、EGFR/PI3K 通路,使 ERα 阴性乳腺癌依然能对雌激素敏感。研究发现,单独 GPR30 能介导 E_2 刺激后的 PI3K 激活,但前提是 EGFR 激活。雌激素拮抗剂 TAM 及 ICI182780 能通过 GPR30 参与雌激素通过高水平的 cAMP 介导的 PKA 抑制性信号通路,下调 ERK1/2 活性。

(2)GPR30 与 STAT3 信号通路

GPR30/EGFR /STAT3 信号通路激活,与乳腺癌发生发展相关;STAT3 参与多种细胞因子受体信号通路,也能被酪氨酸激酶如 EGFR、PDGFR、Src、Abl、Lck 等激活,再诱导细胞增殖、抗凋亡、免疫逃逸;磷酸化 STAT3 的水平升高,能促进表达凋亡抑制因子(Survivin、Mcl-1、HSP27、Bcl-xL、Adrenomedullin)、细胞周期调节因子(c-Fos、MEK5、c-Myc)和肿瘤血管生长因子(VEGF、COX-2、MMP1/2/10),能促进乳腺癌发生发展。研究表明,EGFR 能以不依赖 JAK 激酶的方式,直接活化 STAT3;Src 参与 EGFR 活化 STAT3,这将为乳腺癌靶向治疗提供新的途径。STAT3 是 IL-6/JAK、Src 等多个信号通道的汇聚焦点,在乳腺癌中活化;乳腺癌细胞核内 STAT3 水平和 EGFR 表达水平相关。EGFR 胞内区酪氨酸磷酸化后,能激活 STATs,再二聚化后移位至细胞核,结合靶基因启动子的 STAT 反应元件,调节靶基因表达;核内磷酸化的 STATs 在磷蛋白磷酸酶的作用下脱磷酸后,可重新返回胞质,使信号通路中止。

八、雌激素受体 α 的翻译后修饰与乳腺癌

在乳腺癌发生发展中,常伴随着异常的 ERα 的翻译后修饰(PTM),如磷酸化、乙酰化、泛素化、SUMO 化、甲基化等,能调节 ERα 的活性、定位、二聚化、DNA 结合、与其他辅因子的结合相互作用等。

1. ERα 的翻译后修饰

(1)磷酸化

ERα 磷酸化较常发生,共发现 15 个磷酸化位点,如 $Ser^{104、106、118、167、236、305}$ 和 Tyr^{537}。E_2 刺激条件时,$Ser^{104、106}$能被 GSK3、CDK2、MAPK 磷酸化;Ser^{118}能被 MAPK、CDK7、IKKα、GSK3 磷酸化;Ser^{167}能被 MAPK、RSK、西罗莫司 1/S6K1 磷酸化;Ser^{305}能被 PAK1、IGF-1R/Akt 磷酸化;Tyr^{537}能被酪氨酸激酶 Lck、c-Src 磷酸化;结果能促进 ERα 二聚化、活化,可促进组蛋白乙酰化酶(HAT)CBP/p300 和类固醇受体辅激活因子 SRC1 与 ERα 结合,激活靶基因表达,促进 ERα 阳性

乳腺癌细胞增殖。在没有 E_2 条件下，蛋白激酶 A 能磷酸化 $Ser^{236、305}$，抑制 ERα 二聚化形成，阻断 ERα 与 DNA 的结合，促进 ERα 被蛋白酶体降解，抑制表达 Cyclin D1。

(2)乙酰化

目前共发现 ERα 的 5 个乙酰化位点，主要由组蛋白乙酰化酶 p300/CBP 介导。其中 $Lys^{266、268}$的乙酰化需要 E_2 刺激，能激活 ERα；而 $Lys^{299、302、303}$的乙酰化，不需要 E_2 刺激，能抑制 ERα。乳腺癌易感蛋白 BRCA1 能抑制 p300/CBP 介导的 ERα 乙酰化，抑制 ERα。乳腺癌缺失因子 DBC1 和细胞周期调节因子 CCAR1，能协同抑制 NAD 依赖去乙酰化酶 SIRT1 的去乙酰化过程，使 ERα 促进靶基因表达。

(3)泛素化

细胞内 ERα 水平与泛素化酶系统- 26S 蛋白酶系统活性相关。在乳腺癌细胞中，ERα 的降解通常有：一是在 E_2不存在时，通过与有 E_3泛素连接酶活性的热休克蛋白 HSP70、Mdm2 结合后，再通过 26S 蛋白酶体通路降解。二是 E_2存在时，泛素连接酶 BRCA1 介导 E_2结合的 ERα 的 $Lys^{302、303}$单泛素化后，能促进 ERα 与靶基因、辅激活因子结合；而在 ERα 过多时，能招募 E_3泛素连接酶、辅激活因子 SRC-1/3，介导 ERα 的 $Lys^{302、303}$的泛素化降解。

2. ERα 的翻译后修饰与乳腺癌

70%乳腺癌的增殖是 E_2/ERα 依赖性的。常用抗雌激素法来治疗 ERα 阳性的乳腺癌，常能抑制高水平 ERα 介导表达癌蛋白。ERα 的 PTM 能影响 ERα 对雌激素的敏感性、亚细胞定位、稳定性、转录活性。

新近发现，Ser^{188}超磷酸化的 ERα 阳性的乳腺癌患者，对 TAM 的耐药性较强。在乳腺癌患者使用 TAM 治疗时，$Ser^{104、106、282、559}$的过度磷酸化，与乳腺癌良性的疗效正相关，而 Tyr^{311}和 Ser^{305}的过度磷酸化，却与不良的疗效正相关。在约 55%的侵袭性乳腺癌中，ERα 基因启动子是超甲基化的，这种反常的修饰可能是由于蛋白精氨酸甲基转移酶(PRMT1)过表达造成的。

九、雌激素受体 α 共激活子与乳腺癌

在乳腺癌发生发展中，ERα 共调节因子(共激活子、共抑制子)水平变化，可调控 ERα 信号通路活性。

1. ERα 共激活子

ERα 共激活子是指不直接与靶基因启动子 ERE 结合，但能与 ERα 结合并增强 ERα 转录活性的因子，根据与 ERα 结合部位的不同，可分为：

——与 ERα 的 AF-1 区结合的非配体依赖性的因子，如 SRA、p68RNA Helicase 等。

——与 ERα 的 AF-2 区结合的配体依赖性的因子，如 SRC/p160、CBP/p300 等。

——还有与 AF-1 和 AF-2 区以外区域结合的 ERα 共激活因子，已发现 XBP1 与 ERα 的 DBD 区结合；c-Src1 能结合 ERα 的 AF-1、AF-2 区。一些因子通过与 p160 共激活子结合，能提高 ERα 活性，被称为次级共激活子，如辅激活蛋白相关精氨酸甲基转移酶 CARM1、蛋白精氨酸甲基转移酶 PRMT1 等；结果使 PRMT1 能结合 ERα 的 AF-1/2、DBD 区。

2. ERα 共抑制子

ERα 共抑制子，是指不直接与靶基因启动子 ERE 结合，但能结合、抑制 ERα 的因子；目前发现较少，包括与 AF-1 区结合的 RTA，与 AF-2 区结合的核受体辅抑制因子(NCOR)、BRCA1

等。BRCA1 与 15%～20%遗传性乳腺癌相关，在有乳腺癌伴卵巢癌家族史的妇女中，BRCA1 突变率高达 60%～80%。女性 BRCA1 基因突变携带者，一生中发生乳腺癌的风险达 60%～80%。目前已发现 BRCA1 基因的几百种突变，常导致 BRCA1 分子截短、抑癌功能丧失。

3. ERα 共激活子与乳腺癌

在乳腺癌的发生发展中，ERα 共激活因子常水平升高、基因突变、活化。c－Src/p160 家族为 160 kD 的共激活因子，包括 c－Src－1/2/3；其结构中有 3 个 LXXLL 基序，能结合、活化 ERα；C－端有两个转录活性结构域 AD1/2，AD1 域，可与组蛋白乙酰转移酶 CBP/p300、P/CAF 结合，参与染色质重塑，利于转录。AD2 域可招募并结合组蛋白甲基转移酶，可影响染色质的结构、调节转录。

c－Src3 基因在 5%～10%原发性乳腺癌患者中扩增，其蛋白在 30%的原发性乳腺癌患者中高水平表达。他莫昔芬治疗的患者，c－Src3 和 Her－2 的高水平表达，可使内分泌治疗失败；在他莫昔芬治疗后的 Her－2 阳性乳腺癌患者中，c－Src3 高水平可作为早期复发、死亡的独立标志物。选择性抑制 c－Src 3，可作为防治乳腺癌的一种途径。

在乳腺癌中，Cyclin D1 增强 ERα 与 P/CAF 的结合，能增强 ERα 转录活性；X 盒结合蛋白 1（XBP－1）常与 ERα 共高表达。SRA 是一种内源性的 RNA 转录子，是目前发现的唯一不属于蛋白质的共激活子，它以配体不依赖的方式通过作用于 AF－1 区来提高 ERα 的转录活性。

十、雌激素受体基因多态性与乳腺癌易感性

1. ER 的亚型

目前人体内已发现 ER α/β。ERα 含 595 个氨基酸残基，分子量 66kD，基因位于 6q24。ERβ 含 485 个氨基酸残基，分子量 54.3 kD，基因位于 14q22～q24。

2. ERα 基因的多态性

基因多态性是指一个基因位点上存在一种以上的等位基因，最常见的形式为单核苷酸多态性 SNP 和序列重复多态性。ERα 基因有相当数量的 SNP。ERα 基因 Pvu Ⅱ 和 Xba Ⅰ 多态性、ERα 基因重复序列多态性与乳腺癌易感性相关。ERα 基因 Codon10、Codon 325、Codon594 多态性与乳腺癌易感性相关。

十一、生长激素与乳腺癌

乳腺为激素应答性器官，雌激素、生长激素等起重要作用。雌激素、孕激素、催乳素、催产素类，与乳腺的生长分化及功能相关。乳腺新陈代谢相关激素，主要负责调节营养物的摄取与吸收，常对乳腺发育有直接的影响，这类激素有生长激素、皮质甾体类激素、甲状腺素、胰岛素等。生长激素与正常乳腺的发育、乳腺癌的发生发展相关。

生长激素基因突变后，能使生长激素不能与生长激素受体结合，在直接致癌物作用下，可引发乳腺癌。乳腺癌细胞增殖时，生长激素和生长激素受体常表达水平升高。有人发现，黄体酮能促进乳腺细胞产生生长激素、增殖。生长激素能介导 IGF－1 促进乳腺癌细胞增殖。生长激素/IGF－1 通路活化，与乳腺癌的发生、三苯氧胺及曲妥单抗的抗药相关。

十二、植物雌激素与乳腺癌

植物雌激素是指结构和功能上与雌二醇相似的植物化合物，能与雌激素受体选择性结合，有仿雌激素作用。研究发现，亚洲女性乳腺癌的发病率较低，与其摄入富含植物雌激素的膳食相关。植物雌激素高摄入地区的日本居民，移居到低摄入地区的美国后，随着居住时间延长，其乳腺癌发生率逐渐增加，提示其影响乳腺癌发生的原因，可能是生活方式，包括植物雌激素摄入量变化。

1. 植物雌激素的分类和代谢

植物雌激素有与雌二醇相似的带酚环结构，主要有以下 4 类化合物：① 异黄酮类：如染料木黄酮、大豆苷元、黄豆黄素、生物单宁 A 等。②木酚素类：如开环异落叶松脂酚、罗汉松脂酚等。③芪类：如白藜芦醇等。④香豆素类：如香豆雌酚等。

异黄酮类是常见的植物雌激素，大豆是异黄酮主要的膳食来源，大豆中主要有染料木黄酮、大豆苷元，分别以染料木苷、大豆苷等糖苷形式存在。亚麻子、粗粮、富含植物纤维，都含木酚素。芪类主要存在于花生、葡萄、红酒。香豆素类主要存在于黄豆芽、三叶草等。

2. 植物雌激素的雌激素活性

该活性一般取决于其对体内雌激素受体 ER 的选择性结合。植物雌激素（活性为雌二醇 1/1000，但血中浓度很高）可与 ERα、ERβ 结合；但与 ERβ 的亲和力较大，能在靶组织发挥抗雌激素作用，可减少乳腺癌发生。

植物雌激素有较弱的雌激素活性，每 mol 的雌激素活性，仅为 17 β 雌二醇的 1/10 000 至 1/100；虽然植物雌激素体内浓度高于雌激素 100 倍以上，但膳食摄取的植物雌激素血水平，常难以超过 10 μmol/L。

3. 植物雌激素的非激素作用

植物雌激素也可通过许多作用机制抑制乳腺细胞增殖，机制包括抑制细胞生长信号通路有关的蛋白酪氨酸激酶，也能刺激免疫系统、抗氧化活性、抑制血管新生。

4. 植物雌激素与乳腺癌的关系

至今针对植物雌激素与乳腺癌的关系已进行了大量的研究，但结果不一致。虽然一些研究结果显示，食用大豆对乳腺癌有预防作用，但也有研究结果认为，两者间并无联系。

有些结果显示，食用大豆对绝经前女性的乳腺癌预防作用较明显。有人推测，当体内雌激素水平较低时，植物雌激素常产生弱雌激素效应，刺激乳腺癌细胞生长；而当体内雌激素水平较高时，植物雌激素通过阻断 ERα，拮抗体内雌激素的作用。

临床研究、人群调查研究都尚未能证实植物雌激素对女性乳腺和子宫内膜的安全性，植物雌激素对乳腺癌的预防或促进作用至今仍有争议。虽然更年期女性可能会出现诸多不适，或担心患更年期骨质疏松症，但仍不建议服用含异黄酮或其他植物雌激素的制剂。然而女性在其青春期较多地摄入富含植物雌激素的大豆、全麦和一些蔬菜水果，对于预防成年后患乳腺癌是有益的。

5. 金雀异黄素

饮食中的天然异黄酮类物质金雀异黄素（4，5，7 -三羟基异黄酮），能降低乳腺癌的发病率；能调节细胞的增殖、分化、凋亡等相关信号通路，抑制乳腺癌细胞生长、增殖。金雀异黄素化学分子式为 $C15H10O5$，分子量 270.2；基本结构以黄酮为核心，是异黄酮的多酚类，有较强的抗氧化能力；与 17β 雌二醇结构相似，可作用于部分雌激素受体，产生一定的雌激素样生物学效应，属于植物雌激素。豆制品等摄入后，在肠道细菌葡萄糖苷酶作用下，异黄酮释放出金雀异黄素，再被转换成雌马酚、去甲基安哥拉紫檀素、乙苯酚等，多数在肾灭活，也可经肠肝循环被肝吸收。金雀异黄素的主要生物学功能包括：

——抗肿瘤作用：体外研究证实，金雀异黄素可抑制乳腺癌细胞周期转换，使其停滞于 G1/S 期和 G2/M 期，可促进表达 p21，促进 p53 抑制乳腺癌细胞增殖；能抑制 Her－2 酪氨酸磷酸化，可减少乳腺癌细胞的侵袭、转移；可经 NF－κB 通路，抑制乳腺癌细胞黏附、转移；可通过调节 ERα 表达、增加抗氧化酶活性、抑制血管新生，能抑癌、防癌，美国已将金雀异黄素列入肿瘤化学预防药物计划中。

——雌激素样作用和抗雌激素样作用：金雀异黄素能竞争性结合 ERα，有抗雌激素样作用；能同时双向调节 ERα 信号通路，其低浓度时主要表现为 ERα 弱激动剂作用；高浓度时主要表现为酪氨酸激酶抑制剂的作用，这时可阻止 ERα 的 Tyr^{537}的磷酸化，使 ERα 二聚化不能形成，信号传递中断；能抑制 Wnt5a、Hedgehog、Notch2，抑制 ATP 结合 PTK（Ras/ERK、TGF－β/p38MAPK、IGF－1R、VEGFR、JAK/STAT、PI3K/Akt），抑制 ERα 阳性乳腺癌细胞增殖，拮抗体内雌激素水平过高的作用，降低雌激素相关乳腺癌的发病风险。而在 ERα 阴性的乳腺癌细胞中，金雀异黄素主要表现抑制乳腺癌细胞生长。

（王　勇　李建平　徐　彬）

进一步的参考文献

[1]SANDBERG MEC. Estrogen receptor status in relation to risk of contralateral breast cancer－a population－based cohort study[J]. PLoS One，2012，7(10)：12－24.

[2]KARIAGINA A. Progesterone receptor isoform functions in normal breast development and breast cancer [J]. Crit Rev Eukaryot Gene Expr，2008，18(1)：11－33.

第十二章　表皮生长因子受体与乳腺癌

根据靶分子的性质，目前分子靶向治疗药物包括：①小分子表皮生长因子受体（EGFR）酪氨酸激酶抑制剂，如吉非替尼、厄罗替尼。②抗表皮生长因子受体的单抗，如西妥昔单抗。③抗表皮生长因子受体 2（Her－2）的单抗，如曲妥珠单抗（赫赛汀）。④融合蛋白 Bcr－Abl 酪氨酸激酶抑制剂，如伊马替尼。⑤血管内皮生长因子受体抑制剂，如贝伐单抗。⑥黏附分子 CD20 的单抗，如利妥昔单抗。⑦胰岛素样生长因子 1 受体酪氨酸激酶抑制剂，如 NVP－AEW541。⑧ mTOR 蛋白激酶抑制剂，如 CCI－779。⑨泛素-蛋白酶体抑制剂，如硼替唑米。⑩间变性淋巴瘤激酶（ALK）抑制剂，如克唑替尼。其他有 Aurora 激酶抑制剂、组蛋白去乙酰化酶（HDACs）抑制剂、免疫治疗、基因治疗药物等。

乳腺癌的分子靶向治疗时，常作用于乳腺癌靶分子（抗原、酶、蛋白、细胞因子、黏附分子、基因 DNA、RNA），阻断靶分子信号通路，抑制肿瘤血管新生，抑制乳腺癌细胞的生长、增殖、转移、复发，促使乳腺癌细胞凋亡，有直接治疗作用。以化疗为主的全身治疗乳腺癌有重要意义，但疗效不甚理想，需要研究更有效的二线治疗；近年来，以表皮生长因子受体 Her－2 等为靶点的靶向治疗中，已取得较大进展。

乳腺癌干细胞的靶向治疗包括：①靶向基因治疗。②抗体治疗，如单克隆抗体。③小干扰 RNA（siRNA），能抑制癌蛋白、抗凋亡因子、促血管内皮生长因子的表达。④小分子靶向药物，如抗凋亡蛋白抑制剂、蛋白酪氨酸激酶抑制剂等。⑤纳米技术，如药物纳米载体的基因转移技术、纳米肿瘤疫苗、磁性纳米颗粒等。⑥自体造血干细胞移植。⑦异基因自体造血干细胞移植。⑧乳腺癌干细胞的诱导分化，如给予全反式维甲酸，可诱导分化治疗。⑨ATP 盒转运体抑制剂，可抑制乳腺癌干细胞把化疗药物排出细胞外，能克服乳腺癌干细胞的耐药性。⑩其他，如联用泛素蛋白酶体抑制剂 MG132（抑制抑癌蛋白 p53 被降解）、蒽环类抗生素，能促使乳腺癌干细胞凋亡；给予单核细胞-巨噬细胞集落刺激因子（GM－CSF），可刺激对乳腺癌细胞抗原的免疫反应；对耐药的乳腺癌干细胞，给予干扰素，能导致某些 G0 期乳腺癌干细胞凋亡。

目前中国网上已发布人表皮生长因子受体 2 阳性乳腺癌临床诊疗专家共识、表皮生长因子受体与乳腺癌的研究进展、表皮生长因子受体阳性乳腺癌的分子靶向治疗、表皮生长因子受体 2 表达与腋淋巴结阳性和阴性乳腺癌预后等资料，有较好的临床指导意义，可由网上获取。

一、表皮生长因子及其受体 EGFR

1. 表皮生长因子

表皮生长因子（EGF）是单链多肽，分子量 6045D，含 53 个氨基酸残基，能经表皮生长因子受体信号通路产生作用。EGF 为广谱促细胞分裂剂，能促进乳腺癌细胞 DNA、RNA、蛋白质的合成，可促进乳腺癌细胞增殖；也是促血管生成因子、趋化因子，可促进乳腺癌组织血管新生、转移。EGF 能调节钾离子转运、钠离子/氢离子交换，促进乳腺癌细胞的糖酵解、增殖，细胞转化、恶变。

乳腺癌细胞自分泌的 EGF、转化生长因子 α、血管内皮生长因子等，能激活细胞膜表皮生长因子受体（EGFR），抑制表达野生型 p53，促进细胞恶变、存活、增殖。乳腺癌细胞中突变、扩增的 erbB 癌基因，常高水平表达表皮生长因子受体 erbB1（EGFR）、erbB2、erbB3、erbB4。

EGFR 分子内一般有：细胞外配体结合区，可结合 EGF、转化生长因子（TGF－α）等；跨膜区；

细胞内酪氨酸激酶区,能激活 EGFR 信号通路的下游分子。

配体与 EGFR 胞外区结合后,可引起 EGFR 构象变化、酪氨酸激酶区磷酸化活化,再通过激酶 Ras/Raf/MEK/MAPK 信号通路、JAK/STAT 3/5 信号通路、蛋白激酶 PI3K/Akt 信号通路等,促进表达 Cyclin 依赖的蛋白激酶(CDK)、血管内皮生长因子(VEGF)、基质金属蛋白酶(MMPs)、存活素(Survivin)等,促进癌细胞增殖、迁移、血管新生。而 EGFR 家族的抑制剂,可抑制 EGFR 的酪氨酸激酶、阻止 EGFR 信号通路的活化。

2. 表皮生长因子受体

EGFR 属于Ⅰ型酪氨酸激酶受体,在静息细胞的细胞膜,以单体形式存在,包括:EGFR (erbB1/Her-1)、erbB 2(Neu/Her-2)、erbB3(Her-3)、erbB4(Her-4)。EGFR 常在上皮细胞表达;erbB2 常在体腔上皮、腺上皮、胚胎弱表达;erbB3 常在除造血系统外的多数组织表达;erbB4 常在除肾小球及周围神经外的成年组织表达。

(1)表皮生长因子受体

EGFR 前体去除信号肽后,成为成熟的 EGFR,是跨细胞膜的糖蛋白,有 621 个氨基酸残基,分子量 170kD;每个细胞常有 5000～10000 个 EGFR 分子。

在 EGFR 分子内,N-端胞外配体结合区中,可分出 L1、CR1、L2、CR2 等结构域,L1 域可结合转化生长因子 α,L2 域可结合表皮生长因子(EGF);CR1/CR2 域富含半胱氨酸残基,能维持 EGFR 的蛋白质构象;还有 12 个糖基化位点,与 EGFR 二聚化相关。EGFR 跨膜区又称为 TM 区。EGFR 胞内区中有近膜域(N-端部分参与同/异二聚化,还有蛋白激酶 C 对 EGFR 活性的负调控作用位点)、酪氨酸激酶域(TK 域,该域 N-端部分有 ATP 结合位点 Cys^{773} 残基等;该域 C-端部分催化袢有 D-F-G 氨基酸残基的催化基序、活化袢有酪氨酸激酶的活性中心,ATP 结合活化袢与催化袢间的 $aa^{719\sim724}$ 肽段和 $aa^{739\sim749}$ 肽段后,能使酪氨酸激酶活化)、C-端尾部域(有许多自身磷酸化位点如 $Tyr^{1068、1148、1173、992、1086}$ 残基,与信号转导相关)。

在 EGF 等不存在时,EGFR 分子内 CR1 域结合自身分子内的 CR2 域,使 C-端尾部域的 Tyr 残基不能自身磷酸化,使 EGFR 信号通路没有活性;这时 $aa^{719\sim724}$ 肽段和 $aa^{739\sim749}$ 肽段不能与 ATP 结合,使酪氨酸激酶域一般处于自抑制状态。

当 EGFR 结合 EGF 后,ATP 结合在 $aa^{719\sim724}$ 和 $aa^{739\sim749}$ 肽段,使跨膜区旋转,再使 CR1 域/CR2 域的结合断开,解除分子内自抑制,可使 C-端 Tyr^{1086} 被自身磷酸化而二聚化,使酪氨酸激酶活化,激活状态的 EGFR 的不同的磷酸化 Tyr,可被信号通路下游不同的 SH2 域信号蛋白等结合,完成细胞信号转导过程,使 EGFR 信号通路活化。

EGFR 可进行二次二聚化,即先由 EGF 使 EGFR 自身磷酸化并二聚化,再使二聚体中的每个单体都完全磷酸化,然后完全磷酸化的二聚体分开,再分别与未磷酸化的单体结合并完成新二聚体的完全磷酸化。

EGFR 家族有 10 余种不同的配体(多肽生长因子),常与 EGFR 有两个结合位点:一是高亲和力、特异性较高的结合位点,位于分子 N-端;另一个是低亲和力、特异性较低的结合位点,位于分子 C-端。这些配体可分为:

——第 1 组配体:是 EGFR 的配体,主要包括 EGF、转化生长因子 α、双性调节素(AREG)。

——第 2 组配体:能与 EGFR 和 erbB4 结合,如 β 细胞调节素(BTC)、表皮调节素(EPR)、肝素结合型 EGF(HB-EGF)。

——第 3 组配体:为神经调节素(NRG)家族,神经调节素 1/2 能与 erbB3 及 erbB4 结合,而神经调节素 3/4 能与 erbB4 结合。最重要的配体是 EGF、转化生长因子 α。这种复杂的系统,构成了 EGFR 家族生物学功能的多样性。(表 12-1)

表 12-1 表皮生长因子受体家族及其特异性配体

受 体	配 体
EGFR,Her-1/erbB1	表皮生长因子,转化生长因子 α,双性调节素,表皮调节素,β-细胞素,肝素结合型 EGF
Her-2/erbB2	未发现配体
Her-3/erbB3	神经调节素(NRG1/2)
Her-4/erbB4	神经调节素 1/2/3/4,肝素结合型 EGF,β-细胞素,表皮调节素

EGFR 信号通路活化后,可促进细胞生长、增殖、黏附、血管生成、抑制凋亡。EGFR 过度表达、EGFR 信号通路过度活化后,相关肿瘤恶性程度较高、复发率较高、患者生存期较短、化疗缓解期较短、较易产生耐药。

(2)表皮生长因子受体 2

表皮生长因子受体 2(Her-2,erbB2)缺乏胞外配体结合区,目前 Her-2 的配体正在研究中;研究发现,Her-2 主要与 EGFR、erbB 3/4 等结合为异二聚体,在 EGFR 等其他表皮生长因子受体结合配体后,能促使该异二聚体明显活化;高水平的 Her-2/3 异二聚体等,常比各自的同二聚体更能促进癌细胞增殖、转移。

Her-2 高水平表达的原因,主要是 Her-2 基因扩增(95%)或表达增多(5%)。Her-2 过表达后,肿瘤恶性程度较高、转移能力较强、进展较迅速、化疗缓解期较短、易产生耐药,患者生存率较低、生存期较短、复发率较高。EGFR、Her-2/3/4 都高水平表达后,会使肿瘤恶性程度明显增加。

目前没有发现 Her-2 的酪氨酸激酶抑制剂(TKI),其单抗有曲妥珠单抗,可抑制 Her-2 的表达、活化,抑制过表达 Her-2 的癌细胞增殖;曲妥珠单抗+卡铂+紫杉醇能治疗 Her-2 高水平表达的乳腺癌;抑制 Her-1/2 异二聚体的有 BIBW2992 等。

(3)表皮生长因子受体 3

表皮生长因子受体 3(Her-3,erbB3),其基因定位于 12q13,其分子量为 160 kD,含 1 324 个氨基酸残基,基本结构与 Her-1/2 相似,酪氨酸激酶域发生变化、故缺乏酪氨酸激酶活性,常与 Her-2 形成异二聚体,再活化 Her-2/PI3K/Akt 信号通路;有人研究 4 046 例乳腺癌,结果发现,10%Her-3 高水平表达;抑制 Her-2 活性时,Her-3 可高水平表达,使乳腺癌细胞维持存活;在 Her-1/2 表达水平很低的乳腺癌中,高水平 Her-3 是浸润性乳腺癌的重要预后标志物,能患者缩短生存期。

表皮生长因子受体 4 分子量 180kD,含 1258 个氨基酸残基,分子结构与 EGFR 相似;在正常人乳腺、大脑、心脏、肾脏等表达;在多种肿瘤组织中高水表达,主要表达在细胞膜,提示在肿瘤发生发展中起重要作用。(表 12-2)

表 12-2 表皮生长因子受体家族在常见恶性肿瘤中的表达

肿瘤类型	阳性表达率(%)			
	EGFR	erbB2	erbB3	erbB4
肺癌	48～80	18～60	25～85	91
乳腺癌	14～91	9～39	22～90	70～82
肝癌	47～68	0～29	84	82
胃癌	33～74	8～40	35～100	68
结肠癌	25～77	11～20	65～89	75
食管癌	43～89	7～64	64	73
胰腺癌	30～50	19～45	57～63	81
头颈部鳞癌	36～100	17～53	81	28～69
肾癌	50～90	0～40	0	54
膀胱癌	35～86	9～50	30～56	77.5
前列腺癌	40～80	40～80	22～96	58
卵巢癌	35～70	8～32	85	50

二、表皮生长因子受体 EGFR 的活化

EGFR 在缺乏特异性配体时，以单体形式存在(非活化状态)；但与配体结合后，EGFR 形成同二聚体，改变了构象，酪氨酸激酶活化，可启动下游的三条信号通路等，引起靶基因表达，导致肿瘤细胞持续增殖。EGFR 的经典信号通路如下：

1. STAT 信号通路

EGFR 能活化 JAK/STAT。STAT 家族有 1/2/3/4/5a/5b/6。在肿瘤中，活化的 EGFR 的 C-端 Tyr^{974} 残基相关肽段，常结合 STAT3，同时 EGFR 活化的酪氨酸激酶，能使蛋白激酶 c-Src/JAK 磷酸化活化，再使 STAT3 蛋白磷酸化后聚合为二聚体，随之转位到细胞核内，促进一些靶基因表达；周期素 D 和细胞因子 c-Myc 高水平表达后，能促进癌细胞的细胞周期很快转换、细胞很快有丝分裂、增殖。抗凋亡蛋白如 Bcl-xL、Mcl-1 高水平表达后，能使乳腺癌细胞抗凋亡，促增殖。促血管生成因子如血管内皮生长因子、血小板源性生长因子高水平表达后，能促进癌组织血管新生；能促使癌细胞增殖、抑制凋亡。

2. Akt 信号通路

Akt(蛋白激酶 B)有 Akt1/2/3。Akt 是磷酸肌醇激酶(PI3K)下游的靶分子，能使许多种蛋白磷酸化并促进癌细胞存活、增殖。配体激活 EGFR 后，使信号通路接头蛋白 Grb1 磷酸化，再招募、激活 PI3K，可产生三磷酸肌醇(IP_3)，IP_3 结合 Akt 并使 Akt 转到细胞膜上，使 Akt 的 Tyr^{308} 残基和 Ser^{473} 残基被丙酮酸脱氢酶激酶(PDK1/2)磷酸化，再使下游许多底物蛋白磷酸化而发挥其生物学效应，能上调抗凋亡因子 Bad、蛋白激酶 IKK、核因子 NF-κB 等，可抗凋亡、促进癌细胞生长、增殖。

3. MAPK 信号通路

丝裂原活化的蛋白激酶(MAPK)信号通路，是 EGFR 活化后经小 G 蛋白 Ras 和 Raf 的信号通路：配体→EGFR→接头蛋白 Grb2 等→SOS(Ras 的鸟苷酸交换子)→ Ras 蛋白结合 GTP 而活化→Raf(蛋白激酶 MAPKKK)→MEK(蛋白激酶 MAPKK)→ 蛋白激酶 MAPK 活化而产生作用，最后经上调转录因子 c-Jun/c-Fos 的水平并转移到核内，激活核内转录相关活化蛋白 1(AP-1)，促进乳腺癌细胞生长、增殖。

EGFR 信号灭活，主要是细胞膜 EGFR 被细胞内吞与降解。过度激活的 EGFR 的胞内区的磷酸化 Tyr 残基，经过度激活蛋白激酶 ERK 后，可反过来促使 EGFR 被细胞内吞，并在细胞内由 Cb1(E3 泛素连接酶)作用而泛素化，可使泛素化的 EGFR 被 26S 泛素蛋白酶体降解。部分内吞的 EGFR 可转移到线粒体、内质网、细胞核，去磷酸化后返回细胞膜、复活，或转移到晚期溶酶体被降解。

三、表皮生长因子受体 EGFR 基因突变

1. 表皮生长因子受体 EGFR 的突变

EGFR 基因位于第 7 号染色体短臂(7p12～p14)，有 28 个外显子，可转录形成 5.6 kb 的 mRNA，编码分子量 170 kD(由 1 210 个氨基酸残基组成)的 EGFR 的前体(然后再成熟化)。癌细胞中已被发现的 EGFR 的突变体有促增殖突变、耐药突变：

——剪接缺失突变体：如 EGFR 剪接缺失突变体 Ⅵ/Ⅶ/Ⅷ、TDM2～7（EGFR 的一部分）、TDM18～25（EGFR 的一部分，高水平时可引发对吉非替尼等耐药）。EGFR Ⅴ常有外显子 19 相关的 $aa^{746\sim750}$肽段（为 E－L－R－E－A 氨基酸残基序列）缺失，该缺失肽段邻近酪氨酸激酶 TK 域的 ATP 结合部位，可改变酪氨酸激酶 TK 域 ATP 结合部位的空间结构，可引起 EGFR 酪氨酸激酶持续结合 ATP、活化，再持续活化蛋白激酶 Akt、STAT3，可使肿瘤细胞抗凋亡能力增强。缺失突变常占 EGFR 突变总数的 45%～50%。

——点突变体（占 EGFR 基因突变总数的 90%）：EGFR 基因点突变热点主要位于第 18～21 外显子相关的酪氨酸激酶域，其中外显子 18 的 G719S 点突变，占 EGFR 突变总数的 8%。外显子 19 的 D761Y、L747S 点突变，共占 EGFR 突变总数的 5%。外显子 20 的 R776C 点突变，占 EGFR 突变总数的 5%，对 CL－387785 敏感。外显子 20 的 T790M 点突变（可导致对 EGFR 酪氨酸激酶抑制剂的获得性耐药）占 EGFR 突变总数的 6%。

外显子 21 的 L858R 点突变（能使活化袢稳定，该突变邻近酪氨酸激酶域 ATP 结合部位，可使肿瘤细胞对 EGFR 酪氨酸激酶抑制剂敏感）占 EGFR 酪氨酸激酶域突变总数的 35%～45%。

外显子 19 的缺失、外显子 21 的 L858R 点突变，占 EGFR 酪氨酸激酶域突变总数的 55%，对吉非替尼敏感。EGFR 还有 V689M、L703F（在近膜域）、G719X、G721S、L747S、D761Y、L861Q 等点突变，常使突变的 EGFR，对该受体的酪氨酸激酶抑制剂较敏感。吉非替尼、厄洛替尼对 EGFR 敏感性突变的治疗有效率为 50%～80%。

在 EGFR 的点突变的乳腺癌细胞内，常不能通过 Cb1（E3 泛素连接酶）、26S 泛素蛋白酶体，而降解 EGFR 突变体。EGFR 突变乳腺癌患者外周血单个核细胞的 EGFR 突变阳性率较高，可应用于临床检测。

——插入突变体，如在 EGFR 基因外显子 20 的 $aa^{770\sim775}$肽段的相关核苷酸中的插入突变，已发现 8 种插入方式，可插入 3～9 个核苷酸，占 EGFR 突变总数的 5%。

——基因扩增突变体，EGFR 基因常扩增，能使 EGFR 表达水平升高；在乳腺癌细胞中，可有 EGFR 基因扩增（基因拷贝数≥3），EGFR 过表达的阳性率较高。吉非替尼、厄洛替尼对 EGFR 基因扩增患者的客观缓解率，比化疗的疗效高 2 倍左右。

在乳腺癌中，EGFR 促增殖突变主要发生在外显子 18（5%，如 V689M）、外显子 19（45%，如 del119、E746－750 插入突变）、外显子 20（少于 1%，如 V 783）、外显子 21（43%，如 L855R、L861Q）；EGFR 耐药突变主要发生在外显子 18（少于 1%，如 A702S）、外显子 19（少于 1%，如 D761Y）、外显子 20（5%，如 T790M）。

EGFR 各种突变体的酪氨酸激酶活性水平升高，易持续激活 EGFR 信号通路，能通过 Akt 促进肿瘤细胞存活、抗凋亡，对 EGFR 酪氨酸激酶抑制剂较敏感；EGFR 信号通路活化后，癌细胞对生长抑制因子的敏感性下降；EGFR 通路活化，可引发 E－钙黏素、肌动蛋白的酪氨酸残基高度磷酸化，使细胞膜的 E－钙黏素不能与肌动蛋白结合，而易从细胞膜解离下来，能降低肿瘤细胞间的黏附性，促进肿瘤细胞的转移和侵袭；还可引起对化疗药耐药。（表 12－3）

表 12－3 表皮生长因子受体的酪氨酸激酶抑制剂

抑制剂	可逆性	不可逆性
erbB1(EGFR)酪氨酸激酶抑制剂	ZD1839/gefitinib	EKB－569
	OSI－774/erlotinib	PD169414
	PD153035	
双重 EGFR/erbB2 酪氨酸激酶抑制剂	PKI－166	PD168393
	GW572016HKI－272	
广泛抑制全部 erbB 酪氨酸激酶抑制剂	PK158780	CI－1033

四、生长因子受体信号通路与乳腺癌内分泌治疗耐药

对内分泌治疗的他莫昔芬耐药，已成为乳腺癌治疗中的一个问题。研究显示，生长因子及其下游的 Ras/Raf/MEK/ERK、PI3K/Akt 信号通路等过度活化，与乳腺癌内分泌治疗耐药相关。15%～30% 乳腺癌患者 Her-2 基因点突变、基因扩增、过表达，也与乳腺癌内分泌治疗耐相关。

高水平的一些生长因子如 EGF、IGF-1 可通过基因组作用、非基因组作用，使乳腺癌细胞对雌激素的敏感性增加，结果极低的雌激素水平，也可刺激乳腺癌细胞增殖，能促进表达 ERα，致使 ERK/PI3K 信号通路活化，使乳腺癌细胞抗凋亡，对内分泌治疗耐药。

研究发现，吉非替尼抑制 EGFR 后，可延迟乳腺癌细胞对内分泌治疗的耐药，可抑制对他莫昔芬耐药的乳腺癌细胞增殖。蛋白激酶 Ras/ERK 相关的法尼基转移酶抑制剂 R115777，对内分泌治疗耐药的乳腺癌的有效率为 24%。PI3K/Akt 通路的抑制剂 CCI779，可杀灭 ERα 阳性的内分泌治疗耐药乳腺癌细胞。对相互交联的复杂网络，联合用药、进行多位点靶向治疗，也许有更好的疗效。

1. 生长因子导致乳腺癌内分泌治疗耐药的机制

高水平表达一些生长因子如 EGF、IGF-1 时，能使乳腺癌细胞对内分泌治疗耐药，30%原发耐药的乳腺癌，存在 Her-2 基因扩增。ERα 基因发生 Lys303Arg 突变，能增加 ERα 共刺激分子向 ERα 的聚集，致使乳腺癌细胞对低水平雌激素高度敏感。生长因子 EGF、IGF-1 信号通路活化，可促进表达 ERα，导致乳腺癌对内分泌治疗耐药。

(1)乳腺癌细胞对雌激素的敏感性增加

一些生长因子如 EGF、IGF-1 信号通路活性，能影响雌激素受体非基因组作用、基因组作用相关的信号通路，导致获得性内分泌耐药。

——作用于雌激素受体非基因组作用相关信号通路：在对内分泌治疗药物耐药的乳腺癌细胞中，有时雌激素受体基因组作用相关信号通路活化不明显；而雌激素受体非基因组作用相关信号通路常活化较明显，ERα66 常移位到细胞膜，结合雌激素后，能很快经雌激素受体非基因组作用信号通路，迅速激活 ERK、Akt。这时单抑制 ERK 一般没有疗效。

——作用于雌激素受体基因组作用相关信号通路：在内分泌治疗的乳腺癌细胞中，有时雌激素受体基因组作用相关信号通路活性水平升高，与多种生长因子如 EGF、IGF-1 水平升高相关，这时乳腺癌细胞核 ERα 水平升高，对雌激素呈高敏状态；细胞核高水平 ERα 可不依赖外源性雌二醇，而独立促进细胞增殖。ERα/胰岛素的信号通路共同活化，可促进乳腺癌细胞对内分泌治疗耐药。证据显示，一些生长因子信号通路活化，可促进表达 ERα。外源性 IGF-1、EGF、TGF-β、PKC 激活剂(TPA)，能通过 EGFR、PI3K/Akt、PKA、PKC 增强生长因子信号通路活性，促进表达 ERα；同时 ERα 与配体的结合、再作用靶基因启动子 ERE 也增加。MEK1 的水平升高，可导致 ERK 活性升高，也可促进表达 ERα、PR，可导致乳腺癌细胞对内分泌治疗耐药。

2. 生长因子导致乳腺癌内分泌治疗耐药的处理

乳腺癌内分泌治疗耐药时，可有生长因子如 EGF、IGF-1 高水平表达、相关信号通路活化，可靶向生长因子受体信号通路。

(1)靶向 EGFR

吉非替尼是 EGFR 酪氨酸激酶抑制剂，能与 EGFR 胞内区 ATP 结构域的 ATP 结合位点结合，抑制 EGFR 酪氨酸激酶活性，阻断乳腺癌细胞的生长、增殖、侵袭，促凋亡，可延迟乳腺癌细胞对内分泌治疗耐药，改善 TAM 对 Her-2 过表达、ERα 阳性原发耐药的乳腺癌细胞的疗效。研究

发现，EGFR/Her－2 双重抑制剂拉帕替尼，能恢复 ERα 阳性原发性耐受 TAM 细胞对 TAM 的敏感性，可抑制 ERK、Akt。拉帕替尼＋TAM 可引起 Cyclin D1、CDK2 水平降低，p27 水平升高，可协同减少表达 ERα，抑制耐 TAM、Her－2 过表达的乳腺癌细胞增殖。

(2)靶向 EGFR 信号通路下游效应物

——靶向 Ras/ERK 通路下游效应物：MAPK 抑制剂 PD098059 可抑制对内分泌治疗耐药的乳腺癌细胞增殖，逆转耐药。法尼基化是一个蛋白翻译后的脂质修饰过程，对乳腺癌细胞增殖很重要。法尼基转移酶抑制剂 FTI 可抑制 Ras 蛋白定位于细胞膜发挥功能。法尼基转移酶抑制剂 R115777＋TAM，能抑制乳腺癌进展，可逆转对 TAM 的耐药；有效率为 24％，不良反应率为 14％。

——靶向 PI3K/Akt 信号通路：PI3K/Akt/mTOR 信号通路常在乳腺癌激活，给以西罗莫司类似物 CCI779，对 ERα 阳性原发性耐药的乳腺癌有一定疗效。mTOR 抑制剂 RAD001＋来曲唑，可用于治疗乳腺癌。PI3K 抑制剂 LY294002 可抑制 Akt、GSK3、p70 S6K。Akt1 活性增强，能导致 ERα 阳性、对 TAM 原发性耐药的乳腺癌细胞的侵袭。

在内分泌治疗开始时，乳腺癌细胞增殖受抑制，但 EGFR 过表达后，能激活细胞存活途径，使部分乳腺癌细胞存活下来，呈耐药状态。靶向生长因子及其下游的信号通路关键酶的药物，可杀灭对内分泌治疗耐药的乳腺癌细胞，能为乳腺癌的治疗带来新希望。

五、Her－2 表达与乳腺癌转移和预后

有人探讨 Her－2 过表达与 110 例乳腺癌转移和预后的关系，结果发现，乳腺癌组织中 Her－2 过表达率为 54.54％。Her－2 过表达的乳腺癌，转移率较高($P<0.01$)，分化程度较差，患者 5 年生存率较低($P<0.01$)。Her－2 过表达水平与乳腺癌转移、生存期相关，检测 Her－2 过表达水平，可作为判断乳腺癌预后的参考指标。Her－2 水平检测的常用方法有：

——Her－2 基因测定方法：有实时定量 PCR 技术、Southern 印迹法、Northern 印迹法、原位杂交技术、斑点杂交法、荧光标记原位杂交技术 FISH、竞争性 PCR 结合流式细胞仪分类技术、竞争性反转录 PCR 技术、色素原位杂交技术 CISH 等。

——Her－2(p185 蛋白)的测定方法：有磁珠分离免疫测定法、免疫组化法(IHC)、Western 印迹法、免疫电镜技术、流式细胞技术、RIA 技术、ELISA 法等。

——Her－2 胞外段(p105 蛋白)的测定方法：其在患者血清中的水平，可用 ELISA 法、化学发光技术进行检测，这是目前检测 Her－2 血清水平的新方法，也是术后检测体内 Her－2 水平变化的可行方法。

目前美国推荐的 Her－2 检查方法主要是：荧光原位杂交法(FISH)和免疫组化技术(IHC)。FISH 用于检查 Her－2 基因扩增时，检测灵敏性、特异性较高，是检测 Her－2 的金标准，结果较客观，但需荧光显微镜观测，试剂成本较高。IHC 检测 Her－2 蛋白表达水平，应用较广泛，一般用商品化试剂盒操作，较简便，但灵敏度、特异性较差，医师的评判有主观性。近年逐渐应用色素原位杂交技术检测 Her－2 基因扩增，较 FISH 简便、费用低。色素原位杂交技术与 FISH 的符合率在 95％以上。

已有报道，Her－2 基因扩增、表达水平升高，与乳腺癌患者预后差相关，是乳腺癌预后的评价指标。Her－2 基因扩增时，乳腺癌瘤体常较大，腋淋巴结常阳性，对 CMF、TAM 方案常耐药，应考虑使用含蒽环类＋紫杉醇类的化疗。

——Her－2 过表达，能引起 Her－2 同二聚体的激活、内化，能无需配体的结合，而促进靶基因表达 CyclinD1、CDK 2，可促进细胞周期转换，引起乳腺癌细胞增殖，抗凋亡，对化疗耐药。25％～30％的乳腺癌患者有 Her－2 过表达，平均生存期为 3 年左右，明显低于 Her－2 阴性乳腺癌患

者；与临床分期晚、化疗疗效差、发生转移等相关。

——曲妥珠单抗疗效及耐药：曲妥珠单抗结合 Her－2 后，能阻断 Her－2 信号通路，阻止 Her－2同二聚体内化，阻断靶基因表达，促进 Her－2降解，能通过 ADCC 作用聚集免疫细胞，攻击并杀死乳腺癌细胞，可下调 VEGF 表达水平，减少转移 17%～35%。但曲妥珠单抗治疗乳腺癌时，大部分患者在出现治疗后的一年内，可出现获得性耐药；Her－2 磷酸化活化水平提高，能促进 Her－2 基因扩增，使 Her－2、热休克蛋白 27 表达水平升高，结果可导致对曲妥珠单抗的敏感性降低。表没食子儿茶素没食子酸酯(EGCG)可抑制曲妥珠单抗耐药细胞生长，降低乳腺癌细胞总数，大剂量时可诱导对曲妥珠单抗耐药的乳腺癌细胞的凋亡。

拉帕替尼是 EGFR/Her－2 酪氨酸激酶的小分子双抑制剂，2007 美国批准其用于接受过蒽环类、紫杉类、曲妥珠单抗治疗的 Her－2 过表达的乳腺癌患者，能可逆性结合 EGFR/Her－2，抑制 EGFR/Her－2 自身磷酸化，阻断它们的下游通路。拉帕替尼＋曲妥珠单抗可增加疗效，能下调 Survivin 表达水平，促进乳腺癌细胞凋亡。

六、Her－2 过表达与乳腺癌治疗

乳腺癌 Her－2 过表达时，可通过多条信号通路促进乳腺癌细胞增殖，如 Ras/ERK、PLCγ/PKC、PI3K/Akt、JAK/STAT、磷脂酶 D、Rho、c－Src 等信号通路；患者生存率常较低，乳腺癌恶性程度增强，进展迅速，易于转移，化疗缓解期较短，即使是 Her－2 过表达的小乳腺癌，其预后也比 Her－2 阴性的小乳腺癌差；常对他莫昔芬、化疗药物耐药，而对蒽环类、紫杉类疗效较好。

发生远处转移、特别是多发性转移后，常规的化疗、放疗、手术治疗等均不易控制乳腺癌局部、全身情况时，针对 Her－2 过表达的乳腺癌细胞，可给予曲妥珠单抗单药，也可给予曲妥珠单抗＋紫杉醇一线治疗其转移性乳腺癌、早期乳腺癌。

曲妥珠单抗(应用 1 年)联合的化疗方案有 AC－T、AC－TH、非蒽环类 TCH(心脏毒性较低)等方案，后两者方案疗效一般比 AC－T 方案好；也可在化疗 1～2 年后，序贯曲妥珠单抗(可能不如同时给予曲妥珠单抗＋化疗)。曲妥珠单抗＋化疗的心脏毒性反应率为 1%～4%，一般不与蒽环类同时应用。

美国已于 2007 年批准拉帕替尼＋卡培他滨治疗曲妥珠单抗耐药、Her－2 过表达、复发难治、炎性乳腺癌(IBC)或转移性乳腺癌；能用于曲妥珠单抗联合化疗失败后的乳腺癌，作二线治疗；曲妥珠单抗耐药时，还可给予 T－DM1、帕妥珠单抗、来那替尼、依莫维司、阿法替尼、Her－2 主动免疫等。曲妥珠单抗＋帕妥珠单抗＋多西他塞有较好疗效。以 Her－2 为靶点的基因治疗，能抑制 Her－2 过表达乳腺癌，从而对乳腺癌进行控制，正在进一步研究中。

有人研究 Her－2 主动免疫治疗的肽疫苗，能特异性激发细胞免疫反应、体液免疫反应，抗乳腺癌；美国已通过 Her－2 多肽疫苗的Ⅰ期临床试验，产生的 CTLs 对 Her－2 过表达原发性、转移性乳腺癌细胞，有细胞毒效应，能抑制细胞增殖。单独使用酪氨酸激酶抑制剂 OSI－774、ZD－1839 等，或与其他抗癌药物联用，可治疗乳腺癌，已被应用于临床。

七、Her－2 过表达对化疗疗效的预测作用

有人报道，以蒽环类药物为基础的辅助化疗，对 Her－2 阳性表达的乳腺癌较有益。加拿大有人研究 639 例淋巴结阳性的绝经前乳腺癌(都接受过 CAF 或 CMF 方案的化疗)标本，结果表明，Her－2 基因扩增与预后差相关，无论病期早晚，在 Her－2 基因扩增的乳腺癌患者中，CEF 方案疗效常优于 CMF 方案，能带来益处。Her－2 基因扩增、Her－2 过表达，能增加乳腺癌细胞对多柔比星的敏感性。乳腺癌不显示 Her－2 基因扩增或过表达时，一般可用低毒性 CMF 方案治疗；对

Her-2基因扩增或过表达的乳腺癌，应使用含蒽环类药物的方案化疗如CEF方案。包括紫杉醇的方案治疗Her-2过表达乳腺癌的反应率为65%，而Her-2阴性乳腺癌的反应率为35%；因为Her-2过表达、信号通路活化后，有利于紫杉醇促凋亡。

曲妥珠单抗增加Her-2过表达转移性乳腺癌的一线治疗疗效，曲妥珠单抗对Her-2表达阴性或无Her-2基因扩张的乳腺癌作用不大。曲妥珠单抗能单独或结合化疗，来治疗乳腺癌，曲妥珠单抗与化疗有协同作用；它常使Her-2过表达乳腺癌患者的预后比Her-2阴性表达乳腺癌患者好，使Her-2过表达乳腺癌患者对治疗的反应率较高，疾病进展间隔时间、总生存期较长。Her-2过表达，能预测乳腺癌化疗、内分泌治疗效果较差。要使患者获得个体化治疗。Her-2过表达时，对紫杉醇的化疗反应较敏感。

八、EGFR与乳腺癌

有人发现，在810例乳腺癌中，EGFR表达阳性率为10%左右，其水平和肿瘤病理分级、ERα(一)相关。有人报道，表皮生长因子受体(EGFR)过表达，在三阴性乳腺癌中超过一半。

研究表明，EGF、TGF-α的水平，和乳腺癌瘤体积较大、侵袭性较强相关。有人发现，EGFR、TGF-α、NRG 2的表达水平，在ERα(-)乳腺癌高于ERα(+)乳腺癌。50%～70%Basal-like型乳腺癌有EGFR、TGF-α、ADAM-17过表达，预后较差。ERα(+)乳腺癌常高水平表达两性调节素(AREG)，但乳腺癌EGFR表达水平常不很高，可能缺少自分泌EGFR；但是在乳腺癌微环境中，两性调节素旁分泌，能促进成纤维样细胞分泌EGFR。EGFR水平与乳腺癌的靶向治疗疗效相关。

——吉非替尼是选择性的EGFR抑制剂；EGFR通常表达于上皮来源的实体瘤，与多种肿瘤的存活和增殖有关，包括乳腺癌、非小细胞肺癌等。2003年5月吉非替尼经FDA批准上市，2004年在中国上市，用于治疗既往化疗(铂剂、多西紫杉醇)失败的局部晚期或转移性非小细胞肺癌等。吉非替尼口服，每天给药1次，一般经7～10天给药后血水平能达到稳态。24名患者单剂量口服吉非替尼后，个体间最高血水平的变异可较大。

在每天50～500 mg剂量下，最高血水平随剂量增长而增长；每天250 mg以内时，血水平随剂量呈倍数增长。进食时给予吉非替尼，最高血水平较高(升高37%)。吉非替尼主要与白蛋白及α1-酸性糖蛋白结合。吉非替尼不能透过血脑屏障，血脑屏障P-糖蛋白、BCRP能外排吉非替尼，后者主要由CYP3A4代谢，也能由CYP2D6、CYP3A5、CYP1A1等代谢。主要的代谢途径包括吗啉环开环、逐步氧化断裂、O-去甲基、氧化脱氟，形成对羟基苯胺代谢物。

人血浆中分离到的吉非替尼主要代谢物是O-去甲基代谢物，它对EGFR的抑制作用为吉非替尼1/14。吉非替尼的对羟基苯胺代谢物，在细胞色素p450酶作用下，能生成有活性的醌亚胺中间体。在微粒体中，吉非替尼可被活化生成亲电子中间体，能与生物大分子共价结合；吉非替尼在肝脏中主要由CYP3A4催化，在肺中主要由CYP1A1催化；CYP1A1活性可被吸烟诱导增加12倍。吉非替尼有肝毒性、肺毒性(引发间质性肺病的发生率为0.3%)，与生物活化代谢物的生成相关。吉非替尼与CYP3A4的强抑制剂伊曲康唑、强诱导剂利福平同时给药，可引起吉非替尼血浆水平的显著升高、降低。吉非替尼是CYP2D6的弱抑制剂，不显著影响CYP2D6的药动学。

研究表明，吉非替尼很少有酶诱导作用。在临床应用水平下，吉非替尼是BCRP、P-糖蛋白的底物与抑制剂。与能明显持续升高胃pH≥5的药物合用时，可使吉非替尼的平均血水平降低47%，可能降低吉非替尼疗效。

——厄洛替尼是一种可逆的EGFR强抑制剂，2005年经FDA批准上市，2006年在中国上市，用于治疗先前化疗失败的局部晚期、转移性非小细胞肺癌；与吉西他滨合用，能作为治疗晚期胰腺癌的一线药物。

厄洛替尼与食物共同服用时，可使厄洛替尼完全吸收。多次给药后经 7～8 天血水平达稳态，个体间血水平变异约为 60%。患者的年龄、体重、性别，与药物的清除速率无显著关系。

厄洛替尼与吉西他滨共同给药时，两者的药动学没有相互影响。吸烟可诱导产生 CYP1A1、CYP1A2，能影响厄洛替尼的药动学。厄洛替尼主要与血清蛋白、α1-酸性糖蛋白结合。厄洛替尼在脑中的浓度约为血浆浓度的 7%。厄洛替尼在体内能由 CYP3A4、CYP3A5、CYP1A1、CYP1A2、CYP1B1 等代谢。厄洛替尼在血浆中，主要以原形形式存在；活性 O-去甲基代谢物的水平，仅为原形水平的 5%。CYP3A4 是催化生成醌亚胺反应活性中间体的主要酶，反应活性代谢物的生成，可能是厄洛替尼产生肾毒性的原因。

厄洛替尼主要代谢物 M11(O-去甲基后进一步羧酸化代谢物)和 M6(乙炔基羧酸化代谢物)的排泄量，分别占给药剂量的 29.4%(尿排泄其 2.2%，粪排泄其 27.2%)、21.0%(尿排泄其 0.4%，粪排泄其 20.6%)。同时使用 CYP3A4 强抑制剂酮康唑、强诱导剂利福平时，可引起厄洛替尼血水平升高、降低。厄洛替尼能抑制 CYP3A4、CYP3A5。标准治疗剂量(每天口服 150 mg)下，厄洛替尼的血水平为 6～8μmol/L。厄洛替尼是 P-糖蛋白、BCRP 的抑制剂，与 H_2受体拮抗剂或质子泵抑制剂同用时，可降低厄洛替尼的作用。

九、共表达 ERα 与 Her-2 的乳腺癌

Luminal 型、Basal-like 型、Her-2 过表达型、Normal Basal-like 型的 ERα 表达率分别为 100%、5%、55%、60%，而 Her-2 的表达率分别为 3%、14%、80%、10%。ERα、Her-2 的信号通路可交流信号；过表达 Her-2 的乳腺癌，ERα 表达水平常较低，常增加患者对内分泌治疗的耐药。而共表达 ERα、Her-2 的乳腺癌，可使治疗难度增加。

高水平 ERα 促进表达 c-Fos、c-Jun、IGF-1R、CyclinD1、胶原酶、IGF-2、VEGF 等；还能引发非基因组作用，也能和 Her-2 信号通路交流信号。部分 ERα 位于细胞质、线粒体时，有生长因子样功能，几分钟内就可上调 cAMP/PKA 的水平，再激活 IGF-1R、EGFR、Her-2。高水平 ERα 的共刺激因子，能刺激 ERα、Her-2 的信号通路活化，能促进 10%～15%ERα/Her-2 过表达乳腺癌对他莫昔芬抵抗。吉非替尼、曲妥珠单抗能减弱 ERα、Her-2 的信号交流，可促使乳腺癌细胞恢复对他莫昔芬的疗效。因此针对共表达 ERα/Her-2 的乳腺癌，联合靶向治疗较合理，可给以来曲唑＋曲妥珠单抗等。

曲妥珠单抗＋来曲唑治疗 ERα/Her-2 共表达型乳腺癌时，患者耐受性良好，ORR 为 26%，中位 TTP 为 5.8 个月。可给予曲妥珠单抗＋化疗。也可给予三药联用(帕妥珠单抗、曲妥珠单抗、吉非替尼)。还可通过抑制不同的下游细胞内激酶，如 PI3K/Akt/mTOR 信号通路，减少乳腺癌细胞对他莫昔芬抵抗；这些肿瘤对 mTOR 抑制剂如 CCI-779、RAD001 常较敏感。

(余元勋　王　勇)

进一步的参考文献

[1]DAVIS NM. Deregulation of the EGFR /PI3K /PTEN/Akt/mTORC1pathway in breast cancer: possibilities for therapeutic intervention[J]. Oncotarget, 2014, 5(13): 4603-4650.

[2]MASUDA H. Role of EGFR in breast cancer [J]. Breast Cancer Res Treat, 2012, 136(2): 10-21.

[3]ARRUDALD M. Advances in first-line treatment for patients with Her-2^+ metastatic breast cancer[J]. Oncologist, 2012, 17(5): 631-644.

[4]DURU N. Breast cancer adaptive resistance: Her-2 and cancer stem cell repopulation in a heterogeneous tumor society[J]. J Cancer Res Clin Oncol, 2014, 140: 1-14.

[5]HAPANGAMA DK. Estrogen receptor β: the guardian of the endometrium[J]. Hum Reprod Update, 2015, 21(2): 174 - 193.

[6]SU X. ER - α36: a novel biomarker and potential therapeutic target in breast cancer[J]. Oncol Targets Ther, 2014, 7: 1525 - 1533.

[7]MARTINKOVICH S. Selective estrogen receptor modulators: tissue specificity and clinical utility[J]. Clin Interv Aging, 2014 , 9: 1437 - 1452.

第十三章　孕激素受体与乳腺癌

目前中国网上已发布乳腺癌雌激素受体及孕激素受体阳性界定的更新、孕激素受体在乳腺癌及增生性病变组织中表达的意义、孕激素受体与乳腺癌关系的研究进展、表皮生长因子受体2和雌激素受体及孕激素受体在乳腺癌中的表达相关性、雌激素受体孕激素受体阴性乳腺癌细胞周期素D1和p53的表达与临床病理特征及预后的相关性研究等资料，有较好的临床参考意义，可由网上获得。

乳腺癌组织的激素受体(HR)状态可提供有价值的预后预测信息。美国专家组研究发现，目前可能有近20%乳腺癌ER/PR免疫组化检测存在假阴性、假阳性，主要源于操作、判读标准不同。2010年美国发布了ASCO/CAP乳腺癌激素受体IHC检测指南，提出最佳ER/PR IHC检测操作方案，建议对所有浸润性/复发性乳腺癌行ER/PR检测；检测方法应准确/可重复；当存在恰当的内、外对照反应时，检测标本有1%的肿瘤细胞核着色确定为阳性。研究表明，ER/PR水平在肿瘤细胞低水平表达(1%)时，即与临床疗效相关。专家认为，在ER/PR低水平状态下，即可考虑采用内分泌治疗，因此将≥1%阳性细胞作为阳性界值(<1%为阴性界值)，新界值的启用将会使内分泌治疗的应用比例轻度增加；推荐对ER/PR有1%～10%弱阳性的患者，医师可与患者讨论内分泌治疗利弊，制定最佳平衡方案。

一、孕激素受体信号通路

1. 孕酮的作用靶

——下丘脑-垂体：排卵前的低水平孕酮，可协同雌二醇诱导下丘脑-垂体分泌黄体生成激素，使血黄体生成激素水平达高峰。排卵后血中高水平的孕酮，对下丘脑-垂体分泌黄体生成激素起负反馈调节作用。

——生殖道：孕酮使子宫肌纤维松弛，兴奋性下降，降低对催产素的敏感性，增加血运，使在雌激素作用下的子宫内膜增殖期转化成分泌期，使子宫内膜肥厚，腺体增生、弯曲、分泌旺盛，间质水分积聚，腺腔排出黏液，小血管扩张、迂曲，为孕卵着床、胚胎发育提供营养，可使宫颈黏液黏稠，结晶消失，形成椭圆体。孕酮抑制输卵管内膜上皮分泌、纤毛生长，使输卵管蠕动减慢。孕酮减少上皮细胞脱落、角化。孕酮与雌激素、催乳素协同作用，可促进乳腺腺泡发育、成熟，抑制生乳，减少合成乳糖/乳酪蛋白、促进分解。孕酮促进肝内合成酶，促进肾脏排出钠离子、氯离子，兴奋下丘脑体温调节中枢，使体温升高；临床测定基础体温，可监测孕酮的促排卵及作用。

2. 孕激素受体的基本结构

孕激素受体(PR)是转录因子核受体，已发现PRα、PRβ，来源于同一基因、经不同启动子表达成两型。PR的功能区主要由三个部分所构成，即C-端的配体结合区(LBD，同孕激素等结合而传递信号)，中央的DNA结合区(DBD，与核内靶基因启动子孕激素反应元件结合，启动靶基因表达)、多个活性功能区(AFs)、铰链区、核定位信号区。AF-1区位于N-端，有配体非依赖性，AF-2位于LBD内，有配体依赖活性。

与PRα不同，PRβ有N-端164个氨基酸残基所组成的AF-3区。PRβ基因含有8个外显子，其中第1外显子编码N-端AF-3区，第2外显子编码AF-1区；第3外显子编码DBD，在其他异构体表达，如 PRγ(缺少第 1 外显子和大部分第 2 外显子的相应部分)、PR－S、PR－T(有一个或多个外显子相应部分的缺乏或改变)。但后 3 种异构体的功能目前还不太清楚。

3. 孕激素受体的作用机制

PR 能以配体/非配体依赖方式，通过与转录共活化分子、转录共抑制分子结合，增强或抑制其靶基因表达。新合成的 PR 在细胞质中，常与热休克蛋等分子伴侣结合，以非活化形式存在。

当与孕激素结合后，PR 构象改变，与热休克蛋白解离，形成同二聚体，磷酸化后转移到核内，促使共活化因子如类固醇受体活化分子(SRC)、E6 相关蛋白、类固醇受体 RNA 活化分子(SRA)、CBP/p300 等，与 PR 的 AF 区结合，再导致染色质重构，使基本转录因子结合靶基因启动子孕激素反应元件 ERE，形成转录起始复合物，促进靶基因表达，诱导乳腺癌细胞增殖。

在乳腺组织中，一些共抑制因子能配体依赖性结合 PR、抑制 PR 的促转录功能。共调节分子的水平，可影响 PR 的促转录活性；PR 也可通过配体非依赖性方式活化，经 c－Src、MAPK 等促转录，诱导乳腺癌细胞增殖。

4. 孕激素的基因组/非基因组作用

在孕激素基因组作用中，孕激素在靶器官弥散穿过细胞膜，进入细胞内与 PR 结合成复合物且构型改变、活化，同二聚体 PR 进入细胞核和靶基因启动子 EGE 反应元件结合，解除阻遏蛋白的阻遏，促进靶基因表达，产生基因组作用。当受体复合物解离时，孕激素作用消失。

在孕激素的非基因组作用中，孕激素能通过 AC/cAMP/PKA/CREB 信号通路，引起非基因组作用；也能通过非经典孕酮受体的 N－端富含脯氨酸域，与 c－Src 的 SH3 域结合，激活 PI3K/PKC、Ras/Raf/ERK 信号通路，再激活核内转录因子活性，引起非基因组作用；能促进细胞发育、增殖。孕激素通过非经典受体及 PKC、AC，能诱发细胞膜 L 型电压门控钙通道开放，使钙离子内流、细胞质游离钙离子水平升高，激活蛋白激酶 CaMK 等，促进细胞增殖；孕激素受体抑制剂 RU486 能抑制孕激素经非经典受体引起钙离子内流；孕激素膜结合蛋白的抗体，能减弱孕激素非基因组作用。经典孕激素受体明显下调后，孕激素膜结合蛋白的表达水平可代偿性升高。

二、ERα、PR 表达与乳腺癌病理

有人探讨 105 例乳腺癌雌激素受体(ERα)、孕激素受体(PR)表达及其与临床病理因素间的关系，发现 ERα、PR、Her－2 的阳性率分别为 58.1％、49.5％、59.0％。ERα 表达水平与 PR 表达水平呈正相关，ERα/PR 一致表达率与 Her－2 表达水平呈负相关。Her－2 在有淋巴结转移组中的表达水平，高于淋巴结未转移组。ERα、PR 在乳腺癌发生发展中有重要作用，联合检测 ERα、PR 对评估乳腺癌患者内分泌治疗效果、预后有重要意义。

乳腺癌发生后，如 ERα、PR 保留，其乳腺癌细胞的增殖仍受内分泌调控，为激素依赖型乳腺癌；若 ERα、PR 丢失，其乳腺癌细胞的增殖不受内分泌调控，其内分泌治疗的有效率也不足 10％。ERα 阳性表达乳腺癌患者内分泌治疗有效率为 50％～60％，ERα、PR 均阳性者为 70％～80％。

研究提示，浸润性乳腺癌阶段 PR 的阳性率为 50％～70％，PR 的表达常被认为是 ERα 信号通路完全活化的标志；ERα、PR 的表达有协同性。但 PR 水平也可以是独立于 ERα 的预测指标，特别是对绝经前的乳腺癌患者。研究发现，Her－2 与 ERα、PR 表达水平呈负相关。Her－2 过表达，能抑制表达 ERα、PR，抑制乳腺癌细胞依赖性激素性增殖，促进乳腺癌细胞低分化，对内分泌治疗不反应。

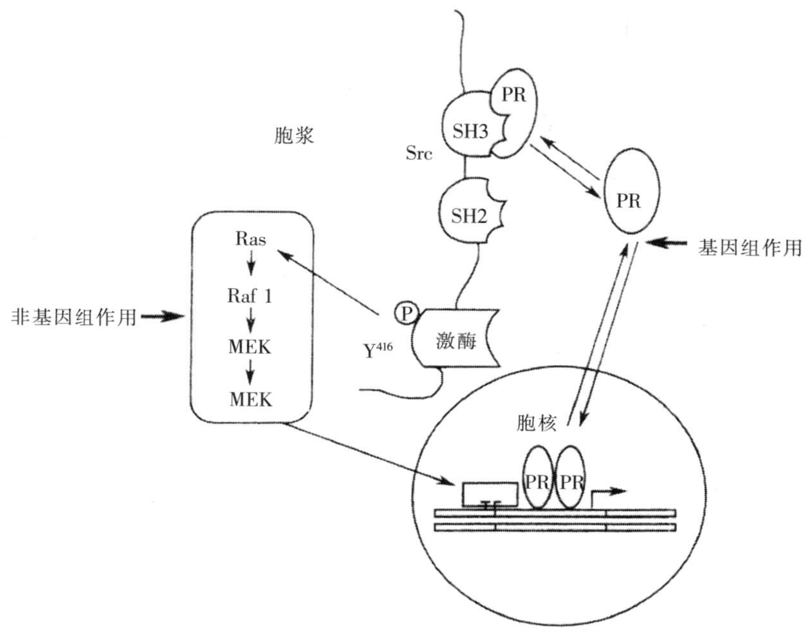

图 13-1　孕酮受体的基因组/非基因组作用

三、雌激素受体和孕激素受体与乳腺癌发生发展

ERα、PR 结合高水平雌激素/孕激素后，能刺激乳腺癌细胞增殖，PR 活化能加强 ERα 的作用。

1. PR 的表达

PRα、PRβ 有相似的结构，但功能不相似。在 PRα 基因敲除小鼠中只表达 PRβ，能介导乳腺、胸腺对孕激素的反应，但可造成子宫、卵巢功能异常、不孕。在 PRβ 基因敲除的小鼠中，只表达 PRα，能介导子宫、卵巢对孕激素的反应，但会减少乳腺导管的形成。在乳腺对孕激素的增殖反应中，PRβ 可能发挥更重要作用。在大多数情况下 PRβ 是 PR 的主要活性形式，而 PRα 常表现为抑制 PR β、ERα、糖皮质激素受体、盐皮质激素受体的活性。

正常乳腺细胞可同时低水平表达 PRα、PRβ；在浸润性乳腺癌，PR 表达阳性率为 50%～70%，基本上与 ERα 的相同。在不典型增生病灶中，PR 表达水平可能降低，乳腺癌细胞常主要表达 PRα；而在导管原位乳腺癌中，PRα 阳性率为 65%，PRβ 为 75%（表达水平常不太高）。在乳腺癌发生发展的不同阶段，PRα、PRβ 比例也可变化。

研究发现，浸润性乳腺癌细胞膜耐药蛋白 BCRP 阳性表达率为 30.53%；与 PR、ERα 的阳性表达率呈负相关，与淋巴结转移呈正相关。孕酮在细胞的水平升高时，能与 PR 形成复合物，可明显抑制 PR 阳性乳腺癌细胞中 BCRP 的表达，使 BCRP 外排化疗药物的功能减弱、细胞内化疗药物浓度升高、细胞对化疗药物的敏感性增强，即可逆转 BCRP 介导的多药耐药。

2. PR 基因多态性与乳腺癌易感性

PR 基因定位于 11q22～q23，包含 8 个外显子，已发现的多态位点包括：启动子区域的多态性位点+331G/A、第 1 外显子的 Ser344Thr 多态性、第 4 外显子的 Leu660Val 多态性、第 5 外显子 H770H 多态性等。有人发现，认为 331A 可引起 PRβ 过表达，促进乳腺癌细胞增殖。

四、ERα、PR、Her－2 与浸润性乳腺癌超声征象

有人探讨 122 例浸润性乳腺癌，结果发现，肿瘤形态不规则组 ERα、PR 阳性率高于形态规则组，差异有统计学意义。肿瘤边缘不光整、有毛刺、成角畸形组 ERα、Her－2 阳性率，高于边缘光整组；肿瘤内有钙化灶组 ERα、Her－2、PR 表达阳性率，均高于各自阴性组；差异均有统计学意义。乳腺癌超声征象与 ERα、PR、Her－2 的表达水平相关，可在一定程度上反映乳腺癌 ERα、PR、Her－2 的表达状态，能为乳腺癌的术前辅助内分泌治疗和预后评估提供信息。浸润性导管癌（IDC）和浸润性小叶癌（ILC）是乳腺癌中最常见的病理类型，可占乳腺癌手术患者的 96％，应用其超声特征，推测乳腺癌细胞 ERα、Her－2、PR 表达水平，有一定的临床意义。

五、乳腺癌 ERα、PR、Her－2 与化疗

有人对局部进展期乳腺癌（LABC）研究，结果发现，肿瘤原发灶总有效率（RR）为 85.4％，临床完全缓解（cCR）为 19.5％，部分缓解（PR）为 65.9％，病理完全缓解（pCR）为 12.2％。ERα、PR 表达水平分别与 pCR 呈明显相关性，ERα、PR 阴性表达者 pCR 的概率明显大于阳性表达者。ERα 和 PR 双阴性者 pCR 的概率，较 ERα、PR 阳性表达者显著增高。Her－2 过表达者 pCR 率为 27.3％，明显高于低表达者的 6.7％。三阴性组和 Her－2 过表达组的 pCR，明显高于 Luminal 型。在非 pCR 患者中，Her－2 过表达者 DFS、OS 明显低于 Her－2 无表达者。ERα、PR、Her－2 状态能较好预测 pCR。但还要进一步研究。

六、乳腺癌 ERα、PR、Her－2 与钼靶 X 线表现

有人将经手术病理证实的乳腺癌患者钼靶 X 线征象中的肿块、钙化、结构扭曲、毛刺与 ERα、PR、Her－2 表达情况进行比较，结果发现，有肿块者占 60.36％，毛刺者占 19.82％，有钙化者占 36.94 ％，有结构扭曲者占 18.92％；ERα 阳性占 53.15％，PR 阳性占 41.4 ％，Her－2 阳性占 50.45％。有毛刺组的 ERα 阳性表达高于无毛刺组，有显著统计学意义。

有肿块组中 Her－2 阳性表达低于无肿块组；有钙化组的 Her－2 阳性表达高于无钙化组，都有显著统计学意义。乳腺癌患者的钼靶 X 线表现可在某种程度上反映 ERα、PR、Her－2 的表达状况。有的研究结果显示，乳腺钼靶 X 线表现有毛刺的 ERα 阳性表达较无毛刺的高，而结构紊乱的 ERα 阳性表达低于无结构紊乱的。有钙化的 Her－2 阳性表达高于无钙化的。但还要进一步研究。

七、乳腺癌 ERα、PR、Her－2 与 VEGF

有人研究 50 例乳腺癌组织发现，VEGF、ERα、PR、Her－2 的阳性表达率分别为 64％、60％、52％、70％；VEGF 与肿瘤 TNM 分期正相关；VEGF 表达水平 与 ERα、PR 表达水平呈负相关，与 Her－2 表达水平呈正相关，在不同乳腺癌分子分型中的表达有统计学意义。VEGF 是判断乳腺癌预后的重要指标之一，可以成为三阴性乳腺癌的治疗靶点。

研究结果显示，乳腺癌患者中 64％有 VEGF 表达强阳性，不同 TNM 分期中 VEGF 表达有差异性，分期越晚，VEGF 阳性表达率越高，VEGF 在乳腺癌发生、发展、侵袭、转移中起重要作用，又是判断乳腺癌预后的重要因子之一。ERα、PR 作为乳腺癌术后癌组织病理指标，对术后化疗方案的选择、内分泌治疗、分子靶向治疗及患者的预后有重要意义。最近有人在 VEGF 基因启动子中

发现功能性雌激素反应元件，表明雌激素水平能调节人体乳腺癌细胞 VEGF 分泌量。体外实验中也发现，雌激素、孕激素能刺激 VEGF 表达。乳腺癌组织中 VEGF 与 ERα 的表达可能呈负相关。

八、乳腺癌 Her-2、ERα、PR 与针吸细胞学表现

有人研究乳腺癌肿块针吸细胞学、手术后病理组织学检查确诊的乳腺癌患者 281 例，结果发现，乳腺癌针吸细胞学与手术后组织学病理诊断符合率达 97.8%。恶性病变中浸润性导管癌居多占 63.0%，Her-2 过表达是乳腺癌患者愈后较差的指标，ERα、PR 阳性是愈后较好的指标。

文献 Meta 分析表明，缺乏 ERα、PR 尤其是缺乏 ERα 的乳腺癌，其乳腺癌细胞增殖不受内分泌激素调控，恶性程度较高，淋巴结转移率增加，预后较差；ERα、PR 可作为判断乳腺癌恶性程度及预后的客观指标，能为内分泌治疗提供依据。乳腺癌患者应常规检测 Her-2、ERα、PR，这对病理诊断分型、预测预后指导、临床治疗及提高生存质量有重要意义。

九、局部晚期乳腺癌 PR 与 TC 化疗敏感性

有人检测 57 例局部晚期乳腺癌患者，结果发现，PR 阴性组 TC 化疗敏感性为 81.48%，PR 阳性组 TC 化疗敏感性为 53.33%，两组差异有统计学意义。提示 PR 阴性的乳腺癌患者对 TC 新辅助化疗方案更敏感。PR 阴性可作为局部晚期乳腺癌选用 TC 新辅助化疗方案的依据之一。目前新辅助化疗已成为局部晚期乳腺癌治疗的新趋势。研究证实，新辅助化疗后获得病理完全缓解患者的生存率显著改善；但临床试验中发现，10%～35%乳腺癌患者对新辅助化疗不敏感。化疗前如果能预测新辅助化疗的疗效，能避免对新辅助化疗不敏感的 10%～35%乳腺癌患者承受化疗的不良反应。

一些指南推荐常规检测 ERα、PR、Her-2 受体。多个临床研究均提示肿瘤激素受体状态，对乳腺癌新辅助化疗的疗效有预测价值，ERα 阴性或 ERα、PR 均阴性的乳腺癌患者，对多种新辅助化疗方案较敏感。有人研究证实，在新辅助化疗后，ERα、PR 阴性乳腺癌患者，常比 ERα、PR 阳性乳腺癌患者能获得更高的 pCR。乳腺癌对化疗的反应与 ERα 有关，单因素分析表明，ERα 阴性患者的 pCR(45%)高于 ERα 阳性者(10%)，差异有统计学意义；PR 阴性和 PR 阳性的 pCR 分别为 36%和 13%，差异有统计学意义。

有人采用 TAX 为主的 TC 化疗方案，对局部晚期乳腺癌患者进行新辅助化疗，发现 PR 阴性组完全缓解率为 25.93%，PR 阳性组为 3.33%，两组差异有统计学意义。PR 阴性组对 TC 化疗方案的敏感性为 81.48%，PR 阳性组的敏感性为 53.33%，PR 阴性组的敏感性高于 PR 阳性组，差异有统计学意义，说明 PR 阴性的乳腺癌患者对 TC 新辅助化疗方案更敏感，PR 阴性可作为局部晚期乳腺癌选用 TC 新辅助化疗方案的依据之一。

十、乳腺 X 线致密度与 ERα、PR、Her-2 的相关性

有人回顾性研究 615 例经手术证实的原发性乳腺癌患者，就诊时均行乳腺 X 线摄影，所有患者术后或穿刺后标本均行免疫组织化学染色，分析乳腺 X 线致密度与 ERα、PR、Her-2 表达及年龄因素之间的相关性；结果发现，乳腺 X 线致密度随年龄增长逐渐由高向低过渡。乳腺 X 线致密度与 PR 表达水平呈正相关。乳腺 X 线致密度，与乳腺癌患者发病年龄负相关。

乳腺致密度与胶原、基质、上皮组织等成分的含量有关，这表明致密腺体中上皮、成纤维细胞结构的增加、活跃，可能与乳腺致密度、乳腺癌的危险性成正相关。在生理状态下，随着衰老过程乳腺上皮结缔组织逐渐退化，脂肪成分逐渐增多。因此乳腺 X 线致密度能反映乳腺癌发生的激素

环境。通过乳腺 X 线致密度，初步评估乳腺的激素表达环境，对乳腺疾病尤其是恶性肿瘤的早期诊断和预后估计具有重要意义。

（余元勋　陈　森　郭　增　何光远）

进一步的参考文献

[1]OBR A. The Biology of Progesterone Receptor in the Normal Mammary gland and in Breast Cancer[J]. Mol Cell Endocrinol，2012，357(1－2)：4－17.

[2]WESTBROOK K. Pharmacogenomics of breast cancer therapy：an update[J]. Pharmacol Ther，2013，139(1)：1－11.

[3]DEABREU FB. Personalized therapy for breast cancer[J]. Clin Genet，2014，86(1)：62－67.

[4]VANDEVIJVER MJ. Molecular tests as prognostic factors in breast cancer[J]. Virchow Arch，2014，464(3)：283－291.

第十四章　上皮细胞-间质细胞转化与乳腺癌

目前中国网上已发布上皮细胞间质转化与肿瘤干细胞、乳腺癌上皮细胞-间质细胞转化后引发 BCRP 介导的多药耐药、BCAR3 诱导乳腺癌上皮细胞-间质细胞转化及与癌细胞转移、雌激素受体 β1 对乳腺癌细胞上皮细胞-间质细胞转化的影响、TGFβ2 经 Snail 介导的上皮细胞-间质细胞转化与乳腺癌 5－FU 耐药、Cx43 基因启动子去甲基化与乳腺癌细胞上皮细胞-细胞间质转换、基质金属蛋白酶与乳腺癌上皮细胞-间质细胞转化、EGF 通过 PI3K/MAPK 信号通路调控乳腺癌上皮细胞-间质细胞转化、旁分泌或自分泌细胞因子与乳腺癌上皮细胞-间质细胞转化及耐药和转移等资料，有较好的临床参考价值，可由网上阅读。

一、上皮细胞-间质细胞转化的诱导因子

上皮细胞-间质细胞转化(EMT)有生理性、病理性，与胚胎发育、肿瘤的转移等相关。病理性 EMT 被认为是机体在某些诱导因素作用下，上皮细胞失去细胞极性、细胞间连接，而转变为有间质细胞形态、特性的细胞的过程。

在上皮细胞向间质细胞转化的过程中，诱导因素是促进发生 EMT 的第一步，是研究抗肿瘤药物的重要靶。EMT 的发生与多种蛋白分子、EMT 诱导因子、微环境、miRNA 等相关，涉及多个信号通路的复杂机制。

1. EMT 的概念

根据细胞形态，机体组织的细胞，主要分为上皮细胞、间质细胞等，它们有不同的表型、结构、功能。上皮细胞有极性，上皮细胞与上皮细胞间存在多种连接结构，维持多细胞生物的完整性，形成内环境屏障。

间质细胞则无极性，缺少细胞间连接结构，有向周边细胞浸润、游走的能力，常参与更复杂的结构、功能的形成。在适当条件下，上皮细胞和间质细胞可相互转变。

1982 年有人提出 EMT 的概念，是指上皮细胞在某些生理、病理因素的作用下，失去细胞极性，丢失细胞间紧密连接、黏附连接等，变成有间质细胞形态、特性的细胞，从而获得浸润、游走、迁移能力的过程。EMT 与一些病理情况包括纤维化、肿瘤转移等相关。

EMT 并非全是病理性的。胚胎发育早期就可发生 EMT，此时 EMT 可分别见于三个阶段：第一阶段见于原肠胚、神经嵴形成时；第二阶段见于腭、肾、胰腺、肝脏、肌肉等组织的发生时；第三阶段见于心瓣膜形成时。根据不同的环境背景，EMT 又可分为 3 种类型。

——Ⅰ型 EMT：如原始上皮细胞转变为有能动性的间质细胞(原肠胚形成的一部分)和原始神经上皮细胞转变为神经嵴细胞(神经嵴的形成)。在这两种转变中，部分细胞可通过 EMT，形成中胚层中的二级上皮细胞、内胚层细胞。

——Ⅱ型 EMT：如上皮细胞、内胚层细胞转变为原组织中的成纤维细胞；在成熟组织中，这些成纤维细胞可被诱导对持续的炎症做出应答反应，从而形成组织纤维化和组织修复。

——Ⅲ 型 EMT：如原位灶的上皮性肿瘤细胞转变为转移性肿瘤细胞，并通过血液进行迁移，某些情况下，又可通过间质细胞向上皮细胞转化，在远隔处形成转移灶。

研究证实，EMT 虽有 3 种亚型，但 EMT 特异的生物学标志物，是 3 种亚型共有的，尤其是上皮细胞标志物 E－钙黏素、间质细胞标志物玻连蛋白/ 纤连蛋白等。

2. EMT 诱导因子与 EMT

研究发现，EMT 促进器官纤维化、肿瘤侵袭和转移，与化疗耐药性相关，可促进产生肿瘤干细胞。很多 EMT 诱导因子可诱发 EMT，如高水平生长因子、细胞外基质成分、蛋白酶、缺氧等。

E-钙黏素是维持正常上皮完整性、极性的跨膜糖蛋白，以嗜同性方式(同种分子间拉链式结合)介导把同型的细胞-细胞黏附，其细胞尾段通过与 α/β-连环蛋白等结合，再与细胞骨架肌动蛋白结合；E-钙黏素是细胞-细胞连接的重要分子，也是上皮细胞标志物。上皮细胞极性的消失也是 EMT 过程的重要特征。Par-Crumbs-Scribble 蛋白复合物，与是建立上皮细胞极性相关，它及 E-钙黏素均受多种 EMT 诱导因子调节。

(1)TGF-β 与 EMT

转化生长因子 TGF-β 是多功能的多肽类细胞因子，属于 TGF 家族，与细胞增殖、分化、转移、粘连、凋亡、细胞外基质生成等相关。已发现 TGF-β1/2/3，其中 TGF-β1 含量最丰富；同时细胞膜上存在相应的 3 种跨膜受体，其中以Ⅰ、Ⅱ 型 TGF-β 受体为主，具有丝/苏氨酸酶活性；Ⅲ型 TGF-β 受体复合体包括内皮因子和 b 聚糖。

TGF-β 与其受体结合后，使受体相关 Smad 蛋白(R-Smad)磷酸化，再与 Smad4 形成复合物，进入细胞核内促进 EMT 相关分子表达。也可直接刺激 Par6 磷酸化，降低细胞间紧密连接的稳定性，增加表达 Snail，导致 E-钙黏素的减少、黏附连接蛋白的分解，并激活 Rho 使细胞骨架重构，使细胞极性消失，导致 EMT。TGFβ 还可激活 EMT 相关的其他信号通路，如整合素、Notch、Wnt 信号通路等。

(2)Snail、Slug 与 EMT

哺乳动物 Snail 家族包括 Snail1/2/3。人 Snail 基因位于 20q13.1～q13.2。Snail 是含锌指结构的转录因子，在胚胎发育早期，能调控原肠胚、腭的发生。

而锌指转录因子(Slug)则在组织器官发生中起重要作用，参与神经嵴、心瓣膜的形成。

Snail、Slug 均可通过与 Smad 相互作用蛋白 SIP1，竞争性结合 E-钙黏素基因启动子，抑制表达 E-钙黏素、黏连蛋白、紧密连接蛋白，引起 EMT 发生；Slug 还可抑制表达桥粒连接蛋白，Snail 还可促进表达 MMP-9、抑制表达缝隙连接蛋白；这些与 EMT 的发生相关。

(3)Twist 与 EMT

转录因子 Twist 是含 202 个氨基酸残基的结合蛋白，含碱性螺旋-环-螺旋结构域。其基因定位于 7p21。Twist 能抑制表达 E-钙黏素，促进表达纤连蛋白、N-钙黏素，诱导 EMT 发生。

(4)Wnt 与 EMT

Wnt 是一组细胞间信号转导蛋白，细胞分泌的 Wnt 与细胞表面受体和 LRP5/6 结合，抑制 GSK3β，抑制 Axin/APC/GSK3β 与 β-连环蛋白形成降解复合物，使 β-连环蛋白在细胞核内积累，再与 TCF4/LEF 结合，刺激靶基因表达 Cyclin D1、c-Myc、Slug、纤连蛋白、玻连蛋白，促进发生 EMT；一些 Wnt 和受体结合后，能通过转录因子、钙调蛋白、钙调蛋白依赖性激酶，或通过 Dsh 激活 JNK 激酶，调节转录因子 p53、Elk1、DPC4、ATF2、c-Jun 等的活性水平，而促进发生 EMT。

3. 其他 EMT 诱导因子与 EMT

研究发现，很多细胞内外部的 EMT 诱导因子可诱导 EMT。

(1)GATA6 与 EMT

GATA6 表达于多种来源于上皮细胞的器官，如小肠、结肠、肝脏；可下调 E-钙黏素、Crumbs 同源蛋白的表达水平，能诱导内胚层细胞发生 EMT。研究发现，GATA6 在内胚层源性肿瘤、癌前病变细胞中表达水平上调，可抑制表达 Grb2，使上皮细胞失去极性，获得侵袭转移能力。

(2)3-OST-3B1 与 EMT

细胞外基质 ECM 组成成分的改变，可引起 EMT；HS 多糖类物质是 ECM 的主要成分。2005 年研究证实，3-OST 基因位于 17p11.2～p12；细胞中 3-OST-3B1 能促进 HS 多糖类物质形成，引发 ECM 组成成分改变，抑制表达 E-钙黏素、β-连环蛋白，促进表达玻连蛋白、MMP-9、Snail，能诱导 EMT，使细胞转变为细长、不规则的成纤维细胞样表型，并伸出伪足，获得侵袭及转移能力。

(3)FHL2 与 EMT

FHL2 是有晶体固有膜蛋白(LIM)结构域的 LIM 蛋白家族成员，是有组织特异性蛋白相互作用的重要调节蛋白，也是转录因子如 β-连环蛋白、活化蛋白 AP-1、CREB、ERK2 等的激活因子。在结肠癌、乳腺癌等中，FHL2 是一种癌蛋白。

研究表明，FHL 在正常肠上皮细胞中不表达，在结肠癌、乳腺癌细胞中则高水平表达；在各种组织细胞中表达水平、功能也不一致。在结肠癌、乳腺癌细胞中，FHL 的高水平表达对维持细胞恶性表型非常重要，可通过 TGF-β 信号通路诱导 EMT，能阻断 β-连环蛋白磷酸化降解，使细胞核 β-连环蛋白增加、活性增强，抑制表达 E-钙黏素及其相关复合物，刺激表达玻连蛋白、MMP-9。FHL2 也能通过依赖 TGF-β、不依赖 Smad 的信号通路，使 EMT 发生；FHL2 可通过结合 Snail、负性调节 E-钙黏素的表达。

(4)IL-6 与 EMT

白介素 6(IL-6)是多功能细胞因子，可激活 C 反应蛋白参与急性炎症，能增强乳腺癌细胞的增殖能力等；其可由肿瘤微环境的 Ras 诱导分泌，再通过 IL-6R/CD126 及 gp130，激活 JAK/STAT3 信号通路，促进肿瘤细胞的增殖、转移；在乳腺癌中，IL-6 可经 STAT3 抑制表达 E-钙黏素，促进表达玻连蛋白、N-钙黏素、Twist1、Snail，诱导 EMT，能促进头颈部肿瘤的转移；乳腺癌干细胞的形成也与 IL-6 引起的 EMT 有关。

(5)E-钙黏素

研究表明，E-钙黏素的表达水平下调，能增强乳腺癌侵袭、转移能力，而给予外源性 E-钙黏素，一般不足以使间质细胞表型逆转，但可抑制乳腺癌转移。E-钙黏素在 EMT 中有细胞黏附、信号转导的双重作用。E-钙黏素缺失将造成细胞间黏附下降，致使细胞连接松散；可促使 β-连环蛋白迁移至细胞膜，进而激活 Wnt 信号通路和 EMT 相关的下游信号通路，进一步诱导自身转录抑制因子产生，如 Twist 等。研究发现，在 EMT 过程中，细胞紧密连接、桥粒、上皮细胞极性相关基因表达水平下调，导致细胞间连接松散、极性消失。E-钙黏素通过分子桥连接到肌动蛋白骨架；E-钙黏素水平下调，减少细胞间黏附连接，发生钙黏素表达转换，诱导表达间质细胞性的 N-钙黏素。间质细胞高水平表达 N-钙黏素，与乳腺癌侵袭转移、临床预后差相关。

(6)玻连蛋白

玻连蛋白(Vimentin，VIM)是间质细胞标志物，能维持间质细胞特征。研究证实，玻连蛋白高水平表达，与乳腺癌细胞的侵袭、转移相关，是 EMT 晚期事件，能与其他间质标志物共同发挥作用，如细胞外基质 Tenascin C。研究证实，乳腺癌细胞 β-连环蛋白/淋巴细胞增强因子 1 通路活化，介导先抑制表达 E-钙黏素，再促进表达玻连蛋白、获得间质细胞表型。ZEB2/SIP1 在 EMT 中，常以独立于 β-连环蛋白的形式，间接促进表达玻连蛋白；表明诱导玻连蛋白表达，与多种转录因子相关。

有人发现，肿瘤相关巨噬细胞(TAM)可通过 TGF-β 信号、激活 β-连环蛋白诱导 EMT；在上皮细胞中，血管紧张素Ⅱ通过 ROS/Src/Caveolin 激活 EGFR/ERK 信号通路，可诱导 EMT；但需进一步研究。

国内有人探讨乳腺癌干细胞 EMT 标志物表达变化及其临床意义，结果发现，乳腺癌干细胞明显增殖时，E-钙黏素表达水平下调，而间质细胞标志物 N-钙黏素、纤连蛋白、波连蛋白的表达水平上调，同时乳腺癌干细胞的迁移、侵袭能力显著增强。乳腺癌干细胞具有 EMT 转化细胞的特征，有显著增强的迁移、侵袭能力，能产生远处转移病灶。

有人发现，微环境中的乳腺癌干细胞的 Twist 表达水平升高，参与 EMT 形成、肿瘤转移。在临床标本中，70%浸润小叶癌存在 Twist 高水平表达，浸润导管癌和导管/小叶癌分别为 32%、30%，在正常乳腺组织和培养的乳腺上皮组织几乎难以检测到 Twist 表达。

化疗药物如阿霉素，在清除乳腺癌细胞时，有时会引起乳腺癌细胞的 EMT、恶性程度增加。有人研究发现，PI3K 抑制剂 LY294002 能抑制 PI3K/Akt 磷酸化活化，减少表达 Snail、u－PA，促进表达 E－钙黏素，能抑制阿霉素启动乳腺癌细胞的 EMT，促进形成上皮细胞表型的乳腺癌细胞，后者侵袭性降低。

肝癌、乳腺癌的细胞的 EMT、化疗耐药，都与 TGF－β 受体/ PI3K 通路及 Snail 活性水平上调相关。以 TGF－β 受体/PI3K 为靶点的治疗方案，可能同时阻断多条信号通路，有高效、多向治疗作用，有应用前景。

EMT 与乳腺癌细胞的曲妥珠单抗耐药、获得高侵袭转移等能力相关；EMT 是多种信号通路协同作用的结果，主要诱导因子是 TGF－β/MAPK，促进表达乳腺癌耐药蛋白 BCRP。EMT 中转录因子 Snail、Twist、ZEB、Goosecoid、FOXC2 等表达增加，可使乳腺癌细胞获得间质细胞表型、预后较差、对曲妥珠单抗耐药。乳腺癌中的低氧环境，为导致 EMT 的重要因素，能促进表达 P－糖蛋白；提示 EMT 和耐药可能相关。

乳腺癌治疗研究思路，目前已逐渐从抑制增殖，转向同时抑制侵袭转移。EMT 的逆转可使乳腺癌恢复其对化疗的敏感性。其他信号通路抑制剂如 IGF－1R 抗体、HSP90 抑制剂瑞他霉素盐酸盐（IPI－504），也能抑制 Her－2 等信号通路，抑制 EMT。

二、上皮细胞-间质细胞转化与乳腺癌干细胞

——EMT 与乳腺癌干细胞的直接联系：研究发现，发生 EMT 的人乳腺上皮细胞可获得间质细胞特性，表达干细胞标记物、EMT 标志物，有干细胞特征。研究证实，无论是乳腺上皮细胞还是乳腺癌细胞，经历 EMT 后，其干细胞含量均增加。对拉帕替尼耐受的乳腺癌细胞也可发生 EMT，同时乳腺癌干细胞比例增加；提示 EMT 和乳腺癌干细胞相关。有人发现，乳腺癌患者血循环肿瘤细胞中，一些是乳腺癌干细胞，常发生 EMT 表型改变，常高水平表达乳腺癌干细胞的标记物 ALDH1 和 EMT 的标记物 Twist1/Akt 2/PI3Kα。

——乳腺癌干细胞经历 EMT 后干细胞特征增强：从人正常乳腺组织和乳腺癌中分离出的 $CD44^+/CD24^-$ 细胞经历 EMT 后，常呈现干细胞特征，其形成、肿瘤的能力增加。乳腺癌干细胞有自我更新能力，能表达干细胞标志物如 FOXC2、Snail、Twist、Slug。有人证明，核内高水平 β－连环蛋白能促进 EMT 和乳腺癌干细胞形成、自我更新。抑制 Wnt 信号通路，可减少乳腺癌干细胞的自我更新，进而导致 EMT 转录因子 Twist、Slug 低达水平降低。

——EMT 是乳腺癌干细胞形成的重要环节：乳腺癌干细胞可能来源于乳腺上皮细胞 EMT 后。在乳腺上皮细胞中，Ras/MAPK 通路激活，能促使发生 EMT，诱导产生乳腺癌干细胞。EMT 是形成乳腺癌干细胞、乳腺癌侵袭转移的重要步骤。ALDH1 是乳腺癌干细胞的一个标记物，ALDH1 阳性的乳腺癌干细胞中常发生 EMT、常高水平表达 Snail、Twist。

EMT 与器官分化、形成相关，也是肿瘤细胞自身塑形的重要标志。EMT 在组织修复再生、器官纤维化、乳腺癌发生时重新激活，不仅赋予细胞迁移、侵袭特征，还使乳腺癌细胞有干细胞特性，促进乳腺癌干细胞增加。乳腺癌干细胞是乳腺癌发生、发展、转移的关键，治疗的成败，更多决定于乳腺癌干细胞对治疗的敏感性。

乳腺癌细胞的 EMT 常有 TGF－β1 等参与，能促进乳腺癌细胞侵袭、转移、获得干细胞特性，

诱导乳腺癌细胞产生获得性耐药、多药耐药(MDR),导致治疗失败。针对乳腺癌细胞 EMT 的相关研究,可以帮助人们找到新策略。

由于部分增殖活性低的乳腺癌,可能拥有较强的转移潜力,而对这一类肿瘤细胞抑制增殖的疗效有限;故可研究将经典乳腺癌治疗与 EMT 相关治疗结合,以防止 EMT、获得性耐药的发生。PI3K /Akt 信号通路是 EMT、MDR 的共同调控途径,运用针对 PI3K/Akt 信号通路的抑制剂如 LY290042、吉非替尼等,均能恢复乳腺癌耐药细胞株对化疗药物的敏感,可逆转 EMT、MDR。

针对 TGF-β、Wnt、NF-κB 信号通路的抑制剂、EGFR/Her-2 双重抑制剂拉帕替尼、基质细胞衍生因子 1 特异性受体 CXCR4 抑制剂、针对 EMT 有关基因的 DNA/RNA 病毒蛋白等,都已在试验中证实,可抑制 EMT 发生,但对 MDR 的逆转作用有待进一步研究。

(何光远　余元勋　杨　春　冯　俊)

进一步的参考文献

[1]TOBIN NP. Cyclin D1,Id1and EMT in breast cancer[J]. BMC Cancer,2011,11:417-426.

[2]YVETTE D. TGF-β signaling in breast cancer cell invasion and bone metastasis[J]. J Mammary Gland Biol Neoplasia,2011,16(2):97-108.

[3]EVETTES S. Matrix Metalloproteinase-induced epithelial-mesenchymal transition in breast cancer[J]. J Mammary Gland Biol Neoplasia,2010,15(2) :201-212.

第十五章　对乳腺癌干细胞治疗的研究

一、概述

肿瘤组织的肿瘤干细胞，有无限增殖能力、可形成新的肿瘤细胞克隆群；肿瘤干细胞大部分耐药、休眠；肿瘤干细胞的清除可应用放疗、化疗、手术等方法。

肿瘤干细胞靶向治疗方法有：溶瘤病毒、抗体、siRNA、反义 RNA、小分子酪氨酸激酶抑制剂、药物纳米载体、纳米颗粒转基因、ABCB1 抑制剂维拉帕米/环孢素/PSC833/VX－710、ABCB2 抑制剂 GF120918、细胞因子 132（下调核因子 NF－κB）、白喉毒素-粒细胞集落刺激因子、干细胞抗原、维 A 酸（先诱导肿瘤干细胞分化，再化疗杀灭，称为反义视黄醛法）、自体干细胞移植、异基因干细胞移植等。

研究发现，乳腺癌干细胞靶向治疗的研究有：

——根据乳腺癌干细胞膜表面分子标志，清除乳腺癌干细胞。发现肿瘤干细胞表面特异性标志物、肿瘤干细胞表达的特异性蛋白后，可给予特异性靶向治疗；如大部分实体肿瘤干细胞表面标志物 CD44，是分布于细胞表面的跨膜糖蛋白，它参与调控淋巴细胞归巢、乳腺癌细胞质钙离子水平、基质黏附、血管新生、细胞增殖、分化、迁徙、转移，可给予 CD44 单抗 KMP1 治疗，能应用于清除乳腺癌干细胞等。有人采用 RNA 干扰（RNAi）方法，能抑制细胞中表达 CD44，可诱导 Merlin 去磷酸化而失活，抑制细胞增殖。

——逆转 ABCG2/BCRP 等介导的化疗耐药。在化疗前或同时给予 ABCG2 抑制剂或 ABCG2 的单抗治疗，可增加肿瘤干细胞对化疗的敏感性，能促进清除肿瘤干细胞。小白菊内酯的衍生物-乙酰甲胺磷（DMAPT），能选择性杀灭肿瘤干细胞等，能抑制 NF－κB 信号通路，逆转 ABCG2/BCRP 等介导的化疗耐药，抑制乳腺癌干细胞增殖。小白菊内酯＋长春瑞滨脂质体，能抑制乳腺癌干细胞增殖。

——阻断 Wnt、Hh 等参与乳腺癌干细胞自我更新、复制的信号通路，可给予 Wnt、Hh、Notch、mTOR/PI3K、Bmi－1 等信号通路的抑制剂；Notch 信号通路的 γ 分泌酶抑制剂 GSI 218 可能减少 $CD133^+$ 乳腺癌干细胞。有人利用抑制因子阻断 Notch 通路，或以 Mel－18 作为抑制剂阻止表达 Bmi－1，可抑制乳腺癌干细胞增殖。

——诱导分化剂，能诱导乳腺癌干细胞定向分化或凋亡，使其失去侵袭、迁移、增殖能力。使癌基因沉默，能使大部分肿瘤细胞进行终末分化或凋亡；促进一些肿瘤干细胞分化时，可给予骨形态发生蛋白 4。还能针对乳腺癌干细胞微环境治疗。

也可给予转入白介素 4/10 基因的骨髓干细胞，进行治疗；也能给予泛素蛋白酶体抑制剂。促进乳腺癌干细胞凋亡时，可给予 MG－132、NF－κB 抑制物 IκB、小白菊内酯。有人发现，阻断 Hh 通路，能抑制乳腺癌干细胞增殖、诱导凋亡，但不损害周边正常细胞。Hh 通路抑制剂环巴胺等，可抑制乳腺癌干细胞增殖。

——破坏乳腺癌干细胞生长的微环境-乳腺癌干细胞巢，杀灭肿瘤干细胞。如给予厄洛替尼（抑制 EGFR、erbR2）、贝伐单抗后，乳腺癌干细胞微环境的微血管减少，能使乳腺癌干细胞减少。抑制 BRCA1，抑制 ERα 促 VEGF 表达，可减少 VEGF 的分泌。也可抑制乳腺癌干细胞微环境 NGF、TGF－β、血管生成素样蛋白 4、多种可溶性分子、肿瘤相关巨噬细胞、成纤维细胞等，能抑制乳腺癌干细胞生长。

——通过打破免疫逃逸，可诱导特异性抗乳腺癌干细胞免疫。乳腺癌干细胞核酸抗原致敏的树突状细胞疫苗，可诱导较强的杀伤乳腺癌干细胞的 CTL 细胞，可为乳腺癌临床免疫治疗提供新靶点。

——利用正常干细胞的治疗基因(如 KLF5 肿瘤抑制基因)，能靶向抑制乳腺癌干细胞，可使乳腺癌干细胞增殖相关基因失去功能。

二、缺陷型溶瘤腺病毒杀伤乳腺癌干细胞

缺陷型溶瘤病毒是一类有复制能力的肿瘤杀伤型病毒，可在乳腺癌靶向治疗中发挥作用，能特异性识别、感染、溶解乳腺癌细胞，而不影响正常细胞，能不受乳腺癌干细胞耐药机制的影响，能特异性地感染乳腺癌干细胞并在其中增殖，使之发生裂解而死亡。有人报道用缺陷型溶瘤病毒 HF10 治疗转移性乳腺癌患者，能导致乳腺癌干细胞死亡，且没有明显副作用。

三、多种信号通路蛋白激酶抑制剂杀伤乳腺癌干细胞

乳腺癌组织中常有多种蛋白激酶的高水平表达，可给予受体酪氨酸激酶抑制剂，包括：酪氨酸激酶受体的抗体，如抗表皮生长因子受体的帕妥珠单抗、西妥昔单抗；抗表皮生长因子受体 Her－2 的曲妥珠单抗。

1. 帕妥珠单抗

帕妥珠单抗系新一代人源化单克隆抗体 IgG1 类药物，通过与 Her－2 胞外结构区二聚化域的结合，抑制 Her－2 受体二聚化，抑制 Her－1/3/2 形成异二聚体，阻断 Her－2 激活，能更全面地阻断 Her－2 信号通路，抑制 Her－2 依赖的乳腺癌细胞增殖。2012 年 6 月美国 FDA 批准帕妥珠单抗联合曲妥珠单抗和多西他赛用于治疗 Her－2 过表达的转移性乳腺癌，2013 年 9 月 FDA 进一步批准该方案新辅助治疗 Her－2 阳性的早期乳腺癌。帕妥珠单抗＋曲妥珠单抗，能协同抑制 Her－2 过表达乳腺癌细胞的增殖。帕妥珠单抗可激活抗体依赖性细胞毒作用，也可抑制 Her－2 阴性转移性乳腺癌细胞的增殖。帕妥珠单抗的药动学过程常不受患者年龄影响，对老年乳腺癌患者的给药剂量，常不需要特别调整。帕妥珠单抗、曲妥珠单抗、多西他赛 3 药联用，不存在药物相互作用。多项试验提示，帕妥珠单抗＋曲妥珠单抗，可使 Her－2 阳性转移性乳腺癌患者获益。

有人应用帕妥珠单抗＋曲妥珠单抗＋多西他赛，治疗 808 例 Her－2 过表达转移性乳腺癌时较有效；给药组、安慰剂组的中位 PFS 分别为 18.5、12.4 个月；与安慰剂组比，帕妥珠单抗组的患者 PFS 提高 6.1 月，差异有统计学意义；进一步分组分析表明，患者是否接受过辅助化疗或新辅助化疗、患者所处的地域、患者的激素受体状态(ERα/PR 阳性、ERα/PR 阴性)、抑或 Her－2 过表达，均不影响帕妥珠单抗对转移性乳腺癌患者有生存获益。该试验表明，在年龄＜75 岁的患者中，帕妥珠单抗组 PFS 显著获益；≥75 岁年龄组有获益趋势；接受帕妥珠单抗的患者完全缓解率达到 5.5%，而安慰剂组为 4.2%；部分缓解率分别为 74.6%、65.2%，病情稳定率分别为 14.6%、20.8%，疾病进展率分别为 3.8%、8.3%。表明帕妥珠单抗有临床应用价值。Her－2 过表达转移性乳腺癌患者，常可耐受静脉给予帕妥珠单抗＋曲妥珠单抗＋多西他赛的治疗。

帕妥珠单抗常见的不良事件主要包括中性粒细胞减少、恶心、疲劳、皮疹、周围神经性病变；多数不良事件为 1～2 级，且主要发生在多西他赛给药后的治疗期间。在所有级别的不良事件中，帕妥珠单抗组与安慰剂组比较，患者数＞5%的不良事件包括腹泻、皮疹、黏膜感染、发热伴中性粒细胞减少、皮肤干燥。在＞3 级不良事件中，帕妥珠单抗组与安慰剂组比较，患者数＞2%的不良事件包括中性粒细胞减少、发热伴中性粒细胞减少、腹泻。

试验结果表明，接受帕妥珠单抗＋曲妥珠单抗＋多西他赛治疗，未增加患者的心功能不全的风险。帕妥珠单抗组左心室收缩功能障碍率为 4.4%，安慰剂组为 8.3%，出现≥3 级事件的比例分别为 1.2%、2.8%。左心室射血分数绝对值下降至低于 90%基线值的事件，在帕妥珠单抗组发生率为 3.8%，而安慰剂组为 6.6%。因乳腺癌进展引起的死亡分别为 14.0%、20.4%；不良事件引起的死亡率分别为 2.0%、2.5%，常见死亡原因为感染。

目前仍在考察帕妥珠单抗＋曲妥珠单抗＋T－DM1 对 Her－2 阳性的晚期或转移性乳腺癌患者的疗效，考察帕妥珠单抗对早期乳腺癌患者的疗效，考察帕妥珠单抗与蒽环类药物同时或序贯给药的疗效。

2013 年美国 FDA 批准帕妥珠单抗＋曲妥珠单抗＋多西他赛作为新辅助治疗用于 Her－2 过表达、局部进展、炎性、肿瘤直径＞2cm 或淋巴结阳性的早期乳腺癌。

有人研究 417 例早期乳腺癌患者，发现帕妥珠单抗＋曲妥珠单抗＋多西他赛组与曲妥珠单抗＋多西他赛组的 pCR 值分别为 39.3%、21.5%（$P=0.0063$），表明前一组治疗早期乳腺癌有明显优势；但应注意帕妥珠单抗可能增加心肌病风险。帕妥珠单抗的成功上市，为转移性乳腺癌、早期乳腺癌的治疗提供了方法，也证实 Her－2 受体二聚化是有价值的靶点。

2. 西妥昔单抗

西妥昔单抗：是 IgG1，可与表达于肿瘤细胞表面的 EGFR 结合，竞争性阻断 EGF、TGF－α 结合 EGFR；抑制 EGFR 的酪氨酸激酶（TK），阻断 EGFR 信号通路，抑制肿瘤细胞增殖，诱导肿瘤细胞凋亡，减少产生基质金属蛋白酶、血管内皮生长因子。

西妥昔单抗 400 mg/m^{2}滴注 2 小时后，血药水平达峰值，血消除半衰期为 97 小时，以后一周 250 mg/m^2，到第 3 周时，血药水平达稳态。本品单用或与伊立替康联用，可应用于 EGFR 过表达的肿瘤、对伊立替康化疗方案耐药的转移性肿瘤。

西妥昔单抗耐受性好，不良反应大多可耐受，最常见的是痤疮样皮疹、疲劳、腹泻、恶心、呕吐、腹痛、发热、便秘等。其他不良反应还有白细胞计数下降、呼吸困难等。皮肤毒性反应（痤疮样皮疹、皮肤干燥、裂伤和感染等）多数可自然消失。少数患者可能发生严重过敏反应、输液反应、败血症、肺间质疾病等。在接受本品单药治疗、本品＋伊立替康治疗的患者中，分别有 5%、10%患者因不良反应退出治疗。使用本品前应进行过敏试验，静脉注射本品 20mg，并观察 10 分钟以上，结果呈阳性的患者慎用。

西妥昔单抗推荐起始剂量为 400 mg/m^2，滴注时间为 120 分钟，滴速应控制在每分钟 5ml 以内。维持剂量为 1 周 250 mg/m^2，滴注时间不少于 60 分钟。提前给予 H_1 受体阻断剂，对预防输液反应有一定作用。使用前勿振荡、稀释。

3. 受体酪氨酸激酶抑制剂

受体酪氨酸激酶抑制剂，如表皮生长因子受体酪氨酸激酶抑制剂吉非替尼、厄洛替尼、拉帕替尼；也有同时抑制多种受体酪氨酸激酶的抑制剂，如索拉非尼、舒尼替尼、阿西替尼、伯舒替尼、凡德他尼、帕唑帕尼。

(1)阿西替尼

阿西替尼（Axitinib、Inlyta）是 2012 年获 FDA 批准，用于治疗其他治疗手段无效的晚期肾癌等，参考剂量是每天 10 mg。阿西替尼是吲唑类化合物，能抑制激酶 VEGFR－1/2/3、PDGFR、c－Kit 等。阿西替尼＋多西他赛能抑制乳腺癌细胞微管系统，抑制细胞增殖。

在转移性乳腺癌，阿西替尼＋多西他赛对已接受过其他化疗方案的患者效果较明显。阿西替尼常见不良反应有发热、无力、疲乏、腹泻、口腔炎、黏膜炎、血压升高，阿西替尼＋多西他赛可能增加毒性风险，故须考虑减少剂量、生长因子支持、配合抗高血压药物等。

阿西替尼空腹口服，开始剂量为每次 5 mg，每天 2 次（间隔 12 小时 1 次）；应以一杯水整片吞服，可根据个体安全性、耐受性调整剂量。如需与强 CYP3A4/5 抑制剂联用、如为中度肝受损患者，要减半剂量。

注意事项：曾观察到高血压、高血压危象。开始治疗前应充分控制血压，对持续高血压，要减半剂量。曾观察到动脉/静脉血栓事件，这些事件风险增加的患者慎用。曾报道出血事件、胃肠道穿孔、甲状腺功能低下，需要监视。计划手术前至少 24 小时要停用阿西替尼。如发生可逆性后部白质脑病综合征(RPL)要停用阿西替尼。如发生中/重度蛋白尿，要减低剂量或暂停用阿西替尼。阿西替尼可能危害胎儿。最常见(≥20%)的不良反应是腹泻、高血压、疲乏、食欲减低、恶心、发音障碍、手掌-足底综合征、体重减轻、呕吐、乏力、便秘。

(2)伯舒替尼

伯舒替尼 2012 年获 FDA 批准用于治疗慢性髓性白血病，参考剂量是每天 500 mg。伯舒替尼是喹啉类化合物，能抑制 Bcr-Abl、Src、MAPK、FAK、Akt，抗肿瘤，抑制肿瘤细胞增殖、转移，抑制表达甲状旁腺激素相关蛋白、尿激酶型纤溶酶原激活物 u-PA，增加表达 E-钙黏素，抑制转移。

在一项局部晚期或转移性乳腺癌 Ⅱ 期临床试验中，伯舒替尼(每天 400mg)能显著延长患者存活期，并且药物耐受性较好，常见的不良反应有腹泻、恶心、呕吐等。肝功能不全时，要减量到每天 200mg。伯舒替尼有胃肠道毒性、肝毒性，能抑制骨髓，促进体液潴留，可能危害胎儿。

(3)凡德他尼

凡德他尼(vandetanib)2011 年获 FDA 批准用于治疗晚期无法接受手术的甲状腺癌，参考剂量是每天 300 mg。凡德他尼是苯胺喹唑啉化合物，抑制 VEGFR、EGFR、RET 等。在乳腺癌细胞中，凡德他尼＋紫杉醇类能抑制表达 Cyclin D1/E、野生型 p53、Bcl-2，促进表达 Bax、Caspase-3/7，抑制肿瘤增殖，促进凋亡。凡德他尼＋阿霉素能协同抑制乳腺癌细胞增殖。一项晚期乳腺癌 Ⅱ 期临床研究结果显示，凡德他尼＋多西他赛的临床疗效无明显改善，且凡德他尼可能会出现严重的皮疹反应。

凡德他尼是口服的小分子酪酸激酶抑制剂，能多靶点阻断一些信号通路。口服吸收缓慢，广泛分布，常与血浆蛋白结合，血清除半衰期为 10 天左右，主要通过粪、尿排出，21 天从体内清除 69%。进食对药物代谢无明显影响。

用法与用量：单药用量为每天 300 mg，与化疗联用时为每天 100 mg，1 次口服，直至疾病进展。

不良反应：每天≤300 mg 时耐受性良好，常见的不良反应是腹泻、皮疹、恶心、高血压、厌食、无症状的 QT 间期延长、蛋白尿。随着剂量增加，可能出现低磷酸盐血症、毛囊炎、转氨酶升高、非特异性肠梗阻、血小板减小、充血性心衰、深静脉血栓、肺栓塞等。

注意事项：每天 300 mg 时，不到 15%患者有 QT 间期延长而导致减量，常无相关症状，但用药 1 个月后应监测心电图。与多西他赛、CYP3A4 抑制剂伊曲康唑、5-HTR3 拮抗剂恩丹西酮等无相互作用。

有人治疗 46 例紫杉醇＋蒽环类化疗失败的晚期转移性乳癌，接受凡德他尼每天 100 mg、300 mg，少量患者病情稳定≥24 周，认为单药凡德他尼治疗复发耐药的乳腺癌疗效有限，但耐受性良好。

(4)帕唑帕尼

帕唑帕尼 2009 年获 FDA 批准用于治疗晚期肾细胞癌、软组织肿瘤(STS)、上皮性卵巢癌、非小细胞肺癌，参考剂量是每天 1 次 800 mg 口服，不和食物一起服药(食物升高帕唑帕尼的血水平，故至少在进餐前 1 小时或 2 小时后服药)。帕唑帕尼是口服的血管生成抑制剂，有中度肝损伤的患者，可口服 200 mg 每天 1 次。严重肝损伤患者不建议使用。

帕唑帕尼口服后 3 小时血水平达峰值。相对于完整片给药,捣碎片给药后生物利用度增加,所以药片不应捣碎。血浆蛋白结合率大于 99%。帕唑帕尼能被 P-糖蛋白、乳腺癌耐药蛋白排出细胞。帕唑帕尼被 CYP3A、CYP1A2、CYP2C8 代谢;血清除半衰期为 30.9 小时。主要通过粪消除,肾消除量<4%。

帕唑帕尼是吲唑类化合物,能抑制 VEGFR-1/2/3、PDGFR-α/β、c-Kit、FGFR-1/3、IL-2R 诱导性 T 细胞激酶、白细胞特异性蛋白酪氨酸激酶 Lck、穿膜糖蛋白受体酪氨酸激酶 c-Fms 等。

一项试验显示,放疗+帕唑帕尼治疗晚期乳腺癌患者,安全性、耐受性较好,常见不良反应有疲劳、恶心、厌食、腹泻、辐射性皮炎、皮肤色素沉着、皮肤溃疡、软组织纤维化、肺炎、高血压等。另一项临床试验显示,对 Her-2 过表达型乳腺癌患者以帕唑帕尼+拉帕替尼治疗后,临床疗效不明显,而且毒性反应如腹泻、丙氨酸氨基转移酶明显升高。

注意事项:帕唑帕尼不良反应有血清转氨酶和胆红素水平升高、QT 间期延长、尖端扭转型室速;QT 间期延长患者慎用。不良反应还有出血、血栓形成、胃肠道穿孔、高血压、甲状腺功能减退、蛋白尿。可能危害胎儿。

4. 非受体酪氨酸激酶抑制剂

包括:酪氨酸激酶 Src 抑制剂,如伊马替尼、PD166326、AP23464;酪氨酸激酶 Bcr-Abl/Src 共抑制剂,如达沙替尼;肝细胞生长因子及其受体抑制物包括:NK4、k252a、PHA-665752、SU11274、T101、硼替佐米等。

达沙替尼 2006 年获 FDA 批准用于伊马替尼治疗无效的慢性髓性白血病、Bcr-Abl 阳性的淋巴细胞性白血病,参考剂量是每天 100 mg。达沙替尼是嘧啶类化合物,抑制 Bcr-Abl、c-Src。对 Luminal B 型乳腺癌,达沙替尼+依托泊苷能阻断乳腺癌细胞,在 G1-S 期,降低 c-Src 蛋白的磷酸化水平,减少乳腺癌干细胞数量,可用于乳腺癌的治疗。

阴型乳腺癌 Ⅱ 期临床试验显示,给予达沙替尼后,患者药物耐受性较差,降低剂量到每天 140 mg 后,不良反应显著降低,但临床疗效不佳。另一项Ⅰ期临床试验结果显示,对达沙替尼+紫杉醇,患者耐受性较好。

5. 蛋白酪氨酸激酶相关通路分子抑制剂

(1)Ras 及法尼基转移酶抑制剂

如柠檬烯,单萜类化合物,有类似柠檬的香味,还能镇咳、祛痰、抑菌、利胆、溶石、促进消化液分泌和排除肠内积气。

(2)蛋白激酶 MEK/MAPK 抑制剂

如司美替尼(AZD6244),食物会延迟它的吸收,应空腹服用;最小剂量每次 50 mg,每天 2 次,早晚服;最大剂量(MTD)每次 75 mg,每天 150 mg。通过肝 CYP1A2、CYP 2C19、CYP 3A4 代谢。口服后 1.5 小时血水平达峰值,血清除半衰期为 5~8 小时。司美替尼主要副作用是腹泻、皮疹、恶心、外周性水肿、肌炎等。

(3)蛋白激酶 PI3K 抑制剂

如 PX-866,可抑制蛋白激酶 PI3K,抑制癌细胞增殖。

(4)蛋白激酶 Akt 抑制剂

如哌立福新(KRX-0401),是新型合成的烷基磷脂化合物,能同时抑制 Akt 的 Thr^{308} 和 Ser^{473} 的磷酸化,降低 Akt 活性,阻止 Akt 聚集到细胞膜,抑制其下游激酶,能抑制前列腺癌细胞增殖,诱导乳腺癌细胞凋亡。

(5)蛋白激酶 mTOR 抑制剂

如西莫罗司、CCL-779、RAD001、AP-23573。西罗莫司能与亲免疫因子 FK405 结合蛋白 12(FKBP12)结合成免疫抑制性复合物,抑制 mTOR,抑制细胞周期从 G1 期进入到 S 期,抑制细胞增殖,抑制 T 细胞对抗原等的应答,抑制 T 细胞增殖。首日负荷剂量 6mg,2 周内每天 2mg(出现不良反应可减量),2 周后每天 2~5mg。不良反应包括高胆固醇血症、高脂血症、高血压、皮疹等。

(6)蛋白激酶 C 抑制剂

如米哚妥林,是多靶点的酪氨酸激酶抑制剂,能有效抑制 VEGFR、PDGFR、c-Kit 的磷酸化活化。临床试验显示,该药的主要不良反应是恶心和呕吐。Ⅱ期临床试验表明,该药对 AML 有良好的疗效。米哚妥林能显著抑制 P-糖蛋白的外排药物作用,可逆转 P-糖蛋白介导的肿瘤多药耐药。

(7)Aurora 激酶抑制剂

如 VX-680,可抑制 Aurora 激酶,抑制癌细胞增殖。

(8)胸苷合成酶抑制剂

如诺拉曲塞,能抑制 DNA 合成,是目前针对肝癌的 Ⅲ 期临床研究阶段的化合物,其为叶酸类似物,疗效高、毒副作用小、不易产生耐药性。对血管有轻度刺激性,有红细胞凝集作用,给药剂量要合适。

(9)抗叶酸药物

如培美曲塞,是含吡咯嘧啶基的抗叶酸制剂,破坏叶酸依赖性代谢,抑制胸苷酸合成酶、甘氨酰胺核苷酸甲酰转移酶,抑制 DNA 合成,抑制肿瘤细胞增殖。培美曲塞与顺铂联合有协同作用。培美曲塞 80%以原药形式从尿路排泄,血清除半衰期为 35 小时,血浆蛋白结合率为 81%;只能用于静脉滴注。

(10)整合素 αvβ3 单克隆抗体

如 LM609、Vitaxin,能抑制癌细胞增殖。

四、抗血管生成剂杀伤乳腺癌干细胞

抗血管生成剂包括如下。

(1)烟曲霉素

它能抑制 CDK。烟曲霉素是由烟曲霉分离的抗生素;既有抗生素活性,又有抑制血管生成作用,能抑制肿瘤生长。

(2)抗血管内皮生成因子

如贝伐单抗,可结合 VEGF、并防止 VEGF 与内皮细胞表面的受体(Flt-1、KDR)结合。一般每次 5 mg/kg,2 周 1 次;最大试剂量为 20 mg/kg;一般静脉注射。

抗血管内皮生成因子受体的舒尼替尼,是一种口服的小分子多靶点受体酪氨酸激酶抑制剂(rTKI),抑制肿瘤血管生成,抗肿瘤细胞增殖,抑制 PDGFRα/β、VEGFR1/2/3、FLT-3、CSF-1R、c-Kit、Ret;已上市十几年。

该药在中国大陆的适应证为:甲磺酸伊马替尼治疗失败或不能耐受的胃肠间质瘤(GIST);不能手术的晚期肾细胞癌(RCC);不可切除的,转移性高分化进展期胰腺神经内分泌瘤(pNET)成年患者。本品作为一线治疗的经验有限。用法用量:本品治疗肿瘤的推荐剂量是每次 50 mg,每天 1 次,口服,服药 4 周,停药 2 周。

(3)基质金属蛋白酶(MMP)抑制剂

如马立马司他(BB-2516)、BB-94,后者能广谱抑制 MMP-1/2/3/7/9,还能抑制 TNF-α 转换酶。

(4)内皮抑素、血管抑素

如重组人内皮抑素(恩度),静脉给药,临用时将本品加入 250～500 ml 生理盐水中,匀速静脉滴注 3～4 小时。与 NP 化疗方案联合给药时,本品在治疗周期的第 1～14 天,每次 7.5 mg/m^2,每天给药 1 次,连续给药 14 天,休息 1 周,再继续下一周期治疗。通常可进行 2～4 个周期的治疗。在患者能耐受的情况下可适当延长本品的使用时间。

(5)其他

如角鲨胺、羧胺三唑。角鲨胺是氨基固醇,能抑制 VEGF,抗血管新生。羧胺三唑能抑制肿瘤坏死因子,抗血管新生。

五、基因转染树突状细胞诱导 CTL 杀伤乳腺癌干细胞

有人应用携带癌胚抗原(CEA)基因的重组人腺相关病毒(rh－AAV)感染树突细胞(DC),诱导获得抗原特异性细胞毒性 T 淋巴细胞(CTL),发现可杀伤表达 CEA 的乳腺癌细胞、乳腺癌干细胞。

树突细胞是能刺激初始 T 淋巴细胞增殖、诱导初次免疫应答的专职抗原递呈细胞。有人经 10 年研究证明,树突细胞免疫治疗是安全、有效的抗肿瘤方法,可延长恶性黑色素瘤、乳腺癌等部分患者生存期,耐受性良好。

研究显示,以肿瘤抗原基因直接修饰树突细胞或 T 淋巴细胞,可激发更强的抗肿瘤免疫,效果优于肿瘤抗原蛋白、肿瘤细胞等诱导的免疫。重组人腺相关病毒(rh－AAV)是无包膜的线性单链 DNA 病毒,可感染分裂细胞、静止细胞,培养时较易生长,稳定性较好,便于浓缩、纯化、灭活,对人体无明显致病性,是较好的基因治疗病毒载体;以其为载体,将 Her－2 基因转染患者自体树突状细胞,可诱导特异性抗肿瘤免疫,杀伤携带 Her－2 的肿瘤细胞。

六、西妥昔单抗杀伤乳腺癌干细胞

西妥昔单抗:是 IgG1,可与表达于肿瘤细胞表面的 EGFR 结合,竞争性阻断 EGF、TGF－α 结合 EGFR;抑制 EGFR 的酪氨酸激酶(TK),阻断 EGFR 信号通路,抑制肿瘤细胞增殖,诱导肿瘤细胞凋亡,减少产生基质金属蛋白酶、血管内皮生长因子。

有人研究表皮生长因子受体(EGFR)的西妥昔单抗(C225)对乳腺癌干细胞的抑制作用,结果发现,乳腺癌干细胞增殖抑制率,随西妥昔单抗浓度的升高加而升高,能使乳腺癌干细胞数量减少。

七、多西紫杉醇杀伤乳腺癌干细胞

有人发现,多西紫杉醇对乳腺癌干细胞的抑制作用呈浓度依赖性,能阻滞乳腺癌干细胞在 G2/M 期、抑制乳腺癌干细胞增殖;能时间依赖性促进凋亡;可降低乳腺癌干细胞的成瘤性。有人发现,乳腺癌干细胞常对多西紫杉醇存在一定的耐药性,要加大药物浓度,才能杀伤乳腺癌干细胞。多西紫杉醇对 ERα(＋)的乳腺癌干细胞较为有效。

八、药物杀伤乳腺癌干细胞

1. 二甲双胍

二甲双胍既是降血糖药，也能杀灭乳腺癌干细胞，对有糖尿病的乳腺癌患者有效；能抑制 Her-2 阳性乳腺癌干细胞的生长、转移，能减少表达 Her-2、Cyclin D/E 而抑制乳腺癌干细胞增殖。有人报道 2529 例接受新辅助化疗的早期乳腺癌患者，其中接受、不接受二甲双胍治疗的糖尿病乳腺癌患者的病理完全缓解率分别为 24%、8%，说明二甲双胍对伴糖尿病的乳腺癌患者有较好疗效。

研究证明，乳腺癌干细胞对二甲双胍较敏感；二甲双胍还能增强某些化疗药的抗乳腺癌作用，能协同曲妥珠单抗抑制乳腺癌干细胞增殖、存活。与普通乳腺癌细胞比，二甲双胍对乳腺癌干细胞的杀伤作用增加 10 倍，给予曲妥珠单抗＋二甲双胍时，乳腺癌干细胞的移植瘤体积减小 4 倍。

二甲双胍能克服乳腺癌干细胞对曲妥珠单抗的原发性耐药，能抑制 Oct4 表达，减少乳腺癌干细胞，清除对放疗抵抗的乳腺癌干细胞；能抑制表达 CD44、EpCAM、EZH2、Notch1、Nanog，抑制乳腺癌干细胞成瘤，延长患者存活时间，抑制 EMT 转化、侵袭、转移；能抑制乳腺癌表达 EMT 相关的 ZEB1、Twist、Slug、TGF-β、Ki-67，可降低糖尿病患者乳腺癌死亡率。

2. 盐霉素

盐霉素是从白色链霉菌分离的聚醚类抗生素，能减少乳腺癌干细胞，促进乳腺癌干细胞向正常上皮细胞分化，其对乳腺癌干细胞的杀灭作用，是紫杉醇的 100 倍，能抑制乳腺癌增殖相关基因的表达。

盐霉素作用于离子通道，能开放细胞膜钾离子通道，促进钾离子外流，可关闭钙离子通道，减少细胞质钙离子，抑制乳腺癌干细胞增殖，减少克隆形成，降低迁移能力，下调波形蛋白水平，诱导表达 E-钙黏素、Oct4、Nanog、SOX2、CD44、Bmi-1，能减少乳腺癌干细胞转移；能抑制 Wnt 信号通路，抑制乳腺癌干细胞增殖、存活、侵袭；能克服 ABC 转运蛋白介导的多药耐药，促凋亡；盐霉素＋曲妥珠单抗能有效抑制乳腺癌干细胞增殖。盐霉素已在转移性肿瘤患者应用。一些人对盐霉素敏感，它对患者神经、心肌、骨骼肌等可能有损害作用。

3. 莱菔子素

莱菔子素（萝卜硫素）是西兰花中的天然化学物质，能介导 Bcl-2、Caspases 引发乳腺癌干细胞凋亡，减少乳腺癌干细胞数量，而对正常细胞影响很小；莱菔子素能抑制 Shh 通路，抑制表达 PDGFRα、VEGF、EMT 标志物 ZEB1，抑制血管新生，使乳腺癌干细胞成瘤能力能降低 45%。

4. 其他

ML239 对乳腺癌干细胞具有明显细胞毒性。BI 2536 能选择性抑制三阴乳腺癌干细胞。青霉菌代谢物 3-O-Methylfunicone、糖酵解抑制剂 3-BrOP、制瘤素 M、硫利达嗪、Methylantcinate A、姜黄素、白藜芦醇、金雀异黄酮、花姜酮等、尼日利亚菌素、抗霉素 A 等，也被证明具有靶向和消除某种肿瘤干细胞的作用。

5. miRNAs

已有研究发现，let-7、miR-335 能抑制肿瘤生长、增殖、复发。当 let-7 靶向沉默 H-Ras 基因时，乳腺癌肿瘤干细胞增殖能力降低，但对其细胞分化能力没有影响；miR-335 能抑制乳腺癌复发。

6. 抗 HSP90 药物

HSP90 作为热休克蛋白家族中的重要一员，是一种对细胞生存所必需的分子伴侣，能稳定蛋白质构象、维持其功能。HSP90 通常占细胞总蛋白的 1%～2%。HSP90 常与其他分子伴侣如 HSP70、HSP40、Hop、p23、cdc37 形成复合体，促进一些蛋白（如 Her-2、EGFR、Akt、Raf、p53、v-Src、AR、Bcr-Abl）适当折叠、装配，从而达到其活性构象，增强其稳定性，高水平 HSP90 与肿瘤耐药相关。

HSP90 包括压力诱导下产生的 HSP90α 和细胞内组成性表达的 HSP90β，两者有 85%同源性，分布于胞质中；此外细胞内还存在两个 HSP90 同源物，分别是位于线粒体中的 TNF 受体相关蛋白 TRAP1 和内质网中的葡萄糖调节蛋白 GRP94。

HSP90 是以同源二聚体的形式存在，分子内包括：一个含有核苷酸结合位点的 N-端区，也是分子伴侣结合区。C-端区包含二聚化域、第二个核苷酸结合位点。中间区含与辅分子伴侣结合的位点，也是与一些蛋白的结合区。

HSP90 与核苷酸、辅分子伴侣、一些蛋白构成 HSP90 复合体，在蛋白质翻译后修饰过程中阻止蛋白聚集，参与膜转运，促进信号分子的构象成熟，维持一些蛋白质的结构功能稳定。HSP90 的相关蛋白已发现 200 多个，包括酪氨酸激酶（Akt、MEK 等）、转录因子（AR、ERα、p53 等）、结构蛋白（微管、微丝）等，能促进肿瘤细胞生长、增殖、存活。

研究表明，在多种肿瘤中，HSP90 和一些辅分子伴侣高水平表达，明显活化，与肿瘤的发生发展相关，为抗肿瘤良好靶点。由于 HSP90 ATP 酶区与其他蛋白激酶的 ATP 酶区没有相似性，可设计选择性的小分子抑制剂，包括 17-AAG、17-DMAG、Ganetespib、PU-H71 等，能抑制 HSP90，导致一些蛋白、耐药相关分子经蛋白酶体途径降解，抗肿瘤。

17-AAG（HSP90 天然的抑制剂格尔德霉素）已进入临床 Ⅲ 期试验，但存在毒副作用，限制了其进一步应用。对 17-AAG 改造后，已得到了它的水溶性类似物 17-DMAG，活性高于 17-AAG 并有较好的口服生物利用度，目前处于临床试验中。

Ganetespib 已进入临床 Ⅲ 期试验中，并在多种肿瘤如乳腺癌、胃癌、黑色素瘤、结肠癌中表现出治疗活性。PU-H71 属于嘌呤类 HSP90 抑制剂，目前处于临床试验中，能杀灭乳腺癌癌干细胞、神经胶质瘤干细胞，可协同放疗。

近年发现，曲妥珠单抗、吉非替尼等应用后，乳腺癌常产生耐药性。研究表明，一些已发生耐药的肿瘤对 HSP90 抑制剂仍表现出敏感性，显示 HSP90 抑制剂可作为一种针对耐药性肿瘤细胞的治疗策略。

曲妥珠单抗能使部分 Her-2 过表达型乳腺癌患者获得临床收益，但多数患者在一年内产生耐药。Her-2 是 HSP90 的作用蛋白之一，给予 HSP90 抑制剂，能引起 Her-2 降解，对曲妥珠单抗耐受的乳腺癌患者来说，有良好的应用前景。HSP90 抑制剂 IPI-540 对 Her-2 过表达、PI3K 突变激活、PTEN 表达水平降低的原发性或继发性耐药乳腺癌治疗有效，能剂量依赖性抑制 Akt、MAPK 通路，降低磷酸化 Akt/MAPK 的水平，抑制乳腺癌细胞增殖。

Her-2 胞外区缺失后，能形成 p95Her-2，失去与曲妥珠单抗的结合区，进而产生耐药；但在 HSP90 抑制剂 SNX-2112 作用下，这种耐药能逆转、细胞内 p95-HER2 被降解，Akt、ERK 活性得到抑制，能抑制细胞增殖。

三阴性乳腺癌因缺乏内分泌治疗、抗 Her-2 治疗的靶点，目前尚无针对性的标准治疗方案，治疗仍以化疗为主。研究显示，PU-H71 在 1 μmol/L 水平处理三阴性乳腺癌细胞后，能抑制 EGFR、Her-3、IGF-1R、c-Kit、CDK1、Chk1、Akt、Bcl-xL，使细胞阻断在 G2/M 期，促凋亡，细胞死亡率为 80%。

自第一个 HSP90 抑制剂出现以来，目前已有多个化合物进入临床研究阶段，但 HSP90 抑制剂仍存在多方面问题，如毒副作用较大、来源有限、稳定性较差等。因此开发新一代 Hsp90 抑制剂仍十分必要。

7. 端粒酶抑制剂

乳腺癌 85%高水平表达端粒酶，能抑制乳腺癌细胞衰老、凋亡。乳腺癌中端粒酶激活有两种模式：反应模式、扩展模式；反应模式依赖端粒的长度；肿瘤细胞主要来自端粒酶低活性的前体细胞时，当端粒缩短到一定程度后，会激活端粒酶。扩展模式不依赖端粒的长度；肿瘤细胞主要来自有端粒酶高活性的细胞时，其端粒酶激活在肿瘤发展中出现较早。

HSP90、p23、TEP1 等对端粒酶活性有调节作用；而端粒酶抑制剂则能抑制端粒酶活性，诱导乳腺癌干细胞凋亡，抑制乳腺癌转移和复发，会明显减轻临床症状并提高患者生活质量。

人类端粒长度 5～15kb，能维持染色体稳定、基因组完整，防止染色体末端被化学修饰、被核酸酶降解，防止染色体端-端融合和重排，并参与染色体在核内的定位及靶基因表达调控。

端粒酶是一种特殊的逆转录酶，由人类端粒酶 RNA(hTR)、端粒酶相关蛋白 1(hTP1)、端粒酶逆转录酶(hTERT)构成；能以自身的 RNA 为模板，反转录成端粒的重复单元 TTAGGG、加到人染色体末端，能阻止端粒随细胞分裂而缩短，使细胞绕过衰老途径成为永生化的增殖细胞，导致肿瘤的发生。

以端粒酶为靶点，有多种治疗途径，最新的端粒酶抑制剂有寡核苷酸类、G-四联体稳定剂类等。10%肿瘤细胞可通过其他非端粒酶机制，对端粒的长度产生影响。

肿瘤细胞中端粒的长度常远低于正常细胞，选择性抑制端粒酶活性后，肿瘤细胞将比正常细胞更快凋亡。相对于其他类型的抗肿瘤药物，肿瘤对端粒酶抑制剂类常不易产生耐药性。根据作用位点的不同，可将端粒酶抑制剂分为五类：端粒酶抑制剂、主动免疫治疗剂、端粒瓦解剂、自杀基因、阻断端粒酶表达及合成的试剂。

——逆转录酶-端粒酶核苷类抑制剂 AZT 分子结构，与胸腺嘧啶脱氧核苷酸的结构相似，治疗 T 细胞白血病已取得疗效。

——非核苷类小分子抑制剂主要与端粒酶的催化亚基-端粒酶逆转录酶相互作用，如 MKT077、FJ5002、BIBR1532，能选择性累积于肿瘤细胞，发挥其抑制功能；还能使端粒酶阴性的肿瘤细胞对化疗药物的敏感性增加，能增强耐药性肿瘤细胞对化疗药物的敏感性。

——寡核苷酸类端粒酶抑制剂主要利用反义技术抑制端粒酶 RNA。此类药物用于乳腺癌治疗的有 2′-O-甲基-RNA、GRN163、GRN163L，能增强乳腺癌细胞对辐射的敏感性，减少乳腺癌细胞的侵袭性。

——G-四联体稳定剂；端粒中富含鸟嘌呤 G，在钾离子、钠离子等存在下，易形成 G-四联体结构。G-四联体稳定剂能促进 G-四联体的形成、稳定，使端粒酶不能与端粒很好地结合，失去延长端粒的作用，是抑制肿瘤生长的研究方向之一；有 SOT-095 等。

（余元勋　何光远　陈多学　孔德华　陈　峰）

进一步的参考文献

[1]VELASCO VMA. The role of breast cancer stem cells in metastasis and therapeutic implications[J]. Am J Pathol,2011,179(1):2-11.

[2]DEAN GT. Understanding cancer stem cell heterogeneity and plasticity[J]. Cell Res,2012,22(3):457-472.

[3]MCDERMOTT SP. Targeting breast cancer Stem cells[J]. Mol Oncol,2010 ,4(5):404-419.

[4]MARCO A. The Role of Breast Cancer Stem Cells in Metastasis and Therapeutic Implications[J]. Am J Pathol,2011,179(1):2-11.

[5]JANE E. Mammary stem cells and the differentiation hierarchy: current status and perspectives[J]. Genes Dev,2014,28(11):1143-1158.

第十六章　微小 RNA 与乳腺癌

目前中国网上已发布循环微小 RNA 与乳腺癌的研究进展、微小 RNA 与乳腺癌的发病风险/诊断和治疗的关系研究进展、微小 RNA 与乳腺癌侵袭转移关系的研究进展、微小 RNA 及其在乳腺癌发生发展中的作用、微小 RNA 在乳腺癌及乳腺癌干细胞中的研究进展、微小 RNA 与乳腺癌的发病风险的关系等资料，有较好的临床参考价值，可由网上学习。

一、RNA 干扰技术与基因沉默

RNA 干扰技术(RNAi)可应用短小干扰 RNA(siRNA)、微小 RNA(miRNA)治疗癌基因异常表达的肿瘤，如利用短小干扰 RNA、微小 RNA，可阻断 K－Ras 癌基因表达，而抑制肺癌发生发展；可阻断 Bcr－Abl 融合基因表达，而杀死表达 Bcr－Abl 的白血病细胞，增加对化疗的敏感性；能阻断病毒入侵，可抑制病毒基因表达。短小干扰 RNA、微小 RNA 使靶基因表达沉默的作用，是反义 RNA、核酶的数百倍；可应用于基因功能分析、药物靶蛋白的发现。短小干扰 RNA 转入靶细胞后，短小干扰 RNA 双链的每条链，都能诱导靶 mRNA 的降解，可引发转录后水平、转录水平靶基因沉默。

从短小干扰 RNA 前体的较长双链 RNA 的两个 3′端开始，Dicer 内切核酸酶，能把双链 RNA 切成 21～23bp 的短小干扰 RNA，后者 3′端都有 2 个碱基突出；短小干扰 RNA 可指导 RNA 酶，降解与短小干扰 RNA 的某一条链互补的靶 mRNA，产生 RNA 干扰作用，阻断靶 mRNA 表达，并使之表达沉默。

解旋酶引发短小干扰 RNA 形成单链后，与靶 mRNA 互补配对；降解靶 mRNA 的反应常发生在核蛋白体、靶 mRNA、短小干扰 RNA 等形成的 RNA 诱导的沉默复合体(RISC)中，可特异性消除靶基因表达，可使 mRNA 降解、蛋白质翻译中止。

26bp 的双链短小干扰 RNA，在降解靶 mRNA 的同时，还可激活蛋白激酶 R，能磷酸化蛋白质翻译启动因子 eIF2a，使其失活，阻断蛋白质翻译；长于 26bp 的双链短小干扰 RNA，在降解靶 mRNA 的同时，还可活化 2′，5′ 寡腺苷酸合成酶，合成 2′，5′ 寡腺苷酸，再活化 RNA 酶 L，降解所有的 mRNA。

目前未发现体内内源性短小干扰 RNA。短小干扰 RNA 最常见来源于感染细胞的病毒，病毒双链 RNA 可产生大量短小干扰 RNA，可促使细胞内某种 mRNA 或全部 mRNA 的表达沉默，促进细胞凋亡；病毒 RNA 聚合酶，也能以短小干扰 RNA 为模板，合成更多的短小干扰 RNA，能促使细胞内更多的 mRNA 被全部翻译抑制，可促进细胞凋亡。

二、RNA 干扰技术用于基因治疗

用 RNA 干扰及其基因表达分析，可研究靶基因表达被抑制后的效应，能为基因治疗提供重要基础。短小干扰 RNA 的发现，突破了长于 30bp 的双链 RNA 在细胞中抑制基因表达时，易激活大量蛋白激酶 R、而诱发非特异性的对细胞内 mRNA 表达的全面抑制。

实验表明，长度为 21 个 bp、3′端有 2 个碱基突出的短小干扰 RNA，一般不会诱发非特异性的对细胞内 mRNA 的全面抑制；其诱发的对靶 mRNA 特异性抑制，有高活性、有高度的序列专一性，短小干扰 RNA 上一个碱基错配，即可使其失去抑制靶 mRNA 翻译的活性。含有与短小干扰

RNA 完全互补序列的 mRNA 才会被降解；这在将 RNA 干扰技术用于治疗疾病时，可不抑制不相关 mRNA 的表达，能减少不良反应。

三、微小 RNA

目前微小 RNA(microRNA，miRNA)的命名，都以 miR－为前缀；是长度约 22 个核苷酸(nt)的内源性单链小 RNA 家族，是非编码 RNA，在细胞中能调控细胞生长、增殖、发育、分化、凋亡等，与肿瘤的发生发展相关。目前 miRNA 已发现至少 5 000 种。对微小 RNA 表达的调控，主要在转录水平，也可在转录后水平。微小 RNA 的靶基因预测工具目前包括 Target Scan(http://targetscan.org)等。

微小 RNA 最早于 1993 年发现，是内源性小 RNA 的主要部分，细胞核中激活的 1000bp 的 Pri－微小 RNA，被核双链 RNA 特异性核酸酶(RNAPⅡ)－Drosha(微处理器)及其辅助因子 DGCR8(RNA 结合蛋白 RBP 的伴侣分子)非对称地切割为 70～100bp 的 Pre－微小 RNA，再被核转运受体 Exportin－5 及核蛋白 RanGTP 由 GTP 供能、输送至细胞质中，又由 RNA 酶(Dicer 酶)、TRBP(RNA 结合蛋白的伴侣分子)切割其环部，切为 21bp～25bp 的成熟的双链微小 RNA，再由 AGO1 运转、作用，使双链微小 RNA 解旋，其中一条单链为有 5′端磷酸基和 3′端羟基的成熟 miRNA，微小 RNA5′端的第 2～8 个核苷酸，即由 7 个核苷酸组成的种子序列，能结合靶 mRNA 的 3′非翻译区，再结合 RNA 诱导的基因沉默复合物(RISC)，使靶 mRNA 降解，抑制靶 mRNA 的翻译。另一条单链 miRNA 一般被降解；在某些情况下该 miRNA 可不被降解，亦能靶向结合某些特定的 mRNA。RNA 结合蛋白有 DDX5/6/17、DHX9、MOV10、LIN28A、HNRNPA1、KSRP 等。

成熟微小 RNA 一般分布在细胞质、细胞核。细胞膜应激、受损后，RNA 诱导的基因沉默复合物在 CCR4 等作用下解聚，成熟的微小 RNA 由超微小泡、外来体介导，能游离到细胞外组织间液、入血；血中的微小 RNA 在核磷蛋白保护下，可减少被核酸酶降解。细胞内微小 RNA 的合成、降解一般保持动态平衡；一些细胞能吸收胞外微小 RNA。微小 RNA、短小干扰 RNA 都是小 RNA，在分子特征、生物合成、作用机制等方面相似。微小 RNA 一般用 2 种方法抑制靶 mRNA 表达：

——在微小 RNA 与靶 mRNA 的 3′UTR 或编码区完全匹配时，微小 RNA 能通过类似短小干扰 RNA 作用的机制，使靶基因 mRNA 被 RNA 酶降解；以 miR－171 为代表。

——在微小 RNA 与靶基因 mRNA 的 3′UTR 不完全匹配时，微小 RNA 能结合、干扰、抑制靶基因 mRNA 的翻译；较多见，如 lin－4。

——let－7 等有以上两种作用模式，当 let－7 与靶基因完全互补结合时，能通过 RNAi 的机制降解 mRNA；当 let－7 与靶基因不完全互补结合时，能抑制蛋白质合成，负性调控靶基因的表达。

微小 RNA 参与许多生物过程的调控，与信号转导、细胞生长/增殖/分化/凋亡、早期发育、器官形成、造血、免疫、炎性反应、脂肪代谢、肿瘤发生发展等相关。(表 15－1)

表 15－1 miRNA 的命名

命名	意义
has－miR－XX	人类成熟的 miR－XX
mir－XX	成熟的 miR－XX 前体
miR－XX	未成熟 miRNA
miR－XX gene	miR－XX 基因
miR－XX－1；miR－XX－2	由不同染色体基因转录加工而成的有相同成熟体序列的 miRNA
miR－XX a/b	高度同源的成熟 miRNA，通常 a/b 只 1～2 个核苷酸有区别
miR－XX－5p，miR－XX－3p	来自同一前体的 5′和 3′末端加工后产生的 miRNA

到 2013 年，已发表至少 1000 篇关于微小 RNA 的综述，已发现每种微小 RNA 平均能抑制

200～400 种 mRNA 的表达；目前在每个细胞内已发现 1000 种以上的微小 RNA，可能抑制基因组中 30%～50%基因的表达（有人报道为 40%～90%），细胞可能有几千种微小 RNA。

多个微小 RNA 也可同时调控一个靶 mRNA 的表达。大多数微小 RNA 的表达，有严格的组织特异性、时序性，在同一发育阶段的不同细胞中或不同发育阶段的同一细胞中，微小 RNA 表达谱可不相同；而相同的微小 RNA 在个体发育的不同阶段其表达水平也是不同的。微小 RNA 的基因常位于内含子、基因间区域、ETS 序列内，由 RNA 聚合酶转录。微小 RNA 不编码蛋白质。

3. 微小 RNA 与肿瘤

微小 RNA 与肿瘤的发生、复发、预后相关，参与调节肿瘤细胞的生长、增殖、分化、发育、新陈代谢、凋亡等，它是肿瘤相关基因的上游表达调控分子。应用芯片技术检测微小 RNA 在肿瘤组织中特异的表达谱，将有利于肿瘤良恶性的鉴别诊断，对进行个体化治疗有指导意义。乳腺癌、胃癌、肺癌等中均有微小 RNA 的异常表达。

肿瘤中异常表达的微小 RNA 可分为：

——促进肿瘤进展微小 RNA，它们在正常组织常低水平表达、而在肿瘤组织常高水平表达，可能包括 miR - 155、miR - 17～92（包括 miR - 17 - 5p、miR - 18、miR - 21、miR - 23a、miR - 27a、miR - 92），还可能包括 miR - 16、miR - 96、miR - 106b、miR - 128a、miR - 146a、miR - 182、miR - 194、miR - 221、miR - 222、miR - 373、pre - miR - 125a、pre - miR - 199a、pre - miR - 195 等。

——抑制肿瘤进展微小 RNA，它们在正常组织常高水平表达、在肿瘤组织常低水平表达，可能包括 let - 7、miR - 15a～16 - 1、miR - 17、miR - 20、miR - 27b、miR - 29、miR - 30、miR - 34 a/b/c、miR - 126、miR - 145、miR - 192、miR - 200、miR - 203、miR - 205、miR - 206、miR - 215，还可能包括 miR - 7、miR - 9 - 3、miR - 26a、miR - 30d、miR - 101、miR - 129 - 2、miR - 145、miR - 181c、miR - 195、miRNA - 199a、miR - 212、miR - 218、miR - 331 - 3p、miR - 375、miR - 433、miR - 451、miR - 486、miR - 499、has - let - 7g 等。

——促进肿瘤转移微小 RNA，可能包括 miR - 9、miR - 10b、miR - 21、miR - 10b、miR - 103、miR - 107、miR - 373 等。

——抑制肿瘤转移微小 RNA，可能包括 miR - 31、miR - 34a、miR - 125b、miR - 126、miR - 146、miR - 204、miR - 200、miR - 205、miR - 206、miR - 335、miR - 375、miR - 661 等。

——促进肿瘤进展、转移微小 RNA：可能包括 miR - 21、miR - 10b、miR - 155、miR - 573、miR - 520。

肿瘤组织微小 RNA 的表达，可有突变及表达水平/加工状态/稳定性等的异常，可有 RNA 编辑异常、修饰异常。微小 RNA 表达状态，在判断肿瘤预后方面有一定应用前景。有人报道，let - 7 表达水平低的乳腺癌、非小细胞肺癌患者，生存期明显缩短，提示 let - 7 的低水平和肿瘤患者预后较差相关。

miR - 9 - 3、miR - 145 表达水平下调后，乳腺癌增殖指数、肿瘤分期升高，血管侵袭、淋巴结转移增加。miR - 21 抑制表达磷酸酶 PTEN 后，能激活激酶 PI3K、RTK、Akt，促进肿瘤细胞增殖。

研究表明，肿瘤组织特异性微小 RNA 表达谱，与肿瘤类型相关。有人应用微小 RNA 芯片技术，研究乳腺癌、胰腺癌等的 363 个组织标本、177 个正常组织标本的 228 个微小 RNA 的表达，结果发现，由 137 个微小 RNA 的平均表达值，进行微小 RNA 表达簇分析，可区别 90%标本的肿瘤组织来源，可用于鉴别肿瘤、判断预后。

四、微小 RNA 与乳腺癌干细胞

研究发现，微小 RNA 参与调控乳腺癌干细胞的生长、增殖、分化等，是乳腺癌干细胞研究的新切入点。

1. 微小 RNA 对乳腺癌干细胞自我更新、增殖的作用

有人研究乳腺癌干细胞，筛选到乳腺癌干细胞相关微小 RNA 20 个，其中表达水平降低的微小 RNA 有 4 个，表达水平升高的微小 RNA 有 16 个。研究表明，miR－21、miR－96、miR－182、miR－183、miR－200 a/b/c、miR－296、miR－301、miR－373、miR－374，miR－429 等，可能促进乳腺癌干细胞的自我更新、增殖。

miR－200c 在乳腺癌干细胞中低表达，能引发正常乳腺干细胞恶变，在乳腺癌发生发展中起重要作用；能抑制表达 Bmi－1，促进乳腺癌干细胞自我更新、增殖、形成集落。miR－373 可能是癌基因，能抑制表达 LATS2，促使乳腺癌干细胞增殖。

Let－7 能抑制表达 H－Ras、高迁移率族蛋白 HMGA2，能抑制乳腺癌干细胞的自我更新、增殖、耐药，促进分化。在乳腺癌干细胞中，let－7 的表达水平降低，促进乳腺癌干细胞形成恶性表型、增殖、形成微球、成瘤等。

miR－9－5p 促进表达蛋白磷酸酶 PP4C、核心蛋白聚糖 DCNL1、β2 微球蛋白，能阻滞乳腺癌细胞在 G1 期，抑制细胞增殖、转移。miR－9－5p 在 3 种乳腺癌细胞的表达水平，明显低于正常乳腺上皮细胞，促增殖、转移。

2. 微小 RNA 对乳腺癌干细胞转移的作用

在乳腺癌干细胞中，高水平 miR－9 能抑制表达 E－钙黏素，导致上皮细胞－间质细胞转化，促进乳腺癌干细胞恶变，促进血管新生、肿瘤生长，促进侵袭、转移。miR－205 能抑制表达锌指增强子结合蛋白 Zeb1/2，可抑制上皮细胞－间质细胞转化，抑制乳腺癌干细胞恶变，抑制侵袭、转移。转移性乳腺癌患者血清 miR－10b 水平常升高，与乳腺癌侵袭性呈正相关。

miR－21 在各种肿瘤中常呈过表达，能促进乳腺癌细胞侵袭、转移；有人研究 113 例乳腺癌，结果发现，高水平 miR－21 与预后差相关、生存期较短，可作为乳腺癌预后和疾病进展的一项监测指标。miR－373 是癌基因，可促进乳腺癌转移，常在乳腺癌转移淋巴结、乳腺癌干细胞中表达水平升高。

有人发现，乳腺癌转移时肿瘤细胞 miR－34a、miR－125b、miR－126、miR－206、miR－375 表达水平降低，促进乳腺癌转移；它们的表达水平，与乳腺癌组织学分级、复发呈负相关，可作为乳腺癌侵袭潜能的预测指标。

miR－96、miR－200c－141、miR－182、miR－183、miR－200b、miR－200a、miR－429 在乳腺癌干细胞中表达水平降低。miRNA－200c、let－7 抑制正常乳腺干细胞的“干性”，促使其分化为乳腺导管细胞，也可抑制乳腺癌干细胞形成肿瘤。

miR－7 可抑制表达 KLF4、波形蛋白，促进表达 E－钙黏素、黏着斑激酶（FAK），抑制乳腺癌干细胞的增殖，抑制细胞的 EMT，抑制乳腺癌细胞侵袭，脑转移。

3. 微小 RNA 对乳腺癌干细胞耐药的调控作用

研究发现，微小 RNA 水平，与乳腺癌干细胞对化疗药物耐药相关；高水平 let－7 可抑制表达 ABCG2，能逆转乳腺癌干细胞对化疗药物的耐药。

4. 乳腺癌相关的血循环微小 RNA

1996 年发现，肿瘤患者血清中，常有肿瘤特异性的 DNA。有人检索 1999～2006 年文献，结果认为，肿瘤患者血清中有游离微小 RNA（miRNA、miR）；2008 年后报道，血浆游离微小 RNA 水平升高，可见于乳腺癌、非小细胞肺癌、前列腺癌等。乳腺癌的原发灶、转移灶的肿瘤细胞，能释放

至少 31 种微小 RNA 入血清，检测乳腺癌相关微小 RNA，可应用于诊断乳腺癌；其中 17 种水平升高，14 种水平降低。

研究发现，依据血清 miR－155 水平，可区分 M0 乳腺癌患者、健康人。依据血清 miR－10b、miR－34a、miR－155 水平，可区分 M1 乳腺癌患者、健康人；血清此三种微小 RNA 水平的改变，与患者乳腺癌转移相关。

有人显示，血清 miR－21 水平，与乳腺癌分期相关，血清 miR－21 高水平，与乳腺癌多脏器转移相关。有人发现，miR－145 在乳腺癌患者血清水平明显升高。研究发现，术前乳腺癌患者血清 miR－195 水平，可高于健康者 19 倍，乳腺癌切除术 2 周后，血清 miR－195 水平可明显降低；血清 miR－195 水平升高有乳腺癌特异性；血清 miR－195 联合血清 let－7a、miR－155，对区别乳腺癌等肿瘤有高度敏感性。

5. 微小 RNA 对乳腺癌激素受体表达的调控作用

有人研究 ERα 不同表达水平的乳腺癌，结果筛选到 ERα 阳性/ERα 阴性乳腺癌间明显差异表达的 5 组微小 RNA，为 miR－6、11、19、25、43，它们的靶基因分别有 1553、1750、1905、1250、1826 个，主要参与靶基因表达、蛋白质定位及转移、RNA 代谢、细胞周期转换、细胞凋亡、细胞分裂等，并发现不同组微小 RNA 的靶基因常共同参与 3 条信号通路：精氨酸甲基转移酶(CARM1)/ 雌激素受体信号通路、Her－2 信号通路、蛋白酪氨酸磷酸酶 α 信号通路。

乳腺癌相关微小 RNA 基因，多位于基因组的杂合性缺失区、纯合性缺失区、基因扩增区；常以癌基因、抑癌基因形式，参与乳腺癌细胞的行为，如 miR－21 是癌基因，能抑制表达促凋亡蛋白 Bcl－2、肿瘤抑制蛋白原肌凝蛋白 TPM1，能促进乳腺癌细胞增殖、转移；miR－22 是抑癌基因，能抑制乳腺癌细胞增殖，miR－22 水平与 ERα 水平呈负相关。

ERα 表达水平与 miR－206 负相关，ERα 的 mRNA 的 3′ UTR，有两个 miR－206 结合位点，miR－206 能结合、降解 ERα 的 mRNA；E_2或特异性 ERα 激动剂，可抑制表达 miR－206，促进产生 ERα；也抑制表达 miR－21，使 miR－21 的靶基因表达 PDCD4、PTEN、Bcl－2，促增殖，抗凋亡。研究发现，miR－206 在 ERα 阳性乳腺癌中表达减少，能促进表达 ERα、促进乳腺癌细胞增殖。

有人研究乳腺癌组织中的 157 种 miRNA，发现 miR－21 表达水平升高，能抑制表达肿瘤抑制蛋白 TPM1，促进乳腺癌细胞增殖、抗凋亡，能促进表达 ERα，导致预后不良。乳腺癌细胞中过表达 miR－221/222，能抑制表达 ERα，导致 ERα 阳性乳腺癌细胞，向 ERα 阴性乳腺癌细胞转化，促使 Her－2 过表达，易引发对他莫昔芬耐药。

miR－155 抑制表达细胞周期信号抑制因子 SOCS1，miR－155 在乳腺癌中表达水平常降低，与乳腺癌 TNM 分期较晚、淋巴结转移较多、增殖指数较高、ERα/PR 阳性、乳腺癌细胞增殖等相关。有人发现，在 ERα 阳性乳腺癌患者，血清 miR－155 水平较 ERα 阴性患者下调 16.59 倍。

miR－17－5p 能促进表达 AIBI(是促进表达 ERα 的转录辅激活因子)、ERα。研究报道，miR－30 在 ERα、PR 均阴性的乳腺癌中表达水平下调时，抑制表达 ERα 或 PR。miR－128a 可抑制 TGF－β1，能抑制表达 ERα，能促进乳腺癌细胞对来曲唑耐药。miR－27a 在乳腺癌细胞中过表达，能抑制表达 ERα。

6. 微小 RNA 与乳腺癌的内分泌治疗

乳腺癌内分泌治疗继发耐药，可能由微小 RNA 影响雌激素受体信号通路所致。他莫昔芬能促进表达 14－3－3，下调 miR－451 水平，可增加表达表皮生长因子受体，促进乳腺癌细胞增殖，引起对内分泌治疗耐药。研究表明，miR－30c 是晚期 ERα 阳性乳腺癌患者他莫昔芬治疗中获益的独立预测因子。

7. 微小 RNA 与乳腺癌的分子分型

研究发现，Luminal A 型、Basal－like 型乳腺癌间差异表达的微小 RNA 共有 54 种（P≤0.001）。相对于 Luminal A 型乳腺癌，共有 31 种微小 RNA 在 Basal－like 型乳腺癌中表达水平上调（靶基因数目为 4916 个，促进蛋白运输、蛋白定位、代谢，与胞吞通路、神经营养因子通路、泛素介导蛋白水解通路、肿瘤相关通路、MAPK 通路、p53 通路等相关），23 个微小 RNA 表达水平降低（靶基因数目为 3217 个，促进细胞周期转换、细胞黏附、血管新生，与肿瘤相关通路、黏着斑通路相关），可部分解释 Lmninal A 型和 Basal－like 型乳腺癌的生物学特性和临床表现不同。

（余元勋　徐　彬　徐　华　解　毅　温晓妮　张华军）

进一步的参考文献

[1] XU Y. Three common functional polymorphisms in microRNA encoding genes in the susceptibility to hepatocellular carcinoma：A systematic review and meta－analysis[J]. Gene，2013，22：113－124.

[2]THOMAS M. MicroRNA－122ais a therapeutic target for oligonucleotides and small molecules[J]. Curr Med Chem，2013，33：231－242.

[3]SZABO G. MicroRNAs in liver disease[J]. Nat Rev Gastroenterol Hepatol，2013，35：341－350.

[4]Wong CM. Regulation of hepatocarcinogenesis by microRNAs[J]. Front Biosci（Elite Ed），2013，5：49－60.

第十七章　JAK/STAT 信号通路与乳腺癌

一、概述

Janus 激酶(JAK)- STAT(信号转导子与转录激活子)信号通路的成员，包括 JAKs 家族、STATs 家族。

1. JAKs

JAKs 是一类胞质内非受体型可溶性蛋白酪氨酸激酶，已发现 JAK1/2/3 及 TYK 2。其中 JAK1/2 和 TYK 2 广泛存在于各种组织中，而 JAK3 仅存在于骨髓和淋巴系统中。JAKs 含 1 000 多个氨基酸残基，分子量 120～130kD，不含 SH2 域、SH3 域、跨膜结构域；C -端区有 7 个高度同源的功能结构域(JH1～JH7)，其中 JH1 域有蛋白酪氨酸激酶(PTK)催化作用；JH2 域为伪激酶结构域，本身无催化活性，是调节 JAK 催化活性所必需的；JH3～JH7 域为受体结合区。N -端区与受体结合 STAT 相关。JAK 还有 HLL 域。

2. STATs

STATs 属胞质转录因子，分子量 85～115kD，含 750 ～850 个氨基酸残基，能与靶基因启动子结合，调控靶基因表达，已发现 STAT1/2/3/4/5a/5b/6，是 JAKs 的主要底物；STATs 分子内有 N -端酪氨酸激酶活性域、DNA 结合域、Src 同源结构域 2(SH2 域)、C -端转录激活域等；SH2 域与 STAT 激活、磷酸化、二聚化相关；C -端磷酸化后，能形成活化的二聚体，可进入核，识别靶基因启动子 GAS 反应元件的 TTCCNGGAA，可促使靶基因表达。各种 STAT 作用的特点，与其组织分布、胞外信号、结合的基因启动子反应元件特点等相关。

STAT1 是生长抑制因子和凋亡促进因子。STAT2 结合 DNA 的活性稍弱，一般与 STAT1 形成异源二聚体。STAT3 是 STATs 家族的重要成员，可被受体 gp130 的蛋白酪氨酸激酶/激酶 JAK 等激活。

STATs 分子 N -端区有 STATs 家族同源域，含酪氨酸激酶活性；C -端转录激活域(TAD 域)，含可被磷酸化的酪氨酸残基(Tyr)及丝氨酸残基(Ser)；中间有 DNA 结合域(DBD 域)、Ser/Tyr 残基磷酸化域、卷曲螺旋域、NLS 域、连接域，DBD 域和转录激活域间有 SH2 域、SH3 域，SH2 域介导 STAT -受体、STAT - JAK 形成复合物，然后 JAK 可使 STAT 的 C -端的 Tyr 残基磷酸化，并使 STAT 活化形成二聚体。C - 端转录激活域中的 Ser^{727} 残基可由蛋白激酶 ERK 磷酸化激活。C -端转录激活域中的 Arg 残基甲基化后，可上调 STAT 的转录活性。STATs 的各成员的 SH2 域、SH3 域序列略有差异，故可被不同的细胞因子受体的蛋白酪氨酸激酶激活，引发不同的靶基因表达。

STAT 的核转入依赖其 NLS 域结合核受体家族的输入蛋白 Importin - α，再与输入蛋白 Impotin - β 结合，后者又与核孔复合物(NPC)结合，促进 STAT 转入核内。Ras 家族的 Ran 可水解 GTP，能为 STAT 等通过核孔复合物起作用而提供能量。C -端转录激活域截去的 STAT β 或 γ，促转录活性不同；一些生长因子受体酪氨酸激酶、胞质酪氨酸激酶 Src、癌蛋白酪氨酸激酶，可直接或间接通过 JAKs 而激活 STATs。

有一些抑制蛋白与细胞因子受体/JAK/STAT 信号通路的负调节有关：①是细胞因子信号抑

制蛋白(SOCS);②蛋白酪氨酸磷酸酶(PTP)如 SHP1/2 和 CD45;③活化 STATs 蛋白抑制因子(PIAS)及 JAK 结合蛋白(JAB);④是 SH2 域蛋白 CIS1。

当促红细胞生成素经其受体过度激活 JAK2 后,蛋白酪氨酸磷酸酶 SHP1 能通过其 SH2 域,结合到促红细胞生成素受体的磷酸化酪氨酸残基 Tyr^{429}上,可使之去磷酸化而失活。

3. STAT3

(1)受体型酪氨酸激酶对 STAT3 的调控

许多受体型酪氨酸激酶(RTK)激活的蛋白激酶 ERK,可使 STAT1/3/4 的 C-端转录激活域中 P-M-S-P 氨基酸残基基序的 Ser^{727}残基磷酸化,上调 STAT 的转录活性。STAT3 的 $aa^{752\sim761}$肽段,对 Ser^{727}残基的磷酸化有调控作用;持续对 Ser^{727}残基磷酸化,可诱发肿瘤细胞增殖;而抑制其磷酸化,可降低由酪氨酸激酶 v-Src 引起的肿瘤发生率。

(2)G 蛋白对 STAT3 的调控

突变 Gαo(如 Q205L 突变体)能持续激活酪氨酸激酶 Src,使 STAT3 的 Tyr^{705}残基磷酸化,提高 STAT3 的转录活性,促进细胞转化。Gαi 和 Gαo 高度活化后,可通过 Rap1、Ral,对酪氨酸激酶 Src 的 Tyr^{527}残基去磷酸化,并与 Src 自身的 SH2 域解离,暴露催化位点而活化;活化的酪氨酸激酶 Src,可结合 STAT3 并促进酪氨酸激酶 Src 再磷酸化活化;蛋白激酶 MAPK 通路的 Rac1、蛋白激酶 MKK、酪氨酸激酶 Src、蛋白激酶 ERK,可与 JAK/STAT3 形成大复合物,共同参与 STAT3 的磷酸化和激活;Gαo 高度活化可使细胞恶性转化。Gαi 持续高水平表达,与卵巢癌发生发展相关。

(3)蛋白酪氨酸磷酸酶对 STAT3 的负向调控

研究发现,当 STAT3 过度活化时,核内及胞质的蛋白酪氨酸磷酸酶 PTP,可协同作用,使 STATs 去磷酸化失活。PTP 中的 SOCS1/3 可结合、抑制 JAKs;PTP 中的 PIAS 能结合磷酸化的 STAT 的二聚体,抑制 STAT3 与靶基因的结合。STAT3 过度活化时可诱导 SSI1,反过来能抑制 STAT3。

(4)STAT3 对细胞生长和凋亡的影响

STAT3 能促进细胞增殖;研究证明,细胞转染入 T 细胞白血病病毒蛋白 HTLV-1、酪氨酸激酶 v-Src、蛋白激酶 Abl、融合蛋白激酶 Bcr-Ab1、γ-羧基凝血素等基因并表达后,STAT3 在细胞中能被持续激活,促增殖,这时 STAT3 为癌蛋白,可促进 JAK1 信号通路活化,促肿瘤生长。高水平 STAT3 促肿瘤生长时,还可引发抗凋亡,存在对 Bcl-2 依赖、非依赖两条信号通路。在 Bcl-2 依赖的信号通路,高水平 STAT3 促进表达 Bcl-2、Bcl-xL,抑制表达 IGFBP5,减少抑制胰岛素样生长因子 1,抗凋亡。

(5)STAT3 对细胞周期的影响

STAT3 参与细胞周期转换的调控,使细胞能从 G1 期进入 S 期,可促进表达 Cyclin D2/D3/A、Bcl-xL、cdc25A、c-Myc,抑制表达生长抑制蛋白 p21、p27,促细胞增殖。癌蛋白 Pim1 是一种丝/苏氨酸蛋白激酶。激活的 STAT3 可促进表达 Pim1,高水平 c-Myc、Pim1 能促进 STAT3 活化。

有人检测乳腺癌组织中细胞凋亡相关 19(GRIM-19)与及其靶基因 STAT3 的表达,发现 GRIM-19 在乳腺癌组织中表达水平降低,而 STAT3 高水平表达,两者呈负相关,可能与乳腺癌的发生发展相关。给予 STAT3 抑制剂 STA-21,能抑制乳腺癌细胞增殖,可使细胞阻滞于 G1 期,能抑制乳腺癌细胞表达 pSTAT3、CyclinD1、Bcl-xL,促进凋亡。

4. STAT4

STAT4 调控 Th1/Th2 细胞的分化,与炎症性疾病等相关。STAT4 含 748 个氨基酸残基,分子量 84kD。白介素 12/23、干扰素 α/β 可激活 STAT4。白介素 12 与其受体结合后，受体发生二聚化，激活耦联的 JAK2、Tyk2，使白介素 12 受体酪氨酸残基磷酸化，并招募、活化含 SH2 域的信号分子如 STAT4，后者再聚合成同二聚体穿越核孔，结合靶基因启动子反应元件，启动靶基因表达，可诱导 NK 细胞、T 细胞活化，活化的 T 细胞可表达干扰素 γ，再促进 T 细胞增殖，并促进 Th1 细胞型免疫效应。

5. STAT5

STAT5 能被多种细胞因子、多肽类激素激活，引起靶基因表达，参与调控细胞的增殖、分化、凋亡，并对生物体的生长、造血、免疫应答有重要作用，其活性水平的高低，与肿瘤的发生发展相关。在白血病和淋巴瘤中，常有 STAT5 持续激活、STAT5 突变体激活，能促进 Bcr/Abl 诱导细胞转化。EB 病毒感染细胞中常有 STAT 3/5 激活，和鼻咽癌的发生相关。肝癌细胞中常有 STAT5 高水平表达，可促进细胞增殖、抗凋亡、侵袭、转移。（表 17-1）

表 17-1 参与细胞因子(CK)受体信号转导的 JAK 和 STAT*

受体复合物	激活的 JAK	激活的 STAT	DNA 反应元件基序
gp130/gp130 (LIFR/gp130)	JAK1,JAK2、Tyk2	STAT3/1	GAS
GM-CSFR-βc (IL-3R-βc) (IL-5R-βc)	JAK1,JAK2	STAT5	GAS
IL-2R-β/γc (IL-7R-γc)	JAK1,JAK3	STAT5	GAS
IL-4R-γc	JAK1,JAK3	STAT6	GAS
G-CSFR-G-CSFR	JAK1,JAK2	STAT3	GAS
EPOR-EPOR	JAK2	STAT5	GAS
GHR-GHR	JAK2	STAT1	GAS
IL-12R-IL-12R	JAK2,Tyk2	STAT4	GAS
TPOR-TPOR	JAK2,Tyk2	STAT3/5	GAS
PRLR-PRLR	JAK2	STAT5	GAS
IFNR1-IFNR1	JAK1,Tyk2	STAT1/2/3	ISRE,GAS
IFNR2-IFNR2	JAK1,Jyk2	STAT1,STAT3	GAS
IL-10R-1L-10R	JAK1,Tyk2	STAT1,新的 STAT	GAS

* IL-2 受体的 β 亚单位与 JAK1 结合，而 IL-2 受体的 γc 亚单位与 JAK3 结合。

二、JAK/STAT 相关通路

JAK/STAT 信号通路，是多种细胞增殖、活化、分化、凋亡中重要的胞内信号通路，许多细胞因子经其受体(酪氨酸激酶受体、G 蛋白耦联受体)能激活 JAK/STAT 通路，如干扰素 α/β/γ、白介素 10/19/20/22/6/11、致瘤素 OSM、白细胞炎症因子(LIF-1)、癌抗原 CT-1、粒细胞集落刺激因子(G-CSF)、白介素 12/23、纤毛神经营养因子(CNTF)、烟酰胺核苷酸转氢酶(NNT-1)、白介素 2 家族(IL-2/4/7/9/15/21)、促红细胞生成素(EPO)、表皮生长因子(EGF)、血小板源性生长因子(PDGF)等。

细胞静息时，JAK 定位于胞质内，可与细胞膜细胞因子受体的胞内近膜区 Gp130 的信号转导域结合。细胞因子结合、活化其受体后，可诱导受体二聚化，使 JAKs 与受体靠近并被磷酸化活化，活化的 JAKs 能交互催化、使其酪氨酸殘基磷酸化活化，该磷酸化酪氨酸殘基可结合 STAT 与受体的 SH2 域，JAK 能使 STAT 的 C-端酪氨酸殘基磷酸化。两个磷酸化 STAT 的 SH2 域相互作用，能形成同/异二聚体，并进入细胞核，在其他转录辅助因子作用下，可在核内与靶基因启动子的GAS反应元件等结合，促表达。然后通过核内的酪氨酸磷酸酶或蛋白水解酶降解，使STAT去磷酸，从而终止信号转导。活化的STAT二聚体入核时，一般无磷酸化放大作用。

活化的JAKs也能经Grb2/蛋白激酶mTOR磷酸化活化STAT；也能经Grb2/Ras/Raf/蛋白激酶MEK/磷酸化的ERK/转录因子TF促进表达STAT。有时活化的G蛋白，可通过非受体型酪氨酸激酶Src，激活JAK/STAT通路。高水平瘦素也可激活JAK/STAT3通路。

在JAK/STAT通路中，信号分子有一定的配对组，如形成干扰素γ/JAK1/STAT1；白介素4/JAK1、3/STAT6。JAK/STAT通路还可受信号转导接头蛋白STAMs、压力诱导磷蛋白STIP等调节物作用，影响通路的信号转导。JAK/STAT通路，介导多种配体刺激的信号转导，其效应的特异性，决定于相应的效应物；STAT1的效应物有核因子NF－κB、转录因子SP－1、集落刺激因子CSF1、维生素D结合蛋白GC；STAT2的效应物有转录因子CBP/p300；STAT3的效应物有转录因子Sp－1/c－Jun、维生素D结合蛋白GC；STAT5的效应物有转录因子YY－1/Sp－1/C－EBP、维生素D结合蛋白GC；STAT6的效应物有核因子NF－κB、转录因子C－EBP等。

1. JAK/STAT通路的功能

JAK/STAT信号通路，广泛参与细胞的增殖、分化、凋亡、免疫、炎症、肿瘤等多种生理、病理过程，通路激活后可促进细胞增殖、抗凋亡、促进细胞周期转换、分裂增殖；过度激活时可能与肿瘤等的发生、发展相关。

JAK/STAT对免疫系统有调节作用：一是可经TCD/CD3、B7/CD28/CTLA－4、ICOS/B7RP－1、CD40L/CD40、41BBL/41BB、CD2/LFA3(CD48)、CD5L/CD5等使T细胞活化。二是可经Bcr/磷脂酶PLCγ、癌蛋白Rho/Ras、蛋白激酶PI3K使B细胞活化。

2. JAK/STAT通路的调控机制

JAK/STAT通路是细胞因子由质膜向核内转导信号的主要通路。STATs是这条通路的核心分子，改变它的结构和分布，能调控JAK/STAT通路的生物学活性。蛋白激酶ERK、转化生长因子β、核因子NF－κB、整合素等信号通路，与JAK/STAT通路广泛交流信号，可调控STATs分子的信号转导效能；JAK/STAT通路成员内部的信号交流，也是调控STAT活性的重要方式。JAK/STAT通路具有多样化的调控机制。

(1)单分子修饰

STAT的单分子修饰有磷酸化、甲基化、乙酰化、泛素化、小泛素化修饰等。

——酪氨酸残基磷酸化：STAT的酪氨酸残基可被磷酸化后入核。STAT1转运出核则需要酪氨酸去磷酸；若延长酪氨酸磷酸化，STAT1分子会滞留在细胞核内，促进靶基因表达。

——丝氨酸残基磷酸化：大多数STAT分子的丝氨酸残基磷酸化，是独立的蛋白修饰过程，如STAT1的Ser^{727}残基可被蛋白激酶ERK/p38MAPK/JNK、蛋白激酶Cδ、钙调蛋白激酶CaMKⅡ等磷酸化。

——去磷酸化：蛋白酪氨酸磷酸酶PTP，有蛋白去磷酸化作用，可使磷酸化活化的STAT去磷酸化灭活。胞质的蛋白酪氨酸磷酸酶SHP2，可使STAT1/5的酪氨酸残基去磷酸化失活。T细胞蛋白酪氨酸磷酸酶PTP有两种，蛋白酪氨酸磷酸酶TC48在胞质，蛋白酪氨酸磷酸酶TC45在核内。蛋白酪氨酸磷酸酶TC45可使STAT1Ser^{727}残基去磷酸化失活。蛋白酪氨酸磷酸酶PP2A可使STAT3/STAT5b的Ser^{727}残基去磷酸化失活。

——甲基化：STAT1的Arg^{31}残基，可被蛋白精氨酸甲基转移酶(PRMT1)甲基化；干扰素α/β受体胞内段，能招募并结合PRMT1，在锚定STAT1的同时，可使STAT1的Arg^{31}甲基化，使后者与DNA结合活性显著提高；STAT1甲基化后，与抑制物小泛素化酶PLAS结合力降低、降解减少，一般可促进靶基因表达。

——乙酰化：CREB 结合蛋白 CBP 与 p300，都有组蛋白乙酰基转移酶活性，是转录辅激活因子，常称为 CBP/p300，使 STAT6 发生乙酰化，再结合 cAMP 反应元件结合蛋白 CREB，可激活靶基因表达，促细胞生长、增殖。

——泛素化：过多的磷酸化活化的 STAT1 分子，可被泛素蛋白酶体降解；白介素 3、干扰素 γ 可刺激 JAK2 的 Tyr^{1007} 残基泛素化，再被蛋白酶体降解，下调 JAK/STAT 信号通路活性。副粘病毒 V 蛋白，可诱导多种磷酸化活化的 STAT 被泛素蛋白酶体降解；猿猴病毒 5 可诱导磷酸化活化的 STAT1 被泛素蛋白酶体降解，Ⅱ 型副流感病毒可诱导磷酸化活化的 STAT2 被泛素蛋白酶体降解，流行性腮腺炎病毒可诱导磷酸化活化的 STAT1/3 被泛素蛋白酶体降解，抑制细胞生长、增殖。

——小泛素化修饰：小泛素化修饰因子（SUMO），可对 STAT 蛋白进行小泛素化修饰、降解。高水平的干扰素 γ 能刺激有进行 SUMO 化的 E3 连接酶 PLAS1，使 STAT1 的 Lys^{703} 残基发生小泛素化蛋白酶体降解，可使干扰素 γ 表达水平明显降低。

（2）多分子聚合

——STAT-STAT：单体 STAT 没有生物活性，只有结合成二聚体才出现完备的功能结构域。不同的 STAT 二聚体，有不同的 DNA 结合结构域，识别各自特异的靶基因启动子，启动靶基因表达。白介素 6 刺激细胞，可活化 STAT1/3，再形成三种二聚体：STAT1-1、STAT1-3、STAT 3-3；STAT3 缺乏后，白介素 6 刺激时，STAT1 二聚体活化较慢。STAT 分子的异常剪切，可能也是一种 JAK/STAT 信号通路活性负调节机制。

——STAT-PIAS：小泛素化酶 PIAS 是分子伴侣，能结合 STAT 二聚体，形成 STAT-STAT-PLAS 聚合体，并抑制 STAT-STAT 活性；细胞因子过度活化 STAT 后，胞内 STAT1/3/4 可结合小泛素化酶 PIAS1/3/X，STAT1/5 可结合小泛素化酶 PIASY1/3。小泛素化酶 PIAS 抑制 STATs 的机制各不相同。例如小泛素化酶 PIAS1/3 抑制 STAT 结合 DNA；小泛素化酶 PIAS X/Y 能辅助组蛋白去乙酰化酶（HDAC）抑制染色体解旋，使靶基因启动子无法暴露、无法结合转录因子，使 STAT 不能启动靶基因表达。

——核转位：白介素 4 持续刺激后，可使 STAT6 活性水平升高维持 72 小时。若白介素 4 脉冲样刺激，STAT6 活性水平升只维持 1 小时，活化的 STAT6 进入细胞核后一般不能在核内累积。STAT6 维持转录活性，需要 STAT6 反复来回穿越核膜，在胞质磷酸化活化后，能穿入核结合 DNA；去磷酸化灭活后能出核到胞质，重新磷酸化后可再次入核；此即核-质穿越。胞质区 STAT6 磷酸化入核时，可能需结合胞质某种分子伴侣，共同构筑与 DAN 的结合域。

——信号通路间的信号交流：STAT 是 JAK/STAT 通路的核心分子，能通过多种方式与其他信号通路广泛联系、信号交流，整合性调控细胞活性。

与 MAPK 等通路信号交流：活化的激酶 ERK、JNK、p38MAPK，能使某些 STAT 的丝氨酸残基磷酸化；磷酸化活化的 STAT 入核后，要借助组蛋白乙酰基转移酶 CBP/p300 辅助，而结合 cAMP 反应元件结合蛋白 CREB；CREB 是蛋白激酶 ERK、蛋白激酶 p38MAPK、蛋白激酶 A、蛋白激酶 C、钙调蛋白激酶 CaMK 等作用的底物。

与核受体通路信号交流：小泛素化酶 PIAS 也是核受体的辅助抑制因子，可辅助抑制 PR、干扰素 γ 受体、NF-κB 对 STAT1 等的作用；也可辅助抑制雄激素受体 AR、促凋亡因子 p53、Smad4 等的活性。

与 TGF-β/Smad 通路信号交流：白血病抑制因子（LIF）可经 JAK/STAT3 通路向核内转导信号，而骨形态发生蛋白（BMP2）能通过转录因子 Smad 向核内转导信号，STAT3 和 Smad1 分别结合转录因子 p300 分子的 N 端、C 端，三者形成复合物后能启动靶基因表达。

与整合素信号通路信号交流：整合素及细胞黏附，参与调控 STAT 活性。整合素/蛋白激酶 C

活性水平下调后，STAT1 酪氨酸残基磷酸化被抑制，无法磷酸化活化入核。整合素/蛋白激酶 ERK 活化后，能使 STAT 被磷酸化活化。人们发现，JAK/STAT 这条看似简单的信号通路，可通过与多重通路信号交流，构筑复杂的信号转导网，蛋白修饰、分子伴侣、跨核转运等，能对信号转导网的 STAT 等分子活性调节，常使单一作用于某条信号通路的药物疗效不高。

3. JAK/STAT 通路的负调节物

细胞因子信号使 JAK/STAT 信号通路过分活化时，能诱导细胞因子信号抑制蛋白(SOCS)表达，构成负反馈环路，其机制为：SOCS 与细胞因子受体结合后，能发挥负性调节作用；能促进泛素蛋白酶体发挥负性调节作用；能使蛋白酪氨酸磷酸酶(PTP)、小泛素化酶 PIAS 活化，使 STAT 的丝氨酸残基去磷酸化灭活；能使 JAK 结合蛋白(JAB)特异性抑制蛋白激酶 JAK。

(1)SOCS 家族

一些信号抑制蛋白可有效抑制细胞信号过度转导，目前发现的有细胞因子信号抑制蛋白 SOCS、小泛素化酶 PIAS、蛋白酪氨酸磷酸酶 SHP－1、CD45 等。

SOCS 家族首先发现于 1997 年，是受细胞因子诱导的 SH2 域半胱氨酸信号抑制蛋白(CIS)家族成员，目前已知包括 SOCS1～7 及 CIS，主要抑制 JAK/STAT 通路，对细胞因子的作用强度、持续时间进行调控，与全身免疫疾病、哮喘、肺癌、急性肺损伤等相关。细胞因子主要通过 JAK/STAT 或 Ras/蛋白激酶 ERK/STAT 通路，参与调节炎性反应、细胞增殖、分化。

细胞因子信号抑制蛋白(SOCS)的家族成员，结构很相似，分子内有 C－端域，含约 40 个氨基酸残基的 SOCS 盒，有接头蛋白作用，可募集酪氨酸磷酸化蛋白如 Elogin B/C，后者可与 Cullin2 连接形成 E3 泛素连接酶，促进信号分子被蛋白酶体降解；SOCS 中间部分是 SH2 域；在 SOCS1/3 的 N－端域和 SH2 域间，有 12 个氨基酸残基组成的激酶抑制位点(KIR)并且可结合底物、抑制蛋白激酶 JAKs；N－端域含核定位域、富含脯氨酸残基域。鼠类和人的 SOCS1 蛋白间有 95%～99% 同源性，而 SOCS1 与 SOCS2、SOCS3 之间的同源性较低。根据氨基酸序列的同源性，SOCS 蛋白可以分为 CIS－SOCS2 组、SOCS1－SOCS3 组、SOCS4－SOCS5 组、SOCS6－SOCS7 组。SOCS 在正常细胞中的表达水平很低。但高水平细胞因子白介素 1β、干扰素 γ、肿瘤坏死因子 α 等，可诱导表达 SOCS1/2/3 并分泌。在胰岛细胞瘤细胞中，干扰素 γ 可诱导表达 CIS、SOCS1/2。过高水平的 STAT，能诱导表达 SOCS，抑制 JAK/STAT 通路。

(2)SOCS 可通过 3 种方式来负调控 JAK/STAT 通路

——空间阻断作用，阻断 STAT 与受体的相互作用，如 CIS 可抑制 STAT5 与 JAK1 的结合。

——SOCS 通过其 SH2 结构域，与 STAT 竞争与细胞因子受体磷酸化的酪氨酸残基结合。

——SOCS1/3 的 KIR 域可作为假底物域，抑制底物与 JAK 的催化位点结合，抑制 JAK2/STAT 通路。SOCS 蛋白可与一些蛋白耦联，促进后者被泛素蛋白酶体降解，发挥抑制 JAK/STAT 信号通路的作用。

(3)SOCS 可影响其他细胞因子通路的活性

如白介素 10 诱导的细胞因子信号抑制蛋白 SOCS3，能抑制 STAT1 磷酸化，进而阻止干扰素激活外切核酸酶 ISG54 等即刻早期反应蛋白的表达，抑制干扰素 γ/α 的表达。研究发现，当细胞受到环境压力时，细胞因子信号抑制蛋白 SOCS3 的翻译从第 12 位氨基酸残基 Met 处起始，由于缺失 N 端的泛素化位点，不易被降解、稳定性增强，对细胞因子信号通路的阻断作用也加强。细胞因子信号抑制蛋白 SOCS 可对多种细胞因子和激素产生的信号转导过程进行负性调节的蛋白。

——SOCS1：细胞因子信号抑制蛋白(SOCS1)，可结合、抑制 JAK1/2/3 及 TYK2 的催化活性。SOCS1 分子中，由 12 个氨基酸殘基组成的激酶抑制域(KIR)可作为假底物作用位点，竞争性阻碍正常底物与 JAK2 等催化域的磷酸化 Tyr^{1007} 残基结合，抑制 JAK2 等的活性。高水平 SOCS1 能负性调节干扰素 γ 信号通路，抑制 T 细胞分化、增殖，抑制炎症反应，能调节树突状细胞功能，减少产生自身免疫抗体,缓解自身免疫性疾病。SOCS1 活性水平下调,可刺激 B 细胞增殖、产生自身免疫性抗体,促进炎症反应。SOCS1 基因 CpG 岛超甲基化,导致肿瘤抑制蛋白基因等沉默,与肿瘤发病相关,这可见于 67%急变期的慢性粒细胞性白血病细胞、46%的慢性粒细胞性白血病细胞、57%的胰腺癌细胞、65%的原发肝癌细胞。

——SOCS2:它主要通过作用于生长激素 GH/IGF－1/胰岛素样生长因子受体通路,发挥其在代谢、神经发育、肿瘤形成等方面的作用。SOCS2 在生长激素/IGF－1/胰岛素样生长因子受体/STAT5 信号通路中,可发挥双重作用:适当浓度 SOCS2 有抑制作用,而高浓度 SOCS2 有增强作用。适当浓度的 SOCS2,抑制由生长激素/ IGF－1/胰岛素样生长因子受体通路介导肠上皮细胞的增殖、抑制神经干细胞分化,促使雌激素抑制生长激素信号,抑制泌乳素、白介素 6 等通路,有抑癌作用。研究证明,SOCS2 水平明显下调,与髓性白血病、肺腺癌、卵巢癌、乳腺癌、直肠癌发生发展相关。SOCS2 还参与感染后免疫应答的调控,脂氧素 A4 通过趋化树突状细胞、促进白介素 12 的产生,从而上调促炎反应,而 SOCS2 对脂氧素 A4、白介素 12 通路有抑制作用。

——SOCS3:细胞因子信号抑制蛋白 SOCS3 分子量 24.7 kD,有 225 个氨基酸残基;分子内 C 端区的 SOCS 域可募集酪氨酸磷酸化蛋白 Elongin B/C,进而结合 Cullin2 形成 E3 泛素连接酶,使磷酸化的 STAT 能被蛋白酶体降解;分子内 N 端域和 SH2 域间的 KIR 域,是 JAK 的假底物作用位点,高水平底物竞争性使 KIR 域的 Tyr^{401} 残基磷酸化后,能抑制 JAK 活性。

正常时未受刺激的细胞内,细胞因子信号抑制蛋白 SOCS3 表达水平较低。高水平的细胞因子、雄激素、尿激素、白介素 10/22、干扰素 γ、生长激素、泌乳素、胰岛素、白血病抑制因子、瘦素等与相应受体结合后,可诱发受体二聚化,使与受体耦联的蛋白激酶 JAK 相互靠近、交互磷酸化活化;活化过度时,细胞因子信号抑制蛋白 SOCS3,能利用 N 端 Leu^{22} 残基结合并抑制 JAK2 及 STAT5,并通过 SOCS 域使磷酸化活化的 JAK2 及 STAT5 被泛素蛋白酶体降解。细胞因子信号抑制蛋白 SOCS3 的 N 端 Gly^{45} 残基可与 EPOR(促红细胞生成素受体)结合,细胞因子信号抑制蛋白 SOCS3 利用其 Leu^{22} 负性调节促红细胞生成素受体活性,抑制胎肝红细胞的生成。

细胞因子信号抑制蛋白 SOCS3 还抑制瘦素信号转导,还能通过泛素蛋白酶体降解胰岛素受体底物蛋白,抑制胰岛素受体信号通路过度活化。细胞因子信号抑制蛋白 SOCS3 基因甲基化沉默,是肺癌、乳腺癌、间皮瘤等的发病因素之一。SOCS3 通过抑制 STAT3 的磷酸化,能抑制前列腺癌的成纤维细胞生长因子受体信号通路,从而可抑制前列腺癌细胞的增殖和转移。高水平细胞因子如胰岛素、干细胞因子、白介素 10/4,也可不依赖 JAK/STAT 通路而促使蛋白激酶 p38MAPK、ERK1/2 通路过度活化,这时可诱导表达 SOCS3;而 SOCS3 的 C 端 Tyr^{204}、Tyr^{221} 残基磷酸化活化后,也可用此磷酸化的 Tyr,结合 Ras GAP 的 SH2 域,再使 Ras GAP 活化,促使 Ras 结合的 GTP 形成 GDP,可抑制 Ras 信号通路过度活化。

SOCS3 的 SH2 域可与 JAK 的磷酸化的酪氨酸残基结合,来抑制其活性。缺乏 SOCS3 的细胞中,STAT3 的功能常加强。研究证实,脂多糖(LPS)、白细胞炎症因子(LIF)、白介素 2/3/4、干扰素 γ/α 通路炎症反应水平过高时,能通过 JAK/STAT3 诱导表达 SOCS3,SOCS3 能抑制 JAK/STAT3 通路,可抑制细胞因子和趋化因子的分泌,抑制炎症反应的持续。过氧化物酶体增殖物激活受体 PPARγ 的激动剂如罗格列酮,能诱导表达 SOCS3,抑制 JAK/STAT3 通路。SOCS3 可对多种细胞因子和激素(包括 LIF、白介素 11、生长激素、胰岛素、瘦素)产生的信号转导过程进行负性调节,抑制免疫反应、炎症过程,调节生长发育及淋巴细胞分化等。高水平瘦素诱导产生 SOCS3,抑制 JAK2 磷酸化活化,抑制瘦素通路中 JAK2/STAT 的活性,能使机体产生瘦素抵抗。

——SOCS5:SOCS5 可阻断 STAT3 使靶基因表达,抑制 LIF 受体/JAK/STAT 通路的活性。

——CIS:CIS 抑制生长激素 GH 诱导的 STAT5b 的活化,抑制 STAT5b 和生长激素受体(GHR)的磷酸化的酪氨酸残基结合。CIS 通过两种机制抑制 GHR/JAK2 的信号转导:一是 CIS

能和 STAT5b 竞争结合生长激素受体胞质 C 端磷酸化的酪氨酸残基；二是 CIS 能促进泛素蛋白酶体对 STAT5b 的降解。CIS 同样能抑制红细胞生成素经其受体引发 JAK/STAT 通路活化，可与红细胞生成素受体的 Tyr^{401} 残基结合，Tyr^{401} 是红细胞生成素受体与 STAT5 的结合位点之一，CIS 可能通过遮蔽红细胞生成素受体上的 STAT5 结合位点，而下调红细胞生成素受体/JAK/STAT 信号通路活性。CIS 是 STAT5 的抑制因子，可特异性抑制 IL－2 受体/STAT5 介导的信号通路活性，还可使 T 细胞向 Th2 细胞分化，促进产生抗体，抑制炎症反应。

(4)SOCS 与肿瘤

SOCS 是一类在细胞信号转导过程中的负调控因子，可抑制多种细胞因子经其受体引发的 JAK/ STAT 通路活性，从而抑制免疫反应、炎症反应、肿瘤细胞增殖。研究发现，SOCS 基因启动子 CpG 岛甲基化导致的肿瘤抑制基因表达沉默，与多种肿瘤的发生密切相关。SOCS 蛋白为一类肿瘤抑制蛋白，已成为治疗肿瘤的新靶标。JAK/STAT 通路广泛参与细胞生长、代谢、炎症、肿瘤发生发展等，研究发现，大多数与恶性肿瘤发生相关的细胞因子受体可被 JAK 所结合，从而活化 STAT 通路。

SOCS 蛋白可通过 SH2 结构域，与多种细胞因子受体结合，负调控细胞因子受体引发的 JAK/STAT 通路活化。不同的 SOCS 成员抑制不同的信号通路，发挥不同的作用。如 SOCS1 可抑制干扰素 γ 受体/JAK/STAT 通路，促细胞凋亡；SOCS2 可抑制胰岛素样生长因子 1 受体/JAK/STAT 通路，抑制细胞生长、增殖；SOCS3 可抑制红细胞生成素的信号通路，与造血细胞生长有关；SOCS5 可阻断 STAT3 使靶基因的表达，抑制白血病抑制因子 LIF/JAK/STAT 通路的活性。在多种肿瘤细胞中，SOCS 基因启动子 CpG 岛甲基化，可引起 SOCS 表达沉默。靶基因启动子子 CpG 岛甲基化使基因沉默，是最常见的复制后调节方式，是机体正常发育分化所必需的表观遗传修饰方式，在靶基因表达、发育调控、X 染色体失活、维持基因组稳定方面发挥重要作用；其中抑癌基因启动子 CpG 岛甲基化，是肿瘤发生的一种重要机制。

抑癌基因启动子 CpG 岛异常甲基化，包括低甲基化和高甲基化，其中抑癌基因启动子低甲基化，可能致肿瘤癌基因表达激活，多见于癌基因突变引发的肿瘤中；抑癌基因启动子高甲基化则可导致肿瘤抑癌基因表达抑制，多见于抑癌基因失活引发的肿瘤中，在肿瘤中较常见，与肿瘤发生发展的关系比较明确，是肿瘤抑制基因失活的重要原因。

表观遗传学改变的可逆性提示，可采用特异性恢复肿瘤抑癌基因表观遗传学异常改变的策略，进行肿瘤治疗。如 5－氮杂胞苷(5－AZAC)的去甲基化，是治疗与靶基因启动子 CpG 岛超甲基化相关肿瘤的方法之一，5－氮杂胞苷通过维持 DNA 甲基转移酶(DNMT)与嘧啶环上的氮原子共价结合而发挥作用；用 5－氮杂胞苷对肝癌细胞进行去甲基化处理，可恢复 SOCS1 的表达，抑制肝癌细胞增殖、诱导凋亡；可恢复 SOCS3 的表达，也可抑制肝癌细胞增殖、诱导凋亡。

4. 蛋白酪氨酸磷酸酶(PTP)

蛋白酪氨酸磷酸酶主要通过使 JAK/STAT 的 Tyr 殘基去磷酸化，而导致 JAK/STAT 信号通路的失活。

(1)细胞膜蛋白酪氨酸磷酸酶 CD45

常高水平表达于造血细胞膜等中，是蛋白酪氨酸磷酸酶家族成员之一，能抑制蛋白激酶 JAKs 活性，并对多种细胞因子 CK 受体/JAK/STAT 的信号通路起负调节作用，能直接结合、特异性地使 JAK1 的 $Tyr^{1022、1023}$ 去磷酸化。

(2)细胞质蛋白酪氨酸磷酸酶 SHP1/2

主要表达于造血细胞胞质等，有两个 SH2 域。蛋白酪氨酸磷酸酶 SHP1 通过其 SH2 域，与红细胞生成素受体(EPOR)胞内区的磷酸化酪氨酸残基 Tyr^{429} 结合。Tyr^{429} 突变的红细胞生成素受体，不能与蛋白酪氨酸磷酸酶 SHP1 结合，使突变体细胞对红细胞生成素超敏感，并表现出红细胞生成素诱导 JAK2 持续明显激活。蛋白酪氨酸磷酸酶 SHP1 与 EPOR 磷酸化酪氨酸残基 Tyr^{429} 结合后，能使 JAK2/STAT 去磷酸化失活，从而终止信号通路。与 SHP1 不同，蛋白酪氨酸磷酸酶 SHP2 表达较广泛。最近发现，蛋白酪氨酸磷酸酶 SHP2，能负调控干扰素 γ 诱导的 JAK/STAT 通路等。

(3)核内蛋白酪氨酸磷酸酶

可参与 STAT1 的去磷酸化作用，使 STAT1 在核内失活，也促使 STAT1 快速由核排出。

5. 小泛素化酶 PIAS

小泛素化酶 PIAS 能够调节许多转录因子的活性，包括抑制 STATs 和 p53。

小泛素化酶 PIAS 通过阻断转录因子的 DNA 结合活性、募集转录抑制因子、促进蛋白 SUMO 化降解蛋白等机制等，来抑制靶基因表达，在抑制 STAT 信号通路、抑制细胞周期转换、促凋亡过程中，发挥重要作用，小泛素化酶 PIAS 表达水平下调，参与肿瘤的发生发展。

PIAS 家族，抑制细胞因子信号转导，是 JAK/STATs 信号通路的负调控因子，包括 PIAS1/3/xα/xβ/y5 等，具有 SUMO－E3 连接酶活性，并能下调至少 60 多种蛋白的活性，其中大多数是转录因子如转录因子 c－Jun、NF－κB p65 亚单位、癌蛋白 c－Myb、转录因子 STAT3、转录因子 Smad 3/4、促凋亡因子 p53、雄激素/孕激素的受体等。

(1)PIAS 蛋白的结构

PIAS 家族成员间有 40％同源性；PIAS 分子内有 SAP 域、RLD 锌指域、酸性域、丝/苏氨酸域等。N－端的 SAP 域，有 16bp DNA 结合位点，可结合富含 A/T 的靶基因启动子 DNA 序列，其 L－X－X－L－L 氨基酸残基基序，能促使细胞因子受体/STAT1、干扰素 γ 受体、雄激素/孕激素的受体、炎症因子受体、NF－κB p65 亚单位等被小泛素化、由蛋白酶体降解。RLD 锌指域有 SUMO－E3 连接酶活性。PIAS 的 P－I－N－I－T 氨基酸残基基序，能使 PIAS 在核内贮留。C－端的酸性域(AD 域)存在与 SUMO1、STAT 相互结合的 S－I－M 氨基酸残基基序。

(2)PIAS 转录调控的机制

PIAS 负调控 STAT 的机制包括，PIAS1/3 可通过 C－端酸性域，结合 STAT 的 N 端域，可抑制 STAT1/3 与靶基因启动子结合。PIAS 能通过募集转录辅抑制调节因子，如组蛋白脱乙酰基酶(HDACs)，使染色质去乙酰化，靶基因表达受抑。

PIAS 可促进转录因子小泛素化(SUMO 化，需要小泛素化 E1、E2、E3 泛素连接酶的顺序激活)而被蛋白酶体降解，从而抑制靶基因表达等。PIAS 能使一些转录因子 SUMO 化后，从核染色体分离，抑制靶基因转录，抑制孕激素受体 PR、STAT1、NF－κB p65、干扰素 γ 受体等的通路，PIASy 能抑制 STAT1/3、再抑制淋巴增强子结合因子 LEF1 的表达。

(3)PIAS 的作用

PIAS 蛋白家族的每个成员，都参与抑制 STATs 信号通路。PIAS1/3/y/xα/xβ 能结合、抑制 STAT1/3/4 与靶基因启动子 DNA 结合，各有作用特异性，又有一定相似性；PIAS 蛋白结合 STATs 二聚体的能力，有细胞因子受体依赖性。PIAS1 下调的细胞，易出现 STAT1 与敏感靶基因启动子结合增多、表达水平增强，而不敏感靶基因的表达水平没有明显变化。

生理水平的 PIAS1/3 能增强 p53、p73 介导的靶基因表达，使细胞周期停滞于 G1 期，促凋亡。PIAS1/3 过高水平表达时，能促进 p53、p73 发生 SUMO 化而被蛋白酶体降解，抑制它们的转录活性，抗凋亡。脑、乳腺、肾、肺、前列腺、皮肤、肝脏、食管、胃、结直肠的肿瘤中，PIAS1/3 过高水平表达可作为肿瘤标志物，目前可通过对它的检测来早期发现肿瘤和判断预后。

三、JAK/STAT 通路与临床疾病

在肿瘤中 STATs 常被持续激活，尤其是 STAT1/3/5。抑制 STAT1 信号通路，可上调 Caspase1、死亡配体 FasL/死亡受体 Fas 通路活性，能抑制肿瘤细胞增殖，促凋亡。p53 和 STAT1 基因双突变时，其肿瘤发生发展速度较快。

持续性激活的 STAT3，能促进细胞恶性转化，加快增殖，形成肿瘤，能由高水平 IL－6 等持续激活的 STAT3，是一种癌蛋白，能下调促凋亡因子 Bcl－xL、Bcl－2、p21、Fas 的表达水平，可上调促增殖因子如髓系白血病蛋白 MCL－1、癌蛋白 c－Myc/c－Jun、Cyclin D1、血管内皮生长因子 VEGF 等，与肿瘤的恶性程度、发生、发展有关。

在白血病和淋巴瘤中，常有 STAT5 持续激活、STAT5 突变体激活，能促进 Bcr/Ab1 诱导细胞转化。EB 病毒感染细胞中常有 STAT 3/5 激活，和鼻咽癌的发生相关。肿瘤细胞通过 STAT4 激活时，可下调 IL－10、$CD4^+CD25^+$ 细胞，上调 T 细胞，进而增强机体抗肿瘤的免疫作用。（表 17－2，表 17－3）

表 17－2　一些活化 JAK 及 STAT 的细胞因子

细胞因子	活化的 JAK	活化的 STATs
Ⅰ 型细胞因子：		
IL－2，IL－7，IL－9，IL－15	JAK1，3	STAT5a/5b/3
IL－4	JAK1，3	STAT6
IL－13	JAK1/ 2，Tyk2	STAT6
TSLP(变应性疾病启动因子)	JAK1，3	STAT5a/5b
IL－21	JAK1	STAT5a/5b
IL－3，IL－5，GM－CSF	JAK2	STAT5a/5b
Ⅰ 型细胞因子(经 gp130)：		
IL－6，IL－11，OSM，CNTF，LIF，CT－1	JAK1/ 2，Tyk2	STAT3
其他Ⅰ型细胞因子：		
IL－12	JAK2，Tyk2	STAT4
生长激素	JAK2	STAT5a，5b，3
Prolactin ，EPO，TPO	JAK2	STAT5a，5b
Ⅱ型细胞因子：		
IFN－α/β	JAK1，Tyk2	STAT5－1/5－2/4
IFN－γ	JAK1/2	STAT1
IL－10	JAK1，Tyk2	STAT3

表 17－3　JAK 的主要特点

JAK	染色体定位	被活化的 Tyr 残基(Y)	活化物	基因敲除的后果
TYK2	19p13.2	Y1054/Y1055	IFNα/β，gp130－家族(IL－6，IL－12，IL－13，TPO)	易发病
JAK1	1p31.3	Y1038/Y1039	IFN－α/β ，IFNγ，gp130 家族，G－CSF，IL－10，γC 分泌酶	出生后早死
JAK2	9p24	Y1007/Y1008	IFNγ ，gp130 -家族，G－CSF，Leptin IL－3，IL－12，单链蛋白家族（EPO，GH ，PRL ，TPO)，AT1，胰岛素	胎死
JAK3	19p13.1	Y980/Y981	γ 分泌酶 c	猝死

IFN，干扰素；TPO，血小板生成素；G－CSF，粒细胞克隆刺激因子；EPO，红细胞生成素；GH，生长激素；PRL，催乳素；AT，血管紧张素；SCID，严重的联合免疫缺陷

四、JAK/STAT信号通路抑制剂

JAK/STAT信号通路是近年来发现的一条与细胞因子相关的细胞内信号通路，参与细胞增殖、分化、凋亡、免疫调节等。JAK是非受体酪氨酸蛋白激酶，有JAK1/2/3、TYK 2，JAK1/2、TYK 2广泛存在于各种组织细胞中，JAK3仅存在于骨髓和淋巴系统。JAK抑制剂主要用于治疗血液系统疾病、肿瘤、类风湿性关节炎、银屑病等剂。目前研究阶段的JAK抑制剂包括：

1. 鲁索替尼

鲁索替尼(ruxolitinib)能抑制JAK1/2，减少炎症因子如TNF-α，IL-6，目前正在研究治疗特发性骨髓纤维化、红细胞增多症、胰腺癌、白血病、血小板增多、银屑病、骨髓增生异常综合征等。

2011年美国FDA批准鲁索替尼治疗骨髓纤维化，总生存率达69%。安全性良好，对非靶器官无毒性；且对多种血液疾病也有良好的治疗作用，可用于治疗原发性/继发性红细胞增多症，继发性骨髓增生性肿瘤(MPN)、中高危原发性骨髓纤维化、真性红细胞增多症后骨髓纤维化、原发性血小板增多症后骨髓纤维化、AML、银屑病、其他白血病、前列腺癌、多发性骨髓瘤的治疗。

对血小板计数大于200/μl的患者，开始口服剂量是每次20 mg，每天2次，而对血小板计数为100/μl和200/μl间患者，每次15 mg，每天2次。起始治疗后进行血细胞计数，2至4周一次，直至剂量稳定化；血小板计数减低时，可调整剂量。推荐至最大量每次25 mg，每天2次。如症状无改善，6个月后终止。

警告和注意事项：可能发生血小板计数减低、贫血、中性粒细胞减少。可减低剂量，或输血。开始治疗前要先解决严重感染等。常见不良反应(发生率>20%)是血小板计数减低和贫血；发生率 >10%的有瘀斑、眩晕、头痛。

2. 托法替尼

托法替尼(tasocitinib)，选择性抑制JAK1/3的能力比抑制JAK2高5～100倍；目前正在研究治疗银屑病、类风湿性关节炎、强直性脊柱炎、银屑病关节炎、移植排斥、炎性肠病、克罗恩病、眼球干燥症、溃疡性结肠炎等。托法替尼能抑制混合淋巴细胞反应(MLR)、延长心脏移植生存时间，是免疫抑制剂，可阻止器官移植排斥，减轻自身免疫性症状。

3. lestaurtinib

lestaurtinib是吲哚咔唑衍生物，为口服抗肿瘤药，抑制FLT3/TrkA/JAK2，目前正在研究治疗AML、胰腺癌、恶性黑色素瘤、银屑病、前列腺癌、复发/难治性神经母细胞瘤、红细胞增多症、血小板增多症等；对野生型和V617F突变型JAK2有抑制作用，2006年美国FDA批准治疗AML。

研究发现，近33%AML患者有FLT3基因突变，且此基因突变与AML复发率升高和患者存活率降低有关。有人研究复发型AML在化疗后再接受该药治疗，42天内肿瘤达完全消退的比率增加(46%：27%)。JAK2V617F突变型恶性黑色素瘤患者在接受该药治疗后，27%症状改善。

4. pacritinib

pacritinib能抑制FLT2、3/JAK2，目前正在研究治疗非霍奇金淋巴瘤、白血病、特发性骨髓纤维化、霍奇金淋巴瘤、骨髓增生异常综合征、B细胞淋巴瘤等，对野生型和突变型JAK2均具有抑制活性，而对JAK1和JAK3无明显抑制作用；能降低JAK2介导的STAT 3/5磷酸化水平；在小儿急性淋巴髓单核细胞白血病细胞中，本品能降低FLT3和STAT5的磷酸化水平。目前，本品正在应用于治疗MPN的研究中。

5. CYT387

CYT387 能抑制 JAK1/2、TYK2，目前正在研究治疗特发性骨髓纤维化、红细胞增多症、肺动脉高压等。正在进行治疗 MPN 的 Ⅲ 期临床研究，能抑制肿瘤细胞增殖，降低白介素、表皮生长因子、血管生长因子、肿瘤坏死因子 α、干扰素 γ 等的水平。

6. AG490

AG490 是合成的苯亚甲基腈的脂类衍生物，可阻断 JAK/STAT 信号通路活化引起的炎症，能用于治疗肿瘤、心肌缺血性损伤、血管增殖性疾病、类风湿关节炎等。Ley/H 抗原在类风湿关节炎患者水平明显升高，可激活 JAK2、ERK1/2、STAT3、PI3K，并促使细胞间黏附分子 1 合成增加。AG490 可下调 ERK1/2、ICAM1、STAT3、PI3K、Bcl - xL 的活性水平，可抑制滑膜组织过度增殖而治疗类风湿关节炎。

7. WHI - P131

WHI - P131 在类风湿关节炎损伤阶段，JAK3/STAT1 水平明显升高，因此可用 JAK3 抑制剂 WHI - P131，结合、抑制 JAK3/STAT1，下调基质金属蛋白酶 MMP1/3/13 的破坏软骨作用，抑制类风湿关节炎的发展。

8. 其他

AT9283 能抑制激酶 Aurora/FLT3/JAK/c - Src2/Bcr - Abl，目前正在研究治疗骨髓瘤、白血病、骨髓增生异常等。INCB28050 能抑制 JAK1/2，目前正在进一步研究治疗类风湿性关节炎等。GLPG0634 能抑制 JAK1/2，目前正在进一步研究治疗类风湿性关节炎等。SAR302503 能抑制 JAK 2/FLT3，目前正在研究治疗血小板减少症、红细胞增多症、特发性骨髓纤维化等。NS018 能抑制 JAK2，目前正在研究治疗特发性骨髓纤维化等。TG101348 能抑制 JAK2/FLT3/RET，目前正在研究治疗红细胞增多症、血小板减少症、特发性骨髓纤维化等。VX509 能抑制 JAK3，目前正在研究治疗类风湿性关节炎等。ZD1480 能抑制 JAK2，目前正在研究治疗特发性骨髓纤维化、红细胞增多症、血小板增多症、肝癌、实体癌等。SB1317 能抑制 CDK/JAK2/FLT3，目前正在研究治疗白血病、骨髓增生异常综合征等。LY2784544 能抑制 JAK2，目前正在研究治疗红细胞增多症、血小板增多症、癌症等。XL019 能抑制 JAK2，目前正在研究治疗特发性骨髓纤维化、红细胞增多症等。AC2430 能抑制 JAK2，目前正在研究治疗类风湿性关节炎、淋巴瘤等。R2348，能抑制 JAK3，目前正在研究治疗类风湿性关节炎、银屑病移植排斥、休格林症等。

针对性阻断 JAK/STAT 通路，将能调节某些细胞活动，改善病理过程。因为 STAT 不具有酶活性，所以针对 STAT 的治疗药物，主要通过阻断 STAT 的表达、二聚体的形成、与靶基因启动子 DNA 的结合而发挥作用。

五、STAT3 与 pSTAT3 与乳腺癌

有人研究 STAT3 及其磷酸化的 STAT3(pSTAT3)在乳腺癌组织中的表达及关系，结果发现，STAT3、pSTAT3 在乳腺癌组织的阳性表达率为 58.3%、55.6%，均高于正常乳腺组织的 10.0%、0；STAT3、pSTAT3 在 TNM Ⅲ 期乳腺癌中的表达率为 83.3%，高于Ⅰ＋Ⅱ期的45.8%；有淋巴结转移者(80.0%)高于无淋巴结转移者(43.9%)，差异均有显著性。STAT3、pSTAT3 在乳腺癌中高表达，与乳腺癌细胞增殖、侵袭相关。

有人探讨 Smo、STAT3、MMP9 蛋白在 33 例三阴性乳腺癌组织中的表达及临床意义，结果发

现，在三阴性乳腺癌和乳腺增生组织中，Smo 阳性表达率分别为 90.9%、60.0%；STAT3 阳性表达率分别为 96.9%、73.3%，而 MMP9 的阳性表达率分别为 90.9%、36.7%，三者在正常乳腺组织中均无表达；三者在三阴性乳腺癌、乳腺增生及正常乳腺组织中的水平，均有显著性差异。而 Smo、STAT3 的表达水平，与乳腺癌组织学分级、pTNM 分期、生存时间相关，它们的表达水平，随组织学分级、临床分期的增高而增高；MMP－9 表达水平与淋巴结转移相关。三者在三阴性乳腺癌中的表达水平均呈正相关，可作为三阴性乳腺癌患者治疗的重要靶标。在乳腺癌中，高水平活化的 STAT3，能促进表达 Twist、Snail、IL－8、干细胞标志物 Oct－4 等，可抑制乳腺癌细胞凋亡、促进乳腺癌细胞增殖与转移、抑制抗肿瘤免疫应答等，与乳腺癌患者的预后相关；能促进乳腺癌干细胞增殖，抑制其分化。

STAT3 是 IL－6 受体信号通路中的急性反应因子。STAT3 羧基端 Tyr^{705} 的磷酸化，是 STAT3 活化的标志。pSTAT3 单体通过在 SH2 结构域 Arg^{608} 与另一 STAT3 分子磷酸化的酪氨酸残基结合、形成二聚体进入细胞核，与其靶基因启动子的 DNA 反应元件结合，调节靶基因转录，调节细胞增殖、分化、凋亡、存活，参与肿瘤的发生、发展过程。

目前已证实，与 STAT3 活化相关的恶性肿瘤包括支气管肺癌、黑色素瘤、前列腺癌、肝癌、膀胱癌、肾癌、结肠癌、胰腺癌、白血病、骨髓瘤、鼻咽癌、胃癌、头颈部肿瘤、乳腺癌和皮肤癌等。pSTAT3 蛋白在乳腺癌组织中呈显著高表达，在有局部淋巴结转移的乳腺癌组织中存在高表达，差异有显著性，提示 STAT3 蛋白的异常磷酸化激活，可能与乳腺癌的细胞增殖和侵袭性有关。

有人采用免疫组织化学方法，检测乳腺癌及正常乳腺组织中 STAT3、pSTAT3 蛋白的表达情况，结果显示，STAT3 蛋白质表达产物主要位于胞质，其活化形式 pSTAT3 蛋白质表达产物主要位于胞核。STAT3、pSTAT3 蛋白在乳腺癌组织中均过量表达，这与其他的研究结果一致。

乳腺癌 TNM 分期越晚，STAT3、pSTAT3 的阳性细胞表达率越高（$P<0.05$），淋巴结转移阳性组 STAT3、pSTAT3 阳性细胞表达率明显高于淋巴结转移阴性组。STAT3、pSTAT3 在乳腺癌组织中及正常乳腺组织中的表达是一致的，以上提示 STAT3、pSTAT3 的表达，与乳腺癌的发生、发展有密切的关系。

STAT3 的高表达与低生存率及肿瘤分期晚有关。提示 STAT3 信号途径的活化与肿瘤的侵袭转移特性、恶性程度高低及预后有关。STAT3 调控异常与肿瘤发生、发展密切相关，通过破坏 STAT3 信号转导可控制癌变细胞的生长和增殖，阻断 STAT3 对肿瘤细胞的生长有明显的抑制作用。STAT3 可能是通过激活其靶基因诱导某些关键基因的表达而诱发癌变，如 Bcl－xL、Bcl－2、Mcl－1、周期素 D1、c－Myc、c－Jun、Fas、VECF 等。STAT3 信号通路是多种肿瘤干预治疗有效的分子标靶。STAT3 检测可能有助于乳腺癌的辅助诊断及预后判断，靶向阻断 STAT3 有可能成为乳腺癌治疗的新途径。

研究表明 STAT3 可与 CyclinD1 启动子上的 STAT3 位点结合，促进乳腺组织中癌细胞的形成。STAT3 和 CyclinD1 蛋白在乳腺癌的侵袭和转移中起重要作用，临床上对它们进行联合检测将有助于判断乳腺癌的预后。

（余元勋　李建平　温晓妮　张华军）

进一步的参考文献

[1]SHIELDS BJ. TCPTP regulates SFK and STAT3 signaling and is lost in triple－negative breast cancers[J]. Mol Cell Biol，2013，33(3)：557－570.

[2]JOHNSON KJ. PTP1B suppresses prolactin activation of STAT5 in breast cancer cells[J]. Am J Pathol，2010，177(6)：2971－2983.

第十八章　乳腺癌流行病学研究

乳腺癌是女性中发病率高的一种恶性肿瘤。在过去的 20 年里，乳腺癌的发病率逐年上升，是导致女性死亡的第二位原因。有人从中国各区选一家三甲医院，以 1999～2008 年的医院病案为基础，进行全国原发性乳腺癌临床流行病学调查，发现中国 10 年间乳腺癌患者数呈连续增长趋势。在乳腺癌的发生发展过程中有许多相关危险因素，如激素状态、月经史、生育史、年龄、缺乏运动、饮酒、放射线、肥胖、良性乳腺疾病、致癌物、基因改变等。

目前中国网上已发布乳腺癌在全球及中国的流行病学及发病特点、中国部分地区女性乳腺癌流行病学特征及影响因素分析、地理信息系统在乳腺癌流行病学中的应用进展、乳腺癌家族聚集性的遗传流行病学研究：危险因素/分离比/遗传度分析、乳腺癌与饮食关系流行病学研究进展、老年乳腺癌的临床流行病学、以医院为基础的全国多中心女性原发性乳腺癌临床流行病学调查等资料，有较好的临床参考作用，可由网上获取。

一、苯并芘与乳腺癌

苯并芘（BaP）是多环芳烃类高活性致癌物，广泛存在，与乳腺癌、肺癌等的发生相关；主要通过苯并芘代谢终产物等，与生物大分子共价形成加合物，引起大分子结构、功能改变，抑制 DNA 修复，促进细胞周期转换、靶基因表达，与乳腺癌等发生相关。

1. 苯并芘的致癌代谢物

苯并芘进入人体细胞后，除少部分以原形随粪便排出外，一部分由肝、肺的细胞色素 p450 氧化酶催化为数十种代谢产物，其中转化为羟基化合物、醌类时，是一种解毒反应；转化为环氧化物时，特别是转化成 7，8－环氧化物，则是一种活化反应，能产生 7，8－二氢二羟基－9，10－环氧苯并芘终末致癌物，其分子中有亲电子活性基团，可与核酸、蛋白质的亲核基团，共价结合成加合物，损伤 DNA、蛋白质；如果不能修复，细胞就可发生癌变。

2. 苯并芘对癌基因、抑癌基因的影响

(1)表皮生长因子受体 2

苯并芘促进表达 Her－2（癌蛋白，跨膜酪氨酸激酶受体）在乳腺癌组织中高水平表达。

(2)真核生物翻译延长因子 1A

苯并芘促进形成乳腺癌细胞时，能使真核生物翻译延长因子 1A 高水平表达，能启动蛋白质翻译，促进乳腺癌细胞生长、增殖，抑制凋亡，与乳腺癌恶化相关。

(3)p63

苯并芘在乳腺癌细胞中，可通过不依赖 p53 的信号通路，促进表达 N－端截短的 p63，抑制野生型 p53 的作用，从而促进乳腺癌的发生。苯并芘能促进 DNA 甲基转移酶（DNMT1）使 PTEN 基因启动子甲基化沉默，激活 PI3K/Akt 信号通路，使细胞癌变。

二、代谢综合征与乳腺癌

代谢综合征是一组以肥胖、高血糖、血脂异常、高血压等聚集发病、严重影响健康的临床综合

征，是导致糖尿病、心血管疾病的危险因素；其病理基础为胰岛素抵抗等，与乳腺癌、结肠癌等发生相关。

1. 流行病学

流行病学研究证实，肥胖、超重者恶性肿瘤的发生率、死亡率增加，糖耐量异常者、2 型糖尿病患者，发生恶性肿瘤如乳腺癌等的风险增大。

(1)肥胖

超重、肥胖可增加绝经后妇女乳腺癌等的危险性。一项纳入 282000 例患者的 Meta 分析显示，肿瘤危险性随 BMI 增加而增加，BMI 每增加 $5kg/m^2$，男性食管癌、甲状腺癌、结肠癌等的危险性增加，女性子宫内膜癌、乳腺癌、膀胱癌等的危险性增加。中心性肥胖者的肿瘤发生风险常升高。

(2)胰岛素抵抗

代谢综合征的病理基础是胰岛素抵抗，研究发现，乳腺癌等的发病率，与高胰岛素血症水平正相关，提示胰岛素抵抗是肿瘤发生的危险因素。但血浆胰岛素水平正常时，前列腺癌等发病风险较低。血胰岛素、C-肽的水平，与乳腺癌等的发生相关，可作为预测因子。

(3)糖尿病

100 年前就有人提出糖尿病与肿瘤相关。韩国 130 万例肿瘤患者的研究显示，空腹血糖水平升高者，恶性肿瘤风险增加 1.29 倍；与男性食管癌、结肠癌、肝癌高风险相关；与女性卵巢癌、肝癌、宫颈癌高发风险相关。

(4)其他因素

高血压、高脂血症可增加发生肿瘤的风险。研究显示，乳腺癌患者常存在高瘦素血症、高 TG 血症、低 HDL 血症。

2. 发病机制

代谢综合征可能通过多种机制促进恶性肿瘤的发生发展，涉及多种信号通路及炎症因子，中心环节是胰岛素抵抗所致的高胰岛素血症。

——胰岛素及胰岛素受体信号通路：许多肿瘤的发生有赖于高水平胰岛素活化 Ras/MAPK、PI3K /Akt 通路，促进细胞生长、增殖、转移。肿瘤细胞胰岛素受体可过表达 2～6 倍。但应用二甲双胍可减少基因突变的积累，降低患肿瘤的风险。

——胰岛素样生长因子 IGF-1、IGF-1 受体：胰岛素抵抗产生的高胰岛素血症，可使血 IGF-1 水平升高、IGF-1 受体/PI3K /Akt 信号通路与 Ras/MAKP 信号通路活化，促进细胞增殖，能诱导乳腺癌细胞表达低氧诱导因子-1α、血管内皮生长因子，促进血管新生，刺激乳腺癌等形成；血清中游离 IGF-1 水平升高，可增加乳腺癌等的发生风险。

——炎症介质：胰岛素抵抗常引发慢性非特异性炎症，活化的免疫细胞可产生活性氧、多种炎症因子（TNF-α、IL-6、C 反应蛋白、PAI-1）。活性氧能激活蛋白激酶 JNK，增加 IRS1 丝氨酸残基磷酸化，减少 IRS1 酪氨酸残基磷酸化，抑制 Akt 丝氨酸残基磷酸化，可抑制胰岛素受体信号通路，引发胰岛素抵抗，发挥促肿瘤作用。活性氧能破坏 DNA，引发体细胞突变。胰岛素抵抗时，高水平瘦素为一种生长因子，能诱导脂肪组织表达芳香化酶，促进睾酮变为雌二醇，使性激素相关乳腺癌的风险增加。肥胖使抗炎症、促凋亡的脂联素水平下降，与肿瘤发生相关。

——性激素：高胰岛素血症可通过胰岛素受体，使子宫内膜局部雌激素合成增加；也可刺激卵巢细胞产生睾酮，进而在脂肪组织芳香化酶的作用下转变为雌二醇；也可刺激肾上腺分泌雄烯二酮，进而在脂肪组织芳香化酶作用下转变为雌酮；结果使血雌二醇、雌酮水平升高，增加与雌激素相关的乳腺癌的风险。胰岛素抵抗者，肝脏合成的性激素结合蛋白水平常下降，游离的性激素水平常升高，使性激素相关肿瘤的风险增加。

三、肥胖与乳腺癌

资料显示，全世界有 9.8%男性、13.8%女性肥胖。流行病学资料显示，肥胖能增加乳腺癌风险。

1. 肥胖增加乳腺癌等的风险

有人荟萃分析 141 篇文献，结果显示，在亚太地区、中国，BMI 增加、20 岁后体质量增加，与绝经后女性乳腺癌危险性呈正相关。

2. 肥胖者乳腺癌的特点

(1)肥胖者乳腺癌诊断延迟

由于肥胖者乳房体积大，肿块不易触及，钼靶 X 线检查敏感性降低，如对乳房检查不够重视，可导致肥胖者乳腺癌首诊延迟，诊断时分期较晚；有人显示，80%肥胖者乳腺癌诊断时分期常为Ⅲ/Ⅳ期。

(2)肥胖者乳腺癌的临床特点

一些研究表明，肥胖者乳腺癌发病年龄较大、原发肿瘤直径较大、淋巴结受累较多、复发转移风险较高，绝经后女性的比例较高。肥胖者乳腺癌 5 年远处转移风险升高，10 年远处转移率可高达 46%。

(3)肥胖者乳腺癌的病理学及生物学特征

有人在 1 177 例年龄<45 岁的乳腺癌患者发现，BMI≥25.9 kg/m^{2}者 ERα 阴性表达较多见，S 期细胞比例较高，组织学分级较高，细胞核分裂较多，肿瘤体积较大。肥胖与血管、淋巴管侵犯相关。女性三阴性乳腺癌患者中，肥胖者占 49.6%，非三阴性乳腺癌患者中，肥胖者占 35.8%，表明肥胖女性更易患三阴性乳腺癌。

3. 肥胖者易患乳腺癌的机制

肥胖女性脂肪组织产生雌激素过多，雌激素敏感组织获得较多雌激素的刺激，促进乳腺癌细胞增殖。肥胖症相关的胰岛素抵抗、脂肪细胞因子/AMPK 水平异常升高，也是促进乳腺癌发生发展的因素。脂肪组织分泌高水平的血管内皮生长因子、白介素-6、肿瘤坏死因子 α、瘦素，与乳腺癌的发生发展相关。

(1)雌激素水平

肥胖时脂肪组织产生雌激素增加，内源性雌激素水平升高，有致乳腺癌作用，能刺激乳腺癌细胞增殖、抑制细胞凋亡。血 E_2 水平≥1000 pmol/L 时，乳腺癌的发病/复发的风险明显增加。乳腺癌周围的脂肪组织、乳腺肿块中的成纤维细胞，能高水平表达芳香化酶，可将雌酮转化为雌二醇，再通过旁分泌、自分泌，促进乳腺癌细胞增殖。

(2)胰岛素抵抗

肥胖患者常有胰岛素抵抗，空腹胰岛素水平较高时，乳腺癌患者预后较差，能导致乳腺癌细胞增殖；可促进表达胰岛素样生长因子 1，促进乳腺癌细胞增殖、抗凋亡。

(3)炎症因子

肥胖所致的脂肪组织常有慢性炎症，常产生炎症因子如 IL-6，可导致胰岛素抵抗，诱导合成芳香化酶，促进合成雌激素，促进乳腺癌发生发展。

(4)瘦素与脂联素

肥胖患者体内促血管生成的瘦素增加，而抑制血管生成的脂联素减少，可能是肥胖促进乳腺癌发生的机制之一。脂联素水平降低、高水平瘦素，能抑制 LKB1/AMPK 信号通路，促进脂肪细胞表达芳香化酶、合成雌激素，促进血管内皮细胞增殖、血管新生，增强乳腺癌的侵袭性。

4. 肥胖者乳腺癌的治疗

研究表明，辅助化疗对肥胖女性患者效果不佳，结果会导致预后较差。研究发现，在绝经后肥胖乳腺癌患者，标准剂量的阿那曲唑，常无法抑制肥胖患者体内的高雌激素水平。

5. 肥胖者乳腺癌的预后特点

研究表明，肥胖者乳腺癌的预后较差。有人发现 5204 例乳腺癌患者诊断前的体质量，与乳腺癌复发、死亡相关，BMI 每增加 0.5～2.0 kg/m^2，乳腺癌死亡风险提高 1.35 倍；BMI 增加＞2.0 kg/m^2时，乳腺癌死亡风险提高 1.64 倍。

有人研究 593 例腋窝淋巴结阳性的女性乳腺癌患者，结果提示，肥胖是影响淋巴结阳性乳腺癌预后的独立风险因素，是影响绝经前患者 OS 的独立不良预后因素，肥胖与肿瘤大小相关。肥胖患者的肿瘤较大，这可能是肥胖的乳腺癌患者预后不良的一个重要原因。研究表明，减轻 10%体质量，可降低血浆中雌激素、瘦素、胰岛素的水平；确诊乳腺癌后，肥胖女性增加运动可减少乳腺癌的死亡风险。

四、甲状腺激素与乳腺癌

有人研究甲状腺激素及其受体，与乳腺癌发生发展的关系，检索到相关文献 23 篇，研究显示，血甲状腺激素水平升高，能促进合成 E_2，促进乳腺癌发生发展；乳腺是激素依赖器官，其生长有赖于各种激素的共同调节。研究提示，乳腺癌患者组血游离 T_3(fT_3)、游离 T_4(fT_4)水平显著高于健康对照组、良性肿瘤组。而血游离 T_3、T_4高水平，与乳腺癌发生相关，这种相关性在肥胖妇女中更显著。有人随访 2693 例妇女 19.3 年，173 例确诊为乳腺癌，结果显示，血游离 T_3、T_4高水平与乳腺癌发生正相关，而且这一趋势在绝经后妇女中更明显。

血甲状腺激素水平降低，减缓乳腺癌细胞生长，但同时促使其发生上皮细胞-间质细胞转化，胞外基质中的胶原纤维常更加松散，易导致乳腺癌浸润转移。说明甲状腺激素在乳腺癌细胞生长中有双向作用。甲状腺激素水平降低与乳腺癌发生间的关系，还要进一步研究。

1. 甲状腺激素与乳腺癌细胞增殖

高水平甲状腺激素可促进乳腺癌细胞增殖，与雌激素有协同作用。血 E_2/T_3水平与乳腺癌细胞增殖呈正相关；且 T_3能促进产生 E_2、发挥更强作用，常使乳腺癌瘤体更大。

2. 甲状腺激素受体与乳腺癌

甲状腺激素受体(TR)属于核受体超家族成员，已发现 TRα1/2、TRβ1/2 等，广泛分布在乳腺组织等。研究发现，大部分乳腺癌标本有 TRα1、TRβ1 水平下降，＜50 岁的年轻乳腺癌患者易伴有 TRβ1 水平下降。TRβ1 一个等位基因突变时，乳腺增生发生率为 60%，TRβ1 两个等位基因突变，乳腺增生发生率为 77%。乳腺增生被认为是乳腺癌的高危因素之一。

3. 甲状腺激素及其受体在乳腺癌发生发展过程中的作用机制

甲状腺激素可作用于核 TR，调节表达 E_2、EGF、TGF－β、EGFR、Ras/MAPK、细胞周期蛋白、整合素 αvβ3、p53 抑制剂 Mdm2 等，在乳腺癌的发生发展中有重要作用。甲状腺激素可通过肿瘤微环境，影响乳腺癌的侵袭和转移。甲状腺激素及其受体，能在各个层次上对乳腺癌发生发展起促进或抑制作用，这种双向性作用在整体上可导致乳腺癌的进展或缓解。流行病学的研究发现，很可能高甲状腺激素水平，在整体上促进乳腺癌发生发展；而低甲状腺激素水平对一部分乳腺癌患者发挥促癌作用，而对另一部分乳腺癌患者发挥促转移作用。但需要更多的实验验证。

五、抑郁与乳腺癌

乳腺癌诊断和初次治疗后的几个月，患者常紧张、焦虑、抑郁，其中部分可有抑郁症，需给予治疗。

1. 流行病学研究

对乳腺癌伴发抑郁症已研究近 30 年，筛查工具有 DSM－IV、ICD－10、CESD、HADS 等。2008 年有人回顾 20 年的调查显示，诊断乳腺癌后的第一年患抑郁症的风险最高，尤其是年轻患者；乳腺癌术后抑郁症的发生率为 10%～25%。使用筛查工具得到的抑郁症发生率，常比访谈得到的要高。乳腺癌患者接受化疗时，较易发生抑郁症。与不接受辅助治疗的患者比，接受辅助化疗的乳腺癌患者患抑郁症的比率更高；可能是因为化疗对生育、性功能的影响及对引发骨质疏松症、心血管疾病的忧虑。内分泌治疗对乳腺癌患者情绪的影响正在研究，选择性雌激素受体调节剂他莫昔芬可能影响情绪；但要进一步研究。

2. 乳腺癌伴发抑郁症的治疗

(1)乳腺癌伴发抑郁症的药物治疗

近年来，抗抑郁药物得到广泛使用，氟西汀、帕罗西汀治疗乳腺癌伴发抑郁症后，患者生活质量改善，较易完成辅助化疗，抑郁症状缓解率较高。

(2)女性乳腺癌伴发抑郁症的心理治疗

研究显示，心理治疗能提高乳腺癌伴发抑郁症患者整体情绪，可减轻痛苦、焦虑、抑郁。应就乳腺癌治疗中的绝经状态、辅助化疗、内分泌治疗对抗抑郁治疗的潜在影响，进一步加以研究。

六、饮食与乳腺癌

乳腺癌的发病涉及多因素，不同国家乳腺癌的发病率间变化可超过 5 倍。在从低发病率国家向高发病率国家移民的后代中，乳腺癌发病率接近于移居地当地居民，表明乳腺癌的发生与环境有关，其中膳食是重要的因素之一，蔬菜、水果、膳食脂肪、豆类、乳类等的摄入情况及烟酒茶的消耗，与乳腺癌相关。

1. 饮食与乳腺癌

(1)水果和蔬菜

水果、蔬菜被认为是机体的保护因素，富含抗氧化物、膳食纤维(促进排出致癌物)，可参与预防乳腺癌、乳腺纤维囊性增生；但也有研究认为，水果、蔬菜对乳腺癌的发生无明显预防作用。有人对 3088 例早期乳腺癌治疗后患者，给予低脂、高果蔬、高纤维饮食，未能发现减少乳腺癌侵袭或死亡。

(2)膳食脂肪

长期以来人们一直认为，脂肪是乳腺癌的危险因素。实验研究的 Meta 分析表明，总脂肪消耗增加是乳腺癌的危险因素。有的病例-对照研究显示，高脂肪摄入增加乳腺癌的危险性，绝经后妇女饱和脂肪摄入增加，与乳腺癌危险性正相关(OR 为 1.21)。研究表明，来自鱼类的 ω－3 多不饱和脂肪酸，可抑制化学致癌剂诱导乳腺癌，抗肿瘤，促凋亡；而主要来自植物油的 ω－6 多不饱和脂肪酸，可能促进肿瘤发生发展。应探讨合理的 ω－6 多不饱和脂肪酸和 ω－3 多不饱和脂肪酸比例(一般为 4∶1)，使其有助于降血脂，有利于预防乳腺癌的发生。

(3)豆类及乳制品

豆类富含黄酮类等植物雌激素；研究显示，增加摄入异黄酮，可降低血雌激素水平，能作为雌激素拮抗剂，降低乳腺癌的发病危险。资料显示，大豆摄入量较高的国家，乳腺癌发生率常较低。从植物性雌激素摄入量高的国家，移民到摄入量低的国家的人群，乳腺癌发生率常增加。研究显示，新鲜豆类常有降低乳腺癌发生的作用；但要进一步研究，植物雌激素是双刃剑，要适量。

由于现代饲料中高营养物质的添加、奶牛饲养方式的改良、产奶期的延长，人们每日饮用的市场奶，常含有相对高水平的雌激素/孕激素，会增加患乳腺癌的危险性。因此奶牛饲养方式的改良的利弊，值得进一步商榷。

(4)维生素

叶酸常见于深绿色蔬果、动物肝脏中。研究显示，摄入充足的叶酸，可降低乳腺癌风险；维生素 C 可能有助于降低乳腺癌的风险，可抗氧化，增加叶酸的稳定性，能协同叶酸维持 DNA 稳定。

2. 饮茶与乳腺癌

国内病例-对照研究显示，饮茶与乳腺癌呈负相关。研究发现，绿茶中的茶多酚能抗氧化，保护 DNA，活化 Ⅱ 相解毒酶，能降低化学诱癌剂诱发肺、乳腺肿瘤的危险性。西方妇女多饮用红茶，红茶发酵中茶多酚常被氧化，可减低茶多酚的保护作用。

3. 吸烟、饮酒与乳腺癌

吸烟可降低胡萝卜素、维生素 C/E、膳食纤维的作用；吸烟可能有致癌作用；而富含抗氧化物的果蔬，可中和吸烟导致产生的活性氧。国内吸烟与乳腺癌关系研究的 Meta 分析发现，吸烟与乳腺癌的 OR 值为 1.56，主动吸烟、被动吸烟 OR 值分别为 1.67、1.55。研究认为，吸烟越早危险性越大。病例-照研究结果显示，当前吸烟的妇女，烟龄＞40 年，患乳腺癌的危险性提高 30%～40%。但仍然要进一步研究。

研究表明，过量饮酒会增加患乳腺癌等的危险，每天增加 10 g 酒精，危险性增加 7%。每天过量饮酒，到 75 岁估计每 1 000 人将有 11 人会发生乳腺癌。过量饮酒会减少对叶酸的吸收、利用，可引起雌激素水平升高，增加乳腺癌的风险；在绝经后妇女中危险性可上升 32%，在绝经前妇女中危险性可上升 21%。

七、身体锻炼水平降低与乳腺癌

我国的乳腺癌发病率在近 30 年中，以每年 2%～3% 的速率不断增长；乳腺癌发病的平均年龄仅为 48 岁，比西方提早 10 年。患乳腺癌的风险因素主要包括遗传基因、家族史、月经始末年龄、饮酒、生育、是否接受过激素替代治疗等；其中有 1/4 患者与缺乏身体锻炼、超重相关。研究证明，身体活动、进行中等强度以上的锻炼，可降低患乳腺癌的风险，能降低体质量指数、雌/雄激素、胰岛素抵抗、脂肪、TNF－α、IL－6 等的水平，可预防乳腺癌的发生。

研究表明，积极参加身体锻炼的女性，患乳腺癌风险比不参加锻炼的平均低 25%。近年来世界各国针对癌症预防，提出了相应的公民健身指南；其中的人群干预实验证明，保持每周 5 天、每天 30 分钟中等或以上强度的运动量，患乳腺癌的风险下降。

1. 身体锻炼通过控制体重、肥胖降低乳腺癌风险

(1)体质量指数与乳腺癌

2007年报告的24项队列研究和56项病例—对照研究结果一致认为,BMI升高与乳腺癌发病相关。BMI指数每增加5kg/m²,乳腺癌的发病概率会上升12%。对女性尤其是更年期女性而言,预防乳腺癌要控制体重,尽可能将BMI值维持在正常范围内。

(2)通过锻炼控制体重

长期锻炼可控制体重、健康减肥、适度减肥。锻炼减肥的Meta分析显示,有氧运动可平均降低BMI指数0.8。BMI的降低与运动量成正相关;锻炼干预的时间越久,体重控制的效果就越显著。

2. 身体锻炼调节性激素水平、降低乳腺癌风险

——内源性雌激素的水平,与更年期女性乳腺癌相关。雌激素代谢物有雌酮、雌二醇等。绝经期女性机体脂肪组织芳香化酶,能转化雄激素为雌酮、雌二醇,促进乳腺细胞、乳腺癌细胞增殖。血雌二醇高水平的绝经期女性,患乳腺癌风险概率2倍于健康人;血雌酮高水平者,患乳腺癌风险概率2.19倍于健康人,说明高水平的雌激素是诱发乳腺癌的原因之一。

——雄激素的水平,也与乳腺癌相关。大多数的乳腺癌细胞都表达雄激素受体,该受体与雄激素结合后,常抑制乳腺癌细胞增殖。但睾酮、雄烯二酮被芳香化酶大量转化为雌二醇、雌酮时,乳腺癌风险增加2倍多。

——血中性激素结合球蛋白(SHBG)可与雌激素、雄激素结合,能降低性激素的利用度,一般是雌二醇的负调节因子。对SHBG与乳腺癌风险的关系,目前正在研究中。

——当前研究证明,常身体锻炼能调节性激素水平,降低乳腺癌的风险。与对照组相比,每周225分钟有氧运动的锻炼1年的女性,血游离的雌二醇、雌酮的水平降低,而血中性激素结合球蛋白(SHBG)水平升高,能降低雌二醇、睾酮的利用度,减少脂肪组织芳香化酶(是引起更年期女性血雌激素水平升高的原因),减少脂肪组织17β-羟类固醇脱氢酶,能明显减少雄烯二酮向睾酮的转化。

3. 身体锻炼通过改善胰岛素抵抗、降低乳腺癌风险

——胰岛素抵抗,是Ⅱ型糖尿病的发病基础,也是多种代谢综合征的主要因素。更年期女性患糖尿病后,乳腺癌的风险提高16%;通过身体锻炼、有氧运动、抗阻锻炼,能改善胰岛素抵抗,控制肥胖的负面影响,降低乳腺癌的风险;增强骨骼肌的代谢活力,提高骨骼肌对葡萄糖的吸收水平及对胰岛素的敏感性,一般是短期效应。相比之下,长期锻炼较易维持对胰岛素的敏感性,能预防Ⅱ型糖尿病发展,减少多余的腹部脂肪,增加骨骼肌的比例,可通过促进葡萄糖向肌肉转运,抑制脂肪合成;能降低脂肪因子、炎症因子水平,降低乳腺癌风险。

八、植物化学物预防乳腺癌

蔬菜、水果所含的30余种植物化学物,常有防癌作用。

1. 多酚类

多酚类主要指酚酸、黄酮类,广泛存在于植物界,常以苷类形式、游离形式存在,从结构上主要可分为6类:一是黄酮、黄酮醇类;二是二氢黄酮类,主要存在于玉米油中;三是黄烷醇类(如茶叶中的茶多酚,主要由儿茶素组成);四是异黄酮、二氢异黄酮类,主要存在于豆科植物中,如葛根素、

大豆素；五是双黄酮类，多见于裸子植物中；六是其他，如花色苷、查耳酮等。黄烷醇、异黄酮等与乳腺癌关系较密切。

（1）茶多酚

茶多酚存在于茶叶中，中国使用烘烤、自然晾干的方法，能防止其氧化，损耗较少。茶多酚中的儿茶素，可阻滞细胞周期转换，抑制端粒酶活性，诱导细胞凋亡，抑制乳腺癌细胞增殖、肿瘤血管新生、转移、扩散。有人研究塞来昔布与茶多酚合用对三阴性乳腺癌细胞增殖及凋亡的影响，结果发现，COX－2 抑制剂塞来昔布（血水平 10 μmol/L）与不同浓度茶多酚（血水平 6.25、12.5、25、50、100 μg/ml）单用及合用，均抑制乳腺癌细胞增殖，且合用药组的抑制率高于各单用组，差异有统计学意义。塞来昔布与茶多酚合用能明显诱导乳腺癌细胞凋亡。低浓度塞来昔布仅能较弱地抑制乳腺癌细胞生长，高浓度塞来昔布抑制作用增强。

（2）植物雌激素

植物雌激素是一类来源于植物、活性与雌激素相似的杂环多酚类，依分子结构可分为异黄酮类、木酚素类、香豆素类、真菌雌激素类；可与 ERα 结合，发挥类雌激素效应或阻断雌激素受体的效应，产生双向调节作用，对乳腺癌可有预防作用。目前有关植物雌激素与乳腺癌的研究，以单味药或单体较多。

有人发现，一定浓度的白芍、当归、川芎、熟地黄的含药血清，均可促进乳腺癌细胞体外增殖。研究发现，卷柏植物雌激素能促进靶基因表达。实验证明，一定浓度的川牛膝、红花、补骨脂中的植物雌激素－蜕皮甾酮、红花黄色素 A、补骨脂素、异补骨脂素等，能促进乳腺癌细胞增殖。

另一方面，一些植物雌激素也会表现出拮抗雌激素效应；有人发现，丹参酮Ⅰ和丹参酮ⅡA 能抑制乳腺癌细胞增殖，诱导凋亡，下调 Bcl－2 和 p53 的表达水平，有抗雌激素样作用。研究表明，虎杖提取物白藜芦醇，能特异性的抑制多种肿瘤细胞、包括乳腺癌细胞的增殖。

研究发现，植物雌激素的这种双向调节作用，具有一定的浓度依赖性，即随着植物雌激素浓度的变化，而可产生不同的效应。有人发现，低剂量淫羊藿与他莫昔芬联合，对乳腺癌细胞无明显促增殖作用，中等剂量的淫羊藿有弱雌激素样作用（促增殖），高剂量的淫羊藿诱导乳腺癌细胞凋亡的作用。

2. 类胡萝卜素

类胡萝卜素广泛存在，是植物色素，种类较多，包括胡萝卜素、叶黄素、玉米黄素、番茄红素、虾青素等；番茄红素的抗肿瘤作用较突出，清除单线态活性氧的能力是维生素 E 的 100 倍、是 β－胡萝卜素的 2 倍多，能调节血脂，抑制乳腺癌细胞增殖、血管新生，促凋亡，有潜在的抗乳腺癌应用价值。

有人在 7 种天然抗氧化成分中筛选乳腺癌多药耐药细胞的逆转剂，结果发现，叶黄素浓度在 10、20、40 μg/ml 能逆转乳腺癌多药耐药细胞对阿霉素、长春新碱的耐药，能促进药物入细胞。叶黄素是广泛存在于蔬菜、水果中的脂溶性植物色素，抗氧化，预防肿瘤，延缓衰老，清除活性氧；不同浓度的叶黄素可提高细胞对化疗药物的敏感性，且具有浓度依赖性，同时对化疗乳腺癌有一定增敏作用，能增加细胞内化疗药物。

脂溶性较好的抗氧化剂白藜芦醇、原花青素、番茄红素、叶黄素、阿魏酸在药理剂量下，对乳腺癌细胞有耐药逆转作用，能提高乳腺癌细胞对化疗药物的敏感性。白藜芦醇能诱导耐药肿瘤细胞凋亡，能逆转乳腺癌多药耐药，减少表达 P－糖蛋白。

原花青素属于缩合单宁，广泛分布，对乳腺癌细胞等都有不同程度的抑制增殖作用。松树皮原花青素能选择性诱导人乳腺癌细胞凋亡。番茄红素能抗氧化、防止心血管疾病、提高免疫力、抗肿瘤，抑制乳腺癌 IGF－1R 通路的作用比 α－胡萝卜素、β－胡萝卜素更强。

3. 异硫氰酸盐类化合物

异硫氰酸盐(ITCs)以前体芥子油苷(可酶解产生异硫氰酸盐)的形式富含于十字花科蔬菜(如西兰花、卷心菜、花椰菜、甘蓝、芥菜),异硫氰酸盐对乳腺癌细胞增殖有抑制作用,异硫氰酸盐在体内能形成谷胱甘肽共轭物、白蛋白加合物,能促进降解致癌物,降低乳腺癌的风险;其作用也可能与谷胱甘肽 S 转移酶(GST)的基因多态性相关;GST 酶活性降低时,体内异硫氰酸盐的代谢减慢、暴露时间延长,可抑制乳腺癌细胞增殖,促进乳腺癌细胞凋亡。

九、遗传背景与乳腺癌

遗传性乳腺癌中 20.0%～40.0%有遗传性易感基因,如 BRCA1/2 基因突变,而散发性乳腺癌常是易感基因、环境因素共同作用的结果。通过全基因组关联分析等,已鉴定出众多乳腺癌易感基因:

——高外显率易感基因(携带者与非携带者相比,相关风险升高 5～20 倍),如 BRCA1/2、p53、PTEN 等的突变基因,在乳腺癌家族风险中所起的作用占 20.0%～25.0%。

——中等外显率易感基因携带者,患乳腺癌的风险是非携带者的 2～4 倍,如 ATM、细胞周期检测点激酶 2(CHEK2)、BRCA1C 末端解旋酶 1(BRIP1)、BRCA2 协同定位蛋白(PALB2)、DNA 修复蛋白(RAD50)等。

——低外显率易感基因携带者患乳腺癌的风险是非携带者的 1.5 倍以下。近年来乳腺癌的分子流行病学研究主要集中于细胞因子、细胞色素氧化酶、DNA 损伤修复基因、肥胖相关基因、细胞周期蛋白基因等。

1. 细胞因子基因的多态性

白介素类如 IL-4/6/8/10 等基因的多态性,肿瘤坏死因子如 TNF-α、TNF-β 等基因的多态性,可能与乳腺癌相关。

2. 细胞色素氧化酶基因的多态性

细胞色素 p450 氧化酶(CYP)催化外来化合物在体内氧化,能把无活性的前致癌物激活为亲电子化合物,再攻击生物大分子,与 DNA 或蛋白质形成加合物,最终导致癌变。与乳腺癌相关的有 CYP1A1、CYP 2D6、CYP17 等基因的多态性。

3. DNA 损伤修复基因的多态性

与乳腺癌相关的有 X 线修复交叉互补蛋白 1(XRCC1)、DNA 修复相关蛋白 RAD51、NBS1 等基因的多态性。

4. 肥胖相关基因的多态性

与乳腺癌相关的主要有瘦素、脂联素等基因的多态性。

5. 周期素相关基因的多态性

周期素可分为 S 期周期素、M 期周期素、G1 期周期素。S 期的周期素为 Cyclin A,在 S 期开始表达,到中期时开始消失。M 期周期素为 Cyclin B,在 S 期开始表达,在 G2/M 期达到峰值,中期到后期转换时消失。G1 期周期素为 Cyclin C、D、E,在 G1 期开始表达,进入 S 期后消失。与乳腺癌相关的主要有 CyclinD 等基因的多态性。

6. SNP 与乳腺癌的相关性

有人推测，乳腺癌的易感性大部分由众多低外显率易感基因 SNP 协同作用决定。目前已发现上百个与乳腺癌发病相关的 SNP 位点，涉及 30 多个基因中位点；如 FGFR2 基因的 rs2981582、丝裂原活化蛋白激酶 MAP3K1 基因、SP－1 基因的 rs3817198、5p15.2 的 rs1092913、19q13.33 的 rs10411161/rs3848562/rs11878583、9q31.2 的 rs865686。

在中国人群，6q25.1 的雌激素受体 1 基因上游 rs2046210 的突变，可增加乳腺癌的患病风险，是中国女性乳腺癌的易感位点。FGFR2 基因 rs2981582C/T、rs1219648A/G、rs2420946C/T 的突变，可增加乳腺癌的易感性，尤其增加患雌激素受体/孕激素受体阳性乳腺癌的风险，可影响雌激素和孕激素相关信号通路。

有人对包括全球 40 多个研究在内的 7 万个乳腺癌患者及 6.8 万个对照者进行 GWAS，鉴定出 3 个与乳腺癌易感性相关的基因区域，并发现 10q24 的 rs10771399 与乳腺癌发病显著相关。位于 12p11 的甲状旁腺相关激素基因 rs10771399 位点，对乳腺癌的发生和骨转移有重要作用。位于 21q21 的核受体反应蛋白(NRIP1)基因的 rs2823093，与乳腺癌细胞增殖相关。

十、维生素 D 与乳腺癌

近期研究表明，维生素 D 与乳腺癌的发病、预后相关。维生素 D 结合肿瘤细胞其受体 VDR 后，通过对下游靶基因进行调控，能抑制乳腺癌等细胞的增殖，诱导细胞分化，促进凋亡，抑制血管新生，抑制细胞周期依赖性激酶，将细胞阻滞于 G0/G1 期；能阻断雌激素促细胞分裂，能抗 ERα 阳性乳腺癌。维生素 D 的抗细胞增殖作用在 ERα 阴性的乳腺癌细胞中并不明显。

研究发现，紫外线照射量与乳腺癌的发病率有显著关系，高纬度国家的乳腺癌发病率显著高于低纬度国家。荟萃分析提示，每天摄入维生素 D＞400 U(10 μg)的人群，相比每天摄入维生素 D 为 50～150 U 的人群，其乳腺癌发病率降低(RR＝0.92)；而在每天摄入维生素 D 为 100～400 U 的人群中，乳腺癌的发病风险与维生素 D 的摄入无明显相关。

荟萃分析显示，随着血清维生素 D 水平的升高，乳腺癌发病风险显著降低，血清维生素 D 水平每升高 20 ng/ml，乳腺癌发病风险降低 26%，提示体内活性维生素 D 水平，一般与乳腺癌发病呈负相关。

维生素 D 能降低 20～75 岁女性的乳腺癌发病风险，但对绝经后妇女、ERα 阴性的乳腺癌作用不明显；提示维生素 D 影响乳腺癌发病风险，可能与女性年龄、月经状态相关，但有待进一步研究。有人发现，在体质量指数≥25 的人群中，维生素 D 水平升高与乳腺癌发病风险降低相关。研究发现，局部晚期、转移性乳腺癌患者的血 25－羟维生素 D 水平，显著低于早期乳腺癌患者；血清维生素 D 水平与乳腺癌死亡、复发风险呈负相关，血清维生素 D 水平低的患者有较高的死亡风险；血清维生素 D 水平每降低 10 nmol/L，复发风险提高 8%。研究发现，在 Luminal 型乳腺癌患者中，血维生素 D 水平与乳腺癌复发风险相关，而在 Her－2 过表达型、三阴性乳腺癌中，血维生素 D 水平与它们常无相关性；然而还要进一步研究。

研究表明，诊断时体内 25－羟维生素 D 水平较高的肿瘤患者预后较好；维生素 D 营养水平与结肠癌、乳腺癌、淋巴瘤患者的预后相关。维生素 D 进入体内后，经肝脏中 25－羟化酶作用，合成 25－羟维生素 D，成为人体主要的维生素 D 储存形式。目前国际上通常以血清 25－羟化酶水平，反映体内维生素 D 总储存量。有人对 25－羟维生素 D 与肿瘤关系(纳入肿瘤患者 17 332 名)分析发现，诊断肿瘤时患者血清维生素 D 水平与其预后指标(如生存、复发、转移等)相关。

体内 25－羟化酶高水平(＞75 nmol/L)的结肠癌、乳腺癌、淋巴瘤患者，其死亡风险相对于 25－羟化酶低水平的患者(＜35 nmol/L)分别降低 37%、45%、52%；体内高 25－羟化酶水平的结直肠癌、淋巴瘤患者的特异性死亡风险也显著降低；25-羟化酶高水平的乳腺癌、淋巴瘤患者的复发、转移或死亡的不良预后事件，也明显低于 25-羟化酶低水平患者；25-羟化酶水平每增加 10 nmol/L，患者的总死亡风险降低约 4%。

维生素 D 对乳腺癌的抗肿瘤作用：关于维生素 D 与乳腺癌发病风险的相关性，国内外已有大量的相关研究报道。有人在妇女中开展了一项病例-对照研究，该研究选择了乳腺癌患者 120 例（病例组）和健康妇女 120 例（对照组），测定 2 组人群的血清 25-羟维生素 D 水平，并进行比较，结果显示，病例组血清 25-羟维生素 D 水平明显低于对照组，认为妇女血清 25-羟维生素 D 水平与乳腺癌的发病风险相关。

我国有人选取 593 例乳腺癌患者作为病例组，580 例健康妇女作为对照组，测定血清 25-羟维生素 D 水平；结果对照组中维生素 D 严重缺乏（<20 μg/L）、轻度缺乏（20～30 μg/L）、充足（>30 μg/L）的比例分别为 80.0%、15.2%、4.8%；病例组这一比例分别为 96.1%、3.2%、0.7%。Meta 分析显示，血清 25-羟维生素 D 含量每增加 1 μg/L 可使患乳腺癌的概率降低 16%。由此认为低血清维生素 D 水平可增加患乳腺癌的风险。

有人发现，VDR 高水平表达的乳腺癌患者与表达低的患者比，有更长的整体存活期和无恶化存活期，乳腺癌细胞凋亡率较高，S 期、G0/G1 期阻滞较多；1,25$(OH)_2D_3$+塞来昔布可以抑制乳腺癌细胞增殖，促凋亡。

十一、乳腺癌在中国的流行状况和疾病特征

中国女性乳腺癌发病率、死亡率在全球处较低水平，但呈迅速增长的趋势，尤其农村地区近 10 年来上升趋势明显。我国女性乳腺癌的发病率/死亡率的年龄/地区分布有明显特征，总体生存率估计与发展中国家持平，地区和城乡的差异明显。

我国乳腺癌的防控策略应更多地侧重于疾病监测、病因学、生存的研究，要研究措施，提高农村地区乳腺癌预防、筛查、临床诊治服务能力，缩小城乡之间乳腺癌的生存率差距，遏制农村死亡率上升势头。

据世界卫生组织统计，2008 年全球女性乳腺癌新发患者达 138 万，占全部女性恶性肿瘤发病人数的 22.9%；46 万女性因乳腺癌死亡，占所有女性恶性肿瘤死亡人数的 13.7%，占所有女性死亡人数的 1.7%。

据统计，我国每年女性乳腺癌发病 16.9 万，是女性第二位最常见恶性肿瘤；我国每年女性乳腺癌死亡约 4.5 万，是女性第六位最常见的恶性肿瘤死亡原因。乳腺癌的发生与环境、生活方式相关，营养干预、减少超重和肥胖，已被证实是有效的一级预防措施。也可通过人群筛查，有效降低乳腺癌死亡率，改善生存。了解中国妇女乳腺癌的流行状况和疾病特征，对制定实施预防控制乳腺癌的策略至关重要。

1. 中国妇女乳腺癌发病率、死亡率的特点

(1)中国妇女乳腺癌的发病率、死亡率处于世界较低水平

世界上中国女性乳腺癌的发病率、死亡率较低。2008 年中国女性乳腺癌标化发病率为 21.6/100 000，在全球列第 99 位，标化死亡率为 5.7/100 000，列第 145 位，均显著低于世界平均水平。中国妇女的乳腺癌的年龄标化发病率、死亡率水平均为发达国家的 1/3，标化发病率略低于发展中国家平均水平，标化死亡率为发展中国家的 1/2。但中国有庞大的人口基数，每年女性乳腺癌发病患者数达 16.9 万，占全球总发病数的 12.25%，仅次于美国的 18.2 万，位列全球第二。

(2)中国女性乳腺癌发病率、死亡率明显上升

过去 20 年中全球乳腺癌数量上升 1.4 倍。大多数国家乳腺癌的发病率上升 30%～40%。中

国原来的发病率较低，上升幅度尤显著。据我国 4 个肿瘤登记点资料的分析，各地女性乳腺癌 1988—2007 年粗发病率增长 1.2～2.8 倍，标化发病率增长 4.0～7.3 倍，平均每年增长 2.49％～1.07 ％。

据 3 次调查，我国女性乳腺癌的死亡率呈持续上升趋势，自 20 世纪 70 年代的 2.95/100 000 上升到 2004—2005 年的 5.90/100 000，上升了近 1 倍；乳腺癌标化死亡率自 3.74/100 000 上升到 5.09/100 000，升幅为 36.10％，城市女性乳腺癌标化死亡率上升幅度(42.23％)比农村(24.64％)高。但农村近 2005—2015 年上升幅度显著高于城市地区。这与欧美发达国家的乳腺癌死亡率在 1987 年后呈显著下降趋势形成鲜明对比。

有人预计 2030 年我国女性乳腺癌发病数可达到 23.4 万例，发病数上升幅度比 2008 年增长 31.15％，因乳腺癌死亡 7.0 万例，死亡数上升幅度达 47.94％。

2.影响中国女性乳腺癌发病率、死亡率的人口学因素

(1)年龄

乳腺癌罕见于青春期女性，在育龄期也不常见，但到 45 岁左右发病率随着年龄的增长迅速增高，全球约 70％乳腺癌发生在 45 岁以上，我国 45 岁以上女性乳腺癌占所有患者的 69.75％。

我国女性乳腺癌年龄组发病率曲线，是典型的逐渐下降型，有明显的双峰，绝经期前峰值明显高于绝经期后。但这样的趋势近年来也在变化中，特别是城市地区。由 1973—2007 年上海市区女性乳腺癌年龄组发病率曲线，已发现 35 岁以后发病率明显上升，35～80 岁各年龄段发病率随时间推移呈显著上升态势；年龄组发病曲线整体趋向于平台维持型，在 1998—2002 年是颇具特色的双峰模式，而随着平台进一步抬升，2003—2007 年的发病率曲线双峰逐渐弥合趋平。我国女性乳腺癌绝经期前发病率峰值明显高于绝经期后。

我国各年龄组女性乳腺癌死亡率并未呈现明显的双峰，而是随着年龄增长逐渐上升。2004—2005 年 35～69 岁各年龄组死亡率均比 1973—1975 年、1990—1992 年有不同程度的上升，其中以 50～54 岁年龄组死亡率增长最高，2004—2005 年比 1973—1975 年上升 80.20％，比 1990—1992 年上升 77.67％。

(2)地区

全球乳腺癌地理分布的差异，还混杂着人种分布不同的影响。而我国乳腺癌地区分布差异明显，主要可由社会经济发展、生活方式的差异解释。过去 30 年北京、上海、天津等的女性乳腺癌发病率最高，比其他中小城市、农村地区高出 2～3 倍。我国女性乳腺癌死亡率沿东部、中部、西部顺序依次降低，东部比中部高 16.07 ％，中部比西部高 27.92％，年龄标化后的死亡率，东部与中部差距不大，但都明显高于西部。城市之间、农村之间死亡率差距较显著。

自 20 世纪 80 年代以来，我国乳腺癌发病率、死亡率迅速上升，大城市 20 余年的上升幅度达到 100％～150％，年龄标化发病率上升 50％～100％，而相对发病率较低的中小城市、农村地区则增长的速度更快，发病率上升了 100％～300％，年龄标化发病率上升了 50％～250％。1973—1989 年，城市乳腺癌死亡率上升幅度总体高于农村，但 1990—2005 年农村上升幅度高于城市。

3.中国女性乳腺癌发病的特征

(1)乳腺癌组织学类型分布

乳腺癌中 95％以上是恶性上皮性肿瘤，乳腺肉瘤十分少见。按世界卫生组织的分类，我国女性乳腺癌中，70％以上为浸润性导管癌，其他组织类型，如浸润性导管和小叶癌、浸润性小叶癌、浸润性小叶癌合并其他型癌等，均未超过 5％。

(2)乳腺癌诊断时期

目前上海乳腺癌患者诊断时分期为Ⅰ期的约占 1/3，Ⅱ期大致接近 50％，Ⅲ 和 Ⅳ 期合计占

15%左右;诊断时期尚有进一步提前的空间。我国大部分中小城市、农村地区的乳腺癌诊断时期,可能与上海的资料有一些不同。

(3)乳腺癌的分子分型

近年来我国研究的结果基本一致,我国女性乳腺癌中,Luminal A 型占 50%~55%,Luminal B 型占 10%~15%,三阴性乳腺癌占 15%~20%,Her-2 过表达型占 10%~25%。

4. 乳腺癌生存情况

乳腺癌是一种治疗效果较好的癌症,近年来其生存率有明显提高。欧美和亚洲发达国家乳腺癌 5 年相对生存率都较高,达 85%~90%。近 30 年来,上述地区女性乳腺癌 5 年相对生存率都呈缓慢增长趋势,分别增长 10%~20%。发展中国家女性乳腺癌 5 年相对生存率都在 50%~60%。北京、上海、天津、广州女性乳腺癌生存率逐步上升,城市 5 年相对生存率已达到 70%以上,与同期的欧美水平仅相差 10%~15%,显著高于亚洲其他发展中国家水平。上海最近资料显示 5 年相对生存率达到近 90%,与美国持平。我国乳腺癌诊断和治疗水平在城乡之间的差异,以及城乡女性获得乳腺癌筛查和早期诊断机会的差异,可解释目前患者生存的差异。

(余元勋 徐 彬)

进一步的参考文献

[1]TEEGARDEN D. Redefining the impact of nutrition on breast cancer incidence :epigenetics is involved [J]. Nutr Res Rev,2012,25(1):68-95.

[2]FRITZ H. Soy redclover and isoflavones and breast cancer:a systematic review [J]. PLoS One,2013,8(11):81968-81976.

[3]BOMBONATI A. The molecular pathology of breast cancer progression[J]. J Pathol,2011,223(2):307-317.

第十九章　乳腺癌病因学研究

目前中国网上已发布乳腺癌的病因学研究现状、乳腺增生病与乳腺癌、中国女性乳腺癌的病因学 Meta 分析、女性乳腺癌临床流行病学特征及预后研究、心理社会因素与乳腺癌相关性的研究进展、乳腺癌危险性因素和保护性因素、乳腺癌病因的高危因素分析等资料，有较好的临床参考作用，可由网上获取。

一、乳腺癌进展影响因素

迄今为止，乳腺癌的病因尚未完全阐明，有约 50％的乳腺癌发病原因无法解释；国内外诸多专家发现，乳腺癌发病的影响因素包括：①地域、年龄、性别；②月经、婚育史、哺乳史；③家族史、遗传因素；④饮食习惯、生活方式；⑤精神心理；⑥环境；⑦雌激素类药品、保健品；⑧致癌病毒；⑨良性乳腺疾病史；⑩其他因素。

有危险因素的女性易患乳腺癌。危险因素指与乳腺癌发病密切相关、多数乳腺癌患者都存在的因素。据 2015 年左右中国肿瘤登记年报显示：中国女性乳腺癌发病率 0～24 岁年龄段处较低水平，25 岁后逐渐上升，50～54 岁组达到高峰，55 岁以后逐渐下降。有乳腺癌家族史指一级亲属(母亲、女儿、姐妹)中有乳腺癌患者。乳腺腺体致密、晚育、未哺乳与乳腺癌相关。患乳腺良性疾病未及时诊治、经医院活检(活组织检查)证实患有乳腺非典型增生、胸部接受过高剂量放射线的照射、长期服用外源性雌激素、绝经后肥胖、长期过量饮酒、携带乳腺癌相关突变基因，与乳腺癌相关。具有以上若干项高危因素的女性，患乳腺癌的风险比正常人高。中国妇女乳腺癌的发病率目前在世界上是较低的。

1. 地域、年龄、性别

——就我国而言，东部沿海地区的乳腺癌发病率高于内陆，大城市的发病率高于农村，主要是因为食品高脂肪/高蛋白、精神压力较大等。但研究发现，一些农村较差的卫生条件、薄弱的保健意识，可增加患乳腺癌的风险。

——年龄是乳腺癌的重要危险因素。不同年龄阶段乳腺癌的发生率不同，我国乳腺癌发病集中于 40～60 岁，并有年轻化的倾向；国外 2008 年统计显示，绝经前妇女的发病率为 4％。美国约 1/9 妇女会发生乳腺癌，患者中 50％以上是 65 岁以后的妇女；年轻女性患乳腺癌的危险性很低。

——性别因素，由于女性自身的雌激素水平较高，再加上很多女性在绝经前口服避孕药，在绝经后采用激素替代治疗等，女性患乳腺癌的危险性是男性的大约 100 倍。

2. 月经、婚育史、哺乳史

研究显示，女性初潮年龄较小(＜12 岁)、绝经较迟(＞55 岁)，行月经时间长，体内雌激素水平较高，个体高水平雌激素持续时间较长，是乳腺癌的危险因素，可能增加乳腺癌的发病率。研究显示，雌激素能刺激乳腺细胞增殖；雌激素的一些代谢产物高水平，可能会诱导一些基因突变。

美国报道，初潮年龄推迟，能降低乳腺癌的危险度；月经初潮年龄每推迟一年，乳腺癌的危险度降低 20％；初潮年龄＞15 岁组、＜12 岁组，患乳腺癌的危险性比是 1∶1.3；与＞15 岁组比，＜12 岁组危险性增高 1.2 倍。

国内调查结果显示：与月经周期＞31 天组比，月经周期＜25 天组患乳腺癌的危险性增高

60%。与绝经年龄 45～48 岁者比，绝经年龄＞55 岁组患乳腺癌的危险性增高 1 倍。绝经每推迟 1 年，乳腺癌危险性增加 3%；＞55 岁绝经组患乳腺癌的危险性为＜45 岁绝经组的 2 倍。研究显示：行经 40 年以上者患乳腺癌的危险性，是行经 30 年以下者的 2 倍。

首次足月分娩的年龄、是否有生育史、足月产次数，均与乳腺癌相关。乳腺癌上皮会随首次足月妊娠的完成而变得成熟，抗基因突变能力增强。研究表明，首次足月分娩的年龄越小，乳腺组织基因突变概率越小。妊娠(尤其是首次妊娠)可加促进修复 DNA，加快乳腺细胞成熟，减少对致癌物的易感性。

患乳腺癌的危险性随初产年龄的推迟而逐渐增加。终生未生育者比有过生育史者的乳腺癌危险性高 2 倍；初产年龄在 35 岁以后的乳腺癌危险性，明显低于终身无生育者。高产次降低患乳腺癌危险性；研究显示，产次大于 7 胎的妇女的乳腺癌危险性，仅占没有生育过的女性的 1/5。

研究证明，哺乳可降低乳腺癌发生率。可能因为哺乳期间卵巢功能相对静息，乳腺组织发育完善，排卵及月经的重建推迟，导致血雌激素水平相对较低，一定程度上抑制乳腺上皮细胞的癌变，可减少乳腺癌风险。一份对 30 个国家的 47 项研究的回顾性 Meta 分析显示：经产妇女每增加 12 个月哺乳时间，其乳腺癌总危险性降低 4%。哺乳期长短，与绝经前妇女患乳腺癌相关；但还要进一步研究。

3. 家族乳腺癌史和遗传因素

乳腺癌家族史是乳腺癌发生的危险因素，与无家族史女性相比，有家族史的妇女患乳腺癌的危险增加 2.7 倍；有一级亲属乳腺癌家族史的女性，常有更大的患病危险；患乳腺癌的一级亲属每增加一名，女性患乳腺癌的危险增加 2.15 倍。亲属患乳腺癌年龄越年轻，女性患乳腺癌的危险越大。采用多因素条件 Logistic 回归研究发现，乳腺癌、卵巢癌家族史，均为乳腺癌发生的危险因素(OR 值分别为 3.09、2.27)。

乳腺癌的遗传易感性，与遗传基因突变、多态性等相关。乳腺癌的易感基因已知有 BRCA1/2、p53、PTEN 等，与这些基因突变相关的乳腺癌，称为遗传性乳腺癌，占全部乳腺癌的 5%～10%。有人发现，乳腺癌家族史可增加突变 Rb 基因携带率，与乳腺癌发生相关。CLOCK 基因多态性，与乳腺癌发病相关。

4. 饮食习惯和生活方式

研究表明，绿叶蔬菜摄入量常有微弱保护作用；经常吃大豆可能降低乳腺癌发生的危险性，能抑制肿瘤血管新生。胡萝卜素、维生素 C 是抗氧化剂，可阻断不饱和脂肪酸过氧化，降低乳腺癌风险。

我国专家发现，霉变食品、食糖摄入量较高，可使乳腺癌危险增加；如进食大量高热量、高脂肪、高糖、低纤维食品，易导致营养过剩等，改变内分泌环境，促进雌激素刺激乳腺上皮细胞增殖，增加乳腺癌危险。高热量/高脂肪饮食、烘烤食物中含的一些致癌物，能诱导乳腺癌形成。肥胖、吸烟、被动吸烟、过度饮酒也是乳腺癌的危险因素。被动吸烟女性患乳腺癌的危险性增加 1.54 倍；每天饮酒 3 次以上的妇女患乳腺癌的危险性增加 50%。但不少研究显示，肥胖、饮食、吸烟、酒精摄入等，对乳腺癌发生一般有弱/中度影响。

5. 精神、心理

资料显示，不少乳腺癌患者发病前有抑郁、生活中受刺激、性格异常，影响内分泌、神经-免疫系统，会导致身心疾病及乳腺癌发生，导致患乳腺癌的危险增加 19%。

6. 环境

环境污染、高压电磁场、电离辐射、饮用水质量差、有机溶剂、某些农药等都是乳腺癌的危险因素。长期接触电脑、手机辐射、接受射线诊疗等，可增加乳腺癌发生危险。研究表明，过度诊断(X线摄片、放疗持续多次)、怀孕及哺乳期间经历射线诊断(尤其是高龄产妇)，能使乳腺癌发病率增加。

7. 外源性激素

研究表明，女性绝经前长期口服避孕药是乳腺癌的危险因素；数据提示，绝经前接受口服避孕药1年的妇女，乳腺癌危险增加0.5倍；但也有研究证明，口服避孕药超过10年，并没有明显增加患乳腺癌的风险。

绝经后长期应用雌激素替代疗法的患者，一般乳腺癌年发病率升高2%；并且与雌激素剂量相关，大剂量雌激素能升高患乳腺癌风险。

8. 良性乳腺疾病史

良性乳腺疾病包括乳腺良性肿瘤、乳腺囊肿、乳腺增生症等，以小叶增生为多，是乳腺癌的危险因素，常可刺激产生促癌物质，增加乳腺癌危险性(OR值为3.39)，居众多危险因素首位。有人报道，有良性乳腺疾病史的妇女患乳腺癌的相对危险增加5.97倍。乳腺癌的危险因素还有文化程度、体重、流产等。文化程度较高的群体患乳腺癌的风险较小，因为该群体对危险因素认识较多，更有自我保健意识。

有人运用Meta分析方法，对我国1996—2006年的乳腺癌危险因素研究的12篇文献进行定量综合分析，结果发现，初潮年龄OR＝1.5401；哺乳OR＝0.6837；口服避孕药OR＝1.3278；良性乳腺疾病史OR＝2.6180；吸烟OR＝1.8576；饮酒OR＝0.8137；饮茶OR＝0.8625。初潮年龄、口服避孕药、良性乳腺疾病史、吸烟是乳腺癌发生的危险因素，哺乳及饮茶则是保护因素。

二、病毒感染与乳腺癌

近年来在乳腺癌中检测出人乳头瘤病毒(HPV)、EBV、乳腺肿瘤病毒(MTV)、单纯疱疹病毒(HSVⅡ)，可能与乳腺癌的发病相关。

1. HPV感染与乳腺癌的关系

HPV已发现200多型，可分为高危型、中间型、低危型；引起皮肤病变的主要是低危型的HPV6/11型等；引起子宫颈癌的主要是高危型HPV16/18/32/33型等，后者的E6、E7蛋白，影响Rb、Cyclin D1、端粒酶活性，能导致野生型p53缺失、细胞增殖、恶性转化、侵袭、转移。

HPV主要感染皮肤鳞状上皮细胞，一般对正常乳腺上皮感染、致癌作用很小。乳腺良性组织中一般无HPV存在。但高危型HPV16、18、31、33型等可能与乳腺癌相关。国外有人报道，乳腺癌中高危型HPV阳性率为10%～86%；HPV16为29.4%～61.06%，HPV18/32/33/35为9.73%、7.07%、55.75%、37.16%。34.78%患者为≥两型HPV阳性；子宫颈病变中的HPV可经血液、手接触等感染乳腺组织。2009年中国有人研究158例乳腺癌，发现部分患者有高危型HPV16/59/18/58/73/82型；而良性肿瘤组呈阴性。

2. EBV 感染与乳腺癌的关系

(1)EBV 与乳腺癌的相关性

EBV 是疱疹病毒，其 DNA 可潜伏在体内，能逃避宿主的免疫监视，使体细胞转化、增殖。EBV 基因组编码约 100 种蛋白，大多数蛋白在病毒复制期表达后即被降解；少部分蛋白在病毒潜伏期表达，如核抗原 EBNA1/A2/A3a/A3b/A3c/LP 及膜蛋白 LMP1（癌蛋白）/ P2a/P2b。EBV 感染可能与乳腺癌发生相关。非洲乳腺癌高发地区，位于 EBV 相关伯基特淋巴瘤高发地带；检测发现，当地乳腺癌中 EBV DNA 阳性率为 21%，而乳腺良性肿瘤、健康乳腺组织中无 EBV 感染。

国内有人在 180 例乳腺癌组织中发现 EBNA 阳性率为 25%；EBV 感染与乳腺癌的髓样癌、高级别的浸润性导管癌相关，常有较高的组织学分级、侵袭、转移、血管新生，雌激素受体多为阴性，有胸苷激酶高水平表达，故认为 EBV 感染可作为乳腺癌的标志物。

EBV 感染后，可能由 LMP1 通过转录激活因子 Ets－1、NF－κB，促进表达 c－Met、EGFR，抑制转化生长因子 β 介导的细胞凋亡，导致细胞增殖、转移。EBNA1 可促进 Her－2 表达，与乳腺癌恶性程度相关。但也有研究未发现 EBV 在一些乳腺癌中存在。有人提出，EBV 可能在乳腺癌早期启动恶性转化，这时 EBNA1、BARF1、LMP1 的阳性率可分别为 77%、57%、20%；而在肿瘤发展阶段，乳腺癌干细胞不断丢失 EBV 基因组（后滞效应），可形成 EBV 阴性的肿瘤。

EBV 病毒基因表达早期抗原（EA）、病毒衣壳抗原（VCA）、膜抗原（MA），并进行 DNA 复制，最后组装成完整病毒颗粒而释放，实现增殖感染；根据表达抗原的不同，潜伏感染可分为 4 种类型：

——0 型潜伏感染，表达产物主要有 LMP2 和 2 种 EBER。

——Ⅰ型潜伏感染，表达产物主要有 EBNA1 和 2 种 EBER。

——Ⅱ型潜伏感染，表达产物主要有 EBNA1、3 种 LMP 和 2 种 EBER。

——Ⅲ 型潜伏感染，可表达所有的潜伏抗原，即 6 种 EBNA、3 种 LMP 和 2 种 EBER。

在一定条件下，EBV 可从潜伏状态转为增殖状态，使被感染的细胞裂解并释放病毒颗粒，从而实现传播。EBV 主要经唾液传播，先感染的部位常为口咽部上皮组织。据统计，全球 90%以上的成人存在 EBV 感染，但原发感染的发生年龄存在很大差异，在发展中国家发生较早，如乌干达 80%以上的 1 岁儿童血清呈 EBV 阳性；而在美国农村，1 岁儿童的血清学阳性率只有 45%左右。原因可能是各国的卫生条件不同，导致 EBV 暴露率不同。原发隐性感染一般发生在幼年；如感染推迟至青少年，可能会导致感染性单核细胞增多症；然后 EBV 可长期潜伏感染于 B 细胞中，一般不出现临床症状，但 EBV 在相关肿瘤的发展过程中起重要作用，国际已将 EBV 定为Ⅰ 类致癌物。

(2)EBV 相关肿瘤

EBV 相关肿瘤包括：免疫抑制相关肿瘤（如器官移植后淋巴增殖症、艾滋病相关淋巴瘤等）、B 细胞淋巴瘤（如 Hodgkin 淋巴瘤、Burkitt 淋巴瘤等）、T 细胞/NK 细胞淋巴瘤、上皮源性癌（鼻咽癌、胃腺癌、淋巴上皮癌）。不同肿瘤的 EBV 检出率存在很大差异（如 90%地方性 Burkitt 淋巴瘤检出 EBV，而胃腺癌检出率＜25%），提示 EBV 在不同的肿瘤中有着不同的致癌或促癌机制。

(3)乳腺癌组织中 EBV 的检测

很多研究采用 PCR 进行 EBV 中基因的检测，但不同研究的检出率有较大差异；EBER 等基因检出率较高，LMP1 等基因次之，EBNA1 基因较低。PCR 检测虽然灵敏度高，但无法判断 EBV DNA 是来自乳腺癌细胞，还是浸润淋巴细胞；而原位杂交、免疫组化技术能做到阳性定位，解决 EBV DNA 来源问题。

由于 EBER 在各型潜伏感染中均有表达，EBER 原位杂交方法被认为是检测 EBV 潜伏感染的金标准。各种 EBV 相关肿瘤普遍大量表达 EBER，但乳腺癌大多数 EBER 原位杂交阴性，只有少数阳性，阳性信号只来自于一小部分乳腺癌细胞。

免疫组化实验能以潜伏蛋白 EBNA1、LMP、ENBA2 为靶抗原，检测癌组织中的 EBV，只在部分乳腺癌中有阳性结果，阳性信号来源于部分乳腺癌细胞。还有研究采用激光显微切割技术，先将乳腺癌细胞分离，再作 PCR 检测，从而判断病毒 DNA 是否存在于乳腺癌细胞，少量研究发现部分肿瘤细胞 EBV 阳性；表明 EBV 可存在于部分乳腺癌细胞中。

有人研究用实时定量 PCR，检测 92 例乳腺癌组织中的病毒负荷量，其中 19 例标本出现阳性结果，但是病毒负荷量很低(0.1～7.1EBV 拷贝/1000 细胞)，只有 3 例大于 20 EBV 拷贝/1000 细胞；而鼻咽癌阳性对照的病毒负荷量大于 2000 EBV 拷贝/1000 细胞。经显微切割后的乳腺癌，部分乳腺癌细胞病毒负荷量为 15～6333 拷贝/1000 细胞，认为乳腺癌中可能存在着 EBV 增殖感染。

(4)血清学研究

无论是 EBV 增殖感染期表达的抗原(如 EA、VCA、MA)，还是潜伏感染期表达的抗原(如 EBNA、LMP)，均能引起机体免疫学反应，产生特异抗体。常采用免疫荧光法、免疫酶标法、ELISA 法检测血清中 EBV 抗体；健康携带者血清中 VCA－IgG、MA 中和抗体、ENBA1 抗体常持续阳性，所以要判断 EBV 相关疾病和健康携带的 EBV 血清学差异，不能只依靠血清中是否存在 EBV 抗体，而应根据不同 EBV 感染状态的特异抗体及其水平进行判断。

鼻咽癌 EBV 为Ⅱ型潜伏感染，可高度表达 EBNA1 和 3 种 LMP 抗原，常有癌细胞裂解，可持续表达 Zta、EA、VCA 和 MA 等多种组织溶解性抗原，因此鼻咽癌的血清学特点表现为多种 EBV 抗体水平升高。近年来临床上越来越多采用 ELISA 检测 EBNA1－IgA、EBNA1－IgG、Zta－IgG，进行鼻咽癌筛查。

(5)细胞学实验

有人发现，乳腺上皮细胞能通过与 EBV 转化的淋巴母细胞样细胞直接接触而感染 EBV；EBV 表达的 p31 蛋白可刺激正常乳腺上皮细胞增殖。以上研究表明，EBV 能侵袭乳腺上皮组织，促进乳腺细胞增殖，可能有一定的致癌能力。

(6)EBV 感染与乳腺癌临床特点

研究发现，EBV 感染与乳腺癌临床特点相关；恶性程度越高，肿瘤的 EBV 阳性率越高；雌激素受体阳性乳腺癌的 EBV 阳性率，比雌激素受体阴性的乳腺癌高；伴有淋巴结转移的乳腺癌中 EBV 阳性率，比无淋巴结转移的乳腺癌高。但要进一步研究。鼻咽癌高发区的 EBV 阳性乳腺癌标本的病毒负荷量，比低发区高；EBV 感染能增强乳腺癌化疗耐药性。

3.乳腺肿瘤病毒与乳腺癌的关系

乳腺肿瘤病毒(MTV)属逆转录病毒中的一员，其基因组功能包括编码病毒衣壳/核衣壳蛋白质、基因组 DNA 复制酶，与细胞表面分子结合使病毒进入宿主的包膜蛋白。MTV 基因组编码至少 3 种辅助蛋白，能促进病毒复制、抵抗体内免疫反应。MTV 感染可影响宿主免疫反应，主要感染淋巴细胞、乳腺上皮细胞，诱发乳腺癌基因活化，确保病毒复制。

目前已证实，小鼠乳腺癌的发生 90%与鼠 MTV 相关，母鼠体的 MTV 主要通过垂直和水平传播传递给子鼠；垂直传播以整合的前病毒形式通过卵子或精子遗传给下一代；水平传播是通过乳汁将体内的病毒传递给下一代；MTV 进入体内后与染色质整合，大多数 MTV 休眠，直至小鼠成熟并妊娠，MTV 才开始活跃起来，并在妊娠相关激素的刺激下，随着乳腺上皮细胞的分裂增生而大量扩增，并通过乳汁传播。

MTV 可在人类乳腺癌细胞系中迅速增殖，最终感染培养基中所有的乳腺癌细胞，表明人类细胞是 MTV 的宿主。MTV 的跨物种传播是可能的，可导致人类乳腺癌发生。MTV 可像流感病毒一样，通过人与人传播。在人乳腺癌中发现，38%乳腺癌存在 MTV 的基因片段；MTV 的多种包膜基因，在 74%人乳腺癌中发现。研究发现，澳大利亚 56%乳腺癌标本及 75%乳腺癌细胞系中，有 MTV 的基因序列。该序列在正常乳腺组织中的检测率为 0%～1.8%。

人类乳腺癌逆转录病毒为人类乳腺肿瘤病毒，与鼠乳腺肿瘤病毒 MTV 有 95%同源性，有复制能力。人类乳腺肿瘤病毒颗粒类似鼠 MTV，可能与人类乳腺癌的发病相关。已在一些乳腺癌中发现与 MTV 相似的基因序列，表明存在与鼠 MTV 相似的病毒，即人类同源 MTV 病毒，目前正在进一步研究。

据估计病毒感染导致的肿瘤，约占人类肿瘤的 20%，其在人类乳腺癌发生中的作用是一新的研究热点。生殖因素、体内性激素水平、遗传易感因素与乳腺癌发生发展相关，但只解释约 50%乳腺癌。虽然未有充分的证据说明 HPV、EBV 感染与乳腺癌直接相关，但可深入研究。

三、乳腺癌低外显率易感基因的研究

遗传性乳腺癌中 20%～40%有明确的胚系基因突变；而在散发性乳腺癌中，乳腺癌常是遗传易感背景、环境因素相互作用的结果。基因突变仅解释了少部分乳腺癌的发病原因，广泛存在的基因多态性，则赋予不同个体不同的易感性，可影响转录、翻译、蛋白活性等，使个体癌变表现不同，最终影响乳腺癌的发生。多个多态性位点、易感基因的作用，能联合产生协同效应，并通过环境暴露的作用，而影响个体乳腺癌的发生。

——雌激素合成：CYP17、CYP19 等酶参与该过程，它们编码基因的多态性与乳腺癌的发生相关。

——雌激素分解代谢：雌激素由一相代谢酶、二相代谢酶催化，一相代谢酶如 CYP1A1、CYP1B1、CYP3A 等，主要参与雌激素氧化过程；之后再由二相代谢酶通过甲基化、葡萄糖醛酸化、磺基化，将代谢产物清除。

雌激素代谢产物包括儿茶酚类、半醌类、醌类的雌激素代谢物。而雌激素半醌类、醌类的代谢物，能直接损伤基因组 DNA。目前已对雌醌代谢酶相关基因做了深入研究。在正常乳腺组织中，雌醌既能被醌氧化还原酶（NQO）还原成半醌等后，经由 COMT 途径被代谢；也以通过谷胱甘肽硫转移酶（GST）途径结合谷胱甘肽后被清除。因此 NQO 和 GST 这两类雌醌代谢酶与乳腺癌相关。

——GST 家族是重要的化学毒物代谢酶，GSTM1、GSTT1 可与醌和半醌的代谢物结合。GSTM1 是谷胱甘肽硫转移酶 M 家族中的一种，主要催化谷胱甘肽结合多种亲电子致癌物，排出体外。

在 GSTM 家族中，GSTM1 基因常有缺失，编码的酶功能消失，缺乏对上述毒物的解毒功能，可增加宿主对醌类等致癌物的敏感性。GSTM 家族含 M1、M2、M3、M4、M5 型，相关基因定位均于 1p13。GSTM1－/－ 基因型，与亚洲人群乳腺癌遗传易感性、绝经前乳腺癌的发病等相关；与白种人绝经后的乳腺癌发生相关。Meta 分析发现，GSTM1－/－基因型和乳腺癌发生相关。

GSTM1＋/＋可能会增加乳腺癌的发生风险，即 GSTM1＋/＋型相对于 GSTM1＋/－型也是一种风险因素。GSTM1 高水平表达时，能过度耗竭 GSH，当 GSH 耗竭达总 GSH 的 30%时，影响 GSH 和 GSTM1 的结合，降低 GSTM1 对毒物的解毒能力。GSTM1 的适量表达，能减少乳腺癌风险。GSTM1 启动子区域的多态性，能降低该启动子与转录因子 AP-2α 的结合活性、GSTM1 表达水平。研究提示，GSTM1 在乳腺癌发生中的基因剂量关系呈 U 型曲线关系。GSTM160%～70%的表达水平，即可满足正常生理需要；GSTM1 缺失或过多均有害。

——Ⅱ期代谢酶 NQO1/2 能还原致癌的醌类代谢物，保护细胞。NQO2 与 NQO1 部分同源，对不同化学物有不同的活力，能代谢雌醌，稳定 p53。病例-对照研究发现，NQO2 基因两种启动子多态性，与散发性乳腺相关，NQO2 是乳腺癌易感基因。

2007 年有人研究 390 例家族性乳腺癌和 364 例健康对照人群，研究找到 12711 个初步相关的 SNP；接着在 3990 个患者和 3916 个对照中检测这些 SNP，并最后通过 21860 个患者和 22578 个对照的研究，发现 30 个有意义的 SNP；相关的易感基因、位点别是 MRPS30(rs10941679)、MAP3K1、FGFR2、2q35(rs13387042)、LSP1、TNRC9，提供了新的研究角度。

有的研究对乳腺癌做了全基因关联分析，发现 MAP3K1、8q、2q35、5p12 上的易感位点，主要与 ERα 阳性乳腺癌发生相关。成纤维细胞生长因子受体 2 基因在散发乳腺癌中可过表达，其 2 号内含子杂合子多态性，能致散发性乳腺癌发病风险升高 1.23 倍。Caspase 8 基因内的 D302H 突变，在欧洲女性中的频率是 13.0%，可使乳腺癌发病风险减少 12.0%；目前已发现上百个乳腺癌相关 SNP 位点，涉及 30 多个易感基因。

四、雌激素、生长激素与乳腺癌

乳腺为激素应答性器官，乳腺癌的发生发展与多种激素相关；雌激素、孕激素、催乳素、催产素等，促进乳腺的生长、分化、功能行使；其中高水平雌激素常能促进乳腺癌发生。乳腺代谢相关激素，主要调节营养物吸收，常与乳腺发育相关，有生长激素、肾上腺皮质激素、甲状腺素、胰岛素。

1. 雌激素

体内雌激素代谢紊乱，可产生有基因毒的中间代谢物，使基因突变率提高，可诱发乳腺癌。正常情况下，儿茶酚类雌激素在血儿茶酚-O-甲基转移酶催化下，使 C-2/3/4 位的羟基发生单甲基化，导致活性降低，故清除半衰期较短。异常情况下，细胞色素 p450 氧化酶，能使雌激素在 C-16、C-2、C-4 位的羟基发生单甲基化减少，导致儿茶酚类雌激素合成增多，易自身氧化成半醌类化合物，再转变为醌类代谢产物；半醌类/醌类化合物均亲电子，可共价结合 DNA 亲核基团，诱发基因突变，导致乳腺癌发生。雌激素促进细胞 Cyclin D1 表达，导致乳腺细胞增殖。

约 1/3 乳腺癌细胞可下调 ERα 表达共抑制因子水平，提高 ERα 表达共激活因子水平；约 10% 乳腺癌组织可检测到 ERα 表达共激活代谢 AIB-1 水平升高，与 ERα 阳性率升高相关，能使乳腺癌细胞通过自分泌提高对雌激素的应答。雌激素中雌酮、雌二醇、雌三醇、孕酮、泌乳素的水平改变，也与卵巢功能、性激素水平紊乱、乳腺癌发病相关。

乳腺结构不良、上皮高度不典型增生时，其发生乳腺癌的概率较正常人高 2～4 倍；20%～30%乳腺癌有乳腺结构不良，后者的恶变率是 0.5%～3%。故在乳腺结构不良怀疑有恶性变可能时，要测定 LH、FSH、PRL、T 的水平变化，再结合体征、月经、生育、哺乳、遗传史等综合分析，判断乳腺结构不良是否恶变。

2. 生长激素促进乳腺癌的发生发展

(1)生长激素与胰岛素样生长因子

生长激素(GH)由腺垂体分泌，参与下丘脑-垂体 GH-IGF-1 内分泌轴，对机体产生多种效应；生长激素靶向肝、促进表达胰岛素样生长因子 IGF-1，再发挥效应，促细胞增殖、抗凋亡，促血管新生，刺激乳腺腺泡发育。

(2)生长激素对乳腺癌的促进作用

GH-IGF1 轴与乳腺癌的发生相关；在乳腺癌、正常乳腺组织的增殖相，GH、GH 受体都高水平表达，促进乳腺细胞增殖。血清 GH、IGF-1 水平升高，与乳腺癌发病、他莫昔芬/曲妥单抗耐药相关。在 PR 阳性的乳腺癌组织中，黄体酮能促进乳腺癌细胞产生、分泌 GH，刺激乳腺癌细胞增殖。

五、乳腺癌前期病变

乳腺癌前期，为乳腺癌前驱表现、癌前病变的时间。局部组织经历形态学到分子生物学的改变，由轻到重，逐步积累，终于发展成肿瘤。

1. 乳腺癌前期病变的概念

乳腺癌前期病变时，乳腺导管上皮细胞有异常增生等，包括小叶瘤变、乳腺导管内增生性病变。小叶瘤变指发生于终末导管小叶单位（TDLU）的上皮异形增生，伴或不伴终末导管的 Paget 样改变，包括非典型小叶增生（ALH）、小叶原位癌（LCIS）。

乳腺导管内增生性病变主要发生于终末导管小叶单位，少数发生于大导管、输乳管，包括普通型导管增生（UDH）、非典型导管增生（ADH）、导管原位癌（DCIS），与发生浸润性乳腺癌相关。

2003 年 WHO 乳腺肿瘤组织学分类时建议，用导管内上皮肿瘤（DIN）命名，对导管内增生性病变进行分类，并附上数字以表明增生、不典型增生的程度。目前中国网上已有 2014 年中国乳腺导管内增生性病诊治共识、2014 年中国乳腺纤维腺瘤诊疗专家共识、《乳腺导管内增生性病变诊断与治疗》一书等，有较好的临床指导意义，可参考学习。

2. 导管内上皮内肿瘤 1A

（1）组织学与分子生物学表现

导管内上皮内肿瘤 1A（DIN1A）又称平坦型上皮不典型增生（FEA）。单一性不典型性增生的细胞呈立方或柱状，排列丧失极向，核浆比率轻度增加，染色质出现轻度核边集中，核仁出现或明显，有时可见核分裂。常有顶浆突起，有 3～5 层，拱形、微乳头结构少见。受累的终末导管小叶单位，常呈不同程度的扩张，常含分泌性絮状物质、微小钙化。如不典型柱状细胞为 1～2 层，即为不典型柱状细胞变；如不典型柱状细胞＞2 层，即为不典型柱状细胞增生。

导管内上皮内肿瘤ⅠA 常出现于同一乳腺病变、同一终末导管小叶单位，甚至在同一腺管，常和其他病变共存（包括不典型导管增生和导管原位癌），导管内上皮内肿瘤ⅠA 的存在常不影响其他病变的诊断。导管内上皮内肿瘤ⅠA 的 ERα、PR、CK19、E－cad 染色常呈阳性，Her－2、CK5/6/14、p53 染色常呈阴性，常表现出与不典型导管增生、低级别导管原位癌相似的免疫表型。

有人对平坦型上皮不典型增生检测 8 个基因，发现 70％患者至少在一个基因有杂合性丢失（LOH）。50％平坦型上皮不典型增生的 LOH 在 11q。平坦型上皮不典型增生伴浸润性癌中，11q 上的 LOH 频率为 57％。平坦型上皮不典型增生常出现 16q －、17p －、Xq －、15q ＋、16p ＋、19p ＋。导管内上皮内肿瘤ⅠA 常见 16q 缺失，这些改变与分化好的导管原位癌、低级别浸润性癌相似，提示它们可能与演变相关。

（2）临床与预后

导管内上皮内肿瘤ⅠA，是乳腺肿瘤学分类的新增病变，14.3％可发展为浸润性癌；它在形态学、免疫组化、分子生物学方面，与导管内上皮内肿瘤ⅠB/ⅠC、浸润性导管癌、小叶癌都相关。

有人认为，导管内上皮内肿瘤ⅠA 是否为癌前病变还有待进一步研究，但应结合其临床表现进行钼靶追踪随访，以期发现早期恶变。有人研究 2628 例乳腺导管内上皮内肿瘤病变，发现 28％导管内上皮内肿瘤ⅠA 有浸润性乳腺癌，认为 2 mm 导管内上皮内肿瘤ⅠA 病变发生小叶性肿瘤的可能性较大。

3. 导管内上皮内肿瘤ⅠB

(1)组织学与分子生物学表现

导管内上皮内肿瘤ⅠB(DINⅠB)即非典型性导管增生，是以分布均匀的单形细胞增生为特征的肿瘤性导管内病变；特点是细胞呈单一性增生，分布较均匀，细胞核为圆形或卵圆形，核浆比例轻微增大，可有核深染。与低级别导管原位癌的细胞形态一致。细胞生长可呈微乳头、丛状、叶状、拱形、桥状、实性、筛状。当病变在普通导管增生的基础上，有单形性增生或 TDLU 部分被单形性增生细胞占据时，可诊断为导管内上皮内肿瘤ⅠB。

与普通型导管增生 UDH 的不同，导管内上皮内肿瘤ⅠB 呈现部分或全部低度导管原位癌的细胞学特征，但又不能称为导管原位癌，分两类：一类有普通型导管增生 UDH 的结构特征，而导管内上皮内肿瘤ⅠB 组成细胞形态低级别的导管原位癌，或在普通增生区域混有少量非典型细胞；第二类有低级别导管原位癌的结构与细胞学特征，但累及面积的长径<2 mm。大多数导管内上皮内肿瘤ⅠB 有 1q、16q 的杂合性缺失，且>50%伴发乳腺癌的导管内上皮内肿瘤ⅠB 病变与一般乳腺癌在 1q、16q、17p 有相同的 LOH 类型。

(2)临床与预后

导管内上皮内肿瘤ⅠB 发生乳腺癌的相对危险度(RR)为 1.5%～2.0%，平均间隔 8.3 年。在切除安全缘处有导管内上皮内肿瘤ⅠB 时，患者发生导管原位癌和浸润性癌可能性增高，建议将有导管内上皮内肿瘤ⅠB 时作为阳性切缘。形态学角度较难区分非典型导管增生 ADH 和低级别导管原位癌。

用 LOH、CGH 方法发现，非典型导管增生 ADH 和低级别导管原位癌遗传学相似，常见 16q、17p 缺失，提示非典型导管增生 ADH 和导管原位癌有一定联系。

4. 导管内上皮内肿瘤ⅠC、2、3 型

(1)组织学与分子生物学表现

导管内上皮内肿瘤ⅠC 型由小的单形性细胞组成，核大小一致，染色质均匀，核仁不明显，核分裂象罕见；呈拱桥、微乳头、筛状及实性型等组织构型排列。核浆比例轻微增大，细胞核呈圆形，规律分布，可有核深染。

导管内上皮内肿瘤 2 型由类似导管内上皮内肿瘤ⅠC 的细胞组成，在组织构型上有实体状、筛状(中央坏死)、微乳头状。有的细胞核呈中等级别改变，偶见核仁，染色质粗，可见不定型或片状微钙化。

导管内上皮内肿瘤 3 型由高度异形细胞组成，其核有明显多形性，细胞极向性差，染色质粗，凝集成块状，分布不规，核仁明显，核分裂象常见。管腔内常出现特征性的粉刺样坏死。在组织结构上常见的亚型包括低乳头状型、筛状型、乳头状型、粉刺型、实性型、平坦型等，临床上常见亚型包括大汗腺样型、黏液型、神经内分泌型、透明细胞型、戒细胞型、梭形细胞型等。

30%导管原位癌中可见 Her-2 过表达、Her-2 基因扩增；60%～80%高级别导管内上皮内肿瘤中，可见 Her-2 过表达、Her-2 基因扩增。20%导管原位癌发生 CCND1 基因扩增，50%导管原位癌有 Cyclin D1 高水平表达，两者在高级别导管原位癌中较低级别导管原位癌常见。端粒 DNA 含量在 53%导管原位癌与 51%浸润性乳腺癌(Ⅰ～ⅡA 期)中出现异常。

(2)临床与预后

目前认为，导管原位癌转变为浸润癌的相对危险度为 8%～11%，但自然病程尚难确认。后续放疗可将局部复发率从 20%～30%降至 10%～14%，使同侧乳腺非浸润性肿瘤复发率从 14.6%下降至 8.0%，浸润性肿瘤复发率从 16.8%下降至 7.7%。中/重度的粉刺样坏死，常是同侧乳腺肿瘤复发的独立预示因子。

目前对导管原位癌的治疗还在研究中，治疗上应综合其乳腺癌家族史、年龄、临床乳房检查、乳房钼靶、彩超及活检等来决定。服用他莫昔芬5年，可能使导管原位癌复发率降低。近20%Ⅰ期导管原位癌、有筛状坏死的Ⅱ期导管原位癌、伴微浸润的导管原位癌患者，术后出现浸润性癌，因此术前应行前哨淋巴结活检。

5. 小叶瘤变

非典型小叶增生、小叶原位癌，都包括在小叶瘤变中；为强调其非浸润性的本质，又有人提出了小叶上皮内瘤变(LIN)这一概念，并基于形态学标准和临床预后进行分级，正在研究中。

目前中国网上已发布2015年St Gallen早期乳腺癌国际专家共识、2015年中国乳腺癌新辅助化疗后的病理诊断专家共识、2015年中国晚期乳腺癌诊治专家共识等，有较高的临床指导意义。详细内容可由网上获得。

(1)组织学与分子生物学表现

病变局限于终末导管小叶单位，小叶扩大变形，腺管(终末导管和腺泡)基膜完整；腺管明显膨大，充满均匀一致的瘤细胞，亦可呈腺样或筛状；瘤细胞通常体小，圆形、多边形，核深染，无明显核仁。胞质较少，细胞界限不清，黏着性不强；常见胞质内空泡(其内可见嗜酸性小球)或印戒样细胞，黏液染色阳性；核分裂象少见；坏死及钙化少见；增生细胞较大，有一定多形性、异形性；75%患者有终末导管的Paget样侵犯；E-cad染色常阴性；可伴有腺瘤、纤维腺瘤等病理改变。

目前关于非典型小叶增生(ALH)、小叶原位癌(LCIS)方面相关分子生物学研究较有限。有研究报道，部分小叶原位癌及其后的浸润性乳腺癌，有线粒体DNA异常。小叶瘤变LOH发生率为8%～50%。单纯性小叶瘤变和合并浸润癌的小叶瘤变，都可发生LOH，提示其可能是小叶浸润癌的直接前驱病变。截断性基因突变，常出现于小叶浸润癌、邻近的小叶瘤变区域，提示小叶瘤变是一种癌前病变。

(2)临床与预后

有人对小叶原位癌患者随访5年，发现仅2.2%成为浸润性癌，2.2%发生对侧乳腺癌(其中1/2为浸润性癌)，所有同侧发生的乳腺癌均与小叶原位癌为同一象限。

6. 总结

乳腺癌前期病变的诊治，对于患者获取良好的疗效有重要意义。

——乳腺癌前期病变发生乳腺癌的危险性：研究表明，乳腺癌的前期病变包括几种不同病理类型的疾病，都属乳腺增生性疾病，但根据患者的病理类型，常不能准确判断发生乳腺癌危险的不同。临床上根据乳腺癌前期病变在10～20年内引发乳腺癌的危险不同，将病变分为3类：一是较低度增加乳腺癌发生危险的疾病，在未来15～20年引发乳腺癌的概率比正常者>1.5～2倍，典型病变是单纯性乳腺增生性疾病中有中高度增生的疾病。二是中度增加乳腺癌发生风险的疾病，在未来15～20年内引发乳腺癌的概率比正常者>4～5倍，典型的病变是乳腺导管、小叶的不典型增生疾病。三是显著增加乳腺癌发生风险的病变，在未来15～20年内引发乳腺癌的概率比正常者>8～10倍，如原位癌等，是导致乳腺癌的高危因素。

研究表明，乳腺癌的发生是体内外多种因素相互作用的结果，包括乳腺癌家族史、年龄、社会因素、环境因素等；在某些情况下，乳腺癌前期病变与其中1个因素相加，会使患者发生乳腺癌的概率升高。建议对高危人群做好乳腺癌普查工作，以便早期发现乳腺癌，不断对乳腺癌的危险性进行评价。

乳腺癌前期病变的临床诊断——

超声普查乳腺和可疑病灶活检：数据显示，超声乳腺检查对乳腺癌的早期发现有较高价值，70%临床未扪及肿块的导管内癌可通过乳腺超声检出，无放射性、无痛苦、可反复进行，适用于任何年龄，能对肿块类型判断，对乳腺囊肿的诊断敏感度较高，能检出 3 mm 大小的囊肿。超声检查可对乳房各层结构清晰可见，能确定病变位置、状况。超声检查＋二维声像图，能判断肿块性质，判断腋窝、锁骨上窝淋巴结转移，在普查中有较高价值；一旦发现可疑病灶，可在超声定位下进行手术活检。

病理诊断：它是准确可靠的诊断方法，能为治疗提供重要依据；能了解病变组织类型、组织学分级、引发乳腺癌的危险，可促进对患者合理处理。

乳腺癌前期病变的临床治疗——

目前根据病变类型，选择相应的手术方式。对小叶原位癌，一般予以局部切除，密切随访。他莫昔芬、维生素 A 类能逆转乳腺癌前期病变、预防乳腺癌发生。目前对乳腺癌癌前病变的研究较少，有的有基因突变，有的早期就有转移，因此对癌前病变的跟踪、分子生物研究非常重要。

（余元勋　李建平　徐　彬）

进一步的参考文献

[1]MCDERMOTT SP. Targeting breast cancer stem cells[J]. Mol Oncol,2010 ,4(5):404 - 419.

[2]BOMBONATII A. The molecular pathology of breast cancer progression[J]. J Pathol, 2011, 223(2): 307 -317.

第二十章　乳腺癌影像学诊断

目前中国网上已公开发布2015年中国晚期乳腺癌诊治专家共识、2015年St. Gallen早期乳腺癌初始治疗国际专家共识、2011年中国乳腺癌诊治指南与规范、2015年中国乳腺超声检查和诊断共识、2014年乳腺X线摄影检查和诊断共识、2012年中国Her－2过表达乳腺癌临床诊疗专家共识等，有较好的临床指导价值；中国网上还发布了乳腺癌影像学诊断现状及进展、乳腺癌影像学诊断分析、早期乳腺癌的影像学诊断、乳腺癌影像学诊断技术进展、乳腺癌影像学检查方法比较及进展、乳腺癌影像学诊断最新进展等资料，有较好的临床参考作用，可由网上获取。

一、乳腺综合影像学诊断

近年来我国乳腺癌发病率呈明显上升趋势，2012年中国肿瘤登记年报数据显示，2009年我国乳腺癌发病率为42.55/10万，居女性恶性肿瘤的首位，严重危害广大妇女的身心健康。目前我国各种乳腺影像学诊断技术已有长足发展，临床应用及研究日益广泛、深入，在乳腺癌的早期诊断、术前分期、疗效评估、监测复发等方面发挥重要作用。

1. 乳腺常用影像学检查方法

乳腺钼靶X线摄片、超声、MRI是临床最常用的乳腺影像检查方法。

(1)乳腺钼靶X线摄片

乳腺钼靶X线摄片是筛查、诊断乳腺癌的首选检查方法，被证明能降低人群乳腺癌死亡率；对微小钙化敏感，能发现无临床症状、触诊阴性的乳腺癌；局限性在于对致密型乳腺敏感度较低，易漏诊不典型、靠近胸壁的乳腺癌。主要有胶片成像、直接/间接数字化成像。目前它常应用间接数字化钼靶X线摄片(乳腺钼靶检查)，其对乳腺癌的诊断准确率，与乳腺癌类型、肿瘤大小、图像质量、诊断水平等相关。近年的数字化断层乳腺成像、对比增强数字乳腺摄影等新技术，有利于提高对致密型乳腺检查的评估能力。

乳腺的钼靶X线摄片检查，是目前常规检查、预防普查诊断乳腺疾病的首选的简便、安全、可靠、全面、直观、无创的检测手段，费用较低，分辨率较高，重复性较好，图像可供前后对比，不受年龄、体形的限制；可检测出触摸不到的乳腺肿块，对大乳房、脂肪型乳房的诊断率可高达95%；对以微小钙化为唯一表现的T0期乳腺癌(临床扪诊阴性)，常要凭借钼靶X线软组织摄片才能被早期诊断，一般对乳腺癌的敏感度为82%～89%，特异度为87%～94%；能较全面、正确反映乳房大体结构；可观察各种生理因素(如月经周期、妊娠、哺乳、经产情况、内分泌改变等)对乳腺结构的影响，并可动态观察；可鉴别乳腺良/恶性肿瘤，发现某些癌前病变、早期乳腺癌，对患者进行放化疗后随访观察疗效，并对健侧乳房监测；能提高诊断符合率、患者生存率。

异常情况——

钙化：乳腺钼靶X线摄片的钙化情况，有细颗粒/片状/簇状/融合/粗颗粒型的钙化等；钼靶X线摄片的计算机辅助检测(CAD)、FFDM、多分辨小波分析、双能量减影等能发现细颗粒钙化点、簇状钙化点，可用于乳癌早期诊断。国外有人报道，30%～50%乳腺癌伴微钙化。钙化是早期乳腺癌的主要征象或唯一征象；这时乳腺常为原位癌伴早期浸润，在局部呈灶状分布，未形成典型肿瘤灶。

肿物：占位性病变常有其边缘征象等，可辅助判断性质；常可见高密度肿块、结节影，边界常不规整、有毛刺、浸润性生长，可见从肿块边缘发出的放射状线影。与其周围乳腺组织比，乳腺癌肿块多数呈高密度、等密度，极少数为低密度。

正常结构被扭曲（但无明确肿块可见）：包括从一点发出的放射状线影、局灶性收缩、实质的边缘扭曲。

其他征象：如乳头、皮肤、腋窝淋巴结等改变。

BI－RADS 报告系统：其 0 级，需要结合其他检查诊断；1 级，阴性；2 级，良性；3 级，可能良性，需短期随访；4 级，可疑恶性，建议活检；4A，低度可疑；4B，中度可疑；4C，高度可疑但不肯定；5 级，高度恶性；6 级，经病理证实恶性。

乳腺癌患者的 5 年生存率，与肿瘤分期、进展相关，早期乳腺癌 5 年生存率约 98.3%，中期乳腺癌约 83.5%；伴远处转移者约 23.3%。乳腺癌的早期诊断，是胸部影像学关注的重点。约 1/6 乳腺癌患者死于 40～50 岁，因此推荐传统乳腺钼靶 X 线摄片筛查应从 40 岁开始；但致密型乳腺部分病灶易被高密度组织掩盖，较难准确评价乳腺癌与周围结构的关系，其诊断敏感度为 48%～70%；对导管乳腺癌的检查缺乏特异性，诊断假阳性率较高。

进行低能量（20～30 kV）乳腺钼靶 X 线软组织摄片时（优于传统钼靶 SFM 屏一片乳腺检查），能显示乳腺各层组织，可发现乳腺增生/病变/包块、各种良/恶性肿瘤、乳腺组织结构紊乱，可观察到＜0.1mm 的细颗粒钙化点、簇状钙化点等早期表现，对临床不能及的早期乳腺癌有特征性诊断意义；成像清晰、检查较快捷、辐射量较小；可发现钙化的形状、大小、密度、性质等，能对彩超无法辨别的乳腺病变钙化点进行准确判别，为国际乳腺疾病检查的金标准；受主观因素影较响小；Meta 分析证实，早期应用时可提高乳腺癌检出率约 25%；主要征象是钙化，可为细线状、分支状、成簇状等。良性钙化可分为血管性钙化、分泌型钙化等。导管内癌的钙化多沿导管走行、分布，散布于导管、腺泡内；由于导管内癌常局限于相应节段的导管内，因此簇状钙化点出现时，应高度怀疑乳腺癌。密度是诊断乳腺癌的重要依据，乳腺钼靶 X 线摄片图像密度值的差异，反映乳腺中胶原纤维比例、上皮/非上皮细胞的组成；高密度的异常影像，与侵袭性乳腺癌相关。

全数字化乳腺钼靶 X 线摄片（FFDM），是乳腺钼靶 X 线摄片与计算机技术的结合，有较高的对比度、空间分辨率，检测乳腺微小病变的敏感性更高；由于数字成像原理的影响，FFDM 显示钙化的敏感度，反而较传统乳腺钼靶 X 线摄片低，但显示肿块大小、非对称性病灶的敏感度较高；检测乳腺癌的整体敏感度约为 91%，对混合性肿块、微小钙化为 100%，对结构扭曲型肿块为 75%，对 1～10mm 肿块为 83%。

乳腺钼靶 X 线摄片检查对乳腺原位癌、小叶原位癌、导管内癌伴微小浸润的诊断，与病理结果的符合率为 85%左右；乳腺钼靶 X 线摄片对直径＜ 2.0cm 的肿块敏感性较高。老年患者乳腺组织萎缩、腺体层很薄，常在乳腺钼靶 X 线摄片上出现低密度影；当有体积很小的乳腺癌组织、簇状细小钙化点、高密度毛刺状结节影时，易被乳腺钼靶 X 线摄片发现。在乳头溢液的患者中，有些乳腺癌体积很小或沿导管分布未形成明确肿块，而在本摄片上表现为导管扩张、充盈缺损等征象，能明确诊断，可了解其病变位置。乳腺钼靶 X 线摄片检查可诊断早期乳腺癌；但对一些病变较为复杂的肿块有时未能显示时，应结合病史、体检、其他影像学检查，密切观察，短期内复查，使诊断准确率提高。

（2）乳腺超声检查

乳腺超声以其多角度、方便快捷、无创、无辐射、可重复等优点，已广泛用于乳腺癌筛查中，对孕期、哺乳期妇女较便于观察；对钼靶 X 线摄片不易显示的致密性乳腺癌，超声检查有优势；鉴别乳腺肿块良恶性的敏感度为 84%，特异度为 89%。

——二维/三维超声成像：二维超声成像是指将乳腺内不同组织、病变的反射回波信号，以光点形式，组成灰度调制型图像，依据声像确定病变内部结构、后方衰减，判断病变性质。三维超声成像建立在二维超声成像基础上，更为直观、信息更丰富，病灶空间定位、容积测量更准确，随着计算机技术的发展，三维超声成像取得长足进步。

——三维超声工作站软件：它是新软件，能为普通二维超声诊断仪提供三维成像途径，在不增加投入的情况下，能把普通超声诊断仪升级；其特点包括三维超声采集难度较低；有较强的后期选择功能，采集操作方法简化；二维序列图像采集常适用于最新压缩格式，具备升级能力，可保存大量信息，重建运算速度较快，3 秒钟即可生成三维影像；三维超声重建采用无损重建法，不损失任何数据，显示速度快，没有停顿感，可精确自定义 8 套伪彩编码并可保存，软件适用于所有的 Windows 操作系统、普通超声诊断仪、多数微软标准视频采集卡。其功能包括——

表面重建成像软件：能对不同灰阶进行分割，提取出感兴趣结构的表面轮廓，适用于含液性空腔、被液体环绕的结构，重建的三维 B 超图像清晰直观，立体感较强。

透明成像软件：它采用透明算法实现三维超声重建，能淡化周围组织结构的灰阶信息，使之透明化，能显示感兴趣区结构，部分保留周围组织的灰阶信息，使重建结构有立体感，能显示实质性脏器内感兴趣区空间位置；又分为最小回声法、最大回声法、X 线法。

多平面成像软件：它对三维 B 超容积数据进行不同方向剪切，获得 C 平面（即与探头表面平行的平面 ——冠状面）的回声信息；采用透明成像与多平面成像融合技术，使平面剪切易于操作。

彩色多普勒血流三维成像软件：它利用彩色多普勒血流方向图的血流信息，对血流的方向、范围进行三维成像，用于判断血管走行、与周围组织关系，对感兴趣部位进行血流灌注。

三维超声工作站软件操作特性包括——

数据采集：该软件使用高清晰专用视频图像采集卡，采集连续动态图像。操作者连续移动 B 超探头，软件即可采集到三维数据。该软件支持最新压缩算法，在同一段影像序列中，可多次采集感兴趣的三维数据。

数据选择：在三维超声重建前，可预先选择要重建区域，使操作者不必在采集时过于强调探头位置的准确、感兴趣区是否在图像中心，可使采集过程更方便。可在三维重建前删除无效数据，使三维超声影像易于观察。

三维重建：按下确定按钮 2 秒内，即可生成三维超声影像。本软件采用全息计算法，没有任何数据丢失，生成的图像完全代表原始图像的原来面貌。重建速度提高，软件采用最新算法，使用汇编语言对软件优化，使三维运算能在瞬间完成。

三维显示：本软件使用汇编语言对显示算法优化，显示速度提高，每秒可显示 30 桢；三维显示时，图像旋转、移动、缩放时平滑快速，肉眼无察觉停顿。其无损显示速度是一大特色。

三维影像操作：它使用快捷键、鼠标软件，可对三维影像剪切、旋转、缩放；能任意调整透明度、灰度，使三维超声图像达最佳效果。为初学者提供操作按钮。能支持自动旋转，可调整旋转速度。

三维伪彩：它对改善三维影像有重要作用。人的肉眼对灰度信息不够敏感，三维伪彩能提高三维影像的可读性，适用于多部位多脏器三维超声检查，内部预定义多套伪彩，可对重建好的三维影像添加/更换任意一套伪彩。它可精确自定义伪彩编码，并保存在文件系统中以便以后使用，可准确定义每一个灰度值对应的红绿蓝分量，能精确操作；可对三维重建好的影像，进行算法的改变。

三维图像的采集：重建的三维图像调整满意时，可采集为静态图像、动态连续影像，该软件采用压缩算法，使动态录像数据量少而清晰；采集到的静态或动态影像可在任意计算机上播放。该软件有数据库管理功能、自定义报告格式、自定义模板、预定义医院信息等功能。

早期乳腺癌多为局限在输乳管、终末小叶单位内的恶变，由于其尚未突破基底膜、小叶间基质，能使早期乳腺癌病灶边缘毛糙不光滑，但很少出现典型的毛刺征、角状征、蟹足征的表现。有人将乳腺癌超声成像分为 8 型：①超声肿块测量小于临床触诊；②肿块纵横比＞1，形态不规则；③肿块边界有毛刺，无包膜；④肿块周围厚薄不均的高回声环即恶性环；⑤肿块内部低回声；⑥微钙化灶；⑦肿块后方回声可衰减、不衰减、增强等；⑧局部腺体结构紊乱。超声对非侵袭性乳腺癌的检出常是非特异性的，与病变组织的大小、形态、深度相关；肿块内部丰富的血流，常可提高诊断阳性率。

——彩色多普勒超声显像(CDI)：又称为彩色多普勒超声血流图(CDF)，它获得的反射回声信息，来源和频谱多普勒一致，血流的分布、方向呈二维显示，不同的速度以不同的颜色加以区别。双功能彩色多普勒超声显像(CDDU)即彩色B型超声(彩超)，把彩色多普勒超声测量血流与B型超声结合，能更精确定位任一特定血管。在频谱多普勒显示中，以零基线区分血流方向；在零基线上方者示血流流向探头，在零基线以下者示血流离开探头。在彩色多普勒超声显像中，以彩色编码表示血流方向，红色或黄色色谱表示血流流向探头(热色)；而以蓝色或绿色色谱表示血流流离探头(冷色)。

彩色多普勒超声显像，能显示血管管腔内的血流、流道，但不能显示血管壁、外膜；可对乳腺癌的血管分类，区分其为结节周围血管、结节流入血管、结节内部血管、结节流出血管等；包括彩色多普勒血流图(CDF)、能量多普勒(PDI)。

CDF采用红细胞频移及其变化来反映血流信息，但其信噪比(SNR)一般较低，检测低速血流、新生微血管受一定限制。PDI检测多普勒频谱中幅度信号，无角度依赖性、混叠现象，对低速血流的检出率较高。

研究发现，乳腺癌患者CDF信号，与诺丁汉预后指数(NPI)呈正相关，CDF信号测量可作为乳腺癌患者的预后指标。有人指出，PDI可提高乳腺癌的检出率，但同时牺牲了一些诊断特异度、准确度；当频谱分析的阻力指数(RI)>1时，乳腺癌恶性率明显增加。乳腺癌细胞不断分泌血管生成因子，刺激产生走行紊乱、缺乏完整基底膜、具侵袭性的新生血管，这些为彩色多普勒超声诊断的基础。乳腺癌的血流多为低速高阻的动脉性频谱，表现为内部与周边相连的丰富血流；囊性乳腺癌主要以内部血流为主，与周边相连的乳腺癌的血流多集中分布在肿块周边。彩色多普勒超声对乳腺癌诊断的准确度、敏感度、特异度分别为94.2%、99%、92.6%，能明显提高乳腺癌的诊断准确率。

乳腺彩色多普勒超声显像简便、无创、无辐射，易重复使用，为重要检查手段。其主要能评估临床触及的较致密的乳腺肿物，可引导介入性操作，能评估青年妇女、妊娠/哺乳期妇女的乳腺病变；评估假体植入物；但有操作者依赖性、显示细小钙化点不佳，对仅表现为钙化的乳腺导管内癌的检出率较低。乳腺超声造影、弹性成像、自动化乳腺全容积成像等新技术，为早期诊断乳腺癌开辟了新思路，有助于提高乳腺癌的诊断能力。

有人应用彩色多普勒超声显像检查乳房肿物患者231例，诊断结果与术后病理结果比，结果确诊为乳腺癌105例、漏诊12例、误诊15例，敏感度为88.57%、特异度为88.46%、阳性预测值为86.11%、准确度为88.51%、阴性预测值为90.55%；它在乳腺癌的早期发现、早期诊断中有较好应用价值。

有人联合彩色多普勒超声显像、间接数字化钼靶X线摄片，在普通妇女28万人中筛查乳腺癌，全部妇女先行临床体检、乳腺超声检查，超声BI-BADS的4C级和5级者活检、1级和2级者于1年后随访；0、3、4A、4B级补充行间接数字化钼靶X线摄片检查，超声和钼靶X线摄片均为4级以上者行活检，共确诊乳腺癌151例，检出率为53.14/10万，Ⅰ期患者较多，敏感度为97.35%，特异度为99.89%；敏感度优于单纯临床体检(79.5%)、超声检查(92.1%)、体检联合单纯超声(94.0%)；假阳性率低于超声、体检联合单纯超声。体检+超声+钼靶X线摄片检查的乳腺癌筛查模式，能优势互补，提高Ⅰ期乳腺癌的检出比例，敏感性较高，假阳性较少。:

(3)MRI

乳腺MRI检查在我国起步较晚，但发展迅速。与钼靶X线摄片超声、比，MRI检查能显示乳腺癌病变的形态、边缘、信号强度、内部血流动力学、动态增强与功能学特点；各种功能成像技术的应用，能使MRI对乳腺病变的诊断水平、临床应用价值进一步提高，有高敏感性，但特异性相对较低，假阳性率较高，且价格较贵，目前尚不能取代钼靶 X 线摄片、超声。

钼靶 X 线摄片、超声对乳腺癌诊断各有优势和局限性，两者联合是现阶段诊断乳腺癌的首选；MRI 检查可作为其补充方法，能提高诊断符合率，有高敏感性，对鉴别良恶性乳腺疾病、评价腋窝淋巴结肿大时有无隐性乳腺癌、监测新辅助化疗的疗效、保乳术前乳腺癌评估、假体植入术后评估、乳腺癌遗传高危人群筛查等，有临床优势。应用 MRI 时应注意形态学方法与功能学方法的结合，常规技术与新技术的结合。

3. 乳腺 MRI 检查

(1)常规 MRI

常规 MRI 是目前发现乳腺小叶癌敏感的影像学手段，对乳腺癌软组织分辨率较高，对淋巴结的评价优于传统乳腺钼靶 X 线摄片。常规 MRI 平扫对乳腺癌形态学的研究、MRI 动态增强扫描对病灶血流动力学的研究，在国内外均较成熟；常规 MRI 发现，乳腺癌的形态多不规则、边缘可见毛刺，也可表现为圆形、分叶状结节；乳腺癌内的纤维成分越多，信号强度越低；水分、细胞含量越高，信号强度越高。乳腺癌多合并囊变、坏死、出血，使其内部信号常不均匀，周边可见乳头凹陷、皮肤水肿等征象。

有人认为，乳腺常规 MRI 检查的较佳时间为月经周期的第二周；敏感度相对较高，但特异度较低、检查费用较高、对细小钙化点的显示能力较不足、成像质量易受呼吸运动影响；对比剂注射后扫描时相选择不佳、病灶局限在观察窗的边缘、乳腺线圈伪影等，可造成常规 MRI 假阳性率相对较高。常规动态增强 MRI 对乳腺癌诊断的总敏感度为 94%～99%，总特异度为 37%～86%。

(2)弥散加权成像

弥散加权成像(DWI)是能观察活体水分子微观扩散运动的功能性影像学检查方法，通过对被测组织的表观弥散系数(ADC)量化分析，可推测病变性质；非侵袭性，对组织细微结构较敏感，能在细胞水平上显像，能作为形态学测量的补充，可提高 MRI 特异性，诊断乳腺癌的总特异度＞90%，有助于其良恶性鉴别；通过对信噪比的测量、对水分子布朗运动量化分析，可减少对病灶评估的主观性。

扩散敏感梯度场参数(b 值)对乳腺癌的 ADC 值有很大意义。通过排除低 b 值，ADC 值能表现为双指数，说明微灌注对扩散信号有影响，因此低 b 值在 ADC 值的计算中应引起注意。DWI 在新型靶向治疗中，能早期进行术后评估，能弥补实验室诊断的不足。

(3)计算机辅助诊断

MRI 计算机辅助成像(CAD)诊断乳腺癌的敏感性为 89%，特异性为 82%，与经验丰富的影像科医师诊断水平并无太大差异；但对没有经验的医师，CAD 确实可帮助提高其诊断正确率。MRI 平扫能将正常腺体与乳腺癌分开；对治疗后的患者，MRI 可检出残余肿瘤、检出肿瘤切除部位发生的肿瘤。但 MRI 平扫在定性诊断方面与其他检查手段比无明显优势，其总检出率为 43.3%～65.0%，仍需与其他检查方法联用。

有人术前对乳腺 MRI 平扫、动态对比增强(DCE－MRI)，按 MRI 成像切面对手术切除标本进行立体定位全切片病理取材诊断 626 例共 703 个乳腺癌灶，结果发现，乳腺 MRI 显示病灶的位置、分布、范围，与病理组织学对应性良好，能清晰显示病变内部结构特点及组织成分；在强化早期减影像上测量病灶，能更准确反映其组织学大小。乳腺 MRI 能准确显示导管原位癌的分布范围、病变形态，在此基础上可结合血流动力学特点、ADC 值与浸润性乳腺癌鉴别，能得到较高的敏感度、特异度。浸润性乳腺癌更多表现为肿块型，类圆形、分叶状、不规则形，而导管原位乳腺癌更多表现为非肿块型导管样、段性/区域性分布；浸润性乳腺癌的 ADC 值低于导管原位癌，浸润性乳腺癌的早期增强率高于导管原位癌，浸润性乳腺癌更多表现为流出型强化曲线，导管原位乳腺癌更多表现为渐增及平台型。

单纯型黏液癌、典型淋巴瘤，有较特异的 MRI 表现；其他组织学类型及不同组织学分级的乳腺癌间，MRI 鉴别较困难。手术后检查间隔时间过短、高激素状态，有时会导致假阳性、假阴性，需选择合适的时间窗行 MRI 检查。MRI 对隐匿性乳腺癌敏感性较高，影像学表现以小灶性肿块型病变、导管样段性分布的非肿块型病变为主。依据 MRI 表现行病理取材，可提高小原发灶的检出率。较低的 ADC 值常提示预后良好；边缘性强化的肿块型、较大范围不均匀强化的非肿块型的病变，常提示预后不良。

Basal－like 型乳腺癌的边缘性强化的肿块型比例，常高于其他类型；Her－2 过表达型的非肿块型的比例较高。MRI 平扫、动态对比增强的血流动力学特征、DWI 检查，尚不能对分子分型、三阴性乳腺癌进行鉴别。乳腺 MRI 表现能准确反映病变的组织病理学特点；MRI 形态学与功能成像相结合，对乳腺癌有较高的诊断效能，在对导管原位癌范围评估、隐匿性乳腺癌诊断、原发灶准确病理取材的提示方面，有较好作用；目前仅少数特殊类型乳腺肿瘤有相对特异性 MRI 表现，对大部分组织学类型、组织学分级乳腺癌间的鉴别还存在困难。乳腺 MRI 表现与预后因子、分子分型相关，一般能间接提示预后。不同分子分型乳腺癌间，尚缺乏定量的 MRI 鉴别指标，有待于进一步研究。

乳腺病变 MRI 适应证：

——致密型乳腺，临床怀疑而钼靶 X 线摄片检查难以显示病变。

——乳腺髓样癌、乳腺良性肿块，如纤维腺瘤和积乳腺囊肿鉴别有困难时。

——对乳腺单纯切除术后出现肿块的定性，对乳癌复发或瘢痕形成鉴别。

——各种原因的义乳、隆胸术后临床怀疑有乳腺肿瘤。

乳腺病变 MRI 禁忌证：

——装有心电起搏器者。

——使用带金属的各种抢救用具而不能去除者。

——体内留有金属夹子者。

——检查部位邻近体内有不能去除的金属置入物。

——早期妊娠(3 个月内)的妇女应避免磁共振扫描。

乳腺病变 MRI 准备：认真核对磁共振成像(MRI)检查申请单，了解病情，明确检查目的和要求。对检查目的要求不清的申请单，应与临床申请医生核准确认。确认患者没有禁忌证。并嘱患者认真阅读检查注意事项，按要求准备。进入检查室前，应除去患者身上携带的一切金属物品、磁性物质、电子器件。告诉患者所需检查的时间，扫描过程中平静呼吸，不得随意运动，若有不适，可通过话筒和工作人员联系。婴幼儿、焦躁不安、幽闭恐惧症的患者，根据情况给适量的镇静剂或麻醉药物。一旦发生幽闭恐惧症立即停止检查，让患者脱离磁共振检查室。急症、危重症患者，必须做磁共振检查时，应有临床医师陪同。

乳腺病变 MRI 器械准备：磁共振机，根据检查部位选用相应的专用线圈、特殊线圈。准备磁共振对比剂，必要时使用。

乳腺病变 MRI 方法：取俯卧位，使两个乳房垂入乳房表面线圈的凹窝内，尽可能让患者舒适，以防体位移动降低图像质量。用体线圈检查时，患者取仰卧位，但图像质量不如表面线圈。在冠状面上定位做横断面的 T1、T2 加权像等，要包括两侧乳房，便于对比。矢状面采用两侧乳房分野扫描，只做 T1 加权像，一般不做冠状面扫描。常用 SE 序列，横断面为基本方位，加扫矢状面，扫描层厚 4～5 分钟，无间距；因横断及矢状面层数较多，要求 SE 序列 T1 加权像的 TR 时间较长，耗时太多时，可改用梯度回波序列做准 T1 加权像；也可与脂肪抑制联用，扫描参数基本同胰腺及肾脏检查。

Gd－DTPA(二乙三胺五乙酸钆) 增强扫描，有助于提高病变检出率、定性诊断。可选用梯度回波序列做动态扫描，1 次扫描耗时 1 分钟左右，TR400 毫秒，TE4～7 毫秒，翻转角 90°。SE 的

T1 加权像做延迟扫描。注意掌握适应证、禁忌证。检查中密切观察患者反应，有异常及时处理。

(4)乳腺介入性操作

仅由影像学发现的临床触诊阴性的乳腺微小病灶，常缺乏特征性表现，多需通过影像学超声、X 线导引下穿刺活检，才能明确诊断；受设备、其他因素的限制，MRI 导引下乳腺病变穿刺活检，目前开展不多。

影像学导引下穿刺活检时，要详细询问病史，术前要仔细触摸乳腺肿物，明确肿块的大小、形状、皮下深度，估计具体穿刺部位、深度，避开血管而确定穿刺点。患者取坐位或仰卧位，用 10 ml 一次性注射器，配 7 号注射针头；常规消毒穿刺部位，无须麻醉；以左手示指、拇指固定肿块，右手持注射器，注意避开皮下静脉，将穿刺针迅速刺入肿物，刺入深度为肿块半径 1/3～1/2，拉开注射器内芯，保持注射器内持续负压，可根据肿物大小改变方向抽吸；若穿刺物过少，可更换部位再次抽吸；当抽吸足够的标本时，放开活塞去除负压拔针，用消毒棉球压迫穿刺部位 10～15 分钟，立即将针头对准备好的载玻片推出抽吸物，制成薄片 3～4 张，待玻片完全干燥后，用瑞氏姬姆萨染液染色 10～15 分钟，流水冲洗干净即可；镜检由两名资深病理医师共同诊断，检查结果要与术后组织病理学检查对照分析。如果取材失败或不满意，可重复进行 2～3 次，提高阳性率，操作过程注意无菌。镜检的乳腺癌细胞常有以下特征：

①细胞形状不规则，大小不等，无极性，拥挤重叠，排列紊乱。

②细胞核明显增大，数目增多，核大小不一，形态多种多样。

③核型不规则，着色深浅不一，胞质常不明显，染色体粗大。

④核仁明显增大达 5 μm 以上，多核仁(≥5 个)，且可见核分裂象。

有人应用细针穿刺细胞学(FNAC)方法，检查 72 例可疑乳腺癌患者，诊断乳腺癌 54 例，术后病理学组织诊断均为乳腺癌，假阳性率为 0%，假阴性率为 4.17%，特异度、敏感度分别为 100.0%、94.74 %，准确度为 95.83%；假阴性率明显低于超声检查，敏感度、准确度高于超声检查。细针穿刺细胞学检查较安全快速、经济方便，可为乳腺癌患者术前诊断、手术治疗方式的选择提供依据。

5. 乳腺分子影像学检查

(1)正电子发射计算机断层显像

正电子发射计算机断层显像(PET)技术，采用正电子核素(大多是构成人体的氧、氮、碳、氟的超短半衰期核素，运载核素的放射性示踪剂是葡萄糖、水、氨基酸、治疗药物)显像，可反映某种代谢物在体内的动态变化，在分子水平反映病理变化，能进行恶性肿瘤诊断，鉴别良恶性肿块、肿瘤复发/肿瘤转移灶、瘢痕体质、照射性坏死，监测肿瘤疗效，评估心肌活力。

PET 通过放射性示踪剂 ^{18}F 脱氧葡萄糖(^{18}F－FDG)，常用于进行乳腺癌细胞的糖代谢显像，可从分子水平上对乳腺癌诊断；^{18}F－FDG 被乳腺癌细胞摄取后酰化成氟－2－脱氧葡萄糖－6－磷酸盐，而滞留于细胞内；浸润性导管癌比浸润性小叶癌有更高的 ^{18}F－FDG 摄取率，而导管内原位癌摄取率较低。

(2)PET－CT 显像

近年来，PET－CT 中 PET 提供病灶的分子代谢信息，CT 提供病灶的解剖定位，一次可获得全方位的断层图像，灵敏、准确、特异、定位精确，可早期发现病灶、诊断疾病。特色优势如下。

——早期诊断：PET－CT 能早期诊断肿瘤。由于肿瘤细胞代谢活跃，摄取放射性示踪剂能力为正常细胞的 2～10 倍，图像上形成明显光点，在肿瘤早期尚未产生明显解剖结构变化前，即能发现隐匿的微小病灶(大于 5 mm)。

——安全：检查时无创、安全；采用的放射性示踪剂较安全高效，半衰期很短，一次接受的剂量较一次胸部 CT 的剂量稍高，短时间可重复检查。

——结果更准确：能定性、定量分析，提供功能、代谢、解剖的信息，确定肿瘤位置比单独 PET 或 CT 更准确，对小病灶的诊断能力提高。

——检查快速：PET－CT 一次全身扫描（颈、胸、腹、盆腔）仅需近 20 分钟，能获得全身横断面、矢状面、冠状面的图像，可看到疾病在全身的受累情况。

——性价比高：可早期发现肿瘤，减少治疗费用，延长生存时间；一次检查就可判断肿瘤分期、是否转移/复发、疗效，避免多种检查；虽检查费用略高，但总性价比较高；形态学定位更精确，能对 PET 的衰减矫正，对高分化乳腺癌、炎性乳癌的分期评估较敏感，敏感度为 89%，特异度为 80%；检测腋窝淋巴结转移的敏感度为 37.5%，特异度为 95.8%；检测远处转移的敏感度为 100%，特异度为 96.4%。但 PET－CT 鉴别乳腺肿块良恶性价值较有限。

6. 乳腺癌影像检查展望

（1）乳腺光声 CT 检查

乳腺光声 CT（PCT）检查，是基于聚焦线阵探测器的快速计算机断层成像技术；以脉冲激光为激发源，检测超声信号，通过相应图像重建算法，重建组织内部结构、功能信息，在乳腺癌检测中较有用。乳腺癌在生长中常伴微血管增生、组织内血红蛋白分布改变、局部组织对光敏感度改变。乳腺癌组织的光吸收增加 4 倍以上，能早期诊断乳腺癌及反映组织特征，分辨率较高，它显示乳腺癌与正常组织的对比度一般高于常规钼靶；显像信号较对照组高 4～10 倍；可显示皮下组织中 3 mm 的肿瘤，可提高乳腺癌诊断的敏感度、特异度。

（2）正电子发射乳腺显像

正电子发射乳腺显像（PEM），采用^{18}F－FDG 静脉注射，所发射的正电子在乳腺组织中运动约 1mm（平均自由程）后，与电子碰撞发生湮灭，而后发射出 γ 射线，被探测器记录并储存下来，通过图像重建，就可得到示踪剂在患者体内的分布情况，从而实现肿瘤的早期发现和定位；注射后 60 分钟内成像。由于乳腺癌组织糖酵解速度更快，对^{18}F－FDG 摄取蓄积更多，正常乳腺组织摄取较少；摄取量与乳腺癌类型、病变结构（结节性、弥漫性病变）、血流量相关；如小叶乳腺癌对 ^{18}F－FDG 的摄取比导管乳腺癌约低 30%。双阶成像技术可用来改善检查的特异性（即分别在注射后 60、90 分钟获取图像）。^{18}F－FDG 注射前 4 小时要禁食。高血糖时^{18}F－FDG 摄取减少，故注射^{18}F－FDG前要检测血糖水平。

PEM 成像原理与 PET 基本相同，对乳腺癌的早期诊断、选择合适的治疗方案有重要意义。与 PET（敏感度约为 87%）比，PEM 乳腺显像在毫米级、低分化肿瘤早期诊断的敏感度为 95%，有更高的检出率，甚至较 MRI 更敏感。PEM 乳腺显像对≥8 mm 的病灶的敏感度高于 90%，特异度约为 98%。但还要深入研究。

（3）超声弹性成像

超声弹性成像是根据各种组织间弹性系数的差异、交变振动后其应变能力的不同，收集被测体某时间段内的各个片段信号，用自相关法综合分析（CAM），以灰阶编码成像，来判别病变组织的弹性大小，从而推断某些病变的可能；能量化组织硬度，评价活体组织生化特征；可分为血管内弹性成像、组织弹性成像。血管内成像可评估斑块成分、血栓硬度。组织弹性成像可鉴别肿块良恶性。

超声弹性成像与乳腺的黏滞性相关，后者与年龄相关；超声弹性成像也与脂肪组织黏滞性相关，后者与哺乳期、体重指数相关；它诊断乳腺恶性疾病的敏感度、特异度、准确度分别为 86.9%、92.1%、89.8%。目前仍在研究中。

无创伤性乳腺影像检查技术均非完美无缺，如乳腺 X 线钼靶摄影对致密型腺体内的病变不敏感，超声对微小钙化及小病灶易漏诊。MRI、PET、PET－CT 价格昂贵，不宜常规筛查。因此对乳腺癌的早期诊断，须各自扬长避短，相互补充，综合应用。

7. 综合应用乳腺影像学诊断方法

综合应用乳腺影像学诊断方法，能实现优势互补，有助于提高乳腺癌诊断的准确性；包括不同检查方法的联用、一种检查方法不同技术的综合应用、各种影像学方法与临床、病理结合的综合诊断。乳腺钼靶 X 线摄片＋超声是黄金组合，最常用，两者的诊断敏感度分别为 90.0％、95.4％，两者联用可提高到 98.4％。对仅在 MRI 发现的病灶，应结合乳腺钼靶 X 线摄片、超声再次进行检查，以进一步明确诊断。

建立乳腺综合影像学诊断体系时，可逐步形成一个由乳腺钼靶 X 线摄片、超声、MRI、核素显像、介入等医师等共同组成的乳腺影像学诊断团队，有利于进一步提高乳腺癌的诊断水平。

二、早期乳腺癌影像学诊断

近年来乳腺癌影像学诊断趋向早期、无创。乳腺癌在概念上有临床学上、病理学上两种含义：

——临床学上，常将 TNM 分期中 0、1、2a 期的乳腺癌，统称为早期乳腺癌。0 期：Tis；1 期：T1N0M0；2a 期：T0N1M0、T1N1M0、T2N0M0（Tis 是原位癌，T1 时肿瘤最大直径＜2 cm，T2 时肿瘤直径＞2 cm 但≤5 cm，N1 时同侧腋窝淋巴结有转移、可活动）。

——病理学上，常把早期乳腺癌限于非浸润癌（导管原位癌、小叶原位癌、不伴有肿块的乳头 Paget 病），原发癌直径＜0.5 cm、病理证实淋巴结无转移的浸润性乳腺癌也属于早期乳腺癌；有人认为，一些浸润性乳腺癌直径超过 2 cm，但长期不发生转移，也可能属于早期乳腺癌。

1. 乳腺钼靶 X 线摄片

(1) 乳腺钼靶 X 线摄片检查技术

目前对早期乳腺癌诊断及筛查，首选乳腺钼靶 X 线摄片，通过获取的图像准确检查乳腺癌微小结节、微细钙化，一般诊断符合率为 90％左右，敏感度为 82％～89％，特异度为 87％～94％，无创，痛苦较小，简便易行。

目前国内医院大多采用间接数字化钼靶 X 线摄片，即将乳腺影像先成像于影像板（IP 板）形成潜影，经 CR 扫描仪将影像板的乳腺潜影，扫描形成数字化图像，其分辨率、清晰度、对早期乳腺诊断价值等都较高，能清晰显示乳腺各层次微细结构，特别是微细钙化。肿块是乳腺癌最常见、最基本的 X 线征象，边缘毛刺、小尖角征、彗星尾征是确定乳腺癌的重要征象。微细钙化较重要、有时甚至是唯一征象，30％～50％乳腺癌早期钼靶摄片可见簇状钙化点，与乳腺癌密切相关。

直接数字化乳腺 X 线摄影，是将乳腺影像成像于平板探测器上，以数字化影像显示，图像质量较间接数字化成像提高，可显示更微细钙化灶等，有利于乳腺疾病早期诊断，能提高检查效率。

(2) 乳腺癌钼靶 X 线摄片表现

乳腺癌钼靶 X 线摄片可见直接征象、间接征象。

——直接征象显示乳腺癌肿块的具体形状、边界、密度，包括毛刺肿块、分叶肿块、透亮环肿块、钙化肿块、模糊肿块、囊壁肿块、花瓣肿块、圆形肿块等。

——间接征象为周围组织受到浸润或由于肿瘤引起的某些异常改变，主要表现为恶性钙化、大导管象、漏斗征、血管异常、厚皮征、牛角征（乳房悬韧带增生）、塔尖征（淋巴管癌栓）等。

乳腺癌钼靶 X 线摄片的直接征象：

——单纯肿块：它较多见，特别是在浸润性导管癌、黏液腺癌、髓样癌中。X 线片肿块的边缘特征，如毛刺、分叶、透明环等，反映乳腺癌的生长方式、生物学特征，比肿块更具鉴别诊断意义，其中毛刺征是较明确的恶性病变征象，当乳腺内肿块边缘出现毛刺征，提示此类肿瘤为恶性，其阳性预测值为 70%～80%，但有时需与放射性瘢痕组织病灶相鉴别。乳腺癌所致的毛刺，一般中心有实性较高密度的星核，周围索条较短，粗细不均，可伴钙化等；放射性瘢痕组织中心密度较低，周围索条较细长，索条间有脂肪组织间隔，常不合并钙化、其他征象。部分患者肿块的表现类似于良性肿瘤而可漏诊，如黏液腺癌漏诊者在全数字化乳腺摄影（FFDM）上表现为边界清楚、边缘光整、轻度分叶的肿块时，类似于良性肿瘤，但其常发生在绝经后妇女；因此在年纪较大的患者中发现类似于良性的肿块，应警惕乳腺癌的可能。

——钙化：在乳腺普查中，未扪及肿块的早期乳腺癌，约有一半因微小钙化灶存在而被检出；70%乳腺导管原位癌的检出亦由微小钙化灶的发现，表现常都是乳腺内钙化（显示率为 40%～50%）。研究认为，5～10 枚/cm^2钙化灶聚集，乳腺癌的可能性很大；>20 枚/cm^2时常可诊断乳腺癌。如在随访中发现钙化灶数目增加，则恶性概率提高。有人认为，典型的泥沙样钙化是诊断导管原位癌的依据。钙化常是早期乳腺癌的重要征象，可单独存在，也可伴其他恶性肿瘤征象；一些临床上触诊不到肿块的 T0 期乳腺癌、肿块直径<5 mm 的微小乳腺癌，微小钙化有时是唯一的征象，全数字化乳腺摄影对这类乳腺癌的发现有优势。典型的恶性钙化多表现为数目较多、密度不均、大小不等、形态各异，以多发细点样为主，伴有杆状、叉状、针尖样、蠕虫状的钙化，或以其中某一种形态出现，也可沿导管分支呈节段状分布，较不易漏诊。有人指出，对典型的微小钙化、>5 枚/cm^2时即可做出乳腺癌的诊断。中间型的钙化，多表现为不定形的成簇分布、粗糙的不均匀密度钙化，其良/恶性可存在重叠，需要鉴别。

——结构扭曲：为较少见征象，常有良恶性重叠的特性，当小的结构扭曲位于致密的腺体组织内时较易漏诊，是乳腺影像诊断的难点，须引起重视。对此型乳腺癌患者，一定要仔细阅片，了解其病史，必要时加压、摄片，有助于发现、鉴别乳腺内的结构扭曲。

——不对称致密影：亦为较少见征象，占 4.19%，有良恶性重叠的特点，需引起重视。在良性病变中，如乳腺发育不对称、进行激素替代治疗、有局部炎症/脓肿等，都可在全数字化乳腺摄影上出现不对称致密影；若发现不对称致密影密度较高，且位于脂肪后间隙处，或与以前的片对比出现新的不对称致密影，须高度警惕。当良恶性难以鉴别时，须短期随访复查、活检。

——乳腺内弥漫性腺体结构水肿、模糊：为乳腺癌较少见征象，恶性程度较高，全数字化乳腺摄影上表现为内部小叶、脂肪等组织结构完全分辨不清，密度较对侧增高，皮肤广泛水肿增厚，皮下脂肪组织消失，腋下淋巴结肿大较明显。

早期乳腺癌钼靶 X 线摄片的间接征象：

——小灶致密影。

——不对称性密度增高、结构紊乱。

——导管扩张征：如发现乳后有单支导管扩张，它可能是早期导管内乳腺癌的唯一指征。

——局部皮肤增厚：乳腺癌钼靶 X 线摄片厚皮征的出现，常比临床橘皮征早 3～6 个月，是早期乳腺癌的重要征象。

——在皮肤增厚的同时还可见邻近皮下脂肪层致密，呈粗糙网状的索条，提示病灶恶性的可能性更大。

乳腺钼靶 X 线摄片对钙化的检出有优势，是诊断乳腺癌的重要 X 线征象。研究显示，钙化是 4%～10%乳腺癌诊断的唯一阳性征象。恶性钙化特点是：

——直径 0.5 mm 以下的孤立微小丛状钙化，每平方厘米内超过 5 枚。

——成群无法计数（30 枚以上）的微小钙化或大小不等的钙化，以微小钙化为主，且密集分布于某一区域。

——小线虫状、泥沙样、针尖样、线样、分支状的钙化。

——病变区及附近均有钙化，或仅在病变区边缘呈现钙化影。

——沿乳导管方向密集分布的钙化。

但乳腺钼靶 X 线摄片也有一定局限性：当病灶密度与周围组织相仿且缺乏其他伴随征象时，病灶难以被观察到而较易漏诊，尤其是致密型乳腺中的肿块、丰富腺体遮盖的高密度肿块、脂肪组织较多的脂肪瘤，都可因其密度差不足、周围组织的遮盖而漏诊。肿块部分位于乳腺深部接近胸壁或乳腺尾部、高位时，照片未摄入而可漏诊，对肿块大小可估计不足；对某些以乳头溢液为首发症状的早期患者痛苦较大。

2. 乳腺磁共振(MRI)检查技术

(1)乳腺 MRI 检查技术

目前用于早期乳腺癌检查的 MRI 方法包括 T1 加权成像(T1WI)、抑制脂肪的 T2 加权成像(T2WI)、扩散加权成像(DWI)、灌注加权成像(PWI)、氢质子波谱分析(^{1}H－MRS)、动态增强序列成像(DCE)等，每种方法有各自的评价指标，因此要优选诊断指标、优化检查方案。(表 20－1)

表 20－1　MRI 诊断早期乳腺癌指标的变量与赋值

因素	变量名	赋值说明
形态	X1	类圆形＝0，不规则形 ＝1
边界	X2	边界清楚＝0，边界不清 ＝1
边缘	X3	边缘无毛刺＝0，边缘有毛刺 ＝1
强化方式	X4	均匀强化或不强化＝0，周边强化或不均匀强化 ＝1
早期强化率	X5	SIR ＜90％＝ 0，SIR≥90％＝1(SIR 为信号强度比)
动态曲线类型	X6	Ⅲ 型及Ⅳ 型强化曲线＝0，Ⅰ 型及Ⅱ 型强化曲线 ＝1
b＝500 s/mm^{2}时病变 ADC 值	X7	ADC ≥1.281×10^{-3} mm^2/s＝0，ADC ＜1.281×10^{-3} mm^2/s＝1
b＝1000 s/mm^{2}时病变 ADC 值	X8	ADC ≥1.149×10^{-3} mm^2/s＝0，ADC ＜1.149×10^{-3} mm^2/s＝1
波谱	X9	未检测到胆碱峰＝0，检测到胆碱峰 ＝1
病理结果	Y	良性病变赋值＝0，恶性病变赋值 ＝1

时间-信号强度曲线，是乳腺癌血流灌注、流出等的综合反映，可反映病灶的动态强化特征，早期乳腺癌内微血管密度较大，血流灌注量增大，增强时早期肿块常出现明显强化；同时由于乳腺癌代谢很快，所以强化常很快消退，表现为快进快出，明显恶性病变时，时间-信号强度曲线多为Ⅰ型曲线。

肿瘤分化程度相对较好、间质成分较多、肿瘤血管生成相对较少时，时间-信号强度曲线多为Ⅱ型曲线，表现为肿块快速强化达到峰值后，保持在峰值平台水平；Ⅱ型曲线有时在良性病变中也可见到，良、恶性病变结果可有一定重叠性。良性病变多为 Ⅲ 型曲线。时间-信号强度曲线的类型，对早期乳腺癌的诊断有较高的敏感度、特异度。

DWI 成像是观察活体水分子微观运动的 MRI 成像方法，能从分子水平反映各组织水分子的扩散，b 值即扩散敏感梯度场参数，反映扩散敏感梯度场强度、持续时间，对早期乳腺癌的诊断有较高敏感度、特异度。

有人报道，b＝500 s/mm^{2}时早期乳腺癌诊断的敏感度为 85.7％、特异度为 82.2％；b ＝1000 s/mm^{2}时敏感度为 77.1％、特异度为 86.7％；对乳腺良/恶性疾病，有鉴别诊断价值。良性病变、乳腺癌在 T2WI 上均以高信号、等信号为主，在 T1WI 上均以低信号、等信号为主，所以 MRI 平扫对早期乳腺癌的鉴别诊断价值相对较低。ADC 为检测到的表观扩散系数。

但早期乳腺癌病灶内常发生液化、坏死、出血、囊变、纤维化，所以早期乳腺癌常呈混杂信号；而良性病变的内部结构一般较均一，因此信号也较均匀；邻近早期乳腺癌肿块的乳房皮肤可见增厚、水肿等；靠近胸壁的早期乳腺癌如累及胸肌、胸肌后的组织时，则可见乳腺后脂肪间隙中断、消失；同时还可看到肿块边缘增粗增多的肿瘤血管，而良性病变很少引起上述改变。所以 MRI 平扫一般可常规应用。

乳腺动态 MRI 成像技术，可完成两侧乳腺同时快速重复成像，进行断层任意三维成像，使病灶定位较准确、直观，能满足空间/时间分辨率的要求，有良好的软组织分辨力，无放射性损伤，对早期乳腺癌敏感度达 94%左右，适用于乳腺癌高危人群普查；对钼靶无法显示的部位如乳房根部、腋窝、病变接近胸壁者，MRI 均可良好显示；也可用于多中心性、多灶性早期乳腺癌的检出；对早期乳腺癌检查时，常能显示超声、钼靶 X 线摄片检查未发现的异常强化病灶；对胸壁、胸骨后、纵隔、腋下的淋巴结转移，常可较清楚显示，能为早期乳腺癌术前分期提供依据。

MRI 对早期乳腺癌手术、放疗后随访评估，较传统影像学方法有较大优势，对纤维瘢痕与肿瘤复发的鉴别诊断，其敏感度为 93%、特异度为 88%，对隐性早期乳腺癌原发灶的检出率为 86%。MRI 能从病灶的形态、内部结构、增强动态表现等方面，对早期乳腺进行综合分析。但该方法常不能发现微细钙化。

——氢质子波谱分析(^{1}H－MRS)能无创检测活体化学特性。乳腺癌细胞迅速增殖，早期乳腺癌胆碱含量增多，能经 ^{1}H－MRS 检测胆碱峰，来鉴别乳腺良恶性病变；诊断乳腺疾病的特异度，很大程度上依赖于肿块的大小，若体积太小常很难检测出其所含的胆碱增多。肿瘤组织的不均一性，也会影响成像中像素的测量，从而降低诊断的准确性。

理想状态下，单一磁共振谱线对应于某种特定代谢物；但实际上，不同代谢物的单一磁共振谱线常有重叠，为保证波谱检查质量，必须充分理解波谱信号产生的影响因素；后者主要有核素敏感性和浓度、磁场强度、磁场均匀性、机器压水压脂性能、体素大小和位置、对比剂、信噪比、空间分辨率、患者合作程度等，其中磁场均匀性、机器压水压脂性能、体素大小和位置，尤为重要。

核素敏感性和浓度：对活体组织进行 ^{1}H－MRS 测量时，某种化合物必须达到一定浓度，才有足够的信号强度而加以分析。如 ^{1}H 核素代谢物的浓度要达到 100μmol/L～1mmol/L。一般 ^{1}H－MRS 检测的敏感性较高，无须增加特殊硬件，临床应用较广。

磁场均匀性：它对 ^{1}H－MRS 质量起重要作用。在外加磁场中，生物大分子的原子核周围环绕的电子云产生微小的磁场对抗外加磁场，导致原子和局部的磁场降低，称为电子云的屏蔽作用。同一种原子核在不同的生物大分子中，其周围电子云的分布、运行状态不同，屏蔽后的局部磁场会有细微不同，所产生的共振频率也有所差异，称为化学位移变化，是^{1}H－MRS 成像的基础，故要求外加磁场均匀。

波谱的信噪比、分辨率部分决定于谱线线宽，后者受原子核自然线宽、磁场均匀度影响，内磁场均匀度越高，线宽越小，基线越平滑。由于乳腺组织中含有大量脂肪、水分，在 ^{1}H－MRS 检查中必须进行抑水、抑脂、匀场，对机器性能条件要求较高。如抑水、抑脂不完全，会造成基线不平稳，线宽加大，造成谱峰重叠干扰。

抑水、抑脂能力：通常代谢物的信号强度跟水信号强度相差 10000 倍，使与水信号化学位移相邻近的化合物易被掩盖、难以观察。因此水峰的抑制非常关键。大多数的水峰抑制技术，是根据水峰的共振频率，在对代谢物自旋核进行激发之前，先选择性使水峰预饱和。乳腺组织含大量脂肪，较高的脂肪峰可干扰胆碱峰、肌苷峰的出现，因此机器要有良好的抑脂性能。

体素大小与位置：为提高 ^{1}H－MRS 敏感性，要求感兴趣区有严格的边界。体素太小、未放置在代谢活跃的肿瘤区，则不能真正反映肿瘤特征；体素太大，由于部分容积效应导致正常组织沾染，可影响波谱分析结果；体素增大会提高 ^{1}H－MRS 的信噪比但同时降低空间分辨率，因此体素大小、位置选择对 ^{1}H－MRS 至关重要。

对比剂：^{1}H－MRS 的顺磁性对比剂，可能会对肿瘤的胆碱含量信号产生影响。研究表明，注射对比剂前后，各代谢物峰常无明显变化。不管钆对比剂对细胞的代谢存在哪些潜在影响，一般 ^{1}H－MRS 仍能区别肿瘤、非肿瘤病变。

信噪比：乳腺肿瘤 ^{1}H－MRS 中的胆碱信号常受 MR 扫描信噪比影响。提高胆碱信噪比的方法有：采用高场强扫描系统(＞1.5T)，改进 MR 脉冲序列，研究更适合乳腺波谱检查的表面线圈、相应处理软件等。

通过对活体 ^{1}H－MRS 的研究发现，信噪比与场强呈线性正相关。有人建议使用长回波时间，以增强胆碱信号的显示，又能减少脂肪信号的重叠。应用更适合乳腺检查的 MR 线圈，可提高对胆碱含量的检测水平，其中多通道相控阵线圈，能明显提高图像信噪比，现已逐渐应用于临床。

空间分辨率：^{1}H－MRS 临床应用受限于空间分辨率，因为大多数有关乳腺 ^{1}H－MRS 的研究采用单体素技术，空间分辨率较低。有人认为，^{1}H－MRS 对乳腺疾病的诊断的灵敏度，主要依赖于肿瘤大小，若体积太小，其胆碱含量就很难检测增多。

组织不均一性、部分容积效应，都会影响单体素成像中像素的测量，进而降低诊断准确性。有人在 8.5T 设备上对乳腺肿瘤细针抽吸活检标本 ^{1}H－MRS 的研究中发现，小叶浸润的导管原位癌/无小叶浸润的导管原位癌、良性病变的波谱特征各异，有明显区别。空间分辨率提高后的 ^{1}H－MRS 有助于明确动态增强 MRI 发现的病变性质，能在常规 MRI 基础上更全面地发现病灶。乳腺 ^{1}H－MRS 能鉴别早期乳腺肿瘤的良/恶性。有人提出，胆碱含量可作为鉴别乳腺良恶性肿瘤的指标，诊断敏感度/特异度分别为 83％、85％，而在年轻患者两者均接近 100％。

^{1}H－MRS 是检测体内代谢/生化信息的一种无创检查方法，乳腺检查时多以胆碱含量的增高作为肿瘤高活性的标志，恶性肿瘤增殖迅速，细胞分裂较快，其胆碱含量增加。研究显示，^{1}H－MRS 作为常规 MRI 的补充，能使乳腺癌的阳性预测值从 35％提高到 82％。虽然胆碱含量增加有助于检出恶性乳腺病变；但在良性肿瘤迅速增长、哺乳期等时，其胆碱含量也会增加。

^{1}H－MRS 在早期乳腺癌的应用，受到很多因素影响，如病灶大小、有无新鲜出血、与皮肤及胸壁的关系、场强/射频场均匀性、病灶大小。应将 ^{1}H－MRS 和 DWI 等其他检查手段相结合，以提高早期乳腺癌检出的准确率。有人研究通过 ^{1}H－MRS 检查水/脂肪比的峰值改变，也可以预测早期乳腺癌行辅助化疗的效果。有人根据 3.22ppm 处出现异常增高胆碱峰诊断乳腺癌，敏感度、特异度、准确度分别为 24％、95％、55.6％，敏感度、准确度均较低，空间分辨率较差，图像较易受呼吸运动影响，价格较昂贵，但特异度较高，一般作为诊断困难时的补充检查。有对比剂过敏、乳腺炎、体内有金属异物等，是 MRI 的禁忌证。

有人联用彩色多普勒超声＋MRI，对 1～2cm 早期乳腺癌（104 个病灶）诊断，结果敏感度为 95.24％，高于单独使用 MRI、彩色多普勒超声（$P<0.05$）；超声对微小钙化的显示优于 MRI（$P<0.05$），MRI 对多灶性小乳癌的检出率高于超声。彩色多普勒超声较经济，可作为小乳腺癌的首选检查方法；联用彩色多普勒超声＋MRI 有助于提高对≤1cm 乳腺癌的诊断准确率，可应用于小乳腺癌术前评估。

动态增强 MRI（DCE－MRI）可动态评估乳腺癌新生血管，根据乳腺癌病灶表现为早期强化率较高的特性，同时结合组织微血管密度（MVD）、血管内皮生长因子（VEGF）的高水平表达，可作为早期乳腺癌的重要诊断依据。有人采用矢状二维平面回波成像技术（2D SE EPI），通过灌注成像，显示良、恶性病灶早期最大信号强度丢失率范围、平均丢失率，结果丢失率范围很少，其诊断的灵敏度为 88％，特异度高于 75％。

有人采用单次激发平面回波成像技术（EPI）进行乳腺弥散加权成像 DWI，早期恶性病变的信号常明显高于周围正常腺体的信号，而表观扩散系数（ADC）图呈明显低信号改变，与周围正常腺体组织分界较清晰。MRI 的 LAVA 增强动态扫描诊断早期乳腺癌的灵敏度为 76.9％、特异度为 100％、准确度为 87.2％。目前 3.0 T 磁共振乳腺成像，能在 1.5T 的基础上进一步提高图像的时间分辨率、空间分辨率，使早期导管原位癌检出率增加。乳腺 MRI 灌注伪彩图，是 MRI 灌注软件对乳腺动态增强后得到的数据进行分析而得到的图像，可直接测定各种灌注参数值，评价乳腺病变的灌注特征。比较早期导管原位癌与正常乳腺组织各参数值，差异常有统计学意义。

(2)早期乳腺癌 MRI 表现

早期乳腺癌肿块的边缘特点主要是毛刺征，指从肿块边缘向乳腺周围组织呈放射状的短细线条影，MRI上可看到早期乳腺癌肿块边缘呈毛刺、棘突状突起，突向邻近乳腺组织；毛刺征多见于低分化早期乳腺癌(这时肿瘤生长速度很快，纤维结缔组织还来不及形成限制物)；毛刺征对早期乳腺癌的诊断有较高的敏感度、特异度。早期乳腺癌的肿瘤形状绝大部分不规则，边缘大多不光滑，可有毛刺，与周围组织分界不清；肿瘤内部信号多混杂，周围组织可有轻微水肿，T1WI为低信号，T2WI为高信号。注射造影剂后，早期乳腺癌病灶常呈中度以上强化，多表现为快进快出型，即造影剂注入3分钟内信号强度达峰值、很快消失10%以上。早期乳腺癌病灶多有片状、团块状的强化区，形态欠规则，边界不清楚，少数有沿导管走行的条带状、树枝状的强化区。

多数人认为，早期乳腺癌的时间-信号强度曲线的表现多种多样，常见的是早期强化平台型，比廓清型、渐进型都更常见。乳腺MRI检查时，形态常不规则，可呈星芒状、蟹足状，与周围组织分辨不清，内部不均匀、边缘强化，则高度提示早期乳腺癌。早期导管原位癌中导管周围，常有毛细血管袖口状增多。运用DCE-MRI常可检出早期乳腺癌。乳腺MRI对微小针尖状钙化不敏感，故一般应结合钼靶X线摄片来提高诊断的准确度。一些医疗机构尝试采用第二眼超声，寻找此前只能被MRI检出的病灶，对MRI检查的可疑病变进行更细致的分析，期望得到更多的信息，可提高早期乳腺癌的检出率。早期乳腺癌的第二眼超声表现，很大程度上依靠病灶MRI的增强表现形式。

3. 乳腺超声

(1)乳腺超声成像检查方法

——二维超声成像，是利用超声仪将超声波发射到体内，通过不同的组织界面产生不同的反射与折射，经过对回声信号的收集处理，得到相应声像图，据此确定病灶的大小、形态、边缘、内部结构、后方衰减，从而判断病变性质。彩色多普勒血流成像(CDF，又称CDI)，是在二维图像基础上叠加彩色多普勒，显示乳腺内部及周边的血流信号，判断病灶内血管丰富程度，并对病灶血流信号进行多普勒取样，调整声束与血流入射角，测量动脉血流频谱参数。三维超声、超声弹性成像，是超声诊断早期乳腺癌的新方法。

——为提高彩色多普勒超声(CDI)对早期乳腺癌新生血管检测的敏感度，超声造影剂已经用于乳腺疾病的诊断，能增强早期乳腺癌血管形态、走行的显示，早期乳腺癌的敏感度、准确度有所提高。彩色多普勒超声包括彩色多普勒血流成像(CDF)、能量多普勒成像(PDI)，可显示早期乳腺癌血管的数量、形态、分布特点；CDF采用红细胞频移及其变化来反映血流信息，但其信噪比较低，检测低速血流、新生微血管有一定限制。PDI不能表示彩色血流的方向、速度，但有很高的空间分辨力，对小血管的低速血流很敏感，对检出早期乳腺癌的异常血流信号有重要意义；检测多普勒频谱中幅度信号时，常无角度依赖性、混叠现象，能提高对低速血流的检出率。

彩色多普勒超声诊断早期乳腺癌的病理生理学基础为早期乳腺癌肿块不断释放血管生长因子，刺激产生较多新生血管，后者粗细不一，缺乏完整的基底膜、肌层，壁薄、走形紊乱，常聚集在早期乳腺癌边缘或向内部延伸，血管通透性较高，常可看到血管环、盲端静脉、动-静脉瘘。早期乳腺癌内新生血管在形态、分布上，与良性肿瘤有显著差异；早期乳腺癌新生微血管常结构紊乱、功能不全。对比剂及造影技术的发展，能促进显示早期乳腺癌血管，提高早期乳腺癌检出率。有人指出，超声造影时间-强度曲线与动态增强的MRI有较高的相关性，其对乳腺肿块的良恶性鉴别的敏感性可达100%，明显高于普通超声检查。有人采用多普勒超声显像+超声造影，乳腺癌诊断准确率为93.8%，特异性为88.6%，但对早期乳腺癌的准确率有所降低。

超声检查无痛苦、无放射性、无检查盲区、适合各年龄患者，高频超声能检出致密腺体内的早期乳腺癌，因此年轻女性应首选超声作为乳腺检查的手段。彩色多普勒血流显像能显示病灶异常血流信号，易于探测早期乳腺癌新生血管，有助于鉴别诊断。彩色多普勒能量显像，以能量的方式显示彩色血流，特别是在早期乳腺癌内可达到动态血管造影效果，提高低速血流显示敏感度，其探测早期乳腺癌的敏感度较彩色多普勒血流显像更高。三维超声成像在一定程度上弥补了二维超声的不足，能提供直观、立体的形态学和肿块血供的三维模式，对乳腺良恶性肿瘤的鉴别诊断有一定价值。

(2)早期乳腺癌声像图表现

超声的高频探头能清楚显示乳腺各层结构，对病灶定位准确，且对病灶的显示，不受乳腺类型及大小的限制，特别适用于哺乳期、妊娠期、年轻女性的检查，尤其对评价致密型乳腺内病变、乳腺肿块伴有弥漫性乳腺腺病、病灶紧贴胸壁、囊实性早期乳腺癌等情况更具优势。

典型的早期乳腺癌声像图表现为：肿块边界清楚或不清楚，边缘常不整齐，包膜不完整或无包膜，形态多不规则，边缘呈毛刺状、蟹足状、粗锯齿状改变等；肿块内部可呈不均质性的实性低回声、强回声、混合性回声，中心有坏死、液化时呈无回声暗区；肿块后方回声衰减，可有微小钙化。部分肿瘤周边回声增强并伴有声晕。

其血流显像特征为：早期乳腺癌病灶周边、内部可探及较丰富的血流信号，棒状血流向中心伸展，病灶内部血流粗细不一、末端增粗，或血流呈扭曲的蟹足样条状、树枝样分叉状，血流丰富者可形成网状结构。血流可呈动静脉频谱、存在动-静脉瘘，收缩期峰值流速(V_{max})、阻力指数(RI)较高。超声造影常表现为不均匀性增强，强化峰值上升斜率相对良性肿瘤较高，时间-强度曲线呈速升缓降型；超声弹性成像多提示质硬，弹性评分为 3～5 分。

早期乳腺癌的二维超声表现——

钙化灶：虽然超声在钙化灶的检出上没有 X 线的敏感性高，但对钙化灶的位置却比 X 线更直观。

肿块影：表现为形态不规则，边界不清晰，纵横轴比＞1。肿块不仅常在非高级别的早期导管原位癌患者被发现，而且更常在有症状的早期导管原位癌患者身上被发现。

内部回声：早期乳腺癌病灶内部回声的非均匀性的出现率仅次于钙化。

包膜：早期乳腺癌的癌灶多无完整包膜。

后方回声：早期乳腺癌灶后方可以衰减，也可无衰减，少部分还可有后方回声增强。

乳腺导管扩张：有些早期乳腺癌仅表现为乳腺导管的扩张。虽然这些超声表现是非特异性的，但在很大程度上能提高超声科医师对早期乳腺癌的检出率。

4. 正电子发射断层显像

正电子发射断层显像(PET)是核医学先进技术，全身显像，能显示生物分子代谢活动，能探测原发乳腺癌、术后复发病灶、腋窝/纵隔淋巴结/肝脏/骨转移灶。通过病灶部位对示踪剂的异常摄取，能了解病灶代谢功能，进行更准确诊断。PET 检查时，利用放射性核素标记的雌激素，与早期乳腺癌细胞膜雌激素受体结合，从而使早期乳腺癌显像，能应用于早期乳腺癌的诊断、分期、治疗方案选择、预后评估。PET 检查时，早期乳腺癌细胞摄取氟代脱氧葡萄糖(^{18}F－FDG)增加而阳性显像，可发现早期乳腺癌；对原发性早期乳腺癌的检测准确度为 87%，常能检出直径为 0.8 cm 的早期乳腺癌。PET 对检测多中心病灶的敏感度、判断早期乳腺癌患者有无全身转移，比超声、钼靶联合检测的敏感度要高。

但 PET 有较高的假阳性率、假阴性率、诊断早期乳腺癌无明确的标准、图像缺乏解剖结构，价格昂贵，因此 PET 的临床应用价值有待进一步研究。

乳腺断层数字化摄影技术(乳腺 CT 技术)成像时，球管以一定角度绕乳腺旋转，得到一组二维叠加图像，经软件处理后，将二维图像重建为断层图像；能避免常规二维图像的组织间重叠、相互干扰，尤适用于密实型乳腺组织的检查；组织分辨率较高，能清楚显示肿瘤对邻近组织的浸润程度，可检出乳腺边缘小病灶等；可能优于乳腺钼靶 X 线摄片，射线剂量降低 30%～50%，对簇状钙化点的敏感度为 95%，能显示直径约 0.1 mm 的钙化，已用于乳腺癌普查研究。增强 CT 扫描病灶前后的 CT 值差超过 50 亨氏单位(Hu)时，常提示为恶性病变。多层螺旋 CT 可观察乳腺癌瘤灶增强后改变的程度，可进行详细的形态学、血流动力学研究(包括病灶的轮廓、大小、边缘特征、强化模式、时间曲线)。但由于乳腺含丰富的腺体，对电离辐射较敏感，而乳腺 CT 局部辐射量较大，常需用对比剂，后者又有较大不良反应，乳腺 CT 技术检出微细钙化的敏感性不如钼靶 X 线摄片，鉴别囊实性病灶的准确性不如超声检查，且费用较高；乳腺 CT 技术目前尚未作为主要检查手段，常作为补充手段。2011 年一些乳腺癌诊疗规范认为，35 岁以下、无明确乳腺癌高危因素、临床查体未见异常的妇女一般不建议进行乳腺 CT 检查。

近年来，PET - CT 在临床的应用，实现了 PET 分子功能影像与 CT 解剖影像的同机图像融合，有效克服了各自单独应用的不足。PET - CT 一次显像可同时完成 PET、CT 的检查，CT 足够清晰的解剖图像可提供诊断信息，有助于鉴别氟代脱氧葡萄糖生理组织摄取、病变组织摄取，常能探测、定位乳腺癌的早期病变。

每种影像学检查方法在早期乳腺癌的诊断中都有各自的优越性，但适应证可不同。乳腺钼靶 X 线摄片检查为目前最常用、最有效的筛查、诊断早期乳腺癌的首选方法。超声与钼靶 X 线摄片可相互补充，以判断肿瘤良恶性。而 MRI 检查近年来发展快速，其定位于钼靶和超声检查后的进一步检查，在疑难患者的确诊、初诊早期乳腺癌病灶范围评估、早期乳腺癌术后复查等方面有很大优势。高级影像设备 PET - CT，在早期乳腺癌的诊断和治疗中有巨大作用。目前早期乳腺癌的诊断常采用临床体检、影像学检查、组织学活检的三联方式，选择乳腺影像学的检查方法应以有效诊断为原则，要合理、联合应用，优化选择。

三、早期乳腺癌超声诊断的进展

超声检查无创、方便、经济且无辐射，是早期乳腺癌筛查的重要手段。二维超声图像是显示早期乳腺癌病变的基础，可初步判断肿块的良恶性，彩色多普勒超声能显示肿块的血流信息，超声造影、超声弹性成像的应用进一步提高了早期乳腺癌诊断敏感度，超声检查对乳腺癌早期诊断、早期治疗、预后评估等方面发挥着重要作用，适用于年轻女性、孕期女性的检查，对钼靶不易诊断的致密型乳腺更有优势。目前超声对早期乳腺癌的诊断敏感度，已由之前的 69.0%提高到 90.0%，而彩色多普勒超声+超声造影，对早期乳腺癌诊断敏感度为 93.8%、特异度为 88.6%。彩色多普勒超声+二维超声诊断早期乳腺癌的敏感度、特异度、准确度分别为 99.0%、92.6%、94.2%。

1. 早期乳腺癌彩色多普勒超声成像

(1)彩色多普勒血流成像(CDF)研究现状

有人以血流半定量法进行分级，良性肿瘤多为Ⅰ、Ⅱ级，恶性肿瘤多为 Ⅲ、Ⅳ 级。良性肿瘤的血流信号比周围正常组织的增强 2.2 倍，恶性肿瘤块的血流信号比周围正常组织增强 4 倍。早期乳腺癌肿块血流分布类型为：周边血流型(血流在距离肿块边缘 0.5 cm 之内或血流沿肿块边缘走行)、内部血流型(血流位于肿块内部，未达到肿块边界)、穿入血流型(血流自肿块的外部向中心放射状走行)；内部血流型、穿入血流型的血流量较丰富。

乳腺癌血流分布类型，与早期乳腺癌生长、分化相关；早期的导管内癌、浸润性小叶癌、高/中分化的浸润性导管癌，多为周边血流型；而早期的低分化浸润性导管癌，多为穿入血流型、内部血流型(肿块同时有周边血流、内部血流时归为内部血流)，早期特殊类型浸润癌以内部血流型为主；周边血流型占 51.2%、内部血流型占 25.6%、穿入血流型占 19.0%、无血流信号型占 4.1%。早期乳腺癌的血管显示率为 95%，肿块内外放射状相连的血管较周围血流多。有人研究统计 204 例早期乳腺癌的超声图像信息，周边血流型占 13.24%，内部血流型占 25.49%，周边血流型+内部血流型占 33.33%，穿入血流型占 19.61%，无明显血流信号型占 8.33%，血管显示率为 91.67%。

早期特殊类型乳腺癌中，早期囊性乳腺癌与实性肿块超声表现不同，单独使用二维超声不易诊断时，结合彩色多普勒超声技术可增加诊断准确度。有人报道，早期囊性乳腺癌彩色多勒超声检查时，常显示少量血流信号；而良性肿瘤、非肿瘤为无血流信号或微弱，对鉴别囊性乳腺肿块良/恶性有重要意义；一般建议，早期无血流信号的囊性乳腺肿块可保守治疗，而其内探及血流信号，常提示需要切除、组织学检查。早期特殊类型乳腺癌常以内部血流型为主。

(2)能量多普勒成像(PDI)研究现状

肿瘤内部及周边血流速度较高、呈动脉频谱、高阻力指数(RI)，是诊断早期乳腺癌的重要条件。有人报道，PDI 诊断早期乳腺癌的敏感度为 93.8%、特异度为 88.6%。早期乳腺癌的血流参数分别为：V_{max}为 0.34 m/秒，搏动指数(PI)为 1.4，RI 为 0.7；早期非恶性肿瘤血流参数分别为：V_{max}为 0.14 m/s，PI 为 1.42，RI 为 0.60。早期乳腺癌的 V_{max}、RI 常明显高于良性病变，良/恶性肿瘤的 PI 常无明显差别。有人发现，一般早期乳腺癌肿块的 RI 为 0.67，最大血流速度较良性病变明显增高；但当乳腺肿块直径 <2cm 时 RI 可低达 0.18，在早期囊性乳腺癌中 RI 为 0.8；RI 较高有利于早期囊性乳腺癌的诊断。有人认为，当乳腺肿块 RI>0.99 或 PI>4 时，均可辅助诊断早期乳腺癌。

早期乳腺癌肿块内血管增多、扭曲，其主要供血动脉-胸外侧动脉血流增加、阻力减低，PDI 可通过检测胸外侧动脉血流指数，来评价肿块良恶性。有人发现，早期乳腺癌患者的胸外侧动脉 RI 为 0.45～0.59，较良性肿瘤的 0.78～0.86 明显降低；胸外侧动脉 RI<0.6 时高度提示早期乳腺癌。有人报道，早期乳腺癌患者的胸外侧动脉收缩期峰值血流速度与舒张末期血流速度的比值(S/D)、PI、RI 值，常与肿块大小、血流分级呈负相关，肿块越大、肿块内血流越丰富，胸外侧动脉的 S/D、PI、RI 越低；因此胸外侧动脉 RI 较低，可作为早期乳腺癌诊断标准之一。

早期乳腺癌血流参数在治疗前后的变化，对其筛查、诊断、治疗、预后评估有重要价值。有人报道，应用彩色多普勒超声评价早期乳腺癌化疗后病理变化的准确度为 88.88%，多数早期乳腺癌肿块在化疗后 RI 下降，PI 无明显变化。研究报道，早期乳腺癌患者在化疗 2～4 周期后，肿块 RI 从 0.70 降低到 0.66；直径缩小幅度较大的肿块，RI 下降幅度较大。提示早期乳腺癌肿块血流 RI 在治疗后降低，降低幅度和肿块直径缩小幅度呈正相关。

(3)彩色多普勒超声造影研究现状

彩色多普勒超声对直径<200 μm 的细小、低速血管显示不佳，而超声微泡造影能提高乳腺肿块微小、低速血流时的显示率，能显示其血流分布及形态。乳腺彩色多普勒超声造影+时间－强度曲线定量分析，有利于提高对乳腺良/恶性肿瘤的鉴别诊断率，能帮助鉴别早期乳腺癌的病理类型；有人采用彩色多普勒超声+彩色多普勒超声造影，能使诊断准确度提高到 93.8%，特异度提高到 88.6%。

有人报道，彩色多普勒超声造影后，常显示早期乳腺癌肿块周边血流量多于内部血流量，血管形态多为蟹足样；以肿块周边彩色多普勒超声造影增强诊断早期乳腺癌为标准，则诊断敏感度为 39.5%，特异度为 98.3%，阳性预测值为 69.4 %，阴性预测值为 73.8%，准确度为 73.8%。

有人发现，由彩色多普勒超声造影增强图像，常有利于鉴别诊断早期乳腺癌类型：87.0%浸润性导管癌、94.0%导管原位癌表现为不均匀增强，浸润性小叶癌的表现和浸润性导管癌相似；83.0%髓样癌显示均匀增强，彩色多普勒超声诊断率、彩色多普勒超声造影增强图像诊断率分别为 88.0%、86.0%；对早期的导管原位癌、髓样癌、导管内乳头状癌，彩色多普勒超声造影诊断率分别为 94.0%、100.0%、100.0%。有人报道，彩色多普勒超声增强造影增强图像，有助于鉴别早期乳腺癌患者淋巴结良/恶性，转移性淋巴结显著增强；还可用来定位前哨淋巴结。

(4)乳腺癌超声弹性成像

超声弹性成像技术(UE)，又被称为 E 型超声。早期乳腺癌肿瘤组织生长较快，内部坏死与修复常同时存在，致使纤维成分增多，易与周围组织粘连，活动度、肿块弹性减小，硬度增加，这是超声弹性成像技术诊断早期乳腺癌的病理学基础。

超声弹性成像技术利用剪切波技术，根据组织硬度、弹性系数、受到外力压迫后组织发生变形的程度不同，将压迫前后回声信号移动幅度的变化，进行实时彩色图像化，通过不同的颜色来反映检测目标的硬度；成像区平均硬度的组织显示为绿色，大于平均硬度的组织显示为蓝色，而低于平均硬度的组织显示为红色；在二维超声、彩色多普勒超声基础上，能为诊断肿块良/恶性提供新信息，对早期小乳腺癌、囊性乳腺癌、转移性淋巴结的诊断及鉴别诊断更有帮助。目前超声弹性成像技术，常参照日本 Tsukuba 大学评分标准(改良 5 分法)进行评分，4 分及以上为恶性肿瘤，3 分以下为良性病变。

早期乳腺癌在常规二维超声诊断时，部分肿瘤病变可与相对正常组织混杂存在，两者的超声阻抗差异较小，而两者的弹性系数的差异常升高几个数量级，故应用超声弹性成像，可发现在常规二维超声声像图上模糊不清的病变，提高早期诊断率；对二维超声声像图上较隐匿的微小肿块、位置较深难以触及的肿块的检出更敏感。但超声弹性成像检查对操作者技术的依赖性较强。

有人发现，超声弹性成像＋常规二维超声，检查诊断早期乳腺癌的敏感度、特异度分别为 82.8％、90.8％；根据弹性 5 分评分法，1、2、3 分诊断良性的准确性分别为 97.0％、97.5％、79.3％，4、5 分诊断恶性的准确性分别为 77.8％、100.0％。

研究认为，超声弹性成像对鉴别 BI-RAD3 级的乳腺病变良/恶性、判断是否需要穿刺更有帮助。超声弹性成像诊断直径≤1 cm 和＞1 cm 的乳腺肿块敏感度、特异度分别为 88.0％、100.0％和 82.5％、87.8％，对不易诊断的早期小乳癌，较二维超声、彩色多普勒超声鉴别力升高。

有人利用超声弹性成像对囊性病变进行形态学分析，认为有利于区分囊性病变的良/恶性。超声弹性成像诊断转移淋巴结的敏感度、特异度、阳性预测值、阴性预测值，较二维超声均有提高。但超声弹性成像对伴有钙化和胶原化、硬度较大的良性肿块和硬度较小的早期髓样癌、黏液腺癌，较易误诊；应联合二维超声、彩色多普勒超声，以提高诊断准确性。

超声弹性成像提供的是早期乳腺癌组织硬度的信息，比临床触诊获取的信息客观准确。有人应用超声弹性成像技术对 145 例早期乳腺癌患者 183 个病灶进行检查，诊断灵敏度为 86.7％，特异度为 92.7％，准确度为 90.7％。乳腺内不同组织的弹性系数从大到小排列为：浸润性导管癌＞非浸润性导管癌＞乳腺纤维化＞乳腺组织＞脂肪组织。

超声弹性成像技术也存在一些有待完善的问题：依据目前的 5 分评分标准，对部分早期乳腺癌有一定的假阴性、假阳性，当早期乳腺癌内部坏死液化，或良性病变内部机化、钙化时，会使病灶的硬度改变，有时按现行的标准仍难以判定。检查过程操作者施加压力的大小不同，常对成像效果有影响。

(5)三维超声成像

三维超声成像技术是利用计算机将一系列按一定规律采集的二维图像参数进行存储、重建，进而获得立体三维图像，可对各个断面重建、显示，可立体展现组织结构、血管特征、空间关系；可通过对二维图像信息进行重建、数字减影，排除周围组织干扰，能直观立体显示乳腺癌病灶、较小的新生血管，能诊断早期乳腺癌；可任意调节层距、层厚(目前最小层距、层厚可分别达 0.1 mm、0.5 mm)及旋转 X、Y、Z 轴，对所采集的数据进行多方位断层，还可平移、放大图像倍数，同时在同一屏幕显示一系列平行断面，弥补了二维超声的不足，能提供类似 CT、MRI 的多平行断面信息，获得二维超声不能提供的冠状切面信息，可清楚显示肿块的蟹足征、毛刺征及在皮肤、胸肌、胸壁等的侵犯层次，结合三维血流显像图，能清楚显示肿块内部及周边的血管分布、走行，直观地对早期乳腺癌血供分级判断。在三维旋转时，还可见到镂空征、隆起征等。

有人发现，三维超声成像对早期乳腺癌诊断的符合率为 96.15％。研究认为，冠状切面信息表现为放射状的汇聚征时，早期乳腺癌可能性较大，其特异度为 93.4％，灵敏度为 52.8％；有人还表现为有别于汇聚征的太阳征，其特异度为 92.5％，灵敏度为 78.2％，认为太阳征可能与早期乳腺癌的恶性晕有关。研究表明,早期乳腺癌血管容积指数与病理微血管密度相关。三维超声成像检查时,图像立体感较强、可重复、缩短患者的受检时间,有广阔应用前景。

然而三维超声检查还存在一些不足之处,如采集的二维图像质量,会直接影响三维重建时成像的效果;三维图像表现也可存在不同的交叉性,如炎性肿块亦有汇聚征和多血管表现;目前对早期乳腺癌的三维超声检查,还缺乏统一标准。

超声 BI-RADS 系统能使超声对乳腺疾病良恶性的评估更加规范、准确。BI-RADS 主要通过灰阶超声描述肿块的大小、边界、回声、均匀性、钙化、血流情况等,将肿块按影像表现的可能恶性程度进行分类,可以进一步提示早期乳腺癌的存在。研究显示,彩色超声的灵敏度不劣于甚至优于乳腺 X 线摄片。现今通常将超声和 X 线结合起来,因为二者结合能大大提高早期乳腺癌诊断的准确性;有人利用 ROC 曲线下面积,对早期乳腺癌的诊断能力进行分析后得出:联合检查>高频超声>X 线摄片。

综上所述,常规的二维超声和彩色多普勒超声是早期乳腺癌超声诊断的基础,但其诊断的敏感度、特异度、准确度不高;超声弹性成像技术能对早期乳腺癌硬度进行评价,但它也存在假阳性、假阴性;超声造影研究早期乳腺癌微血管,然而乳腺良恶性肿块血供存在重叠性,简单评价血管的多少,对良恶性肿块的鉴别是不够的;三维超声成像能为早期乳腺癌提供直观的空间立体形态、与周边组织的浸润关系、三维血管空间分布特点等,还提供了二维超声不能获得的冠状切面信息,但缺乏统一的标准化。

超声弹性成像、超声造影、三维超声作为新的鉴别诊断技术,具有应用前景,各有优越性、局限性,可相互补充、联合应用。有报道,彩色多普勒超声+MRI 或钼靶 X 线摄片,对诊断年龄≥50 岁的早期乳腺癌高危女性更有优势。随着彩色多普勒超声、超声造影、弹性成像、超声介入、三维容积成像、四维超声、计算机辅助成像等现代新技术的进一步发展和联用,早期乳腺癌的诊断准确度将会逐渐提高。

四、乳腺癌磁共振成像诊断进展

1. 乳腺磁共振成像检查进展

研究报道,MRI 检查可使早期乳腺癌检出率提高 4.4%;MRI 主要从早期乳腺癌的形态学、信号动态增强表现、血流动力学方面分析早期乳腺癌病变,弥补了传统影像检查方法的不足。

(1)动态增强扫描在乳腺癌诊断中的应用

动态增强扫描(DCE)时早期乳腺癌主要显示为病灶强化不均匀或环形强化,与周围组织分界不清,边缘不光滑/带毛刺。乳腺良性病变多为病灶强化较均匀,与周围组织分界清楚,边缘光滑/无毛刺。早期乳腺癌术后由于炎症、瘢痕组织、放疗,可引起组织的 MRI 强化,故建议手术 1 个月后、放疗 9 个月后再进行 MRI。扫描后运用功能软件进行图像处理,于病灶最大层面,取病灶强化最明显处作为研究区,后者应小于病灶强化范围,并避开明显肉眼可见的出血、坏死区,然后绘制时间-信号强度曲线。

DCE 按其时间-信号强度曲线形态分三型:Ⅰ型(持续上升型)、Ⅱ型(平台型)、Ⅲ型(廓清型),Ⅱ 型和 Ⅲ 型曲线常提示为早期乳腺癌,而Ⅰ型曲线常提示为良性病变。早期增强率也对提示早期乳腺癌有一定价值,但与时间-信号强度曲线比其特异性较低。动态增强扫描诊断早期乳腺癌的灵敏度、特异度、准确度分别为 73.7%、93.8%、82.9%;并可通过测定研究区随时间改变的信号强度,来区分病灶良 /恶性,甚至对提示肿瘤的不同组织类型有参考价值,所以动态增强扫描鉴别乳腺良/恶性有很高的特异性。

(2)DWI 在乳腺癌诊断中的应用

磁共振弥散加权成像(DWI)是利用 MRI 来观察活体水分子微观扩散运动的成像方法,人体内水分子扩散运动能力用表观扩散系数(ADC)来表示,早期乳腺癌细胞生长活跃,密度越高,细胞内水分子扩散越明显受限,其 ADC 值显著低于正常组织与良性肿瘤。通常认为 ADC 值的准确性与 b 值的选取相关,有人报道,b=850 s/mm^{2}时,DWI 图像的信噪比最高。虽然良/恶性病变扩散系数之间的差异具有高度特异性,但也有重叠,如病变组织内出现囊变、坏死、出血时,会影响 ADC 值,造成假阳性、假阴性。

DWI 能检出乳腺病变、定性诊断,能确定病变范围、腋窝淋巴结转移,可预测化疗疗效、预后。有人发现,在瘤周 5 mm 内外的组织,此区域的 ADC 值较低,超出这个区域,ADC 值则趋于正常;通过明确早期乳腺癌邻近组织的 DWI 信号改变,有助于外科切除范围及手术方式的选择。随着 MRI 诊断水平的不断提高,和 DWI 的广泛应用,DWI+动态增强 MRI 诊断早期导管原位癌的灵敏性、准确性、阳性预测值有所提高。

使用 DWI+超小型超顺磁性氧化铁增强扫描,其灵敏度、准确度均比常规超小型超顺磁性氧化铁增强扫描高。DWI 预测病理学完全治疗反应的灵敏度、特异度分别达 100%、78%。早期乳腺癌患者在Ⅰ期化疗后,其 ADC 值已明显变化,而病变的形态、大小在Ⅱ期化疗后才出现,说明 DWI 在评估早期化疗疗效时有一定价值。

(3)MRI 导向下定位穿刺活检在早期乳腺癌诊断中的应用

MRI 导向下定位穿刺活检,是目前乳腺 MRI 研究的一个方向。它要求活检的穿刺针必须是非磁性的,且在穿刺过程中须保证乳腺位置固定,这些要求增加了穿刺活检的难度。相对于 MRI 导向下定位穿刺活检,超声引导下穿刺活检术操作较简单、安全、易于接受。

虽然 MRI 有检查时间长、费用高等缺点,但由于其对乳腺检查具有独特的优势,所以国外有人已将乳腺 MRI 作为早期乳腺癌高危人群的筛查方法,还用于临床、其他检查方法无法定性的病变。研究报道,术前乳腺 MRI 能发现 6%～34%除原病灶外的额外病灶,可见其重要性。乳腺 MRI 检查时,嘱被检者采取俯卧位,双乳自然悬垂于表面线圈的洞穴内。

扫描序列及参数如下:常规平扫序列有(轴位、冠状位、矢状位)SE T1WI,T2WI,T1WI;快速小角度激发三维成像 T1WI 序列;快速反转恢复压脂 SE T2WI。扩散加权成像(DWI)扫描最常用的序列为 SE-EPI。灌注成像(PWI)采用轴位 T2＊WI 首过灌注成像,注射对比剂 Gd-DTPA,同时开始对病灶的 1 个或多个层面灌注成像采集。动态增强扫描(DCE)。在为注射对比剂同时行 PWI 采集,结束后马上进行动态增强扫描,可节省对比剂用量,缩短成像时间,不影响时间-信号强度(TDC)曲线形态。DCE 扫描结束后可选择矢状位、冠状位压脂 T1WI 扫描。

(王　勇)

进一步的参考文献

[1]COLAK D. Age-specific gene expression signatures for breast tumors and cross-species conserved potential cancer progression markers in young women[J]. PLoS One,2013,8(5):63204-63213.

[2]MATHEWS LA. Epigenetic gene regulation in stem cells and correlation to cancer[J]. Differentiation,2009,78(1):1-17.

[3]BOMBONATI A. The Molecular pathology of breast cancer progression[J]. J Pathol,2011,223(2):307-317.

第二十一章 乳腺癌靶向治疗药物

目前中国网上已发布2013年乳腺癌NCCN指南、2014年中国乳腺癌诊疗指南、2015年NCCN乳腺癌诊疗指南、2014年中国Her－2过表达乳腺癌临床诊疗专家共识、2010年中国Her－2过表达乳腺癌临床诊疗专家共识、乳腺癌靶向治疗药物研究进展、Her－2阳性乳腺癌靶向治疗药物研究进展、乳腺癌治疗靶点及靶向治疗研究新进展、跨越曲妥珠单抗时代乳腺癌靶向治疗策略、乳腺癌靶向治疗药物的不良反应及其防治等，有较高的临床指导价值，可由网上获得而参考学习。

一、曲妥珠单抗治疗乳腺癌

人表皮生长因子受体2(Her－2)基因定位于17q21～q22，Her－2分子量185 kD(p185)，为一个跨膜蛋白，分子内有N－端胞外区(ECD)、含α螺旋的跨膜域、胞内酪氨酸激酶结构域。胞外区的aa$^{22\sim653}$肽段可分为Ⅰ～Ⅳ结构域，Ⅰ、Ⅲ结构域有配体结合位点；Ⅱ、Ⅳ结构域存在一些半胱氨酸残基，可形成同/异二聚体，Ⅱ、Ⅳ结构域能与一些单抗结合。

Her－2跨膜区aa$^{654\sim676}$肽段，为单一α螺旋结构。曲妥珠单抗结合于Ⅳ结构域C端，帕妥珠单抗结合于Ⅱ结构域。研究发现，胞内区(aa$^{677\sim1259}$肽段)含多个环状结构，构成酪氨酸激酶的活性位点。

Her－2水平常不稳定；其过度表达时，可与erbB家族其他成员形成异二聚体，后者的信号通路活性较强，能导致细胞增殖；Her－2也可形成同二聚体、内化入细胞质。

研究表明，乳腺癌的Her－2基因扩增10～100倍时，乳腺癌的Her－2抗原性常未见改变，抑制Her－2活性后，能抑制Her－2过表达乳腺癌细胞增殖。目前乳腺癌Her－2胞外区的单抗类药物，有非结合型单抗、结合型单抗。

——非结合型单抗：有曲妥珠单抗、帕妥珠单抗等。曲妥珠单抗是人工合成的人源化人鼠嵌合型单抗，人IgG占95%，鼠IgG占5%，能结合Her－2，又减少抗鼠抗体的产生。曲妥珠单抗的Fc，可结合自然杀伤细胞膜Fc受体γ，激活抗体介导的细胞毒作用，能协助杀伤Her－2过表达的乳腺癌细胞。

曲妥珠单抗可配体不依赖性使Her－2/erbB3二聚体解聚，从而抑制Her－2下游信号的激活；能抑制Her－2胞外区被基质金属蛋白酶裂解、抑制裂解物释放到血中。在曲妥珠单抗治疗过程中，Her－2胞外区释放到血越少，治疗效果、预后越好。

曲妥珠单抗可促进PTEN磷酸酶定位到乳腺癌细胞膜，增强其磷酸酶活性，明显抑制PI3K信号通路，抑制乳腺癌血管新生，减少表达CyclinD1，促使p27与Cyclin E/CDK2复合体结合，使细胞停留于G1期，抑制乳腺癌细胞增殖。

帕妥珠单抗是重组的人源化单抗，能与Her－2的Ⅱ结构域相结合，能阻止Her－2与其他erbB的异二聚体化，阻止Her－2信号通路活化，抑制细胞生长和增殖，对Her－2低水平表达的乳腺癌也有效。帕妥珠单抗＋以EGFR为靶向的厄洛替尼，能抑制乳腺癌细胞增殖。

——结合型单抗(免疫耦联物)：即将特异性单抗结合有杀伤肿瘤细胞活性的物质，如化疗药物、放射性核素、生物毒素、蛋白毒素(植物蛋白毒素有蓖麻毒素，细菌蛋白毒素有单孢菌外毒素、白喉外毒素，还有重组免疫毒素、天花粉毒蛋白)等，使靶向治疗效果更强，基本不损伤正常组织。

单抗与放射性核素的耦联物，能提高对乳腺癌的杀伤作用，可根除 Her－2 过表达的隐蔽性乳腺癌转移病灶；放射性核素分为 β 射线类（^{131}I、^{188}Re、^{90}Y）、α 射线类（^{225}Ac、^{227}Th）。抗体-化疗药物耦联物 T－DM1 由曲妥珠单抗与美登木素的衍生物美坦辛（DM1）耦联而成，疗效较好。

——靶向纳米颗粒：纳米粒子可作为载体，与肿瘤药物（包括曲妥珠单抗）连接，可形成新型抗乳腺癌纳米药物，使抗肿瘤药物通过乳腺癌血管、间质，能靶向浓聚到乳腺癌细胞周围。与 Her－2 结合的小分子多肽 B2－S22－AF，通过纳米粒子作为载体，能阻断配体介导的 Her－2 活化。

——肽疫苗：将 Her－2 胞外区，作为肿瘤肽疫苗，如 E75、H98，通过诱导对 Her－2 的主动免疫反应，能引起机体对 Her－2 过表达乳腺癌细胞的免疫杀伤。肽疫苗 E75 混合 GM－CSF 后更安全、有效。

2. 曲妥珠单抗用于乳腺癌辅助治疗

曲妥珠单抗（赫赛汀）的问世，开辟了乳腺癌靶向治疗的先河。目前全球至少在 6 项临床试验、超过 15000 例 Her－2 过表达可手术乳腺癌患者的研究中证实，曲妥珠单抗可提高无病生存率、总体生存率，安全性较好。大多数曲妥珠单抗辅助治疗的临床试验，对乳腺癌患者心功能的准入标准相对较高，包括基线 LVEF＞50％～55％。

研究发现，曲妥珠单抗治疗时引发充血性心衰的危险因素包括：既往心脏基础疾病、既往/目前合并蒽环类化疗、年龄＞65 岁、肥胖（BMI＞25kg/m^2）、基线 LVEF 下降。应结合我国临床实际情况，提出曲妥珠单抗用于乳腺癌术后辅助治疗的基本原则、个体化治疗策略。

目前乳腺癌术后曲妥珠单抗辅助治疗的原则为：治疗前心脏超声或同位素检查后，基线 LVEF＜40％者禁用，基线 LVEF40％～50％者谨慎使用；禁止与心脏毒性较大的含蒽环类药物（如多柔比星，表柔比星等）的化疗方案联用；对有发生充血性心衰高危因素的乳腺癌患者，有必要权衡利弊，慎重地做出选择。上述应用原则在实际应用中，还需因地制宜、因人而异。

曲妥珠单抗辅助治疗 1 年时常见的心脏事件，为心律失常、左心射血分数（LVEF）下降，多为可逆性、可处理性，一般不留下严重后遗症；发生症状性充血性心衰的概率为 0.4％～3.8％，目前尚无曲妥珠单抗致心源性死亡的报道。

（1）曲妥珠单抗应用时机

目前术后曲妥珠单抗辅助治疗，与标准化疗的组合方法主要有两大类：化放疗后序贯应用、与化放疗联用。有人在传统辅助化放疗后，序贯曲妥珠单抗 1～2 年，随访发现，4 年生存率接近 90％，乳腺癌复发风险下降 24％；治疗时一般有心脏长期安全性；一些对照组患者，在化疗结束相当长一段时间后，愿意再接受曲妥珠单抗治疗，常能获益。这些肯定了曲妥珠单抗在乳腺癌辅助治疗中的价值。

曲妥珠单抗治疗方案设计、患者选择、给药方法、配伍的化疗方案、心脏安全性监测手段等，常不尽相同。在临床实践中，对每一个患者，治疗前要对 Her－2 表达水平进行评估，20％～30％浸润性乳腺癌高水平表达 Her－2，故对曲妥珠单抗有治疗反应。

目前我国常采用免疫组化法来检测乳腺癌组织 Her－2 的表达水平，较简便，但与金标准荧光原位杂交检测法比，有一定的不准确性；不同实验室结果可有差异。有人建议，可把一般单位的免疫组化法检测结果为“＋＋”或“＋＋＋”的标本，送往有资质的单位进行复查。一些乳腺原位癌，也有 Her－2 高水平表达，但原位癌并非曲妥珠单抗治疗的适应证，因此要确保每次提供检测的标本为乳腺原发灶的浸润性癌部分或是转移区域的淋巴结。

有人研究 4 个疗程基于蒽环类方案后的紫杉醇＋曲妥珠单抗、单用紫杉醇的疗效比较，结果紫杉醇＋曲妥珠单抗组复发风险下降 52％，疗效较优，但发生严重心衰的比例高于序贯单用紫杉醇组（3.8％∶0.6％），主要原因是前期应用的蒽环类药物的心脏毒性，可能与曲妥珠单抗心脏毒性有协同作用。有人应用曲妥珠单抗＋多西他赛＋含卡铂的 TCH 方案，随访 3 年，结果与 AC－

TH 方案疗效相似，而心脏毒性反应较小。但还需要进一步研究。

研究提示，术后辅助曲妥珠单抗应用时，要兼顾疗效和心脏安全性。对无心脏高危因素的患者，一般对化疗＋曲妥珠单抗的配伍方案无限制；但对淋巴结有转移、有较高复发风险的患者，则建议首选蒽环类序贯曲妥珠单抗＋紫杉醇类药物。若患者存在心脏高危因素，或基线 LVEF 在 40%～50%，则建议采用曲妥珠单抗与紫杉醇类/铂类的联合治疗，或在辅助化/放疗后根据心功能情况，再序贯曲妥珠单抗单药治疗。对已结束辅助化/放疗的患者，即便间隔了很长时间，仍可推荐采用曲妥珠单抗的辅助治疗。

(2)曲妥珠单抗应用时间长短

目前有 4 项大样本临床试验显示，1 年曲妥珠单抗辅助治疗组的无病生存率、总体生存率优于对照组，因此目前暂定辅助曲妥珠单抗的标准治疗时间为 1 年。然而有人采用 9 周的曲妥珠单抗治疗，仍有无进展生存的获益，差异有显著性，且心脏毒性比预期小；这一研究结果，已引发了一系列新的大样本(＞2 500 例)临床试验，以探讨更短时间曲妥珠单抗治疗的疗效。国内可参照国外，将 1 年曲妥珠单抗治疗作为标准。但在实际应用中，由于昂贵的曲妥珠单抗尚未纳入我国医保范围，故建议患者根据经济条件而适当缩短治疗时间，但至少用 9 周辅助曲妥珠单抗治疗。

(3)曲妥珠单抗给药间隔时间

曲妥珠单抗可每周给药 2mg/kg(首剂 4mg/kg)，也可每 3 周给药 6mg/kg(首剂 8mg/kg)，而两者的药代动力学指标、疗效、安全性无显著差异。每 3 周给药的方案较方便，常推荐采用。有人认为，在与化疗联用时，可采用每周给予曲妥珠单抗的方案。

(4)心脏安全性监测与停药策略

全球已有多个中心对心脏功能严密监测，研究曲妥珠单抗长期应用的不良反应，能使已发生心脏损害的患者避免继续受一些药物损害；在临床中，可参照该模式适当调整，以确保心脏安全性。一般建议曲妥珠单抗治疗期间，每 3～4 个月进行一次 LVEF 监测，治疗结束后可每年进行一次 LVEF 评估。若在治疗过程中 LVEF 下降不超过基线水平 10%、但 LVEF 仍高于 40%，则可继续应用；若下降超过 10%、但仍高于 40%，则建议暂停治疗，2～3 个月后复查 LVEF，若有恢复则可继续应用，并在之后的 1 年内每 3 个月监测一次 LVEF；若 2～3 个月不恢复，或恢复后再次下降超过 10%，或 LVEF 低于 40%，应建议终止曲妥珠单抗治疗，并推荐到心内科治疗。

应向所有 Her－2 过表达(FISH 阳性或免疫组化 ＋＋＋)的早期乳腺癌患者推荐曲妥珠单抗治疗。在临床中，应严格把握准入标准，综合患者的肿瘤复发风险、心脏风险，选择较有利的给药方案、给药时机、持续时间、安全性监测方案。

3. 曲妥珠单抗耐药机制

曲妥珠单抗与化疗药物联用，一般可明显延长患者的无病生存期；但是近 50%Her－2 过表达乳腺癌患者，可对曲妥珠单抗治疗耐药；这些患者经 1 年曲妥珠单抗治疗后常较易产生耐药，其产生机制包括 PI3K/Akt 信号通路过度激活、IGF－1R 活化 PI3K/Akt 信号通路、EGF/EGFR/磷蛋白 DARPP32 高表达、Her－2 被封闭、肿瘤细胞自噬、热休克蛋白 90 过表达等。

(1)PI3K/Akt 信号通路过度激活

PI3K/Akt 通路是 Her－2 主要的下游通路，该通路被曲妥珠单抗的抑制率，常决定曲妥珠单抗的有效性。25%原发性乳腺癌中有 PI3K p110 的 PIK3CA 基因突变(多发生于外显子 9、20)，可导致 PI3K 信号通路活性增强、细胞耐药，预后较差。PTEN 表达水平下调时，能引起 PI3K/Akt 信号通路活化，能使乳腺癌细胞对曲妥珠单抗耐药。乳腺癌细胞内 Akt 基因突变较少见，但一些其上游信号，可引发 Akt 基因扩增、活性水平升高。研究发现，曲妥珠单抗作用于非耐药乳腺癌细胞后，Akt 表达水平、磷酸化水平降低；而耐药细胞 Akt 表达水平、磷酸化水平则没有降低，可促进乳腺癌细胞增殖。

（2）Her 及其配体异常表达

Her1～4 间可形成异二聚体；Her－2/3 形成的异二聚体，能明显激活 PI3K/Akt 信号通路。Her－2 过表达乳腺癌对曲妥珠单抗耐药性时，Her－2 表达水平不降低，常有 Her－1（EGFR）、TGF－α 表达水平上调，曲妥珠单抗和 EGFR 抑制剂如吉非替尼或厄洛替尼、抗 EGFR 的西妥昔单抗联用，能抑制曲妥珠单抗耐药乳腺癌细胞增殖；Her－1/2 酪氨酸激酶双重抑制剂拉帕替尼单用，能抑制 Her－1（EGFR）、Her－2，也能抑制曲妥珠单抗耐药乳腺癌细胞增殖。曲妥珠单抗耐药乳腺癌细胞中 Heregulin 表达水平升高时，能与 erbB3 结合，可促进 Her－2/erbB3 形成异二聚体，后者不易被曲妥珠单抗解聚。

（3）Her－2 被封闭

曲妥珠单抗耐药，可能与膜相关黏蛋白 MUC4 表达水平升高相关，MUC4 能结合、封闭 Her－2，阻止曲妥珠单抗作用于 Her－2。降低 MUC4 水平后，可增强曲妥珠单抗的敏感性。Her－2 能被基质金属蛋白酶水解成 110 kD 的胞外段和 95 kD 的膜相连段；110 kD 胞外段在血中可与曲妥珠单抗结合，而阻止曲妥珠单抗与 Her－2 结合，降低抗癌效果；95 kD 膜相连段仍有信号转导功能，且其酪氨酸激酶活性增强；分析发现，在曲妥珠单抗治疗早期，若血中 110 kD 胞外段胞、95 kD 膜相连段含量降低 20%以上，一般预后较好。

（4）IGF－1R 旁路活化 PI3K/Akt 通路

IGF－1R 与 Her－2 及其他的 Her 下游有共同的 PI3K/Akt 通路，IGF－1R 可通过旁路活化 PI3K/Akt 通路，也能使 Her－2 通路激活，对曲妥珠单抗耐药；高水平 IGF 结合蛋白 3，能抑制 IGF－1/IGF－1R 通路，可恢复对曲妥珠单抗的敏感性。但要进一步研究。

（5）DARPP32

在曲妥珠单抗耐药乳腺癌细胞中，DARPP32 能被多巴胺受体 D1 通路激活、表达水平升高，能抑制蛋白磷酸酶 PP1，使 PP1 的底物 Akt 持续磷酸化活化、乳腺癌细胞抗凋亡、耐药。t－DARPP 是 DARPP32 的截短物，常在乳腺癌中高表达，能促进乳腺癌细胞抗凋亡、耐药。

（6）细胞自噬

细胞自噬常是细胞在缺氧、化疗损伤等时的保护机制。研究发现，一些自噬可促进肿瘤细胞形成、生存。长期用曲妥珠单抗处理的乳腺癌细胞中，自噬活化标志物 LC3 表达水平升高，能促进乳腺癌细胞自噬、增殖，对曲妥珠单抗耐药。

（7）HSP90

它主要在细胞内辅助蛋白分子折叠、定位、降解；它在乳腺癌细胞过表达时，能稳定 Her－2，阻止曲妥珠单抗降低细胞膜 Her－2 水平；预后较差。抑制细胞内 HSP90 的表达，能恢复对曲妥珠单抗的敏感性。

4. 曲妥珠单抗治疗乳腺癌

曲妥珠单抗在术后辅助治疗、晚期姑息治疗乳腺癌时较有效。目前曲妥珠单抗＋非蒽环类为基础的化疗方案，已成为晚期 Her－2 过表达乳腺癌的一线治疗方案。

——姑息治疗晚期 Her－2 过表达乳腺癌时，与单纯化疗比，曲妥珠单抗＋标准化疗（紫杉醇或蒽环类＋环磷酰胺）的总体有效率（50%∶32%，$P<0.01$）、无进展时间（9.1 个月∶6.1 个月，$P<0.01$）、总体生存时间（25.1 个月∶20.3 个月，$P=0.046$）等均有优势。曲妥珠单抗＋紫杉醇有良好耐受性，不良反应增加不明显；但曲妥珠单抗＋蒽环类治疗时，心脏不良反应增加。

——曲妥珠单抗＋长春瑞滨与曲妥珠单抗＋多西他赛一线治疗晚期 Her－2 过表达乳腺癌的研究显示，曲妥珠单抗＋长春瑞滨组无优势，但不良反应较曲妥珠单抗＋多西他赛组轻；可以作为晚期 Her－2 乳腺癌一线治疗中的一个新选择。

——对既往接受过曲妥珠单抗治疗的晚期或复发的 Her－2 过表达乳腺癌患者，再次使用曲妥珠单抗仍能获益；继续使用时间大于 30 天时，中位生存时间（> 27.8 个月：10.2 个月）、无进展生存时间（16.8 个月：7.1 个月）均有优势。一项研究表明，接受曲妥珠单抗治疗后、疾病进展的晚期 Her－2 阳性乳腺癌患者，继续给予曲妥珠单抗＋卡培他滨治疗，其总体有效率、无进展生存时间，均较单用卡培他滨治疗提高；曲妥珠单抗＋卡培他滨组总体有效率为 48%，单用卡培他滨组为 28%，无进展生存时间则分别为 8.2 个月、5.6 个月。

研究提示，乳腺癌细胞中 ERα、Her－2 信号通路常信号交流，Her－2 高水平表达乳腺癌患者，内分泌治疗疗效常相对较差；而 ERα 高水平表达乳腺癌患者，曲妥珠单抗疗效常相对较差；因此同时阻断两个信号通路，可能会提高曲妥珠单抗疗效。ERα 阳性/Her－2 过表达的晚期绝经后乳腺癌患者，联合组（104 例，曲妥珠单抗＋阿那曲唑）的无进展生存时间较单纯组（105 例，单用阿那曲唑）有明显优势（4.8 个月：2.4 个月，$P=0.0016$），但总体生存未见明显优势。对没有内脏转移的 Her－2、ERα 阳性的晚期乳腺癌患者，阿那曲唑＋曲妥珠单抗可作为初始治疗。

曲妥珠单抗在乳腺癌术后辅助治疗中结果较好，2005 年后公布的结果证实，曲妥珠单抗术后辅助治疗 1 年，能使 Her－2 过表达乳腺癌复发风险下降 39%～52%，有里程碑意义。

Her－2 过表达乳腺癌患者新辅助化疗＋曲妥珠单抗的 Meta 分析显示，能提高原发乳腺癌病灶的病理缓解率（$P<0.001$），不良反应无明显增加。对晚期乳腺癌患者，曲妥珠单抗单药治疗、其联合化疗，均疗效良好；单药有效率约 20%，不良反应轻微，耐受性良好，适用于一些老年患者、一般情况较差的患者。曲妥珠单抗＋紫杉醇或多烯紫杉醇的治疗，能使有效率提高、生存期延长。目前曲妥珠单抗＋化疗是晚期乳癌一线治疗的首选方案之一。

曲妥珠单抗＋化疗药物治疗转移性乳腺癌时，与卡培他滨比，联合方案（曲妥珠单抗＋卡培他滨）组患者无进展生存时间延长，有效率提高近 20%；提示对曲妥珠单抗治疗失败的 Her－2 过表达晚期乳腺癌患者，继续应用曲妥珠单抗联合方案治疗是一个选择。

曲妥珠单抗治疗能使 Her－2 过表达乳腺癌复发风险下降 39%～52%。中位随访 5.5 年发现，AC→T 化疗＋52 周曲妥珠单抗治疗（序贯或联用），可改善 Her－2 过表达乳腺癌患者的无进展生存时间；AC → T 后序贯曲妥珠单抗治疗，可降低 33%复发风险；同时联用化疗和曲妥珠单抗可降低 25%复发风险；因此曲妥珠单抗辅助治疗时可推荐联用。一些指南认为，早期乳腺癌患者 Her－2 阳性是预后不良的因素，可考虑应用曲妥珠单抗。

早期乳腺癌术后曲妥珠单抗辅助治疗的 Meta 分析显示，治疗后 Ⅲ/Ⅳ 度充血性心衰增加 1.61%、无症状左室射血分数下降的发生增加 7.2%（均 $P<0.00001$），接受曲妥珠单抗治疗的患者脑转移发生率增加 0.62%（$P=0.033$），可能是因曲妥珠单抗治疗后，患者生存时间延长，脑转移可见到。

二、拉帕替尼治疗乳腺癌

目前拉帕替尼已经被美国批准与卡培他滨联合二线用于治疗 Her－2 过表达的乳腺癌。曲妥珠单抗-DM1（T－DM1）是一种抗体-药物耦联药物，可用于治疗 Her－2 过表达乳腺癌。EMILIA 研究显示，与卡培他滨、拉帕替尼（XL）联合治疗比，T－DM1 在 978 例 Her－2 过表达转移性乳腺癌患者中的耐受性较好，并可显著延长无进展生存及总生存。

1. 针对曲妥珠单抗耐药应用拉帕替尼

拉帕替尼是 EGFR、Her－2 的小分子受体酪氨酸激酶抑制剂（TKI），通过氢键能可逆性结合 EGFR、Her－2 的酪氨酸激酶区的 ATP 结构域的 ATP 结合位点，可抑制受体酪氨酸激酶磷酸化活化，抑制下游 PI3K/Akt、MAPK 等通路活性，抑制靶基因表达、细胞增殖，促进凋亡。

研究证实，对 Her－2 过表达、接受过蒽环类或紫杉醇类＋曲妥珠单抗治疗的晚期乳腺癌，与单药希罗达比，拉帕替尼＋希罗达能延长无进展生存时间；故美国 FDA 批准拉帕替尼＋希罗达，治疗蒽环类/紫杉醇类＋曲妥珠单抗治疗失败、曲妥珠单抗耐药的 Her－2 过表达晚期乳腺癌患者，提供了新选择。对曲妥珠单抗治疗失败的晚期乳腺癌，继续曲妥珠单抗＋拉帕替尼治疗，常能延长无进展生存时间。

研究显示，对 324 例接受过曲妥珠单抗＋化疗治疗、疾病进展的 Her－2 过表达晚期乳腺癌患者，拉帕替尼＋卡培他滨组的中位无进展生存时间，较单纯卡培他滨组明显延长（8.4 个月∶4.4 个月，$P<0.001$），联合治疗组可减少 51％的乳腺癌进展风险，但总生存时间上无优势。

有人研究 760 例 Her－2 过高表达晚期乳腺癌患者，与单纯紫杉醇组比，一线接受拉帕替尼＋紫杉醇组的中位无进展生存时间（36.4 周∶25.1 周，$P=0.005$）、有效率（63.3％∶37.8％，$P=0.023$）、临床获益率（69.4％∶40.5％，$P=0.011$）均显著提高。

与单纯来曲唑比，拉帕替尼＋来曲唑一线治疗激素受体阳性、Her－2 过表达绝经后晚期乳腺癌患者（219 例），可减少 29％的疾病进展风险（$P=0.019$），在无进展生存时间（8.2 个月∶3.0 个月，$P=0.019$）、治疗有效率（28％∶15％，$P=0.021$）、临床获益率（48％∶29％，$P=0.003$）方面均有优势；在 Her－2 阴性的患者中也有类似结果。

实验显示，拉帕替尼与曲妥珠单抗有协同作用，是联合使用的依据；两药联合治疗 Her－2 过表达晚期乳腺癌的研究显示，总体有效率为 41.7％；对接受过曲妥珠单抗治疗、三线治疗的患者，总体有效率为 25％。

有人研究接受过 3 种含曲妥珠单抗方案治疗的晚期乳腺癌患者 296 例，与单纯组（148 例，单用拉帕替尼）比，联合组（148 例，曲妥珠单抗＋拉帕替尼）无进展生存时间延长（12.0 周∶8.1 周，$P=0.008$），临床获益率提高（24.7％∶12.4％，$P=0.01$），而有效率、总体生存时间有提高趋势。拉帕替尼可通过血脑屏障，对脑转移的乳腺癌患者有较好疗效。

有人将早期乳腺癌患者，随机分为拉帕替尼＋紫杉醇组、曲妥珠单抗＋紫杉醇组、拉帕替尼＋曲妥珠单抗＋紫杉醇组，进行新辅助治疗，然后给予手术，术后继续原方案辅助治疗；结果显示，拉帕替尼＋曲妥珠单抗组较曲妥珠单抗＋紫杉醇组有更高的病理缓解率（$P=0.0001$）；在不良反应方面，3 度以上的腹泻、肝功能损害在拉帕替尼＋紫杉醇组、拉帕替尼＋曲妥珠单抗＋紫杉醇组中更易发生。拉帕替尼的主要不良反应是皮疹、腹泻、消化不良，其心脏毒性不明显，心脏不良反应率为 1.6％。

2. 拉帕替尼耐药机制

临床发现，拉帕替尼初始治疗有效的患者，常可在短期内发生获得性耐药，成为临床治疗中的棘手难题。乳腺癌耐拉帕替尼细胞中，磷酸化的 erbB3/Akt/ERK1/2 的水平均降低，但其他增殖信号通路活化；全基因组芯片检测显示，差异表达基因（上调或下调）有 1598 个，其中表达水平上调的 989 个，表达水平下调的基因为 609 个；氨基酸/糖/脂代谢、细胞凋亡、细胞间黏附等通路的 391 个基因表达异常，可能与对拉帕替尼耐药相关。

拉帕替尼耐药乳腺癌细胞中，凋亡信号通路活性降低，常提示高复发风险、预后不良；细胞中磷酸化的 erbB3/Akt/ERK1/2 的水平均降低，说明耐药细胞的增殖可能不依赖 Her－2 通路；这时 ERα 信号通路激活、转录因子 AXL 激酶水平上调、β1 整合素信号通路活化、PI3K/PTEN 基因突变，可能与拉帕替尼耐药相关。

有人检测耐药乳腺癌细胞与亲本细胞间基因表达谱的变化，发现细胞凋亡、细胞骨架、信号转导、细胞增殖、细胞分化、细胞周期调控、基因表达、细胞代谢等的相关基因表达都发生变化。细胞因子受体信号通路、细胞内吞、药物代谢、p53 信号通路相关基因表达水平上调的较多，可能与拉帕替尼耐药相关。

三、T－DM1 治疗乳腺癌

曲妥珠单抗-DM1(T－DM1)是药物美坦辛(DM1)的第114位的半胱氨酸残基与曲妥珠单抗经MCC蛋白用硫醚键耦连的新型药物。美坦辛能抑制微管形成，与曲妥珠单抗耦联后，能形成更好靶向杀伤；曲妥珠单抗部分，可输送DM1到Her－2过表达乳腺癌细胞质，能破坏微管，诱导G2/M阻滞、细胞凋亡；与紫杉醇、阿霉素、长春新碱比，T－DM1作用提高24～270倍、100～4 000倍、20～100倍。

T－DM1有效剂量为每3周3.6mg/kg，血清除半衰期为4天；而曲妥珠单抗为每3周6mg/kg，血清除半衰期为5.8天，两者有不同的清除状态。T－DM1能有效抑制PI3K通路介导的乳腺癌细胞增殖，作用比曲妥珠单抗＋拉帕替尼更强，可用于难治性Her－2过表达乳腺癌。

1. 药物特点

T－DM1是冻干粉，每小瓶含100 mg或160 mg，用5 ml或8 ml注射用水配制为20 mg/ml T－DM1，再稀释后静脉输注。

2. 药理作用

T－DM1有较窄的治疗血水平窗，可作为靶向药物使用；其进入体内后，结合Her－2的Ⅳ结构域，促进Her－2内化入细胞质，随后T－DM1经溶酶体降解、在细胞质内释放DM1，结合、破坏微管网络，阻止细胞周期转换，促凋亡；释放的曲妥珠单抗，可抑制Her－2信号通路，介导抗体依赖性细胞毒性作用，能抑制Her－2过表达乳癌细胞的Her－2胞外区脱落，抑制乳腺癌细胞增殖。研究发现，T－DM1的作用机制，要求乳腺癌细胞膜有Her－2高水平表达。

3. 药动学

T－DM1每3周静脉输注1次，未观察到蓄积；剂量从0.3 mg/kg递增至4.8 mg/kg时，T－DM1血水平升高；剂量≤1.2 mg/kg时，T－DM1有较高的血清除率。最大耐受剂量为3.6 mg/kg，这时T－DM1的血清除半衰期为3.5天。T－DM1在血中较稳定，无全身性毒性。单剂量给药与多剂量给药的药动学参数基本一致。

4. 临床评价

有人研究1090例曲妥珠单抗/拉帕替尼治疗失败的晚期乳腺癌患者，应用单药T－DM1(3.6 mg/kg，每3周重复)治疗，随访12个月，客观有效率为25.9%～43.6%，中位无病进展时间为4.6～9.6个月($P<0.0001$)，获益率达34.8%；可应用于Her－2过表达转移性乳腺癌患者。2013年美国FDA批准T－DM1成为乳腺癌的Her－2靶向治疗药物，可缩小肿瘤、延缓疾病进展、延长生存期。

5. 安全性评价

临床试验表明，T－DM1在Her－2过表达乳腺癌患者治疗中较安全，可耐受；较常出现的不良反应包括疲乏(发生率为37.5%～65.2%)、贫血(10.4%～9.2%)、恶心(25.0%～50.9%)、低血钾(4.2%～2.1%)。3～4级的不良反应中血小板减少发生率为7.3%～12.5%，低血钾为8.9%，血清转氨酶活性水平升高为7.2%～13.4%，其他不良反应的发生率均<5%。

血小板减少发生率在亚裔患者中发生率较高，通常在T－DM1给药1天后发生，在第8天到达最低点，15天左右可恢复正常水平。T－DM1治疗时需监测血清转氨酶、胆红素水平，水平升高的患者需适当调整剂量。

研究发现，1.8%T－DM1 治疗组患者发生左心室功能不全，拉帕替尼＋卡培他滨治疗组为 3.3%；虽发生率较低，但为潜在的严重不良反应。T－DM1 治疗时需规则评估 LVEF，保证 LVEF 在正常范围内。如 LVEF＜40%，或处于 40%～50%但较基线值下降 10%，则须暂停 T－DM1；3 周内重复评估 LVEF，若 LVEF 无改善或进一步降低则永久停用。

6. 用法及用量

T－DM1 的推荐剂量是 3.6 mg/kg，静脉输注，每 3 周 1 次(21 天为一周期)，直至乳腺癌进展或不能耐受不良反应。第一次输注需要输 90 分钟以上，输注期间应观察患者是否有严重的输注反应，若首次输注耐受良好，则随后输注需输 30～60 分钟。如计划的剂量被延迟，应尽可能立即给药，不要等待至下一疗程。血清转氨酶水平升高、高胆红素血症、左室功能不全、血小板减少、肺毒性、周围神经病变等发生时，可暂时中断、减低剂量或终止治疗，但在一次减低剂量后，剂量不应再次递增。T－DM1 有望成为 Her－2 高表达晚期乳腺癌的二线治疗药物。

四、舒尼替尼治疗乳腺癌

舒尼替尼是一种口服的小分子药物，是吲哚酮化合物吡咯环 C－4 化学基团的修饰物，是多靶点酪氨酸激酶抑制剂，能抑制多种受体酪氨酸激酶，能抗肿瘤、抗血管新生；2006 年美国 FDA 批准舒尼替尼用于治疗晚期肾细胞癌、伊马替尼耐药的胃肠间质瘤；2007 年已在中国上市。舒尼替尼等口服给药后的主要药动学参数见下表。(表 20－1)

表 20－1　已在中国上市的小分子酪氨酸激酶抑制剂的药代动力学性质

参数	单位	伊马替尼	尼洛替尼	达沙替尼	吉非替尼	厄洛替尼	索拉非尼	舒尼替尼	埃克替尼
t_{max}	h	1～2	3	0.5～3	3～5	1.4～4	3	8	0.5～4
$t_{1/2}$	h	13.5	15	3～5	41	8.1～36	25～48	50.9	6.0
PPB	(%)	95	98	96	90	93	99.5	95	98.5
Vd/F	L	435	800	2500	1400	232	213～400	2230	115
F	(%)	98	20～43	吸收良好	60	60	低于 50	吸收良好	吸收良好
蓄积比	(%)	1.5～3	3.8	无显著蓄积	2～8	2	2.5～6.4	3～4.5	未报道
排泄	(%)	粪 67%	粪 85%	粪 93.5%	粪 86.3%	粪 83%	粪 77%	粪 61%	粪 74.7%
		尿 13%	尿 4.4%	尿 4%	尿 3.4%	尿 8.1%	尿 19%	尿 16%	尿 4.8%
原形排泄	(%)	粪 25%	粪 69%	粪 19%	粪 12.1%	粪 1%	粪 50%	粪 13.6%	粪 18.6%
		尿 5%		尿 0.1%		尿 0.3%		尿 6.4%	
代谢酶		CYP3A4/3A5	CYP3A4	CYP3A4	CYP3A4	CYP3A4/3A5	CYP3A4、	CYP3A4	CYP3A4/2C19
抑制转运体		P－gp、BCRP	P－gp、BCRP	P－gp、BCRP	P－gp、BCRP	P－gp、BCRP	P－gp、BCRP	P－gp、BCRP	—
酶抑制		CYP2C9	CYP3A4/5	CYP3A4	CYP2D6	CYP3A4	CYP2B6	无显著抑制	CYP3A4

给药 10～14 天后，舒尼替尼可达血水平稳态。舒尼替尼血水平的个体间变异率为 40%。进食不影响舒尼替尼的血水平。血浆、尿中只能检测到舒尼替尼原形、活性代谢物 M1(N－去单乙基代谢物)，体内 M1 的水平为舒尼替尼原形水平的 56%。人粪中能检测到舒尼替尼原形、M1、M2D(羟基化代谢物)等。舒尼替尼(Z－异构体)的环外双键，在光照下能转化为 E－异构体，因此保存时需避光。

舒尼替尼的 5－氟吲哚酮基团，可在细胞色素 p450 CYP3A4 酶催化下，氧化脱氟后生成醌亚胺反应的活性中间体，能与谷胱甘肽共价结合，与其肝毒性产生相关。尿中主要为活性代谢物 M1(6.9%)和舒尼替尼原形，粪中主要为活性代谢物 M1(25%)、舒尼替尼原形、M2D(3.7%)。舒尼替尼的主要代谢酶为 CYP3A4，舒尼替尼与 CYP3A4 强抑制剂酮康唑、强诱导剂利福平共同给药时，可使舒尼替尼的血水平升高、降低。舒尼替尼是P-糖蛋白、BCRP的抑制剂。

1. 作用机制

舒尼替尼通过抑制 PDGFR α/β、VEGFR1～3、干细胞因子受体、Fms 样酪氨酸激酶-3、集落刺激因子1受体、胶质细胞神经营养因子受体等的酪氨酸激酶活性，特异性阻断这些信号通路，抗肿瘤、抗血管新生；其中前3种受体常在乳腺癌组织中高水平表达，因此舒尼替尼可能成为乳腺癌的治疗选择。

2. 临床前研究

临床前研究表明，舒尼替尼能抑制移植乳腺癌（肿瘤消退率为 82%～99%，$P<0.05$）；在能良好耐受的剂量水平，可抑制乳腺癌生长。与单药治疗比，舒尼替尼＋多西紫杉醇、5-氟尿嘧啶或蒽环类时，舒尼替尼可增强这3种药物的抗肿瘤活性，使患者生存期延长。

3. 临床研究

(1) Ⅰ 期临床研究

舒尼替尼＋紫杉醇一线治疗晚期乳腺癌时，能显示较好的抗肿瘤活性，客观缓解率为 38.9%，耐受性良好；不良反应有乏力、中性粒细胞减少等。

(2) Ⅱ期临床研究

有人研究舒尼替尼单药用于64例多重治疗失败的晚期乳腺癌患者，结果发现，PR达11%，临床获益率达16%。

2009年有人报道，舒尼替尼＋曲妥珠单抗治疗 Her-2 过表达局部复发或转移的乳腺癌患者51例，70%为一线治疗，ORR为24%，临床获益率为39%，中位无进展生存时间为26周，有一定的疗效、且能耐受。

大多数不良反应为1级或2级。≥10%的3级不良反应有乏力(13%)、高血压(11%)、中性粒细胞减少(12%)。6%出现4级不良反应，如左心室射血分数减少、肺栓塞、胰腺炎，均考虑与联合用药相关。舒尼替尼、曲妥珠单抗间无相互作用。但舒尼替尼未能延长紫杉类治疗有效后的晚期乳腺癌患者的无进展生存时间。

(3) Ⅲ 期临床研究

2010年有人研究舒尼替尼单药、卡培他滨单药治疗 Her-2 阴性晚期乳腺癌，入组曾接受紫杉醇、蒽环类治疗的700例患者，第一次中期分析舒尼替尼组238例患者，卡培他滨组244例患者，发现舒尼替尼组无进展生存时间较长(4.2∶2.8个月，$P=0.002$)，客观有效率之比为16%∶11%。与卡培他滨组比，舒尼替尼组出现更多不良反应、暂停用药，相对剂量强度较低，并不优于卡培他滨。

2011年临床试验结果发现，舒尼替尼＋紫杉醇一线治疗 Her-2 阴性的晚期乳腺癌的疗效，不优于贝伐珠单抗＋紫杉醇，因此舒尼替尼＋紫杉醇方案，不推荐作为一线晚期乳腺癌患者的治疗。

2012年有人公布了舒尼替尼＋多西紫杉醇(296例)与单药多西紫杉醇(297例)一线治疗晚期乳腺癌的临床研究结果，中位无进展生存时间分别为8.6、8.3个月，差异无统计学意义；中位总生存时间并无明显差异；舒尼替尼＋多西紫杉醇的客观缓解率为55%，高于单药治疗组的42%($P=0.001$)。而舒尼替尼＋多西紫杉醇组的不良事件发生率高于单药治疗组，耐受性较差。

五、依维莫司治疗乳腺癌

依维莫司又称40-O-(2-羟乙基)-雷帕霉素(雷帕霉素即西罗莫司)，是哺乳动物雷帕霉素靶蛋白 mTOR 的抑制剂，亲水性较强，有免疫抑制作用，能抗肿瘤、抗病毒、保护血管；可预防肾移植等后的排斥反应，能抑制细胞周期转换、细胞增殖、蛋白合成、抗肿瘤；2009 年美国 FDA 批准用于治疗舒尼替尼、索拉非尼治疗失败的晚期肾癌（二线药物）。

药动学特点：依维莫司的血水平与其剂量成正比，口服吸收迅速，1～2 小时血药水平达峰值，生物利用度约为 16%，约 4 天达稳态血药水平；75%药物进入红细胞，血浆蛋白结合率为 75%；主要在肠道、肝被 CYP3A4、CYP3A5、CYP 2C8 等氧化酶代谢，98%在胆汁以代谢物形式排泄，2%以原形经尿液排泄；代谢物主要有羟基依维莫司，还有二羟基依维莫司、去甲基依维莫司、开环形式依维莫司。

依维莫司血清除半衰期为 24～35 小时，一般每天给药 2 次；食物能明显影响其吸收。个体间血药水平变异较大，因此治疗时需监测药物血水平，实现个体化给药安全。依维莫司的药动学影响因素还有肝功能损害、种族差异、合并用药等。

依维莫司＋来曲唑可用于治疗晚期乳腺癌。依维莫司＋化疗对曲妥珠单抗治疗后 Her－2 过表达晚期乳腺癌较有效。美国等已批准依维莫司治疗激素受体阳性、Her－2 表达阴性绝经后晚期乳腺癌患者；已批准与依西美坦＋来曲唑或阿那曲唑治后复发的晚期激素受体阳性乳腺癌。

有人研究依维莫司＋依西美坦治疗 724 例晚期乳腺癌患者，结果中位无进展生存时间为 7.8 个月（安慰剂＋依西美坦组为 3.2 个月），客观应答率为 12.6%（安慰剂＋依西美坦组为 1.7%）。依维莫司的常见不良反应包括口炎、感染、皮疹、疲乏、腹泻、食欲减退，不良事件多见于≥65 岁的患者。依维莫司可用于治疗接受过芳香化酶抑制剂治疗的晚期乳腺癌患者，可增加激素受体阳性的绝经后乳腺癌对来曲唑的敏感性，可改善无进展生存时间。

有人研究 111 例绝经后激素受体阳性、已接受过芳香化酶抑制剂治疗的晚期乳腺癌患者，结果发现，他莫昔芬＋依维莫司组的临床获益率、无进展生存时间、OS 皆较对照组高；对内分泌治疗获得性耐药的乳腺癌患者，常能从加用依维莫司中获益；其中 pS6K 激酶高水平表达的患者，从加用依维莫司中获益较大。

研究表明，依维莫司与内分泌治疗联用时，常可恢复乳腺癌细胞对内分泌治疗的敏感性。与来曲唑＋安慰剂比，依维莫司＋来曲唑组用于术前新辅助治疗，可提高临床反应率，降低 Ki－67 表达水平；与单用他莫昔芬比，他莫昔芬＋依维莫司可将芳香化酶抑制剂耐药晚期转移性乳腺癌的临床获益率提高 45%，死亡风险降低 55%，无进展生存时间由 4.5 月延长到 8.6 月。

依维莫司对芳香化酶抑制剂治疗引起等骨丢失，有较明显保护作用；治疗 6 周和 12 周后，评估骨特异性碱性磷酸酶、PⅠNP、NTX 后发现，依维莫司＋依西美坦组的上述指标均较基线水平降低，提示依维莫司能抑制依西美坦诱导的骨吸收。较常见的不良反应包括口腔炎（59%）、皮疹（39%）、疲劳（37%）、非感染性肺炎（16%）、高血糖（14%）等。其中 3～4 级不良反应发生率较低：口腔炎（8%）、疲劳（4%）。

六、靶向治疗的不良反应及处理

近年来肿瘤的靶向治疗取得进展，但对靶向治疗药物的不良反应还知之甚少。血管内皮生长因子抑制剂不良反应有高血压，曲妥珠单抗有心脏毒性。肿瘤靶向治疗其他的不良反应有出血、伤口愈合延迟、胃肠道穿孔、皮肤不良反应、手足综合征、黏膜炎、腹泻、蛋白尿、血栓等。早期快速诊断、及时停药是决定患者预后的关键。

1. 高血压

高血压是血管内皮生长因子（VEGF）抑制剂（包括贝伐单抗、舒尼替尼）常见的不良反应发生率约为 30%，其中中度高血压为 3%～16%，多数为 3 度高血压。应用抗血管生成药物的患者，应定期监测血压，一般每隔 2～4 周测量 1 次血压；高血压时可使用钙通道阻断剂。既往有高血压史、血压控制不稳的患者，一般不推荐抗血管生成药物治疗。

2. 心脏毒性

靶向药物导致的心脏毒性，主要包括 QT 间期延长、心肌缺血/心肌梗死、左心室功能障碍/左室射血分数(LVEF)下降、慢性心衰等；常是曲妥珠单抗主要的不良反应。单药曲妥珠单抗所致的无症状性 LVEF 下降的发生率为 3%，严重的慢性心衰发生率为 0.6%。曲妥珠单抗+化疗时，心脏毒性的发生率常升高。高龄、既往心脏病史、胸部放疗史、蒽环类等有心脏毒性的药物使用史，都会增加曲妥珠单抗的心脏毒性；TKIs 可能导致 QT 间期延长。在接受上述药物治疗时，必须监测心电图、LVEF、血中心肌损伤标志物如肌钙蛋白 I/T 等的水平。

3. 出血

单抗类药物(如贝伐单抗)及多靶点 TKI(如索拉非尼、舒尼替尼)对 VEGF/ VEGFR 抑制后会导致出血，如甲床出血、鼻出血、皮下出血；常较轻微，治疗后即可缓解。但非小细胞肺癌患者中出现肺出血(2%)可能致命，常发生在中央型鳞癌患者，出血可能与治疗后肿瘤空洞形成相关。所有接受 VEGF 抑制剂的患者，都应监测凝血功能，监测周期取决于药物的血清除半衰期，单抗类药物应在治疗后 2～3 周、TKIs 应在治疗后 1 周，即开始监测。

4. 血栓

血栓较少见但十分严重，包括心肌梗死、缺血性肠坏死、休克、短暂性脑缺血发作、心绞痛、静脉血栓(如深静脉血栓、肺栓塞、门静脉血栓)。贝伐单抗相关的血栓性事件多发生在胃癌(达 28%)，结直肠癌等相对较少。预防性使用华法林、其他抗凝药物，可减少贝伐单抗相关的血栓事件，但也可增加出血的风险。

5. 伤口愈合延迟

伤口血管新生的测定结果表明，抗 VEGF 药物(如贝伐单抗)会抑制血管新生、导致伤口愈合延迟。有人研究贝伐单抗对晚期结肠癌患者伤口愈合的影响；一组患者在治疗前 28～60 天进行手术，另一组则在治疗期间进行手术；每组各分为治疗组、对照组：治疗组为化疗+贝伐单抗，对照组为单独化疗。在治疗前 28～60 天进行手术的患者中，治疗组、对照组的伤口不愈合发生率分别为 1.3%、0.5%；而在治疗期间进行手术的患者中，分别为 13.0%、3.4%。因此抗 VEGF 治疗中的患者如需进行手术治疗，应在手术前中止抗 VEGF 治疗。任何择期手术，与末次贝伐单抗的使用，必须间隔至少 28 天。对既往曾接受过靶向治疗、正在接受靶向治疗的患者，如需要进行急诊手术，应在多科协作下进行。

6. 胃肠道穿孔

在贝伐单抗治疗结肠癌等的患者中，有胃肠穿孔的报告，穿孔部位包括胃、小肠、结肠，发生率为 1.5%。高危因素包括局部缺血、黏膜破损；局部缺血组织在治疗中易出现穿孔。慢性炎症性疾病、消化性溃疡、既往手术史、放疗史、肿瘤所致梗阻等，都可能与胃肠穿孔相关。一般 TKIs 治疗中出现胃肠穿孔较少，但可危及生命；因此一旦出现穿孔迹象，应立即终止治疗。

7. 皮肤不良反应

不同靶向药物所致皮肤不良反应的发生率迥异。EGFR 抑制剂能抑制角化细胞的分化、增殖、存活，导致白细胞聚集，并引起组织破坏、炎症；其皮肤毒性发生率为 79%～88%，多表现为痤疮样皮疹、皮肤干燥瘙痒、甲沟炎。皮肤毒性同样发生于应用舒尼替尼、索拉非尼应用时，多为皮肤脱屑、斑丘疹、水疱疹，主要分布于躯干或四肢，发生率为 19%～40%。c－Kit 抑制剂能抑制黑色素细胞，可引发毛发、皮肤发生变化。有 c－Kit 抑制活性的舒尼替尼，还会导致皮肤、头发出现不同程度的脱色素。针对皮肤不良反应，推荐应用皮质激素、四环素、甲硝唑、皮肤保湿剂。

8. 手足综合征

TKIs 如舒尼替尼、索拉非尼会导致手足综合征，即肢端特别是手掌/足底的红斑、红肿疼痛等；常出现在治疗开始后的头 6 周，前驱症状包括手掌/足底的麻木、感觉异常，逐渐加重，并伴随双侧对称的肿痛、边界清晰的红斑，进一步会出现水疱、脱皮、溃疡、继发感染。接受舒尼替尼、索拉非尼治疗的患者中，手足综合征的发生率分别为 10%～28%、10%～62%。

手足综合征局限于肢端，常给患者带来痛苦，可导致治疗中断。在 TKIs 的治疗过程中，尤其是治疗早期，应常规观察是否有手足综合征；同时应减少对手足皮肤的刺激，减少过度运动、体力劳动等。一旦出现手足综合征，应减量、停药；给予减轻疼痛、预防感染的支持治疗；过度角化、脱皮的部位可外用尿素软膏、5%水杨酸制剂。预防性使用维生素 B_6、COX－2 抑制剂，局部或全身使用皮质激素，能治疗化疗所致的手足综合征；但长期用皮质激素会导致皮肤变薄、加重症状。如经对症支持治疗后，2 度手足综合征持续存在、超过 7～10 天没有缓解，或出现 3 度手足综合征，应中断 TKIs 治疗，直至不良反应减轻至 0～1 度后才继续治疗，剂量应减少。

9. 黏膜炎

黏膜炎是靶向治疗常见的不良反应之一，口腔黏膜炎的症状包括疼痛、吞咽困难、发音障碍等，胃肠道黏膜炎常表现为腹痛、腹胀、腹泻等。舒尼替尼治疗晚期肾癌时，舒尼替尼、对照组 IFNα 导致黏膜炎的发生率分别为 43%、4%，其中 3～4 度黏膜炎的发生率为 3%。舒尼替尼治疗胃肠间质瘤时，治疗组、安慰剂组的黏膜炎发生率分别为 29%、18%。黏膜炎通常出现在治疗开始后的 7～10 天，在没有合并细菌、病毒、真菌的感染时，通常 2～4 周后可自行缓解。口腔清洁、避免食物的冷热刺激，可能有助于预防黏膜炎。

10. 腹泻

TKI s 相关的腹泻发生率较高，如吉非替尼为 48%～67%，厄洛替尼为 48%～54%，拉帕替尼为 65%，索拉非尼为 43%～55%，舒尼替尼为 40%～58%。化疗药物如伊立替康、顺铂、氟尿嘧啶，也可导致腹泻，引发胆碱能综合征、肠上皮细胞急性损伤等。针对腹泻的治疗包括减轻症状、补液、纠正水电解质及酸碱平衡，必要时用抗生素，特别是在合并重度粒细胞减少时；应评估是否合并其他危险因素，如有导泻作用的食物、胃肠动力药物、大便软化剂等，治疗中应首先去除上述诱因。Ⅰ、Ⅱ 度腹泻较容易控制，对症治疗、短期洛哌丁胺即可缓解，几乎不需要调整 TKIs 药物剂量。去除诱因后，经过静脉补液、抗生素等治疗后仍持续存在的腹泻，需要进行 TKIs 剂量调整。

11. 蛋白尿

贝伐单抗联合化疗治疗晚期结直肠癌的研究中，联合化疗组、单独化疗组的蛋白尿发生率分别为 26.5%、21.7%。大多数患者为Ⅰ、Ⅱ度蛋白尿，Ⅲ 度蛋白尿或严重的肾病综合征（4 度蛋白尿）则非常少见。抑制 VEGF 可能导致肾小球血管内皮细胞、上皮细胞（足细胞）的破坏，从而产生蛋白尿。既有的肾小球损伤可能会增加 VEGF 抑制剂的蛋白尿发生率。接受贝伐单抗或其他 VEGF 抑制剂治疗的患者，必须密切监测尿蛋白，一旦出现 Ⅳ 度蛋白尿，必须立刻终止治疗。出现蛋白尿的患者接受 ACEI 治疗可能获益。对 24 小时尿蛋白定量＞1g 的患者，血压最好控制在 125/75 mmHg 以下。

12. 可逆性后脑白质病综合征

可逆性后脑白质病综合征(RPLS)是 VEGF 抑制剂的一种少见(<1%)但严重的不良反应;见于贝伐单抗、舒尼替尼的临床应用中;患者表现各异,包括头痛、意识障碍、视觉障碍、癫痫发作等;影像学表现为脑白质区广泛的血管源性水肿,多位于顶叶、枕叶。一旦出现可逆性后脑白质病综合征,应立即停用 VEGF 抑制剂,并给予降压等对症治疗。正确处理后,临床症状即可缓解,常没有明显的神经系统后遗效应。早期快速诊断、及时停药,是预后的关键。

综上所述,分子靶向药物具有与传统化疗药物不同的不良反应谱。目前这些不良反应的发生机制尚不完全明确,在不良反应的诊断及治疗等方面的经验也并不充分,有待于药物作用机制的进一步阐明以及临床应用经验的继续积累。

七、免疫治疗

随着免疫学的不断发展,免疫治疗也已成为乳腺癌治疗的手段。利用免疫反应来治疗乳腺癌,将可能提供毒性较低、更有针对性的方法来消除残留病灶。疫苗是针对肿瘤抗原的靶子而设计的,如肿瘤病毒抗原、肿瘤蛋白、变异性抗原(包括突变的癌蛋白/抑癌蛋白 p53),传递方式包括肿瘤细胞、多肽、蛋白质、DNA、质粒、病毒、类病毒、纳米粒子、抗原提呈细胞,可负载以上肿瘤抗原等。乳腺癌的免疫治疗主要包括主动治疗、被动免疫治疗。

1. 主动免疫治疗

主动免疫治疗主要包括肿瘤疫苗治疗、细胞因子治疗。

(1)肿瘤疫苗治疗

肿瘤疫苗治疗是用处理过的肿瘤细胞、肿瘤细胞提取物制备的疫苗,或利用基因工程制备的疫苗,进行免疫接种,激发肿瘤患者的抗肿瘤免疫应答,可阻止肿瘤继续生长、扩散、复发,称为主动特异性免疫治疗。目前研究的疫苗主要包括肿瘤全细胞疫苗、多肽/蛋白疫苗、树突状细胞疫苗、病毒载体疫苗等。在乳腺癌疫苗的临床试验中可看出,总体来说乳腺癌疫苗都是低毒安全的。乳腺癌疫苗在肿瘤早期或去除大多数肿瘤细胞后应用,常更有优势,由于此时的环境免疫抑制作用较弱,较易诱导有效的抗肿瘤免疫反应。

——自体肿瘤细胞疫苗:它包含自体肿瘤细胞所有的自身抗原。自 20 世纪 90 年代初,研究者应用病毒处理的自体肿瘤细胞疫苗,已在临床上沿用至今,可诱导机体产生多克隆的 $CD8^+$T 细胞、$CD4^+$T 细胞。但对体肿瘤细胞特定抗原的免疫原水平,目前无有效的评估方法。自体全肿瘤细胞疫苗,一般不易打破体内的免疫耐受;而异体的全肿瘤细胞疫苗,又易被自体的免疫系统清除,这是较难克服的问题。一项乳腺癌全肿瘤细胞疫苗的Ⅱ期试验正在进行中。

——多肽或蛋白疫苗:它将体内的乳腺癌相关肽,结合抗原提呈细胞的 HLA,再活化初始 T 细胞,诱导细胞毒性 T 细胞(CTL)的抗肿瘤免疫效应。乳腺癌相关肽或蛋白较易制备、纯化,还可通过增加其氨基酸残基数或应用免疫佐剂,增加其免疫原性。

目前对乳腺癌,多研究应用 Her-2 相关多肽疫苗。Her-2 抗原肽 E75 与免疫佐剂 GM-CSF 的混合疫苗,研究较为深入,E75 能被特异性细胞毒性 T 细胞识别,诱导 CTL 细胞介导特异性免疫反应。有人进行 186 例乳腺癌的 E75 与 GM-CSF 混合疫苗的 Ⅱ 期临床试验,随访的 20 个月显示,肿瘤疫苗组肿瘤复发率为 5.6%,而对照组为 14.2%($P=0.04$),说明 E75 与 GM-CSF 混合疫苗能延长患者的复发时间。

与 E75 不同,GP2 是 Her-2 跨膜部分的乳腺癌相关抗原肽,其抗原特异性更明显。在乳腺癌细胞表面还有多种抗原,如癌胚抗原、乳腺球蛋白 A、睾丸癌抗原、p53、端粒酶反转录酶等。

——树突细胞疫苗：树突细胞(DC)是抗原递呈细胞，能刺激初始 T 淋巴细胞活化、增殖，启动特异性免疫反应。肿瘤抗原多肽与 DC 共哺育后，被富集在 DC 中，使 DC 的 HLA Ⅰ、Ⅱ表达增加，该 DC 可诱导抗肿瘤免疫反应。

DC-肿瘤细胞融合疫苗，可使 DC 表达被融合的肿瘤细胞所有的相关抗原，且不受 HLA Ⅰ、Ⅱ限制，能有效激活 $CD4^+$ T 细胞、$CD8^+$ T 细胞。有人发现，用热休克法制备的 DC 肿瘤疫苗，对小鼠乳腺癌有很好疗效，且能增强机体抗肿瘤免疫反应。

有人在 Her-2 过表达导管原位癌患者中，利用 Her-2 抗原肽冲击 DC，再回输体内，免疫治疗后再进行手术，发现有辅助治疗作用。有人研究野生型 p53 抗原肽冲击的自体 DC 疫苗，可对 p53 突变的乳腺癌细胞产生特异性效应 T 淋巴细胞反应。

——病毒载体疫苗：它以病毒为载体，导入乳腺癌抗原基因，结果能表达肿瘤抗原、相关病毒抗原，可激活特异性 T 淋巴细胞，诱导特异性细胞免疫、体液免疫。乳腺癌相关 MAGES、MUC1、Her-2 的基因，与病毒载体制备的疫苗，已用于Ⅰ～Ⅱ期临床试验治疗乳腺癌，发现病毒载体疫苗治疗乳腺癌是有效；疫苗联合化疗能增强疫苗的疗效。

(2)细胞因子治疗

细胞因子是低分子量、可溶性蛋白质，在较低浓度下即可发挥生物学活性，包括肿瘤坏死因子、干扰素、一些白介素、集落刺激因子等，可促进乳腺癌细胞凋亡。

2.被动免疫治疗

肿瘤的被动免疫指向肿瘤患者输入有抗肿瘤作用的外源性物质如抗体、有免疫效应的细胞等，直接杀伤肿瘤或激发体内抗肿瘤反应，进而达到治疗肿瘤的目的。

(1)抗体治疗

在乳腺癌抗体治疗中，主要有曲妥珠单抗；出现对其获得性耐药后，可给予帕妥珠单抗。两者有协同作用，可改善晚期乳腺癌疗效。T-DM1 不仅保留曲妥珠单抗对 Her-2 过表达乳腺癌细胞的靶向作用，同时增加 DM1 的抗乳腺癌活性，能抑制乳腺癌细胞增殖，发挥细胞毒作用；一项Ⅱ期的临床试验研究显示，其客观缓解率为 25.9%，中位 PFS 为 4.6 个月。

贝伐单抗+多西紫杉醇治疗晚期复发性乳腺癌的Ⅲ期临床试验结果表明，联合贝伐单抗组的患者 PFS(低剂量和高剂量组分别为 9.0 个月和 10.0 个月)均较对照组多西紫杉醇+安慰剂延长，差异有统计学意义。

狄诺塞麦(德尼单抗，Xgeva)抑制 RANKL，抑制破骨细胞生成，可治疗乳腺癌骨转移，与唑来膦酸比，可显著降低破骨作用，减少骨钙盐丢失，但在总生存期、疾病进展、不良事件方面两者相似；唑来膦酸组肾脏不良事件较多见，德尼单抗组低钙血症、下颌骨坏死(2%德尼单抗、1.4%唑来膦酸)较多见。

狄诺塞麦于 2010 年获准用于预防实体瘤骨转移患者骨骼相关事件，适应证包括骨转移高危人群，可在发生骨转移前，较早使用狄诺塞麦以预防骨转移。高危骨转移定义为 PSA≥8.0 或在≤10 个月内血水平提高 1 倍。一般狄诺塞麦 120 mg/4 周，皮下注射；患者无骨转移生存期比安慰剂组延长约 4 个月，风险降低 15%，有统计学显著差异。

(2)过继性细胞免疫治疗

过继性细胞免疫治疗是将有免疫活性的细胞输注机体，以增强机体的免疫功能，从而抗肿瘤。目前主要用于除乳腺癌手术外的综合治疗，常用的有：特异性细胞毒 T 淋巴细胞治疗、肿瘤浸润性淋巴细胞治疗等。

（王　勇）

进一步的参考文献

[1]GOLDHIRSCH A. Strategies for subtypes - dealing with the diversity of breast cancer: highlights of the St Gallen international expert consensus on the primary therapy of early breast cancer 2011[J]. Ann Oncol, 2011, 22(8): 1736 - 1747.

[2]VOGEL C. Management of erbB2 - positive breast cancer : insights from preclinical and clinical studies with Lapatinib[J]. Jpn J Clin Oncol, 2010 , 40(11): 999 - 1013.

第二十二章　中医药治疗乳腺癌

目前，中国已公开发布中医药治疗乳腺癌的疗效与思考、中医药治疗乳腺癌的现状与展望、中医药治疗乳腺癌术后患者的研究进展、中医药治疗乳腺癌的研究进展、中医药治疗乳腺癌内分泌综合征的研究进展、中医药治疗乳腺癌概况、中医药防治乳腺癌内分泌治疗不良反应等资料，有较高的临床指导价值。

一、中医药治疗乳腺癌的策略

目前，乳腺癌的治疗采用以手术为主的综合治疗模式，包括放疗、化疗、内分泌治疗、分子靶向治疗、免疫治疗、中医药治疗等。近年来，乳腺癌的基础和临床研究不断产生新成果，使乳腺癌的治疗进入全方位发展时期；但仍存在很多难点，包括降低术后复发转移率、提高晚期乳腺癌的远期生存率、确定靶向治疗应用的最佳策略、某些特殊类型乳腺癌（如三阴性乳腺癌）的治疗等。

中医药治疗已成为我国乳腺癌综合治疗的重要组成部分，并可涵盖乳腺癌治疗的各个阶段，即围手术期、围放疗期、围化疗期、随访观察期、晚期姑息治疗期，手段主要包括辨证处方（汤剂）、中成药、中药注射剂、外用制剂、非药物疗法如针灸治疗等 。

客观地说，乳腺癌的主导治疗目前以现代医学手段为主，中医药治疗能起辅助和配合作用，主要体现在：①配合西医手术、放疗、化疗、内分泌治疗、分子靶向治疗、免疫治疗，减轻不良反应，预防或延缓肿瘤的复发转移。②针对晚期乳腺癌，中医药配合放化疗，能增效减毒；结合中医药的综合治疗可延长生存期。③针对乳腺癌及治疗相关并发症，中医药治疗可改善症状、提高生活质量。尽管中医药防治乳腺癌具有鲜明的特色和确切的疗效，但也存在一些问题，主要体现在：辨证论治标准、疗效评估缺少统一规范；临床研究水平、成果转化能力有待提高，要进一步改进。

二、中医药治疗乳腺癌的优势

乳腺癌，属中医乳岩、乳石痈等范畴。中医药参与乳腺癌治疗，能改善疗效，减少毒副作用，提高患者生活质量。《乳腺癌分期辨证规范》已得到中医药学会论证通过；乳腺癌围手术期、围化疗期、围放疗期、巩固期的辨证治疗规范，已在全国应用。应系统评价中医药辨证治疗在乳腺癌各期中的疗效，总结中医药治疗乳腺癌的各阶段优势，以便发挥其特色，突破乳腺癌治疗的瓶颈。

1. 中医药治疗乳腺癌各期的疗效优势

(1)围手术期

围手术期是指入院开始到手术后第一次化疗开始的一段时间。对围手术期中医药治疗的作用，目前尚无统一的疗效评价标准，主要可起到以下作用：①改善患者术前心理状态、机体状态：疏肝解郁，安神定志，缓解焦虑，改善睡眠，提高手术耐受性，易顺利完成手术。②改善术后疲劳综合征，促进术后恢复，减少皮瓣坏死，促进伤口愈合；改善胃肠功能，减少并发症，使患者能按时完成术后第一周期化疗，缩短住院时间，减少医疗费用。

(2)围化疗期

围化疗期是指化疗开始到化疗结束后 1 周的一段时间。中药＋化疗药物治疗乳腺癌的作用主要包括：

——全面防止肿瘤发生:针对高危乳腺癌癌前病变患者,采取有效的预防措施,可逆转乳腺癌进程、防止肿瘤发生,延缓乳腺癌进展。

——增强化疗药物的疗效,通过扶正、固本、柔血等,调节机体免疫功能,使化疗药物能有效发挥作用;减轻毒副作用,改善整体状态、提高耐受力,使患者可完成整个治疗。如人参养荣汤能改善乳腺癌患者新辅助化疗所致气血两虚的症状。

——逆转肿瘤多药耐药,防止复发转移:通过中医药的整体干预,改善机体内环境,提高生存质量,降低乳癌的复发与转移率,减少死亡率。可给予三七总皂苷、青蒿素+阿霉素等。

——抑制肿瘤细胞生长,诱导肿瘤细胞凋亡:临证研究发现,清热解毒、活血化瘀、扶正固本、化痰祛湿、益气养血、软坚散结等方剂的含药血清,均对 5-FU 化疗有增效作用,其中以软坚散结方、化痰祛湿方效果较好。

——抑制肿瘤血管新生:有人给予化疗+八珍汤,治疗后血清 VEGF 水平较治疗前有显著降低,能抑制肿瘤血管新生。

——调控肿瘤耐药基因表达和相关信号通路:如大黄素能逆转乳腺癌细胞多药耐药,抑制 ERK、Akt 信号通路。

——改善胃肠功能,提高患者耐受性、治疗依从性。中药内服、外用与穴位贴药、针灸结合,针对乳腺癌化疗中出现的本虚和余毒治疗,又能侧重益气健脾化湿,降逆化浊和胃,可改善化疗期间出现的胃肠功能紊乱;对 1、2 度呕吐疗效较好。

——中医药能防治化疗后骨髓抑制,减轻化疗血液毒性。有人报道,采用子午流注时间给药疗法,能增强中医药疗效;预防性给药时,能使多数患者血细胞、血小板维持在正常水平;对 3、4 度化疗后骨髓抑制者,可减少集落刺激因子 GM-CFS 的应用,减少医疗费用。对一般化疗后骨髓抑制,中药有效率可达 93%;但对 3、4 度骨髓抑制、伴发热,仍需给予 GM-CFS、抗生素;急则西药治其标,缓则中药治其本。

——提高生存质量,改善症状,确保化疗如期进行。如复康灵胶囊对乳腺癌术后接受化疗者,能改善症状、提高生活质量,提高生理、认知、情感、社会的活动能力。

——防治化疗后静脉炎:如采用四黄水蜜外敷患处,能防治化疗后静脉炎,疗效较好。

(3)围放疗期

围放疗期是指放疗开始到放疗结束后 1 周的一段时间。中医药采用益气养阴生津法辨证治疗,加局部外用中药,可减少放疗副作用,降低皮肤放射性皮炎、放射性肺炎、放射性消化道反应的发生率,提高放疗耐受性,改善患者生活质量。

(4)巩固期

巩固期是指乳腺癌患者术后放化疗均结束 1 月后的 5 年期间或 5 年内出现复发转移之前的一段时间。中医药采用补益脾肾、扶正固本、驱邪等辨证治疗,常能在以下几方面发挥作用:

——改善生存质量:有人对 600 余例乳腺癌患者,采用生存质量专用量表分析,结果显示,中医药干预组的生理计分、认知计分、情感计分、社会能力计分、乳腺癌相关症状、生存质量总计分等,上升的幅度明显较大($P<0.01$),治疗组各症状改善的程度也较高($P<0.01$)。大多数患者能有较充沛的精力;神疲乏力、食欲不振、便秘、腹泻等均有缓解,生活质量有改善。

——减少内分泌治疗副作用:如潮热、盗汗、全身骨关节疼痛等。研究表明,乳腺癌术后服用中药半年后,夜寐不安、焮热汗出、骨痛等常好转。激素受体阴性或三阴性乳腺癌者,给予中药可能有生存益处。

2. 中西医治疗各有优势

在围手术期、围化疗期、围放疗期,西医能去除实体瘤、杀灭肿瘤细胞;中医药为辅,维持整体平衡、扶正祛邪,可提高患者手术、放化疗的耐受性,减少副作用。

在巩固期，中医药辨证治疗，结合针灸、康复训练，能促进功能恢复、预防复发，以中医药治疗为主，西医治疗为辅。尤其 ERα、PR 双阴患者，在该期不能进行内分泌治疗时，可采用中医药治疗。对复发转移的晚期乳腺癌，中药能提高免疫功能，稳定肿瘤，减轻症状，延长带瘤生存时间；临床依从性较好、较安全、易于推广。具体地说，对巩固期 ERα、PR 阴性及无 Her-2 过表达者，围化疗期Ⅰ、Ⅱ度骨髓抑制症者，围化疗期 1、2 度胃肠功能紊乱者，术后患侧上肢水肿者，一般可采用纯中医治疗。对围化疗期 Ⅲ 度骨髓抑制症，围化疗期Ⅲ 度胃肠功能紊乱；可采用中医为主、西医为辅的治疗。对巩固期 ERα、PR 阳性者，可给予内分泌治疗＋中医药治疗。

三、中医药参与乳腺癌综合疗法

乳腺癌的各种治疗手段，如手术治疗、化学治疗、放射治疗、内分泌治疗等，可依据各自特点在治疗中综合运用，能提高临床疗效。中医药有其独特优势、特色，能提高综合治疗效果、生活质量、延长生存期。有人认为，中医药治疗的乳腺癌术后患者，常为虚实夹杂，整体属虚，局部属实，治疗以扶正祛邪为原则，扶正强调以益气健脾法贯穿始终，常以补益气血、益气健脾、滋养肝肾等增强体质，调节免疫，提高抗癌能力，防止复发转移。

有人探讨乳腺癌术后患者的辨证分型，归纳证型以气阴两虚型、冲任失调型、气血两虚型、痰瘀毒热型为常见；而手术前则以肝郁型、痰瘀毒热型、阴虚毒热型为常见。扶正祛邪为乳腺癌术后的治疗原则，有人自拟乳癌术后方，药物组成为黄芪、枸杞子、仙灵脾、莪术等加减，结果患者生理功能、认知功能等提高，生活质量总评优于对照组。

有人自拟鹿仙散结汤：鹿角霜、生牡蛎、瓦楞子各 30 g，仙茅、仙灵脾、土贝母、郁金各 15 g，山慈姑、全蝎、蜂房、炙甘草各 10 g；以二仙汤加鹿角霜补肾强先天之本，填补精血，使五脏阴阳之本得固；再配以解毒散结诸品抗乳腺癌。有人以党参、黄芪、白术、茯苓、怀山药、薏苡仁、肉苁蓉、夏枯草、浙贝母、半枝莲、白花蛇舌草各 15 g，山慈姑、莪术各 10 g，露蜂房 6 g 为基础加减，配合艾条热灸双侧足三里穴，治疗 78 例乳腺癌术后患者，结果发现，治疗组症状改善较优，生存质量改善。

由于手术清除腋下淋巴结引起创伤、局部组织切口能造成淋巴回流、血液循环的障碍，可导致术后患侧上肢肿胀。多数认为，此证为术后气血虚，无力行血，以致脉络阻塞，水湿停留，泛溢肌肤所致，治疗采用活血通络为大法，且常以口服、外用药物相互配合。有人用乳癌消肿汤：黄芪、忍冬藤各 30 g，党参、白术、川芎、茯苓各 15 g，当归、赤芍、桂枝、地龙各 10 g，扁豆 20 g，辨证加减并配合功能锻炼治疗，较有效。有人运用中药外治法治疗：1 号方由苦参、蛇床子、地肤子、黄柏各 20 g 组成，水煎 200 ml，与 0.1%依沙吖啶交替湿敷，每天 2 次，每次 1 小时；2 号方由骨碎补 20 g，桃仁 15 g，红花 20 g，细辛 10 g，姜黄 15 g，透骨草 30 g，伸筋草 30 g，鸡血藤 30 g 组成，水煎 1000 ml，先熏后洗，每次 30 分钟，疗效较好。有人用血府逐瘀汤加减结合功能锻炼治疗，可明显改善红细胞聚集性、变形能力，改善微循环，加快血流速度，降低毛细血管通透性，能促进渗出物的吸收。有人用当归芍药散加味、补阳还五汤等治疗，同时配合功能锻炼、康复按摩，均可取得显著疗效。可看出，一般口服药以补益气血为基础，配合活血通络、善走肢体的中药；而外治则以通络除湿之品为主，配合理疗、功能锻炼。

患者行乳腺癌手术后，局部脉络损伤，瘀血停滞，气机被阻，血运不畅，加之术后气血不足，局部组织失养，可发生皮瓣坏死，常辨证为瘀血阻滞，采用活血化瘀为基本治法。有人用桃红四物汤煎剂口服，治疗皮瓣血运障碍、坏死，改善血液循环，纠正低血压，解除毛细血管痉挛、水肿，取得较好疗效。有人手术后第 2 天加服血府逐瘀胶囊，可使皮瓣异常转为皮瓣坏死的发生率明显减少。

术后远处转移能危及乳腺癌患者生命，包括骨、软组织、肺、脑、肝转移等，中医药能较好改善症状、延长生存期。有人认为，乳腺癌发生肝转移的病机为脾虚气滞，治疗以疏肝养血为主，兼以调理脾胃，推荐消癥方，组成为：党参 30 g，白术 10 g，茯苓 20 g，八月札 12 g，青皮 10 g，橘核 10 g，浙贝母 10 g，山慈姑 15 g，白花蛇舌草 30 g，半枝莲 15 g，熟地黄 12 g，白芍药 9 g，鳖甲 15 g。有人用扶正消岩方：西洋参 30 g，黄芪 40 g，白术 10 g，女贞子 15 g，枸杞子 15 g，山慈姑 15 g，浙贝母 10 g，生龙骨 15 g，生牡蛎 15 g，甘草 3 g，阿胶 10 g，随症加减，疗效明显较优。

放射治疗多于乳腺癌根治术后作辅助治疗，常给予晚期乳腺癌患者姑息性治疗，常见副作用有白细胞减少、恶心呕吐、厌食、疲劳、心悸、肝功能损害、局部皮肤反应、口腔黏膜炎、放射性肺炎、放射性肺纤维化等。对放射性肺炎的治疗，有人以健脾祛湿中药为主，采用中肺合剂，药用：浙贝母、白花蛇舌草、白茅根、半枝莲、仙鹤草、龙葵、夏枯草、地龙、防己、栝楼等，较有效。有人自拟化瘤活络汤：苇茎、生薏苡仁、太子参、鱼腥草各 15 g，川贝母、地龙、土贝母各 12 g，冬瓜仁、桃仁、丝瓜络、郁金、麦冬、白英、鸡内金、竹茹、半夏各 10 g，较有效。

有人用痰热清注射液治疗，每次 20 ml 加入 5%葡萄糖注射液 500 ml 静脉滴注，每 2 周为 1 个疗程，连续 2 个疗程。中医药配合放疗，可增效减毒。有人自拟放射增效汤：黄芪 30 g，太子参、山楂、赤芍各 15 g，地龙 12 g，当归、生地黄、穿山甲、莪术、王不留行、青皮、红花、郁金各 10 g，较有效。又有人用八珍汤＋二至丸加减：太子参 9 g，生黄芪 15 g，生白术 15 g，茯苓 12 g，大白芍 12 g，当归 10 g，川芎 9 g，女贞子 15 g，旱莲草 15 g，骨碎补 12 g，大枣 3 枚，生姜 3 g，炙甘草 4.5 g；随症加减：恶心呕吐频繁者加清竹茹 9 g，制半夏 9 g，陈皮 4.5 g；如多思多虑，情绪低落者，加八月札 9 g，广郁金 9 g，柴胡 6 g。同时可加抗癌解毒药白花蛇舌草 15 g，半枝莲 15 g。

中医认为放疗为火热之毒，最易伤津耗气，治疗常以养阴清热、健脾生津为大法，脾为气血生化之源，健运脾气才能使气血得充；养阴生津不宜用药滋腻，以防碍脾，故二至丸中女贞子、旱莲草之平补轻灵之品，为医家所常选；还有四物汤中的白芍、当归、生地黄，养血而不滞，意在扶正使患者耐受能力增强，另配合化瘀解毒之品，减轻放疗副反应。

化疗药物的副作用有骨髓抑制、消化道反应，化疗药物属有毒之品，易伤气血、脏腑；正气大伤时，应扶助正气，多数重视调补先后天之本，补养气血。有人用补中益气汤加味，药用黄芪 40 g，人参 10 g，当归 15 g，橘皮 10 g，升麻 6 g，柴胡 10 g，白术 10 g，益母草 15 g，枸杞 15 g，菟丝子 15 g，薏苡仁 20 g，白花蛇舌草 30 g，协同新辅助化疗治疗，减轻骨髓抑制、降低毒副反应。

有人用益气活血汤：党参 15 g，黄芪 15 g，当归 15 g，阿胶 10 g，三七 5 g，桃仁 10 g，红花 10 g，白术 10 g，薏苡仁 20 g，枸杞 15 g，杜仲 15 g，浙贝母 10 g，夏枯草 15 g，协同新辅助化疗，结果疗效提高，而毒副反应如白细胞下降、恶心呕吐减轻。

有人用固本抑瘤Ⅱ号：党参 15 g，茯苓 15 g，白术 10 g，生黄芪 30 g，女贞子 15 g，枸杞子 15 g，淫羊藿 10 g，川芎 10 g，鸡血藤 10 g，莪术 10 g，浙贝母 10 g，苦参 10 g，治疗晚期乳腺癌 28 例，与对照组 27 例相比，治疗组乏力、肢体麻木、腰膝酸软症状的改善较优。

有人用归脾汤加减：党参 15 g，生黄芪 30 g，白术 10 g，茯苓 15 g，当归 15 g，熟地黄 15 g，何首乌 15 g，龙眼肉 15 g，阿胶 10 g，女贞子 15 g，旱莲草 15 g，大枣 10 g，木香 6 g，炙甘草 6 g，能有效减轻化疗的骨髓抑制。有人报道，在化疗同时配合参芪扶正注射液，可使恶心呕吐、食欲下降等减轻，从而使患者保持体重、提高 KPS 评分 。

有的医家发现，化疗期间配合中药治疗，可改善血液学指标，如有人在 41 例乳腺癌患者化疗期间配合运用乳积方加减：王不留行 30 g，蜂房 15 g，穿山甲 10 g，柴胡 15 g，山慈姑 15 g，八月札 15 g，黄芪 30 g，结果治疗后各血液学指标都基本正常，未出现明显骨髓抑制，治疗后 $CD3^+$ T 细胞/HLA－DR 较治疗前水平升高，血 CA153 水平较治疗前降低。

有人给患者在化疗同时口服平消胶囊（由郁金、枳壳、仙鹤草、五灵脂、白矾、马钱子等组成），用法为每次 6 粒，每天 3 次，结果较明显延长中位疾病进展时间、提高患者生活质量。

对行化疗后出现闭经的患者，有人分别予以补肾中药（二仙汤组）及健脾益气中药（四君子汤组），治疗 6 个月后，能改善乳腺癌化疗相关性更年期症状，可改善潮热、出汗、烦躁等绝经期症状，可使患者恢复正常月经周期。

乳癌的内分泌药物治疗对正常细胞影响小、没有明显的毒副作用，但绝经前患者服用后，可出现月经失调甚至停止、情志异常、烦躁易怒、烘热汗出、心悸失眠、腰膝酸软、记忆力减退等，影响生活质量。中医辨证论治，在扶正解毒的基础上，配合健脾和胃、淡渗利湿、凉血止血、滋阴清热等法，可使副反应减轻。

有人给患者口服中药煎剂：太子参 20 g，炒白术 12 g，炒薏苡仁 30 g，醋柴胡 6 g，白花蛇舌草 30 g，蜀羊泉 30 g，山茱萸 10 g，枸杞子 15 g，淫羊藿 15 g，何首乌 30 g，炒白芍 15 g，莪术 15 g，肉苁蓉 20 g，生甘草 5 g，并随症加减，较有效。

有人用六味地黄汤加味：熟地黄 10 g，山茱萸 10 g，怀山药 10 g，枸杞子 10 g，泽泻 10 g，牡丹皮 10 g，钩藤 15 g，小麦 30 g，黄芪 30 g，菟丝子 10 g，煅龙齿 20 g，龟板 15 g，地骨皮 10 g，鳖甲 15 g，较有效。

有人用滋水清肝饮治疗：生地黄、淮山药、山茱萸、白芍、酸枣仁、知母各 15 g，牡丹皮、茯苓、泽泻、当归各 10g，柴胡、栀子各 6g，甘草 3g。汗多加浮小麦 15g，锻龙骨、锻牡蛎各 20g；心悸失眠加夜交藤 15 g，远志 10 g；腰酸痛者加桑寄生、枸杞子各 15 g，较有效。

有人以旱莲草汤缓解乳腺癌内分泌治疗的不良反应，药用：旱莲草 20 g，女贞子 15 g，益母草 20 g，仙茅 6 g，淫羊霍 6 g，山茱萸 12 g，生地黄 15 g，牡丹皮 10 g，柴胡 6 g，栀子 10 g，艾叶 10 g，白芍 10 g，炒枣仁 30 g，炒三仙(各)15 g，甘草 6 g，明显有效。

内分泌药物治疗可致患者出现烦躁易怒、潮热盗汗，辨证属肝肾阴虚，心肝火旺，心神不安，故治疗基本原则是调整阴阳，常滋养肝肾、调养心脾、清心安神，选方多以六味地黄汤、滋水清肝饮为基础，配合清心火、安心神之品以标本同治。

“乳岩”在古代中医著作中有较多记载，如《医宗金鉴》云：“乳癌由肝脾两伤，气郁凝结而成”；宋代医家窦汉卿在《疮疡经验全集》中指出“乳岩，此毒阴极阳衰”；朱丹溪在《格致余论》中云：“忧怒抑郁，朝夕积累，脾气消沮，肝气横逆，遂成隐核，如大棋子，不痛不痒，名曰乳岩。”陈实功在《外科正宗》中曰：“忧郁伤肝，思虑伤脾，积想在心，所愿不得志者，致经络痞涩，聚结成核。”明代《景岳全书》记载“乳岩属肝脾二脏郁怒，气血方损，故初起小核结于乳内，肉色如故，其人内热夜热，五心发热，肢体倦瘦，月经不调，若积久渐大，色赤出水，内溃深洞为难疗”；清代王维德在《外科证治全生集》中认为乳癌是由于“阴寒结痰”所致，主张治当阳和通腠、温补气血，选方用阳和汤。

综合文献资料，多数中医学家认为，乳腺癌的病机为正虚邪实，正虚包括脏腑功能减退，气血阴阳失调，不能抗邪；邪实包括各种致病因素导致气滞、血瘀、痰凝、湿聚等互相交结于局部，治疗总则为扶正祛邪，其作用可贯穿于整个乳腺癌的各个治疗阶段，能减少术后并发症的发生，减轻放化疗毒副反应，减少肿瘤复发、转移，逆转化疗药物多药耐药，能提高生活质量、延长生存期。活血化瘀中药能调节局部微循环，减少血小板凝聚，降低转移率、复发率。

有学者开展了中药有效成分抑制乳腺癌细胞生长机制的研究，发现甘草酸能抑制乳腺癌细胞增殖，诱导凋亡，降低细胞质钙离子水平。研究显示，姜黄素能抑制乳腺癌细胞增殖，抑制表达 Bcl－2，促进表达 Bax，诱导细胞凋亡，阻止细胞周期转换。有人发现，猫爪草总皂苷能抑制乳腺癌细胞生长、集落形成，诱导细胞凋亡，抑制 DNA 合成，抑制癌细胞增殖。

四、中医药治疗乳腺癌前病变

乳腺癌前病变有：①小叶及导管不典型增生；②柱状上皮不典型增生；③小叶原位癌；④乳头状病变；⑤异常增生放射状瘢痕。乳腺导管上皮细胞异形增生中部分患者，可发展为乳腺癌，乳腺增生上皮细胞 ERα 水平升高，细胞结构、功能、代谢病理性变化，在促进因素作用下，不典型逐渐加重，最终可发生乳腺癌。近年来乳腺癌前病变的中医药治疗，已取得许多成果。

1. 临床治疗研究

有人认为，乳腺癌癌前病变的病因，为先天禀赋不足，肾阳亏虚；其病理变化是肾阳亏虚、气滞血瘀、痰湿凝结。用中药“消结汤”（瓜蒌 30 g，薤白 10 g，三棱 10 g，莪术 15 g，昆布 15 g，牡蛎 15 g，夏枯草 15 g，薏苡仁 15 g，红花 10 g，桃仁 10 g，郁金 10 g，青皮 10 g）内服治疗，每天 1 剂，20 剂为 1 个疗程，休治期 3～5 天，疗效较理想。

有人对 726 例中重度癌前病变患者予以三苯氧胺片每次 10 mg，每天 2 次口服；平消胶囊每次 6～8 粒，每天 3 次口服，均为饭后服用；治疗有效率为 100%，临床部分治愈率为 5.92%，完全治愈率为 94.08%。有人用自拟中药方剂（枳壳 18 g，青皮 12 g，橘叶 12 g，郁金 12 g，柴胡 12 g，牛膝 12 g，夏枯草 12 g，山慈姑 10 g，当归 10 g，甘草 6 g）内服，配合点穴（取穴：乳根、期门、膻中、足三里、太冲、人迎、三阴交、涌泉、极泉、劳宫）治疗 316 例乳腺非典型增生患者，治疗 3 个月，治愈率为 58.8%，总有效率为 92.4%；对有效的患者进行针吸细胞学检查，发现非典型增生可转为单纯性增生。

有人运用消癖口服液 1～6 号治疗乳腺癌前病变，能改善乳腺 X 线影像，降低黄体期 E_2 水平，可能对乳腺癌癌前病变有阻断作用。有人治疗乳腺癌前病变以活血化瘀为基本原则，结合临床辨证，佐以疏肝理气、调摄冲任、健脾渗湿化痰等，常用活血化瘀类中药莪术、三棱、丹参、斑蝥、川芎、丹参、桃仁、红花、当归、生蒲黄、乳香、没药、血竭、地龙等，疏肝解郁类中药柴胡、香附、郁金、枳壳、延胡索、青皮、八月札、川楝子、佛手等，调摄冲任类中药鹿角、淫羊藿、仙茅、巴戟天、补骨脂等，化痰散结类中药昆布、海藻、牡蛎、穿山甲、僵蚕、夏枯草、天南星、山慈姑、皂角刺、茯苓等。中医药治疗乳腺癌癌前病变，可从多个靶点发挥综合效应，包括调节激素分泌与激素受体表达、抑制血管新生、诱导细胞凋亡、促进细胞分化、抑制细胞增殖等。

2. 实验研究

有人用疏肝活血中药乳复汤（柴胡、香附、山慈姑、延胡索、当归、丹参、莪术、鸡血藤、甘草）治疗乳腺非典型增生肝郁血瘀证造模大鼠，认为通过疏肝活血，可改善局部微循环，提高局部血流量，促进局部代谢产物清除，从而防治乳腺非典型增生及乳腺癌。

研究发现，对乳腺癌癌前病变毒瘀互结，给予舒肝颗粒干预 30 天，具有疏肝理气作用，能减轻人体对癌症的慢性应激作用，可见乳腺癌发生率、组织病理学变化均有好转，应激引起的毒瘀互结证也逐渐消失。有人对乳腺不典型增生大鼠用云芝多糖治疗，发现能抑制乳腺上皮细胞增生，抑制乳腺增生组织表达 VEGF、Ras，减少血管新生，抑制乳腺不典型增生进展。有人发现，莪术油能降低非典型增生乳腺组织 Ki-67 表达阳性率，能抑制病变组织中上皮细胞增殖。且大剂量组明显优于小剂量组。

临床研究发现，乳腺癌癌前病变大多是在冲任失调的基础上因肝气郁结、痰凝血瘀而发病，病变初期辨证以肝郁肾虚为主，应温阳解郁，软坚散结。对乳腺癌癌前病变肝郁肾虚模型大鼠，给予金贝乳康片（淫羊藿、鹿角片、瓜蒌、郁金、浙贝母、延胡索、莪术）水溶液灌胃，能降低乳腺癌发生率，可逆转乳腺癌癌前病变，调节紊乱的激素水平至正常状态，调节皮质酮、E_2、P 的水平。有人发现，莪术油能降低乳腺癌前病变组织中 VEGF 水平，抑制血管新生，可阻断乳腺癌发生。

五、中医药辅助治疗乳腺癌

中医药辅助治疗乳腺癌，能减少一些药物治疗的不良反应、延缓肿瘤复发与转移、提高患者生存质量，为乳腺癌综合治疗的一部分。

1. 中医对乳腺癌的认识

乳腺癌癌前病变属于中医乳癖范畴，以乳腺增生为多见，但癌前病变与乳腺癌的关系属于量变与质变的关系。乳腺癌癌前病变，常由肝郁气滞、冲任失调，常伴肝气郁结向毒瘀互结转变，较易发生乳腺癌。毒邪是乳腺癌的病因、病理产物，在乳腺癌的发生、发展、预后、转归中有重要意义。六淫伏毒和七情郁毒，是乳腺癌发生的主要病因；癌毒内生是乳腺癌发生的核心变化，癌毒内生易与痰瘀内结，导致痰毒瘀结而促进乳腺癌发展，是核心病机，这也是一个逐步演变的过程。内外因长期反复刺激，可使经脉阻滞、气血不和、肝郁气滞、脾虚湿盛、冲任失调、气机凝滞、瘀血形成、脏腑失调，浊邪积聚，最终发生乳腺癌。

乳腺癌癌前病变辨证多为肝郁血瘀证，后者是乳腺非典型增生阶段最主要的病机，冲任失调是乳腺癌发生中重要的病理因素。乳腺非典型增生发展至重度非典型增生阶段时，单纯的肝郁血瘀证的比例开始下降，肝郁血瘀、冲任失调混合型比例有所升高，能互为影响。及至原位癌、早期浸润癌阶段，混合型常为主，肾阳虚是冲任失调之根，本阶段以肾虚肝郁为本，血瘀为标。有人认为，乳腺癌前病变的中医证型与 BRCA1 基因突变率相关，肝郁血瘀型、冲任失调型中常无 BRCA1 基因突变，混合型中常有突变 BRCA1 高水平表达(85.7%)。有人发现，乳腺癌前病变患者辨证时主要集中于痰瘀互结(偏肝郁气滞、冲任失调)型，辨证分型与 MVD、VEGF、FLK 表达水平升高程度常相关，与癌前病变病理分级相关。

中医古籍称乳腺癌为积聚，虚人多患此病。《景岳全书》曰："凡脾胃不足及虚弱失调之人，多有积聚之病。"《疮疡经验全书》曰："阴极阳衰，血无阳安能散，致血渗入心经而生乳岩"，认为肝肾不足，冲任失调，气血运行不畅，瘀阻经络而发病。《外科正宗》曰："忧郁伤肝，思虑伤脾，积虑在心，所愿不得者，致经络痞涩，聚结成核。"即情志内伤，忧思郁怒，是发病的重要因素。

今人认为，乳房为阳明经所司，乳头为厥阴肝经所属，情志不畅，肝失条达，郁久而气血瘀滞；脾伤则运化失常，痰浊内生；肝脾两伤，经络阻塞，痰瘀互结于乳，遂形成"核"。同时六淫外侵，邪毒留滞，也是发病重要因素。乳癌由无形之气郁与有形之痰浊相互交凝，日积月累，结滞乳中而成。炎性乳癌之结肿，乃肝火瘀毒互结而成。晚期乳腺癌主要表现为正虚体衰，癌瘤扩散。

祖国医学文献对乳腺癌最早的记载有乳癖、石痈、乳疽、乳漏，可见于晋·葛洪《肘后备急方》，以后历代医家对本病的认识和治疗有进一步的探索。如《医宗金鉴》曰："乳癌由肝脾两伤，气郁凝结而成。"宋代医家窦汉卿的《疮疡经验全集》曰："乳岩，此毒阴极阳衰。"朱丹溪的《格致余论》曰："忧怒抑郁，朝夕积累，脾气消沮，肝气横逆，遂成隐核，如大棋子，不痛不痒，名曰乳岩。"明代《景岳全书》曰："乳岩属肝脾二脏郁怒，气血方损，故初起小核结于乳内，肉色如故，其人内热夜热，五心发热，肢体倦瘦，月经不调，若积久渐大。潺岩色赤出水，内溃深洞为难疗。"清代王维德在《外科证治全生集》中认为乳癌是由"阴寒结痰"所致。《外科正宗》曰："忧郁伤肝，思虑伤脾，积想在心，所愿不得志者，致经络痞涩，聚结成核。"《冯氏锦囊秘录》曰："妇人有忧怒抑郁朝夕积累……肝气横逆，气血亏损，筋失荣养，郁滞与痰结成隐核。不赤不肿，积之渐大，数年而发，内溃深烂……慎不可治。此乃七情所伤，肝经血气枯槁之证。"祖国医学对乳腺癌的认识，与现代医学对乳腺癌临床表现的描述颇为相似。

肝脾肾长期亏损，则气虚血瘀，阴损毒凝，诱发乳腺脉络闭阻。随着体内癌毒的不断蓄积，免疫系统受损，抗癌能力减弱，可引发乳腺癌。正气亏虚、脏腑功能失调是乳腺癌发病的根本原因，而继发气滞、痰凝、血瘀等邪毒是乳腺癌发生的重要条件。其发生发展是因虚致实、因实而虚、虚实夹杂的复杂病理过程。故乳腺癌患者始终以正气亏虚为本，以气滞、血瘀、痰凝、邪毒内蕴为标，其中又以痰瘀互结为发病主要机制。正气内虚为乳腺癌复发转移的前提，冲任失调为乳腺癌复发转移的重要因素，余毒未尽为乳腺癌复发转移的关键，血瘀为乳腺癌复发转移的重要条件，七情内伤、饮食不节、过度疲劳为其复发转移不可忽视的因素。从而归结其病因病机为气阴两虚，冲任失调，余毒未尽为主。乳腺癌患者在接受根治术后，手术对其生理、心理的打击较大，此时气血双亏为其主要病机，常正虚邪滞，应扶正祛邪。有人提出乳腺癌“虚占七八，实仅二三”的观点。

2. 乳腺癌的中医病因病机

祖国医学对乳腺癌发病机理的认识，多从整个机体出发，根据脏腑经络学说进行辨证分析，多认为本病的发生与外感六淫、邪毒蕴结、情志不畅、肝脾两伤、冲任失调、气血凝滞等相关，乳腺癌的发生与肝脾肾及冲任的关系密切。外感六淫之邪，邪毒蕴结，客于乳络而发病；情志不畅而肝气郁结，脾失健运则痰湿内生，气滞痰凝；冲任隶属于肝肾，为气血之海，肝肾不足、冲任失调则气血运行不畅，气滞血凝，阻于乳络而发为本病。乳腺癌病因主要是“忧愁思怒气”带来的阴阳五行不平衡；常有足阳明经和手阳明经的冲突、手太阴经和足太阴经的冲突，气中的热和热相争化为毒气；毒气在经络上反复多次，其部位赤血败坏、凝结肿大而癌变。故临床上提倡情志有节、饮食有度、健身运动、重视普查，治未病。

3. 中医药辅助治疗乳腺癌

中医药在辅助治疗中，能治疗乳腺癌术后并发症，对抗化疗耐药性及副反应，减轻放疗及内分泌治疗的毒副作用，可提高综合治疗效果，提高生活质量，延长生存期。

(1)手术后的中医药治疗

有人认为，乳腺癌术后为虚实夹杂，整体属虚，局部属实，治疗以扶正祛邪为原则，扶正强调以益气健脾法贯穿始终，常以补益气血、益气健脾、滋养肝肾等增强体质、增强免疫力，防止癌瘤复发转移。常见的术后并发症包括患肢水肿、皮瓣坏死、术后焦虑症、癌瘤复发转移等。

——术后患肢水肿的治疗：有人认为，乳腺癌术后患肢水肿属于脉痹，系因术中损伤血脉，脉络瘀阻，致使气血运行不畅，水走皮下，瘀血内停；更兼患者术后正气内虚，肝肾不足，冲任失调，加之七情所伤，脏腑失和，六淫邪毒乘隙内侵，内外合邪；同时放疗、化疗使元气更伤，无力推动血行，致使经络受阻，气滞血瘀，痰凝毒聚。运用血府逐瘀汤常能收到良效。有人应用通络消肿方(黄芪30 g，水蛭 10 g，当归 10 g，白芍 10 g，生地黄 15 g，川芎 10 g，桂枝 10 g，桑枝 30 g，伸筋草 15 g，防己15 g，姜黄 10 g，益母草 15 g，海桐皮 15 g)对乳腺癌术后上肢淋巴水肿有较好临床疗效。有人将 126 例乳腺癌术后上肢淋巴水肿的患者随机分为 2 组：通络消肿方组、安体舒通组，进行观察对比；结果发现治疗组总有效率为 82.5%，对照组总有效率为 55.6%，治疗组较对照组有显著差别。有人从瘀从虚论治治疗乳腺癌术后上肢淋巴水肿，疗效显著，能提高患者的生活质量。

——皮瓣坏死的治疗：术后皮瓣坏死，常为瘀血阻滞证，系伤口周围脉络损伤，瘀血停滞，气机被阻，血运不畅，且术后气血不足，局部组织失养，继而发生皮瓣坏死，多采用活血化瘀为基本治法。有人用桃红四物汤煎剂口服治疗皮瓣血运障碍或坏死，重在改善自身血液循环状态，纠正低血压，解除毛细血管痉挛及水肿并取得较好疗效。

——术后焦虑的治疗：有人把 70 例乳腺癌术后伴焦虑、阴虚火旺型患者，随机分为治疗组和对照组，每组 35 例，治疗组给予具有滋阴清火作用的天王补心丹合丹栀逍遥散加减治疗，对照组给予帕罗西汀每次 10～20 mg，每天 1 次治疗，治疗前后据汉密尔顿焦虑量表(HAMA)评分，以 HAMA 的减分率为指标评定疗效，结果显示，滋阴清火法治疗疗效较好，能提高生活质量。

——术后复发、转移的治疗：有人辨证治疗乳腺癌晚期骨转移疼痛，4 周为 1 疗程；总有效率为 88.89%。术后经中医辨证施治后，可降低复发率、延长 DFS。

(2)对症治疗

对症治疗能减轻患者症状，对手术、放化疗所造成的损伤，采用适宜的对症治疗效果良好。有人用美宝湿润烧伤膏（含黄芪、黄柏、麻油等）外涂于照射野皮肤，治疗乳腺癌术后放疗引起的皮肤损伤较有效；有人对术后皮瓣坏死创面不愈，用紫归长皮膏（含生地黄、甘草、当归、轻粉、象皮粉、紫草、地骨皮、大黄、白蜡、麻油等）外敷患处，较有效；有人用 西洋参 6 g，生黄芪、郁金各 15 g，炒白术、云茯苓、京玄参、夏枯草、野菊花各 9 g，川芎 12 g，每天 1 剂，水煎服，治疗术后上肢淋巴水肿较有效。有人用三七片＋三苯氧胺、舒肝凉血方，治疗乳腺癌患者的潮热等，效果显著。

（3）辨证治疗

在对乳腺癌的综合治疗中，中医辨证论治，针对虚、痰、瘀、毒等病机组方用药，可取得较好效果。有人对因化疗而呕吐的患者，用降逆补气汤（党参 15 g，白术、茯苓、竹茹、制半夏、代赭石、炙甘草各 10 g，麦冬、天冬各 20 g，砂仁 6 g）治疗，痰浊甚者加陈皮；肝气犯胃加木香、厚朴、郁金；脾胃虚寒加干姜、吴茱萸；胃阴虚加石斛、玉竹，每天 1 剂水煎餐后服。每天用维生素 B_6 200 mg 加液体静滴。每天化疗前后用甲氧氯普胺（胃复安）10 mg 肌注 1 次。无改善再用枢复宁、枢丹等，结果发现，Ⅲ、Ⅳ 级恶心呕吐发生率明显降低。

三阴性乳腺癌是一个特殊证型。中医辨证属肾阳虚有瘀毒，治当大补肾阳，扶助正气，再佐以化瘀、解毒、消核之药方能生效。有人以蒺藜补肾合剂（含蒺藜 30 g，熟地黄 20 g，山药、枸杞子、杜仲、附子各 15 g，山茱萸 10 g，炙甘草 6 g，肉桂 3 g ）在补肾的基础上随症加减治疗三阴性乳腺癌。有人用乳腺康（党参、白术、茯苓、肉苁蓉各 15 g，黄芪、薏苡仁、桑寄生、白花蛇舌草各 30 g，山慈姑、莪术各 10 g，炙甘草 6 g ）在扶正补肾的基础上加入化瘀消核的中草药，治疗三阴性乳腺癌，结果都优于对照组。

时辰配属脏腑治疗是古人的经验总结。因乳腺癌患者常肾阴阳俱虚、以肾阳虚为著，酉时属肾，可在酉时（17～19 时）服药；有人用补肾的加味龟鹿二仙汤：生龟板 50 g 先煎，鹿角胶、阿胶烊化，枸杞子、沙参、西洋参（阳虚用红参）各 15 g，每天 1 剂，水煎酉时服，疗效较好。

（4）辨病论治

一种具体的病，常有特定的病因病机。辨病论治可把握疾病的基本矛盾，还能应用某些特异性治疗。一般根据乳腺癌的病因病机特点和临床表现，拟定基本方，再随症加减。专病专方大多针对基本矛盾，受辨病治则的指导；而随症加减是具体问题具体解决，受辨证治则的指导；两者互相配合，相得益彰。

有人以补气、开郁、化痰立论，用乳复康冲剂（ 含西洋参、生黄芪、炒白术、云茯苓、京玄参、夏枯草、山慈姑、川楝子、石菖蒲、郁金等）20 g，每天 3 次冲服，1 个月为 1 疗程，用 3 个疗程，治疗 58 例早期乳腺癌保乳术患者，术后 2～6 周放疗；结果 3 年、5 年总生存率分别为 100%、90.5%，身体健康、心理健康、社会关系、环境因素等生存质量评分均改善。

有人对乳腺癌患者，给予化疗＋消癌方（含党参、炙黄芪、女贞子、姜黄、郁金、苦参、白花蛇舌草等）水煎液 250 ml 分 2 次口服；对照组取 CTF 方案化疗；结果发现，卡氏评分两组总改善率分别为 87.00%、27.30%（$P<0.05$）；CD3、CD8、CD4/CD8、NK 细胞水平与血肿瘤标志物 CEA、CA153 水平，其差异有统计学意义。

六、中医药治疗乳腺癌手术后患者

有人由近年来中西医对乳腺癌术后患者的病因、病机、治法的研究，探寻中医治疗的研究思路，从而指导临床。

——外治法：《 外科心法要诀 》用季芝鲫鱼膏外贴、木香饼外敷治疗早期乳岩；用生肌玉红膏、绛珠膏以去腐、定痛、生肌治疗晚期乳岩。《 外科正宗 》治疗乳岩初起，坚硬如石、有溃破者，用飞龙阿魏化坚膏，以解毒化坚、散结消肿；认为乳岩溃后，宜贴阳和解凝膏。此外还有用灸法、铁熨法、神灯照射等治疗乳腺癌。

——内治法：治疗乳腺癌时有攻、补之别，分早期、晚期溃破而治之。早期乳腺癌以疏肝理气的青皮甘草汤治疗；《寿世保元》曰：“妇人乳岩……初便宜服疏气行血之药，以须情思如意可愈。”

《外科正宗》曰:“ 知觉若早,故用清肝解郁汤,或益气养荣汤。”《外科证治全生集》曰:“是阴寒结痰……其初起以犀黄丸……或以阳和汤加土贝五钱煎服。” 乳岩溃破时,《丹溪心法》曰:“乳栗破,少有生,必大补,人参、黄芪、当归、川芎、青皮、白术、连翘、白芍药、甘草节。”《薛氏医案》曰:“乳岩……岩色赤,出水腐溃深洞,用归脾汤等,可延岁月。若误用攻伐,危殆迫矣。”《外科正宗》曰:“结核不知疼痛,久而渐大,破后唯流污水,宜养血清肝。”“ 又男子乳节,当以八珍汤加山栀、牡丹皮。口干作渴者,加减八味丸。肾气素虚者,肾气丸。已溃作脓者,十全大补汤。”《辨证录》曰“治法必须大补其气血,以生其精”,用化岩汤有补益气血、解毒散结之功。

——辨证论治法:有人提出截断扭转的观点,其强调早期治疗,力图快速截断病邪深入,扭转病情。而要做到先证而治,首先须将疾病整个发展过程中的变化规律熟稔于心,料知预后,在相应的证出现前,预先落实治疗措施,药先于证,先发控制,方能截断疾病的发展蔓延,以求提高疗效,缩短病程。有人把乳腺癌分为气滞水停、气血两虚、脾胃虚弱、肝胃不和、阴津亏虚、肝郁气滞、肝肾阴虚、脾肾阳虚、脾虚痰湿、痰瘀互结、热毒壅盛等证型,经辨证论治后,92 例患者症状改善率为 75%。有人将 180 例患者辩证分为肝气郁结、冲任失调、燥毒蕴结、气血双亏、邪毒内陷证,经中医药治疗后中医症状、中医证型好转的总体有效率达 85.86%,生活质量改善率达 78.33%,血 CEA、CA153 水平均降低。

1. 术后初期的中医药治疗

手术耗伤气血,使免疫力降低。有人对 115 例乳腺癌术后初期患者,用黄芪、黄精等,益气养精,结果患者免疫功能恢复情况较佳。《血证论》曰:“ 离经之血,与好血不相合,是谓瘀血。”手术损伤血络,离经之血失其濡养,外溢阻络,能产生创面渗血、血肿形成等。有人应用活血化瘀药能使血利水去,瘀去生肌。术后阴血瘀阻可致气机不畅,皮肉失充,皮瓣坏死;有人用桃红四物汤加减,活血祛瘀,结果皮瓣坏死程度下降。术后气血更虚,无力行血,以致气血运行不畅,气滞血瘀,水湿内留,瘀阻络脉,泛滥肌肤,而出现上肢水肿等。有人用当归、红花、生黄芪、桑枝等,活血化瘀、补气通络,结果患侧上肢肿胀减轻。

2. 术后辅助化疗期的中医药治疗

(1)减轻胃肠道反应

在术后辅助化疗中,化疗的邪毒损伤中焦,常出现脾胃虚损、恶心、呕吐、便秘、腹泻等;有人用四君子汤加减,补脾益气,结果脾虚症状改善。化疗抑制元气对脏腑、经络的推动,使脾失健运,胃气失降、糟粕内停而成便秘;有人用六君子汤,益气健脾利湿,结果便秘缓解。乳腺癌术后气血耗伤,加之化疗毒邪,导致脾胃气虚,升降失常,恶心呕吐,分为脾胃湿热型、脾胃虚寒型;有人分别用橘皮竹茹汤、二陈汤,芳香理气、降逆止呕、益气消积、健脾和胃,结果恶心呕吐等减轻。

(2)减轻骨髓抑制现象

术后化疗使真元虚损,阴阳精血不足,能导致骨髓造血抑制;有人用龟鹿二仙汤,填精补髓、益气养血,结果骨髓抑制减轻。有人对乳腺癌术后化疗的患者,用益血汤扶正培本、益气养血,结果总有效率为 96%,能预防白细胞减少。有人用增髓汤补血补肾,结果骨髓抑制有所减轻。

3. 术后放疗期的中医药治疗

放射线属热毒之邪,易耗气伤阴、灼伤阴液,导致阴液不能上乘,而致口干舌燥、神疲气短、热蕴肌腠,血热妄行,可致红斑;有人用土黄连等清热燥湿、泻火解毒,结果皮肤损伤有所减轻。放射线耗气伤阴,熏灼肺络,肺失宣降,致血积于内,脉络失濡,有人用当归、桃仁、红花等,可活血化瘀。

有人应用滋阴润燥法(增液汤加减)治疗中晚期乳腺癌术后放疗期的阴津亏虚证,能改善症状、体力,延长生存期。也有人应用益气养阴方(党参 15 g,黄芪 10 g,白术 10 g,山药 10 g,北沙参

15 g，生地黄 10 g，麦冬 10 g，石斛 10 g，生薏苡仁 30 g，黄精 10 g，枸杞子 10 g，山萸肉 10 g，陈皮 10 g，枳壳 10 g，炒谷麦芽 10 g，甘草 5 g）治疗，能改善症状，减轻化疗毒副反应。也有人应用温阳益气法（熟地 10 g，枸杞子 10 g，山萸肉 15 g，杜仲 10 g，菟丝子 10 g，党参 10 g，山药 10 g，白术 10 g，制附子 10 g，肉桂 10 g，当归 10 g，鹿角胶 10 g，炙甘草 5 g，干姜 5 g）预防乳腺癌化疗引起的骨丢失，疗效确切。

有人辨证论治，将来曲唑治疗乳腺癌所致的不良反应，分为肾虚骨痿、心肾不交、阴虚阳亢、脾肾阳虚等证型，采用补肾生髓、清心滋肾、滋阴潜阳、温肾健脾等法治疗，取得较满意疗效。研究发现，穴位贴敷足三里可改善乳腺癌化疗所致的恶心、迟发性呕吐，可改善食欲，提高生活质量。

有人用沙榆油防治乳腺癌术后放疗所致的皮肤损伤，结果能降低皮肤损伤的发生率，提高皮肤的耐辐射能力，推迟皮肤损伤的发生时间，减轻皮肤损伤的程度，能防治急性放射性皮肤损伤，近期疗效满意，无明显毒副作用。有人使用中药合剂（白芷、紫草、当归、血竭、乳香、没药、冰片、香油等）外涂治疗放射性皮肤损伤，结果能降低皮肤损伤程度，提高皮肤耐受能力，能使治疗顺利进行，并改善生活质量。

3. 术后内分泌治疗期的中医药治疗

三苯氧胺服用时，肝失疏泄，气机郁滞，肝失濡养，肝火上逆，可出现闭经、潮热等内分泌失调症状。有人用柴胡、丹皮、白薇等疏肝解郁、清热凉血止汗，结果潮热症状有所改善。芳香化酶抑制剂使用后，血雌激素水平降低，骨量减少，骨密度降低，可发生骨质疏松、病理性骨折。有人用六味地黄丸补肾阴强筋骨，结果可减轻骨量丢失。内分泌治疗后，肝肾不足，肝气不疏，而致内分泌综合征，属中医学郁证范畴。有人用丹栀逍遥散疏肝解郁、养血健脾，结果潮热、汗出、失眠、烦躁、疲乏等症状减轻。

内分泌治疗后，一些患者出现月经失调、停经、情志异常、心悸、失眠、烘热汗出、烦躁易怒、腰膝酸软、记忆力减退等，影响生活质量。中医辨证论治为扶正解毒、健脾和胃、淡渗利湿、凉血止血、滋阴清热等，可使这些反应缓解。有人用六味地黄汤加味（熟地黄 10 g，山茱萸 10 g，怀山药 10 g，枸杞子 10 g，泽泻 10 g，牡丹皮 10 g，钩藤 15 g，浮小麦 30 g，黄芪 30 g，菟丝子 10 g，煅龙齿 20 g，龟板 15 g，地骨皮 10 g，鳖甲 15 g）较有效。有人用滋水清肝饮（生地黄、淮山药、山茱萸、白芍、酸枣仁、知母各 15 g，牡丹皮、茯苓、泽泻、当归各 10 g，柴胡、栀子各 6 g，甘草 3 g），较有效。汗多加浮小麦 15 g，锻龙骨、锻牡蛎各 20 g；心悸失眠加夜交藤 15 g，远志 10 g；腰酸痛者加桑寄生、枸杞子各 15 g。

正虚邪实是乳腺癌主要病机。正虚以肾阳虚为主，邪实以痰、瘀、毒为著。辨病论治是统观全局、指明方向，是主线；辨证论治是抓住发病不同阶段的本质，是核心；对症治疗是灵活辅佐。三者有机结合，始终不离辨病论治这个纲，着眼专病专方，是中医药治疗乳腺癌的主导方向。

4. 术后综合治疗后期的中医药治疗

乳腺癌放化疗后气阴两伤，阴虚内热，而产生舌面疳疮、口眼干燥、毛发稀疏脱落等症状。有人选用黄芩、生黄芪、生地等清热益气养阴，较有效。乳腺癌术后放化疗、内分泌治疗时，多有气虚、血虚、阴虚、冲任失调多证相兼。有人用枸杞子、仙灵脾等，阴中求阳，阳中求阴，能恢复阴平阳秘。

乳腺癌术后邪毒蛰伏本虚、脏腑功能紊乱，痰瘀互结，邪不胜正，余毒终不能尽除，其性顽劣，毒易走窜而致复发与转移。有人用党参、黄芪、当归等扶正祛邪；有人用生黄芪、南沙参、莪术、蜂房等益气养阴、化痰软坚。结果 2 年复发转移率有所降低。

对术后初期的患者，治宜补益气血、活血化瘀，提高免疫力，减少并发症。对术后放化疗期的患者，治宜清热解毒、补益脾胃、滋养肾精，减轻放化疗所产生的毒副作用。对术后内分泌治疗期患者，治宜疏肝解郁、补肾益精，以减轻潮热盗汗等类更年期症状。对术后综合治疗后期的患者，治宜调和阴阳，缓解治疗后产生的内分泌紊乱等症状。对术后晚期乳腺癌患者，治宜扶正祛邪、散结解毒。中医药治疗适用于乳腺癌术后的各个临床分期，能取得良好疗效，减轻综合治疗的毒副作用、减少转移复发、提高生活质量。

七、中医药抗乳腺癌复发和转移

1. 病因病机与辨证治疗

中医认为乳腺癌病因病机是正气亏虚，余毒未尽、冲任失调、血瘀、七情内伤、饮食不节、过度劳累等。

(1)分型

中医对乳腺癌术后患者，治宜扶正祛邪、散结解毒，以减少转移复发。有人对乳腺癌术后患者进行辨证分型，认为临床上气虚证、血虚证、阴虚证、气阴两虚证、冲任失调证、气血两亏证、肝气郁结证、肝气犯胃证、气阴两虚伴冲任失调证较多见，常多证相兼。

瘀毒内阻型乳腺癌 5 年发生血行转移率可高达 45.0%。中医分型各组的病理组织学类型无显著差异，肝郁气滞组 ERα、PR 阳性率较高，预后较好。有人认为，早期乳腺癌术后患者中大多辨为实证，以肝郁痰凝为多；中期患者虚证、实证大致相当，以冲任失调为主；而后期患者，大多虚证，以正虚毒炽为主。

(2)辨证论治

中医认为，乳腺癌患者常有个体差异，有同病异证现象，要辨证论治。有人将乳腺癌术后放化疗患者，分为肝气郁结型、脾虚痰湿型、气阴两虚型和瘀热型，分别以四逆散加减、四君子汤加减、生脉散加减、自拟方治疗，结果明显好转占 72.7%，好转占 20.0%，无效占 7.5%；大部分未复发。

有人认为肝气失疏、痰瘀是乳腺癌转移的基础，应疏肝化痰，标本兼治，常用疏肝理气方柴胡疏肝散、逍遥散、一贯煎。柴胡疏肝散常作为防治乳腺癌术后转移的主方；肝郁脾虚者常用逍遥散；肝阴血不足导致肝气失疏，常用一贯煎，治疗后患者转移减少。有人将乳腺癌术后患者辨证分为肝郁气滞型、脾虚痰湿型、瘀毒型、气血双亏型，分别用逍遥散加减、六君子汤加减、桃红四物汤合五味消毒饮加减、自拟方(党参、当归、鸡血藤、山慈姑等)，同时配合人工牛黄散吞服。在放化疗期间改服生血汤(太子参、白术、当归、枸杞子、女贞子、麦冬等)。用上法治疗各期乳腺癌 216 例，观察 5 年以上，结果 5 年生存率达 78.7%，极少发生复发、转移。

(3)专方治疗

专方治疗也是乳腺癌治疗的一大特色，是在归纳临床经验及大量乳腺癌患者证型的基础上总结出来的，是常见的临床证型的辨证、辨病相结合的治疗方法，其有利于规范临床治疗、疗效统计、新药开发。其基本是扶正解毒类药的组合，能治疗乳腺癌术后正气亏虚，余毒未尽。但在临床应用时，应在辨证、辨病基础上有选择地应用，这样才能做到有普遍意义的个性化治疗。

有人应用乳宁Ⅱ号(生黄芪、党参、白术、茯苓、南沙参、枸杞子、仙灵脾、肉苁蓉、山茱萸、石见穿、蜂房等)防治乳腺癌转移，结果原发肿瘤直径＞5cm 患者 2 年复发转移率(治疗组 31.25%，对照组 72.23%)、腋窝淋巴结阳性＞4 枚者 2 年复发转移率(治疗组 36.00%，对照组 68.75%)及乳腺癌 Ⅲ 期患者 2 年复发转移率(治疗组 35.00%，对照组 71.43%)，治疗组均显著低于对照组。

有人将 100 例乳腺癌患者随机分成实验组和对照组，均采用手术＋化疗治疗，实验组同时服用菊藻丸(野菊花、银花、黄连、重楼等)12 个月，随访 5 年生存率、复发转移情况，结果发现，实验组 5 年生存率为 84%，高于对照组的 76%；而复发转移率为 12%，低于对照组的 34%。

有人观察消瘤平移合剂(人参、黄芪、女贞子、补骨脂、山慈姑、莪术、大黄、蛰虫、土茯苓、土贝母、水蛭、蜈蚣等)＋化疗,对肿瘤术后患者抗转移/复发、抑瘤的结果,发现消瘤平移合剂＋化疗组复发转移率为10.53%,显著低于单纯化疗组的44.44%。

有人认为,乳腺癌以痰瘀阻络、化热成毒为主要病机,其解毒通络、化瘀散结,以夏枯草、山慈姑为君,以瓜蒌、连翘、炮山甲、皂角刺化痰散结为臣,土鳖虫、路路通、鸡血藤化瘀通络为佐,蒲公英解毒消肿而引药直达病所为使,组成了抗乳癌专方,临床疗效颇佳。

有人研制乳癌术后方(生黄芪30g,党参、茯苓各12g,白术9g,南沙参、枸杞子、仙灵脾各15g,巴戟天、肉苁蓉各12g,石见穿、莪术各30g,蜂房12g),确立益气养阴、调摄冲任、佐以解毒的治法,经对266例乳腺癌患者5年的随访,发现乳癌术后方＋西药治疗后,术后5年复发转移率为11.1%,而单纯西药组为32.1%,差异有统计学意义,说明乳癌术后方能抑制乳腺癌术后复发转移。乳腺癌术后复发的最基本因素是余毒,有人从乳宁Ⅱ号应用五味有散结解毒功效的莪术、生薏苡仁、山慈姑、露蜂房各12g,八月札9g,组成乳移平方剂,并通过研究证明,有和乳宁Ⅱ号相近的防复发转移作用。

有人用乳康汤专方(太子参、枸杞子、半枝莲、白花蛇舌草各15g,白芍、黄芪、天花粉、丹参各12g,田三七3g,龙眼肉30g)治疗乳腺癌,白细胞减少加补骨脂、女贞子;患侧上肢肿胀加薏苡仁、桑枝;伤口感染加蒲公英、鱼腥草。持续服药2年,而后间断治疗。36例乳腺癌术后放、化疗后患者的5年生存率为69.4%。

有人以益气养血、清热解毒为治则,药用炙黄芪、太子参、北沙参、枸杞子、首乌、鸡血藤、白花蛇舌草、半枝莲、生山楂、大枣、薏苡仁,白细胞减少加补骨脂、女贞子,上肢浮肿者加车前草、茯苓。治疗乳癌术后患者41例,每天1剂,6个月为1疗程,总有效率为87%,5年生存率为65%。

有人用鹿仙散结汤(基础方:鹿角霜、生牡蛎、瓦楞子各30g,仙茅、仙灵脾、土贝母、郁金各15g,山慈姑、全蝎、蜂房、炙甘草各10g。伴上肢肿胀疼痛者,加半边莲20g,没药10g,赤芍、桂枝各15g;恶心呕吐者,加竹茹、生姜、半夏各10g;神疲乏力者,加黄芪30g;腹胀甚者加枳壳30g,厚朴15g;食少纳差者,加神曲10g,炒麦芽30g)治疗乳腺癌患者30例,有效率为80%。

(4)名老中医治疗经验总结

王锦鸿认为,乳腺癌患者在手术、放化疗后气血大亏,脏腑功能虚弱,免疫功能低下,体内仍有癌毒留恋,防治乳腺癌复发时应以扶正为主,兼以祛邪,常用党参、黄芪、白术、茯苓等益气健脾;仙灵脾、干地黄、枸杞子、菟丝子等补肾益精;三棱、莪术、当归等活血化瘀;皂角刺、王不留行等通经活络;柴胡、川楝子等疏肝解郁;浙贝母、夏枯草、山慈姑等化痰软坚;白花蛇舌草、半枝莲、蚤休等清热解毒。

唐汉钧认为,乳腺癌术后正虚邪滞,术后治疗以扶正祛邪为法,扶正以益气健脾贯穿始终,祛邪以祛瘀化浊辨证。常用太子参、生黄芪、白术、茯苓、灵芝、红枣、甘草、陈皮、姜半夏益气健脾;用白花蛇舌草、龙葵、露蜂房、莪术、生薏米、半枝莲、石见穿、山慈姑、绿萼梅、八月札等化湿、清热、消肿驱邪,并且分阶段、按时序用药,做到药疗与情志调适并重,定期检查,能抗转移、抗复发。

陆德铭认为,正气内虚、冲任失调,是乳腺癌复发转移的前提,余毒未尽为乳腺癌复发转移的关键。要控制复发转移,须扶正祛邪,标本结合,全方位调节功能,常用生黄芪、党参、白术、茯苓、生薏苡仁、南沙参、枸杞子、淫羊藿、三棱、莪术、石见穿、山慈姑、蛇莓、蛇六谷、半枝莲、藤梨根、蜂房,并随症辨证辨病用药。治疗上,他们均提倡扶正祛邪,益气、健脾、补肾,清热解毒、活血化瘀、化痰软坚,提倡疏肝解郁,条达肝气,调整阴阳、气血、脏腑、经络功能平衡,调动防御机制,控制和消灭癌毒,防止复发、转移。

2. 验方治疗

有人用抗癌汤(黄芪60g,西洋参5g,女贞子、补骨脂、莪术各10g,大黄、土茯苓、土贝母各10g,水蛭5g,蜈蚣1条,白花蛇舌草20g)结合化疗治疗乳腺癌术后48例,并与单纯化疗组进行对比观察，结果治疗组远处转移、局部复发率分别为 8.33%、16.67%，而对照组则为 31.25%、62.5%；临床症状改善情况治疗组为 89.58%，对照组为 43.75%；1、2、3 年生存率治疗组分别为 78.9%、37.8%、21.3%，对照组则为 41.7%、24.3%、8.7%。

有人对乳腺癌防复发治疗主要以黄连解毒汤合复元活血汤加减，解毒与祛瘀并举，有效防止乳腺癌的复发和转移。有人用健脾消积汤（处方：太子参、黄芪、薏苡仁、白术、茯苓、白花蛇舌草、枳壳、陈皮、甘草、莪术）联合化疗治疗晚期乳腺癌，与单纯化疗组比，总有效率无显著性差异，但中药＋化疗组在控制疾病的进展、改善生存质量、提高免疫功能的方面，效果明显较优。

有人以健脾益肾、益气养血活血为主，用中药生黄芪、党参、麦冬、白芍、当归、百合、丹参、仙茅、仙灵脾、陈皮、半夏等，治疗乳腺癌术后化疗后患者，结果显示，疗效明显优于西药对照组。

有人认为，气虚血瘀是乳腺癌发生、发展、复发转移的病机关键，以益气扶正治其本，活血化瘀治其标。可选黄芪、党参、白术 、茯苓、炙甘草益气健脾扶正，桃仁、红花、当归、莪术等活血化瘀，蒲公英、白花蛇舌草、半枝莲等清热解毒抗癌。

有人选用自拟益气活血汤（ 黄芪、太子参各 30g ，白术、丹参、三七各 15g ，茯苓、山药各 20g ，当归、半夏、陈皮各 10g ，炙甘草 6g ）治疗脾虚夹瘀型乳腺癌术后患者，结果显示，能改善化疗期间的症状，能提高生存质量，减轻白细胞下降及胃肠道反应，与单纯化疗组有显著性差异。

有人治疗 Ⅲ～Ⅳ 期乳腺癌患者，在放化疗期间结合扶正升血调元汤（女贞子 20g ，党参、鸡血藤、白术、黄精各 15g ，何首乌、骨碎补、麦芽各 10g ）内服，结果 1、3、5 年的生存率分别为 85.7%、50.0%、35.7%。

有人以扶正祛邪为法，自拟益气祛邪汤（党参、黄芪、白术、茯苓、夏枯草、浙贝、半枝莲、白花蛇舌草、山慈姑、莪术、露蜂房 ），并根据临床辨证加味，治疗乳腺癌术后患者 76 例，结果显效率为 28.95%，有效率为 60.53%；总有效率为 89.47%。

有人对 71 例乳腺癌术后患者予以中西医结合抗复发治疗，中药用党参、黄芪、白术、薏苡仁、茯苓、八月扎、青皮、橘叶、橘核、山慈姑、冰球子、白花蛇舌草、半枝莲、鳖甲，并随症加减；结果复发率为 3.5%，转移率为 10.5%，与仅以西医治疗组有显著性差异。

(3)中成药治疗

有人应用清热解毒、软坚散结，佐以扶正固本的菊藻丸＋化疗防复发，治疗 50 例乳癌术后患者。结果显示，5 年生存率、术后复发转移率均低于对照组，两者有显著性意义。

有人用他莫昔芬＋参莲胶囊（苦参、山豆根、半枝莲、莪术等 11 味中药组成）治疗拒绝接受化疗的绝经后晚期乳腺癌（Ⅲ～Ⅳ期），并与 CMF 方案化疗对照组比。结果发现，治疗组总有效率为 75.0%，1 年以上生存率为 66.0%；对照组总有效率为 37.5%，1 年以上生存率 25.0%。

乳腺癌的中医治疗原则主要包括扶正、祛邪，具体表现为疏肝解郁、调补冲任、清热解毒、益气养血、滋补肝肾、活血养血等治法。有人统计过 50 个中药处方，出现频数最高的是白术、薏苡仁、茯苓、北沙参、柴胡、浙贝、穿山甲、郁金、羊乳、香茶菜等，频数为 30～46 次，平均用量为 8～30 g，以利水消肿药、补虚药、清热药、活血药为主。

现代药理研究表明，利水消肿药能增强细胞免疫、抗肿瘤；补虚药调补气、血、阴、阳，影响每个系统，常能增加白细胞；清热药能解热、抗毒、抗炎、增强免疫；适量的活血化瘀药能抗凝、促纤溶，提高疗效，抑制癌细胞增殖，促进 Bax 水平升高，活化线粒体凋亡通路，促进乳腺癌细胞凋亡，抑制乳腺癌干细胞。

——干扰微管作用：有些中药可进入乳腺癌组织内，促进微管蛋白装配、抑制其解聚，抑制癌细胞有丝分裂，诱导凋亡。如广木香内酯、银胶菊内酯，能诱导微管网络、核形态改变，干扰微管，能提高紫杉醇功效。

——抑制多药耐药：槲皮素、鸦胆子油、甲基莲心碱、川芎嗪、粉防己碱、苦参茶、大黄酸、大黄素、榄香烯、迷迭香的提取物、葡萄籽多酚（原花青素）、补骨脂提取物、功劳木提取物、蝎毒等，都有抗耐药作用。

——抗雌激素样作用：一些中药植物雌激素，能影响内源性雌激素合成、抗增殖、诱导乳腺癌细胞凋亡；多数可与雌激素受体结合、发挥一定雌激素效应。高浓度植物雌激素，可竞争性抑制雌激素受体。研究发现，红花、川牛膝、丹参、淫羊藿、补骨脂、菟丝子有植物雌激素的双向效应。

——调节免疫功能：中医扶正法能改善内环境，调节免疫功能，提抗癌细胞因子活性。有人应用西黄丸＋化疗治疗乳腺癌，结果表明，治疗后 $CD4^+$ 细胞增加，$CD8^+$ 细胞减少，可提高细胞免疫功能，与对照（单纯化疗）组有显著性差异。有人发现，与单纯 CEF 方案比，黄芪桃红汤＋化疗、参芪扶正注射液＋化疗治疗组，能改善乳腺癌术后化疗时的细胞免疫功能。

研究认为，人参、党参、黄芪分别含人参皂苷 Rg3、黄芪多糖，能抑制乳腺癌生长、抗转移及增强免疫功能、提高巨噬细胞活性，能协同抗肿瘤。运用扶正培本法、缩金胶囊等，治疗乳腺癌化疗患者，结果显示，能提高 $CD4^+$ 细胞自然杀伤细胞的功能。

八、中医药治疗乳腺癌内分泌综合征

1. 病因病机

乳腺癌内分泌综合征最常见的症状有潮热、烦躁易怒、烘热汗出、手足心热、失眠、心悸、腰酸等，属于中医郁证、不寐病、汗证、脏躁、心悸、经断前后诸证等范畴，常有情志不畅、药毒内伤、久病致虚。

有人认为：乳腺癌患者中 60.4％ 属于郁证，多因情志不畅导致肝气郁滞，加之患者多行手术、放疗、化疗损伤正气，内分泌治疗药物耗气伤阴，久病伤肾，最终出现肝郁气滞、肝肾不足，冲任不固。有学者认为：本病主要病机是肝郁气滞、肝肾不足、阴虚火旺，病位主要在肝肾，肝肾虚为本，本虚标实，郁证为标。有学者认为：本病主要病机是脾肾亏虚，病位主要在脾肾，临床多选用疏肝解郁、补益肝肾脾肾、调理冲任的治法。但温补肾阳中药是否会提高血雌激素水平导致乳腺癌复发，还有待进一步研究。

2. 辨证分型，治疗用药

本病临床症状复杂多样，隶属于多个中医疾病，临床多根据主要症状进行辨证论治。大致分为肝郁气滞、肝肾亏虚型；脾肾亏虚、阴阳失调型；肾阴亏虚、虚火内扰型；肾阴不足、心神失养型；肝郁气滞、阴虚血热型等。治疗以疏肝理气、补益肝肾、调理冲任为主，临床多以逍遥散合补益肝肾药综合治疗。

(1)肝郁气滞、肝肾亏虚型

大部分学者认为，乳腺癌内分泌综合征常属于此型。有人以疏调肝气、滋肾益肝、调摄冲任为法，使用二仙汤合丹栀逍遥散加减治疗，结果潮热症状减轻，睡眠改善。

有人认为，疏理肝气、滋肾益肝可改善乳腺癌内分泌综合征，以逍遥散为基本方，或合六味地黄丸，结果可明显改善症状，潮热汗出、失眠、烦躁、疲乏、骨关节痛、头痛等改善显著。有人以补肾疏肝为基本治疗原则，用六味地黄丸肝肾同补，丹栀逍遥散疏肝解郁、养血健脾，使阴得阳助而泉源不竭，阳得阴生而生化无穷。

(2)脾肾亏虚、阴阳失调型

乳腺癌基本病机为肝气郁滞，肝气横逆犯脾，脾失健运，痰湿内阻，气血生化乏源；药毒内伤，脾失运化，日久则虚；久病体虚，脾肾亏虚，阴阳失调。有人以逍遥散加味治疗肝失疏泄导致的脾肾亏虚、阴阳失调的乳腺癌内分泌综合征患者，潮热汗出、心悸失眠、骨质疏松、关节疼痛、抑郁、阴道干燥、疲乏等症状的缓解率达 92.6％。

有人用健脾四君子汤治疗 TAM 内分泌治疗综合征患者，总有效率为 72%。方中有当归、太子参、生白术、茯苓、生甘草、仙鹤草、淫羊藿、女贞子、枸杞子、白花蛇舌草、山慈姑、莪术、蒲公英、元胡、郁金、八月札、生黄芪等，补益脾胃，平补肝肾，调理冲任，行气泻热，清热解毒，补肾水灭虚火。

(3)肾阴亏虚、虚火内扰型

有人认为，乳腺癌内分泌综合征患者常见头晕乏力、腰膝酸软、舌淡、苔薄白或薄黄、脉沉细，属肾阴亏虚、虚火内扰，自拟旱莲草汤(旱莲草 20 g，女贞子 15 g，益母草 15 g，仙茅 6 g，淫羊藿 6 g 加减)，治疗总有效率为 92%。方中重用旱莲草益肾阴，配以女贞子、仙茅、淫羊藿调节阴阳，益母草活血调经。

(4)肾阴不足、心神失养型

有人以六味地黄丸合甘麦大枣汤治疗乳腺癌内分泌综合征，主要药物有熟地 30 g，山药 15 g，山茱萸 10 g，丹皮 15 g，炒泽泻 10 g，茯苓 15 g，甘草 6 g，淮小麦 30 g，大枣 10 枚加减，总有效率达 85.6%。六味地黄丸三补三泻，甘麦大枣汤养心安神，滋阴潜阳敛汗，两方合用使心脾肝肾阴阳平衡。

也有学者仅针对潮热证型进行辨证论治，认为多属于肝郁气滞、阴虚血热证。有人拟疏肝凉血方，治疗后潮热症状改善率达 57.6%，睡眠改善率达 63.6%。方中药物主要有柴胡、丹皮、白薇、五味子、白芍等。

部分学者认为，治疗乳腺癌内分泌综合征的中药可能通过提高人体内雌激素水平，来改善内分泌治疗的不良反应，这可能带来乳腺癌复发的风险。但到目前为止，多项研究结果显示，中药的治疗效果主要是通过其他途径改善其临床症状，而不是通过提高雌激素水平来发挥治疗作用的。研究显示，在服用二仙汤合丹栀逍遥散时，患者治疗前后血清雌二醇水平、血常规、肝肾功能指标未见明显变化，说明该方的治疗效果不是通过提高血雌激素水平来奏效的。研究证实：舒肝凉血方与三苯氧胺合用可降低血雌激素、孕激素水平，无促进子宫内膜增厚作用。临床实验研究也证实服用舒肝凉血方不会提高血清雌二醇水平。

研究表明，补肾中药对下丘脑-垂体-卵巢性腺轴功能有调节作用，补肾药是通过受体功能来发挥调节神经内分泌的作用。有人用疏肝益肾方对 38 例激素依赖性晚期乳腺癌的临床研究中发现，疏肝益肾方中的女贞子、淫羊藿、鹿角霜等温补肾阳的中药，可降低雌二醇、升高卵泡雌激素水平，故推测温补肾阳的中药可能是通过提高植物性雌激素水平进而与 ERβ 结合发挥抗肿瘤、改善内分泌失调的作用。而现代药理研究显示，植物雌激素的作用靶点主要是 ERβ，目前临床上标准的抗雌激素治疗是主要针对 ERα；同时大部分试验研究显示：在良性组织中以 ERβ 为主，在恶性组织中 ERα 表达占优势。ERβ 可抑制 ERα 介导的乳腺癌的增殖，随着肿瘤的进展，ERα 水平升高、ERβ 水平降低，ERα 和 ERβ 水平比值升高。中药的使用和雌激素的相关性研究较少，尤其是温补肾阳中药如淫羊藿、肉苁蓉、山萸肉等，对乳腺癌患者服用是否安全还待进一步研究。

(何光远　余元勋)

进一步的参考文献

[1]DURU N. Breast cancer adaptive resistance: HER2 and cancer stem cell repopulation in a heterogeneous tumor society[J]. J Cancer Res Clin Oncol, 2014, 140: 1 - 14.

[2]VELASCO VMA. The role of breast cancer stem cells in metastasis and therapeutic implications[J]. Am J Pathol, 2011, 179(1): 2 - 11.

[3] DEAN GT. Understanding cancer stem cell heterogeneity and plasticity[J]. Cell Res, 2012, 22(3): 457 - 472.

第二十三章　乳腺癌的新辅助化疗

术前辅助化疗是指对非转移性的乳腺癌，在局部治疗（手术、放疗）前进行的全身性、系统性的细胞毒药物化疗，本质上属于辅助化疗，而其作用机制又不同于一般的术后辅助化疗，故又称为新辅助化疗（NC）。文献报道中与其的同义词有术前化疗、初始化疗、诱导化疗等。

目前中国网上已公开发布2015年中国乳腺癌新辅助化疗后的病理诊断专家共识、2011年乳腺癌新辅助化疗临床指南、2008年/2010年乳腺癌新辅助治疗的国际共识、2015年St Gallen乳腺癌会议国际专家共识、2014年CSCO乳腺癌新辅助化疗的新策略、乳腺癌新辅助化疗疗效的评价及影响因素分析、乳腺癌新辅助化疗疗效的评价及影响因素分析、乳腺癌新辅助化疗的共识与争议、Ki－67在乳腺癌新辅助化疗中的表达及与病理学相关性、不同生物学标志物对乳腺癌新辅助化疗疗效的预测价值、乳腺癌新辅助化疗疗效评价方法进展等资料，有较高的临床指导意义，可由网上学习。

新辅助化疗作为乳腺癌综合治疗常用的手段之一，其应用越来越广泛，特别对于局部晚期乳腺癌患者。目前比较一致的观点认为，新辅助化疗能使肿瘤的病理分级降低，使保乳术的机会增加；虽然新辅助化疗、术后辅助化疗的无病生存期、总生存期并无明显差异，但新辅助化疗中达到pCR患者的DFS、OS多延长，还能检测药物在体内的敏感性，推动药物开发。

——新辅助化疗的方案和疗程数：它并没有严格定义，一般目前用于辅助化疗的方案，均可用于新辅助化疗，可在手术前给予；而不同方案，其疗程数、时间不尽相同。有人研究在紫杉醇、表柔比星、环磷酰胺的基础上，加用吉西他滨的有效性、安全性，结果显示，并不能增加乳腺癌pCR（两组pCR率均为17％）。

有人研究1390例乳腺癌患者，在接受2疗程TAC方案新辅助化疗后，根据疗效采取不同的策略。如患者获得CR/PR（有效者），随机分组再行4或6个疗程的TAC方案治疗；如疗效为SD（稳定者），则随机分组再行4个疗程TAC方案或4个疗程NX（长春瑞滨＋卡培他滨），结果显示，TAC方案不同疗程的pCR没有差异，但TAC 8个疗程方案的患者DFS延长。对稳定的患者，无论继续TAC方案、换成NX方案，pCR均没有差异。与TAC6个疗程方案比，TAC 2个疗程-NX4个疗程方案的患者DFS延长。与TAC6个疗程方案比，采用疗效引导治疗策略的患者DFS和OS均较长。由此提示根据新辅助化疗的反应，进行化疗方案调整，有助于改善患者的DFS、OS，能发挥新辅助化疗药物测试的优势。研究中DFS的获益主要集中在Luminal A型/B型，而对Her－2过表达、三阴性乳腺癌，没有DFS额外获益。

——三阴性乳腺癌（TNBC）：它与Basal－like型乳腺癌60％重叠，年轻患者多见，常有BRCA1基因突变，有侵袭性，预后较差。它缺乏靶向治疗靶点，化疗、手术治疗是主要治疗手段。在新辅助化疗中，三阴性乳腺癌患者pCR率较高，且pCR患者总生存率提高。

三阴性乳腺癌DNA修复常有缺陷，对干扰DNA修复的药物较敏感，如铂类、PARP抑制剂等。有人研究Ⅱ、Ⅲ期的三阴性乳腺癌，采用4个疗程的单药顺铂进行新辅助化疗，20％患者达pCR，50％患者有效。2013年研究显示，与不加卡铂比，新辅助化疗加卡铂的pCR率提高（$P<0.05$）。对三阴性乳腺癌，含铂类化疗方案可能成为标准治疗方案。

抗血管生成的靶向治疗，对晚期三阴性乳腺癌有较高缓解率，有人在新辅助EC－T化疗中加贝伐单抗，pCR率从27.9％提高到39.3％，有显著性差异；但最终PCR的提高，能否转化成生存的改善，还有进一步验证。

——Her－2过表达乳腺癌：有人研究Her－2过表达乳腺癌，与未加曲妥珠单抗（24％）相比，新辅助化疗加曲妥珠单抗后 pCR 明显提高(26%～65%);但仍有部分患者未达到 pCR;而 pCR 患者中仍有部分复发、转移。

在 Her－2 过表达的乳腺癌中,可有曲妥珠单抗耐药,而新辅助化疗加双靶向抑制剂,可能是克服耐药的策略。如紫杉醇＋双靶向抑制剂组(曲妥珠单抗、拉帕替尼)乳腺和腋窝的 pCR 率 46.8%,高于紫杉醇＋曲妥珠单抗组(27.6%,P=0.0007)。

另外两个研究,报道紫杉醇＋双靶向抑制剂(曲妥珠单抗＋拉帕替尼)有更高的 pCR 率(74%),单用曲妥珠单抗为 47%。AC－P＋曲妥珠单抗 pCR 为 52.5%,AC－P＋拉帕替尼 pCR 为 53.2%,AC－P＋曲妥珠单抗＋拉帕替尼组 pCR 为 62.0%(P=0.05)。化疗＋双靶向抑制剂疗效是切实的。

——pCR 提高能否最终转化为生存率提高:在新辅助化疗中,习惯将 pCR 作为追求目标。实验发现,pCR 的定义常不尽相同。有人分析 6300 例乳腺癌患者含紫杉类新辅助化疗的 pCR,结果认为,PCR 定义为在乳腺、腋窝均未找到浸润和导管内癌残留较为合适,能区分预后。研究显示,Luminal A 型达到 pCR 最少,但预后较好。

2014 年 ASCO 大会报道,在辅助治疗中,曲妥珠单抗＋拉帕替尼,并不优于单用曲妥珠单抗(4 年 DFS 分别为 88%、86%,P=0.048),可能需进一步观察。在新辅助化疗中,加入贝伐单抗疗效可提高;而在辅助治疗中,加入贝伐单抗疗效常未提高。理论上,新辅助化疗或晚期解救治疗,针对宏病灶;而辅助化疗,针对微转移灶,它们的作用机制、微环境状态不一样。

一、乳腺癌化疗的现状

目前临床治疗乳腺癌以手术切除为主,放化疗、靶向治疗、免疫治疗、中医治疗为辅。化疗较常采用,化疗方案有 CMF 方案(环磷酰胺、甲氨蝶呤、5－FU),FAC 方案(5－FU、阿霉素、环磷酰胺),FEC 方案(5－FU、表柔比星、环磷酰胺),AC 方案(阿霉素、环磷酰胺)等。疗程上,标准疗程为 FAC、CMF、FEC 方案 6 个疗程,即 18～24 周。AC 方案 6 个疗程,即 12～16 周;每个疗程间隔 3～4 周。缩短给药时间、加大用药剂量、延长疗程时间,一般未显示优势。

术后进行的化疗称辅助化疗,主要杀灭原发灶切除后的微残留乳腺癌细胞。FAC 方案有效率较高,为 50%～80%,CMF 方案有效率为 40%～77%。有人报道,在 Her－2 阴性组 CMF 方案治疗有效率为 66.67%,高于 Her－2 过表达组的 32.14%;EGF 低表达组 CMF 方案治疗有效率为 76.19%,高于 EGF 过表达组的 44.0%。乳腺癌组织 Her－2、EGF 的表达水平,可用于预测乳腺癌 CMF 方案化疗的疗效和预后。

新辅助化疗＋他莫昔芬,可增加乳腺癌高危患者的治愈率。有人对新辅助化疗(CAF、FEC、TA 方案)后 ERα、PR 由阴转阳的乳腺癌 78 例患者,给予新辅助化疗＋他莫昔芬治疗,结果 3 年复发转移率为 38.1%,死亡率为 26.2%;不给予他莫昔芬组,复发转移率为 61.1%,死亡率为 50.0%。内分泌治疗可有效地提高新辅助化疗后 ERα、PR 由阴转阳的乳腺癌患者的生存率,降低复发转移率及死亡率。

新辅助化疗即术前化疗,可能较辅助化疗有优势,已广泛开展,可缩小乳腺癌瘤体积,使部分乳腺癌能转为可进行保乳手术。对较晚期乳腺癌患者,可降低分级、更多进行保乳手术,效果较以往有进步,但还需长期观察;一般不增加 3 周后施行手术时的并发症,在保留乳腺、乳腺再建、淋巴结清扫手术中也有益。

由于化疗不正规或患者特异体质,已发现一些患者对化疗耐药。80%有 Bcl－2 高水平表达,抑制细胞凋亡,可耐药。目前正在研究个体化治疗,促进乳腺癌细胞凋亡。p53 突变时预后不良。高水平 Lin28 可促进乳腺癌干细胞增殖、促进对化疗耐受。

在乳腺癌治疗中,组织学分级一般与缓解率成正比。激素受体 ERα 阴性、病理组织学分级较高，可能对化疗较敏感。TAC方案对Ⅱb、Ⅲa、Ⅲb患者化疗后的临床缓解率，常高于FAC方案。TAC方案的Ⅲ～Ⅳ级骨髓细胞被抑制、脱发，都较FAC严重。

TAC方案联合使用绿脓杆菌制剂时，后者能促进外周血单个核细胞活化，促进产生Th1细胞因子，抑制产生Th2细胞因子，增强细胞免疫功能，抑制肿瘤生长。多西他赛单药治疗转移性乳腺癌，有效率为68%。FUDR是5-FU的衍生物，疗效比5-FU提高2～3倍，毒性仅为5-Fu的1/6～1/5。

二、新辅助化疗

国外报道，新辅助化疗总有效率为60%～100%，多数认为，有效率在80%以上，可增加保乳手术率。在Her-2阴性乳腺癌患者中，新辅助化疗＋贝伐单抗可提高pCR，特别是三阴性乳腺癌。

2011年一些指南提出，对临床Ⅱa、Ⅱb、Ⅲa（T3N1M0）期乳腺癌，如没有过大肿瘤，其他条件符合保乳手术标准，且患者有保乳意愿，应给予新辅助化疗，其临床意义如下：

——降低临床分期、提高保乳率：新辅助化疗可缩小原发性乳腺癌，降低乳腺癌的TNM分期，增加保乳手术的机会。研究表明，局部晚期乳腺癌经新辅助化疗后，可缩小肿瘤原发灶，降低临床分期，使乳腺癌易于切除，提高保乳率。也可提高对局部乳腺癌的疗效，并可使已存在的微小转移灶得以控制。

——帮助选择敏感化疗方案：新辅助化疗可对化疗前后肿瘤大小、组织病理学、生物学指标的变化，进行直观观察，了解化疗方案的效果。这也是一种体内药敏试验，可指导临床发现不敏感的化疗药物，手术后选择较敏感的化疗药物。

——杀灭微转移灶、提高病理缓解率：研究发现，采用表柔比星＋环磷酰胺序贯多西他赛的新辅助化疗方案，能进一步提高乳腺癌临床完全缓解率、病理完全缓解率（pCR）。

——防止远处转移：新辅助化疗是一种全身性治疗。由于术前乳腺癌血管未遭破坏，易使药物到达乳腺癌内部，提高化疗效果，可抑制手术造成的乳腺癌细胞微转移灶的生长，减少乳腺癌播散。

新辅助化疗的疗效有一些预测因子。Her-2过表达患者在接受新辅助化疗的表柔比星＋环磷酰胺序贯多西他赛的方案治疗后，常比Her-2阴性患者易获得pCR。ERα阴性乳腺癌患者，接受紫杉醇＋蒽环类化疗后，其疗效常好于ERα阳性乳腺癌患者。

在接受新辅助化疗后，Ki-67低水平表达的乳腺癌患者生存率较高。TopoⅡ酶过表达的乳腺癌患者，对蒽环类化疗方案较敏感。应用紫杉醇＋蒽环类方案治疗浸润性乳腺癌患者，P-糖蛋白阳性、阴性的治疗有效率，分别为47.4%、86.2%，差异有统计学意义。新辅助化疗可诱导细胞凋亡，可能与乳腺癌临床缓解增加相关。

目前新辅助化疗治疗局部晚期乳腺癌（LABC）效果较好，已广泛应用，是LABC的标准治疗方案。部分患者可能对新辅助化疗不敏感。LABC新辅助化疗的临床有效率为47%～88%，但肿瘤的病理缓解率只有3%～17%。

有人对56例Ⅱ、Ⅲ期乳腺癌患者经新辅助化疗（TAC方案）后行保乳手术，结果新辅助化疗总有效率为71.4%，保乳手术率为64.3%，保乳术后美容效果良好率为63.9%。Ⅱ、Ⅲ期乳腺癌经新辅助化疗缩小、降期后，在无禁忌证的前提下，实施保乳手术后疗效较可靠。

2013年有人报道，新辅助化疗＋曲妥珠单抗组、单纯新辅助化疗组的5年无事件生存率分别为57.5%、43.3%（$P=0.016$），新辅助化疗＋曲妥珠单抗可使患者的5年复发风险降低36%。两组5年OS率分别为73.5%、62.9%，新辅助化疗＋曲妥珠单抗组生存率提高34%，pCR率也提高。

随着科学技术的发展，对乳腺癌的认识已经从传统的局部疾病向全身性疾病转变，治疗的手段，也从单纯的手术治疗向综合治疗进步。其中有一项尤为重要，那就是新辅助化疗（NCT）能让不能手术的肿瘤变为可以进行手术切除，对提高保乳手术概率、降低肿瘤分期、判断药物与肿瘤的相关性等，都有重要意义。

5. 新辅助化疗的临床试验

（1）TAC 联合化疗方案

——TAC 与 FAC 方案：乳腺癌治疗中，组织学分级与缓解率一般成正比，组织学分级高则可能对化疗更敏感。临床中，TAC 方案在临床分期为 Ⅲa、Ⅱb 的患者化疗后临床缓解率，明显高于同期的使用 FAC 方案。

不同淋巴结分期患者的治疗中，TAC 方案临床缓解率，常要高于 FAC 方案。在激素受体方面，TAC 方案对 ERα 阳性/PR 阴性、ERα 阴性/PR 阳性、ERα/PR 双阳性及 ERα/PR/Her－2 三阴性乳腺癌患者的临床缓解率，均优于 FAC 方案。ERα、PR 双阴性的患者不管使用 TAC 方案或是 FAC 均有较高的临床缓解率，这进一步提示激素受体阴性的肿瘤细胞分化较差，增殖能力较强，对化疗药物较敏感。有人报道，Her－2 阴性患者，如在新辅助化疗蒽环类药物的基础上加入多西紫杉醇，可提高临床缓解率。

不良反应方面：TAC 与 FAC 方案新辅助化疗引起的不良反应中，TAC 方案的 Ⅲ～Ⅳ 度白细胞骨髓抑制、脱发，一般较 FAC 方案严重，并可出现关节肌肉疼痛、神经毒性、面色潮红等不良反应。

TAC 方案联合使用绿脓杆菌制剂：绿脓杆菌制剂能有效地促进正常人外周血单个核细胞的活化，促进 Th1 细胞因子的产生，抑制 Th2 细胞因子的分泌，能抑制肿瘤生长，增强细胞免疫功能。

（2）多西他赛的运用

多西他赛是紫杉类的化疗药物，可与游离的微管蛋白结合，促进微管蛋白装配成稳定的微管，加强微管蛋白聚合作用，抑制微管解聚作用，导致形成固定化的非功能性微管束，丧失正常功能，抑制细胞有丝分裂。多西他赛可使乳腺癌 G1 期、S 期细胞减少，使细胞阻滞于 G2/M 期，阻止乳腺癌细胞分裂，诱导细胞凋亡，抑制细胞增殖；能应用于转移性乳腺癌、局部晚期乳腺癌的治疗，单药治疗转移性乳腺癌的有效率可达 68%。自多西他赛用于临床以来，多中心临床随机试验结果显示，经烷化剂治疗失败的晚期乳腺癌患者，多西他赛单药的疗效要明显高于含阿霉素的联合化疗。多西他赛的不良反应并不比 CAF 方案化疗重，甚至较后者轻，唯须在用药前 42 小时用地塞米松预处理，以保安全。因药价较贵，目前还难以普遍应用。

多西他赛其他名称：泰索帝、多西紫杉醇、多西紫杉、紫杉特尔、TXT。

适应证：主要治疗晚期乳腺癌、卵巢癌、非小细胞肺癌，对头颈部癌、小细胞肺癌、胃癌、胰腺癌、黑色素瘤等有一定疗效，也适用于先期蒽环类化疗、顺铂为主化疗失败的晚期或转移性乳腺癌的治疗。本品在细胞内浓度比紫杉醇高 3 倍，并在细胞内滞留时间较长，比紫杉醇抗肿瘤活性高。对顺铂、足叶乙苷、5－FU、紫杉醇耐药的乳腺癌，本品不产生交叉耐药性。

用法与用量：静脉滴注给药，国外单药剂量为 75～100 mg/m^2，国内用 75 mg/m^2，联合用药时用 60～75 mg/m^2，静脉滴注 1 小时，每 3 周重复 1 次。近年来，国内外采用每周疗法，一般单药剂量为 35～40 mg/m^2，每周 1 次，连用 6 周，停 2 周。推荐在使用多西紫杉醇前，每天静脉注射地塞米松每次 8mg，每 12 小时 1 次，连用 3 天；本品应以所提供的溶媒溶解，然后以 5%葡萄糖稀释，浓度为 0.3～0.9 mg/ml。

滴注含多西化赛的 5%葡萄糖液时 10 分钟内滴速宜在每分钟 20 滴以内；10 分钟内应密切注意生命体征，测血压 4 次，此后也应注意过敏反应。当血胆红素水平超过正常值上限和/或 ALT 及 AST 超过正常值上限 3.5 倍，并伴 AKP 超过正常值上限 6 倍的患者，原则上不应使用本品。

多西紫杉醇静滴时，血清除半衰期约为11.2小时，血浆蛋白结合率较高。在肝中代谢，主要经胆管从粪排出，经尿排泄所给剂量的5%～7%；肝功能异常者本品代谢清除减少。

药物相互作用：与顺铂联用时，宜先用多西他赛、后用顺铂，以免降低多西他赛的血消除率；而与蒽环类药物联用时，宜先予蒽环类药物、后予多西他赛。和麦芽硒联用时，可降低毒性。与其他细胞毒类药物联用时，应酌情减量。多西紫杉醇与酮康唑可能相互作用，同用时应格外小心。

不良反应：有骨髓抑制等，部分患者可发生过敏反应、皮肤反应、体液潴留、水肿、恶心、呕吐、腹泻、神经毒性、低血压、窦性心动过速、心悸、肺水肿、高血压等。禁忌：包括对多西他赛过敏、白细胞数目小于1500个/mm^3、肝功能有严重损害的患者。孕妇及哺乳期妇女、严重骨髓抑制者禁用。

(3)5-FU衍生物

一些5-FU衍生物，进入人体后一方面经体内嘧啶核苷磷酸化酶作用转化成5-FU，再发挥抗癌活性；另一方面经磷酸化直接转化成F-dUMP，抑制胸苷酸合成酶，阻断DNA合成，致使肿瘤细胞死亡。因此它的疗效常较5-FU提高4～5倍，但毒性却仅为其1/6～1/5。

(4)贝伐单抗运用

2012年一项临床试验发现，新辅助化疗联用贝伐单抗组的病理完全缓解率高于不联用贝伐单抗组。在Her-2阴性乳腺癌患者的新辅助化疗中，联合贝伐单抗可以提高病理完全缓解率，特别是三阴性乳腺癌。三项临床研究显示，在转移性乳腺癌患者中应用贝伐单抗，可使患者的无进展生存期得到改善。

6. 新辅助化疗进展

乳腺癌的新辅助化疗疗效确切，并已成为乳腺癌综合治疗中的重要部分，改变了治疗时间表。但是否能提高乳腺癌的治愈率，目前尚在研究中。国外报道新辅助化疗效果总有效率为60%～100%，多数学者认为在80%以上。新辅助化疗对减少LABC的术后转移，有积极意义。乳腺癌新辅助治疗的另一主要目的是增加保乳手术的可行性。

三、新辅助化疗的理论基础

1. 微转移灶概念

乳腺癌是一种全身性疾病，即使是Ⅰ期患者，也有近1/10会发生转移。一般Ⅲ期患者术前常有微转移存在，新辅助化疗可有效消灭微转移，减少术后远处转移。血循环中微转移应与单个瘤细胞(ITC)转移区别。

微转移(隐性转移，微残留)是指在各种组织、体液、细胞移植物中检测到的、镜下水平的肿瘤残留，指直径≤1mm(约含瘤细胞10^6)的微小转移。

微转移过程包括瘤细胞在血管内滞留、种植于受累器官、移出血管、增殖并常伴有间质反应，常规病理方法难以检出时，可应用免疫组化染色、反转录PCR、放射免疫法、流式细胞仪、角蛋白单抗等方法，可在早期乳腺癌患者体内，检出外周、骨髓、腋淋巴结等中的微小转移灶。

腋淋巴结微转移检测法是连续切片，可使检出率提高19%。国际乳腺癌研究小组，对921例常规病理检查阴性的乳腺癌患者腋淋巴结做连续切片观察，发现有淋巴结微转移者5年生存率为56%，而无微转移者为74%，两者差异明显。新辅助化疗在身体免疫机制尚未受手术打击前应用，常能先杀灭微转移。

90%乳腺癌患者在初次治疗时无转移征象，但仍有30%～45%患者在5年内因复发、远处转移，而导致治疗失败；腋窝淋巴结阴性患者，25%将最终死于复发、远处转移。

目前的预后指标如腋窝淋巴结状况、肿块大小、受体情况等，常不能判断患者是否出现复发、远处转移，不能判断哪些患者会从术后治疗中受益。近年来骨髓微转移的检测受到重视。骨髓是乳腺癌易转移、常最先发现转移的部位，常规细胞学检查阳性率仅为30%～60%。

2. 原发肿瘤与转移瘤

有人研究发现，原发肿瘤切除24小时后，远处转移灶细胞的增殖标记指数、血生长因子水平即开始升高，持续7～10天；提示切除原发灶，可能促使转移灶的G0期细胞转变成增殖期细胞。而在术前应用新辅助化疗，可阻断转移瘤由于原发灶切除而快速增长的趋势，抑制残存肿瘤细胞生长。

3. Goldie－Coldman 假说

该假说认为，肿瘤细胞的耐药性源于其基因自发突变，耐药细胞的数量常随肿瘤细胞总数的增多而增多。肿瘤增大时，耐药细胞数增多、构成比提高。采用术前新辅助化疗能遏制肿瘤细胞增殖，防止耐药细胞产生，可杀灭能在术后残存并改变增殖性质的肿瘤细胞。

4. 新辅助化疗的概念

1989年有人提出新辅助化疗的概念。新辅助化疗(NC、PcT)是指在恶性肿瘤局部实施手术、放疗前应用的全身性化疗(术前化疗、早期化疗)，在局部治疗前，先以全身化疗为第一步治疗。局部治疗(手术或加放疗)后，继之完成全程化疗。新辅助化疗是肿瘤治疗的新趋势。

近年来新辅助化疗显示出良好应用前景，为肿瘤综合治疗的重要部分；术前能使肿瘤细胞减量，减小肿瘤负荷，缩小原发病灶、转移的淋巴结，延长患者生存期，减轻肿瘤伴随症状，降低临床(TNM)病期，能为无手术条件的患者提供手术的可能，提高根治性手术的切除率。由于瘤体缩小可使手术范围相对缩小，使手术时肿瘤细胞活力降低，不易播散入血，减少手术中转移，且能消灭微转移，效果常优于术后化疗，并没有增加患者医疗负担。有效的新辅助化疗在减轻肿瘤伴随症状的同时，也减轻患者的心理不适，有利于手术中最大限度保留正常组织，且减少术后并发症的发生，有利于患者术后恢复。

四、新辅助化疗的临床研究

近20年来，乳腺癌新辅助化疗的临床研究取得令人瞩目的结果。有人研究新辅助化疗治疗1 523例乳腺癌患者(T1－3N0－1M0)，分为辅助化疗组、新辅助化疗组，应用AC方案(多柔比星＋环磷酰胺)，共4个周期，随访5年，结果显示，新辅助化疗组可使89%患者降期，18%腋淋巴结转阴，临床缓解率(RR)达80%。其中临床完全缓解(cCR)为36%，病理完全缓解(pCR)达26%。新辅助化疗组保留乳房手术机会较辅助化疗组高(67.8%∶9.8%，$P<0.05$)。pCR患者的生存结果优于其他患者，9年随访结果显示，与术后辅助化疗比，新辅助化疗并不增加总生存率、无病生存率，但获肿瘤缓解的患者(特别是pCR患者)在DFS、OS上的优势常能明显延长。该研究认为，对临床Ⅰ、Ⅱ期的乳腺癌患者，新辅助化疗和术后辅助化疗同样有效，而新辅助化疗能增加患者保留乳房手术的机会。

有人研究CEF(环磷酰胺、表柔比星、5－FU)治疗698例患者(T1c－4b N0－1M0)，4个周期新辅助化疗组总有效率为49%，其中CR6.6%、PR42.3%、SD49.7%。随访56个月，结果显示，新辅助化疗组OS、DFS、局部复发率等，均较辅助化疗组为优，且新辅助化疗可使更多乳腺癌患者获得保乳机会。

有人将可手术的乳腺癌患者随机分为3组(A组：AC方案4个周期，手术；B组：AC方案4个周期，多西紫杉醇 4 个周期，手术；C 组：AC 方案 4 个周期，手术，多西紫杉醇 4 个周期)，化疗剂量为 ADM60 mg/m^2，CTX600 mg/m^2，多西紫杉醇 100 mg/m^2，随访 68.8 个月。结果显示，与 A 组比，B、C 两组的 OS、DFS 均未见提高；A、B、C 三组的 OS 分别为 81%、83%、81%；DFS 分别为 67%、72%、70%。但与 A 组比，B 组的无复发生存率(RFS)显示优势(69%：74%，P=0.03)，而 C 组 RFS 未显示优势。将两个含多西紫杉醇治疗组的数据合并分析发现，含多西紫杉醇方案有增加 RFS 的趋势(72%:69%，P=0.06)。提示经新辅助化疗获得 pCR 的患者，其复发及转移风险较未经新辅助化疗患者下降 55%，死亡风险下降 67%。

2008 年有人报道两项研究结果，其中的 pCR 患者较非 pCR 患者取得 OS 的持续获益。研究证实，术前新辅助治疗对远期生存的影响与辅助治疗相当。有人收治 1 355 例原发肿瘤直径>2 cm 且可手术的乳腺癌患者，分 3 组。A 组：手术，ADM(A)+CMF 方案；B 组：手术，紫杉醇+ADM(TA)+CMF 方案；C 组：TA+CMF 方案，手术。随访 5 年，结果显示，含紫杉醇类方案序贯 CMF 辅助化疗和新辅助化疗，对 DFS 及 OS 影响相似，B、C 两组的 5 年 OS 分别为 91%、90%。但术前化疗取得 pCR(C 组 pCR 率约 22%)的患者，DFS 要明显优于未取得 pCR 的患者。术前化疗组、术后化疗组保留乳房手术率分别为 68%、34%。TA 序贯 CMF 方案辅助化疗的无进展生存时间(DFS)明显优于 ADM 序贯 CMF 方案，且不增加心脏毒性。

密集化疗方案在新辅助治疗中的临床试验近年来陆续开展，2007 年有人报道 3 年和 5 年的随诊结果，共研究 679 例乳腺癌 >3cm 或炎性乳腺癌患者，分为密集方案新辅助化疗、标准方案新辅助化疗两组。

A 组：EPI150 mg/m^2，q2w ×3→ P 250 mg/m^2，q2w × 3(G-CSF 支持)→手术→ CMF(500/40/60)d1、8，q4w × 3

B 组：EPI90 mg/m^2+P175 mg/m^2，q3w ×4→ 手术→ CMF(500/40/60)d1、8，q4w × 3

两组 pCR 率分别为 19%、10%，保留乳房手术率分别为 61%、50%。随访 3 年，结果发现，两组 DFS 分别为 76%、68%，OS 分别为 90%、85%；随访 55 个月显示，DFS 分别为 70%、59%，OS 分别为 83%、77%，3 年和 5 年(55 个月)DFS、OS 差异均有统计学意义。在 G-CSF 支持下，密集化疗组血液及非血液学毒性均是可控的。对高复发风险的患者(如大肿物、炎性乳腺癌)，术前给予蒽环类序贯紫杉醇的密集方案新辅助化疗，较传统方案有可能改善生存、降低复发风险。

有人报道，行紫杉醇+同期放疗的新辅助治疗，取得病理反应(包括 pCR、病理 PR)者 DFS、OS 明显延长；与无病理反应者比，有病理反应者复发风险降低 65%，死亡风险降低至 1/4。近年来，我国有人在局部晚期乳腺癌新辅助化疗领域，做了一些小样本的临床研究，概括起来总有效率为 59%~87%，cCR 为 15%~39%，pCR 为 14%~23%，保留乳房手术率为 32%~44%，近期疗效与国际大样本临床试验结论相仿。由于国内外各家临床试验设计(包括患者选择、化疗方案、用药周期等)不一，对各自的结果很难进行综合对比。究竟新辅助化疗的远期生存效果是否优于术后辅助化疗，仍期待多中心协作、更大样本患者数、长期随访的结果来评估。

五、新辅助化疗的优缺点

全球较大的新辅助化疗、术后辅助化疗的随机试验结果，结合临床实践表明，乳腺癌新辅助化疗相对于辅助化疗有一定优势，也存在一定局限性。

1. 新辅助化疗的优点

1)能使肿瘤远处微小转移病灶获得更早、更有效的治疗。

2)能使乳腺癌的原发病灶、区域淋巴结病理学降级，使原先不能手术的肿瘤，通过新辅助化疗后，可进行改良根治术；使原先不能保留乳房的患者，可接受保留乳房手术。

3)能增加血管生成抑制因子、减少耐药细胞数,减少术后肿瘤迅速发展、转移。

4)与术后辅助化疗比,新辅助化疗可使化疗前后肿瘤的大小、病理学标志物变化,能了解化疗方案的敏感性,能为术后辅助化疗选择提供依据。

5)提供化疗药物疗效评估模型,评估肿瘤病灶缓解程度,评估乳腺癌化疗新药疗效,加快抗肿瘤新药开发。

2. 新辅助化疗的缺点

1)20%乳腺癌患者对新辅助化疗不敏感,对这部分患者,新辅助化疗将延误局部治疗的时机。

2)新辅助化疗可使区域淋巴结降级,可失去相关预后信息。

3)新辅助化疗能使肿瘤原发灶缩小,能使乳腺癌手术预后分析困难。

六、乳腺癌新辅助化疗的适应证

1. 局部晚期乳腺癌

局部晚期乳腺癌(LABC)一般定义为 Ⅲ 期乳腺癌,占全部乳腺癌的 20%～25%,其中炎性乳腺癌占 1%～3%。局部晚期乳腺癌的治疗尚无公认的最佳方案;一般认为,新辅助化疗能使局部晚期乳腺癌降级,提高手术切除率,有可能改善生存,已成为一种常规疗法。

2. 原发肿瘤大、可手术的浸润性乳腺癌

如乳腺癌患者有明确保留乳房意向,可通过新辅助化疗使肿瘤缩小后,采用保乳手术综合治疗。有人报道,新辅助化疗后肿瘤缩小后再行保乳手术的局部复发率较高,主要是手术切缘阳性所致,临床对此应有所考虑。

3. 原发肿瘤大、腋窝淋巴结转移、有复发、转移高危风险的乳腺癌

可手术乳腺癌患者,可选择新辅助化疗;要明确病理组织学诊断,要避免将非浸润性癌误认为浸润性癌,避免对良性病变误行化疗。也不应对早期乳腺癌全部给予新辅助化疗,以免延误手术治疗。

七、新辅助化疗前的准备

乳腺癌新辅助化疗前,患者一般须接受检查,主要包括以下几点。

——常规全身系统检查,了解有无远处转移,尤其是肺、肝、骨等。

——评估患者体力;血常规,肝、肾功能化验;主要器官(如心、肺等)功能状态,综合分析患者对化疗的耐受力、有无化疗禁忌证。

——确切的病理学诊断,并获得乳腺癌相关的生物学信息,如 ERα、PR、Her－2、Ki－67、表皮生长因子等。活检的方法很多,推荐用粗针组织活检。在原发肿瘤至少 3 个不同部位取材,所获得的组织对确定病变性质、区分肿瘤浸润与否,有很高的诊断价值;与细针穿刺细胞学检查比,所取的组织量足够以后进行多项生物学研究用。而对新辅助化疗后疗效达 pCR 的患者,最初的粗针活检获得的组织标本,则是乳腺癌组织的唯一来源。有人主张,粗针活检所取的标本,应妥善存储于肿瘤库至少 10 年。新辅助化疗后,肿瘤的形态学变化可能很大或肿瘤消失,故治疗前应分级、测定 ERα、PR、Her－2、Ki－67 等。

——治疗前后病灶(包括原发肿瘤、腋淋巴结转移癌)大小的检测,临床主要靠触诊,检查治疗

前、每次化疗末肿瘤大小的变化。当临床检查处于模棱两可、触诊检查对腋窝淋巴结受累情况的估计较难、要确认肿瘤进展时，常要依靠影像学检查(CT、超声)，也可应用乳房 MRI、正电子 X 线断层，可使之更有说服力。治疗前影像学的基线检查非常重要，影像检查可能有所帮助。

——随着新辅助化疗后 CR 患者的增多，原发肿瘤的定位已成为外科治疗重视的问题。当化疗后肿瘤明显缩小、消失时，手术前肿瘤的定位常较难；治疗前可在影像(如 X 线)导向下，将金属丝插入，并留置在病灶中央，或在肿瘤所在处、体表文身标记。

——对有保乳意向的患者，新辅助化疗前临床腋淋巴结阳性者，应行腋窝淋巴结的病理或细胞学检查；临床腋淋巴结阴性患者，需行前哨淋巴结活检。

八、新辅助化疗的药物和方案

目前尚无统一的新辅助化疗方案，一般根据患者肿瘤分期、年龄、全身其他并发症等，制订化疗方案，强调个体化。近 20 年来，世界各地的临床研究，在疾病缓解率方面已取得较好效果。目前临床上较公认：

——对术后辅助化疗可用的方案，都可用于新辅助化疗。

——联合化疗优于单药。

——联合方案中应包含蒽环类药物，如 AC 方案、CEF 方案，有效率 49%～80%。

——对合并有心脏疾病的患或对蒽环类耐药的患者，可考虑 CMF 等方案。

——含紫杉类的方案如 TA 方案、TE 方案、EC 序贯 T，总体有效率可达 40%～90%。pCR 率可达 10%～19%。

自 2006 年以来，曲妥珠单抗在乳腺癌辅助治疗的疗效已得到认可，研究表明，曲妥珠单抗＋含紫杉醇类方案的新辅助化疗，pCR 率达 13%～65%，总有效率达 72%～96%。

2008 年曲妥珠单抗已被美国推荐用于乳腺癌新辅助化疗方案中，目前常用的含曲妥珠单抗的方案，有 AC - TH(AC 序贯紫杉醇类＋曲妥珠单抗)或 TCH(多西紫杉醇＋卡铂＋曲妥珠单抗)方案等。

新辅助化疗最适宜治疗周期，目前正在研究，通常认为至少 3～4 个周期。如患者对化疗耐受性较好，3～4 个周期化疗无反应，可更换非交叉抗药的二线化疗方案，或可手术者尽早手术。在应用二线化疗方案时，应密切观察乳腺癌反应，以免因乳腺癌进展、错失手术时机。

九、乳腺癌新辅助化疗疗效的影响因素

除临床实验样本数、观察偏移外，新辅助化疗疗效的影响因素，主要是乳腺癌本身、化疗方案、周期；乳腺癌本身的分子特性，是化疗反应的决定因素。对相同特征的乳腺癌分类，根据不同类对新辅助化疗的敏感性，可找到疗效的生物学预测因子。Her - 2 过表达，是预测蒽环类疗效的独立因素(Her - 2 过表达乳腺癌，对蒽环类新辅助化疗较敏感)；p53 阴性乳腺癌，对含紫杉醇类新辅助化疗较敏感；ERα 阴性乳腺癌，对新辅助化疗较敏感；原发肿瘤小、腋窝淋巴结阳性的乳腺癌，对新辅助化疗相对敏感，更易获得缓解。

研究发现，高增殖率的肿瘤，易对蒽环类产生抗药性；Ki - 67/突变 p53 阳性，与肿瘤细胞高增殖率相关。新辅助化疗前后粗针活检监测显示，化疗反应好者，化疗后 48 小时肿瘤细胞凋亡呈高水平。有人研究发现，原发乳腺癌组织学分级、受体状态，是独立的预测指标。

新辅助化疗的方案、疗程，与客观有效率相关。研究报道，对肿瘤直径＞3 cm 的乳腺癌患者，行 CVAP 方案新辅助化疗 4 个周期的 临床完全缓解率(cCR)为 16%，pCR 为 51%，有效的患者可进入第二阶段，继续 CVAP 方案或紫杉醇 4 个周期，结果 cCR 率能提高，CVAP 组 cCR 为 34%，紫

杉醇组 cCR 为 62％。研究表明，将新辅助化疗从 2～4 个周期，延长至 6～8 个周期，对治疗早期有效的患者，可提高临床完全缓解率。

十、新辅助化疗患者术后化疗和放疗

1. 化疗

一般而言，如新辅助化疗尚未完成预定的全程，术后应继续完成。对炎性乳腺癌，术后化疗不可缺少，但术前应加强化疗，以便获得最大化疗反应。对可手术的乳腺癌，如新辅助化疗完成全程，术后原发肿瘤、腋淋巴结均达 pCR 者，可不再辅助化疗；对未达完全缓解，是否需要辅助化疗，尚在进一步研究。

2. 术后放疗

术后放疗是乳腺癌综合治疗的重要组成部分。术后胸壁、区域淋巴结照射，应视肿瘤最初大小、腋淋巴结转移的情况而定。对保乳手术者，即使对化疗反应达 pCR，仍应乳房照射。单放疗对局域乳腺癌的控制力常不够，局部复发率较高；目前认为要综合治疗。

十一、影像学评价乳腺癌新辅助化疗疗效的研究进展

近年来，乳腺癌新辅助化疗，主要用于局部进展期乳腺癌手术前。2011 年一些指南推荐，也可用于 ⅡA 期以上的乳腺癌手术前；化疗反应较好，尤其是达 pCR 者，生存率提高。影像学能评价新辅助化疗的疗效。

1. 乳腺钼靶 X 线摄影

钼靶 X 线摄影操作简便、经济实惠、特异性高，广泛用于临床。其对新辅助化疗前后疗效的评价，主要通过观察相应肿块大小、肿块周围清晰度、肿块边缘毛刺、微钙化灶、腋窝淋巴结等征象，明显优于临床触诊。有人报道，乳腺癌肿块变化率为 89.3％；其中类圆形肿块的 87.5％ 形状趋向于不规则，模糊肿块的 93.7％边缘趋于清晰。周围有毛刺的肿块 90.5％的毛刺变短甚至消失。钙化病灶的 74.2％出现范围、数目、分布的变化。也有人报道，乳腺癌患者肿块变化率为 87.8％，钙化病灶的变化率为 74.7％，伴瘤血管变化率为 62.5％，淋巴结的变化率为 72.22％。

有人通过钼靶 X 线评估新辅助化疗后残留病灶范围，与患者的组织病理学的符合率为 67％，并认为化疗后肿瘤纤维化可影响其准确性。有人报道，钼靶 X 线不能很好区分化疗后残存肿瘤、间质纤维化、玻璃样变，可高估残余肿瘤的大小。因此钼靶 X 线虽广泛应用于临床，但应用于新辅助化疗疗效评估仍值得探讨。

2. 超声

超声作为一种无创、无放射性的检查方法，能更好地从病灶的大小、形态、内部回声、血流变化、腋窝淋巴结来评估新辅助化疗前后的变化。

大小、边界、形态、内部回声：有人报道，新辅助化疗前后原发灶的大小、边界形态、内部回声常发生明显变化，模糊的边界常变得清晰。研究指出，60 例患者中 70％病灶在化疗后体积缩小 50％以上；但单独的原发灶大小变化，不能可靠预测新辅助化疗后的病理改变结果。

血流变化：研究指出，通过观察血流模式、最高血流速度（V_{max}）、阻力指数（RI）在乳腺癌患者新辅助化疗前后的变化，可对新辅助化疗效果进行分级。RI 值、肿块的血流模式，是评价新辅助化疗

疗效的重要指标。

腋窝淋巴结变化：有人报道，新辅助化疗前 92 例存在腋窝淋巴结转移的患者，新辅助化疗后 44 例超声下淋巴结消失，另外 48 例淋巴结也明显缩小。有人证实，治疗前淋巴结阳性，新辅助化疗后淋巴结阴性的患者 5 年无瘤生存率明显高于仍阳性者。因此对淋巴结阳性者，超声可评估其疗效。

乳腺癌内的微血管密度，是判断乳腺癌进展的重要指标。经静脉注射超声造影剂显示乳腺癌微血管，能实时、动态反映造影剂在乳腺癌内的分布过程，能观察新辅助化疗前后乳腺癌的血流动力学变化。有人报道，60 例乳腺癌患者进行新辅助化疗后，95%患者超声造影显示肿块内造影强度减弱。可见超声在乳腺癌的新辅助化疗前后疗效评估上有一定价值，但超声对单纯微钙化肿瘤、节段样/多结节样/边界不清较大肿块的新辅助化疗疗效评估，可能有一定局限性。

3. MRI

近年来 MRI 检查已逐步成为评价乳腺癌新辅助化疗疗效的手段，优势点为：① 诊断原发浸润性肿瘤的敏感度较高。②对发现、测量化疗的残存病灶大小的敏感度较高，一般检出率为 100%。③可鉴别残留组织及新辅助化疗后引起的纤维化、增生、坏死，帮助选择新辅助化疗后的适合患者行保乳手术。④能查出乳腺癌多病灶。⑤ 除形态学分析外，还有其他新技术也能发挥作用，如药代动力学研究、MR 波谱成像(MRSI)、扩散加权成像、MR 灌注成像(PWI)等已用于临床研究。

(1)常规动态对比增强磁共振成像

有人认为，应用常规动态对比增强磁共振成像(DCE - MRI)，可观察乳腺癌的恶性程度、血流动力学变化。其血流动力学变化可分 3 型，Ⅰ型：流入型；Ⅱ型：平台型；Ⅲ型：流出型。有人报道，乳腺癌经新辅助化疗治疗后的残存病变以流入型为主，其增强速率显著降低，而血流量显著减少。有人分析发现，在 DCE - MRI 检查中，69.23%能达到临床要求。有人报道，DCE - MRI 可能低估新辅助化疗后的微小残余肿瘤，原因可能是化疗后血管减少，纤维组织增多，将导致肿瘤信号强化减弱。由 DCE - MRI 反映的血流动力学改变，常早于乳腺癌大小的改变，可早期预测新辅助化疗疗效。

(2)磁共振弥散加权成像(DWI)

DWI 主要根据肿瘤化疗前后表观扩散系数(ADC)值的变化，来判断肿瘤细胞的活性。实验表明，治疗组治疗后(48 小时内)ADC 值明显升高，对照组的 ADC 值变化不大。其主要原因是化疗引发乳腺癌细胞坏死，导致细胞外间隙增大，引起 ADC 值升高。DWI 可对乳腺癌的化疗反应监测，还可间接对化疗后肿瘤微血管的分布、血流灌注功能进行评价。

(3)磁共振灌注成像(PWI)

PWI 是反映组织微血管分布、血流灌注情况的 MRI 技术，能提供血流动力学的信息，主要通过局部组织血容量(BV)、血流量(BF)、平均通过时间(MTT)、时间-信号强度曲线的首过分辨率等，判断组织灌注情况。提取流动产物值(EFP)，是测量血管内血流、微血管渗透性的指标，研究显示：侵袭力较高的乳腺癌，EFP 值较高；对化疗有较明显反应的肿瘤，EFP 值较低；无反应的乳腺癌，EFP 值较高。与临床触诊、X 线、超声比较，MRI 在新辅助化疗疗效的评价上有其一定优越性，但其也存在一定的局限性：①检查复查、费时、费用高；②不易发现化疗后微小钙化灶的残留、变化；③受线圈的影响，不能很好地反映淋巴结的情况。

4. PET - CT

^{18}F - FDG PET 显像是一种可在不影响人内环境的生理条件下，早期发现乳腺癌的生物学性质改变的功能性成像技术。PET - CT 已广泛用于乳腺癌临床诊疗，可跟踪治疗反应，能适时甚至量化评价乳腺癌代谢、增殖、耐药、受体等状况，观察乳腺癌治疗早期亚临床反应，评价治疗结束后

的近、远期疗效，为制定个体化疗方案、评估预后提供依据。文献报道，PET－CT 对 115 例直径为 3.1～8.0 mm 乳腺癌原发性病灶诊断的敏感度、特异度、准确度，分别为 93.3%、90.9%、100%。研究显示，FDG－PET 显像评价乳腺癌新辅助化疗后的疗效，较传统影像学方法更加准确。PET 显像的阳性预测值、阴性预测值分别为 93%、84%，而传统影像方法为 85%、59%，FDG－PET 显像的准确性为 90%。研究显示，PET 显像在治疗开始后 1 周即可评估化疗疗效。有人对 130 例进展期乳腺癌患者进行化疗前、中、后的 PET 显像，并和病理检查结果比较显示，在化疗第一周期后，化疗有效患者的原发灶、腋淋巴结的 FDG 摄取明显降低，预测疗效的灵敏度、特异度分别为 90%、74%。

正电子发射断层显像/X 线计算机体层成像（PET－CT）是 PET 和 CT 组合为一体，由一个工作站控制，将两种图像融合到一起，以更好鉴别、定位。它将微量的正电子核素示踪剂注射到人体内，然后采用特殊的体外探测仪（PET）探测这些正电子核素示踪剂在人体各脏器的分布情况，通过计算机断层显像的方法，从分子水平上反映人体组织的生理、病理、生化、代谢改变，显示人体的主要器官的生理代谢功能；同时应用 CT 技术，用 X 线对 PET 图像进行衰减校正，缩短数据采集时间，提高图像分辨率，对 PET 图像病变部位进行解剖定位和鉴别诊断，解决了核医学图像解剖结构较不清的缺陷，能定量分析，提高诊断准确性，实现了功能图像和解剖图像信息的互补。

图像重建包括解析法和迭代法。解析法是以中心切片为基础的反投影方法，常用滤波反投影法。迭代法是数值逼近算法，即从断层图像的初始值出发，通过对图像的估计值进行反复修正，使其逐渐逼近断层图像的真实值。

数据校正：引起 PET 成像误差的因素很多，包括正电子类药物强度的快速衰变、高计数率造成的偶然符合、散射、人体吸收衰减、探测器灵敏度不一致等。因此 PET 数据校是图像处理的关键。

PET－CT 主要性能指标——

——空间分辨率：它表明 PET 对空间的两个点的分辨能力。一个理想的放射性点源放在 PET 的视野 FOV 中，PET 所得到的放射性分布图像并不是一个点，而是有一定扩展，所得到的是一个球，球的大小反映了 PET 的空间分辨能力。分辨率定义为该点源的扩展函数的半宽高，主要取决于环形探测器的位置分辨。点源放在视野中不同位置，其分辨率稍有不同，距 FOV 中心越远，其分辨率越差。

——灵敏度：常用单位体积内单位辐射剂量情况下，探测器探测到的事例来表示。灵敏度越高，表明在一定统计误差要求下，对特定脏器的放射性强度要求越低。影响灵敏度的主要因素有：一是整个探测器对被测物体所张的立体角；二是探测器本身的探测效率，即探测器响应事例数与入射事例数的比例；三是系统时间窗、能量窗大小；四是系统的死时间。

——时间分辨率：它定义为对已知完好事例相对的两个探测器响应的时间差分布的半宽高，是时间窗的选定主要依据；时间窗选择应比时间分辨率稍大，一般以时间分布曲线的 1/10 宽高来定。

——能量分辨率：能量甄别是排除散射事例的有力依据。因为散射事例中至少有一个光子经过了康普顿散射，能量部分损失，因而可根据被测光子的能量大小决定好坏事例的取舍。系统能量分辨率的大小决定着能量窗的选择，好的能量分辨率可以选择较小的能量窗。

PET－CT 受检者，于检查前需禁食 4～6 小时，可以饮用白开水；糖尿病患者需正常服用降糖药物，控制血糖；心脏受检患者在检查当日晨 6 时口服速效降脂药；禁酒、禁饮含糖饮料、禁静脉滴注葡萄糖、禁做剧烈或长时间的运动；检查当日尽可能避免与人交谈、不咀嚼口香糖、避免紧张体位；需带齐有关资料（病历、CT、X 线片、病理结果、MRI、DSA 等）。注射显像药物前后都须保持安静，卧位或半卧位休息，尽可能避免走动。检查前取出身上的金属物品，检查中确保身体不要移动。

检查后注意：检查后不要急于走开，部分患者可能需要进行延迟显像。检查后需要多喝水，以利于 ^{18}F－FDG 的代谢而排出体外。一般 2～3 个小时，可将注射的显像剂通过尿液全部排除干净。适当食用些胡萝卜、绿茶、鱼腥草、蜂蜜、橘子、樱桃、草莓等，可减少 PET－CT 检查的辐射损伤。24 小时内尽量不要接触孕妇及儿童。

PET－CT 在医学中的应用：它能发现病变及其所在部位，明确其形态和功能变化的病理生理性质，量化疾病形态、功能的改变，确定疾病发展阶段。在肿瘤疾病的诊治中的临床价值为：早期诊断、鉴别诊断恶性肿瘤，进行精确肿瘤分期，有利于指导治疗方案，有助于制订肿瘤放疗计划。

十二、乳腺癌新辅助化疗疗效的研究进展

新辅助化疗是指在手术治疗/放疗前的全身性细胞毒药物治疗，现常作为局部晚期乳腺癌的首选治疗，已应用于有淋巴结转移的乳腺癌、不能行保乳手术且有保乳意愿的乳腺癌患者。

1. 新辅助化疗的适用范围

(1)临床Ⅱ、Ⅲ 期的患者

2011 年一些指南提出，对临床ⅡA、ⅡB、ⅢA(仅 T3N1M0)期的患者，如肿瘤大小、其他条件符合保乳手术的标准，且患者有保乳意愿，应给予新辅助化疗。

(2)局部晚期乳腺癌

局部晚期乳腺癌(非炎性乳腺癌)，指原发灶直径≥5 cm、有皮肤和胸壁粘连固定(有酒窝征、卫星结节)/ 区域转移的腋淋巴结互相融合、同侧锁骨上淋巴结转移；临床分期上主要指 Ⅲa 期(T0－2N2 或 T3N1－2)的乳腺癌和 Ⅲb 期 T4NX 或 TXN3 的乳腺癌。

(3)炎性乳腺癌

对临床病理诊断的炎性乳腺癌，分期 T4d N0～3M0 的患者，术前化疗首选蒽环类＋紫杉类方案；对 Her－2 过表达型，采用含曲妥珠单抗的方案。有人对炎性乳腺癌患者的随访发现，新辅助化疗近期总有效率为 85.7%，1 年生存率为 100%，3 年生存率为 50%，5 年生存率为 27.7%。

新辅助化疗可缩小原发乳腺癌，降低乳腺癌 TNM 分期，增加保乳手术机会。有人对 175 例新辅助化疗的乳腺癌随访发现，11%达 pCR；可使原发乳腺癌病灶缩小，CR 达 77%，保乳率达 68%。有人发现，新辅助化疗前后病灶直径平均分别为 3.8 cm、1.7 cm，此差异有统计学意义。

新辅助化疗可观察化疗后肿瘤大小、组织病理学、生物学指标的变化，了解化疗方案效果，可发现不敏感化疗药物，能指导术后化疗药物选择。有人采用表柔比星＋环磷酰胺序贯多西他赛的新辅助化疗方案，能提高乳腺癌 cCR、pCR 率，可减少手术时的转移，控制全身微转移。Her－2 过表达型比 Her－2 阴性型较易获得 pCR。

研究表明，148 例 ERα 阴性乳腺癌，接受紫杉醇＋蒽环类治疗后，其症状改善有统计学意义；获得 pCR、未获得 pCR 的患者中位 Ki－67 指数分别为 63.3%、45.0%，差异有统计学意义，提示化疗前 Ki－67 指数较高，较易获得 PCR，对新辅助化疗较敏感。TopoⅡα 过表达者，对紫杉醇＋蒽环类化疗方案较敏感，总有效率为 87.5%，是预测指标。P－糖蛋白阳性与阴性对紫杉醇＋蒽环类化疗方案的有效率，分别为 47.4%、86.2%，此差异有统计学意义。研究表明，新辅助化疗可使乳腺癌细胞凋亡指数升高，与临床缓解相关。

（王　勇　孙国梅　程景林　李建平）

进一步的参考文献

[1]CONNOLLY R. Current approaches for neoadjuvant chemotherapy in breast cancer[J]. Eur J Pharmacol,

2013,717:58－66.

[2]VOGEL C. Management of erbB2－positive breast cancer : insights from preclinical and clinical studies with Lapatinib[J]. Jpn J Clin Oncol,2010 ,40(11):999－1013.

[3]GOLDHISCH A. Strategies for subtypes－dealing with the diversity of breast cancer:highlights of the St Gallen international expert consensus on the primary therapy of early breast cancer 2011[J]. Ann Oncol,2011,22(8):1736－1747.

第二十四章　乳腺癌的术后辅助化疗

近 20 年来，经全球 100 多项临床试验的证实，乳腺癌术后辅助化疗可杀灭局部区域淋巴结、远处脏器的亚临床微转移乳腺癌细胞，可减少局部复发、远处转移，提高患者生存率、延长生存期；目前已广泛应用。

目前中国网上已公开发布 2011 年国际乳腺癌术后辅助化疗临床指南、淋巴结阳性乳腺癌的术后辅助化疗研究进展、剂量密度化疗在乳腺癌术后辅助化疗中的应用、乳腺癌术后辅助化疗：共识与争议、乳腺癌术后辅助化疗的基本原则和新进展、预防乳腺癌术后辅助化疗心脏毒性、老年女性乳腺癌患者术后辅助化疗的预后分析，2013 年中国早期乳腺癌术后辅助化疗专家共识、2014 年中国乳腺癌术后的辅助化疗专家共识等资料，有较好的临床指导意义，详细内容可由网上获得。

辅助化疗的目的是降低肿瘤复发，提高总生存率。70 岁以上患者进行化疗可能会有获益，但应评估化疗带来的风险。乳腺癌术后辅助化疗前要与患者谈话。禁忌证是妊娠妇女、年老体衰且伴有严重内脏器质性病变患者。

乳腺癌术后辅助化疗治疗前准备：首次化疗前，应检测血常规、肝肾功能、心电图；以后每次化疗前后，应常规检测血常规。心脏或肝肾功能异常者，需监测血常规、心电图、LVEF、肝肾功能。育龄妇女应确认妊娠试验阴性并嘱避孕。要签署化疗知情同意书。

乳腺癌术后辅助化疗方案常用的有：基于蒽环类的方案，如 CAF、AC、CE120F、FE100C 方案(C 为环磷酰胺、A 为阿霉素、E 为表柔比星、F 为氟尿嘧啶)；蒽环类与紫杉类联合方案，如 TAC(T 为多西紫杉醇)；蒽环类与紫杉类序贯方案，如 ACaT/P(P 为紫杉醇)或 FECaT；不含蒽环类的联合化疗方案，适用于老年、低风险、蒽环类禁忌或不能耐受的患者，常用的有 CMF 方案(C 为环磷酰胺、M 为甲氨蝶呤、F 为氟尿嘧啶)。

若无特殊情况，一般不建议减少化疗的周期数。要根据患者的具体情况和初始治疗后的不良反应情况，适当调整化疗药物的剂量，但一般不得低于推荐剂量的 85%。

辅助化疗一般不与内分泌治疗、放疗同时进行。一般化疗结束后再开始进行内分泌治疗。放疗、内分泌治疗可先后或同时进行。化疗时应注意化疗药物的给药顺序、输注时间、剂量强度，按照药品说明、配伍禁忌使用。

以下乳腺癌常用的辅助化疗方案中的药物推荐剂量，在实际应用中，可根据患者具体情况、初始治疗后的不良反应，予以适当下调 15%。

静脉 CMF 方案：环磷酰胺 500 mg/m^2，IV 推注，d1、d8；甲氨蝶呤 50 mg/m^2，IV 滴注，d1、d8；氟尿嘧啶 500 mg/m^2，IV 滴注，d1、d8；28 天为 1 个周期，共 6 个周期。

AC 方案：多柔比星 60 mg/m^2，IV 推注，d1；环磷酰胺 600 mg/m^2，IV 推注，d1；21 天为 1 个周期，共 4～6 个周期。

EC 方案：表柔比星 100 mg/m^2，IV，d1；环磷酰胺 600 mg/m^2，IV d1；21 天为 1 个周期，共 4～6 个周期。

CAF 方案：环磷酰胺 500 mg/m^2，IV 推注，d1；氟尿嘧啶 500 mg/m^2，IV 滴注，d1；多柔比星 50 mg/m^2，IV 推注，dl；21 天为 1 个周期，共 6 个周期。

FE100C 方案 *：环磷酰胺 500 mg/m^2，IV，d1；表柔比星 100 mg/m^2，IV，d1；氟尿嘧啶 500 mg/m^2，IV，d1；21 天为 1 个周期，共 6 个周期。

CE120F 方案：环磷酰胺 500 mg/m^2，IV 推注，d1；表柔比星 50～60 mg/m^2，IV，d1、d8；氟尿嘧啶500 mg/m^2，IV 滴注，d1、d8；28 天为 1 个周期，共 6 个周期。

TAC 方案：多西紫杉醇 75 mg/m^2，IV，dl；多柔比星 50 mg/m^2，IV，d1；环磷酰胺 500 mg/m^2，IV，d1；21 天为 1 个周期，共 6 个周期（建议所有周期均用 G－CSF 支持）。

AC → P 方案：多柔比星 60 mg/m^2，IV，d1；环磷酰胺 600 mg/m^2，IV，dl；21 天为 1 个周期，共 4 个周期。序贯以紫杉醇 175 mg/m^2，IV，d1；21 天为 1 个周期，共 4 个周期。

剂量密集 AC → P 方案：多柔比星 60 mg/m^2，IV，d1；环磷酰胺 600 mg/m^2，IV，d1；14 天为 1 个周期，共 4 个周期。序贯以紫杉醇 175 mg/ m^2，IV，3 小时，d1；14 天为 1 个周期，共 4 个周期（所有周期均用 G－CSF 支持）。

FEC → T 方案：5－FU500 mg/m^2，IV，d1；表柔比星 100 mg/m^2，IV，d1；环磷酰胺 500 mg/m^2，IV，d1；21 天为 1 个周期，共 3 个周期。序贯以多西紫杉醇 100 mg/m^2 d1；21 天为 1 个周期，共 3 个周期。

紫杉类药物化疗前，需要口服地塞米松作为预处理。若给予术前新辅助化疗，除可采用上述化疗方案之外，还可考虑：

NE 方案：长春瑞滨 25～30 mg/m^2，IV，d1、d8；表柔比星 75 mg/m^2，IV，d1；21 天为 1 个周期，共 4～6 个周期。

AT 方案：多柔比星 50 mg/m^2，或表柔比星 75 mg/m^2，IV，d1；紫杉醇 175 mg/m^2 或多西他赛 75 mg/m^2，IV，d1；21 天为 1 个周期，共 4～6 个周期。

一、术后辅助化疗的指征

1998 年有人对 47 组 18000 例乳腺癌患者术后辅助化疗结果进行 Meta 分析后发现，无论腋窝淋巴结状况（阳性或阴性）、ERα 状况（阳性或阴性）如何，无论是否给予他莫昔芬治疗，接受术后辅助化疗患者的死亡率均明显降低。

但患者的年龄、月经状况不同，化疗的受益差异较大（ERα 阴性、腋窝淋巴结阳性的患者受益较大）。在＜50 岁年龄组乳腺癌患者，辅助化疗可使腋窝淋巴结阴性者 10 年生存率（OS）由 71％提高到 78％，使腋窝淋巴结阳性患者 10 年 OS 由 42％提高到 53％，绝对受益分别为 7％、11％。

对 50～59 岁年龄组，辅助化疗可使腋窝淋巴结阴性乳腺癌患者 10 年 OS 由 67％提高到 69％，使腋窝淋巴结阳性乳腺癌患者 10 年 OS 由 46％提高到 49％，绝对受益分别为 2％、3％。进一步研究发现，绝经后低危患者从术后辅助化疗中受益较小（5 年死亡率下降 0.6％）。术后辅助化疗可改善有高危因素、腋窝淋巴结阴性患者的 DFS、OS。

目前认为，对腋窝淋巴结阳性的乳腺癌患者，术后应接受辅助化疗；对腋窝淋巴结阴性的患者，应将患者分为转移/复发的低、中/高危组，低危组患者一般不需术后辅助化疗，而中/高危组患者一般术后应给予辅助化疗。

根据一些国际会议制定的乳腺癌危险度标准，低危组患者须同时符合以下 4 个条件：激素受体（ERα 和/或 PR）阳性；乳腺癌肿瘤直径＜2cm；乳腺癌肿瘤组织学分级为Ⅰ级；年龄＞35 岁。

一些指南建议，肿瘤直径为 0.6～1.0cm、有不良预后因素的浸润性导管乳腺癌或小叶乳腺癌患者，可考虑辅助化疗；不良预后因素包括年龄＜35 岁、血管/淋巴管瘤栓、高的核分级、Her－2 过表达、激素受体阴性、组织蛋白激酶活性增高、S 期细胞比例增加等。

年龄是影响乳腺癌患者预后的重要因素，也是选择术后辅助化疗的重要参考指标；对 70 岁以上的患者，选择哪种辅助化疗方案及剂量，正在研究中，建议化疗要谨慎。其辅助化疗可参照 70 岁以下患者的标准，但在应用中须考虑患者生理情况、预期寿命、化疗后非肿瘤原因死亡等因素，同时衡量应用化疗后的受益-风险比，再确定是否选用辅助化疗，及选用哪种化疗方式。

二、术后辅助化疗的有效方案

1. CMF 方案

CMF 方案是最早用于乳腺癌术后辅助化疗的方案。经典的 CMF 方案包括：CTX 每天 100 mg/m^2，口服，第 1～14 天；MTX40 mg/m^2，静脉滴注，第 1、8 天；5－FU600 mg/m^2，静脉滴注，第 1、8 天。每 4 周重复。

国内常用的 CMF 方案包括：CTX500 mg/m^2，静脉注射，第 1、8 天；MTX50 mg/m^2，静脉滴注，第 1、8 天；5－FU500 mg/m^2，静脉滴注，第 1、8 天。每 4 周重复，共 6 个周期。

有人已分别于 1985 年、1995 年、2005 年报道了 CMF 方案 10 年、20 年、30 年的随诊结果，CMF 组辅助化疗的 RFS、OS 均优于对照组，尤其在绝经前腋窝淋巴结 1～3 个阳性组最优。

近年研究显示，含蒽环类联合化疗方案优于 CMF，但并不否定 CMF 在化疗中的作用。目前对低危患者、有心血管疾病的老年患者(尤其是 70 岁以上者)、对蒽环类药物不耐受者，CMF 方案辅助化疗仍是一个选择。

2. 含蒽环类联合化疗方案

常用辅助化疗方案有 CAF、CEF、AC 等。

AC 方案：ADM60 mg/m^2，静脉推注，第 1 天；CTX600 mg/m^2，静脉推注，第 1 天。每 3 周重复，共 4～6 个周期。

CAF 方案：ADM50 mg/m^2，静脉推注，第 1 天；CTX500 mg/m^2，静脉推注，第 1 天；5－FU500 mg/m^2，静脉滴注，第 1 天。每 3 周重复/共 6 个周期。

CEF 方案：表柔比星(EPI)75～10 mg/m^2，静脉滴注，第 1 天；CTX500 mg/m^2，静脉推注，第 1 天；5－FU500 mg/m^2，静脉滴注，第 1 天。一般每 3 周重复，共 6 周期。

2005 年有人对 194 个辅助治疗的临床研究进行了荟萃分析，方案包括 CMF、CEF、CAF、TAM。在排除激素受体状态、淋巴结数目、他莫昔芬的影响后，超过 6 个月的含蒽环类方案的辅助化疗，可减少 50 岁以下年轻妇女年乳腺癌死亡率 38%，减少 50～69 岁妇女年乳腺癌死亡率 20%。含蒽环类方案的辅助化疗，可降低复发风险、乳腺癌相关死亡风险。有五组临床研究结果也显示，无论淋巴结阳性或阴性，含蒽环类联合方案在改善乳腺癌患者无复发生存方面的疗效优于 CMF 方案。(表 24－1)

表 24－1 含蒽环类方案与 CMF 方案辅助化疗比较

作者	年份	例数	方案	5 年 DFS(%)
腋淋巴结阴性				
Hutchins	1998	2691	CAF vs CMF	85∶82
腋淋巴结阳性				
Moundsen	1999	1195	FEC vs CMF	93∶83
CEICAM	2001	985	FAC vs CMF	71∶62
Levine	1998	710	CEF vs CMF	63∶53
Misset	1996	248	AVCF vs CMF	53∶36

含蒽环类的两药联合辅助化疗方案(AC)4 个周期，与 CMF 方案 6 个周期的疗效相当；有的临床试验发现，两种方案 3 年 DFS 分别为 62%、63%，总生存率分别为 83%、82%。由于含蒽环类药物的疗效较好，目前已作为乳腺癌术后辅助化疗的标准方案之一，对低危患者术后可给予 4 个周期 AC 或 6 个周期 CMF 方案；对术后淋巴结有转移、Her－2 过表达的高危患者，术后给予 6 个周期 CA(E)F 方案或含紫杉醇类药的方案较合适。E 为表柔比星。

3. 含紫杉醇类联合化疗方案

紫杉醇类药物于20世纪90年代问世，1994年被美国FDA批准用于治疗复发转移性乳腺癌。有人研究3 170例腋窝淋巴结阳性的早期乳腺癌患者，比较不同ADM剂量的AC方案4个周期后、再随机分为加4个周期紫杉醇(175 mg/m²)、激素受体阳性者口服他莫昔芬5年；随访69个月，结果显示，不同剂量的ADM(60 mg/m²、75 mg/m²、90 mg/m²)间，5年OS差异无统计学意义。AC方案4个周期后+4个周期紫杉醇辅助化疗的复发风险相对下降17%，死亡风险相对下降18%。亚组分析中，以激素受体阴性的患者获益较明显，激素受体阳性的患者因常规服用他莫昔芬而效果并不明显。该研究确定了紫杉醇在早期乳腺癌辅助化疗中的地位。2000年紫杉醇被美国FDA批准用于乳腺癌术后辅助化疗。

有人研究比较了TAC方案(多西紫杉醇/ADM/CTX)6个周期、FAC方案6个周期的疗效，随访33个月。结果发现，在无复发生存率方面，TAC方案优于FAC方案(82%∶74%，$P=0.0011$)，尤其是腋淋巴结1～3个阳性组获益最大，复发风险下降32%，死亡风险下降54%。随访55个月时，TAC与FAC两组DFS分别为75%、68%，OS分别为87%、81%。Her-2过表达患者的TAC方案组复发风险下降39%，Her-2阴性患者的TAC方案组复发风险下降24%。

有人比较TC(多西紫杉醇/CTX)和AC(ADM/CTX)方案用于辅助治疗1061例患者，随访6年。结果显示，TC方案无论在DFS(85%∶79%，$P=0.018$)和OS(88%∶84%，$P=0.045$)上均优于AC方案，其中65岁以上的老人对TC方案的耐受性明显好于AC方案。

目前认为，紫杉醇类药物用于早期乳腺癌患者术后辅助化疗，可改善患者生存；对腋窝淋巴结阳性、激素受体阴性等高危患者，在蒽环类化疗基础上加用紫杉醇类药物，能进一步提高疗效。

近年来，含紫杉醇类药物密集化疗方案的临床研究相继开展，有人研究比较含紫杉醇类药物常规序贯、密集序贯、常规联合、密集联合等4种不同的用药方法，在腋淋巴结阳性乳腺癌术后辅助治疗的疗效：

常规序贯：ADM q3w ×4 → PTX q3w ×4 → CTX q3w ×4

密集序贯：ADM q2w ×4 → PTX q2w ×4 →CTX q2w ×4，(G-CSF支持)

常规联合：AC q3w ×4 → PTX q3w ×4

密集联合：AC q2w ×4 → PTX q2w ×4，(G-CSF支持)

4组给药剂量相同(ADM60 mg/m²，PTX175 mg/m²，CTX600 mg/m²)；共研究2005例患者，随访4年。结果发现，缩短化疗间歇的密集化疗，较常规化疗的无复发风险下降26%($P=0.01$)，死亡风险下降31%($P=0.031$)；而在密集化疗序贯化疗、密集化疗联合化疗的疗效并无差异。因G-CSF支持，密集化疗时未见增加的血液学毒性。

4. 含曲妥珠单抗的联合方案

约20%～30%乳腺浸润性导管癌患者Her-2过表达，与乳腺癌的恶性程度、侵袭性相关，预后较差。曲妥珠单抗联合化疗，用于治疗Her-2过表达晚期乳腺癌(MBC)患者，已取得了较好疗效。近年来，曲妥珠单抗用于辅助治疗的4项大规模、随机、多中心的临床试验陆续完成，共入组患者12000余例，结果证实，曲妥珠单抗用于辅助治疗可改善DFS，且有可能改善OS。

5. 其他方案

有人分别在2009年、2010年报道含卡培他滨(X)的辅助化疗临床研究，共研究1 500例腋窝淋巴结阳性或有高危因素的腋窝淋巴结阴性的乳腺癌患者，术后随机给予XT(卡培他滨+多西紫杉醇)×3→ CEX × 3或T ×3→ CEF ×3方案辅助化疗，随访3年。结果显示，含卡培他滨组辅助化疗的患者，3年无复发生存率较对照组高(92.5%∶88.9%；$P=0.020$)。

对三阴性乳腺癌(TNBC)亚组，与不含卡培他滨的辅助化疗比，含卡培他滨的辅助化疗可降低乳腺癌复发风险57%；而对非三阴性乳腺癌亚组，该两种化疗方案的RFS无差异。含卡培他滨的辅助化疗方案，能给三阴性乳腺癌患者带来的生存优势，但还需要更大规模的研究证实。其他药物还有含铂类方案辅助化疗、长春瑞滨/吉西他滨等新药的辅助化疗等，正在评价上述新药作为辅助化疗的疗效。

6. 高剂量化疗联合干细胞移植

20世纪90年代后期，有人应用高剂量化疗＋干细胞移植，作为术后高危患者的辅助治疗。2000年有人报道885例高危乳腺癌患者，术后接受4个周期FEC方案化疗后，随机分为高剂量化疗＋干细胞移植组或再加1个周期FEC方案化疗组，在随访7年的287例患者中，无复发生存率分别为77%、62%(P＝0.009)，总生存率分别为89%、79%(P＝0.039)。这表明高剂量化疗＋干细胞移植组，疗效优于常规化疗组。

2007年有人报道了对近20年来全球15个乳腺癌辅助高剂量化疗研究的荟萃分析结果，纳入6 210例患者(高剂量化疗组3 118例，标准剂量化疗组3 092例)，中位年龄46岁，随访6年。经统计显示，高剂量化疗显著延长DFS，复发风险较标准剂量化疗降低13%；但高剂量化疗并未延长OS及乳腺癌相关生存期。亚组分析表明，对激素受体ERα阳性的乳腺癌患者，高剂量化疗可延长DFS(复发风险减少17%)，可改善OS，但这部分患者化疗后常规要服用他莫昔芬5年。分析表明，年龄、激素受体状况，对OS无影响，但年龄是影响DFS的重要因素。

尽管高剂量化疗可延长早期乳腺癌患者DFS，可改善OS，但一些研究发现，高剂量紫杉类化疗方案对激素受体阳性乳腺癌患者的生存益处，有时可受到他莫昔芬的干扰。对激素受体阴性的患者，即使应用高剂量紫杉类化疗，也不能降低术后2～3年内的高复发风险。因此仍需进一步研究。

三、术后辅助化疗的合理期限及危险因素判定

对术后辅助化疗开始的时间，目前还在研究中，原则上手术后应尽早进行。国内学者一般认为，于术后4周内开始辅助化疗较合适。有人曾比较CMF方案6个周期、12个周期、24个周期的结果，发现它们疗效相当。

随着蒽环类药物在辅助化疗中的应用，一些研究表明，4个周期CAF或AC方案的疗效，与6个周期CMF方案相当。有人比较FE(50)C6个周期、FE(50)C 3个周期、FE(75)C 3个周期的疗效，发现FE(50)C6个周期辅助化疗患者的5年生存率，明显高于另外两个不同剂量组的3个周期化疗。

目前有人认为，术后辅助化疗的合理期限应为4～6个周期，对低危患者术后可给予6个周期CMF或4个周期AC方案辅助化疗。高危患者可给予6个周期的CA(E)F方案辅助化疗或含紫杉类方案化疗。延长化疗时间或给予更多周期化疗，常不能提高疗效，反而可增加化疗不良反应、治疗费用(表24－2)。

表24－2　St. Gallen国际乳腺癌会议乳腺癌危险因素标准

危险等级	具体内容
低危患者	腋淋巴结阴性且符合以下标准：肿瘤直径≤2 cm；肿瘤组织学分级Ⅰ级；无脉管瘤栓；Her－2基因无表达及基因无扩增；患者年龄≥35岁
中危患者	腋淋巴结阴性且至少满足下列一条：肿瘤直径＞2 cm；肿瘤组织学分级Ⅱ～Ⅲ级；有脉管瘤栓；Her－2过表达或基因扩增；患者年龄＜35岁
高危患者	腋淋巴结阳性(1～3个淋巴结转移)且Her－2过表达及基因扩增；腋淋巴结阳性(≥4个淋巴结转移)

四、剂量强度和剂量密度

1. 剂量强度

剂量强度是指每单位时间的化疗药物剂量，通常以每周 mg/m^{2}表示。有人对晚期/早期乳腺癌化疗的回顾性分析、前瞻性试验的结果提示，剂量强度与疗效可能相关。研究指出，辅助化疗药物的剂量为标准剂量的 85%以上时效果较好，低于标准剂量 65%则疗效常不明显。

研究显示，在 CAF 方案辅助治疗时，不同剂量的疗效不同；该试验入组 1 572 例淋巴结阳性乳腺癌患者，分三组进行辅助治疗：高剂量组 CAF(600/60/600)4 个周期，中剂量组 CAF(400/40/400)6 个周期，低剂量组 CAF(300/30/300)4 个周期。中/高剂量组的总剂量相同但剂量强度不同。随访 9 年，结果表明，高剂量组较低剂量组 DFS(66%∶56%)及 OS(79%∶72%)均明显提高，且差异有统计学意义。

法国的多中心研究比较 CEF(500/100/500)、CEF(500/50/500)用于淋巴结阳性的乳腺癌辅助治疗的疗效。两组化疗均为 3 周方案共 6 个周期，结果发现，对 5 年 DFS(66.3%∶54.8%，P=0.03)、OS(77.4%∶65.3%，P=0.007)，高剂量强度组较低剂量强度组明显提高。以上两项临床试验结果提示，在辅助化疗中，增加剂量强度有可能降低复发风险，改善生存。但目前仍在进一步研究中。

2. 剂量密度

试验表明，应用每 3～4 周的常规给药间隔的方法，治疗期间肿瘤细胞的生长能受到抑制，但停药后肿瘤细胞又可恢复对数式生长。如适当缩短给药间隔，则肿瘤细胞的生长不但在给药期间明显受抑，停药后亦无法恢复对数式生长。

临床上，密集化疗是指将常规每 3 周间隔重复给药方案，缩短为每两周间隔重复给药方案，以便提高疗效、延长患者生存期，尽快结束化疗、改善患者生活质量。其理论依据是，在肿瘤负荷较小时，给予间隔更短的化疗，有助于杀灭肿瘤细胞，抑制耐药细胞增殖，更加符合乳腺癌细胞的生物学特点。研究发现，与常规辅助化疗方案比，密集辅助化疗的疗效在改善患者生存、降低复发风险方面较优。

五、分子检测在乳腺癌辅助化疗中的应用

有人根据术后化疗药物的毒副反应、有效性，把 246 例乳腺癌患者分为分子检测组 150 例、常规组 96 例。结果发现：TEC 方案化疗组的粒细胞减少、呕吐的发生率，在分子检测组明显低于常规组；CEF-T/EC-T(H)方案化疗组的粒细胞减少发生率，在分子检测组明显低于常规组。

根据分子检测选择的化疗方案，毒副反应常低于常规化疗方案，但药物敏感是否带来有效生存获益，尚需进一步随访研究。目前规范化的综合治疗方案，能提高乳腺癌患者生存率。但乳腺癌在分子水平有高度异质性，患者预后、治疗反应的差异较大。若采用不合适的药物治疗，会导致治疗效果较差、成本增加、治疗时间延迟、毒副反应较大、经济损失大。为了提高化疗的敏感性、有效性，减轻毒副反应，有人建议可通过分子检测来指导化疗。

目前化疗仍是乳腺癌术后重要的辅助治疗手段，适用于乳腺癌的化疗药物有几十种，采用经验用药制定化疗方案，常会出现某些药物对某些患者作用较差或毒副反应较大。个体化治疗由此应运而生。以往的肿瘤组织细胞的体外药敏检测，可受到组织取材、培养方法、有关人员的主观因素、实验试剂的稳定性等影响，不同实验室的研究结果差异较大，临床符合率不高。目前的基因芯

片技术(同时检测许多基因的表达水平),可针对不同个体,预测不同化疗药物的疗效,可指导药物选择。目前乳腺癌常用的化疗药物有蒽环类、紫杉醇类、多西紫杉醇类、铂类、环磷酰胺类、氟尿嘧啶类等。

谷胱甘肽S转移酶(GSTs)是Ⅱ相结合反应代谢酶,能抗损伤、抗癌变参与许多药物的解毒。肿瘤细胞可通过高水平表达GSTs,而保护自身不受化疗药物攻击、耐药。GST1基因有多态性,其105位密码子A→G突变,能导致氨基酸改变,使突变GST1对化疗药物的解毒能力降低,细胞内药物量增加,疗效较好,但毒副反应较强。

TOP异构酶是调节细胞增殖的细胞核酶类,与靶基因表达、DNA复制等相关,其中TOPⅡA是蒽环类的主要作用靶点。TOPⅡA基因扩增、高水平表达时,肿瘤细胞对含蒽环类化疗方案较敏感;而TOPⅡA基因缺失,易造成化疗耐药。在早期乳腺癌、局部晚期、有远处转移的乳腺癌患者中,TOPⅡA基因扩增高水平表达,与患者无瘤生存期、总生存期、肿瘤对蒽环类的敏感性等相关。

细胞内β微管蛋白Ⅲ(Tubulinβ Ⅲ)表达水平,与作用微管类化疗药物的敏感性相关。β微管蛋白Ⅲ高水平表达,提示对紫杉醇类药物耐药,而表达水平降低,则提示对紫杉醇类药物敏感。因此可作为选择紫杉醇类药物辅助化疗的分子标志物。

核苷酸切除修复交叉互补(ERCC1)蛋白,参与核苷酸损伤修复(NER),这是细胞内最重要的修复方式。ERCC1在核苷酸损伤修复途径中发挥重要作用,也影响肿瘤细胞对铂类药物的敏感性。

细胞色素p450氧化酶超家族的CYP2B6,能把80%环磷酰胺代谢为活化的4-羟基环磷酰胺,再转化为其异构体醛磷酰胺,成为抗癌物质。CYP2B6*6多态性基因表达蛋白的活性升高,导致环磷酰胺向4-羟基环磷酰胺转化增加,易引起毒副反应。CYP3A4*4多态性基因表达蛋白的活性降低,催化多西紫杉醇解毒减少,与多西紫杉醇的毒副反应增加相关。

胸苷酸合成酶(TS)参与DNA合成,催化脱氧尿苷酸转化为脱氧胸苷酸。5-FU能抑制TS而抗肿瘤。治疗后TS表达水平降低的患者,生存期较长。由TS水平,可指导5-FU的使用。

(余元勋　孙国梅　程景林　杨　春)

进一步的参考文献

[1]WESTBROOK K. Pharmacogenomics of breast cancer therapy :an update[J]. Pharmacol Ther,2013,139(1):1-11.

[2]CONNOLLY R. Current approaches for neoadjuvant chemotherapy in breast cancer[J]. Eur J Pharmacol,2013,717:58-66.

[3]GOLDHIRSCH A. Strategies for subtypes-dealing with the diversity of breast cancer:highlights of the St Gallen international expert consensus on the primary therapy of early breast cancer 2011[J]. Ann Oncol,2011,22(8):1736-1747.

第二十五章　晚期乳腺癌的化疗

一、晚期乳腺癌治疗的原则及策略

晚期乳腺癌(MBC)治疗的主要目的是提高患者的生活质量,延长生存期;治疗手段有内分泌治疗、化疗、放疗、手术治疗等。要选择合适的治疗方法,必须首先确定乳腺癌的转移部位、范围,评估 Her-2/激素受体状况、无病生存期、患者年龄、月经状况等,然后才有可能制订出合理的治疗方案。

一般认为,如果患者年龄>35 岁、辅助治疗后无病生存期(DFS)> 2 年、有骨和软组织转移、ERα 或 PR 阳性,应首选内分泌治疗。而对病变发展迅速、有症状性内脏转移/脑转移、DFS<2 年、ERα 或 PR 阴性或既往内分泌治疗无效的患者,应首选化疗。

目前中国网上已公开发布 2015 年中国晚期乳腺癌诊治专家共识、2014 年中国乳腺癌骨转移和骨相关疾病临床诊疗专家共识、2014 年国际晚期乳腺癌诊治规范专家共识、2014 年 ASCO 乳腺癌临床实践指南、2013 年中国晚期乳腺癌维持治疗的共识、2015 年 NCCN 指南:晚期乳腺癌全身治疗等,有较高的临床指导意义,详细内容可由网上获得。

一些指南建议,ERα 或 PR 阴性、转移灶不局限于骨骼或软组织、有明显症状,或 ERα 或 PR 阳性、内分泌治疗无效的乳腺癌晚期患者,可接受化疗。单药方案中,艾日布林适用于曾接受过至少两种含蒽环类和紫杉醇类方案的乳腺癌转移患者。艾日布林在 OS、PFS 上比其余单药方案有优势。对 Her-2 过表达的晚期乳腺癌患者,一线方案为帕妥珠单抗+曲妥珠单抗+多西他赛(一类推荐)或帕妥珠单抗+曲妥珠单抗+紫杉醇。对曾接受过曲妥珠治疗的晚期患者,建议使用 T-DM1 治疗。

艾日布林由日本开发,是第一个用于转移性乳腺癌患者、获得总生存期改善的单药,可单独化疗或与其他化疗药物联用治疗各种癌症,具应用价值。2010 年在美国上市,2011 年在欧洲上市,2013 年在我国上市。

用法用量:艾日布林以 0.5g/ml 的浓度溶解于体积分数 5%的乙醇水溶液中,一般给药剂量为第 1 天和第 8 天给予 1.4 mg/m^2,静脉注射 2～5 分钟;以 21 天为一个疗程。

药代动力学特性:艾日布林血消除半衰期约 40 小时,经 CYP3A4 代谢,其不影响其他经 CYP3A4 代谢的药物,如卡马西平、地西泮、紫杉醇等。艾日布林最大耐受剂量为 1.4 mg/m^2。常见的不良反应为中性粒细胞减少症、疲劳、恶心、周围神经病变等。

有人应用艾日布林治疗 103 例既往接受过蒽环类和紫杉类化疗的转移性乳腺癌患者,PR 11.5%,SD42.5%,PD41.4%,总客观有效率 ORR 为 11.5%,临床获益率(PR+SD 超过 6 个月)为 17.2%。

2010 年有人应用艾日布林治疗 299 例既往接受过蒽环类、紫杉类、卡培他滨化疗的晚期乳腺癌或转移性乳腺癌患者,PR9.3%,SD46.5%,PD43.1%;ORR 为 9.3%,临床获益率(PR+SD 超过 6 个月)为 17.1%。

临床研究报道,有人应用艾日布林治疗 762 例局部晚期乳腺癌或转移性乳腺癌患者,中位无进展生存期为 3.7 个月,对照组为 2.2 个月,两组 ORR 分别为 12%、5%(P=0.002)。

艾日布林已被美国 FDA 批准用于治疗至少接受过 2 种化疗方案(含蒽环类和紫杉类化疗药物)的转移性乳腺癌患者。艾日布林为微管蛋白聚合抑制剂,使细胞停滞于 G_2/M 期,促凋亡,能提高局部晚期乳腺癌或转移性乳腺癌患者的生存率和生活质量。

二、单药化疗

许多化疗药物对乳腺癌有效，其中有效率较高的药物为蒽环类、紫杉醇类。蒽环类药物包括多柔比星(ADM)、表柔比星(EPI)、吡柔比星(THP)、聚乙二醇脂质体阿霉素。

多柔比星在晚期乳腺癌一线治疗中，单药有效率可达38%～50%。多柔比星单药对二、三线治疗的晚期乳腺癌患者，有效率为30%。相同剂量的表柔比星与多柔比星疗效相似，但心脏毒性及骨髓抑制方面，表柔比星均较多柔比星轻，欧洲常用表柔比星代替多柔比星。

蒽环类药物剂量限制性毒性是累积性心脏毒性。多柔比星的最大耐受剂量为550 mg/m^2，表柔比星为900 mg/m^2，吡柔比星为900～1000 mg/m^2。多柔比星75 mg/m^{2}与表柔比星90 mg/m^{2}的血液学毒性相似。

在使用等血液学毒性剂量时，多柔比星和表柔比星的心脏毒性相似。聚乙二醇脂质体阿霉素，由于将阿霉素包裹于聚乙二醇脂质体中，使药物的心脏毒性明显减低，药物在体内作用时间延长；该药在累积剂量>500 mg/m^{2}时，使用常是安全的，目前尚未观察到该药致充血性心力衰竭的最大累积剂量。

紫杉醇类药物也是治疗晚期乳腺癌有效的药物。紫杉醇单药一线治疗晚期乳腺癌的有效率为32%～62%，对蒽环类耐药性晚期乳腺癌有效率为16%～47%。1993年有人用紫杉醇单药250 mg/m^{2}静脉滴入一线治疗晚期乳腺癌患者，总有效率为54%～62%。有人报道，多西紫杉醇单药一线治疗晚期乳腺癌的有效率为54%～72%，对蒽环类耐药性晚期乳腺癌有效率为19%～57%。也有人报道多西紫杉醇二线治疗晚期乳腺癌，有效率为38%。

研究表明，长春瑞滨(NVB)的有效率为30%～78%。植物碱类VDS、VCR、VLB的单药有效率约为20%。烷化剂(环磷酰胺CTX、氮芥HN2、塞替派TSPA、美法仑MEL)的有效率为20%～35%。抗代谢药5－FU与甲氨蝶呤(MTX)的有效率分别为26%、34%。

5－FU的口服衍生物卡培他滨能选择性在细胞内活化。卡培他滨治疗162例紫杉类药物治疗失败的晚期乳腺癌有效率为20%，中位缓解期为8.1个月，中位生存期为12.8个月。实验表明，卡培他滨可与紫杉类、长春瑞滨、吉西他滨(健择)、丝裂霉素C等联合，能使肿瘤细胞中胸苷磷酸化酶(TP)水平降低，从而能提高卡培他滨的疗效。

表25－1　单药一线治疗晚期乳腺癌的有效率

活性	有效率	药　物
高度活性	>40%	表柔比星(EPI)
		多柔比星(ADM)
		多西紫杉醇(TXT)
		紫杉醇(PTX)
中度活性	25%～40%	环磷酰胺(CTX)
		5-氟尿嘧啶(5－FU)
		异环磷酰胺(IFO)
		甲氨蝶呤(MTX)
		米托蒽醌(MIT)
		丝裂霉素C(MMC)
		长春瑞滨(NVB)
		顺铂(DDP)
		吉西他滨(GEM)
低度活性	<25%	放线菌素D(ACT－D)
		卡铂(CBP)
		依托泊苷(VP－16)
		美法仑(MEL)
		长春地辛(VDS)

参照国外临床研究剂量及我国临床实践，推荐以下几种常用的单药治疗方案：

(1)多柔比星(ADM) 75 mg/m²，静脉推注，第1天，21天为1个周期；或ADM 20 mg/m²，静脉推注，每周1次。

(2)表柔比星(EPI)60～90 mg/m²，静脉推注，第1天，21天为1个周期。

(3)聚乙二醇脂质体阿霉素5 mg/m²，静脉推注，第1天，28天为1个周期。

(4)紫杉醇(PTX)175 mg/m²，静脉滴入3小时，第1天，21天为1个周期；或PTX 80 mg/m²，静脉滴入，每周1次。

(5)多西紫杉醇80～100 mg/m²，静脉滴入，第1天，21天为1个周期；或多西紫杉醇4 mg/m²，静脉滴入，每周1次，连用6周停2周为1个周期。

(6)长春瑞滨25 mg/m²，静脉滴入，第1天、8天、15天，28天为1个周期。

(7)卡培他滨1000 mg/m²，口服，每天2次，第1～14天，21天为1个周期。

(8)吉西他滨800～1 200 mg/m²，静脉滴入，第1天、8天、15天，28天为1个周期。

三、联合化疗

一般认为联合化疗的疗效优于单药化疗。紫杉醇、多西紫杉醇、吉西他滨(GEM)、长春瑞滨(NVB)，与多柔比星/表柔比星、顺铂(DDP)或卡培他滨组成的联合化疗方案，一线治疗化生乳腺癌(MBC)的有效率为45%～80%，其中CR率为5%～25%，中位显效时间为4～8周，中位缓解期为5～13个月，有效患者的中位生存期为15～33个月。2011年NCCN指南中，推荐优先考虑的联合化疗方案如下：

1. CAF方案

环磷酰胺(CTX)100 mg/m²，口服，第1～14天；多柔比星(ADM)30 mg/m²，静脉推注，第1、8天；5－FU500 mg/m²，静脉滴入，第1、8天。28天为1个周期。

2. FAC方案

5－FU500 mg/m²，静脉滴入，第1、8天；多柔比星(ADM)50 mg/m²，静脉推注，第1天；环磷酰胺(CTX)500 mg/m²，静脉推注，第1天。21天为1个周期。

3. AC方案

多柔比星(ADM)60 mg/m²，静脉推注，第1天；环磷酰胺(CTX)600 mg/m²，静脉推注，第1天。21天为1个周期。

以上含多柔比星方案，也可考虑用表柔比星或吡柔比星(THP)代替多柔比星，表柔比星剂量为80 mg/m²，吡柔比星剂量为40～50 mg/m²。

4. CMF方案

环磷酰胺(CTX)100 mg/m²，口服，第1～14天；甲氨蝶呤(MTX)40 mg/m²，静脉推注，第1、8天；5－FU600 mg/m²，静脉滴入，第1、8天。28天为1个周期。

5. TX(多西紫杉醇＋卡培他滨)方案

多西紫杉醇75 mg/m²，静脉滴入，第1天；卡培他滨825～1000 mg/m²，口服，每天2次，第1～14天。21天为1周期。

6. GT(吉西他滨＋紫杉醇)方案

紫杉醇 175 mg/m^{2}静脉滴入 3 天，第 1 天；吉西他滨 1 000～1 250 mg/m^2，静脉滴入，第 1 天、8 天(第 1 天用于紫杉醇之后)。21 天为 1 个周期。

7. 含曲妥珠单抗的联合化疗方案

用法 1：曲妥珠单抗 4 mg/kg，静脉滴入 90 分钟，第 1 天；之后每次 2 mg/kg，静脉滴入 30 分钟，每周 1 次。

用法 2：曲妥珠单抗 8 mg/kg，静脉滴入 90 分钟，第 1 天；之后每次 6 mg/kg，静脉滴入 90 分钟，每 3 周 1 次。

以上两种用法可以和紫杉醇＋卡铂方案联合使用，也可分别和紫杉醇、多西紫杉醇、长春瑞滨联合使用，化疗药的剂量和用法见上述。须要注意的是，抗肿瘤药物的选择、剂量确定、药物管理、毒副作用处理都非常复杂。由于在治疗前和治疗期间要随时根据药物的毒副作用、患者的个体化差异、既往治疗及合并疾病等因素调整药物剂量和应用时间，并进行必要的对症和支持治疗。因此，只有在对抗肿瘤药物和治疗后相关毒副作用的处理都有足够经验的前提下，才可能进行合理化疗。

四、化疗期限

最佳化疗期限尚不清楚。1993 年欧洲有人提出 CEF 化疗 16 个月优于 6 个月。1997 年有人研究表明，最长的化疗期限以 6 个月为佳。大量研究提示，与短疗程比，化疗至少维持 6 个月可能会更为有效。1998 年有人研究获得 CR 的患者，结果发现与对照组比，维持治疗 6 个月能延长肿瘤进展期 TTP(19 个月∶8 个月)，但中位生存期未延长。

6 个月以上的化疗能进一步延长肿瘤进展期 3～6 个月，但增加治疗相关毒性，未延长总生存期。确定是否治疗 6 个月以上，应依据肿瘤缓解情况、症状改善情况、治疗相关毒性而定。目前认为，在化疗取得 CR 或 PR 后，再化疗 1～2 个周期后停药。当出现病情进展时，再考虑下一周期化疗。试验证实，这种治疗策略的疗效与持续化疗的疗效相同，而毒性较低。另一种治疗策略是：序贯使用不同的治疗手段，如在化疗取得 CR 或 PR 后，再用内分泌治疗维持。还有一种治疗策略是在联合化疗 6～8 个周期后，对 CR、PR、SD 的患者，选择联合方案中的一种药物维持治疗。

五、耐药性乳腺癌的治疗

肿瘤对化疗药物的耐药性，影响化疗疗效。因此对耐药性乳腺癌的治疗较困难。如在辅助治疗或一线治疗后 1 年以上出现复发或转移，则解救治疗仍可考虑使用与原方案相似的方案。由于原方案常采用含蒽环类的联合化疗方案，故在解救治疗中，应采用与蒽环类药无交叉耐药且有效的方案。如在辅助治疗或一线方案化疗后很快出现进展，则应考虑更换方案。

目前临床上常用含紫杉醇类药、长春瑞滨(NVB)、吉西他滨、曲妥珠单抗的联合方案。对蒽环类、紫杉醇类均耐药的患者，还可应用含卡培他滨的联合方案。国内已有人报道，应用吉西他滨＋顺铂方案治疗蒽环类耐药晚期乳腺癌患者，结果 CR4.3%，PR 38.3%，总有效率为 42.6%，中位平均肿瘤进展期(TTP)4.5 个月。其中多西紫杉醇＋卡培他滨总有效率为 56.2%，中位缓解期 5 个月，Ⅲ～Ⅳ 度中性粒细胞减少占 18.7%，紫杉醇＋顺铂总有效率为 46.7%，中位平均肿瘤进展期(TTP)8 个月，中位生存时间 15 个月。

六、大剂量化疗

临床研究提示，细胞毒类化疗药物的疗效可能与剂量相关。有人研究大剂量化疗＋外周血干细胞或骨髓干细胞移植治疗转移性乳腺癌，结果发现，一线治疗晚期乳腺癌有效，但还要进一步研究。

美国有人研究 553 例晚期乳腺癌患者，先以标准剂量 CMF 或 CAF 方案化疗，对其中 199 例取得 CR、PR 的患者，再分为继续用 CMF 方案两年组，或用大剂量 CTX 化疗＋骨髓干细胞移植，结果两组患者的 TTP(9.0 个月：9.6 个月)、3 年生存率(38%：32%)差异无统计学意义。综合目前文献资料，大剂量化疗并未显示出更好的姑息治疗效果。

七、化疗联合靶向治疗

Her－2 基因扩增、Her－2 过表达的乳腺癌患者预后较差，无病生存期较短，常对不含蒽环类的化疗方案、他莫昔芬耐药。有人研究化疗(AC 或 T)加或不加曲妥珠单抗(H)治疗 469 例晚期乳腺癌患者，发现单纯化疗组、化疗＋曲妥珠单抗组的有效率分别为 36.2%、62.0%($P<0.01$)，提示化疗＋曲妥珠单抗疗效较高，特别是在蒽环类耐药晚期乳腺癌治疗中有较好疗效；对乳腺癌辅助治疗、新辅助治疗有价值。

靶向治疗研究发现，拉帕替尼是一种口服小分子酪氨酸激酶抑制剂，可同时抑制 EGFR、Her－2。临床研究显示，与卡培他滨或紫杉醇单药比，拉帕替尼＋卡培他滨、拉帕替尼＋紫杉醇明显延长中位平均肿瘤进展期，脑转移减少，但对总生存期影响较小。两组不良反应发生率相似。近期研究发现，帕妥珠单抗或 T－DM1 等＋化疗，治疗晚期乳腺癌也能取得较好结果。

八、转移性乳腺癌的化疗进展

Ⅰ期乳腺癌在我国仅占 10.0%～11.5%。转移性乳腺癌患者是我国乳腺癌患者的主体，其治疗效果决定我国乳腺癌总体疗效。转移性乳腺癌患者术后的 5 年生存率一般仅 30%～60%。阿霉素＋紫杉醇组的 PR 为 62%，CAF 组为 55%。研究证实，阿霉素＋紫杉醇方案可作为转移性乳腺癌、局部晚期乳腺癌的一线方案，疗效较确切、毒性可耐受。6 个研究的荟萃分析认为，与不辅助化疗比，辅助化疗＋曲妥珠单抗治疗 Her－2 过表达晚期或转移性乳腺癌的疗效提高 46%，DCR 率为 75.9%。曲妥珠单抗＋帕妥珠单抗＋多西紫杉醇治疗转移性乳腺癌的总生存率较优。

乳腺癌预后较差，一半左右患者在 10 年内死亡。但当前国外统计表明，转移性乳腺癌死亡率呈下降趋势，其原因除早期诊断外，应首先归功于新辅助化疗、术后辅助治疗转移性乳腺癌。化疗为浸润性乳腺癌的主要疗法之一，多采用手术后辅助化疗。目前新辅助化疗研究进入新阶段，一些研究已证实，新辅助化疗在转移性乳腺癌治疗中有作用。

ECF 方案在转移性、局部进展无法切除的乳腺癌中，已证实有效率、生存期都优于 FAMTX，该方案已被用于新辅助化疗。乳腺癌新辅助化疗中第 1 项阳性结果是 MAGIC 研究，其试验组乳腺癌手术前后各行 3 周期 ECF 方案化疗，对照组乳腺癌行单纯手术。试验组 86%患者完成新辅助化疗，耐受良好，92%患者接受手术，其中 69%患者获得根治性切除。单纯手术组 66%接受手术。两组的手术死亡率、术后并发症相似。

研究报道，环磷酰胺＋长春新碱＋多柔比星＋泼尼松(CVAP)方案 4 个周期治疗有效后，序贯单药多西他赛 4 个周期治疗者，较继续原方案 4 个周期治疗者的 pCR 率显著提高(30.8%：15.4%)，且 3 年 DFS 率、OS 率也显著改善；但对 CVAP4 个周期无效者序贯多西他赛，并不能改善 pCR 率。

手术切除是目前根治乳腺癌的手段，实际上面主要限于病变较早的Ⅰ期乳腺癌（占全部乳腺癌 10%～11.5%），术后 5 年生存率达 85%～95%。而转移性乳腺癌患者术后的 5 年生存率一般仅 30%～50%，最高不超过 60%。

目前对乳腺癌外科治疗已初步达成共识：如单纯外科手术无法达到生物学意义上的根治，即便扩大切除、淋巴结清扫范围，也仍无法达到根治。积极寻求其他可能根治肿瘤的手段、提高根治性切除率，可能改善转移性乳腺癌患者预后。有人研究曲妥珠单抗治疗失败的 Her－2 过表达晚期乳腺癌患者，曲妥珠单抗＋帕妥珠单抗的完全缓解率为 7.6%，部分缓解率为 16.7%，25.8%患者疾病稳定超过 6 个月。

有人研究 808 例 Her－2 过表达转移性乳腺癌患者，分为曲妥珠单抗＋帕妥珠单抗＋多西紫杉醇组，或曲妥珠单抗＋多西他赛组，结果 3 药联合组患者的中位无进展生存期为 18.5 个月，2 药联合组为 12.4 个月（$P<0.0001$）。3 药联合组总生存率更优，但腹泻、皮疹、发热性中性粒细胞减少、黏膜炎症、皮肤干燥的发生率较 2 药联合物组常见，心脏毒性无显著差异。

一项研究发现，乳腺癌妇女使用化疗时可能会遇到更多心脏问题，如心衰，使用蒽环类或曲妥珠单抗可增加心衰风险。最近有人用 AT 方案（阿霉素＋紫杉醇）、CAF 方案治疗转移性乳腺癌，疗效分别为 68%、55%，无疾病进展时间（8.3 个月∶6.2 个月）/ 中位生存时间方面 AT 方案优于 CAF 方案（23.3 个月∶18.3 个月）。有人应用 AT 与 CAF 方案治疗局部晚期乳腺癌 407 例，结果 PR 方面，AT 组 62%、CAF 组 55%；CR 方面，AT 组 16%、CAF 组 6%。上述研究证实，AT 方案可作为转移性乳腺癌、局部晚期乳腺癌一线方案，疗效较确切、毒性可耐受。

近年来，Her－2 阴性转移性乳腺癌的化疗药物，有新的纳米白蛋白结合型紫杉醇、脂质体多柔比星，蒽环类、紫杉类治疗也有效，但最佳的药物治疗顺序仍在研究中。影响药物选择的因素还包括既往治疗（包括辅助治疗）药物、疾病范围、患者意愿、可行性等。现有的抗 Her－2 药物包括单抗、小分子酪氨酸激酶抑制剂、抗体化疗药物耦联物等。

九、三阴性乳腺癌的联合治疗

三阴性乳腺癌（TNBC）占 10%～20%，有一定特殊性，肿块直径较大，发生淋巴结、脊髓、脑膜、脑、肝、肺、骨的转移率较高，且是否转移常与肿瘤大小无关。虽对放化疗敏感，且放疗局部控制率较高，但尚缺乏针对性化疗指南，其复发率较高、预后较差。三阴性乳腺癌发生发展的机制不断被发现，已为其分子靶向治疗、化疗＋分子靶向治疗提供了依据，取得一定成果。联合治疗如化疗＋分子靶向治疗，常比单一治疗效果更好。

——三阴性乳腺癌的化疗：研究表明，与其他类型比，三阴性乳腺癌对化疗有较高敏感性，常为 BRCA1 突变基因携带者。BRCA1 基因突变后，不能抑制肿瘤形成，不能修复基因、维持基因组/细胞周期稳定，但增加对破坏 DNA 的化疗药物的敏感性，如对蒽环类、紫杉醇类、铂类，应用后者时一般多药联合、序贯化疗。

目前较好的方案有：环磷酰胺＋表柔比星＋5－FU 序贯多西紫杉醇、阿霉素序贯多西紫杉醇、阿霉素＋环磷酰胺序贯紫杉醇、环磷酰胺＋甲氨蝶呤＋5－FU、紫杉类＋卡铂等，使三阴性乳腺癌常能临床完全缓解、部分缓解，提高病理完全缓解率，提高无瘤生存率、总生存率。但化疗方案还要进一步研究。

——三阴性乳腺癌的分子靶向治疗：三阴性乳腺癌有一些潜在的位点，可被用于靶向治疗药物的开发。

化疗＋EGFR 抑制剂：三阴性乳腺癌 EGFR 表达水平常升高、为靶向治疗的靶。吉非替尼＋卡铂 ＋多西紫杉醇能协同抑制三阴性乳腺癌细胞增殖。EGFR 的西妥昔单抗，能提高顺铂对三阴性乳腺癌患者的 ORR、pCR，其单药治疗的 ORR、pCR 分别是 6%、10%，西妥昔单抗＋卡铂分别是 17%、30%；西妥昔单抗能提高顺铂对三阴性乳腺癌患者的 ORR、PFS。有人正在对伊沙匹隆单药、伊沙匹隆＋西妥昔单抗对三阴性乳腺癌患者进行治疗的疗效、毒性进行评价、研究。

贝伐单抗对三阴性乳腺癌的治疗有一定疗效。有人研究治疗 772 例转移性乳腺癌，与紫杉醇单药组比，紫杉醇＋贝伐单抗组 PFS 加倍，分别是 5.9 个月、11.8 个月，总缓解率分别为 33%、48%。在三个大临床试验中发现，贝伐珠单抗不能延长 Her－2 阴性乳腺癌患者的总生存时间，但能延长 ORR、PFS。它用于新辅助治疗，可能使三阴性乳腺癌患者获益。

化疗＋多聚 ADP－核糖聚合酶(PARP1)抑制剂：后者有奥拉帕尼、Iniparib、维利帕尼(Veliparib)，可增强烷化剂等的疗效，能抑制 DNA 单链断裂的修复，可单一药物治疗，也可和化疗药物联用，有一定开发前景。

有人研究吉西他滨＋卡铂＋Iniparib 或维利帕尼治疗晚期三阴性乳腺癌，临床获益率分别为 16%、48%，总体缓解率分别为 21%、62%。BRCA1 基因突变三阴性乳腺癌患者，对环磷酰胺＋Veliparib 治疗可耐受、有疗效。

奥拉帕尼对 BRCA1 基因突变相关的乳腺癌有治疗作用。紫杉醇＋奥拉帕尼治疗 BRCA1/2 基因突变的三阴性乳腺癌时，37%乳腺癌患者部分缓解。奥拉帕尼可降低患者对紫杉醇的抵抗。

化疗＋蛋白激酶 Src 抑制剂：后者可抑制细胞增殖、黏附、侵袭、血管生成，抑制乳腺癌发生发展。顺铂＋达沙替尼能协同治疗三阴性乳腺癌。但达沙替尼单药疗效有限，剂量为每次 70 mg、每天 2 次的耐受性较好。还要进一步研究。

三阴性乳腺癌细胞中 IGF－IR/胰岛素受体的表达水平较高，IGF－1R/胰岛素受体双重抑制剂 BMS－754807 ＋多西他赛，可抑制三阴性乳腺癌细胞增殖、促进细胞凋亡。有人报道，拉帕替尼用于三阴性乳腺癌新辅助治疗未取得理想疗效。

十、G－CSF 与乳腺癌化疗

粒细胞集落刺激因子(G－CSF)是造血刺激因子，与骨髓中性粒细胞的祖细胞膜其受体结合后，使其向中性粒细胞分化，加快进入外周血。它能刺激单核巨噬细胞成熟、向外周血释放；能增强巨噬细胞、嗜酸性粒细胞的功能；可减轻乳腺癌化疗的骨髓抑制、粒细胞减少，增强化疗疗效，防治疗放化疗后的白细胞减少等。G－CSF 是一种糖蛋白，含 174 个氨基酸残基，分子量约 20 kD；主要由内毒素、TNF－α、IFN－γ 等活化的单核细胞、巨噬细胞产生。

用法用量：实体瘤如乳腺癌化疗完成 24 小时后，开始每天皮下注射 75μg，每天 1 次。如皮下注射困难，应改为静脉滴注。

不良反应：严重的不良反应有休克、间质性肺炎、急性呼吸窘迫综合征，其他有皮疹、潮红、痛性红斑、伴发热的皮肤损害(Sweet 综合征等)，总发生率为 3%。腰痛、胸痛、关节痛、恶心、呕吐、肝功能异常的总发生率为 1%。

禁忌：对 G－CSF 过敏者及严重肝、肾、心、肺功能障碍者禁用。骨髓中幼稚细胞未显著减少的髓性白血病患者禁用。

有人发现，以下情况乳腺癌化疗患者发生中性粒细胞减少、发热的风险高于 20%：一是转移、复发乳腺癌化疗患者，使用多西他赛＋曲妥珠单抗化疗方案者；二是使用 ACT 剂量密集型化疗方案者；三是复发、转移乳腺癌使用多柔比星＋紫杉醇类化疗方案者；四是使用 TAC 常规化疗方案者。

乳腺癌患者细胞色素 p450 单氧化酶 CYP3A5 基因多态性，与中性粒细胞减少相关。由于 G－CSF 在体内易被清除，建议在每个化疗周期后均使用 G－CSF。但化疗期间反复使用 G－CSF，升高白细胞效果会逐渐减低，可能与骨髓中祖细胞已被排出相关。一般在老年乳腺癌患者化疗第

1 周期后，要预防性使用 G－CSF。

十一、2013 年最重要的乳腺癌化疗进展

——Her－2 过表达可手术乳腺癌，给予 FEC(5－氟尿嘧啶、表柔比星、环磷酰胺)序贯紫杉醇＋曲妥珠单抗方案(FEC→ P＋T)和紫杉醇＋曲妥珠单抗，序贯 FEC＋曲妥珠单抗(P＋T→ FEC＋T)方案的新辅助治疗时，由于增加曲妥珠单抗，可获得较高的 pCR 率。同步给予蒽环类、曲妥珠单抗常不能改善 pCR。

——有人应用紫杉醇＋曲妥珠单抗＋拉帕替尼治疗 296 例激素受体阴性、Her－2 过表达乳腺癌患者，能获得较高的 pCR 率、3 年无事件生存率，但拉帕替尼能使 Ⅲ 级毒性发生率升高。

——有人在三阴性乳腺癌术前标准化疗方案(紫杉醇、多柔比星、环磷酰胺)的基础上＋卡铂＋贝伐单抗治疗 454 例乳腺癌，有相加作用，能提高 pCR 率到 60.6%，乳腺和腋窝同时 pCR 率达 50%。但贝伐珠单抗会增加毒性反应。

——紫杉醇每周方案的疗效与双周方案的疗效相似，但过敏反应、肌肉关节疼痛、外周神经病变等不良反应发生率稍低。这一结果将会促使临床医师更多地采用每周紫杉醇辅助治疗方案。

——拉帕替尼＋卡培他滨与 T－DM1 单药治疗晚期乳腺癌患者，中位无进展生存期分别为 6.4 月、9.6 月；T－DM1 中位无进展生存期延长 35%，死亡风险降低 32%，客观有效率为 43.6%($P<0.001$)，Ⅲ、Ⅳ 级不良反应的发生率较低，能改善生活质量，总体耐受性良好。基于这一结果，美国 FDA 于 2013 年批准 T－DM1 作为治疗 Her－2 阳性晚期乳腺癌患者的新的标准二线治疗药物，有里程碑意义。

——与不含依维莫司组比，依维莫司＋曲妥珠单抗＋化疗组能降低曲妥珠单抗耐药乳腺癌的进展风险 22%，OS 明显改善。

——2013 年有人报道国际乳腺癌干预研究的结果，共有 3 864 例绝经后妇女进入芳香化酶抑制剂阿那曲唑组，可使乳腺癌发病率降低 53%。阿那曲唑可能是预防乳腺癌的新选择。依西美坦不得用于绝经前女性。

(余元勋　钱立庭　李建平　陈　森　陈多学)

进一步的参考文献

[1]CONNOLLYy R. Current approaches for neoadjuvant chemotherapy in breast cancer[J]. Eur J Pharmacol, 2013,717:58－66.

[2]GOLDHIRSCH A. Strategies for subtypes－dealing with the diversity of breast cancer: highlights of the St Gallen international expert consensus on the primary therapy of early breast cancer 2011[J]. Ann Oncol, 2011, 22(8):1736－1747.

[3]ANTHONY H. Risk determination and prevention of breast cancer[J]. Breast Cancer Res, 2014, 16(5): 446－461.

[4]BALAZS IB. Breast cancer survivorship: a comprehensive review of long－term medical issues and lifestyle recommendations[J]. Perm J, 2015, 19(2) :48－79.

[5]VIKRAM S. Choices in surgery for older women with breast cancer[J]. Breast Care (Basel) , 2012, 7(6): 445－451.

第二十六章　乳腺癌的内分泌治疗

大多数 ERα 阳性乳腺癌有雌激素依赖性增殖特点。雌激素/雌激素受体信号通路明显活化，常与乳腺癌的发生发展相关。雌激素是一种女性激素，一般主要由卵巢、妊娠胎盘、滤泡、黄体产生，肾上腺皮质也产生少数雌激素；绝经期妇女主要在脂肪组织、乳腺组织合成雌激素。女性体内雌激素受体主要在子宫、阴道、乳房、大脑等。

雌激素生理作用：它能促使子宫发育，肌层变厚，血运增加，使子宫收缩力增强，增加子宫平滑肌对催产素的敏感性；使子宫颈口松弛，宫颈黏液分泌增加、变稀薄、易拉成丝；促进输卵管发育，加强输卵管节律性收缩；促进阴道上皮细胞增生、角化，阴唇发育、丰满；促进乳腺管增生，乳头、乳晕颜色变深，促进其他第二性征发育、子宫内膜增生、产生月经。雌激素促进卵泡发育，促进从原始卵泡发育到成熟卵泡；有助于卵巢积储胆固醇；能作用于下丘脑，控制脑垂体促性腺激素分泌；促进体内水钠潴留、骨钙沉积、骨骺闭合。绝经期后雌激素缺乏时，可发生骨质疏松。

雌激素药理作用：它可直接刺激卵泡发育，可调控脑垂体促性腺激素的释放，间接影响卵巢功能，能加速卵子在输卵管的运行，促进子宫内膜、平滑肌的代谢；适量的雌激素，为胚胎着床所必需，可促进阴道上皮基底层细胞增生、分化、角化，可刺激乳腺导管生长、乳腺腺泡发育、乳汁生成；能刺激肾上腺皮质激素分泌、对抗生长激素，促进蛋白分解；促进肝脏蛋白质同化、合成血浆蛋白；促进骨质致密、骨骺闭合。绝经期妇女可用雌激素治疗骨质疏松症。雌激素可降低血管通透性，降低血清胆固醇。

对男性的影响：长期应用雌激素会对降低雄激素水平、男性生殖系统功能，可引发睾丸结构变化、功能低下，精子减少，造成男性乳房发育、内分泌紊乱。

雌激素缺乏的危害包括：导致更年期综合征、子宫/外阴/阴道萎缩、盆腔内脏下垂、乳房萎缩、皮肤变化、骨质疏松/阿尔茨海默病、冠心病发病概率增高、牙齿脱落、弱视（白内障、视网膜黄斑变性），易发生结肠肿瘤、声带受损等。

雌激素过多的危害包括：导致大脑紧张，影响受孕，可引发子宫内膜增厚、子宫肌瘤、月经量偏多，时间偏长。雌激素血水平过高、孕激素血水平偏低，多见于青春发育期少女、更年期妇女，能使排卵功能不稳定、无排卵、月经失调、功能性子宫出血；易患乳腺囊性增生。

雌二醇口服不易吸收，90%被胃肠道微生物分解，10%被肝脏代谢为雌酮；机体需要雌二醇，而不是雌酮、雌三醇。10 多年来国外常用皮肤雌二醇凝胶、贴剂，引发血栓、乳腺肿瘤的副作用较少；主要原因是经过皮肤吸收的雌二醇，不经胃肠道、肝脏代谢而直接发挥作用。临床补充雌激素常用化学合成的雌激素。

血清雌激素水平正常值：男，40～115 ng/L。女，月经周期 1～10 天：61～394 ng/L；周期 11～20 天：122～437 ng/L；周期 21～30 天：156～350 ng/L；青春期前、绝经期：≤40 ng/L。

血清雌激素水平升高见于：卵巢功能刺激综合征、多胎妊娠、卵巢颗粒细胞瘤、肾上腺皮质增生（男）、肝病等。

血清雌激素水平降低见于：卵巢功能低下症、先天性卵巢发育不全（Turner 综合征）、希恩综合征（产后垂体功能不全综合征）、西蒙综合征、神经性厌食、胎儿-胎盘功能不全等。

雌酮的合成主要有 2 种途径，即芳香化酶途径（可使雄烯二酮转变为雌酮）、固醇硫酸酯酶途径（可使雌酮硫酸酯、去氢表雄酮硫酸酯分别转变为雌酮、去氢表雄酮，再经 17β-羟固醇脱氢酶的作用，分别转变为雌二醇、雄烯二醇，后两者都促进乳腺癌细胞增殖）。

抑制雌激素/雌激素受体信号通路、治疗激素依赖性乳腺癌（HDBC）的药物，称内分泌治疗药物，包括雌激素受体调节剂他莫昔芬、孕激素、芳香化酶抑制剂、固醇硫酸酯酶抑制剂、卵巢去势、药物去势等。

目前中国网上已公开发布 2006 年美国 NCCN 乳腺癌内分泌治疗指南、2010 年 ASCO 乳腺癌辅助内分泌治疗指南、2013 年 NCCN 乳腺癌指南、2015 年 NCCN 乳腺癌化疗及内分泌治疗指南、2015 年 St Gallen 乳腺癌共识、乳腺癌的内分泌治疗进展、乳腺癌内分泌治疗药物概况、乳腺癌内分泌治疗的原理、乳腺癌内分泌治疗专家共识与争议等，有较高临床指导意义。详细内容可由网上获得。

一些指南研究 12 项芳香化酶抑制剂(AI)初始单药治疗、序贯治疗、后续强化辅助治疗对乳腺癌的疗效，结果显示，AI 初始单药治疗与 2～3 年他莫昔芬序贯 AI 治疗效果类似，但不良反应谱不同，可根据不良反应谱指导治疗策略；AI 治疗降低复发风险常不到 5%，与他莫昔芬相比无总生存优势。

一些指南推荐对所有绝经后 HR(指 ERα、PR)阳性乳腺癌患者，可选择 AI 治疗，但治疗时间不超过 5 年；当考虑序贯治疗时，可在 2～3 年他莫昔芬治疗后应用 AI，若 AI 单药治疗不足 5 年时停止，则可应用他莫昔芬到满 5 年。若采取 10 年强化内分泌治疗策略，顺序应是 5 年他莫昔芬+(3～5)年 AI 治疗。若不能耐受某种 AI，可换用他莫昔芬或其他 AI。几项大规模试验认为，绝经后激素受体阳性乳腺癌患者的辅助内分泌治疗，可从他莫昔芬辅助治疗 5 年的金标准，过渡到新的以 AI 为主的新标准；阿那曲唑、来曲唑为可选择的药物，可用于初始/序贯治疗，所有绝经后激素受体阳性乳腺癌患者均可使用 AI。

目前没有分子标志物可用于判断哪些患者可从某种治疗策略中获益，一些指南不推荐用细胞色素 p450 单氧化酶 CYP2D6 基因型来指导辅助内分泌治疗。影响治疗决策的重要的因素是绝经状态，诊断乳腺癌时处于绝经前、围绝经期的患者，应给予他莫昔芬治疗。一些指南认为，绝经后激素受体阳性患者辅助内分泌治疗时应注意：是否选择 AI 及何时应用，应依据他莫昔芬和 AI 的药物作用、特定不良反应谱、患者意愿综合考虑。他莫昔芬与 AI 有不同的不良反应谱，与他莫昔芬比，AI 治疗者严重心脏疾病发生风险稍高，高血脂、高血压、骨密度丢失、骨折、子宫癌、良性子宫内膜病变、子宫切除、阴道分泌物增多等风险略高。他莫昔芬治疗者的血栓栓塞事件风险高 1%～2%，潮红发生率略高。AI 并不比他莫昔芬毒性反应更小或耐受性更好。患者月经状态影响治疗决策。阿那曲唑、来曲唑、依西美坦在疗效、安全性方面不存在显著差异，应依据临床情况选择最佳的 AI。深入了解 AI 的疗效、不良反应、合理使用策略，跟踪治疗指南变化，结合临床具体情况，将有助于合理用药，提高疗效。

对绝经前激素受体阳性乳腺癌，以他莫昔芬为基础的治疗是标准治疗。尚未解决的问题包括他莫昔芬联合抑制卵巢功能的必要性、用 AI 联合卵巢功能抑制替代以他莫昔芬为基础的标准治疗的可能性，正在进一步研究。有证据表明，他莫昔芬＞5 年的给药时间，可能是适当的。一些试验确立，内分泌治疗有反应的乳腺癌患者，常是疾病诊断时未绝经，且在 5 年他莫昔芬治疗后绝经、又给予来曲唑强化治疗的患者。已存在缺血性心血管疾病的患者，尤其须少使用 AI。

一、雌激素分泌相关腺体切除

自从切除卵巢治疗晚期乳腺癌获成功后，该治疗手段已被用于晚期乳腺癌治疗 100 多年。1980 年有人研究 1 674 例切除卵巢治疗晚期乳腺癌，结果显示，临床缓解率为 21%～41%。1992 年有人研究 1 817 例双侧卵巢切除术患者，结果发现，早期乳腺癌患者的死亡危险降低 25%，复发率降低，长期生存率较高，其疗效与辅助化疗不同。

肾上腺参与雌激素的合成，切除双侧肾上腺，有可能使晚期绝经后乳腺癌患者获益；随着糖皮质激素的研制开发成功，使得双侧肾上腺切除的手术风险进一步降低。有人研究 3 739 例双侧肾上腺切除治疗晚期转移性乳腺癌，结果显示，临床缓解率为 32%，与双侧卵巢切除术疗效近似，但不良反较明显。

脑垂体摘除术治疗晚期乳腺癌，开始于 20 世纪 50 年代。脑垂体摘除术后需糖皮质激素、盐皮质激素、甲状腺激素的替代治疗；其疗效与双侧卵巢切除术、双侧肾上腺切除疗效近似。有人应用于治疗 1 174 例晚期转移性乳腺癌，总临床缓解率为 36%。该技术的不良反应较双卵巢切除、双侧肾上腺切除明显增多。

他莫昔芬、孕激素类、芳香化酶抑制剂等内分泌治疗药物，有与双侧肾上腺切除术、脑垂体摘除术近似的疗效，后两种治疗手段逐渐丢弃。而双侧卵巢切除术，由于其疗效肯定，且带来的绝经症状患者较易接受，故目前仍应用于内分泌治疗。哪一些患者会从单纯双侧卵巢切除术、双侧卵巢切除术＋化疗或内分泌药物治疗中获益，还在研究中。应用促黄体激素释放激素（LH－RH）类似物进行药物性去势，可获得等同于双侧卵巢切除的疗效，已成为乳腺癌患者卵巢去势治疗的新选择。

二、雌激素

雌激素己烯雌酚（DES，是没有甾体骨架的化学合成的雌激素。与 17β－雌二醇可同样起作用）用于晚期绝经后乳腺癌的解救治疗，开始于 20 世纪 40 年代。有人治疗 1 683 例晚期转移性乳腺癌，结果发现，临床缓解率为 26%；但其长期应用可引起血栓栓塞、液体潴留、压迫性尿失禁、高钙血症等，目前仅作为晚期绝经后乳腺癌患者的尝试治疗手段。它可能促进 ERα 阳性乳腺癌细胞增殖，故应慎用。

三、雄激素

雄激素用于晚期乳腺癌的治疗开始于 20 世纪 60 年代，一般其临床有效率低于雌激素己烯雌酚。有人研究丙酸睾酮治疗 2250 例晚期转移性乳腺癌，结果显示，总临床缓解率为 21%。常见的不良反应为男性化、性欲亢进、注射部位皮下硬结、肝毒性；对绝经前后的乳腺癌患者，疗效较确切，不良反应可接受，但目前市场很少供应这种药品。

四、他莫昔芬

他莫昔芬（TAM）是第一代选择性雌激素受体调节剂（SERM），20 世纪 70 年代用于抗乳腺癌治疗，它是非固醇类抗雌激素药物，结构与雌激素相似，存在 Z、E 型异构体，E 型有弱雌激素活性；Z 型有抗雌激素作用，能与雌激素竞争乳腺癌细胞的 ERα，抑制 ERα 信号通路，抑制乳腺癌细胞增殖，抑制血管新生，提高细胞免疫水平。

药代动力学：口服吸收迅速，6～7.5 小时血水平达峰值，血清除半衰期为 7～14 小时；4 天后出现血中第二高峰，可能是代谢物肝肠循环引起，4/5 代谢物较慢地从粪便排出，1/5 由尿中排出。口服后 13 天时仍可从粪便中检测到代谢物。

有人研究他莫昔芬治疗 1 269 例晚期乳腺癌患者，结果显示，其临床缓解率为 32%，奠定其治疗晚期乳腺癌的地位，可作为晚期乳腺癌一线内分泌治疗药物。有人研究他莫昔芬 5 年辅助治疗早期乳腺癌 30 081 例，结果发现，乳腺癌复发率降低 25%～40%，死亡率降低 17%～20%，对 ERα 阳性患者疗效较好，对侧乳腺癌发生率降低 39%。目前对 ERα 阳性的绝经前患者、伴有 AI 禁忌证、术后复发风险较低的患者，他莫昔芬仍有其治疗地位，它能提高术后生存率，无论患者年龄、月经状态如何都可得到益处。他莫昔芬治疗 5 年以上的疗效，优于较短时间的治疗。

有人研究他莫昔芬5年辅助治疗的11.5万例乳腺癌患者，随机分成2组，一组停药，另一组继续治疗5年。发现继续治疗组的复发率、乳腺癌相关死亡率、总死亡率都较低。2013年有人研究ERα阳性12894例乳腺癌患者，发现他莫昔芬辅助治疗10年的疗效优于5年，复发率分别为617/3428、711/3418($P=0.002$)，乳腺癌死亡人数为331、397($P=0.01$)，10年他莫昔芬治疗，能使确诊后第2个10年期的乳腺癌死亡率降低约50%。也可降低乳腺癌复发风险、死亡风险。他莫昔芬治疗10年，有望成为辅助内分泌治疗新模式。他莫昔芬的不良反应及其处置对策如下：

——生殖系统：他莫昔芬主要累及生殖系统(70.3%)，有子宫内膜增厚、腺体不典型增生、子宫内膜癌、阴道子宫内膜出血、阴道炎、潮热等。依西美坦＋他莫昔芬联用可降低生殖系统不良反应的发生率。

——消化系统：消化系统损害较常见，有脂肪肝、血转氨酶水平升高、厌食、恶心、呕吐、口腔炎等。优福定＋他莫昔芬联用常能减少消化系统不良反应。

——其他：有结晶性黄斑病变、血栓、皮疹、失眠、抑郁、头痛、关节炎、脱发、嗜睡等。一般患者对他莫昔芬一般都能耐受；有不良反应时，可给予对症治疗或停药。

用法用量：口服，每次10 mg(1片)或20 mg(2片)，每天2次。

五、托瑞米芬

托瑞米芬(法乐通)是他莫昔芬衍生的三苯乙烯类药物，是选择性雌激素受体调节剂(SERM)，作用机制与他莫昔芬相似，对ERα有更高竞争性亲和力，能减少乳腺癌细胞ERα数量，很少有雌激素样作用、主要抑制ERα(与ERβ亲和力很小)；能抑制ERα信号通路，可减少表达c-Fos、IL-1α、ERα、E_2诱导蛋白，阻止乳腺癌细胞合成DNA、增殖，诱导细胞凋亡，适用于绝经前/后乳腺癌患者，对肺转移的疗效较好；对肝脏影响较少，较少引发子宫内膜癌(危险性为他莫昔芬的1/3～1/2)。该药已被WHO列为非致癌、无基因毒性的药物，能升高血HDL-C水平；可替代他莫昔芬用于绝经前/后、早/晚期乳腺癌的治疗。托瑞米芬、他莫昔芬在治疗绝经后晚期乳腺癌时，有同样的有效性、耐受性。

托瑞米芬在肝脏中代谢、代谢物可肝肠循环、由粪便排出；口服后吸收迅速，3小时血水平达峰值；血清除半衰期为5天，主要由肝细胞色素p450氧化酶(CYP3A)代谢，血清中主要代谢物为N-去甲基托瑞米芬(血清除半衰期为11天，其稳态水平是托瑞米芬水平的2倍)，有相似的抗雌激素作用。

他莫昔芬或他莫昔芬＋卵巢抑制，是乳腺癌内分泌治疗的金标准。有人报道，托瑞米芬、他莫昔芬治疗乳腺癌后，患者5年生存率分别为100%、98.4%。托瑞米芬组无复发生存率较高。两组均较安全有效。

托瑞米芬能治疗绝经后乳腺癌：托瑞米芬作为绝经后晚期乳腺癌一、二、三线药物使用时，其pCR率为57%；而作为四线或解救药物使用时，其pCR率为17%。对曾使用他莫昔芬治疗的患者，出现复发转移后改为托瑞米芬治疗时ORR、pCR率分别为12%、29%。因此，托瑞米芬能成为他莫昔芬治疗失败后解救治疗的一种新方案。对转移性乳腺癌患者，给予紫杉醇＋托瑞米芬，可减少紫杉醇对骨髓粒细胞的抑制。

禁忌：患有子宫内膜增生症或严重肝衰竭的患者禁止长期服用托瑞米芬。对托瑞米芬及辅料过敏者禁用。注意治疗前要进行妇科检查，检查是否已有子宫内膜增生症，之后每年复检。有子宫内膜癌风险的患者，如高血压、糖尿病、肥胖或有用雌激素替代治疗史的患者，应给予监测。既往有血栓性疾病史的患者一般不应用托瑞米芬治疗。对非代偿性心功能不全及严重心绞痛患者要密切观察。骨转移患者在治疗刚开始时可能出现高钙血症，故要严密监测。

药物相互作用：减少肾排泄钙的药物如噻嗪类利尿剂，可能增加应用托瑞米芬患者的高钙血症。托瑞米芬的代谢酶(CYP3A)诱导剂如苯妥英钠、苯巴比妥、卡马西平可加速托瑞米芬排泄,使其血清水平下降,每日应加倍剂量。CYP3A 酶抑制药如酮康唑、红霉素、三乙酰夹竹桃霉素,均可抑制托瑞米芬的代谢,使血清水平升高。托瑞米芬与华法林可协同引起出血时间延长,应避免同时服用。枸橼酸托瑞米芬推荐用于绝经后妇女。由于缺乏数据支持应用,故妊娠哺乳期妇女忌用托瑞米芬。

用法用量:推荐托瑞米芬每次 60 mg,每天 1 次,口服。肾功能衰竭者无须调整剂量,肝功能损伤患者慎用本品。

不良反应:常见的为面部潮红、多汗、阴道出血、疲劳、恶心、皮疹、头晕,但症状很轻微,主要是因为托瑞米芬的激素样作用导致。同理,托瑞米芬在治疗期间,可能引发子宫内膜增厚、息肉、肿瘤风险增加。

六、雷洛昔芬

雷洛昔芬是苯噻吩类化合物,是第二代选择性雌激素受体调节剂(SERM),是抗骨吸收的非激素类药物,可使骨矿物质密度增加,防止绝经后骨质丧失,降低椎体骨折发生率,可防治绝经后骨质疏松;对心血管系统有雌激素保护作用,对乳房、子宫有雌激素拮抗作用,不增加乳腺癌、子宫内膜癌的危险;促进胆固醇代谢。雷洛昔芬每天 60 mg 治疗 3 年,能降低血清 TC 水平 3%,降低 LDL-C 水平 4%~10%,降低纤维蛋白原水平 6.71%;能降低血清脂蛋白(a)的水平,一般不影响血清 TG、HDL-C 的水平。

雷洛昔芬口服吸收迅速,有肝首过代谢,能大量被葡萄糖醛酸化,生物利用度为 2%;血水平达峰值的时间,取决于葡糖醛酸化、肝肠循环;全身分布,血浆蛋白结合率为 98%,血清除半衰期为 27.7 小时;大部分在 5 天内由粪排泄,6%经尿排出。肾功能不全时,雷洛昔芬的血清除速度降低 16%。肝功能不全时,血浆雷洛昔芬水平升高 2.5 倍。

雷洛昔芬适用于绝经 10 年以内的妇女、腰椎 BMD 在−1.0~−2.5 SD 者、严重骨质疏松症患者;能预防骨质疏松症、椎体骨折。有人研究雷洛昔芬(每天 60mg)3 年治疗绝经后骨质疏松症 9469 例妇女,与安慰剂比,椎体骨折发生率降低 31%~47%($P<0.001$),骨钙密度增加 2%,尿钙丢失减少,减少骨吸收,使血清骨转换标志物水平降低。

雷洛昔芬治疗 3 年对绝经后子宫内膜无刺激作用,不引发子宫内膜增生、子宫体积增大、子宫内膜癌/卵巢癌的危险增加;有人对 2612 名妇女进行超声检查,发现治疗 3 年子宫内膜厚度基本不变,子宫内膜厚度增加 5 mm 的发生率为 1.9%,安慰剂组为 1.8%;治疗 3 年良性子宫内膜息肉的发生率仅为 0.7%,安慰剂组为 0.2%。雷洛昔芬一般对乳腺组织无刺激作用。

有人研究雷洛昔芬治疗 12000 例乳腺癌患者 42 个月,与安慰剂组比,新发乳腺癌的相对危险降低 64%,ERα(+)侵袭性乳腺癌的发生危险降低 80%;对 ERα(−)乳腺癌的发生危险性无影响,提示雷洛昔芬能较好地防治乳腺癌。

用法用量:推荐每天口服 1 片(盐酸雷洛昔芬 60 mg),可在一天的任何时候服用,不受进餐限制;老年人无须调整剂量。建议同时服用钙剂、维生素 D。因它能代替雌激素提高骨质密度。

不良反应:有静脉血栓栓塞、血管扩张(潮热症状)、小腿痛性痉挛。雷洛昔芬治疗的最初 4 个月血栓栓塞的危险性较大,肺栓塞、视网膜静脉血栓发生的频率为 0.7%。妊娠妇女、有静脉血栓栓塞性疾病者、过敏者禁用。

七、孕激素类

孕激素类药物包括甲羟孕酮、甲地孕酮、炔诺酮等,主要用于晚期乳腺癌的解救治疗。有人报告，甲羟孕酮治疗 1 802 例晚期乳腺癌的临床缓解率为 33%（10%～67%）；甲地孕酮治疗 1 488 例的临床缓解率为 28%（14%～56%）；炔诺酮解救治疗晚期乳腺癌 149 例的临床缓解率为 39%（25%～42%）。

有人用甲羟孕酮辅助治疗绝经后乳腺癌 138 例，每天肌内注射 2 000 mg，随访 37 个月，结果显示，肿瘤复发率显著低于对照组。有人研究甲羟孕酮辅助治疗绝经前乳腺癌，结果发现，甲羟孕酮组与 CMF 化疗组疗效没有差异。孕激素剂量大小与疗效相关。有人研究 1 175 例乳腺癌患者，用甲羟孕酮肌内注射少于每天 500 mg 时，临床缓解率为 18%；每天 1 000 mg 时，临床缓解率为 36%。用孕激素常有食欲亢进、体质量增加、血糖水平升高、阴道出血等不良反应，一般不能长期服药用作为术后的辅助治疗。

药理：甲羟孕酮可有双重作用，与剂量相关。① 一般剂量可通过负反馈作用抑制垂体前叶，使促黄体激素（LH）、促肾上腺皮质激素（ALTH）、其他生长因子的产生受到抑制；② 大剂量对细胞具有直接细胞毒作用，抑制细胞表达 ERα，抑制乳腺癌细胞增殖，增强 E_2 脱氧酶活性，降低雌激素水平；诱导肝 5α 还原酶，使雄激素不能转变为雌激素。甲羟孕酮口服或肌注后血水平迅速上升；肌肉注射时血水平峰值低于口服，但持续时间较长，超过 1 周。口服后吸收良好，血水平峰值较高，经肝脏代谢，作用持续时间较短，主要与葡萄糖醛酸结合后由肾脏代谢排出。目前甲羟孕酮应用于早期乳腺癌时肌内注射，诱导期每天 500 mg，最多 28 天；持续期每周 3 次，每次 500 mg，5 个月。

注意事项：可引起孕酮类反应，如乳房疼痛、溢乳、阴道出血、闭经、月经不调、宫颈分泌异常等；长期应用也有肾上腺皮质功能亢进的表现如满月脸、柯兴氏征、体重增加等。此外可引起凝血功能异常，所以栓塞性疾病或在应用过程中有血栓形成的征象如头痛、视力障碍等应即停药。有严重肝功能损害，有高钙血症倾向的患者也禁用。

八、芳香化酶抑制剂

第一代芳香化酶抑制剂（AI）氨鲁米特（AG）原来是抗惊厥药，后发现其能抑制肾上腺皮质，可用于治疗晚期乳腺癌，1955 年上市。20 世纪 90 年代前，氨鲁米特常用于激素受体阳性的转移性乳腺癌的二、三线内分泌治疗。有人研究 1 500 例晚期乳腺癌患者，显示氨鲁米特的临床缓解率为 32%。但由于氨鲁米特应用时必须常规补充可的松（皮质素），且有共济失调、甲状腺功能抑制等副作用，随着新型芳香化酶抑制剂的相继研发成功，氨鲁米特目前在临床上已被弃用。

第二代芳香化酶抑制剂于 1992 年上市，产品主要有非固醇类的法倔唑、固醇类的福美坦。有人研究治疗 500 例乳腺癌患者，结果发现晚期患者的临床缓解率为 23%～37%；由于其疗效未能超过孕激素，通过肌内注射给药不甚方便，目前已不生产该药。

第三代芳香化酶抑制剂（AI）主要包括非固醇类的阿那曲唑、来曲唑及固醇类的依西美坦，均已在美国上市。它们的雌激素生成抑制率依次为 90%、95%、75%，常不影响肾上腺皮质激素代谢，药效持久；可用于 ERα 阳性乳腺癌的解救治疗、辅助治疗，我国也已广泛应用。一线治疗晚期转移性乳腺癌，疗效与他莫昔芬相似；近十年用于辅助治疗的试验显示，它对绝经后 ERα 阳性早期乳腺癌，可获得优于他莫昔芬的无病生存率，开创了辅助内分泌治疗的新时代；依西美坦还有总体生存优势。芳香化酶抑制剂可结合、抑制芳香化酶，抑制雄激素转化为雌激素，能降低血雌激素水平 90%。由于绝经前的妇女有残余的卵巢功能，能在雌激素合成抑制时，促进卵巢表达芳香化酶及维持血雌激素水平，因此绝经前妇女一般禁忌应用芳香化酶抑制剂。

目前芳香化酶抑制剂可分两类：

——可逆性非固醇类抑制剂：如阿那曲唑、来曲唑等，其作用比氨鲁米特强，并对他莫昔芬耐药的乳腺癌有效。阿那曲唑用于新辅助治疗较有效，绝经后 ERα 阳性的局部晚期乳腺癌患者服用

3个月后，治疗有效的患者即可进行手术，术后再服用阿那曲唑2年或直到疾病进展，其结果，发现临床完全缓解率、部分缓解率分别为54.5%、28.6%，术后23%达到病理完全缓解，77%达到病理部分缓解。

来曲唑是新一代芳香化酶抑制剂，为苄三唑类衍生物，能抑制芳香化酶，抑制雄激素在外周组织向雌激素转化，使雌激素水平下降，能消除雌激素对肿瘤生长的刺激作用；抗乳腺癌活性比氨鲁米特强150～250倍，选择性较高，不影响糖皮质激素、盐皮质激素、甲状腺素的水平，有较高的治疗指数；对全身各系统及靶器官没有潜在毒性，无诱变性及致癌作用，耐受性较好，不良反应较小，适用于治疗抗雌激素治疗无效的绝经后晚期乳腺癌的二线治疗。2005年英国专家认为其治疗已手术绝经后激素受体阳性的早期侵袭性乳腺癌患者，与他莫昔芬比，能更好预防乳腺癌复发。

来曲唑1996年在英国上市，1997年获美国FDA批准应用。绝经后妇女的雌激素主要来源于雄激素前体物质在外周组织的合成，故来曲唑适用于绝经后的乳腺癌患者治疗。大剂量使用不抑制肾上腺皮质分泌类固醇类物质，各项临床研究表明，来曲唑药理作用较强。来曲唑口服吸收快，1小时达血水平峰值，广泛分布，血浆蛋白结合率为60%，血清除半衰期约2天。其清除主要通过代谢成无活性的羟基代谢物。几乎所有代谢产物和约5%原药通过肾脏排泄。

每天口服来曲唑2.5mg，相关不良反应发生率为33%，多为轻/中度，有恶心(4%)、头痛(3%)、骨痛(7%)、潮热(4%)、体重增加(5%)，其他少见的还有便秘、瘙痒、关节痛、胸痛、疲倦、水肿、血栓形成、阴道流血等

适应证：治疗绝经后晚期乳腺癌(ERα、PR阳性者或受体状况不明者)，多用于抗雌激素治疗失败后的二线治疗；一线治疗局部晚期或扩散的绝经后乳腺癌；延伸性辅助治疗接受过他莫昔芬5年的绝经后乳腺癌；辅助治疗激素受体阳性的乳腺癌早期患者的术后；也有促排卵作用。

用法用量：口服，每次2.5mg，每天1次。性别、年龄、肝肾功能不影响来曲唑血水平。该药与他莫昔芬或其他芳香化酶抑制剂联用时，疗效并无提高。

来曲唑治疗晚期乳腺癌的疗效常优于他莫昔芬；2012年发现，来曲唑治疗晚期浸润性导管乳腺癌8年的无进展生存率是82%，他莫昔芬组是75%；与他莫昔芬组比，来曲唑组复发风险降低20%；来曲唑治疗浸润性小叶乳腺癌8年的无进展生存率是82%，他莫昔芬组是66%；与他莫昔芬组比，来曲唑组复发风险降低52%，治疗绝经后乳腺癌的疗效较好，安全性较高。在新辅助内分泌治疗试验中，来曲唑组、他莫昔芬组的总缓解率分别是55%、36%，保乳术成功率分别为45%、35%；来曲唑能提高乳腺癌患者无进展生存率，降低复发、远处转移风险。

他莫昔芬停药后换来曲唑治疗，仍能提高患者无进展生存期。有人比较常规治疗＋来曲唑及常规治疗＋他莫昔芬，发现常规治疗＋来曲唑组总有效率为75.76%，优于常规治疗＋他莫昔芬的69.70%；常规治疗＋来曲唑组毒副反应的发生率为21.21%，低于常规治疗＋他莫昔芬组的36.36%；常规治疗＋来曲唑组生活质量较高($P<0.05$)。

目前新辅助内分泌治疗已成为绝经后激素受体阳性患者术前治疗的一种选择，尤其适用于对化疗不能耐受的老年患者，可缩小肿瘤后再行手术切除。完成5年他莫昔芬治疗的绝经后妇女接受5年来曲唑或安慰剂治疗，两组的4年无进展生存率分别为94.4%、89.8%($P<0.01$)，来曲唑降低远处转移风险40.0%($P=0.002$)。

——不可逆性固醇类抑制剂：如依西美坦，对他莫昔芬耐药乳腺癌亦显示有一定疗效，能直接抑制芳香化酶，与阿那曲唑/来曲唑等没有交叉耐药性。在辅助内分泌治疗中，依西美坦＋他莫昔芬可应用于初始治疗、序贯治疗、延续治疗、后期延续治疗，但获益不大。

依西美坦与芳香化酶的底物雄烯二酮相似，能不可逆地与该酶活性位点结合而使其失活，降低绝经后血雌激素水平，但对皮质类固醇、醛固酮无明显影响。晚期乳腺癌患者给药后，有良好耐受性。

依西美坦1999年获得美国FDA批准，能用于他莫昔芬治疗后病情处于进展期的绝经后晚期

乳癌患者的治疗，后来 FDA 再增加新适应证：用于曾接受 2～3 年他莫昔芬治疗的 ERα 阳性绝经后早期乳癌患者的后续辅助治疗。试验结果表明，与他莫昔芬 5 年标准治疗比，在他莫昔芬治疗 2～3 年后改用依西美坦治疗，可提高绝经后乳腺癌患者的无瘤生存率，而且副反应明显小于他莫昔芬。

药代动力学：依西美坦口服时，迅速吸收约 42%，血水平 2 小时达峰值；食用高脂肪餐时，血水平升高约 40%；广泛分布，血浆蛋白结合率为 90%，主要通过氧化还原进行代谢，代谢物无明显活性，主要从尿、粪各排泄 40%，尿排出原形药 1%。血清除半衰期为 24 小时。重复给药后，血清除率降低，血水平升高。中重度肝肾功能不全者，血水平升高。适用于他莫昔芬治疗后病情进展的绝经后晚期乳腺癌患者。一般每次 1 片(25 mg)，每天 1 次，饭后口服。轻度肝肾功能不全者不需调整给药剂量。主要不良反应有恶心、口干、便秘、头晕、皮疹、浮肿、体重增加等，其次还有高血压、焦虑、肝功能异常等。临床中 3%患者终止治疗，主要在治疗的前 10 周内。对本品过敏患者禁用。

绝经前的乳腺癌患者一般不用依西美坦。依西美坦不可与雌激素类联用，以免拮抗本品的药效。中/重度肝肾功能不全者慎用。孕妇及哺乳期妇女、儿童禁用。依西美坦主要经细胞色素 p450 氧化酶(CYP3A4)代谢，但与强 CYP3A4 抑制剂(酮康唑)联用时，本品的药动学未发生改变。

有人研究依西美坦、阿那曲唑、他莫昔芬治疗 7 576 例乳腺癌患者(中位年龄 64.1 岁)，随访 4.1年，结果发现，4 年无进展生存率依西美坦组为 91.0%，阿那曲唑组为 91.2%，他莫昔芬组为 86.8%，疗效基本相似。依西美坦组的乳腺癌复发风险降低 32%，远处转移风险降低 34%。有人研究依西美坦治疗 84 例绝经后 ERα/PR 阳性乳腺癌患者，客观有效率为 27.4%，疾病控制率为 41.0%，不良反应发生率较低。

——阿那曲唑：它的疗效至少与他莫昔芬相同。有人报道，治疗绝经后局限性 ERα 阳性早期乳腺癌时，阿那曲唑组的 5 年复发风险(26%)比他莫昔芬(47%)减半。与他莫昔芬比，阿那曲唑无进展生存期延长 13%，远处转移减少 14%，对侧乳癌发生率减少 42%。阿那曲唑停药率较低，不良反应较少。不能使用他莫昔芬时，可应用阿那曲唑。用他莫昔芬 2～5 年后，可序贯采用阿那曲唑治疗，仍能提高无进展生存率，可降低首次复发事件发生率 18%。

阿那曲唑 1995 年获美国 FDA 批准，能用于治疗转移性乳腺癌，适用于内分泌辅助治疗，或他莫昔芬、其他抗雌激素治疗后复发的绝经后晚期乳腺癌一线治疗、绝经后妇女早期乳腺癌治疗。阿那曲唑有高度选择性、作用较强、疗效较好、副作用较轻、服用较方便。

芳香化酶抑制剂治疗常见的不良反应是头痛、潮热、阴道干燥，其治疗组发生骨质疏松加速和骨折的风险，常高于他莫昔芬治疗组(可给予双磷酸盐)，但子宫内膜癌、血栓栓塞并发症的发生率较低。可有肌肉关节僵硬、疼痛、轻度高血压、胆固醇血症等。

九、LH－RH 类似物

促性腺激素释放激素(GnRH)是由下丘脑分泌的肽类激素，能促进垂体合成并释放促黄体生成素(LH)、促卵泡成熟素(FSH)。

LH 释放激素(LH－RH) 类似物(LH－RHa)是 GnRH 受体竞争性阻断剂，能抑制分泌 LH、FSH，抑制卵巢生成雌激素，降低血雌激素水平，抑制雌激素的促乳腺癌生长，能使绝经前乳腺癌女性达到可逆性药物去势(其对绝经后女性常无效)，包括戈舍瑞林(诺雷德)、亮丙瑞林。也能应用于前列腺癌内分泌治疗，但副作用较大。

戈舍瑞林是合成的促黄体生成素释放激素的类似物，可抑制垂体 GnRH，从 20 世纪 90 年代开始用于绝经前、围绝经期晚期乳腺癌的治疗。资料显示，临床有效率为 33%～36.4%，与传统的卵巢去势术疗效相似。有人研究早期乳腺癌 1 045 例，分别接受戈舍瑞林＋他莫昔芬、单纯 CMF

(CTX+MTX+5-FU)化疗，随访42个月，结果显示，戈舍瑞林+他莫昔芬组的4年无瘤生存率优于单纯CMF化疗组，但总生存率差异无统计学意义。目前戈舍瑞林可用于乳腺癌患者的药物去势，替代双侧卵巢切除术。

戈舍瑞林能使早期乳腺癌患者年复发风险降低17%，年死亡风险降低13%。2011年一些指南建议，对生育期早期乳腺癌患者，在他莫昔芬治疗基础上，可酌情应用戈舍瑞林抑制卵巢2～3年。戈舍瑞林长期使用可抑制垂体的促黄体生成激素(LH)的分泌，治疗28天后可引起男性血清睾酮、女性血清雌二醇的水平降到去势后水平；可使男性前列腺癌消退，能抑制女性乳腺癌生长。

药代动力学：戈舍瑞林生物利用度接近100%，每4周使用一次注射埋植剂，可保持有效血药水平，无组织蓄积，血浆蛋白结合能力较差，血清除半衰期为3小时，肾功能不全时半衰期延长，但影响较小，没有必要调整用量。在肝功能不全患者，药代动力学无明显变化。适用于激素治疗的前列腺癌、绝经前和绝经期的乳腺癌、子宫内膜异位症。

用量用法：成人每次3.6mg缓释植入剂，每28天1次，作腹前壁皮下注射，必要可使用局部麻醉。肝肾功能不全、老年患者不必调整剂量。子宫内膜异位症患者的疗程为6个月。

不良反应：有皮疹、头痛、抑郁、注射部位轻度肿胀，常无须中断治疗即可恢复。男性患者可见颜面潮红、性欲减退、乳房肿胀、尿道梗阻；女性患者可见颜面潮红、出汗、性欲减退；一般不需停药。过敏患者、妊娠及哺乳妇女不可使用本品。有尿道阻塞、代谢性骨病的患者慎用。

十、氟维司群

氟维司群是一种新的雌激素受体阻断剂，于2002年在美国上市，2004年在欧盟上市，能选择性剂量依赖性降低雌激素受体水平，与其他内分泌药物没有交叉耐药性，无他莫昔芬的弱雌激素作用。氟维司群与雌激素相似，与ERα有高度亲和力，其亲和力较他莫昔芬强100倍，能抑制乳腺癌细胞增殖。临床试验发现，氟维司群治疗对他莫昔芬耐药的ERα阳性绝经后乳腺癌患者时，仍可获得较高的有效率；其二、三线解救治疗乳腺癌时，仍有35%～46%患者临床获益；副作用远小于同类药物，不引发子宫内膜癌等，不通过血脑屏障，不引发血管收缩、骨吸收。

氟维司群已在欧美国家上市，用于绝经后、ERα阳性、既往内分泌治疗失败的晚期乳腺癌。氟维司群可全部阻断ERα活性，能治疗内分泌治疗中进展的绝经后(包括自然绝经、人工绝经)、ERα阳性的局部晚期或转移性乳腺癌。2012年有人研究17个国家的736例绝经后乳腺癌患者，每月氟维司群500mg，能改善患者生存、PFS、中位OS，不良反应一般不增加，死亡风险下降19%，疾病进展风险降低20%。氟维司群在乳腺癌辅助治疗、一线解救治疗等方面的地位，还须进一步研究。

十一、乳腺癌辅助内分泌治疗研究进展

辅助内分泌治疗是乳腺癌全身治疗的方法，疗效较好，不良反应较少，能提高生活质量。近年来第三代芳香化酶抑制剂阿那曲唑、来曲唑、依西美坦已使内分泌治疗成为ERα/PR阳性乳腺癌患者的重要选择。对ERα/PR阳性未绝经乳腺癌患者(占乳腺癌大部分)，辅助内分泌治疗能减少40%转移性复发，延长生存期，降低死亡率。ERα/PR阳性乳腺癌患者，无论肿瘤大小、淋巴结有无转移，都要进行辅助内分泌治疗。ERα阳性乳腺癌如不用内分泌治疗，在2～5年有一个复发高峰，然后至少5年内有一定的持续性复发风险。辅助内分泌治疗能降低10年内的早期复发。乳腺癌辅助内分泌治疗也存在后续效应，经5年内分泌治疗后，也能降低15年内的复发率。辅助内分泌治疗的患者，须长期随访。

选择性雌激素受体调节剂(SERMs)是有抗雌激素作用、一定拟雌激素作用的结构多样的人工合成的非甾体化合物，可分为三苯乙烯类(如他莫昔芬、托瑞米芬)、苯并噻吩类(如雷洛昔芬)、苯

并吡喃类(如奥美昔芬)、其他类型(主要有雌二醇类衍生物、哚类化合物、黄酮类化合物、蒽醌类化合物等)。

近年来的乳腺癌新辅助内分泌治疗,主要应用于非转移性、ERα 阳性的绝经后乳腺癌患者术前。它能使乳腺癌病理降级,肿瘤缩小,能为需乳腺癌切除的患者提供保留乳房机会,能根据乳腺癌新辅助内分泌治疗敏感性资料、预测内分泌治疗疗效的标志物、相关基因表达谱,有效指导术后辅助治疗。其临床有效率为 70%~90%。

乳腺癌新辅助内分泌治疗的有效率,与 ERα/PR 阳性率正相关,与 Her-2 过表达率负相关。明确病理诊断、ERα/PR 检测结果后,就可开始新辅助内分泌治疗,最佳疗程需根据头 1~2 个月治疗的疗效确定。乳腺癌新辅助内分泌治疗的最大疗效,常出现在治疗后 3 个月,一般治疗应超过 4 个月,可提高缓解率。在严密随访的前提下,有时可延长治疗时间 6~12 个月。

十二、晚期转移、复发性乳腺癌的内分泌治疗

对 ERα 阳性、仅有骨/软组织转移而无内脏转移的、1 年内接受过抗雌激素治疗的晚期乳腺癌患者,可选择 AI、孕激素类、其他内分泌药物治疗,直到乳腺癌进展或出现无法耐受的不良反应。

对未接受过抗雌激素治疗或治疗超过 1 年的绝经后晚期转移、复发性乳腺癌患者,可选择 AI、抗雌激素药物治疗;绝经前晚期乳腺癌转移、复发性患者,可先进行去势治疗,再按绝经后晚期乳腺癌治疗原则用药。乳腺癌仍有进展且接受过内分泌治疗 3 个方案的患者,一般临床治疗获益较少,他莫昔芬的治疗有效率较低。

对 ERα 阳性、已出现内脏转移、耐受内分泌治疗的乳腺癌患者,如 Her-2 过表达阳性,可给予曲妥珠单抗单药或联合化疗;如 Her-2 阴性,首选全身化疗;已出现症状时,可全身化疗。

十三、复发转移乳腺癌的内分泌治疗策略

内分泌治疗是复发转移性晚期乳腺癌重要的辅助治疗手段,能阻断雌激素合成,降低血雌激素水平。绝经前复发转移性乳腺癌,可给予卵巢切除、促黄体生成素释放激素类似物(LH-RHa)的药物去势等。绝经后复发转移性乳腺癌,可给予芳香化酶抑制剂。复发转移性晚期乳腺癌的治疗目的,是改善患者的生活质量,延长生存期。其解救治疗是否选择内分泌治疗,要考虑患者乳腺癌组织的 ERα 水平、年龄、月经状态、疾病进展是否缓慢;疾病进展迅速时,原则上应首选化疗。

复发转移晚期乳腺癌进展较缓慢时,可首选内分泌治疗(条件是绝经后;原发乳腺癌或转移灶 ERα 阳性;术后无病间期 2 年以上才复发转移;转移部位局限在软组织、骨;或为无明显症状的内脏转移,如非弥散性肺转移、肝转移;肿瘤负荷不大,内脏转移不危及生命)。ERα 阳性、发展较快、无病间期较短的炎性乳腺癌、肺癌性淋巴结炎、肝弥漫转移者,原则上不适合内分泌治疗。在具体实施治疗过程中,要注意:

——乳腺癌是一种全身性疾病,复发转移性乳腺癌很难达到根治,治疗上要尽量争取乳腺癌退缩,不必过分追求明显缩小。如能控制乳腺癌、延长生存期,则更倾向于内分泌治疗,而尽量少用痛苦较大的化疗。

——在治疗阶段,要应用疗效评价标准,本着有效不更改药物、无效必更改药物的原则,可给予序贯化疗、内分泌治疗。在复发转移性乳腺癌发展较缓慢的阶段,常可序贯合用内分泌治疗药物。后者是独立、有效的手段,一般不应与化疗同时使用。在复发转移性乳腺癌,内分泌治疗后 1~2 个月,常能看到乳腺癌病灶减小趋势。

——原则上要以复发转移性乳腺癌的激素受体水平,指导内分泌治疗;ERα/PR 阳性乳腺癌、进展缓慢的绝经后复发转移乳腺癌,可首选内分泌治疗。绝经前复发转移性乳腺癌,可考虑药物

卵巢去势＋内分泌治疗。ERα/PR 表达水平不明的乳腺癌患者，也可选用内分泌治疗。ERα/PR 阴性复发转移性乳腺癌患者，如不能耐受长期化疗，也可试用 1～2 个月内分泌治疗，争取有一定疗效。但只要病变进展，不论 ERα/PR 阳性或阴性，都必须停止内分泌治疗。乳腺癌解救内分泌治疗应根据近期效果逐步进行。

——首选化疗的 ERα/PR 阳性复发转移性乳腺癌患者，在化疗无效、肿瘤未控制的治疗间隙，或患者因任何原因不能耐受继续化疗时，一般应及时给予内分泌治疗。

——全身解救治疗后、病情稳定半年以上的复发转移性乳腺癌患者，应视为临床获益，应持续使用有效、稳定的治疗手段，直到病变恶化为止。内分泌治疗更适合长期用药，应尽量延长其治疗用药时间，尽可能用至疾病进展，以延长患者的生存期。

——尽量将内分泌治疗用于有适应证的复发转移性乳腺癌患者的一线治疗，以争取最好的疗效；虽然二线或二线以上治疗的有效率比初治者明显降低，但也不要放弃，因为内分泌治疗一般不增加复发转移性乳腺癌患者痛苦，或有获得有效或稳定的机会。

——在反复出现复发转移性乳腺癌的过程中，要选择既往未使用过的内分泌治疗或化疗的药物，进行解救治疗。因为内分泌药物间交叉耐药较少，再用另一种内分泌治疗药物时，常还有可能奏效。

——在复发转移性乳腺癌解救治疗过程中，不要过早地手术切除、照射复发转移病灶，因为局部治疗解决不了全身播散的倾向；留有可测量可评估的病灶，有时可帮助监测、评价药物疗效；对目标病灶的基线检查要全面，检查手段要前后统一，以便进行客观的比较分析。

——不要忽视骨转移的内分泌治疗。因为骨转移性乳腺癌患者中，ERα 阳性率较高，内分泌治疗对骨转移的有效率与化疗常相似，都可引发溶骨性病灶的骨化。内分泌治疗后，患者无进展时间常较长。

——对绝经后复发转移性乳腺癌，一线内分泌治疗药物首选第 3 代芳香化酶抑制剂，包括阿那曲唑、来曲唑、依西美坦，常优于他莫昔芬、甲地孕酮。绝经前复发转移性乳腺癌应首选化疗，适合或需要内分泌治疗时，可采取药物卵巢去势＋芳香化酶抑制剂。绝经的判定条件为：年龄≥60 岁；年龄在 45～60 岁，自然停经＞1 年；双侧卵巢切除术后；双侧卵巢放疗去势后。

以下情况需要根据血清 E_2、FSH、LH 的水平，判断患者是否达到了绝经后水平：年龄在 45～60 岁，自然停经＜1 年；45 岁以下，因化疗等其他原因停经；曾接受单纯子宫切除术而保留卵巢。但应注意，有时患者的血清 E_2、FSH、LH 的水平，会因化疗而发生暂时的改变，须动态检测血清激素水平。

复发转移性乳腺癌首选芳香化酶抑制剂治疗失败后，可考虑化疗；适合继续采用内分泌治疗时，可选择孕激素、氟维司群；这时第 3 代芳香化酶抑制剂间可存在交叉耐药，当某种第 3 代芳香化酶抑制剂治疗失效后，选择另一种第 3 代芳香化酶抑制剂时应慎重。除对绝经前患者外，目前常不主张不同类别内分泌药物间联用，因为尚无试验证据。

内分泌治疗药物＋化疗联用，是否提高疗效尚在研究中。有小样本研究报告，孕激素可改善患者一般状况，孕激素＋化疗可增加疗效、减轻化疗不良反应，可增强对化疗的耐受性。但目前多不主张内分泌治疗＋化疗应用。第 3 代芳香化酶抑制剂还缺乏与化疗合用的成功经验。今后乳腺癌的内分泌治疗要进一步研究高效、低毒的新的选择性雌激素受体调节剂、选择性雌激素受体抑制剂、特异性芳香化酶调节剂（抑制剂/激动剂）等。

十四、乳腺癌内分泌治疗专家共识与争议

2013 年国内举行乳腺癌内分泌治疗高峰论坛专家讨论，400 名乳腺癌专业医师就目前乳腺癌内分泌治疗若干问题投票表决，同时请专家点评。

1. 绝经后激素受体阳性乳腺癌术后辅助治疗的选择

投票结果，他莫昔芬（TAM）5 年：2.7%；TAM 2～3 年，序贯芳香化酶抑制剂（AI）2～3 年：13.51%；AI5 年：81.08%；其他：2.7%。

专家观点：已有临床研究表明，绝经后辅助内分泌治疗不同阶段使用 AI，均比使用 TAM 5 年效果好。基于临床循证医学数据、目前指南推荐，与会专家普遍认为，对绝经后激素受体阳性乳腺癌术后辅助治疗，一般应该选择 AI 治疗 5 年。不同内分泌治疗药物的序贯（TAM 2～3 年，序贯 AI；或 AI2～3 年，序贯 TAM）也可选择，具体须依据临床实践中不同的情况及患者的复发风险不同，进行个体化选择。

2. 中高危早期乳腺癌患者术后 5 年 AI 辅助治疗结束后，后续内分泌治疗如何选择

投票结果，停用内分泌：34.62%；继续 AI：52.88%；改用 TAM：12.5%。

专家观点：5 年辅助 AI 治疗后，一般应停止继续 AI 治疗，因为缺乏继续用药的循证医学证据。临床实践中，可根据患者的具体情况，充分评估患者复发风险，分析患者从 AI 继续治疗过程中的获益与风险的比值，结合患者的意愿，综合考虑其继续治疗的时限。绝经后的激素受体阳性早期乳腺癌患者，可在 5 年后出现复发转移；有学者认为，可在 5 年后继续内分泌治疗，继续采用 AI 或改用 TAM，有可能给复发风险较高的患者带来继续的临床获益；但目前仍缺乏循证医学证据。AI 辅助治疗 5 年后继续用药缺乏足够的证据，临床实践中选择继续使用内分泌治疗应谨慎，须综合考虑患者的复发风险，并充分尊重患者意愿选择后续治疗。

3. 绝经前乳腺癌患者，辅助内分泌治疗选择什么方案

投票结果，TAM：64.44%；卵巢功能抑制＋TAM：32.22%；卵巢功能抑制＋AI：2.22%；卵巢功能抑制：1.11%。

专家观点：绝经前乳腺癌辅助内分泌治疗 TAM 给予 5 年是目前的标准推荐（可 10 年）。基于临床研究结果，部分年轻患者卵巢功能抑制（卵巢手术去势/放疗去势/药物去势 GnRHa）＋TAM 有更好的临床获益，但目前的证据等级并不高。基于目前临床研究的证据，对绝经前乳腺癌的辅助内分泌治疗，TAM 是基本药物，可在 TAM 基础上加用卵巢功能抑制。在临床实践中，对高危的年轻患者，可在 TAM 的基础上加卵巢功能抑制。卵巢功能抑制＋AI 与卵巢功能抑制＋TAM 比并没有优势。国内外专家普遍认为，尽管在晚期乳腺癌的内分泌治疗上，卵巢功能抑制＋AI 可使用，但在早期乳腺癌的内分泌治疗上，常不推荐卵巢功能抑制＋AI。

4. 对＜40 岁的乳腺癌患者，是否应在 TAM 辅助治疗基础上加上卵巢功能抑制

投票结果，是：67.44%；否：15.12%；弃权：17.44%。

专家观点：有研究结果提示，＜40 岁的乳腺癌患者，在 TAM 基础上加用卵巢功能抑制可能降低复发风险。年龄并非是加用卵巢功能抑制的决定因素，应该综合考虑患者的复发风险因素，并充分结合患者的意愿。而且化疗后加卵巢功能抑制获益的证据并不是很充分。根据患者年龄（＜40 岁），结合肿瘤复发风险因素高，充分结合患者的意愿，可在 TAM 基础上加用卵巢功能抑制，以期达到最大的临床获益。还可参见 2016 年中国早期卵腺癌卵巢功能抑制临床应用专家共识。

5. 对 TAM 辅助治疗无法耐受的绝经前乳腺癌患者，选择何种辅助内分泌治疗

投票结果，卵巢功能抑制：23.46%；卵巢功能抑制＋AI：64.2%；其他：12.35%。

专家观点：已有循证医学资料表明，单纯卵巢功能抑制也能达到不错的治疗效果。在早期乳

腺癌的辅助治疗上，卵巢功能抑制＋AI 的有效性数据与卵巢功能抑制＋TAM 的有效性数据相当。如有明确的 TAM 禁忌或不能耐受，就可选择卵巢功能抑制＋AI。临床实践中，由于 TAM 的不良反应而停用的情况的确存在，但由于绝经前患者周期性内膜增厚和脱落，而 TAM 很少引起子宫内膜增厚，因此指南并不推荐绝经前服用 TAM 的患者常规检测子宫内膜厚度。适合内分泌治疗的患者须要继续内分泌药物治疗时，要根据患者的具体情况分析，两种治疗方式均可选择。

6. 辅助内分泌治疗中，药物性卵巢功能抑制治疗持续时间多久较适宜

投票结果，＜2 年：4.44％；2 年：56.67％；3 年：14.44％；5 年：24.44％。

专家观点：临床研究中，药物性卵巢功能抑制（GnRHa）疗程一般为 2 年。考虑到激素受体阳性乳腺癌第一个复发高峰出现在术后 2～3 年，因此 2 年的药物性卵巢功能抑制的治疗较合理；而使用超过 5 年治疗的证据并不充分。临床实践中，可首先告知患者用药 2 年，治疗 2 年后，依据患者的总体耐受性及其他复发危险因素再综合考虑是否延长后续用药时间。药物性卵巢功能抑制用于辅助内分泌治疗治疗一般选择 2 年。

7. ERα 阳性/ Her－2 阴性复发转移乳腺癌中哪类患者适合首选内分泌治疗

投票结果，所有患者：24.71％；进展缓慢的患者，无论有无内脏转移：45.88％；进展缓慢的患者，无内脏转移：29.41％。

专家观点：根据指南推荐，内分泌治疗是激素受体阳性乳腺癌患者的首选，即使对有内脏转移的乳腺癌患者；除非那些短暂内分泌治疗失败的乳腺癌患者，或须要疾病快速缓解症状的复发转移患者。复发转移乳腺癌的内分泌治疗选择时，常须要界定患者对内分泌治疗的反应。对 ERα/PR 阳性、肺转移灶 1 cm 的晚期乳腺癌患者，若本身无任何症状，内分泌治疗仍是首选。

8. TAM 辅助治疗失败的激素受体阳性绝经前乳腺癌患者，如疾病进展缓慢，最合适的晚期一线治疗方案是什么

投票结果，化疗：24.47％；内分泌治疗：75.53％。

专家观点：绝经后转移性乳腺癌患者首选内分泌治疗；而绝经前转移性乳腺癌可选择化疗，有效率相对较高，患者也更易耐受；首选内分泌治疗同样适合于绝经前辅助 TAM 治疗失败的患者，若疾病进展缓慢，仍应给患者内分泌治疗的机会；考虑到化疗对生活质量的影响，可将化疗放在内分泌治疗后进行。绝经前患者可首选化疗，但对适合内分泌治疗的患者，与选用化疗相比，内分泌治疗的患者一旦获益疾病缓解时间较长，患者生活质量更好。

9. TAM 辅助治疗失败的激素受体阳性绝经前乳腺癌患者，疾病进展缓慢，如果采用内分泌治疗，何种治疗方案更优

投票结果，卵巢功能抑制＋TAM：3.66％；卵巢功能抑制＋AI：74.39％；卵巢功能抑制＋氟维司群：10.98％；其他：10.98％。

专家观点：增加卵巢功能抑制可能提高疗效，AI 是绝经后 TAM 辅助治疗失败患者的首选，在卵巢功能抑制基础上可采取绝经后患者的该策略，首选卵巢功能抑制联合 AI。对绝经前晚期乳腺癌的治疗，若适合内分泌治疗，卵巢功能抑制联合 AI 是个不错的选择。有小样本的研究提示，卵巢功能抑制＋氟维司群也是可行的选择。对绝经前晚期乳腺癌的治疗，若适合内分泌治疗，卵巢功能抑制＋AI 临床使用优势较明显。

10. 绝经后 TAM 辅助治疗后复发转移 ERα 阳性/ Her-2 阴性乳腺癌患者，若给予内分泌治疗，优先选择哪种治疗方案

投票结果，AI：88.89%；氟维司群：6.94%；AI+氟维司群：2.78%；AI+依维莫司：1.39%。

专家观点：TAM 辅助治疗失败的绝经后乳腺癌患者，首选 AI 的循证医学证据比较充足，也是指南的共同推荐。基于氟维司群的研究数据，与 AI 相比，氟维司群每月 500 mg 显著提高疗效，提示也可选择氟维司群。临床研究提示，AI+氟维司群优于单用 AI。新的研究表明，mTOR 抑制剂+AI 有临床优势。绝经后 TAM 辅助治疗后复发转移 ERα 阳性/Her-2 阴性乳腺癌患者，内分泌治疗的首选应该是 AI。临床实践应遵循临床研究证据，在实际工作中，药品的价格和医保因素也必须考虑。

11. 对于绝经后非甾体类 AI 辅助治疗失败的复发转移 ERα 阳性/ Her-2 阴性乳腺癌患者，内分泌治疗的优先选择是什么

投票结果，TAM：13.33%；氟维司群：48%；甾体类 AI：33.33%；甾体类 AI+依维莫司：5.33%。

专家观点：TAM 辅助治疗失败首选 AI，辅助治疗 AI 失败的患者可选用 TAM。在二线内分泌治疗的研究中，氟维司群每月 500 mg 剂量能取得有意义的临床获益，所以 NCCN 指南推荐 AI 失败患者选择氟维司群治疗。非甾体类 AI(如依西美坦)治疗失败换甾体类 AI(如阿那曲唑)，是指南推荐的另一选择。研究证明，甾体类 AI+依维莫司优于单用甾体类 AI。基于循证医学证据，绝经后非甾体类 AI 辅助治疗后复发转移 ERα 阳性/Her-2 阴性乳腺癌患者，内分泌治疗可首选氟维司群；考虑到目前在中国大陆的患者经费承担因素，也可以选择甾体类 AI 和 TAM，但需要更多的循证医学证据支持。尽管国际临床研究结果提示，甾体类 AI+依维莫司可用于非甾体类 AI 治疗失败晚期患者的治疗，但考虑到目前依维莫司在中国大陆批准的适应证及其药物毒性，临床上不作为常规推荐。

十五、乳腺癌内分泌治疗联用新型靶向药物

随着晚期乳腺癌治疗疗效的提高，患者生存时间延长，较多患者面临他莫昔芬、芳香化酶抑制剂治疗失败的问题。有证据显示，EGFR、Her-2、mTOR 等信号通路之间的信号交流增加、活性增加，在转移性乳腺癌内分泌耐药中起重要作用。内分泌药物与一些靶向药物联用，可能是克服内分泌治疗耐药的有效方法。

1. 芳香化酶抑制剂+Her-2 抑制剂一线治疗转移性乳腺癌

有人研究一线治疗 Her-2 过表达、ERα 阳性转移性乳腺癌患者的疗效，曲妥珠单抗+阿那曲唑组与阿那曲唑单药组比，无病生存期延长一倍(4.8 个月：2.4 个月，P=0.0016)，总生存期改善(28.5 个月：17.2 个月，P=0.048)，临床获益率也提高(42.7%：27.9%，P=0.026)。2007 年欧洲推荐曲妥珠单抗+芳香化酶抑制剂，可应用于治疗 Her-2 过表达与 ERα 阳性的转移性乳腺癌。拉帕替尼与他莫昔芬在内分泌耐药治疗中有协同作用。一项试验证实，来曲唑与拉帕替尼可产生协同作用，治疗 219 例 ERα 阳性绝经后转移性乳腺癌患者比较有效。

2. 乳腺癌靶向治疗新药与内分泌治疗联合

2012 年有人认为，mTOR 抑制剂依维莫司+依西美坦是内分泌治疗失败的 ERα 阳性绝经后

晚期乳腺癌的新选择;这已被美国、欧洲批准应用。无论乳腺癌患者有无内脏转移、骨转移,与依西美坦单药比,依维莫司+依西美坦治疗显著延长 PFS 时间,降低疾病进展风险 61%,可作为进展期乳腺癌的一线内分泌治疗,对继发性内分泌治疗耐药患者临床获益更大。

在 Her-2 过表达乳腺癌患者中,来曲唑+拉帕替尼与来曲唑+安慰剂比,可降低疾病进展风险,能延长 PFS 29%(8.2 个月:3.0 个月,$P<0.019$),可提高临床获益率 60%(48%:29%,$P=0.003$)。在 Her-2(阴性)乳腺癌患者中,来曲唑+拉帕替尼可能对内分泌治疗耐药患者更有效;三、四级不良反应发生率为 10%。研究证实,内分泌治疗耐药与表皮生长因子(EGF)水平升高相关,可给予靶向治疗。

ERα 阳性的乳腺癌细胞增殖主要依赖雌激素使 ERα 信号通路活化而促进表达 ERα,随着内分泌治疗的进行,长期雌激素缺乏,会导致 ERα 表达减少,可出现 PI3K/Akt/mTOR 信号通路过度激活而耐药,可给予 mTOR 抑制剂依维莫司。患者也可有 EGFR、Her-2、IGF-1R 信号通路过度激活而耐药,应给予相关靶向治疗。

依维莫司能抑制依西美坦所造成的骨转换增加,可为内分泌治疗失败的 ERα 阳性乳腺癌患者带来临床获益。依维莫司+内分泌治疗可用于接受过非固醇类芳香化酶抑制剂治疗的 ERα 阳性、Her-2 阴性乳腺癌患者。与单药氟维司群比,依维莫司+氟维司群治疗 ERα 阳性且 AI 治疗失败的转移性乳腺癌患者较有效。内分泌治疗耐药的类型可分为:

——药物选择性耐药,即乳腺癌细胞为雌激素依赖性增殖,但其对一种或多种特异的内分泌治疗药物原发性耐药。

——获得性耐药(继发性耐药),为乳腺癌开始对内分泌治疗药物有反应,但治疗一段时间后出现耐药。在 ERα 阳性/Her-2 过表达的乳腺癌(约占乳腺癌 10%)中,Her-2 过表达可导致内分泌治疗耐药。高水平 EGFR 可与 Her-2 形成异二聚体,过度激活 MAPK 信号通路,促使 ERα 磷酸化、被泛素蛋白酶体降解,而导致内分泌治疗耐药。MAPK 信号通路过度激活,可介导 Her-2、EGFR 诱导的内分泌治疗耐药。乳腺癌细胞 PI3K/Akt/mTOR 信号通路活化,也与内分泌治疗耐药相关。IGF-1R 信号通路活化引发内分泌治疗耐药时,可给予单克隆抗体 AMG。FGFR 信号通路活化引发内分泌治疗耐药时,可给口服 FGFR 抑制剂 AZD4547。

——泛内分泌治疗耐药,即乳腺癌原发性对所有靶向 ERα 的内分泌治疗不敏感,无论乳腺癌细胞是否表达 ERα 阳性。泛内分泌治疗耐药,常存在于 ERα/PR 均阴性的乳腺癌患者中,也存在于部分 ERα 阴性乳腺癌患者中。

十六、内分泌治疗对乳腺癌患者骨密度的影响

内分泌治疗疗效较好,但有其相应的不良反应,如骨密度(BMD)降低、骨质疏松、病理性骨折等,降低患者生活质量。

1. 内分泌治疗对乳腺癌患者骨密度的影响

(1)选择性雌激素受体调节剂对患者骨密度的影响

选择性雌激素受体调节剂(SERMs)是既有抗雌激素作用、又有一定雌激素作用(能部分活化雌激素受体信号通路)、结构多样的人工合成的非甾体化合物,能在乳腺癌细胞、骨细胞调节雌激素受体信号通路的活性;根据血清 SERMs 水平,可对骨代谢产生不同的效应。

选择性雌激素受体调节剂根据化学结构的不同,可以分为三大类。

三苯乙烯类该类,化合物以他莫昔芬为代表,是第一代药物;他莫昔芬在乳腺组织内表现为拮抗剂,而在骨组织、心血管系统和子宫细胞中表现为激动剂;他莫昔芬主要用于治疗乳腺癌,同时还能降低血浆胆固醇水平、增加骨密度。但他莫昔芬对子宫细胞有刺激作用,长期使用易导致子

宫内膜癌，还能导致静脉血栓、血管舒张(如面热潮红)等不良反应。这一类化合物还有托瑞米芬、艾多昔芬、米普昔芬、屈洛昔芬等，它们与他莫昔芬的作用相似，主要用于治疗乳腺癌、骨质疏松。在他莫昔芬治疗的第1～2年，常能加速骨量丢失；对绝经前乳腺癌，他莫昔芬引起的骨量丢失，一般不需特殊治疗。

苯并噻吩类，该类化合物以雷洛昔芬为代表，是第二代药物；雷洛昔芬在乳腺和子宫细胞中为拮抗剂，而在骨组织、心血管系统中为激动剂。使用雷洛昔芬作为治疗乳腺癌的药物对子宫没有刺激作用，对心血管系统有良好作用，可降低冠心病的发生率，对乳腺癌和心血管病有预防作用。但雷洛昔芬并没有用于治疗乳腺癌(疗效较小)，主要作用于骨骼的雌激素受体，可用于防治妇女绝经后骨质疏松，能调节骨转换，提高骨密度、骨质量，降低骨质疏松骨折发生率；雷诺昔芬每天60 mg，连续治疗3年，可增加骨质疏松症患者骨密度1%～3%，减少脊椎骨折30%～50%。对绝经后乳腺癌患者，雷洛昔芬能增加脊柱、腰椎、股骨、颈骨、髋关节等的BMD，起骨保护作用。有人随访3年，结果表明，与安慰剂组比，雷洛昔芬组腰椎BMD增加2.6%；髋部BMD增加2.1%。雷洛昔芬可导致面热潮红、腿部抽筋、头疼、体质量增加等不良反应。属于此类的化合物还有一些，主要用于防治骨质疏松，降低乳腺癌的发生率。有人研究19 000例乳腺癌患者，分析发现，他莫昔芬、雷洛昔芬均能降低绝经后妇女患乳癌风险50%，雷洛昔芬有望替代他莫昔芬而成为绝经后妇女预防乳腺癌的首选药物，但还要进一步研究。

苯并吡喃类，该类化合物以左美洛昔芬为代表，是第三代药物；它是作为治疗和预防妇女绝经后骨质疏松而开发的药物，但它可导致子宫内膜增生、子宫脱垂和尿失禁等不良反应，因此对它的研究已停止。该类化合物可阻止骨量减少、降低血浆胆固醇和三酰甘油水平。

(2)芳香化酶抑制剂对乳腺癌患者骨密度的影响

有人应用阿那曲唑治疗乳腺癌5年后，随访7年，结果发现，阿那曲唑组骨折发生率高于他莫昔芬组(11%∶7.7%)。有人应用依西美坦治疗乳腺癌5年后，随访58个月，分析显示，依西美坦组骨折发生率高于他莫昔芬组(7.0%∶4.9%)。第三代芳香化酶抑制剂可抑制芳香化酶活性95%，明显降低血雌激素水平，使血骨吸收标志物水平升高，加快骨量丢失，增加骨折风险。在应用芳香化酶抑制剂改善乳腺癌患者生存率的同时，应监测患者骨密度，合理用药，预防病理性骨折的发生。

(3)促黄体激素释放激素类似物对乳腺癌患者骨密度的影响

有人应用戈舍瑞林治疗2年后，与对照组比，腰椎骨量丢失率是10.5%∶6.5%；股骨颈骨量丢失率是6.4%:4.5%。表明戈舍瑞林能降低患者骨密度。

2. 内分泌治疗导致乳腺癌患者骨密度降低的治疗

对接受内分泌治疗的乳腺癌患者应补充钙剂、维生素D。对已有骨质疏松症、已发生脆性骨折、已有骨量减少并伴有骨质疏松症危险因素者，应给予抗骨质疏松药物；可调整生活方式，给予降钙素、选择性雌激素受体调节剂(如雷洛昔芬)、双磷酸盐、一些单克隆抗体。

(余元勋　钱立庭　李建平　孔德华　陈　峰)

进一步的参考文献

[1]OSBORNE CK. Mechanisms of endicrine in breast cancer [J]. Annu Rev Med, 2011, 62: 233 - 247.

[2]ALI M. Health - related quality of life in breast cancer patients : A bibliographic review of the literature from1974 to 2007[J]. J Exp Clin Cancer Res, 2008, 27(1): 32 - 44.

[3]ANTHONY H. Risk determination and prevention of breast cancer[J]. Breast Cancer Res, 2014, 16(5): 446 - 461.

[4]BALAZS IB. Breast cancer survivorship: a comprehensive review of long - term medical issues and lifestyle

recommendations[J]. Perm J,2015,19(2) :48 - 79.

[5]VIKRAM S. Choices in surgery for older women with breast cancer[J]. Breast Care (Basel) ,2012,7(6): 445 - 451.

[6]KAREN KC. Effects of breast cancer surgery and surgical side effects on body image over time[J]. Breast Cancer Res Treat,2011,126(1):167 - 176.

第二十七章　乳腺癌的外科治疗

目前中国网上已公开发布 2012 年 NCCN 乳腺癌治疗指南、2014 年中国进展期乳腺癌治疗专家共识、正确认识乳腺癌综合治疗的理念与地位、乳腺癌外科治疗中值得关注的若干问题、乳腺癌外科治疗的发展趋势、乳腺癌外科治疗理念的发展及启示、微创化与乳腺癌外科治疗的发展方向、乳腺癌外科治疗演变与展望等资料，有较高临床指导意义，详细内容可由网上获得。

一、中国乳腺癌外科治疗发展

在 20 世纪 50 年代以来的 60 余年中，中国乳腺癌治疗飞速发展，新技术的采用，新设备的研发，已使乳腺癌外科治疗更理性化、人性化；循证医学证据的不断积累，推动着乳腺癌综合治疗理念的更新。新中国成立之初，乳腺疾病预防与筛查工作尚未开展，患者多为晚期，Ⅲ～Ⅳ 期者占 80％。1977 年及 1978 年召开的两次全国乳腺癌协作会议，促进了全国的乳腺癌防治工作的开展，随后各地相继开展乳腺癌普查工作，中国乳腺癌患者病期明显提前，1981 年后诊治的患者中，Ⅰ～Ⅱ 期乳腺癌患者已占 78％。

在 20 世纪 50 年代以前，乳腺癌的治疗以局部治疗，尤其是乳腺癌根治术为主。20 世纪 50～60 年代，乳腺癌手术方式以根治术、扩大根治术为主。1999 年国外有人报道随访 30 年的研究结果，在 737 例乳腺癌中，根治组与扩大根治组乳腺癌患者生存率的差异并无统计学意义。由此，证实清扫内乳淋巴结并不能改善乳腺癌患者的远期生存。

改良根治术的出现，是乳腺癌外科领域的重要里程碑，不仅有保留胸肌的优势，且在遵循经典根治术肿瘤整块切除的原则下，提出了保护上肢功能的概念；在切除肿瘤的同时，关注保留器官功能、保留肋间/臂丛神经。根治术、改良根治术患者，术后生存率、局部复发率并无显著差异，但改良根治术后乳房外形、上肢功能均优于根治术。在改良根治术兴起的同时，有人认为乳腺癌一开始就是一种全身性疾病，原发灶、区域淋巴结的处理方式，一般不会影响患者生存率。这为日后的保留乳房手术提供了理论依据。

中国 20 世纪 80 年代中期逐渐开展保乳手术，目前占乳腺癌手术的 20％左右，并呈逐年上升趋势。近年来，中国 10 家三甲医院协作完成了中国早期乳腺癌规范化保留乳房综合治疗的研究，共完成保乳手术 872 例，占符合保乳手术条件乳腺癌患者的 19.5％。保乳手术治疗组复发率为 1.0％，远处转移率为 1.3％，与乳房切除组相比差异无统计学意义。虽然保乳手术开展了半个世纪，但仍有许多值得深思的问题。

20 世纪以来，腋窝淋巴结清扫(ALND)一直是浸润性乳腺癌腋窝淋巴结处理的标准术式，也是判断乳腺癌患者临床分期、预后、术后综合治疗的重要依据。但切除无转移的腋窝淋巴结，并不能提高患者的生存率，而且可能增加术后上肢水肿、活动障碍、感觉异常等并发症的风险。随着早期乳腺癌患者比例增高，有人开始用创伤相对小的手术，判断患者腋窝淋巴结是否存在转移，使一部分患者避免了不必要的腋窝淋巴结清扫；前哨淋巴结活检术(SLNB)便应运而生。

乳腺癌腋窝淋巴结转移模式主要为逐站转移，跳跃转移仅占 4％，这是前哨淋巴结活检术的功能/解剖学基础。目前一些指南指出，前哨淋巴结活检术是临床腋窝淋巴结阴性早期乳腺癌患者的标准腋窝处理模式。前哨淋巴结阴性仅行前哨淋巴结清扫的患者组，总生存率、无进展生存率分别为 99.6％、97.6％，5 年预期总生存率、无进展生存率分别为 97.5％、90.2％。接受前哨淋巴结活检术的患者，术后并发症可能少于腋窝淋巴结清扫的患者。

前哨淋巴结的显示方法多种多样，如染料法、核素法、荧光法、超声造影法等。循证医学证据提示，染料法＋核素法较准确。亚甲蓝价格较低廉，检出率、灵敏度、特异度等与异硫蓝相似，是目前中国常用的染料示踪剂。核素法目前应用较少。荧光物质吲哚菁绿在前哨淋巴结显影时，组织穿透性较好、对前哨淋巴结的标记较为特异。

超声造影法可较直观地显影前哨淋巴结，特异性较好。有人研究用抗体型示踪剂 $^{99m}T_c$-美罗华标记前哨淋巴结，结果 103 例患者前哨淋巴结显像成功率为 100%，灵敏度为 96.20%，特异度为 100%，准确率为 97.09%。

传统的前哨淋巴结活检术时，术中诊断方式为快速冰冻切片、印片细胞学单独或联合检查。近年来，分子诊断通过检测乳腺组织、乳腺癌组织中高水平表达、而在正常淋巴结中不表达的蛋白，可快速、准确地在术中检测前哨淋巴结转移。在乳腺癌综合治疗时代，外科治疗仍是基础，外科医师在局部治疗的同时，应更注重整体，注重多学科联合。自 20 世纪 90 年代后，全球乳腺癌死亡率有下降趋势，这取决于乳腺癌筛查、综合治疗的开展。乳腺癌外科治疗是综合治疗中的重要组成部分。乳腺癌手术范围包括乳房手术、腋窝淋巴结手术两部分。乳房手术有乳腺癌肿瘤切除术、全乳房切除术。腋窝淋巴结手术有前哨淋巴结活检术(SLNB)、腋窝淋巴结清扫术(ALND)；除部分原位癌外，一般均需要了解腋窝淋巴结状况。选择手术术式时，应综合考虑肿瘤的临床分期、患者的身体状况。

目前中国网上已公开发布 2014 年美国乳腺癌保乳手术切缘新指南、2014 年 JBCS 临床实践指南：乳腺癌的外科治疗、2014 年美国 SSO/ASTROI、Ⅱ 期浸润性乳腺癌保乳术切缘问题指南、2015 年 NCCN 乳腺癌临床实践指南、2015 年 St Gallen 乳腺癌专家共识、2014 年中国进展期乳腺癌共识指南、2015 年中国晚期乳腺癌诊治专家共识等，有较高的临床指导意义，详细内容可由网上获得。

一些乳腺癌保乳治疗临床指南如下。

开展保乳治疗的必要条件：

——外科、病理科、影像诊断科、放疗科、内科要密切协作。(上述各科可分布在不同的医疗单位)

——患者在充分了解乳腺切除治疗、保乳治疗的特点及不同点后，主观上有保乳的意愿。

——患者客观上有条件接受保乳手术后的放疗、全身治疗、相关的影像学随访，如乳腺 X 线或 MRI 等检查。(必须充分考虑患者的经济条件、居住地的就医条件、全身健康状况等)。

——医疗单位应该具备相关的技术和设备条件。

保乳治疗的适宜人群：

——一般适合临床Ⅰ期、Ⅱ 期的乳腺癌患者。Ⅲ 期患者经术前化疗降期后也可慎重考虑。

——乳房有适当体积，术后能保持外观效果。

保乳治疗的绝对禁忌证：

——既往接受过患侧乳腺或胸壁放疗。

——有活动性结缔组织病，有硬皮病和系统性红斑狼疮的风险。

——妊娠、哺乳期患者(但哺乳期患者在终止哺乳后可考虑保乳治疗)。

——分布在两个以上象限的多中心或多灶性病灶。

——肿瘤经局部广泛切除后切缘阳性，再次切除后不能保证病理切缘阴性。

保乳治疗的相对禁忌证：

——肿瘤，包括乳头的 Paget 病位于乳房中央区，即乳晕及乳晕旁 2 cm 环形范围内。

——直径＞3 cm(建议根据肿瘤占乳房的比例来衡量，部分大乳房患者，肿瘤≤5 cm 仍有机会接受保乳治疗；对肿块大于 5 cm 者，术前化疗后缩小至 3 cm 以下者也可慎重考虑)。

——乳腺钼靶显示弥散的恶性或可疑恶性的微小钙化灶。

保乳治疗前的谈话内容包括：

——经大量临床试验证实(超过 1 万名患者)，早期乳腺癌患者接受保留乳房治疗、全乳切除治疗后生存率、发生远处转移的机会相当。

——保留乳房治疗包括癌肿的局部广泛切除＋腋窝淋巴结清扫，术后行全乳放疗，还需要配合必要的全身治疗，如化疗或内分泌治疗。

——术后治疗基本上与乳房切除术相同，但需要增加全乳放疗，可能需要增加一定的费用。

——保留乳房治疗后出现患侧乳房复发的机会较低，5 年复发率：根治性手术为 3%～5%，保乳治疗为 5%～7%(包括了第二次原发灶)。出现患侧乳房复发的患者可接受补充全乳切除术，仍可获得很好的疗效。

——保留乳房治疗可能会影响原乳房的外形，但影响程度因肿块的大小、位置而异。

——虽然已选择保乳手术，但为确保疗效，术中有可能更改为全乳切除术式。

保乳手术术前准备：

——乳房的影像学评估：双侧乳腺 X 线、乳房超声(有条件者可作患侧乳房 MRI 检查)。

——签署知情同意书。

——术前若能通过空芯针活检、明确乳房肿块的组织学诊断，则有助于手术一次性切除足够的范围。

—— 麻醉宜采用全麻或硬膜外麻醉。

——其余术前准备同常规手术。

手术过程：

——推荐切口：一般建议乳房和腋窝各取一切口为宜，若肿瘤位于乳腺尾部，

可采用一个切口。切口方向与大小可根据方便手术及保证术后外观效果，选择弧形或放射状切口。不推荐切除皮肤。

——乳房原发灶切除范围应包括肿瘤、肿瘤周围 1～2 cm 的组织以及肿瘤深部的胸大肌筋膜。术前穿刺或手术活检者应当包括穿刺针道、活检残腔以及乳房表面的皮肤瘢痕。

——对乳房原发灶手术切除的标本进行上下、内外、前后等方向的标记。

——建议对标本切缘进行术中快速冰冻切片检查或印片细胞学检查，术后需要石蜡病理切片报告核实。

——乳房手术残腔止血、清洗，放置 4～6 枚钛夹作为放疗瘤床加量照射的定位标记。逐层缝合皮下组织和皮肤。

——腋窝淋巴结清扫，或者前哨淋巴结活检。

——若术中或术后病理报告切缘阳性，则可再次扩大切除以达到切缘阴性。

虽然对再切除的次数没有限制，但当扩大切除达不到外观效果时建议改行全乳切除。

术后病理检查：

——病灶切缘的检查和镜下切缘距离测量。

——其他同常规病理检查。

全乳放疗：

——适应证 ：除 70 岁以上、激素受体阳性、腋窝淋巴结阴性、局部肿块 T1、切缘阴性的患者可以单纯使用辅助内分泌治疗以外，所有乳房保留手术的患者都要行全乳放疗，部分乳腺照射的应用价值有待临床试验的进一步证实。

——与综合治疗的时间配合：切缘阴性患者辅助化疗完成后 2～4 周内开始术后放疗，应在 24 周内开始。含蒽环类和紫杉类的化疗方案不建议与放疗同期使用。没有辅助化疗指征的患者在术后 8 周以内开始放疗。辅助内分泌治疗和靶向治疗可以在放疗期间开始，也可以在放疗结束后开始。左侧患者同期使用曲妥珠单抗须严密监测左心射血分数。

——放射治疗技术：乳房照射靶区包括完整术后乳腺组织和胸壁淋巴引流组织。腋窝淋巴结转移数目≥4 枚或比例≥20%者需照射锁骨上 ± 内乳淋巴引流区。一般采用 4～6 mV 的 X 线。体格过于宽大，切线野入射两侧存在高剂量区的患者可以考虑采用 8～10 mV 的 X 线。基本要求为双侧切线野，内界为乳房组织内缘，外界为乳房组织外侧缘 1 cm。上界距乳房组织最上缘 1～2 cm(如果有锁骨上野，则需与之衔接)，下界为乳房皱褶下 1～2 cm ，后界包括 1～2 cm 肺组织，前界开放，留出 1.5～2 cm 空隙，以防止照射过程中因乳房肿胀而使射野显得局限。核实手术瘢痕在射野覆盖范围内。

——照射剂量：全乳切线野和淋巴引流区剂量为 50 Gy，分次剂量 1.8～2 Gy，每周照射 5 次。切缘阴性者肿瘤床追加至 60 Gy，切缘阳性者须追加至 65 Gy 以上。瘤床加量技术采用电子线或缩小切线野，范围参照术中金属标记。

辅助全身治疗：

——包括术后辅助化疗、内分泌治疗和分子靶向治疗，参见乳腺癌术后辅助全身治疗临床指南。

保乳治疗后患侧乳房复发的监测和处理：

——临床体检：术后 1～2 年内，每 3～4 月一次；3～5 年内每半年至少一次；5 年以上每年至少一次。

——乳房影像学检查：建议辅助放/化疗结束后 6 个月内开始，每年一次双侧乳房 X 线检查，必要时可联合超声检查。有条件者可以行乳房 MRI 检查。

——可疑复发或者第二原发的病灶，可行空芯针活检，或者手术活检，以明确诊断。

——全乳切除仍为保乳术后局部复发的标准补救方式。

二、乳房手术

1. 乳房切除手术

乳房切除手术的适应证为 TNM 分期中 0、Ⅰ、ⅡA、ⅡB 或 ⅢA(仅为 T3N1M0)期、且无手术禁忌的患者。主要采用的是保留胸肌的乳腺癌改良根治术；Halsted 根治术创伤较大，随机对照试验显示，与改良根治术比，Halsted 根治术未能提高患者生存率，故目前多数医院已逐渐放弃；还有少数应用乳房单纯切除术。

2. 保留乳房手术(保乳手术)

中国《乳腺癌诊疗规范 2010 年版》参考了《NCCN 乳腺癌临床实践指南》和我国保留乳房手术(BCS，保乳手术)的实践经验，提出了乳腺癌保乳手术的适应证、禁忌证。

乳腺癌保乳手术适用于患者有保乳意愿，乳腺癌可完整切除，达到阴性切缘，并可获得良好的美容效果。年轻不是保乳手术的禁忌证，但≤35 岁的乳腺癌患者有相对高的复发风险，在选择保乳手术时，应向这些患者充分交代可能存在的风险。保乳手术的绝对禁忌证包括：既往接受过乳腺或胸壁的放疗；妊娠期须放疗；病变广泛，无法完整切除；最终切缘阳性。保乳手术的相对禁忌证包括：乳腺癌直径大于 5 cm、有累及皮肤的活动性结缔组织病，尤其是硬皮病、狼疮。中国网上已公开发布保留乳房的乳腺癌根治术，详细内容可由网上获得。

3. 乳房修复与再造手术

乳腺癌手术应严格遵循肿瘤学治疗原则，在规范化综合治疗的基础上，充分与患者、家属沟通，若患者有乳房修复、再造的需求，可开展乳腺癌根治性手术加即刻(Ⅰ期)乳房修复与再造或延迟（Ⅱ期）再造。

乳房再造手术就是对人体乳房的重新建造，通过手术方式，帮助失去乳房的患者再造一个新的乳房。乳腺癌患者接受外科治疗后，常遗留乳房的部分或全部缺损，给患者形体、心理造成创伤。如乳腺癌根治术、乳腺癌改良根治术、乳腺癌部分切除术、保留皮肤的乳房切除术、预防性乳房切除术、良性乳腺肿瘤切除术、乳房缺失、乳房畸形严重，都可实施乳房再造，改善胸部形态；一般没有年龄限制，只要健康状况允许即可行乳房再造手术。

乳房再造手术从时间阶段上分为Ⅰ期再造、Ⅱ期再造。Ⅰ期再造是在乳腺癌根治术后立刻重建乳房，和手术治疗同时进行。Ⅱ期再造则是在乳癌根治术一段时间后再进行的。

根据乳房再造使用的材料不同，乳房再造的方法分为自体皮瓣再造、假体再造。自体皮瓣再造是乳房再造手术的新技术，能造出看上去自然的乳房；这时从受术者的背部、腹部取出组织做成皮瓣、皮肤、脂肪、肌肉，造成新的乳房。目前中国网上已发布乳腺癌术后的修复重建、乳房再造等，可进一步参考学习。

三、腋窝淋巴结手术

处理腋窝淋巴结是浸润性乳腺癌标准手术中的一部分，主要为了解腋窝淋巴结状况，确定分期，选择最佳治疗方案。

1. 前哨淋巴结活检术

通过切除前哨淋巴结（最先接受肿瘤淋巴引流、发生肿瘤转移的淋巴结），经病理组织学、细胞学、分子生物学的诊断，可了解腋窝淋巴结的状况，能减少因腋窝淋巴结清扫术导致的上肢淋巴水肿等。

前哨淋巴结活检术（SLNB）已成为临床腋窝淋巴结阴性者腋窝处理的标准治疗，能使前哨淋巴结活检阴性的患者、选择性部分前哨淋巴结微转移、孤立肿瘤的乳腺癌患者，可避免腋窝淋巴结清扫术。对非选择性部分前哨淋巴结存在微转移者，要选择性行腋窝淋巴结清扫术。

前哨淋巴结的示踪剂，有放射性抗体示踪剂 $^{99m}T_c$-美罗华、亚甲蓝/异硫蓝染料等。对临床检查腋窝淋巴结无明确转移的患者，可用前哨淋巴结活检术，替代腋窝淋巴结清扫术。若前哨淋巴结活检阳性，可进行腋窝淋巴结清扫、腋窝部位放疗；若前哨淋巴结活检阴性，则腋窝不需要再手术。可参考中国网上乳腺癌前哨淋巴结活检适应证与规范操作、2014 年 ASCO 早期乳腺癌前哨淋巴结活检指南等。

循证医学Ⅰ级证据证实，乳腺癌 SLNB，是一项腋窝准确分期的微创活检技术，可准确确定腋窝淋巴结状况，其可替代腋窝淋巴结清扫术（ALND），使患者并发症显著降低。前哨淋巴结阴性患者 SLNB 替代 ALND 时，腋窝复发率较低，可免除腋窝放疗。乳腺癌 SLNB 的流程包括：适应证的选择、示踪剂的注射、术前淋巴显像、术中前哨淋巴结检出、前哨淋巴结的术中和术后病理诊断、细胞学和分子生物学的诊断、前哨淋巴结阳性患者的腋窝处理、前哨淋巴结阴性替代 ALND 患者的术后随访等。

2. 腋窝淋巴结清扫术

腋窝淋巴结清扫术（ALND）应切除背阔肌前缘至胸小肌外侧缘（LevelⅠ）、胸小肌外侧缘至胸小肌内侧缘（LevelⅡ）的所有淋巴结。清扫腋窝淋巴结的数目一般要求在 10 个以上，以保证能真实反映腋窝淋巴结状况。在切除的标本中尽量寻找淋巴结，逐个进行组织学检查。保乳手术时应用 ALND 时切口可较小，解剖范围较广时手术操作应精细。具体可参考中国网上发布的 2014 年乳腺癌诊治规范暨共识、2014 年外科医师乳腺癌腋窝淋巴结外科处理等、2015 年 St Gallen 乳腺癌诊治共识。

3. 乳腔镜腋窝淋巴结清扫

腋窝淋巴结清扫时，除常规的外科开放手术外，还可借助乳腔镜进行操作。乳腔镜腋窝淋巴结清扫术（MALND）是继保乳手术、前哨淋巴结活检术后，同时兼顾疗效、形体效果、生活质量的又一术式。中国制定了2008年《乳腺疾病腔镜手术技术操作指南》，规范了技术操作，明确了手术适应证，提出了手术并发症的预防、处理方法。由于乳腺腔镜手术临床应用时间尚短，需要继续进行临床研究。

四、乳腺癌保乳手术

20世纪80年代，世界各大癌症中心达成共识，保乳手术＋放疗可取得与切除乳房手术同样的疗效，保乳手术治疗可作为早期乳腺癌治疗的手段之一。美国外科医师协会等，已就保乳手术治疗提出了规范化实施意见。日本乳腺癌学会1999年公布的保乳手术疗法指南，对其定义、适应证、治疗方法、病理诊断、评价、放疗，进行了详尽的阐述。还可参考中国网上发布的2012年NCCN乳腺癌治疗指南保乳手术、2014年美国乳腺癌保乳手术切缘新指南、2014年美国SSO/ASTROⅠ、Ⅱ期浸润性乳腺癌保乳手术切缘问题指南等。

中国保乳手术治疗目前缺乏多中心研究。2001年十家三甲医院承担的国家“十五”早期乳腺癌规范化保乳综合治疗的临床研究课题启动前，基本上是以医院为单位做课题，现在正在形成共识、统一标准。目前乳腺癌保乳手术在欧美国家，已超过全部乳腺癌手术的50%，中国目前仅在部分医院开展，但呈现出明显的增加趋势，预计保乳手术治疗将成为我国早期乳腺癌的主要手术治疗模式。目前我国大多数医院是以保留胸肌的改良根治术为主，单纯乳房切除术也占一定比例，Halsted根治术多数医院已放弃。遵照卫生部发布的《2011年乳腺癌诊疗规范》和乳腺癌临床路径，主要进行乳腺癌保乳手术、改良根治手术、乳房单纯切除术。

1. 中国乳腺癌保乳手术概况

中国乳腺癌保乳手术始于20世纪50年代。1958年中国医学科学院肿瘤医院已开始实施保乳手术＋术后放疗，当时是针对临床上年迈体弱或合并其他慢性疾病、不能耐受Halsted手术的患者而采取的选择。中国自20世纪80年代中期，少数医院开始选择部分Ⅰ、Ⅱ期乳腺癌实施保乳手术＋根治性放疗，90年代后一些医院对保乳手术的适应证、切口设计、腋窝淋巴结的清扫范围、术后放疗进行了研究，形成了初步共识。

中国医学科学院肿瘤医院1985年1月至2001年共实施保乳手术206例，3年、5年、10年生存率，分别为99%、94%、80%，局部复发率分别为5.4%、7.0%、7.7%；保乳手术治疗结束后，167例患者回本院复查、进行美容效果评估，优、良共占83.2%。

复旦大学附属肿瘤医院1995年至2004年完成保乳手术234例，患者中位年龄43.5岁，中位随访期22个月，3年总生存率为96.7%。复旦大学附属中山医院1995年至2004年共收治女性乳腺癌2548例，选择0～Ⅱa期、非乳晕区单发肿瘤247例施行保乳手术，占同期全部乳腺癌手术的9.7%，平均随访69个月，局部复发率为1.6%，5年无病生存率为95.6%，美容效果总满意率为93.6%。

天津医科大学附属肿瘤医院1989年至2003年共完成保乳手术185例，中位年龄41岁，随访满5年组总生存率为98.8%，无瘤生存率为96.3%，局部复发率为1.3%，远处转移率为3.8%；随访满10年组总生存率为86.4%，无瘤生存率为81.8%，局部复发率为13.6%，远处转移率为18.2%。

第二军医大学长海医院1993年至2000年完成乳腺癌手术729例，其中保乳手术82例，平均年龄51岁，随访平均42个月，全部患者存活，无一例出现局部复发，美容效果良好。北京大学人民医院1996年至2003年完成保乳手术148例，0期5例，Ⅰ期85例，Ⅱ期55例，Ⅲ期3例；中位年龄44岁；中位随访期54个月，局部复发率2.7%；手术至远处转移间期6～43个月，其中3例死亡，对保乳综合治疗结束后满1年的108例患者行保乳美容效果评估，优32.4%，良49.1%，差18.5%。

中国医学科学院肿瘤医院联合其他九家三甲医院共同完成的国家"十五"科技攻关课题、即早期乳腺癌规范化保乳综合治疗的多中心研究(2001年至2004年)，是我国首项乳腺癌保乳综合治疗的前瞻性、多中心研究；本研究非随机化，在适合保乳的患者中，根据患者的选择，分为保乳治疗组、切除乳房治疗组，3年共完成保乳手术872例，切除乳房手术3 589例，若加上不符合保乳手术适应证的患者，同期所有经手术治疗的乳腺癌患者为9 726例，保乳手术占符合保乳手术条件患者的19.5%，占全部乳腺癌手术患者的9.0%。随访发现：保乳治疗组复发率为1.0%，远处转移率为1.3%，死亡率为0.1%；切除乳房治疗组复发率为0.5%，远处转移率为1.4%，死亡率为0.1%；两组间无统计学差异。保乳手术后美容效果评估：优、良者术后6个月为89.1%，术后1年为91.1%，2年为86.6%。国家课题证实，保乳手术在中国是可行的。

据中国女性原发性乳腺癌10年(1999～2008年)调查数据显示，保乳手术比例呈上升趋势，1999年仅占乳腺癌手术的1.29%，2008年占11.57%，10年上升10.28%($P<0.001$)。

五、保乳手术的有关问题及注意事项

1. 患者的知情同意

中国乳腺癌科普知识宣传尚不够，一些患者自认为乳腺癌必须切除乳房，若保留乳房，治疗可能不彻底，容易复发，对保乳手术常没有信心。多数患者选择手术方式的能力有限，乳腺癌复发是她们考虑的首要因素。我国《乳腺癌诊疗规范2011版》中保乳手术适应证部分，首先提到患者要有保乳意愿。有人研究了患者保乳意愿在乳腺癌保乳治疗决策中的作用；在保乳手术治疗时无禁忌证的乳腺癌患者中，当患者以外科医师为首要决策者时，乳房切除手术仅为5.3%，当医患双方共同决策时为16.8%；当患者自己做决策时则升至27%。

2. 年龄

中国开展保乳手术中发现，年轻患者对保乳需求较迫切，老年患者常要求不高，结果经保乳手术治疗的患者以年轻患者居多，包括≤35岁者，而老年患者偏少。年轻患者保乳手术后复发风险有多高、是否适合保乳，国内尚无循证医学证据。欧美国家有人研究保乳手术的≤35岁组与>35岁组，随访结果发现，美国两组研究的局部复发率分别为24%、14%，欧洲为28%～35%、9%；可见保乳术后局部复发率≤35岁组是>35岁组的2～3倍。

美国21家肿瘤中心组成的美国综合癌症网(NCCN)制定的乳腺癌临床实践指南(2011年)，将≤35岁浸润性乳腺癌，列为保乳手术的相对禁忌证(Ⅱa类共识)，并提出在选择保乳手术时，医师应向患者充分交代可能存在的风险。

荷兰癌症研究所有人报道，保乳手术治疗后随访15年发现，<41岁的乳腺癌患者(绝大多数为切缘阴性)同侧乳腺癌复发率为23%。辅助治疗(内分泌治疗、化疗、两者联用)、16Gy放疗，可适度降低这种高复发率。

有人研究发现，尽管保乳手术后采用充分的辅助治疗，10年后局部复发率仍在15%左右；年龄可能是局部复发风险增加2倍的相关因素。我国不是乳腺癌的高发国家，发病年龄与欧美有区别。20岁以下乳腺癌罕见，30岁以下少见，从30岁开始随年龄的增加，乳腺癌发病率逐渐上升，40～60岁是我国乳腺癌的高发年龄段。我们既要重视欧美国家循证医学的证据，又要结合中国妇女乳腺癌发病的特点，对年轻乳腺癌患者行保乳手术治疗时，应持慎重态度。年轻患者要求保乳，应结合患者的发病情况、肿瘤分期、生物学指标，确定能否保乳。

我国《乳腺癌诊疗规范2011版》指出：≤35岁的患者，有相对高的复发和再发乳腺癌的风险，在选择保乳手术时，应向患者充分交代可能存在的风险。对行保乳手术复发风险较大的年轻患者，可向其推荐保留皮肤的乳房切除术、即刻乳房再造手术，以期在保证疗效的前提下，提高生活质量。对老年人乳腺癌，结合其特有的生物学行为、恶性程度相对较低，一般应用保乳手术创伤较小，围术期并发症较少，只要身体状况良好，无手术禁忌，有保乳需求，应积极开展保乳手术治疗。

3. 肿瘤大小

欧美专家常考虑乳腺癌肿瘤大小、肿瘤与乳房的比例。一些指南提出Ⅱb类共识，认为肿瘤＞5 cm为保乳手术的相对禁忌证，若经新辅助化疗后肿瘤缩小，仍可行保乳手术。肿瘤虽较大，但患者乳房较大时，肿瘤广泛切除后，仍可获较理想的保乳效果。中国妇女乳房总体较西方妇女小，多数医院保乳手术均选择肿瘤直径≤3 cm者；对直径3～5 cm的肿瘤可先行新辅助化疗，肿瘤缩小后再行保乳手术；也有少数医院保乳手术选择肿瘤直径在4 cm以内。

我国《乳腺癌诊疗规范2011年版》也将肿瘤直径＞5cm作为保乳手术的相对禁忌证。确定患者肿瘤大小是否适合保乳手术，应结合就诊医院的技术水平、设备条件、患者经济状况统筹决定；强调重视肿瘤大小与乳房大小的比例，若为大乳房，选择保乳时，肿瘤直径大小可适当放宽。

4. 肿瘤部位

乳腺癌可发生在乳腺周围象限或中央区，好发部位是外上象限；周围其他象限依次递减为内上象限、外下象限、内下象限。文献报道，中央区乳腺癌占5%～20%。周围象限乳腺癌若符合保乳手术适应证，可采用保乳手术治疗。中央区乳腺癌行保乳手术时，须切除乳头乳晕复合体，现有的数据尚不足以支持保留乳头乳晕复合体的手术作为常规治疗。

澳大利亚有人治疗中央区乳腺癌时采用的保乳手术，包括的肿瘤局部切除、即刻乳房重建的外科技术为肿瘤切除后直接关闭切口、倒T形切口、Benelli环乳晕切口、改良的Grisotti瓣B形切口、下蒂的乳房缩小成形术式等；全组无复发，美容效果较满意。

5. 肿瘤多中心性及多灶性分布

乳腺不同象限同时出现癌灶为乳腺癌的多中心分布；同一象限主癌灶周围出现癌灶为乳腺癌的多灶性分布。欧美国家强调保乳手术前（通常指术前3个月内），应高质量乳腺X线摄影，进一步确定病灶的位置、大小，排除多中心性分布，并了解对侧乳腺的情况。也可采用MRI来排除乳腺癌的多中心性多灶性分布。若乳腺X线摄片显示乳腺内弥漫性微小钙化灶、并伴有恶性征象，须经组织病理学证实。

乳腺癌呈现多中心性多灶性分布时，行保乳手术需同时满足以下三个条件：①手术仅限一个切口（一个标本）；② 切缘阴性；③ 能获得良好的美容效果。2011年NCCN乳腺癌临床实践指南指出，病变广泛、不可能通过单一切口使局部切除达到切缘阴性、影响美观，则为保乳手术的绝对禁忌证。国内多数大医院也采用同样做法，但有些医院不具备乳腺X线机、MRI机，故此项术前检查未列入保乳手术常规。在没有排除多中心、多灶的前提下，常难以保证切缘阴性。

6. 保乳手术切口设计及腋窝淋巴结清扫范围

美国全国乳腺等外科辅助治疗计划（NSABP）推荐，乳腺癌保乳手术肿瘤切除的切口设计是：

以乳头为中心，将乳腺分为上、下两部分，肿瘤位于乳头上方时，行平行于乳晕的弧形切口；肿瘤位于乳头两侧时，行沿乳头的水平切口；肿瘤位于乳头下方时，行以乳头为中心的放射状切口。腋窝解剖的切口设计为：平行于腋褶线且位其下方 2 cm 的弧形切口，前端不超过胸大肌外侧缘，后端不超过背阔肌前缘，长 5～6 cm。

有的医院对位于外上象限的肿瘤采用斜向腋窝的单一切口，既切除肿瘤又清扫腋窝淋巴结，但术后乳腺形体效果不如两个切口为佳。若未行前哨淋巴结活检术（SLNB），腋窝淋巴结清扫范围应包括 Level Ⅰ/Ⅱ 的所有淋巴结，即从背阔肌前缘至胸小肌内侧缘的所有淋巴结。

7. 保乳手术切除乳腺皮肤问题

保乳手术适用于早期乳腺癌不包括 TNM 分期中的 T4 患者，即肿瘤直接侵犯胸壁或皮肤的患者，故一般不需要切除肿瘤表面过多皮肤。如活检后行保乳手术，需要一并切除穿刺针道或外科手术活检瘢痕，并行切缘检测。

8. 保乳手术的安全切缘

保乳手术原发灶的切除大体有三种术式：

——乳房肿瘤切除术，需切除肿瘤周围 1 cm 的乳腺组织。该术式在美国广泛应用。

——乳房肿瘤广泛切除术，需切除肿瘤周围 2～3 cm 的乳腺组织。

——乳房肿瘤象限切除术，需切除肿瘤所在象限的全部乳腺组织、胸肌筋膜、部分皮肤。欧洲一些国家采用该术式。

原发灶的切除要立足于肿瘤的完整切除，同时也要考虑局部形体效果。欧美国家重视保乳手术的切缘检测，主要依据切缘的组织学诊断。手术标本常规进行上、下、内、外、基底切缘的定位标记，并染色，以利于病理科医师的检测和报告。保乳手术对切缘的要求是病理检查切缘阴性。希望切缘距瘤缘之间，有一条没有肿瘤组织的条形带，但究竟多宽为安全，目前尚在研究中。

有人将切缘组织学阴性定义为，肿瘤没有接触到染色区（即染色的切缘无肿瘤），至于无瘤切除范围未作具体说明。一些保乳手术专家共识认为，浸润性导管癌安全切缘至少 1～2 mm。若切缘冰冻切片阳性或有广泛的导管内癌成分（EIC），应再扩切；若多次切缘切片阳性，应放弃保乳手术。

广泛的导管内癌成分是指在浸润性导管癌中，肿瘤体积的 25%以上是导管原位癌（DCIS），且导管原位癌的分布范围超过了浸润性癌，已伸展至周围正常的乳腺组织中。乳腺导管内癌成分的诊断，须依靠石蜡切片检查，若镜下仅发现局灶性阳性切缘，不伴有导管内癌成分，选择保乳手术也是合理的，但术后须考虑对瘤床部位实施高剂量的照射；若伴有导管内癌成分，或不能保证放疗照射量，只能再次手术，切除乳房，可考虑Ⅰ期乳房再造。

对导管原位癌的安全切缘是：切缘没有肿瘤组织浸润（即染色的切缘无肿瘤），由于导管原位癌（DCIS）不连续生长，病理切片上显示其多为节段性分布，有时很难除外邻近切缘的导管内有原位癌充填，实际情况常比看到的原位癌负荷更大。导管原位癌有时需要依靠石蜡切片诊断，安全切缘从 1 mm 到 10 mm，切缘越宽，局部复发率常越低；但＜1 mm 的切缘，应视为切缘不足。对手术切缘不足的导管原位癌不一定都扩切，但必须对这一区域给予高剂量的照射。

美国有人对在保乳手术中为确保肿瘤切缘阴性而多次切缘送检的情况进行了分析：25 年间保乳手术 2 770 例，分为三组，A 组 137 例接受了≥2 次的切缘再送检，B 组 1 514 例接受了 1 次的切缘再送检，C 组 1 119 例未接受切缘的再送检；A、B、C 三组的 5 年、10 年局部复发率分别为 5.5%、1.9%、2.5%和 10%、5.7%、5.6%。多因素分析显示，在保证切缘阴性的情况下，术中多次肿瘤切缘送检可能不影响保乳手术的局部复发率。

国外多数医院的冰冻切片检查室就设在手术室内，便于外科医师、病理科医师相互沟通。手术医师可请病理科医师对送检标本的某一部位进行冰冻切片检查，病理科医师也可建议手术医师对标本的某处邻近部位再次取材送检。

9. 保乳手术后的放疗

保乳手术后放疗，已成为规范化保乳手术治疗的重要组成部分。早期乳腺癌临床协作组(EBCTCG)的 Meta 分析结果发现，保乳手术后放疗 10 年局部复发率为 7.2%，而保乳手术后不加放疗 10 年复发率高达 22%。保乳手术后放疗，可以在腋窝淋巴结阳性的患者中将 5 年局部区域复发率，从 22.8%降低到 5.5%。

常规放疗包括患侧乳房、加照或不加照淋巴引流区，照射 50 Gy，25 次，5 周，瘤床加量 10～16Gy，整个疗程为 6～7 周。巴西有人报道，早期乳腺癌保乳手术后放疗，可使局部复发率降低，但对长期生存率、远处转移率影响不大，高级别的导管原位癌、切缘阳性的患者，能从放疗中获益。对所有保乳手术的患者，只要没有放疗禁忌证，都应进行术后放疗。

放疗设备的不断更新，能减轻治疗伤害，简化治疗程序。保乳手术后的三维适形调强放疗(IMRT)可使原计划照射部位的剂量更加集中、均匀，而正常组织如心脏、大血管的受量可达到最小。改变传统照射模式的大分割全乳照射(HF－WBI)和部分乳腺照射(PBI)，已成为乳腺癌放疗研究的热点。英国和加拿大的试验发现，标准的全乳放疗和大分割放疗，有相同的局部控制率。部分乳腺照射包括术中或术后近距离放疗、靶向术中放疗(TARCIT)、电子束术中放疗(ELIOT)，目前正在临床研究，尚不属常规治疗，仅限于早期患者。

保乳手术后放疗的瘤床定位，目前常用的方法有：①肿瘤切除术后残腔不缝合，直接缝合皮肤，放疗时依据残腔定位。②依据术中在瘤床处放置的定位夹定位。③瘤床定位靠保乳手术前、后 CT 图像融合技术确定。以上三种方法各有其优缺点，最佳的定位方法尚有待进一步研究确定。

有人研究前哨淋巴结阳性的乳腺癌患者，腋窝部位放疗能否替代腋窝淋巴结清扫术，结果显示，腋窝放疗可避免出现腋窝淋巴结清扫术的并发症，完全可作为前哨淋巴结阳性乳腺癌患者的一种备选方案。对前哨淋巴结阳性乳腺癌，腋窝放疗能否替代腋窝淋巴结清扫术的临床试验正在进行中。

10. 保乳术后美容效果评估

我国一些医院开展保乳手术进行术后美容效果评估，常参照欧美国家的标准进行，另一些医院则自定标准，还有一些医院以医患双方的满意度来评估，致使评估结果尚难汇总、比较。我国评估保乳手术后的美容效果，常通过参与保乳手术治疗的医务人员进行，而不是通过第三方进行，其客观性存在欠缺。欧美国家评估保乳手术后美容效果的标准如下：

1)有人建议，以患侧乳房水肿、皮肤凹陷、纤维化、毛细血管扩张、上臂水肿等，作为保乳手术后乳房美容效果评估项目，分为优、良、差三等。

2)JCRT(放射治疗联合中心)标准

(1)优秀：患侧与健侧乳房相似。

(2)好：患侧与健侧乳房有细小差别。

(3)一般：患侧与健侧相比有较明显差别。

(4)差：患侧乳房出现较严重的并发症。

3)米兰试验组的方法

由保乳治疗后 18～24 个月起，给患者摄取正面相，然后通过计算机测量两侧乳头水平高度的差值、两侧乳房下皮肤皱褶高度的差值、胸骨中线与两侧乳头水平距离的差值。

4)根据乳房顺应性的测定进行评估

乳房顺应性即患者站立位与仰卧位时，从乳房的正面观，测量两侧乳头与乳房下皮肤皱褶距离的差值。在 100 例正常对照中，上述差值平均数为 1.8 cm。

5)其他方法

如肿瘤放射协作组/欧洲癌症治疗研究组织 SOMA－LENT 评分，针对保乳治疗后乳腺组织对称性、皮下脂肪、皮肤水肿、纤维化等进行评估，共分 4 级。Harris 评分通过患侧乳房和健侧乳房的比较，进行美容效果评估；也有人采用软件系统进行保乳手术后美容效果评估等。我国“早期乳腺癌规范化保乳综合治疗的研究”的课题组，参照国际标准制定了保乳治疗美容效果评估标准：

(1)优、良：双乳对称，双侧乳头水平差距≤2 cm，患侧乳房外形与健侧无明显差异，外观正常，手感患侧与健侧无差别，皮肤正常。

(2)一般：双乳对称，双侧乳头水平差距＞2 cm 且≤3 cm，患侧乳房外形基本正常或略小于健侧，手感患侧略差，皮肤颜色变浅或发亮。

(3)差：双乳明显不对称，双侧乳头水平差距＞3 cm，患侧乳房外观变形，并较健侧明显缩小，手感差，皮肤厚，呈象皮样，粗糙。

我国《 乳腺癌诊疗规范 2011 年版 》附件 7，推荐了保乳手术后美容效果评价标准，目前各医院可遵照执行，标准如下：

(1)很好：患侧乳腺外形与对侧相同。

(2)好：患侧乳腺与对侧稍有不同，差异不明显。

(3)一般：患侧与对侧有明显不同，但无严重畸形。

(4)差：患侧乳腺有严重畸形。

六、保乳手术技术操作

保乳手术切口设计时，应同时考虑既要有利于手术解剖，又要获得较理想的乳腺形体效果。按美国 NSABP 推荐的肿瘤切除术与腋窝淋巴结清扫术分别做切口。肿瘤位于乳头上方者做弧形切口，肿瘤位于乳头下方者做放射状切口，腋窝解剖另做切口。

保乳手术切除原发灶的切缘检测非常重要，术后局部复发与手术切缘不净相关。保乳手术要求镜下切缘阴性。一些保乳手术专家共识认为，浸润性导管癌安全切缘至少 1mm；导管原位癌(DCIS)安全切缘从 1 mm 到 10 mm，＜1 mm 应视为切缘不足。保乳手术应遵循恶性肿瘤的无瘤观念，应首先进行腋窝部位手术，再进行乳房手术；术前已确定腋窝淋巴结转移的患者除外。

腋窝淋巴结清扫是保乳手术的组成部分，手术操作应精细，为避免损伤血管、神经，应先显露腋静脉。具体方法是：平行于腋褶线且位于其下方做弧形切口，长 5～6 cm。皮肤切开后牵开皮缘剥离两侧皮瓣，内侧皮瓣剥离至胸大肌外侧缘，外侧皮瓣剥离至背阔肌前缘。沿胸大肌外侧缘向上方解剖，可见到腋静脉前方的喙锁胸筋膜，用镊子提起，剪刀剪开喙锁胸筋膜后即可显露腋静脉。

腋静脉有几支大的血管分支，如胸肩峰血管的胸肌支、胸外侧血管，切断后丝线结扎。沿腋静脉由此向内侧扩大解剖范围，用拉钩向内侧拉开胸大肌，清扫位于胸大、小肌之间的 Rotter 淋巴结。再进一步向内上方拉开胸小肌，显露和清扫胸小肌后侧组淋巴结，即 LevelⅡ水平淋巴结。

在胸壁前锯肌外侧 0.5～1 cm 处可发现胸长神经，加以保护。再沿腋静脉向外侧解剖，显露并保护肩胛下血管及胸背神经，在胸小肌外侧缘至背阔肌前缘之间的淋巴结，原乳腺外侧组、中央组、肩胛下组及腋静脉淋巴结，即 Level Ⅰ水平淋巴结，Rotter 淋巴结亦归本组。肋间臂神经即第 2 肋间神经的外侧皮支，在腋静脉下方，横穿腋窝淋巴/脂肪组织，到达上臂内侧，与内侧皮神经会合，尽量保留该神经。此时腋静脉前方、后方、下方及肩胛下肌前方的所有脂肪结缔组织及 Level Ⅰ/Ⅱ 的淋巴结全部清扫。

标本切除后应仔细检查创面，认真止血，并用蒸馏水或生理盐水冲洗手术野。用蒸馏水冲洗的目的是利用其低张作用，来破坏脱落的肿瘤细胞，减少肿瘤细胞种植。为避免术后积液，于腋窝部位放置一根多孔引流管，戳口引出接负压球吸引。此时可缝合切口，亦可在完成乳腺肿瘤病灶切除后一并缝合。切口可一层缝合亦可两层缝合。两层缝合可先用可吸收线行深部真皮间断缝合，使皮瓣靠拢，再用3个或4个可吸收线或尼龙线连续皮内缝合，以敷料覆盖，外敷无菌纱布。

若不影响下面的病灶切除，亦可通过旋转托手板适当收回外展上肢，增加对腋窝手术区的压力，减少手术创面的渗出。对临床检查未发现腋窝淋巴结转移的患者，可采用前哨淋巴结活检术来了解腋窝淋巴结的状况。乳腺肿瘤切除术按设计好的切口切开皮肤，为扩大切除范围，须潜行剥离皮瓣，剥离范围由切除范围决定。若肿瘤边界清楚，至少切除肿瘤周围1cm的正常组织；若肿瘤边界不甚清楚，应适当扩大切除范围。由皮下、腺体直至胸肌筋膜，连同肿瘤表面的皮肤一并切除。若肿瘤边缘不整齐，可疑部位切缘应进行术中冰冻，切缘镜下(＋)时还应补切，若多次冰冻切片(＋)应放弃保乳手术。

肿瘤标本离体后应立即对切缘的位置进行标记，如在肿瘤标本上方系1根丝线、内侧系2根丝线，相对应的即为下方及外侧。基底若能明显辨认则不必标记，目的是方便术后病理科医师了解标本的方位，并对四周切缘及基底进行病理学检查。如肿瘤切除范围较小，可直接缝合皮肤(皮内缝合)，不放引流，残腔由血清、纤维蛋白渗出充填，保持原病灶区轮廓。如肿瘤切除范围较大，彻底止血后应将残腔四周的腺体拉拢缝合，若缝合后原瘤床部位不能位于缝合切口的正下方，则应在腺体拉拢缝合前，在残腔四周留置标记，再拉拢缝合，有利于术后放疗科医师确定定量照射的靶区范围。如手术医师术中采取留置标记的方法定位瘤床，术前应告知患者及家属，并签署知情同意书。皮肤切口可行一层(皮内缝合)或两层缝合。敷料覆盖。连同腋窝部切口可用胸带加压包扎，腋窝部位引流管接负压吸引。

七、乳腺癌改良根治术

据中国女性原发性乳腺癌10年(1999—2008)调查数据显示，中国乳腺癌手术以改良根治术为主(占80.21%)，10年内总体呈上升趋势。1999年改良根治术手术率为68.89%，2008年为80.17%。Halsted手术1999年占乳腺癌手术的28.28%，2008年已降至4.96%，已逐渐被改良根治术和保乳手术所取代。乳腺癌改良根治术有保留胸大肌切除胸小肌的Patey-Dyson术式、保留胸大肌/胸小肌的Auchincloss术式。目前国内大多采用的是保留胸肌的改良根治术，具体技术操作包括皮瓣剥离、乳腺切除、腋窝淋巴结清扫。

1. 体位

仰卧位，向健侧倾斜约15～20，患侧上肢外展90°。有的医师为解剖腋窝顺手，腋窝底部不显得过深，习惯在患侧背后置一斜坡垫，使患侧腋部抬高，为避免臂丛神经受到牵拉，可调节手臂架高度，使外展上肢与腋窝同高。

2. 手术切口设计

切口主要根据肿瘤位置而定。应将穿刺活检针道、手术活检瘢痕包括在切除范围内。横切口术后美容效果优于纵切口，有利于实施乳房再造手术，患者穿低领衫时不会显示手术瘢痕。若肿瘤位于乳头上、下部位，且距离乳头很远，横切口有一定困难；故切口设计应遵循个体化原则。

3. 皮瓣剥离范围

内至胸骨缘，外至背阔肌前缘，上至锁骨下缘，下至第6前肋水平。有的医师选择术前血压正常的年轻患者，在皮瓣剥离范围内注射适量的肾上腺素盐水以减少出血。皮瓣剥离可选择手术刀

(椭圆形大刀片)或电刀,剥离时应由助手协助牵拉皮瓣边缘,使皮肤展平。皮瓣剥离厚度为0.3～0.5 cm,尽量使皮瓣边缘薄、基底厚,沿切口方向皮瓣剥离的长度应大于宽度,以保证皮瓣的血供,避免皮瓣坏死。

4. 切除乳腺及胸肌筋膜

横行切口自下而上,纵向切口自内而外,用电刀沿胸肌筋膜与肌束间的间隙剥离,直至腋窝部位。

5. 清扫腋窝淋巴结

首先切开喙锁胸肌筋膜,暴露腋静脉,一般不必打开腋静脉鞘,因腋窝淋巴结除局部明显转移、外侵,一般很少与腋静脉粘连,而且剥离腋静脉鞘会使血管壁上的毛细血管、淋巴管损伤而加重术后上肢淋巴水肿。自内向外将腋血管周围的淋巴结及脂肪组织剥离开,腋血管向下的分支予以结扎切断。用拉钩将胸大肌向前内侧拉开,显露并清扫胸肌间淋巴结(Rotter 淋巴结),再进一步向内上方拉开胸小肌,显露并清扫胸小肌后侧组淋巴结(LevelⅡ水平淋巴结)。

清扫腋窝淋巴结时有些医师习惯用手术刀或手术剪,也有医师习惯用电刀。在不影响清扫的前提下保留位于腋静脉下方、横穿腋窝淋巴/脂肪组织支配上臂内侧皮肤感觉的肋间臂神经。乳房连同腋窝淋巴脂肪组织一并切除后,手术野将清晰显示腋静脉、胸长神经、胸背神经、肩胛下血管、肩胛下肌、胸大肌、前锯肌及背阔肌。

6. 手术结束切口处理

置"Y"形引流管加压包扎。标本离体后仔细止血,用大量蒸馏水或生理盐水冲洗手术创面,用蒸馏水冲洗可利用它的低张作用,破坏脱落的癌细胞,减少肿瘤细胞种植。再次检查无出血后,于胸骨缘及背阔肌胸肌间隙各放置一根引流管,每根引流管的管壁剪适量的侧孔,以便充分引流,分别从皮瓣下部戳口引出,戳口处引流管与皮肤缝合固定。"Y"形引流管的另一端于体外接负压吸引。切口应无张力缝合,可采用手术线间断缝合,亦可采用切口钉皮器。

若切口张力大,可采用适当的减张内固定,或术前设计好的游离植皮。引流管引出皮肤处用凡士林纱布缠裹,用纱布、棉垫填平胸壁的凹陷处,使全部敷料平整,宽胶布固定,再用胸带加压包扎,压力均匀,松紧适度,保证皮瓣相对固定。术后应保持引流管通畅,一般引流管可放置4天,每天引流液<15 ml 时可以拔管。拔管后还应继续加压包扎几天。若患者临床检查未发现腋窝淋巴结转移,可采用前哨淋巴结活检术(SLNB)来替代腋窝淋巴结清扫术(ALND)。

八、乳腺癌外科治疗新进展

乳腺癌外科已经历单纯肿瘤切除阶段、改良扩大肿瘤切除阶段、保乳肿瘤合理切除阶段,目前已进入保乳微创治疗阶段。目前国际上尚没有对保乳手术的适应证作统一规定。目前肿瘤的大小、淋巴结情况、肿瘤部位、是否伴有乳头溢液等,有人认为都是手术相对禁忌证。有人提出,只要肿瘤集中在一两个邻近的象限内,也可行保乳手术。虽然保乳手术的治疗适应证在逐渐扩大,但在临床选择适宜行保乳手术治疗的患者时,应充分考虑到手术的安全性、术后乳房美观性和功能,不应盲目保乳手术。

2010年一些指南提出,保乳手术的绝对禁忌证包括:既往做过乳腺放疗、胸壁放疗、妊娠期放疗;钼靶摄片提示弥漫性可疑癌灶、癌性微钙化灶;病变广泛,不能通过单一切口的局部肿瘤切除就达到切缘阴性;阳性病理切缘。目前能以前哨淋巴结的转移状况,来推断腋窝淋巴结是否受累。前哨淋巴结活检术,能较准确检测腋窝淋巴结转移,是临床乳腺癌治疗的常规术式,也是乳腺癌术后个性化治疗方案选择的依据。能选择性切除肿瘤转移可能性最大的腋窝淋巴结，能使腋窝淋巴结阴性的乳腺癌免于行腋窝淋巴结清扫，一般能对腋窝淋巴结的状况做出评估。前哨淋巴结阴性者，一般其他淋巴结受累的机会较小，可不行腋窝淋巴结清扫，能降低上肢淋巴水肿的发生率，提高生活质量。前哨淋巴结在做组织切片时，一般为连续性病理切片，常比腋窝淋巴结清扫标本的病理学结果更敏感、更可靠。

目前乳腺癌临床治疗，一般是以手术为主的综合治疗，现代乳腺外科治疗乳腺癌的策略是：在保证局部彻底切除根治的同时，保持乳房术后的功能、美观，改善术后生活质量。随着微创乳腺外科的发展，外科治疗已是治愈与提高患者术后生活质量相兼顾的个体化综合治疗。早期乳腺癌切除术后即刻乳房重建手术治疗方法的安全性、有效性，已得到充分证实。乳腺外科医师应重视新辅助化疗、介入治疗、分子靶向治疗、内分泌治疗、生物治疗等，个性化综合治疗模式可提高生存率，减少复发率、死亡率，提高生活质量。保乳术及术后采取有效方案综合治疗，是确保患者生存质量的关键。术后可根据临床及病理分期，决定下一步治疗方案，包括术后的放疗、化疗、内分泌治疗等。术后中等剂量的放疗，常可使亚临床病灶消除，能避免放射性损伤，有较好的美容效果。全身辅助内分泌治疗、辅助化疗等，可对提高远期效果，提高生存率，降低复发率。

在保乳手术成功的评估标准中，术后形体美容是较重要的指标；优良，为双乳对称，外观正常，皮肤正常，手感同健侧无明显差别。美容效果与肿瘤大小、乳房大小、乳房肿瘤所处象限等相关；切除乳腺的量，能影响术后乳房外形，故在手术时须兼顾术后美观及降低术后复发风险，并应加强随访。应在规范手术的基础上，综合考虑患者的具体情况，贯彻微创、个体化治疗的理念，选择适合患者的术式，在降低创伤的同时，降低淋巴水肿发生率。处理腋窝时要小心谨慎、仔细解剖，避免损伤静脉；保留腋血管鞘、肋间臂神经，避免皮瓣过薄，充分止血。在肿瘤未累及的皮瓣区，适当保留部分皮下脂肪组织，避免过度清扫，有利于淋巴回流。通过术中反向腋窝淋巴显影，常能保护上肢淋巴回流通道，进而降低上肢水肿的发生率。要明确乳腺、上肢的淋巴通道走形，减少淋巴通路的损失，减少乳腺癌术后上肢淋巴发生水肿的风险。2013 年有人报告，对转移性乳腺癌患者进行初始化疗有效后，手术切除乳腺肿瘤、腋窝淋巴结、放疗，并不增加额外益处。

九、乳腺微创外科技术

微创外科主要通过最优的切口选择、最低的组织损失，实现对患者的诊疗，被喻为 21 世纪外科发展的方向之一。乳腺癌是一种全身性疾病，目前微创技术已成为了它的诊治手段。微创外科技术治疗乳腺疾病，可获得较小的伤口，伤口易愈合，治疗效果较佳，可降低乳腺癌患者术后的心理障碍。具体可参考 2011 年中国乳腺癌诊治指南与规范等。

1. 传统手术向微创化手术的改革

随着时代的发展，乳腺癌的治疗有突飞猛进的发展。乳腺癌的保乳手术是以手术为主，以放疗为核心，辅以化疗、内分泌治疗等的综合治疗，以提高患者的生存率为前提，最大限度地保留女性患者的乳腺，并使患者保持良好的心理状态。

目前乳腺癌正在逐渐应用微创技术，主要有乳腔镜下微创手术和各种消融治疗，包括激光消融术、射频消融术、冷冻消融术、高强度聚焦超声等；疗效与达到标准外科手术相似，并发症较少，现正在国内外逐步展开。微创手术是否可在某种情况下替代外科手术及术后的远期治疗等，正在研究中。

2. 麦默通乳腺疾病诊治系统

麦默通（MMT）乳腺疾病诊治系统，1994 年在美国研究成功；它不进行大的手术，利用微创原理对乳腺癌治疗，能使患者治疗中受最小疼痛、损伤。其原理是在超声、三维立体钼靶影像、核磁共振的引导下，将乳房中的患处分割成若干个小部分，然后以带有真空负压吸引装置的旋转内切刀进行取样，通过旋切针吸出体外，取样过程更加连续。一次穿透后，便可获得确定病情的样品量，在确定良恶性后，能即刻通过微创，进行无伤口的治疗。

3. 乳腔镜在乳腺癌微创手术中的应用

乳腔镜被广大乳腺病医师使用，标志着在微创技术的同时，又保持人体美，体现人性化。目前常用乳腔镜腋窝淋巴结清除术。乳腔镜前哨淋巴结活检，对乳腺癌的分期判断较准确，能发现转移情况，可简化手术操作程序，提高手术成功率。乳腔镜保乳手术是较合理的治疗方法，能切除乳腺癌病患，保持女性身体完整性。

4. 乳腺癌术后乳房重建

在现有的条件下，治疗乳腺癌的主要手段还是以乳房的切除为前提的。乳房切除后的重塑手段有两种，一是假体植入型；二是自体移植型。乳房较小、乳房四周软组织覆盖较好的患者，常采用假体植入。但在实际操作中，患者选哪种乳房重建方式，应视个人对假体有无顾虑而定。

国内有人对保乳手术中应用缺损区周围乳腺组织腺蒂瓣转位法、局部皮瓣或脂肪筋膜瓣转移法、背阔肌肌瓣法等乳房整形进行技术研究。保乳手术组和传统手术保乳组的术后并发症、局部复发、远处转移、总体生存率、无病生存率均无统计学差异。而乳房整形技术保乳组，在主观满意率、乳房美容客观评分上均优于传统手术保乳组。早期乳腺癌患者应用乳房整形技术进行保乳手术治疗，在安全性及美容性上都是一项值得推荐的技术。

十、乳腺癌新辅助化疗后局部区域外科处理

1. 概述

国内有人探讨乳腺癌新辅助化疗后局部区域的外科处理策略，对近年来有关乳腺癌新辅助化疗降期后保乳治疗、同侧乳房复发的相关因素、原发肿瘤病理退缩模式、前哨淋巴结活检等相关文献综述，结果发现：

(1)新辅助化疗可使原发乳腺癌降期，提高保乳手术的比例，但通过新辅助化疗降期后，保乳手术患者可能存在较高的同侧乳腺肿瘤复发风险。目前认为，同侧乳腺肿瘤复发率的相关因素为：残余肿瘤呈多中心模式、残余肿瘤直径＞2 cm。新辅助化疗后原发肿瘤病理退缩模式及相关因素尚不明确。

(2)新辅助化疗前、后进行前哨淋巴结活检(SLNB)，均是可行的，并已获得一些指南的认可。初始腋窝淋巴结阴性患者，更能从新辅助化疗后前哨淋巴结活检中获益。初始腋窝淋巴结阳性患者，新辅助化疗转阴性后行活检，替代 ALND 的前景可期，但须获得临床认可的成功率。

无论乳腺癌新辅助化疗的临床、影像学疗效如何，外科处理仍是目前降低局部区域复发风险的重要手段。在分子分型时代，可依据乳腺癌初始分期、新辅助化疗的疗效，对乳腺癌患者施行个体化的局部区域外科处理。

2005 年有人对 3946 例患者的 9 项试验荟萃分析，结果显示，辅助化疗组与新辅助化疗组患者，具有相近的死亡风险(RR ＝1.00)、疾病进展风险(RR＝0.99)、远处转移风险(RR＝0.94)；新辅助化疗组患者有更高的保乳手术比例；新辅助化疗组的局部区域复发风险，显著高于辅助化疗组(RR＝1.22)，特别是未接受手术仅行放疗的患者，有更高的同侧乳腺肿瘤复发率。

2007 年有人 Meta 分析纳入了 14 项随机试验的 5 500 例乳腺癌患者，结果显示，与接受辅助

化疗比，新辅助化疗虽可降低乳房切除术的比例（RR＝0.71），但未影响患者的总生存率，也未降低患者的局部控制风险率（HR＝1.12）。2008年有人随访16年的研究结果显示，新辅助化疗组保乳治疗患者的同侧乳腺肿瘤复发率，高于辅助化疗组的保乳治疗患者，但差异并无统计学意义。

上述Meta分析及随机临床试验结果，已得到众多乳腺癌临床指南的认可，对临床可手术乳腺癌患者，新辅助化疗可通过乳腺原发肿瘤降期，提高保乳手术的比例；对初始可进行保乳手术的患者，可减少乳腺组织的切除量，改善保乳手术的美容效果。虽然通过新辅助化疗降期后行保乳手术患者可能存在较高的同侧乳腺肿瘤复发风险，但总体同侧乳腺肿瘤复发率仍可接受。

2. 复发的预测因素

影响新辅助化疗降期后保乳治疗的同侧乳腺肿瘤复发的相关因素：有人研究340例Ⅱ～Ⅲ期新辅助化疗后保乳治疗患者随访5年的结果，发现临床原发肿瘤分期，与同侧乳腺肿瘤复发率无关，但T 3/4期的新辅助化疗后的肿瘤退缩呈多中心模式患者的同侧乳腺肿瘤复发率高达20％。同侧乳腺肿瘤复发率和局部区域复发的预测因素包括①初始cN2/cN3；②新辅助化疗后病理残余肿瘤直径＞2 cm；③残余肿瘤呈多中心模式；④脉管癌栓。

按以上预测因素（每一因素计1分，总共4分）计分分为：低危（0～1分）、中危（2分）和高危（3～4分），其5年无局部区域复发生存率分别为94％、83％、53％（P＜0.001）。与乳房切除术相比，低、中危患者新辅助化疗后行保乳治疗者的10年局部区域复发风险差异无统计学意义，而高危患者新辅助化疗后行保乳治疗后的局部区域复发率显著升高（61％∶19％，P＝0.009）。

有人的研究发现，新辅助化疗后不适合保乳手术治疗的因素包括：①原发肿瘤直径≥5 cm；②低分化；③小叶癌；④残余肿瘤呈多中心模式。有人对375例行3～8周期新辅助化疗后行保乳治疗患者随访47.8个月的研究提示，雌激素受体状态、新辅助化疗后残余肿瘤呈多中心模式，是同侧乳腺肿瘤复发率的独立影响因子。新辅助化疗后发生同侧乳腺肿瘤复发患者的总生存率降低。

有人对257例行4周期新辅助化疗后行保乳治疗患者中位随访93个月，认为同侧乳腺肿瘤复发率的影响因素包括：①年龄＜40岁；②切缘＜2 mm；③S期细胞分数＞4％；④手术时临床评估残余肿瘤直径＞2 cm。上述研究表明，乳腺癌患者新辅助化疗后，恰当的保乳手术选择标准，是降低同侧乳房复发的关键。

3. 新辅助化疗后乳腺原发肿瘤的病理退缩模式

新辅助化疗后原发肿瘤的病理退缩模式是多样的，包括孤立状、团块状伴随点状或线状、多中心状、多象限状、弥散状等。这使准确评估残余肿瘤范围较困难，能引起新辅助化疗后保乳手术治疗切缘不足，而导致同侧乳腺肿瘤复发；即使新辅助化疗后保乳治疗切缘阴性，也可能因为残留遗漏的癌细胞，而使同侧乳腺肿瘤复发率增高。为了提高新辅助化疗后保乳治疗率、降低同侧乳腺肿瘤复发率，准确评估新辅助化疗后残余肿瘤范围及退缩模式至关重要。

有人将原发乳腺癌病理退缩模式，分为弥散状、结节状、散在状、中心瘢痕状，50例患者新辅助化疗后病理完全缓解（pCR）和上述退缩模式的例数分别为9、9、10、20、2例；相对于新辅助内分泌治疗，新辅助化疗更易获得pCR和散在状退缩模式。

有人将原发乳腺癌病理退缩模式，分为向心性收缩的孤立性残留癌灶、多灶性斑片状残留癌灶、主残留灶旁有卫星结节样残留灶，三者的比例分别为61％、33％、6％，后两种模式多见于新辅助化疗前原发肿瘤较大者。

有人将86例乳腺浸润性导管癌患者分为半疗程组和全疗程组，两组分别接受3周期、6～8周期新辅助化疗，新辅助化疗后发现，病理退缩模式分为pCR、孤立状、结节状、团块伴散在状、弥散状，上述病理退缩模式在半疗程组分别为1、1、0、0、23例，在全疗程组分别为18、3、12、21、7例

($P=0.000$);临床-病理退缩模式分为向心性退缩、非向心性退缩,全疗程组的向心性退缩模式比例显著高于半疗程组(57.4%∶0%,$P=0.0001$)。

上述研究提示,乳腺癌新辅助化疗后原发肿瘤病理退缩模式尚未达成共识,仍在探索阶段;同时需要寻求最佳的影像学检查来预测病理退缩模式及评估残余肿瘤范围。

4. 新辅助化疗与 SLNB 个体化选择

(1)初始腋窝淋巴结分期

目前认为,腋窝淋巴结处理,须根据患者的临床腋窝淋巴结状态来决定。2008 年一些乳腺癌新辅助化疗后局部区域处理专家共识认为,cN0 患者在新辅助化疗前后均可接受 SLNB。

研究发现,初始 cN0 患者新辅助化疗后行 SLNB 的成功率高于初始 cN1 患者(94.6%∶81.5%,$P=0.008$),而假阴性率差异、无统计学意义。数据显示,初始腋窝淋巴结阴性、新辅助化疗后腋窝淋巴结转阴、新辅助化疗后腋窝淋巴结仍阳性患者的远处复发率,分别为 8.3%、14.3%、22.7%($P=0.046$)。因此初始 cN0 的患者,更能从新辅助化疗后行 SLNB 中获益。

(2)示踪剂

常规 SLNB 示踪剂,包括蓝染料、放射性硫胶体,联合使用蓝染料和核素示踪剂,可使检测成功率提高 1.3%,假阴性率降低 2.5%。

(3)前哨淋巴结检出数目

有人分析发现,原发肿瘤大小和前哨淋巴结检出数目是行 SLNB 假阴性率的独立影响因子,认为前哨淋巴结检出数目≥2,有助于降低新辅助化疗后 SLNB 的假阴性率。

(4)新辅助化疗与行 SLNB 时机选择

接受新辅助化疗治疗的患者,选择行 SLNB 的时机,仍在研究中。众多 SLNB 指南认为,新辅助化疗前、后行 SLNB 均是可行的,但新辅助化疗后行 SLNB 的准确性相对较低。

十一、乳腺癌术后上肢淋巴水肿

乳腺癌腋窝淋巴结清扫(ALND)是乳腺癌外科治疗的一个重要组成部分。然而 ALND 后可发生一些相关并发症,其中上肢淋巴水肿迄今尚无良策,可影响患者的生活质量。ALND 术后上肢淋巴水肿的发生率报道不一,为 6%～49%,即使仅行前哨淋巴结活组织检查(SLNB),其发生率也波动于 4%～10%。

1. 淋巴水肿的机制

ALND 后上肢淋巴水肿发生的时间及水肿程度因人而异,其发病原因一般认为与上肢淋巴液回流不畅相关。上肢存在浅、深两层相对独立的淋巴回流系统,这两层淋巴管主要通过腋窝淋巴结相联系。当手术切断或结扎一些淋巴管后,滞留的淋巴液,主要靠代偿机制回流,主要包括原已存在的其他淋巴管和交通支、

新生淋巴管和新生交通支、正常时关闭的淋巴管-静脉短路的开放。

这些代偿机制,一般可承受生理状态下的淋巴引流,但如果滞留的淋巴液超量时,即可发生临床上的淋巴水肿,可形成恶性循环。开始时,淋巴水肿升高间质中蛋白质浓度,升高组织胶体渗透压,减少血管内外胶体渗透压梯度,增加进入组织间隙的液体量,加重水肿。同时间质中的成纤维细胞,因受到淋巴液的刺激而增殖并释放胶原蛋白,但巨噬细胞功能受抑制,无法降解胶原蛋白,胶原蛋白在增加组织胶体渗透压的同时,也形成胶原纤维促皮下组织纤维化,筋膜增厚,皮肤硬度增加。随着皮下组织纤维化不断增加,淋巴管的损伤也不断加重,进一步限制淋巴引流。严重的淋巴水肿使淋巴回流受阻,巨噬细胞功能受抑制,细胞免疫功能下降。水肿的上肢皮肤一旦破损

易发生感染，能再刺激间质增生，进一步加重淋巴管梗阻。乳腺癌术后上肢淋巴水肿是一个由淋巴液积聚、组织增生继而发生纤维化的慢性过程。

但临床上有一些现象难以用以上机制进行解释，如多数患者淋巴水肿的出现有延迟性，多发生在术后1～3年；部分仅行SLNB的患者也可出现淋巴水肿，而许多行ALND的患者上肢却无明显的淋巴水肿。检测淋巴水肿肢体的细胞间质蛋白浓度和胶体渗透压，发现部分患者这两项指标并不升高，有的甚至低于正常均值，呈现一种低蛋白水肿。

近年来，有学者提出淋巴泵功能衰竭假说，主要认为上肢淋巴水肿的患者，可能存在先天的淋巴泵功能储备不足，当腋窝淋巴结被清扫后，上肢淋巴泵的负荷加重，在早期淋巴泵处于代偿范围内，上肢水肿不明显，长期超负荷使淋巴泵功能逐渐衰竭而失代偿，临床上呈现淋巴水肿。

2010年有人在淋巴泵衰竭理论的基础上，提出了组织间隙压力失调假说；认为由于淋巴泵功能衰竭，淋巴通路梗阻，从组织间隙到毛细淋巴管流向的组织间液的流速明显下降；能刺激组织间质细胞分泌的血管内皮生长因子，与周围毛细血管内皮细胞上的血管内皮生长因子受体2结合，增加毛细血管内皮对水分的渗透系数，致使大量水分滤出，间质流体静水压上升，加速了组织间隙中的液体到毛细淋巴管的流速，从而建立新的平衡，使淋巴液生成增加。腋窝淋巴结一般分为3组，以胸小肌为标志：

——Ⅰ组为胸小肌外侧组，包括腋窝淋巴结的外侧组（前群）、肩胛下组（后群）、腋静脉淋巴结（外侧群）、中央组（中间群大部分）、胸大小肌间淋巴结。

——Ⅱ组为胸小肌后组，包含胸小肌深面的腋静脉淋巴结组。

——Ⅲ组及锁骨下组，包含位于胸小肌内侧的淋巴结，及锁骨下淋巴结。上肢淋巴引流途径与腋窝淋巴结的大致关系为：

——起于手部与前臂的浅组淋巴形成桡束、正中束与尺束，继而在肘上形成内侧上臂束，即上肢中央干淋巴通路，该束与来自肌间隔部的深组淋巴管，共同汇入中央和腋静脉淋巴组，继而进入锁骨下淋巴组。

——上臂外侧部的淋巴汇集形成较小的外侧上臂束，即上肢侧干。上肢侧干经三角肌胸大肌间沟进入锁骨下淋巴结组，其中一部分终止于锁骨下淋巴结组。有人发现：上肢侧干有长、短两种变异；长变异的前臂桡侧淋巴束与上肢侧干有交通，当上肢中央干受损时，上肢的淋巴液可经过交通支进入上肢侧干，继而进入锁骨下组淋巴结或是颈部的淋巴结进行代偿；短变异没有交通支，容易发生淋巴水肿。

——唯一不引流到腋静脉的淋巴组是上肢中央淋巴组。如果患者上肢的淋巴液沿上肢淋巴主干流入上肢中央淋巴结，那么清扫腋窝淋巴结或对中央区前哨淋巴结进行活组织检查后，则易发生上肢水肿。以上理论提示，无论采用何种术式，患者均面临上肢水肿的风险，清扫腋窝淋巴结后只要上肢淋巴引流通畅，水肿风险会大大减小。因此上肢淋巴引流模式可能是水肿发生的关键机制。

2.淋巴水肿的相关因素

(1)手术技术

——手术切口设计对上肢水肿有一定的影响。Halsted或Meger纵形切口因向上臂延长倾斜过多，愈合后的切口呈鹰嘴状，影响上肢活动，还会粘连、压迫腋窝血管，阻碍静脉回流。横向切口则无以上问题。手术中误伤头静脉，或分离、结扎分支血管过于贴近腋静脉而致腋静脉狭窄，均可引起淋巴水肿。

ALND是乳腺癌根治术的重要组成部分，手术过程中皮瓣的游离与组织的切除，不可避免地损伤上肢大部分淋巴回流通路。上肢浅深淋巴回流网联系的阻断、胸壁与上肢淋巴交通的损伤、上肢与颈部淋巴管的交通破坏均可导致淋巴水肿。

不必要的腋静脉外膜剥离也会导致两侧淋巴管受损，增加上肢水肿发生率。非肿瘤象限皮瓣下脂肪层的保留可在一定程度上缓解淋巴液的积聚。有研究者认为，保留前、侧胸壁交界处肋间臂神经，不仅可减少分布区域的麻木感，而且有助于降低上肢水肿的发生率。随着手术方式总体趋小，尤其是 SLNB 的应用，上肢淋巴水肿的发生率不断降低。SLNB 患者仍有一定的上肢水肿发生率，虽然多数水肿程度较轻，但其机制和预防依然须要进一步研究。

(2)术后感染与运动不当

手术损伤的残存淋巴管道易发生阻塞、水肿，致使上肢淋巴液回流不畅，机体细胞免疫功能下降。当上肢皮肤有破损时，易发生感染，形成淋巴管炎，加重残存淋巴管的损伤。未被引流的渗液积聚在组织间隙中，增加了组织间隙压力，阻碍新淋巴管通路的形成。此外间质纤维受刺激后增生、纤维化，以及瘢痕形成，加重了上肢淋巴引流代偿的压力。术后上肢运动的时机或强度不当，可影响上肢血液、淋巴液的回流与循环，致使淋巴管再生迟缓，水肿时间延长。

(3)放射治疗

照射区皮肤及皮下组织的病变，是放射治疗主要的不良反应之一。淋巴侧支循环尚未建立时，对腋窝进行范围过大或过早的放射治疗，会引起淋巴管阻断、水肿、纤维化，进而导致淋巴回流障碍，发生上肢淋巴水肿。此外局部肌肉的纤维化也会影响上肢血运和淋巴回流。

(4)肿瘤复发

淋巴通道是乳腺癌区域转移的主要途径。当淋巴结发生肿瘤转移时，可形成癌栓阻塞淋巴管。有时肿瘤直接压迫淋巴管也会影响淋巴回流，致使上肢水肿进行性加重。

(5)其他

肥胖者易发生脂肪液化和坏死，与正常人群比，较易发生术后伤口愈合不良，甚至感染。高龄患者的淋巴-静脉通道退化、减少，淋巴回流代偿机制减退，较易发生上肢淋巴水肿；高龄者体重指数下降、上肢皮下结缔组织更为疏松，其水肿程度往往更为明显。

3. 淋巴水肿的预防

淋巴水肿一旦形成就很难治愈，因此预防淋巴水肿的发生至关重要。由于乳腺癌术后上肢淋巴水肿发生的原因较多，其机制尚未完全明了，降低其发生的风险目前只能从多方面努力。

(1)合理选择手术方式及保存上肢淋巴管

合理选择乳腺癌手术方式、尽可能减少淋巴回流通路损伤是预防上肢淋巴水肿的根本措施。应在规范手术的基础上，综合考虑患者的具体情况，贯彻微创与个体化治疗的理念，选择适合患者的术式，在降低对患者机体创伤的同时降低淋巴水肿发生率。处理腋窝时要小心谨慎、仔细解剖，避免损伤头静脉；保留腋血管鞘和肋间臂神经，避免皮瓣过薄，并要充分止血；在肿瘤未累及的皮瓣区适当保留部分皮下脂肪组织，避免过度清扫，以利于淋巴回流。

(2)严格放射治疗指征

放射治疗在降低乳腺癌局部复发率的同时，也增加淋巴水肿的风险。应严格掌握放射治疗的指征，根据患者的病情，包括病灶部位、病理检查结果以及术式等，为患者制定个体化放射治疗方案，选择合适的照射部位及放射剂量，杜绝不当的放射治疗。若患者已行腋窝淋巴结清扫术，术后如无特殊需要，可不做腋窝照射。

(3)预防术后并发症

规范术后管理：合理换药，预防伤口感染；适当加压包扎，避免皮瓣坏死；通畅引流，减少术区积液。如局部形成积液，及时抽吸后加压包扎；如有炎症反应，及时对症处理；如有感染，应及时控制。

(4)术后合理锻炼

术后适时、有计划的功能训练有助于伤口愈合，且有利于上肢静脉血和淋巴液回流，有利于上肢功能恢复，也能防止腋窝瘢痕以及腋窝长期不能舒展所致的畸形挛缩压迫淋巴管。

(5)其他

显微手术的飞速发展对上肢水肿的预防可能提供一定的帮助，如有人将上肢的集合淋巴管与腋静脉的分支进行显微淋巴管-静脉吻合术(LYMPH)，将淋巴液引流至静脉。但这一操作增加了手术难度，延长了手术时间，且其长期疗效仍有待观察研究。

术后，患肢要尽可能避免一切引起上肢淋巴渗出增多或回流受阻的事件，如上肢长时间下垂、过度负重或用力不当、上肢皮肤破损感染，患肢输血、输液等。

（余元勋　钱立庭　王　勇）

进一步的参考文献

[1]SWAMINATHAN V. Choices in surgery for older women with breast cancer[J]. Breast Care (Basel), 2012,7(6):445-451.

[2]BALAZS IB. Breast cancer survivorship: a comprehensive review of long-term medical issues and lifestyle recommendations[J]. Perm J,2015,19(2) :48-79.

[3]VIKRAM S. Choices in surgery for older women with breast cancer[J]. Breast Care (Basel) ,2012,7(6): 445-451.

[4]KAREN KC. Effects of breast cancer surgery and surgical side effects on body image over time[J]. Breast Cancer Res Treat,2011,126(1):167-176.

第二十八章　乳腺癌放射治疗

目前中国网上已公开发布 2007 年 NCCN 与 CBCS 乳腺癌治疗指南、正确认识乳腺癌综合治疗的理念与地位、2012 年乳腺癌术后放射治疗临床路径、2013 年中国乳腺癌诊治指南与规范、2014 年中国进展期乳腺癌治疗专家共识、2014 年美国乳腺癌整合治疗指南、2015 年欧洲乳腺癌术后照射靶区勾画指南、早期乳腺癌放射治疗规范性指导原则、2015 年 NCCN 乳腺癌化疗及内分泌治方案疗指南、三阴性乳腺癌放疗综述等资料，有较高临床指导意义，详细内容可由网上获得。

一、放射治疗在乳腺癌综合治疗中的地位

近年来，放射治疗(放疗)在乳腺癌综合治疗中的重要地位没有改变。放疗的作用主要体现在以下几个方面：①作为根治性治疗手段，与保留乳房手术相结合，能获得与全乳腺切除手术相同的疗效。②作为辅助性治疗手段，与改良根治术相结合，能增加高复发风险患者的局部控制率及总生存率。③作为主要局部治疗手段，能提高肿瘤局部复发的局部控制率。④作为术前放疗或姑息性治疗手段，能提高局部晚期乳腺癌的手术切除率，减轻症状。⑤作为姑息治疗的主要手段，能有效缓解转移性乳腺癌患者症状、减轻其痛苦、提高其生活质量。

放疗能改善局部区域控制。一些早期和局部晚期乳腺癌放疗的荟萃分析结果显示，放疗能降低乳腺癌患者的局部区域复发率 2/3；每减少 4 例复发，就能避免 1 例死亡，从而使总生存率可提高 4%～5%。放疗能改善总生存率，主要依赖于放疗技术改进，降低放疗引起的非乳腺癌死亡率；有效的全身系统性化疗、内分泌治疗，能降低患者的远期风险。

保留乳房手术的患者一般均需术后放疗。改良根治术后患者，肿瘤＞5 cm、手术切缘阳性、腋窝淋巴结转移数≥4 个，建议给予术后放疗。炎性乳腺癌改良根治术后，也需放疗。随着临床证据的积累，放疗适应证也出现了一些新变化，如何明确放疗指征也是一个新的问题。

目前认为，需要参考患者手术后的病理分期、新辅助化疗前的临床分期，选择高复发风险患者做术后放疗。70 岁以上预后较好的早期患者，保留乳房术后可不进行放疗；改良根治术后腋窝 1～3 个淋巴结转移阳性的患者，可进一步选择高复发风险患者做术后放疗；改良根治术后病理分期 T3N0M0 的患者，不需要术后放疗。

随着放疗技术的发展，放疗手段有较大变化。保留乳房手术的患者，大分割放疗、部分乳腺照射，可显著地缩短放疗周期。对一些患者，这些技术可替代常规分割的全乳腺放疗，使放疗变得更为方便。术中放疗应用于部分乳腺放疗或全乳腺放疗中的瘤床补量部分，能使放疗定位更加准确，可进一步降低放疗对正常组织的损伤。调强放疗、呼吸适应放疗、俯卧位放疗，可降低乳腺癌患者放疗的急性皮肤反应及远期心脏毒性，适用于一些心脏贴近胸壁、乳房大而下垂的患者。

转移性乳腺癌姑息放疗的常见适应证，为骨转移、脑转移、脊髓压迫、脑膜转移、眼内转移等。放疗多在 2～3 周内给 1 个周期姑息性低剂量的外照射，目的是缓解症状，改善生活质量。

随着 γ 刀、X 刀(SRS)、体部立体定向放疗(SBRT)的开展，可通过立体定向放疗，使孤立性转移灶得到高剂量照射。立体定向放疗可扩大转移性乳腺癌的放疗适应证，能由原来的脑转移、脊柱转移等，扩展到孤立或少发的肝转移、肺转移等新的病变部位，能使转移性乳腺癌的放疗由姑息走向根治。

欧美国家对乳腺癌患者合理的放疗使用率做了研究。有人明确了乳腺癌的放疗适应证，在乳腺癌患者中再用流行病学方法，计算出每个放疗指征的出现概率，从而推算出乳腺癌患者需要做

放疗的概率。在北美乳腺癌人群中，估计 66.4％患者在乳腺癌病程中某个时间点，需要做一次或多次放疗。

澳大利亚研究人员估计 83％乳腺癌患者需要放疗。有人选择一个治疗做得最规范、并且没有其他因素如设备、经济情况影响放疗实施的社区，确定一个乳腺癌放疗的基准率。加拿大的研究发现，60.7％乳腺癌患者接受了放疗，放疗在乳腺癌的综合治疗中占有重要地位。

50 年前，放疗仅在高风险的乳腺癌切除术后应用。和今天相比，当时的设备、治疗计划和放射线给予技术还十分初级。近 50 年乳腺癌放射治疗的进步主要依赖于放疗技术的进步，对放疗远期毒性更好的理解和规避措施的改善，对不同分割模式生物等效性的理解的进步。这些进步使得放疗更加有效、安全和便利。

作为一种局部治疗，人们主要关注放疗对局部复发的控制。既往有关放疗的试验也主要将局部复发作为主要终点。

2005 年来自早期乳腺癌试验协作组的荟萃分析，清楚表明了放疗的全身性疗效。保乳术后或淋巴结阳性患者乳腺癌根治术后放疗，可降低局部复发率，减少远处转移，改善长期生存率。在该协作组 2011 年的荟萃分析中，将研究人群限定为接受保乳手术的患者，发现放疗可将所有首次复发率降低 50％，并改善长期生存率。

50 年前保乳手术联合放疗的治疗是高度实验性的。但今天保乳治疗已是标准疗法。保乳治疗的目标，是在保留胸廓外形及低复发率的同时，获得与乳腺癌根治术同样的生存率。目前大量的随机临床试验发现，保乳治疗与乳腺癌根治术的生存期相当；两项随访时间为 20 年的大型试验进一步确认了这一点。

保乳治疗后，局部复发率也显著降低。美国的早期试验发现，5 年局部复发率大约为 10％，目前约为 2％，主要与一些亚型有关。局部复发率降低的原因包括乳腺影像学技术的进步，尤其是在发现微钙化灶方面，评估手术切缘状况的病理技术的进步，最重要的是系统性治疗（化疗、激素治疗、生物治疗）与放疗的协同。辅助性系统治疗的发展，使放疗更加有效，提高了放疗重要性。如辅助性系统治疗能解决微转移，那么对肿瘤局部就更有效。

放疗联合轻度手术的策略，也成功地应用于腋窝。前哨淋巴结阳性，需要进行完全的腋窝淋巴结清扫。临床试验发现，前哨淋巴结受侵少于 3 个的患者中，淋巴结 5 年复发率、无进展生存率、总体生存率有显著差别；试验中所有患者接受保乳治疗，97％接受某种辅助治疗，15％患者最终接受腋窝区放疗。放疗联合辅助治疗的应用，可降低仅行前哨淋巴结活检组的腋窝淋巴结复发率。

多年来一般认为，乳腺癌放疗每天 1.8～2.0 Gy，可最大限度地降低并发症，原发部位、手术瘢痕处需接受 6 周照射。目前确认，适度的大分割放疗每天 2.66 Gy，与常规分割安全性、有效性相当，保乳术后放疗时间可缩短到 3～4 周；这一大分割方式只在乳腺区照射确认，而非淋巴结区，且放射线不均质性需小于 107％。

乳腺切除术后放疗也在不断发展。丹麦有人根据腋窝淋巴结阳性数目、肿瘤大小、组织学分级、受体状态，将患者分为三类预后组，随机分配是否接受术后放疗，继而分析 5 年局部复发率、15 年乳腺癌相关死亡率；高危组接受术后放疗后的局部复发率最大（36％），但 15 年乳腺癌相关死亡率无改善；与此相比，低危组接受术后放疗后的局部复发率最小（11％），但 15 年乳腺癌相关死亡率绝对值降低最大（11％）。

国际早期乳腺癌协作组发现，乳腺癌根治术后放疗，在 1～3 个淋巴结阳性的患者中，比≥4 个淋巴结阳性的获益更大。在 1～3 个淋巴结阳性患者亚组中，术后放疗乳腺癌 15 年死亡率的获益是 10.2（51.3％∶41.1％），而术后放疗 15 年全因死亡率获益为 7.3％（57.2％∶49.9％）。在 1～3 个淋巴结阳性组 10 年首次复发率降低 13.5％，≥4 个淋巴结阳性组降低 11.5％。这些数据显示，局部复发率的降低，并不是长期生存率获益的有效点，并且术后放疗最大的获益患者群体为中危患者，而非高危患者。

放疗技术进步是显著的。50 年前主要应用^{60}钴放疗，治疗计划是二维的，射线的设计主要基于体格检查、X 线透视。目前直线加速器可给予更高能射线，可用于治疗原发性乳腺癌灶，治疗可首先通过 CT 模拟定位，进行三维重建，勾画肿瘤区域、肺、心脏。某些情况下，可融合 PET 图像和 CT 图像，以更好定位肿瘤区域，能调节治疗射线，使其达到三维均质性。目前，加速器载有成像系统，能精确给予射线。

乳腺癌放疗的长期毒性反应较少。证据表明，心脏受到射线照射后，可导致早发性缺血性心脏病。但保乳术后放疗、根治术后放疗，相比放疗所带来的获益，心脏死亡的风险都微小，放疗剂量常能达到 10Gy，减少心脏暴露剂量后，放疗可给患者带来更多的生存获益。但心脏暴露剂量，不要超过安全剂量水平，且越低越好。具体还可参考中国的《乳腺癌放射治疗》等。

二、保留乳房术后放疗

术后放疗是保乳手术的重要组成部分。Meta 分析显示保乳手术＋术后放疗，可取得和改良根治术相似的无瘤生存率、总体生存率。三个研究发现，保乳手术＋术后放疗的局部复发率，与改良根治术无差别。但有的研究却发现，保乳手术的复发率(8.8%)高于改良根治术；原因是其中一些患者保乳手术切缘阳性。在保乳手术治疗中，手术切缘状态对肿瘤的局部控制情况很重要。

三、早期浸润性乳腺癌保乳手术后放疗

保乳手术后放疗，可降低同侧乳腺肿瘤的局部复发率。所有保乳手术患者，包括各种类型的浸润性癌，无论腋窝淋巴结阴性或阳性，均应予术后放疗。Meta 分析显示，放疗能提高总生存率，放疗和未放疗患者的 5 年局部复发率分别为 7%、26%；15 年死亡率分别为 30.5%、35.9%。研究证实，与单纯手术比，早期浸润癌保乳手术后放疗可降低同侧乳腺肿瘤复发率。全身治疗如化疗、内分泌治疗，也能降低保乳手术患者的肿瘤局部复发率，但全身化疗、内分泌治疗不能替代放疗。

1. 全乳腺照射和瘤床补量

保乳手术后患者应行全乳腺照射，全乳腺切线野常规照射剂量为 45～50Gy，5 周，每天 1 次，每次剂量为 1.8～2 Gy。全乳腺剂量后，应行瘤床补量照射。研究显示，早期浸润性乳腺癌瘤床补量照射，能进一步降低局部复发率，瘤床补量照射组和未补量照射组患者的 10 年局部复发率为 6.2%、10.2%。所有年龄组的患者均能从瘤床补量照射中获益，但年轻患者获益最大。年龄＜40 岁患者的瘤床补量照射组和未补量照射组的 10 年局部复发率为 13.5%、23.9%；年龄＞60 岁者瘤床补量照射组和不补量照射组患者的 10 年局部复发率为 3.8%、7.3%。目前在临床上，如手术切缘阴性，瘤床补量照射剂量为 10～16Gy；如手术切缘阳性，瘤床补量照射剂量为 15～20Gy，常规分割。追加剂量照射的范围根据术中瘤床周围置放的金属标记、CT 影像所示乳腺术后血肿和术后改变范围确定；术中未放置金属标记的患者，可参考超声改变、体检发现、手术瘢痕位置。

2. 区域淋巴结照射

(1)同侧锁骨上下淋巴结放疗

早期浸润性乳腺癌保乳手术后，锁骨上淋巴结复发率多在 5%以内。腋窝清除病理示腋窝淋巴结转移数≥4 个的患者，锁骨上淋巴结复发率可高达 3.3%～12%，需要照射锁骨上下淋巴引流区。腋窝淋巴结转移数 1～3 个的患者，锁骨上淋巴结复发率在 2%左右，多数认为不需要照射锁骨上下淋巴引流区。

(2)腋窝淋巴结放疗

腋窝淋巴结照射的指征:①未做腋窝清除或前哨淋巴结活检,但腋窝淋巴结转移的可能性 > 15%。②腋窝前哨淋巴结活检阳性,但未做腋窝清除。③腋窝清除不彻底。临床腋窝淋巴结阴性的患者,腋窝淋巴结清除手术病理显示,40%患者有腋窝淋巴结转移,但如腋窝不做处理,并不是所有病理腋窝阳性的患者都会出现腋窝淋巴结复发,约有 1/2 患者复发,也即腋窝复发率约为 20%。腋窝放疗可取得和腋窝清除相仿的疗效。

(3)内乳淋巴结的放疗

虽然早期浸润性乳腺癌扩大根治术资料显示,肿瘤位于内象限/中央区和腋窝淋巴结转移的患者,其内乳淋巴结转移率在 50%以上,但未做内乳放疗或手术的患者,其内乳淋巴结复发率较低,多数报道<1%。目前认为,内乳淋巴结临床复发率低的原因如下:一是化疗或内分泌治疗会杀灭内乳亚临床病灶。二是乳腺切线野照射会无意中照射了部分内乳区。三是临床检查手段局限,可能有内乳淋巴结复发而未被检出,从而低估了内乳淋巴结的复发率。研究显示:在内乳淋巴结检出方面,PET-CT 明显优于 CT。四是在内乳淋巴结复发之前,部分患者首先出现远处转移、甚至死亡。

随机临床研究也显示,乳腺癌扩大根治术和根治术、做和不做内乳放疗患者的内乳淋巴结复发率、总生存率均无显著差异。内乳照射会增加心脏的照射剂量,可能会增加远期缺血性心脏病的发生率。目前除非有内乳淋巴结受侵的临床证据,一般不主张行内乳放疗。

(4)区域淋巴引流区放射剂量

区域淋巴引流区的照射剂量为预防剂量,一般为 45~50 Gy,5 周,每日每次为 1.8~2 Gy。

3. 大分割放疗

增加单次照射剂量,减少放疗次数的大分割放疗,可缩短放疗周期,使患者尽快完成放疗,同时尽早开始化疗。作为全身性疾病,绝大多数乳腺癌患者需要化疗为主的全身性治疗。放疗和化疗的顺序也是重要问题。保留乳房手术患者小样本的随机研究发现,放化疗顺序对患者的复发和生存影响不大。但多数回顾性分析发现,对远处转移风险比较大的患者(如腋窝淋巴结转移数目较多、有脉管瘤栓等),如果延迟化疗会增加远处转移率;而对局部复发危险比较大的患者(如手术切缘阳性),如果延迟放疗会增加局部复发率。大分割放疗可以解决这一矛盾,可减少患者往返医院次数,并节省医疗资源。

多数肿瘤组织的 α/β 值为 8~10 Gy,但目前认为乳腺癌有较低的 α/β 值。英国有人研究 1 410 例保乳手术的乳腺癌患者,随机分为三组:50 Gy,25 次,5 周;39 Gy,13 次,5 周;42.9 Gy,13 次,5 周。随访结果显示,10 年的同侧乳腺肿瘤局部复发率为 12.1%、14.8%、9.6%;后两组即 39 Gy、42.9 Gy 组之间差异有统计学意义。由此得出乳腺癌对单次剂量敏感性的 α/β 值约为 4 Gy。同时根据三组患者的乳腺美容效果(包括乳腺外形改变和乳腺硬化)得出正常乳腺组织的 α/β 值约为 3 Gy。从生物学角度看,大分割放疗对乳腺癌的治疗可能更为有效,而且不会明显增加患者的放疗晚期并发症。

国外的随机研究显示,乳腺放疗单次剂量为 2.6~4.0 Gy 的大分割放疗比较安全,并可取得与常规分割放疗相同的疗效。加拿大有人研究常规分割(50 Gy,25 次)和大分割的全乳腺照射(42.5 Gy,16 次),5 年的肿瘤局部控制率和乳腺的美容效果无显著差异,10 年的长期随访结果也得出相同的结论。英国的随机研究认为,全乳腺照射单次剂量 2.67 Gy(40 Gy,15 次,5 周)、3.2Gy(41.6 Gy,13 次,5 周)或 3.3 Gy(42.9 Gy,13 次,5 周)是安全有效的。目前认为全乳腺照射后瘤床补量能进一步降低局部复发率。但加拿大有的研究中所有患者均未予瘤床补量。英国有的研究中,分别有 60%、42%患者接受 10 Gy,5 次的瘤床补量照射。在进行系统性文献回顾的基础上,2010 年有人发布了乳腺癌保乳术后大分割放疗的共识。对于符合下列条件的患者,可用大分割放疗:

①确诊时，患者年龄≥50岁。②病理分期T1～2N0M0，接受了保乳手术。③患者未行全身化疗。④乳腺内在放射线的中心轴上，剂量梯度在处方剂量的±7%以内(二维治疗计划，未做不均匀性校正)。推荐使用的剂量分割为全乳腺42.5 Gy，16次。总体认为，大分割和常规分割的补量指征一样；绝大多数支持有指征时应该给予瘤床补量，但如何补量正在研究中。

4. 部分乳腺照射

保乳手术后患者的复发类型显示，乳腺复发病灶绝大多数(80%左右)位于手术切口周围，为真正的复发。乳腺其他象限的肿瘤复发率在15%左右，与对侧乳腺癌的发生率相似，因而推测乳腺其他象限的肿瘤可能不是真正的复发而是第二原发癌，术后放疗常无效。部分乳腺照射需要照射瘤床和瘤床外放1～2 cm的区域。有人通过对保乳手术患者区段切除术后、再切除手术标本的病理分析发现，仅有9%患者在区段切除残腔外1.5 cm处有肿瘤残存。

部分乳腺照射可以采用加速大分割的照射方式，放疗在1周内完成，不会有放疗或化疗延迟的问题，且由于照射范围缩小，加速大分割照射不会导致很严重的急性或晚期放疗反应。而部分乳腺照射时，除减少心、肺、胸壁和对侧乳腺受照射剂量外，还可减少瘤床外同侧乳腺的照射剂量，从而改善乳房美观效果，还能使保乳术后复发的患者有可能再次接受保乳手术和放疗。

根据现有的临床结果，2009年ASTRO共识建议对于下列患者可考虑部分乳腺照射：年龄≥60岁、无BRCA1/2基因突变、原发肿瘤最大直径≤2 cm、切缘阴性至少2 mm、病变单中心、无脉管瘤栓、ERα阴性、病理为浸润性导管癌或其他良好类型、病理不是浸润性小叶癌、广泛导管内癌成分(EIC)阴性、腋窝淋巴结阴性、未接受新辅助治疗。对上述患者，部分乳腺照射可能取得与全乳腺照射相同的疗效。但在临床广泛应用之前，需要Ⅲ期随机临床研究的长期随访证据。部分乳腺照射剂量可采用每次3.4 Cy，每天2次，总量34 Gy、10次、5天；或每次3.8 Cy，每天2次，总量38 Cy、10次、5天。

对部分乳腺照射的患者选择、技术应用应慎重，且在治疗前要告知患者部分乳腺照射的利弊。严格选择患者非常重要，保留乳房术前的MRI筛查，可检出16%不适合保留乳房的患者，这样可避免瘤床外有多发癌灶的患者接受不恰当的部分乳腺照射。

四、导管原位癌的放疗

导管原位癌如果不予治疗，30%～50%患者在确诊后10年内，会发展成浸润癌。与小叶原位癌不同，导管原位癌是真正的癌前病变，患侧乳腺发生浸润癌的危险增高。而小叶原位癌是乳腺癌发生危险增高的一个标志，预示着双侧乳腺都有发生浸润癌的危险。这些不同也体现在治疗上，因为小叶原位癌不是癌前病变，癌灶的局部切除不作为常规治疗。一旦确诊小叶原位癌，可密切随诊或建议预防性治疗(药物，或双侧乳腺预防性切除)。导管原位癌需要局部治疗以彻底清除癌灶，尽量降低发展成浸润癌的风险。

对没有保乳手术禁忌证的患者，保乳手术已经成为导管原位癌的标准治疗。一些研究中的76例导管原位癌患者，保乳手术和全乳腺切除手术治疗的总生存率均为96%。导管原位癌患者保乳手术后同侧乳腺肿瘤复发有50%为原位癌，50%为浸润性癌。三个随机临床研究均发现导管原位癌患者，保乳手术后放疗可降低同侧乳腺肿瘤复发率，包括原位癌和浸润癌的复发率。

但临床实践中，术后放疗并没有被推广为临床常规。很大程度上，是因为一些研究发现，根据Van Nuys预后指数(根据肿瘤大小、分级和切缘进行评分)可筛选出复发风险低的导管内癌患者，在保乳手术后不做放疗；但后续的其他研究无法重复得出一致的结论。目前RTOG正在进行随机临床研究，入组单发、钼靶X片发现的导管内癌患者，要求肿瘤≤2.5 cm，切缘≥3 mm，低、中分级且无坏死，随机分为单纯保留乳房术和保留乳房术+全乳放疗。研究结果可能会为复发风险低的导管原位癌患者，保乳手术后是否需要放疗提供依据。

导管原位癌是否需要瘤床补量照射目前无随机研究证据，有的中心不做瘤床补量照射。也有的中心做瘤床补量照射，是参照了浸润癌患者保乳手术后瘤床补量照射比不补量照射能进一步降低局部复发率的研究结果。目前TROG正在对导管原位癌保乳手术后放疗是否需要瘤床补量进行Ⅲ期随机临床研究，结果将会为治疗决策提供依据。

一般导管原位癌患者无须腋窝处理，腋窝淋巴结转移率仅0.3%。但术前穿刺诊断为导管原位癌的患者，10%～29%在肿瘤切除术后病理发现有浸润癌灶，3%～13%患者前哨淋巴结活检阳性。所以，对于原发肿瘤>2.5cm或病理为高级别的导管原位癌患者，建议行前哨淋巴结活检，以避免术后病理为浸润性癌的腋窝二次手术。如果患者未做腋窝前哨淋巴结活检，但乳腺原发肿瘤术后病理为浸润癌，患者不做腋窝手术时，可以行腋窝放疗。如乳腺原发肿瘤术后病理为导管原位癌伴微小浸润，腋窝淋巴结病理阳性率在10%左右，可不做腋窝放疗。

五、放疗时机和放化疗顺序

随着化疗在早期乳腺癌的广泛应用，保乳手术后放化疗顺序也成为人们关心的问题。早期的回顾性分析显示延迟放疗会增加局部复发率。有人报道，术后8周内放疗和9～16周放疗患者的5年局部复发率为5.8%、9.1%。有的分析显示，先放疗和先化疗患者的5年局部复发率分别为6%、16%。但上述分析为回顾性，纳入的是早期治疗的患者，手术技术各异，而且当时对手术切缘也不太重视。美国有人开展了Ⅲ期随机临床研究，将保乳手术后患者(主要为淋巴结阳性患者)随机分为两组，一组接受4个周期蒽环为基础的化疗+放疗，另一组接受放疗+同样的化疗；有人报道了10年随访结果，两组患者的局部复发率、无病生存率和总生存率差异均无统计学意义。

对手术切缘阴性的患者，不同的放化疗顺序可能对疗效影响不大；手术切缘阳性、切缘近或手术切缘不详的患者，可能需要先做放疗。临床实践中对于手术切缘阴性的患者，如果患者有远处转移高危因素，如腋窝淋巴结阳性、有脉管瘤栓等，可以先做化疗。保乳手术后同步放化疗也有随机分组研究，仅在腋窝淋巴结阳性患者，同步放化疗可降低局部复发率，未提高生存率。但有研究发现，同步放化疗组患者的乳房萎缩、皮下纤维化、毛细血管扩张及放射性肺炎的发生率有增高。在目前有效的综合治疗后，复发率仍然偏高的患者，可能会从同步放化疗中获益。

六、放疗和内分泌治疗的顺序

传统上，激素受体阳性的乳腺癌患者均在放疗后开始他莫昔芬治疗。因为人们发现在细胞水平，他莫昔芬使乳腺癌细胞阻滞在G0/C1期，导致对放疗抗拒。临床资料显示，放疗和他莫昔芬同时应用，可增加乳腺纤维化和肺纤维化的发生率。最近，有几个大样本的回顾性分析均发现放疗和他莫昔芬同时应用或序贯应用时，患者的局部复发、无瘤生存和总生存率无明显差异；有的发现美容效果和放射性肺炎的发生率也无差异，有的未报道毒副作用。他莫昔芬和放疗同时应用虽未降低疗效，但也未提高疗效。故目前尚无证据支持放疗和他莫昔芬同时应用。

(钱立庭)

进一步的参考文献

[1]SCHNEIDER U. Dose - response relationship for breast cancer induction at radiotherapy dose[J]. Radiat Oncol. 2011;6:67 - 73.

[2]VALUCKAS KP. Second malignancies following conventional or combined ^{252}Cf neutron brachytherapy with external beam radiotherapy for breast cancer[J]. J Radiat Res,2013,54(5):872 - 879.

第二十九章　乳管镜检查的指征与技术问题

目前中国网上已公开发布乳腺导管内乳头状瘤的MRI表现及与乳管镜、超声检查的对比研究、乳管镜下导管内非占位性病变的诊治研究、高频超声结合乳管镜对乳头溢液的病因诊断研究、乳管镜在乳腺疾病分类优化诊断和治疗中作用的研究、乳管镜辅助乳管冲洗液薄层液基细胞学检查诊断乳头溢液的研究、纤维乳管镜术中定位在乳头溢液手术中的应用研究等资料，有较高临床指导意义，详细内容可由网上获得。

一、适应证与禁忌证

不明原因之导管内出血或异常分泌物及怀疑导管内肿瘤者是乳管镜检查的适应证。乳管镜检查的禁忌证包括：①麻药过敏、局部急性炎症或乳头有感染者。②严重心肌梗死病史或乳头严重凹陷者慎用；严重高血压病、严重冠心病尤其是新近发生心肌梗死者（半年）；严重心肺功能不全者；精神病患者及精神过度紧张不合作者慎用。

二、操作基本步骤

1. 病变乳管的扩张

患者坐位或卧位，常规消毒、铺巾。先用1/4号平头针，准确插入溢液乳孔（注意：此步是关键，动作应轻柔，整个过程应无阻力），同时注入0.5%丁卡因0.1～0.3ml，浸润乳管1～2分钟，减轻因疼痛刺激而引起乳管开口及乳管壁的痉挛收缩，以配套的扩张器扩张溢液乳管，并适当留置探针使溢液乳管充分扩张。对于溢液量多、较浑浊或血性溢液的患者，可经钝针头注入生理盐水，反复冲洗至溢液清亮，然后挤净乳管内液体（冲洗液和收集的溢液均留作细胞学检查）。

2. 置镜检查

检查前常规测量血压，行心电图检查。向患者介绍检查过程及注意事项，使其有充分的心理准备，更好地配合检查。患者取平卧位，以患侧乳头为中心，用0.2%碘附常规消毒，铺消毒孔巾1块。提起乳头，适当地按压乳晕周围，确认溢液乳孔位置。如不能确认可向胸壁按压乳房。分泌口多为单孔，偶为多孔：有时乳头有残留的分泌物影响观察，可用干棉球去除。

确认开口部位后，将1/4号平头针与乳头垂直，小心地插入。成功插入的标志应为无明显阻力，患者无痛苦，针内可抽到少量与溢液颜色相同的液体，注入1%利多卡因0.2ml浸润麻醉时，无阻力，患者仅有轻微的胀痛，然后用Bowman泪囊探针由细到粗逐渐扩张溢液乳管开口，并适当留置探针使溢液乳管充分扩张。对溢液性状较混浊或血性溢液的患者，可经平头针注入生理盐水，并轻压乳房排液，直至排出清亮液为止，以便置镜观察。沿扩张乳管插入纤维乳腺导管镜（FDS），置入5～10mm时，注射器与FDS注水口紧密连接，用生理盐水驱赶滞留在FDS内的气体，继续注入生理盐水或1%利多卡因生理盐水，扩张乳管并保持腔内压力。充盈满意后即可见到乳管腔，边观察边缓慢循腔进镜，至乳管分叉处，逐级观察乳管结构，调整乳管镜与分支开口角度，选择异常开口，再寻腔进镜。一般经2～3次分支，达Ⅲ～Ⅳ级乳管（距乳头5～8cm，可无肿物阻挡）。

置镜后调整焦距，使视屏图像清晰，随镜观察管壁是否毛糙，有无隆起，管腔有无分泌物和狭窄。观察隆起病变的性状、大小、形态、颜色、数量、活动度并定位、拍照、记录、存档。检查结束，排净乳管内的生理盐水，适当冲洗，乳头涂以红霉素软膏，覆盖无菌纱布，术后当日禁浴。

异常结果包括：

——各种乳头溢液：尤其是乳头血性溢液、黄色溢液的患者，乳管内肿瘤性病变的发生率约为1/3，此外白色溢液的患者亦有不少患者为乳管内肿物所致，均需要乳管镜检查后进行手术治疗。

——伴有乳头溢液的乳晕区肿物：此区域的肿物，多数为乳管内肿瘤或纤维腺瘤，与乳管关系密切，通过乳管镜检查可明确病变乳管，从而指导手术准确切除肿物及病变乳管，减少术后的局部复发机会。

——乳晕周围的浆细胞性乳腺炎：浆细胞性乳腺炎是因为乳管近端堵塞，乳管内分泌物、脱落细胞、炎症细胞堆集，从而造成了乳腺的急、慢性炎症。乳管镜可以灌洗、收集乳管内的脱落细胞，行细胞学检查，明确诊断；同时亦可以冲洗、疏通病变乳管，达到引流的目的；若炎症比较局限，亦可在乳管镜下明确病变乳管，手术切除病变乳管及局部瘢痕组织。

——乳痛症是乳腺增生的一种类型，部分原因是近端乳管堵塞，使远端乳管排泄不畅、扭曲所致，行乳管镜下灌洗乳管、疏通乳管，有助于明确诊断，并可达到一定的治疗作用。

——对积乳囊肿患者，疏通乳管后可改善症状。

需要检查的人群：乳房触及有肿块，乳头溢液的人群。

不合宜人群：哺乳期妇女。

检查前要注意特殊乳房病史；检查时放松心情；在月经周期的第10天左右检查，以避免因月经周期中乳腺生理变化而造成的干扰。要准确选择病变乳管，避免暴力扩张形成假道。遵照寻腔进镜的原则，及时调整进镜方向，保持进镜方向与乳管走行一致，防止穿透或损伤乳管壁。观察各级乳管，注意管腔有无狭窄、扩张，观察色泽、弹性、有无充血、糜烂、僵硬。观察管腔内病变的大小、颜色及表面特征。操作时注入水或空气应适量，防止管腔内压力过高致使乳管破裂。进出乳管镜的操作应轻柔缓慢以保护光纤及镜头。

三、乳管镜检查的并发症

1. 乳管破裂

乳管破裂与操作粗暴、乳管腔内压力过大导致乳管壁损伤有关。临床表现为破裂导管处出现乳房皮下气肿，有握雪感。乳管镜下乳腺导管腔消失，呈现黄色脂肪组织。此种情况的出现，无须特别处理。其发生率＜1％。

2. 局部感染

局部感染表现为乳头部及检查导管相应区域出现组织炎症，发生率＜1％，可用依沙吖啶局部外敷。

四、乳管镜检查存在的不足

由于乳管解剖因素以及乳管内病变临床表现的多样性，乳管镜检查有一定的局限性，主要有以下几方面表现：

(1)每个乳头一般有15～20个乳管系统的开口，而乳管镜常只检查1～2个，虽在其辅助下能直视输乳管、输乳窦及3～4级以内分支，但更远端的乳管因其复杂的树状分枝和乳管镜外径所限而无法查看，尤其是未哺乳者，乳管镜难以进入细小的分支乳管，从而可能造成漏诊。

(2)该系统仅能观察到管腔内的病变，对管腔外的病变无法观察，故不能全面了解整体概貌，尤其是对乳管外结缔组织内病变的观察存在缺陷。

(3)部分较大的乳管内乳头状瘤可以完全阻塞管腔，导致肿瘤后面的乳管不能被观察到，病变也不能被发现。存在手术时切除范围不够的风险。

(4)某些微小病灶，肉眼难以发现，虽乳管镜下可以发现，但病理医师不易取材。虽有定位针协助定位，但仍有部分病变不能被发现，导致病理结构漏诊。

(5)某些多发性导管内病变在影像学上有很大相似性，尤其是对于管壁病变广泛、分泌物多和位于末梢导管的多发无蒂小瘤体的占位性病变不易从影像学上鉴别。

(6)由于镜子本身的管腔较细，乳汁样分泌物或者某些较黏稠分泌物极其容易将其堵塞，同时造成镜头污浊，不能进行有效的观察，导致检查失败。有某些血性溢液，虽不至于将镜头完全污浊，但会导致所观察的图像颜色偏红，色泽失真，不能很好地分辨乳管内溃疡面或其他炎性病变。(表29-1)

表29-1　比较乳管镜检查和其他常用的检查方法

项目	乳管镜	乳管造影	乳腺超声	乳腺钼靶
直观图像	是	否	否	否
观察乳管内病变	清晰	间接图像	可，但分辨率不高	不能观察
典型疾病	乳管内隆起性病变、乳管扩张症	乳管内隆起性病变	乳腺囊肿、乳腺实性肿物	乳腺癌
整体乳腺病变	不能观察	可	可	可
乳头溢液的病因诊断	敏感，首选	一般	不敏感	不敏感
乳腺肿物病因诊断	不敏感	不敏感	一般	敏感，首选
放射性	无	有	无	有
创伤性	微小	小	无	无
疼痛评分VAS	0～1分	0～2分	0分	1～2分
适应证	透明，黄色浆液性，血性溢液	溢液	任何	乳腺肿物
相对禁忌	乳汁样溢液	造影剂过敏，孕妇	无	乳腺过小，孕妇

五、乳管镜的保养

1. 扩张器的消毒

扩张器的消毒主要有以下几个方面：

(1)操作过程中保持扩张器的通畅，干净。

(2)扩张器使用后，先用乙醇棉球擦洗，其后置于2%的碱性戊二醛溶液中浸泡。

(3)20～40分钟后，取出扩张器用蒸馏水彻底冲洗干净，套管壁上的污垢可用较细的探针清除。

(4)晾干包好后，环氧乙烷熏蒸消毒。

(5)使用戊二醛消毒时，要戴防护手套，并注意保护其他裸露的皮肤黏膜。

2. 纤维镜的消毒

纤维镜的消毒主要有以下几个方面：

(1)操作过程中应以乙醇、盐水棉球擦拭清洁镜头。

(2)操作完毕后,用 2%碱性戊二醛溶液浸泡。

(3)20～40 分钟后用蒸馏水彻底冲洗晾干。

(4)环氧乙烷熏蒸消毒。

检查中如发现镜头污染,可用乙醇或糜蛋白酶清洗,检查完毕要用清水冲洗并在工作通道内放置导丝,这样可避免通道的阻塞。另外需要注意的是,操作和存放纤维镜时,乳管镜和光纤不能打折,须轻拿轻放,固定稳妥;检查过程中,不使用乳管镜时,应将乳管镜放置于配套的支架上。避免损坏镜头或污染;纤维乳管镜使用后应仔细冲洗,以避免通道阻塞而影响使用。冲洗应先用蒸馏水,将管内残留的组织碎屑及体液冲洗干净,然后再用无水乙醇冲洗。最后再用空注射器推入空气吹干乙醇。绝不可直接用乙醇冲洗或不经冲洗直接浸泡,以免蛋白凝固阻塞通道。如果通道已经阻塞,可用配套的导丝进行疏通。

六、乳管与乳管内病变的乳管镜表现

1. 正常乳管

正常乳管管壁光滑呈乳白色或淡红粉色,毛细血管清晰,弹性好,从主乳管远端开始树杈形的逐级分支,一般可见 1～4 级分支,每级分支可见 2～4 个分支开口,常见为 2 支。

2. 乳腺导管扩张症

乳腺导管扩张症在乳管镜下,表现为乳窦角部周边易出血,管壁粗糙,弹性稍差,局部毛细血管丰富,管腔内有大量炎性降解产物(白色絮状物),经冲洗可脱落流出。

3. 乳腺导管内乳头状瘤

乳腺导管内乳头状瘤在乳管镜下,表现为生长在管壁上、凸向管腔的乳头状隆起。

4. 导管内癌

导管内癌在乳管镜下,表现为沿管腔内壁纵向伸展的灰白色不规则隆起,瘤体扁平,常较乳头状瘤大,直径>2 mm,基底部较宽,无蒂,管壁僵硬,弹性差,有时可见质脆的桥氏结构,癌先露部常伴有出血。

5. 乳管镜下乳管内病变的分型

根据国内外目前的文献综合报道来看,大致可分为隆起性病变、非隆起性病变两类。隆起性病变基本上由乳腺导管内乳头状瘤、乳腺导管内乳头状瘤病、乳腺导管内癌、乳腺导管内乳头状瘤恶变构成;而非隆起性病变主要由乳腺导管扩张症、浆细胞性乳腺炎、乳腺不典型增生构成。

国内有人运用乳管镜以来,发现隆起性病变 479 例,非隆起性病变 142 例。其中乳管内肿物距乳头 3 cm 以内的约占 80%,>3 cm 的约占 20%。乳管内乳头状瘤占隆起性病变的 90%左右,乳管内恶性肿瘤约占 6%。

6. 隆起性病变

目前引用较多的是莳田益次郎的分型方法,依据乳管内隆起性病变的数目、分布及管腔阻塞情况分为以下 4 型:

Ⅰa 型:结节为单一局限型,均为乳管内乳头状瘤。

Ⅰb 型:结节为单一阻塞型。

Ⅱ型:为 2 个或 2 个以上隆起性病变。

Ⅲ 型:浅表型,隆起较平坦,病变沿乳管纵向伸展。(表 29-2)

表 29-2　乳管内隆起性病变分型

分型		特　征
Ⅰ型	Ⅰa 型	单一局限型,瘤体小而局限,良性,为乳管内乳头状瘤
	Ⅰb 型	单一阻塞型。瘤体较大阻塞管腔,多数为良性,以乳管内乳头状瘤较多见。良性为主。偶有病变
Ⅱ型		为 2 个或 2 个以上隆起性病变。多发性乳管内乳头状瘤和瘤病多见。良性为主。有恶变或复发倾向
Ⅲ型		浅表型,隆起较平坦,病变沿乳管纵向伸展。基底部宽,管壁僵硬,恶性

7. 非隆起性病变

一些医院按照乳管壁的炎症特点、乳管内内容物和病变部位分为以下 4 型:

Ⅰ型:乳管扩张、毛细血管丰富,管腔内有白色絮状物,并可见纤维网状结构。

Ⅱ型:乳管扩张、毛细血管丰富,管腔内有白色絮状物,病变在乳窦角部。

Ⅲ型:管壁粗糙,弹性稍差,病变主要在乳窦角部。

Ⅳ型:管壁粗糙,弹性差,可见出血点,病变主要在末梢乳管。

Ⅰ、Ⅱ型考虑为良性,无须外科手术治疗;Ⅲ 型也考虑为良性,但应定期随访、复查,Ⅳ型不排除恶性的可能,必要时可行乳腺小叶切除以明确诊断。(表 29-3)

表 29-3 乳管内非隆起性病变分型

分型	特征	性质
Ⅰ型	乳管扩张、毛细血管丰富,管腔内有白色絮状物,并可见纤维网状结构	良性
Ⅱ型	乳管扩张、毛细血管丰富,管腔内有白色絮状物,病变在乳窦角部	良性
Ⅲ型	管壁粗糙,弹性稍差,病变主要在乳窦角部	良性,应访、复查
Ⅳ型	管壁粗糙,弹性差,可见出血点,病变主要在末梢乳管	不排除恶性的可能

一组 95 例乳腺导管扩张症和(或)浆液细胞性乳管炎患者中均在乳管扩张的同时伴有不同程度的炎症,管内炎性絮状物蓄积。其中Ⅰ型患者 21 例(22.1%),Ⅱ 型患者 43 例(45.3%),Ⅲ 型患者 18 例(18.9%),Ⅳ型患者 13 例(13.7%)。此组患者中仅 12 例做了病变乳管的切除,占 12.6%。而目前的分型方法,将进一步避免不必要的切除活检。两种分型的目的均为了发现早期乳腺癌,明确病变的性质,缩小手术范围,避免不必要的手术。

乳管内乳头状瘤与乳管内乳头状瘤病。乳管内乳头状瘤是发生在乳腺大导管内壁的真性良性肿瘤,大多为单发,癌变率相对较低,乳管镜下病变部位多发生在Ⅱ、Ⅲ 型乳管,多数为单个瘤体。乳管内乳头状瘤病(简称瘤病)主要发生在小导管和终末导管,是在乳腺增生基础上的导管上皮细胞和间质的一种增生性改变,镜下可以看见多个病变在多个乳管内均有瘤体发生。(表 29-4)

表 29-4　乳管镜下隆起性病变特点比较

项目	乳管扩张症	浆细胞性乳腺炎
溢液性质	浆液性,脓性多见	浆液性多见,血性较少
病变部位	大乳管	分型不同,病变部位不同
病变范围	弥散	多数分型较弥散,Ⅳ 型较局限
乳管形态	弹性好、管腔内较干净	数分型管壁弹性好,管腔内可能有炎性絮状物。Ⅳ型弹性差
瘤体情况	无	无
伴随症状	乳晕区疼痛,治疗后好转,偶有腋窝淋巴结肿大	一般无其他伴随症状
病变性质	良性	Ⅰ、Ⅱ、Ⅲ 型为良性,Ⅳ型为恶性
治疗方法	乳管镜下冲洗治疗	Ⅰ、Ⅱ、Ⅲ 型行乳管镜下冲洗治疗,Ⅳ 型需手术治疗

乳管内乳头状瘤与导管内癌。乳管内乳头状瘤多为凸向乳管的孤立瘤体；而导管原位癌是沿管壁内壁纵向伸展的灰白色不规则隆起，瘤体扁平，常较乳管内乳头状瘤大，基底部较宽，无蒂；乳管内乳头状瘤周围管壁基本正常，导管内癌的乳管壁僵硬；乳管内乳头状瘤的供养血管较小，而早期癌的血管较丰富。（表 29－5）

表 29－5　乳管镜下非隆起性病变特点比较

项目	乳管内乳头状瘤	乳管内乳头状瘤病	早期癌
溢液性质	血性，浆液性	血性，浆液性	血性，浆液性
病变部位	单发，Ⅱ、Ⅲ 型乳管多见	多发，小导管和终末导管多见	不定
病变范围	单一	多发	不定
乳管形态	弹性好、管腔内可有少量浆液性	弹性好、管腔内可有少量浆液性	弹性差，多数管腔内可有陈旧血性液或鲜血
瘤体情况	单发，窄蒂，瘤体呈红色、黄色，多数为舌状，偶有不规则状。瘤体表面光滑。界限清	多发，窄蒂，瘤体呈红色、黄色，多数为舌状，偶有不规则状。瘤体表面光清。界限清	单发，宽蒂，瘤体多数呈红色、黄色，不规则状或菜花状。瘤体表面不光滑。界限欠清。质脆，触之易出血
伴随症状	一般无其他伴随症状	一般无其他伴随症状	偶有腋窝淋巴结增大
病变性质	良性	良性	多数为原位癌
治疗方法	手术治疗	手术治疗	手术治疗

七、乳管内病变的定位技术与手术治疗

1. 定位技术

既往多用带染料（如亚甲蓝、甲紫等）向溢液孔注入，并根据乳房组织染色行选择性区段切除，不但手术范围较大，而且由于染色常常影响病变的检出率。随乳管镜的运用，可通过观察到病变在体表的投影来切除病灶，这虽然大大提高了病变的检出率，但仍有误诊。近来有人运用乳腺定位钩针在乳管镜协助下经溢液乳孔进行穿刺定位，即将乳腺定位针通过溢液乳孔放置病灶处，并用钩针的钩，钩住病灶部位，定位针固定后不易移动，提高切除病灶的准确率。国内一组 83 例的临床报告显示其定位准确率为 95.4%。

乳腺定位针的放置方法如下：

——于直视下将乳管镜及外套管接近病变部位，标记深度后退出乳管镜而留置乳管镜套管。

——放置乳腺定位针于同样深度，推动尾丝及定位针，使定位针的回行头弹开，固定病变部位，与之相连的尾丝沿病变乳管留置于乳头外。

——依次退出定位针套管及乳管镜套管，覆盖无菌纱布。

——手术时沿尾丝套入定位针外套管至原深度，沿其切除病变乳管及距其约 2cm 的乳腺组织，定位针回形针头所在部位即隆起样病变的部位。

——及时行手术治疗。

定位针的放置属于有创操作，放置定位钟后难以在无创情况下自行取出，应在 48 小时内行手术治疗，防止定位针移位及继发感染。因此，对于暂时不行手术治疗的患者不宜放置定位针。

2. 治疗和手术方式

根据镜下表现初步判断乳管内病变的性质，并决定治疗方法。乳管内隆起性病变，多采用在定位针引导下的病变乳管切除术。仅切除定位针定位下的病变乳管，不需要进行小叶切除。手术

切除范围明显减小。乳管内非隆起性病变，一般采用乳管镜辅助下病变乳管冲洗治疗，无须手术。若一次治疗效果不好，可以进行复查和多次治疗，避免了不必要的手术，减轻了患者的痛苦。乳管镜的临床应用，解决了以下三大问题：

——解决了乳管内病变只能间接诊断而不能直观的难题，为乳管内病变的定性开辟了一个新的诊断途径。

——解决了乳管内病变的定位问题，使需要手术的绝大部分患者，缩小了手术范围。

——修改了乳腺疾病部分手术指征，使部分患者避免不必要的手术。对乳管内炎症和乳腺增生的患者可以免除手术，对乳管内良性病变的患者可以缩小手术范围，对早期恶性肿瘤的患者可以及时发现、治疗，选择保留乳腺的乳腺癌根治术。这样既减轻了患者不必要的痛苦，又不影响乳房的美观。既往常选择区段切除，相对比较盲目，特别是病灶较小时，常常漏诊，有的即使切除了病灶，病理切片选材时也可能遗漏，给临床带来了很多麻烦。现在经乳孔在乳管镜下放置定位针，可以沿导丝切开乳管，如果导丝细软不易触及，还可以沿导丝加用外套管协助解剖乳管，而钩针的不易移动性可使术者准确地发现乳管镜下病灶的部位，以便切除和送病理检查，减少了漏诊，缩小了手术范围，减少乳腺创伤。

国内有人开展了用针刀加负压切除乳管内肿瘤的技术，但复发率较高，为20%～40%。目前有人正在研究在乳管镜直视下用激光切除乳管内良性肿瘤，并进一步观察其肿瘤切除率和术后复发率，如果效果满意，势必取代部分经皮开刀手术。

（钱立庭　余元勋　徐　彬）

进一步的参考文献

[1]SWAMINATHAN V. Choices in surgery for older women with breast cancer[J]. Breast Care (Basel), 2012,7(6):445-451.

[2]ALI M. Health-related quality of life in breast cancer patients :A bibliographic review of the literature from1974 to 2007[J]. J Exp Clin Cancer Res,2008,27(1):32-44.

[3]ANTHONY H. Risk determination and prevention of breast cancer[J]. Breast Cancer Res,2014,16(5):446-461.

[4]BALAZS IB. Breast cancer survivorship: a comprehensive review of long-term medical issues and lifestyle recommendations[J]. Perm J,2015,19(2) :48-79.

第三十章 乳腺癌双膦酸盐治疗

转移性乳腺癌仍是医患面临的严峻挑战，随着新方法、新技术的出现，乳腺癌患者的生存期延长，可导致一些患者面临骨转移及各种乳腺癌骨相关事件(SRE)。双膦酸盐(BPs)已成为乳腺癌骨相关事件治疗中重要的药物。目前双膦酸盐的适应证主要为乳腺癌骨转移的治疗、激素受体阳性乳腺癌患者芳香化酶抑制剂(Al)治疗期间骨质丢失的预防与治疗。

目前中国网上已公开发布2006年中国乳腺癌骨转移专家共识、2007年中国乳腺癌骨转移临床诊疗专家共识、乳腺癌双膦酸盐辅助治疗临床研究进展、双膦酸盐治疗转移性乳腺癌的研究进展、2009年SABCS双膦酸盐预防绝经后乳腺癌、双膦酸盐对乳腺癌骨转移的防治、2010年/2011年/2014年中国乳腺癌骨转移和骨相关疾病临床诊疗专家共识等资料，有较高的临床指导价值，详细内容可由网上获得。

一、2011年中国乳腺癌骨转移双膦酸盐临床应用专家共识

1. 双膦酸盐类作用原理

双膦酸盐是人工合成的焦膦酸盐分子的稳定类似物。破骨细胞聚集于矿化骨基质后，通过酶水解作用导致骨吸收，而双膦酸盐可抑制破骨细胞介导的骨吸收作用。双膦酸盐可以抑制破骨细胞成熟，抑制成熟破骨细胞的功能，抑制破骨细胞在骨吸收部位的聚集，抑制肿瘤细胞扩散、浸润和黏附于骨基质。

2. 适应证

为骨痛；骨吸收性高钙血症；治疗和预防骨相关事件(SRE)。骨相关事件对乳腺癌骨转移患者的生活质量，有至关重要的影响，包括病理性骨折，脊髓压迫，为了缓解骨痛、防治病理性骨折或脊髓压迫而要进行放疗、骨骼手术，改变抗癌方案以治疗骨痛、恶性肿瘤的高钙血症。目前在乳腺癌骨转移中使用双膦酸盐的主要目的是防治骨相关事件的发生。

双膦酸盐可有效治疗乳腺癌的骨转移；英国NICE建议，可用于治疗晚期乳腺癌的骨并发症，可预防乳腺癌骨转移患者发生骨相关事件。乳腺癌骨转移患者如预期生存期≥3个月，且血肌酐水平低于265μmol/L，在化疗、激素治疗的同时，应给予双膦酸盐治疗。适应证还包括：ECT异常，X线或CT或MRI证实的骨转移、骨破坏；存在骨转移风险(乳酸脱氢酶高或碱性磷酸酶升高)。

3. 双膦酸盐的使用方法及注意事项

——在使用双膦酸盐前，应该检测患者血清电解质水平，重点关注血清钙、磷酸盐、镁、血肌酐等指标。

——临床研究表明，第一代氯膦酸盐，第二代帕米膦酸盐和第三代唑来膦酸盐和伊班膦酸盐，都有治疗乳腺癌骨转移的作用。都可以用于治疗高钙血症、骨痛、预防和治疗骨转移相关事件。已有临床研究结果显示，第三代双膦酸盐唑来膦酸盐和伊班膦酸盐，有疗效更好、毒性更低和使用更方便的优点。

——选择药物治疗应考虑患者的一般状况和疾病的总体情况、同时接受的其他治疗。静脉内使用唑来膦酸和伊班膦酸有输液时间更短的优势。

—— 双膦酸盐可以与放疗、化疗、内分泌治疗、止痛药联合使用。

——长期使用双膦酸盐应注意每天补充钙 500 mg 和维生素 D。

——在轻中度肾功能不全(肌酐清除率每分钟＞30 ml)的患者中无须调整剂量，但严重肾功能不全(肌酐清除率每分钟＜30ml)患者，应根据不同产品的说明书进行剂量调整，或减量或延长输注时间。

——鉴于有文献报道少数患者在长期使用双膦酸盐后有发生下颌骨坏死的风险，所以使用双膦酸盐前应注意进行口腔检查，注意每日口腔清洁，服药期间尽量避免包括拔牙等口腔手术。

4. 用药时间及停药指征

——用药时间：研究证明，双膦酸盐用于乳腺癌出现骨相关事件的中位治疗时间为 6～18 个月，所以用药时间至少 6 个月。

——停药指征：使用中监测到不良反应，且明确与双膦酸盐相关；治疗过程中出现肿瘤恶化，出现其他脏器转移并危及生命；临床医生认为需要时。但经过其他治疗骨痛缓解，不是停药指征。

——生化标记物：目前有部分生化指标可能帮助医生了解患者对双膦酸盐的治疗反应，但目前仅局限于科研领域，不建议临床使用。

5. 临床资料和专家观点

——双膦酸盐预防骨转移的作用：尽管已有研究提示，双膦酸盐可能有预防骨转移的作用，并可能有潜在的预防内脏转移的作用，但双膦酸盐预防骨转移的临床研究仍在进行中。因此对于没有骨转移影像学证据的患者，以及出现骨外转移但没有骨转移证据的患者，目前均不推荐使用双膦酸盐。

——双膦酸盐作为乳腺癌术后辅助治疗用药：体外研究显示，双膦酸盐药物有抗肿瘤作用，但临床研究还在进行中。尽管有小样本研究证明，乳腺癌术后标准放疗、化疗、内分泌治疗后，后续加用双膦酸盐治疗，可降低骨转移甚至内脏转移的风险，但是大规模研究尚未完成，因此目前不推荐双膦酸盐作为乳腺癌术后辅助治疗用药。

——乳腺癌患者抗肿瘤治疗引起的骨丢失(CTIBL)：抗乳腺癌治疗引起的骨丢失是应引起重视的临床问题，可发生在老年患者、化疗后、激素治疗尤其是卵巢功能抑制和芳香化酶抑制剂治疗后，根据 ASCO 骨健康指南，应该检测骨密度(BMD)，并根据结果考虑是否使用双膦酸盐药物。ASCO 指南建议所有年龄超过 65 岁；或年龄在 60～64 岁的患者，但有以下危险因素之一：骨质疏松家族史、体重＜ 70 kg、曾发生过非创伤性骨折或其他危险因素的患者常规检测 BMD。

ASCO 指南同时建议绝经后妇女无论年龄，只要正在接受 AI 治疗，绝经前妇女正在接受可能导致早绝经的治疗(化疗，卵巢去势)的患者都应该常规检查 BMD。BMD 评分(T - Score)低于 －2.5开始使用双膦酸盐，T - Score 在 －2.5 至 －1.0间考虑使用双膦酸盐，而 T - Score 高于 －1.0 的患者则不建议使用双膦酸盐。

双膦酸盐治疗骨质疏松的用法和治疗骨转移的用法不一样，可以每 3～6 个月使用一次，并且要根据治疗后 BMD 评分的改变调整用药。而乳腺癌患者由于其年龄和治疗，均有可能存在骨质疏松，医生应常规对这些女性的骨健康进行评估，目前不推荐使用双膦酸盐用于骨质疏松的预防。

发生骨相关事件后是否换药预防再次骨相关事件的问题：发生某些特殊骨相关事件(高钙、骨手术、放疗)后，在临床研究中会作为观察终点停止使用双膦酸盐；但临床实践中不应停用，而应该继续用药；但某一类双膦酸盐使用过程发生首次骨转移加重的骨相关事件(SRE)后，可以考虑换用另一类双膦酸盐，也有专家认为换药是否获益有待更多研究的支持。

二、骨的组织学

骨是一个动态器官，解剖学上分为骨膜、骨质、骨髓；骨组织由多种细胞、骨基质组成。骨基质由有机成分、无机成分构成。有机成分包括胶原纤维和无定形基质，约占骨干重的35％，是由骨细胞分泌形成。无机成分主要为钙盐，约占骨干重的65％，主要成分是羟基磷灰石结晶。

骨组织的细胞成分包括骨细胞、骨原细胞、成骨细胞、破骨细胞。骨细胞是骨组织中的主要细胞。骨原细胞是骨组织中的干细胞，可分裂、增殖、分化为成骨细胞。成骨细胞由骨原细胞分化而来。当骨生长、再生时，成骨细胞于骨组织表面排列成规则的一层，并向周围分泌基质和纤维，将自身包埋于其中，形成类骨质，骨盐沉积后，则变为骨组织，成骨细胞则成熟为骨细胞。破骨细胞数量远比成骨细胞少，多位于骨组织被吸收部位所形成的陷窝内。

三、骨转移的病理生理学

正常骨处于不停重建状态中。骨重建是指去除骨骼局部旧骨，代之以形成新骨的过程，是成熟骨组织的一种重要替换机制，是破骨细胞与成骨细胞相耦联的细胞活动过程。

破骨细胞主要去除旧骨，即骨吸收；而成骨细胞主要形成新骨，即骨形成。其中关键的细胞因子是，细胞NF-κB受体活化因子配体(RANKL)，能与前体破骨细胞膜的NF-κB受体活化因子受体(RANK)结合，激活破骨细胞分化，能促使前体破骨细胞融合为多核细胞，并活化破骨细胞，抑制破骨细胞凋亡；M-CSF结合前体破骨细胞膜及其受体c-Fms，也促进破骨细胞分化。护骨素(OPG)是RANKL系统的制动器，OPG与RANKL结合后，能抑制RANKL/RANK信号通路的作用。

骨是乳腺癌好发转移部位，75％晚期乳腺癌会发生骨转移。一般骨转移的后果不如内脏转移严重，内分泌治疗、放射治疗是其常用的治疗手段，然而骨转移引起的骨功能减退、疼痛、活动受限等，严重降低生活质量。乳腺癌骨转移是一个复杂的多步骤过程。乳腺癌细胞随血流到达骨髓后，通过与成骨细胞、破骨细胞、骨基质细胞的相互作用，破坏骨组织，释放出骨组织中贮存的多种生长因子，使乳腺癌细胞不断增殖、转移。

肿瘤骨转移可分为溶骨性、成骨性、混合性等。乳腺癌以溶骨性转移为主；即使是成骨性骨转移，也是首先由破骨细胞通过破坏骨表面、准备位点，使成骨细胞提供构建骨转移肿瘤的基础。骨转移剧烈疼痛是由于破骨细胞活性增高，形成溶骨性骨质破坏，促进肿瘤细胞分泌前列腺素、乳酸、白介素-2、肿瘤坏死因子等一些疼痛介质，及肿瘤侵犯骨膜、周围神经、软组织所致，其中破骨细胞的激活起关键作用。

四、双膦酸盐

1. 作用原理

双膦酸盐是焦膦酸盐分子的稳定类似物。破骨细胞聚集于矿化的骨基质后，通过酶水解作用，而导致骨降解、吸收；而双膦酸盐可抑制破骨细胞介导的骨吸收，抑制破骨细胞的成熟及其功能，抑制其在骨吸收部位聚集，抑制肿瘤细胞扩散、浸润、黏附于骨基质。

2. 分类

由于双膦酸盐化学结构中与中心碳原子连接的侧链不同，因此双膦酸盐类药物的临床功效亦有所不同。

第一代双膦酸盐以氯屈膦酸二钠为代表，于30年前已用于临床。氯屈膦酸二钠，一般每次1 600 mg，建议口服整粒吞服；日剂量高于1 600 mg时，超过的部分建议作为第二剂量分次给药；每3～4周1次；主要经肾脏清除，因此在治疗过程中，要保持摄入足量水分。不能与含有钙离子、其他二价阳离子的食物、药物同服，因为会减少氯屈膦酸二钠吸收。氯屈膦酸二钠主要经肾脏清除，治疗中要给予足够水分。

第二代为含氮的双膦酸盐，包括帕米膦酸盐、阿仑膦酸钠，抑制骨吸收的作用强于第一代药物。帕米膦酸盐60～90 mg，一般静脉滴入>2小时，每3～4周1次。

第三代双膦酸盐为有杂环结构的含氮的唑来膦酸盐、不含环状结构含氮的伊班膦酸盐，在作用强度、疗效方面，比第二代又有提高。唑来膦酸盐4 mg，静脉滴入 >15分钟，每3～4周1次；伊班膦酸盐6 mg静脉滴入> 2小时，伊班膦酸盐的负荷剂量为每天6 mg，连续3天静脉滴入（>15分钟），以后每3～4周常规使用1次。伊班膦酸盐负荷剂量可快速缓解骨转移患者的疼痛。伊班膦酸盐目前在国外有静脉、口服剂型；静脉滴入6 mg和口服50 mg伊班膦酸盐疗效相当。

伊班膦酸盐，能和口服化疗药物、内分泌药物联用。

3. 双膦酸盐在晚期乳腺癌的临床数据

双膦酸盐可治疗高钙血症、骨转移引起的骨痛，亦可治疗和预防乳腺癌骨相关事件，如病理性骨折、脊髓压迫。双膦酸盐最早用于治疗恶性肿瘤引起的高钙血症，静脉帕米膦酸盐治疗高钙血症有效率达90%；在美国、英国广泛应用。唑来膦酸盐、伊班膦酸盐也能治疗高钙血症，研究显示，4 mg唑来膦酸盐优于帕米膦酸盐90 mg，降低血钙更加快速、有效。

双膦酸盐可减少恶性肿瘤骨转移的骨相关事件；两个临床研究发现，针对溶骨性骨转移，帕米膦酸盐+内分泌治疗/化疗的疗效，优于安慰剂+内分泌治疗/化疗。研究发现，伊班膦酸盐静脉给予、口服，均优于安慰剂。与静脉给予帕米膦酸盐比较，口服氯屈膦酸盐疗效略低。目前口服伊班膦酸盐50 mg是常用的方案。唑来膦酸盐4 mg超过15分钟静脉滴入，优于帕米膦酸90 mg超过90分钟乃至120分钟静脉滴入。对乳腺癌患者，唑来膦酸盐能减少20%骨相关事件。

双膦酸盐也可减轻骨转移引起的疼痛。是否所有骨转移患者均需接受预防性双膦酸盐，还是当有症状时才应用双膦酸盐，目前尚在研究中。在两个研究中，帕米膦酸盐治疗时间都长达24个月，提示随着治疗时间的延长，可能获益较大。数据显示，长期使用时患者有良好的耐受性，骨相关事件风险/死亡风险与骨吸收水平相关。单独颅骨转移未接受双膦酸盐，可能不增加骨相关事件。有人认为，所有乳腺癌骨转移患者均应接受双膦酸盐治疗，直至患者不愿意继续治疗或达到获益终点。关于患者应住院接受静脉给予双膦酸盐、还是在社区接受口服双膦酸盐，折中的做法是：当患者常规接受化疗住院时给予静脉双膦酸盐治疗，而当不需要每3～4周到医院随访时，改为相对方便的口服双膦酸盐。

4. 毒性

总体而言，双膦酸盐耐受性较好，临床的不良反应有较大的个体差异。所有双膦酸盐均有程度不等的胃肠道不良反应；与静脉给药比，口服时更常见，特别是口服氯屈膦酸二钠。静脉给药时，部分患者会出现急性寒战、类流感症状，再次给药时发生率常下降。肾功能不全、下颌骨坏死，是此类药物相对特殊的重要不良反应。

(1)肾功能不全

数据显示，长期静脉给予帕米膦酸盐、唑来膦酸盐，可使慢性肾功能恶化，但较少引起急性肾功能不全、死亡；用药时要监测肾功能。输注方式是影响肾功能的重要因素，减缓输注速度，可降低肾脏毒性。一项研究发现，4 mg唑来膦酸盐由5分钟输注改为15分钟输注后，结果显示，唑来膦酸盐组肾功能毒性，与对照组帕米膦酸盐（≥2小时静脉滴入）相当。临床中静脉给予双膦酸盐后，出现任何肾功能不全的迹象时，要减少输注频率。最近数据显示，对肌酐清除率低的患者，可给予低剂量唑来膦酸盐（同样的给药间期）。使用双膦酸盐，特别是唑来膦酸盐时，需谨慎，要常规进行肾功能监测。

（2）下颌骨坏死（ONJ）

这是较罕见特殊的不良反应，常报道发生于唑来膦酸盐，主要表现为疼痛。好发因素包括既往有牙科疾病、最近牙科手术史、乳腺癌患者接受放疗/化疗或甾体类药物等。目前尚无最佳的治疗或者预防措施，但医师需认识该不良反应，特别是当患者出现下颌骨疼痛时，要考虑上述诊断的可能。临床实践推荐患者在使用双膦酸盐前常规进行口腔科检查，在怀疑下颌骨坏死的诊断时，接受颌面外科医师咨询和检查。

5. 双膦酸盐的使用方法及注意事项

（1）在使用双膦酸盐前应检测患者的血清电解质水平，重点关注血清钙、磷酸盐、镁、血肌酐等指标。

（2）临床研究表明，氯屈膦酸盐、帕米膦酸盐、唑来膦酸盐、伊班膦酸盐，都能治疗乳腺癌骨转移，都可用于治疗高钙血症、骨痛，能防治骨转移相关事件。研究显示，唑来膦酸盐、伊班膦酸盐疗效较好、毒性较低、使用较方便。

（3）双膦酸盐可与放疗、化疗、内分泌治疗、止痛药联用。

（4）长期使用双膦酸盐应注意每天补充500 mg钙和适量的维生素D。

（5）除临床试验外，不得将生化标志物用于双膦酸盐疗效监测。

6. 用药时间及停药指征

（1）用药时间

研究证明，出现乳腺癌骨相关事件的中位时间为6～18个月，因此双膦酸盐用于乳腺癌患者时，至少应持续用药6个月。

（2）停药指征

用药过程中监测到不良反应，且明确与双膦酸盐相关；治疗过程中出现病情恶化，发生其他脏器转移并危及患者生命；临床医师认为需要停药时。

（3）换药预防再次乳腺癌骨相关事件的问题

如果在应用双膦酸盐过程中发生了某些特殊的乳腺癌骨相关事件，作为临床研究的观察终点会停止使用该类药物，但临床实践中不应停用，而该继续用药。如果在使用过程中某一类双膦酸盐导致了首次加重性乳腺癌骨相关事件，则可以考虑换用另外一种双膦酸盐。也有人认为，换药是否获益还有待更多的临床研究数据的证实。

7. 未解决的问题

双膦酸盐明确能减少骨转移引起的骨相关事件，但是很多问题尚无定论。

（1）患者的治疗

临床研究仅仅包括溶骨性病变，然而病理生理学显示任何骨转移均可以增加骨吸收，而双膦酸盐要能够逆转骨转移、骨吸收。

（2）最佳药物

目前尚不能确定哪种药物是最佳。现有数据显示，唑来膦酸盐是最有效的药物。然而一项比较唑来膦酸盐、伊班膦酸盐作用的研究仍在进行中。数据显示，实际骨吸收水平是重要预后因素，如采用双膦酸盐治疗后，骨吸收仍持续高水平，预后常不佳。

(3)最佳方案

尚无确定最佳方案。对标准剂量双膦酸盐治疗后仍然持续骨质破坏的，给予更大剂量强度的双膦酸盐是否有所帮助；对那些骨破坏控制良好的，降低使用双膦酸盐频率是否可能有效；目前正在研究中。新的抑制骨吸收的药物仍在研发中，如地诺单抗是一种靶向作用于 RANKL 的单克隆抗体，其在 2010 年已被批准用于治疗骨质疏松，试验结果显示，其可能优于唑来膦酸盐，将来其有可能替代双膦酸盐。对于晚期乳腺癌患者，常规双膦酸盐口服、静脉给药，一般耐受性良好，均能降低骨相关事件，包括骨痛、高钙血症。因此应当对任何乳腺癌骨转移的患者常规采用双膦酸盐治疗。

五、双膦酸盐研究进展

乳腺癌骨转移复发较常见，转移性乳腺癌患者中，80%发生骨转移，会导致骨痛、骨相关事件。双膦酸盐为一种骨吸收抑制剂，能抑制破骨细胞介导的骨吸收，临床用于肿瘤骨转移等恶性疾病所致骨相关事件的治疗。

双膦酸盐是焦膦酸盐化合物的类似物，其基本分子骨架结构，由两个磷原子和一个碳原子(P－C－P)组成，同时包括 R1 和 R2 两条侧链。R2 侧链可为含氮基团或非含氮基团。含氮双膦酸盐如帕米膦酸盐、伊班膦酸盐、唑来膦酸盐，非含氮双膦酸盐包括氯膦酸盐、依替膦酸盐等；含氮双膦酸盐的抗骨吸收作用，一般强于非含氮双膦酸盐。

两类双膦酸盐抗骨吸收的机制不同，非含氮双膦酸盐主要通过抑制 ATP 依赖的酶而抑制破骨细胞活性；含氮双膦酸盐可作为钙螯合剂，在细胞外稳定骨基质钙磷代谢，可通过羟甲基戊二酸途径在破骨细胞内发挥作用，包括脂质代谢的转录后调控、小分子 GTP 酶在细胞膜的锚定，这也是双膦酸盐抗肿瘤效果的基础。近年的实验表明，双膦酸盐能抑制肿瘤细胞的生长、增殖、黏附、播散、浸润，降低肿瘤细胞膜稳定性、促进肿瘤细胞凋亡等，可直接抗肿瘤，抑制肿瘤新生血管形成、激活免疫细胞杀伤肿瘤细胞，能协同化疗药物等间接抗肿瘤。

1. 双膦酸盐的抗肿瘤机制

研究表明，双膦酸盐有直接抗肿瘤作用，可活化 Caspase，诱导肿瘤细胞凋亡，以唑来膦酸盐的作用最为显著。双膦酸盐也可抑制肿瘤细胞的黏附、浸润、转移。研究表明，双膦酸盐可抑制内皮细胞增殖，降低血小板衍生生长因子、内皮细胞生长因子的水平，抑制肿瘤新生血管形成；还可活化免疫细胞，促进免疫细胞成熟，并表达 γ 干扰素，从而增强免疫细胞的肿瘤杀伤功能。

(1)氯膦酸盐

研究发现，口服氯膦酸盐(每天 1 600 mg)或安慰剂，随访 12 个月，结果发现，口服氯膦酸盐患者的生存率高于安慰剂组。有人随访 36 个月，结果发现，行辅助治疗同时口服氯膦酸盐(2 年，每次 1600 mg，每 3～4 周 1 次)组患者的骨转移率(8%：17%，$P=0.003$)及内脏转移率(13%：29%，$P<0.001$)，均低于仅接受辅助治疗的患者，同时患者的总生存率提高；但两组患者骨转移、内脏转移率差异无统计学意义，总生存率的提高有意义，提示患者长期服用氯膦酸盐，可能提高总生存率。

一项 Meta 分析纳入 1966～2006 年期间 13 项临床试验，分析了口服氯膦酸盐(2～3 年，每次 1 600 mg)对早期乳腺癌患者总存活的影响，结果发现，乳腺癌患者 5 年总生存率、无骨转移生存率、无骨外转移生存率等，与其是否口服氯膦酸盐并无明显关系；而最新公布的口服氯膦酸盐的研究发现，3 323 例Ⅰ～Ⅲ期乳腺癌患者，随访 90.7 个月，结果发现，治疗组患者的 DFS、OS、无骨转移生存率及无复发生存率差异均无统计学意义，仅无骨外转移生存率稍有提高($P=0.047$)。进一步对绝经后患者的亚组分析结果显示，年龄较大的绝经后患者服用氯膦酸盐后，尽管总生存率无明显改变，但无复发生存率、无骨转移生存率及无骨外转移生存率均有所提高。

(2)帕米膦酸盐及伊班膦酸盐

目前有关帕米膦酸盐辅助治疗乳腺癌的临床证据，多为几项小规模试验。有人发现，372 例发生骨转移的乳腺癌患者，行化疗同时加用帕米膦酸盐，可延缓骨转移灶的疾病进展时间(249 天：168 天，$P=0.02$)。局部晚期或骨外转移患者能从帕米膦酸盐治疗中获益。研究显示，在绝经后早期乳腺癌患者的辅助治疗中使用唑来膦酸盐后，可获得无病生存和总生存的优势。伊班膦酸盐可作用于骨髓弥散肿瘤细胞。

(3)唑来膦酸盐

唑来膦酸盐有更强的抗骨吸收作用，临床证据表明，可清除乳腺癌患者骨髓内弥散的肿瘤细胞。乳腺癌患者在接受辅助治疗的同时加用唑来膦酸盐，其骨髓内的弥散肿瘤细胞可减少。唑来膦酸治疗 1 年，随访发现，其能显著降低骨转移发生率(60%：10%，$P=0.0005$)，该差异可持续至 18 个月。

ABCSG－12 试验随访 47.8 个月的研究结果发现，对激素受体阳性的绝经前早期乳腺癌患者，在接受内分泌治疗(他莫昔芬＋戈舍瑞林或阿那曲唑＋戈舍瑞林)的同时，如辅以唑来膦酸盐(每次 4 mg，每 3～4 周 1 次，6 个月)将显著提高治疗效果；患者无瘤生存率提高 3.2%，疾病进展风险降低 36%，无复发生存率提高 3.1%，复发风险降低 35%，且没有出现新的药物副作用。其随访 62 个月的最新结果显示，联合唑来膦酸盐治疗患者的 DFS，与未联合唑来膦酸盐治疗的患者的 DFS，有统计学差异；而对死亡风险的影响，两组间差异没有统计学意义。绝经后早期乳腺癌患者的辅助治疗中使用唑来膦酸盐后，可获得无病生存和总生存的优势。

(钱立庭　陈　森　郭　增　孙国梅)

进一步的参考文献

[1]SCHNEIDER U. Dose－response relationship for breast cancer induction at radiotherapy dose[J]. Radiat Oncol. 2011;6:67－73.

[2]BALAZS IB. Breast cancer survivorship: a comprehensive review of long－term medical issues and lifestyle recommendations[J]. Perm J,2015,19(2):48－79.

[3]KELLY W. Pharmacogenomics of breast cancer therapy: an update[J]. Pharmacol Ther,2013,139(1):1－11.

第二篇　乳腺癌治疗

第三十一章　乳腺癌诊治指南

一、概述

女性乳腺由皮肤、纤维组织、乳腺腺体、脂肪组成。乳腺癌是发生在乳腺腺上皮组织的恶性肿瘤。乳腺癌 99%发生在女性，男性仅占 1%。全球乳腺癌发病率自 20 世纪 70 年代末开始一直呈上升趋势。美国 8 名妇女一生中会有 1 人患乳腺癌。

中国不是乳腺癌高发国家，但近年我国乳腺癌发病率的增长速度却高出高发国家 1～2 个百分点。中国 2009 年乳腺癌发病数据显示：全国肿瘤登记地区乳腺癌发病率位居女性恶性肿瘤的第 1 位，女性乳腺癌发病率(粗率)全国为 42.55/10 万，城市为 51.91/10 万，农村为 23.12/10 万。乳腺癌已成为当前社会的重大公共卫生问题。自 20 世纪 90 年代全球乳腺癌死亡率呈现下降趋势；原因一是乳腺癌筛查工作的开展，使早期患者的比例增加；二是乳腺癌综合治疗的开展，提高了疗效。乳腺癌已成为疗效最佳的实体肿瘤之一。

乳腺癌的发病有一定规律性，有乳腺癌高危因素时易患乳腺癌。与乳腺癌发病相关、大多数乳腺癌患者都有的危险因素，称高危因素。中国女性乳腺癌年龄发病率，0～24 岁年龄段处较低水平，25 岁后逐渐上升，50～54 岁组达到高峰，55 岁后逐渐下降。

乳腺癌家族史是危险因素，指一级亲属(母亲、女儿、姐妹)中有乳腺癌患者。乳腺腺体致密也为危险因素；还有月经初潮早(＜12 岁)，绝经迟(＞55 岁)；未婚、未育、晚育、未哺乳、患乳腺良性疾病未及时诊治、经医院活检证实有乳腺非典型增生、胸部接受过高剂量放疗、长期服用外源性雌激素、绝经后肥胖、长期过量饮酒、携带乳腺癌相关突变基因等。

乳腺癌易感基因已知有 BRCA－1/2、p53、PTEN 等，与这些基因突变相关的乳腺癌称为遗传性乳腺癌，占全部乳腺癌的 5%～10%。早期乳腺癌常不具备典型的症状和体征，不易引起重视，常通过体检或乳腺癌筛查发现。以下为乳腺癌的典型体征：

——乳腺肿块：80%乳腺癌患者以乳腺肿块首诊。患者常无意中发现乳腺肿块，多为单发，质硬，边缘不规则，表面欠光滑；大多为无痛性肿块，仅少数伴隐痛或刺痛。

——乳头溢液：非妊娠期从乳头流出血液、浆液、乳汁、脓液，或停止哺乳半年以上仍有乳汁流出者，称为乳头溢液。原因有导管内乳头状瘤、乳腺增生、乳腺导管扩张症、乳腺癌等。单侧单孔的血性溢液应进一步检查，若伴有乳腺肿块更应重视。

——皮肤改变：乳腺癌引起皮肤改变可出现多种体征，最常见的是肿瘤侵犯了连接乳腺皮肤和深层胸肌筋膜的 Cooper 韧带，使其缩短并失去弹性，牵拉相应部位的皮肤，出现酒窝征，即乳腺皮肤有小凹陷，像小酒窝。若癌细胞阻塞了淋巴管，则会出现橘皮样改变，即乳腺皮肤出现许多小点状凹陷，像橘子皮。乳腺癌晚期，癌细胞沿淋巴管、腺管、纤维组织浸润到皮内并生长，在主癌灶周围的皮肤形成散在分布的质硬结节，即所谓皮肤卫星结节。

——乳头、乳晕异常：肿瘤位于或接近乳头深部，可引起乳头回缩。肿瘤距乳头较远、乳腺内的大导管受到侵犯而短缩时，也可引起乳头回缩或抬高。乳头湿疹样癌，即 Paget 病，有乳头皮肤瘙痒、糜烂、破溃、结痂、脱屑,伴灼痛,以致乳头回缩。

——腋窝淋巴结肿:医院收治的乳腺癌患者 1/3 以上有腋窝淋巴结转移。初期可出现同侧腋窝淋巴结肿大,肿大的淋巴结质硬、散在、可推动。随着病情发展,淋巴结逐渐融合,并与皮肤和周围组织粘连、固定。晚期可在锁骨上和对侧腋窝摸到转移的淋巴结。

乳腺癌组织学分类(WHO 2003)见表 31-1 至表 31-7。

表 31-1 乳腺上皮性肿瘤

浸润性导管癌,非特殊类型	8500/3
混合型癌	
多形性癌	8022/3
伴有破骨样巨细胞的癌	8035/3
伴有绒癌特征的癌	
伴有黑色素细胞特征的癌	
浸润性小叶癌	8520/3
小管癌	8211/3
浸润性筛状癌	8201/3
髓样癌	8510/3
黏液癌和其他富于黏液的肿瘤	
黏液癌	8480/3
囊腺癌和柱状细胞黏液癌	8480/3
印戒细胞癌	8490/3
神经内分泌肿瘤	
实性神经内分泌癌	8249/3
非典型类癌	8041/3
小细胞/燕麦细胞癌	8013/3
大细胞神经内分泌癌	
浸润性乳头状癌	8503/3
浸润性微乳头状癌	8507/3
大汗腺癌	8401/3
化生性癌	8575/3
纯上皮化生性癌	8575/3
鳞状细胞癌	8070/3
腺癌伴梭形细胞化生	8572/3
腺鳞癌	8560/3
黏液表皮样癌	8430/3
上皮/间叶混合性化生性癌	8575/3
富于脂质的癌	8314/3
分泌型癌	8502/3
嗜酸细胞癌	8290/3
腺样囊性癌	8200/3
腺泡细胞癌	8550/3
富于糖原的透明细胞癌	8315/3
皮脂腺癌	8410/3
炎症型癌	8530/3
小叶性瘤变	
小叶原位癌	8520/2
导管内增生性病变	
普通导管增生	
平坦上皮非典型增生	

续表

非典型性导管增生	
导管原位癌	8500/2
微小浸润癌	
导管内乳头状肿瘤	
中心型乳头状瘤	8503/0
外周型乳头状瘤	8503/0
非典型性乳头状瘤	
导管内乳头状癌	8503/2
囊内乳头状癌	8504/2
良性上皮增生	
腺病及其亚型	
硬化性腺病	
大汗腺腺病	
盲管性腺病	
微腺性腺病	
腺肌上皮腺病	
放射性瘢痕/ 复杂性硬化性病变	
腺瘤	
管状腺瘤	8211/0
泌乳腺瘤	8204/0
大汗腺腺瘤	8401/0
多形性腺瘤	8940/0
导管腺瘤	8503/0

表 31－2　乳腺肌上皮病变

肌上皮增生症	
腺肌上皮腺病	
腺肌上皮瘤	8983/0
恶性肌上皮瘤	8982/3

表 31－3　乳腺间叶性肿瘤

血管瘤(血管瘤病)	9120/0
血管周细胞瘤(假血管瘤样间质增生)	9150/1
肌纤维母细胞瘤	8825/0
纤维瘤病(侵袭性)	8821/1
炎性肌纤维母细胞瘤	8825/1
脂肪瘤	8850/0
血管脂肪瘤	8861/0
颗粒细胞瘤	9580/0
神经纤维瘤	9540/0
神经鞘瘤	9560/0
血管肉瘤	9120/3
脂肪肉瘤	8850/3
横纹肌肉瘤	8900/3
骨肉瘤	9180/3
平滑肌瘤	8890/0
平滑肌肉瘤	8890/3

表 31-4 乳腺纤维上皮性肿瘤

纤维腺瘤	9010/0
叶状肿瘤	9020/1
良性肿瘤	9020/0
交界性肿瘤	9020/1
恶性肿瘤	9020/3
导管周围间质肉瘤,低级别乳腺错构瘤	9020/3

表 31-5 乳头部肿瘤

乳头腺瘤	8506/0
汗管腺瘤	8407/0
乳头 Paget 氏病	8540/3

表 31-6 乳腺恶性淋巴瘤

弥漫性大 B 细胞淋巴瘤	9680/3
Burkitt 淋巴瘤	9687/3
结外边缘区 MALT 型 B 细胞淋巴瘤	9699/3
滤泡性淋巴瘤	9690/3
转移性肿瘤	

表 31-7 男性乳腺肿瘤

男性乳腺发育异常	
浸润癌	8500/3
原位癌	8500/2

乳腺癌分期——

原发肿瘤(T)。原发肿瘤的分期定义临床与病理一致。如果肿瘤的大小由体检得到,可用 T1、T2 或 T3 来表示。如果用乳腺 X 线摄片或病理学等其他方法测量得到,可用 T1 的亚分类。肿瘤大小应精确到 0.1 cm。

AJCC 乳腺癌 TNM 分期:

Tx 原发肿瘤无法评估

T0 没有原发肿瘤证据

Tis 原位癌

Tis(DCIS)导管原位癌

Tis(LCIS)小叶原位癌

Tis(Paget's)乳头 Paget 病,不伴有肿块

* 伴有肿块的 Paget 病按肿瘤大小分类。

T1 肿瘤最大直径≤2cm

T1mi 微小浸润癌,最大直径≤0.1 cm

T1a 肿瘤最大直径>0.1 cm,但≤0.5 cm

T1b 肿瘤最大直径>0.5 cm,但≤1 cm

T1c 肿瘤最大直径>1 cm,但≤2cm

T2 肿瘤最大径大>2cm,但≤5 cm

T3 肿瘤最大径>5 cm

T4 无论肿瘤大小,直接侵及胸壁或皮肤

T4a 肿瘤侵犯胸壁,不包括胸肌

T4b 乳腺皮肤水肿(包括橘皮样变),或溃疡,或不超过同侧乳腺的皮肤卫星结节

T4c 同时包括 T4a 和 T4b

T4d 炎性乳腺癌

临床区域淋巴结(N):

Nx 区域淋巴结不能确定(例如曾经切除)

N0 区域淋巴结无转移

N1 同侧腋窝淋巴结转移,可活动

N2 同侧腋窝淋巴结转移,固定或相互融合或缺乏同侧腋窝淋巴结转移的临床证据,但临床上发现有同侧内乳淋巴结转移

N2a 同侧腋窝淋巴结转移,固定或相互融合

N2b 有内乳淋巴结转移的临床征象,而无同侧腋窝淋巴结转移的临床证据 *

N3 同侧锁骨下淋巴结转移伴或不伴有腋窝淋巴结转移;或临床上发现同侧内乳淋巴结转移和腋窝淋巴结转移的证据;或同侧锁骨上淋巴结转移伴或不伴腋窝或内乳淋巴结转移

N3a 同侧锁骨下淋巴结转移

N3b 同侧内乳淋巴结及腋窝淋巴结转移

N3c 同侧锁骨上淋巴结转移

病理学分期(pN):

pNx 区域淋巴结无法评估(例如过去已切除,或未进行病理学检查)

pN0 无组织学上区域淋巴结转移

pN1 1～3 个同侧腋窝可活动的转移淋巴结,和/或通过前哨淋巴结切除发现内乳淋巴结有微小转移灶,但临床上未发现

pN1mi 微小转移(>0.2 mm,但<2.0 mm)

pN1a1～3 个腋窝淋巴结转移

pN1b 通过前哨淋巴结切除发现内乳淋巴结有微小转移灶,但临床上未发现

pN1 1～3 个腋窝淋巴结转移,以及通过前哨淋巴结切除发现内乳淋巴结有微小转移灶,但临床上未发现(在腋窝淋巴结阳性,淋巴结>3 个的情况下,内乳淋巴结阳性即被归为 pN3b,以反映肿瘤符合的增加)

pN2 4～9 个同侧腋窝转移淋巴结转移;临床上发现内乳淋巴结转移,但腋窝淋巴结无转移

pN2a 4～9 个同侧腋窝转移淋巴结转移(至少一个转移灶>2.0 mm)

pN2b 临床上发现内乳淋巴结转移,但腋窝淋巴结无转移

pN310 个或更多的同侧腋窝淋巴结转移或锁骨下淋巴结转移,或临床显示内乳淋巴结转移伴一个以上同侧腋窝淋巴结转移;或 3 个以上腋窝淋巴结转移和前哨淋巴结切开检测到内乳淋巴结,显示微转移而临床上未显示;或同侧锁骨上淋巴结转移

N3a10 个或更多的同侧腋窝淋巴结转移或锁骨下淋巴结转移

N3b 临床显示内乳淋巴结转移伴一个以上同侧腋窝淋巴结转移;或 3 个以上腋窝淋巴结转移和前哨淋巴结切开,检测到内乳淋巴结显示微转移而临床上未显示

N3c 同侧锁骨上淋巴结转移(表 31 - 8)

“临床上未发现”的定义为:影像学检查(淋巴结闪烁扫描除外)或临床体检未发现异常。

表 31-8 乳腺癌乳腺临床分期标准

分期	TNM
0 期	TisN0M0
Ⅰ期	T1N0M0
ⅡA 期	T0N1M0
	T1N1M0
	T2N0M0
ⅡB 期	T2N1M0
	T3N0M0
ⅢA 期	T0N2M0
	T1N2M0
	T2N2M0
	T3N1、2M0
Ⅲ B期	T4N0M0，T4N1M0，T4N2M0，
Ⅲ C期	任何 T，N3M0
Ⅳ期	任何 T 任何 N，M1

在上表中：

M——远处转移

Mx——远处转移无法评估

M0——无远处转移

M1——有远处转移

在乳腺门诊，医生了解了病史后首先会进行体检，检查双侧乳腺；还会结合影像学检查，包括乳腺 X 线摄影(乳腺钼靶照相)、彩超，必要时也可进行乳腺 MRI。乳腺 X 线摄影是乳腺癌筛查的方法，可发现临床查体摸不到肿块的乳腺癌，常用于 40 岁以上妇女，此年龄段妇女乳腺对射线不敏感，受到的放射损伤有限，且乳腺密度相对较低，乳腺 X 线摄片较易发现异常。乳腺彩超无损伤，对年轻女性、致密型乳腺均较理想。MBI 检查可发现多中心、多个小病灶，为早期诊断方法。最后确诊将依据病理学诊断(金标准)，活检可穿刺、外科手术，一旦发现癌细胞就立即治疗。若患者有乳头溢液，还可开展针对性检查方法，如乳管镜、乳腺导管造影、溢液细胞学涂片等。

乳腺癌的早期发现、早期诊断是提高疗效的关键。应结合患者的临床表现、病史、体检、影像学、病理学，进行诊断与鉴别诊断。多数患者是自己无意中发现乳腺肿块就诊或通过定期体检筛查发现肿块，可采用活检明确诊断。若临床摸不到肿块，可用影像学检查定位活检。

附录 1 乳腺癌手术后病理诊断报告内容

1 肿瘤

(1)组织分型；

(2)组织分级(浸润性导管癌，非特殊型)；

(3)相关的原位癌；

(4)微小钙化；

(5)大小(多灶肿瘤分别报告)；

(6)脉管浸润/瘤栓；

(7)其他组织受累情况(皮肤、乳头，胸肌筋膜、胸肌等)

2 切缘(无肿瘤，有原位癌，有浸润癌)

3 周围乳腺及其他病理所见

4 区域淋巴结(包括前哨淋巴结，腋窝清扫及单独送检淋巴结)

5 总数(≥10 枚)

6　受累的数目

7　远处转移(单独送检)

8　其他组织/器官(单独送检)

9　特殊的辅助检查结果(组织化学染色,免疫组化染色 ERα、PR、Her－2 等)

10 有困难的病理,提交上级医院或请专家进行会诊(提供原始病理报告,以核对送检切片的正确性,减少误差,提供充分的病变切片或蜡块,以及术中所见等)。

附录 2　乳腺影像 BI－RADS 分类

参考美国放射学会(ACR)乳腺影像报告及数据系统 BI－RADS 第四版制订。报告内容包括以下 5 方面:

1　临床病史:无症状筛查或临床症状描述

2　乳腺类型:根据腺体比例分为四型:脂肪型、少量腺体型、多量腺体型、致密型

3　X 线影像所见:采用乳腺影像专业词汇对包括肿块、钙化、结构扭曲、不对称致密、特殊征象及其他所见、病灶部位等进行描述

4　与既往片比较

5　总体评价:

(1)未定类别

0 类:现有影像未能完成评价,需要增加其他影像检查,包括加压点片、加压放大、加拍其他体位,或行超声检查。

(2)最终类别

1 类:阴性,乳腺 X 线摄片无异常发现。

2 类:良性发现,存在明确的良性病灶,无恶性征象。包括钙化的纤维腺瘤、多发的分泌性钙化、含脂肪的病变(脂性囊肿、脂肪瘤、输乳管囊肿及混合性高密度的错构瘤)、乳腺内淋巴结、血管钙化、植入体、有手术史的结构扭曲等等。

3 类:良性可能性较大的病灶,建议短期随访,依靠此病变在短期(小于 1 年,一般为 6 个月)随访中稳定或缩小来证实判断。这一类的恶性率一般小于 2%。触诊阴性的无钙化边界清晰的肿块、局灶性的不对称、簇状圆形或/ 和点状钙化这三种征象被归于此类。建议在此后 6 个月时对病灶侧乳腺进行 X 线摄影复查,第 12 个月与 24 个月时对双侧乳腺进行 X 线摄影复查,如果病灶保持稳定,则可继续随诊;若病灶有进展,应考虑活检。

4 类:可疑恶性的病灶,但不具备典型的恶性征象,应考虑活检。这一类包括了一大类需临床干预的病变,此类病变无特征性的乳腺癌形态学改变,但有恶性的可能性。再继续分成 4A、4B、4C,临床医生和患者可根据其不同的恶性可能性对病变的处理做出最后决定。

4A:需要活检但恶性可能性较低的病变。对活检或细胞学检查为良性的结果较可信赖,可以常规随访或半年后随访。将可扪及的部分边缘清晰的实性肿块、纤维腺瘤、可扪及的复杂囊肿和可扪及的脓肿均归在于此类。

4B:中度恶性可能。对这组病变穿刺活检结果可信度的认识,放射科医生和病理科医生达成共识很重要。对边界部分清晰、部分浸润的肿块穿刺为纤维腺瘤或脂肪坏死的可以接受结果,并予随访。而对穿刺结果为乳头状瘤的则需要进一步切取活检予以证实。

4C:更进一步怀疑为恶性。形态不规则、边缘浸润的实质性肿块和新出现的簇状分布的细小多形性钙化可归于此类。

5 类:高度提示恶性的病灶,有典型乳腺癌的影像学特征,恶性可能性大于 95%,应进行活检。形态不规则、毛刺状边缘的高密度肿块、段或线样分布的细线状和分支状钙化、不规则带毛刺的肿

块且伴不规则和多形性钙化均归于此类。

6类：已行活检证实为恶性，临床应采取适当措施。这一分类用在活检已证实为恶性但还未进行治疗的影像评价上。主要是评价活检后的影像改变，或监测手术前新辅助化疗的影像改变。

附录3 乳腺癌术后复发风险的分组

危险度分级：

——低度危险

腋淋巴结阴性，并同时具备以下特性

标本中病灶大小(pT)≤ 2 cm，

分级(a1)

瘤周脉管未见肿瘤侵犯(b)

Her-2基因没有过度表达或扩增(c)

年龄≥35岁

——中度危险

腋淋巴结阴性 且具备下列至少一条：

标本中病灶大小(pT)≥ 2 cm，

分级 2～3级

有瘤周脉管肿瘤侵犯

Her-2基因过度表达或扩增

年龄≤35岁，腋淋巴结1～3个阳性但没有 Her-2过度表达和扩增

——高度危险

腋淋巴结1～3个阳性者且 Her-2过度表达或扩增

腋淋巴结4个或以上转移者

a：组织学分级/核分级；

b：瘤周脉管侵犯判断还在研究中，它影响腋淋巴结阴性患者的危险度分级；并不影响淋巴结阳性者的分级；

c：Her-2的测定必须经严格质量把关的免疫组化或 FISH 检测。

附录4 乳腺癌术后全身辅助治疗的选择

①ERα 和 PR 阳性、②ERα 和 PR 状况不明、③ERα 和 PR 阴性——

低危：①内分泌治疗或不用化疗→②③内分泌治疗不适用

中危：①单用内分泌治疗或化疗→②内分泌治疗化疗→③内分泌治疗化疗

高危：③化疗→②内分泌治疗化疗→①内分泌治疗化疗

随着对乳腺癌生物学行为认识的深入，及治疗理念的更新，乳腺癌的治疗已进入综合治疗时代，为局部治疗、全身治疗并重的治疗模式。可根据肿瘤的分期和患者身体状况，酌情采用手术、放疗、化疗、内分泌治疗、靶向治疗、中医药辅助治疗等。外科手术在综合治疗中有重要作用。手术、放疗均属局部治疗。靶向治疗近年来较活跃，是有多环节作用的新型抗肿瘤治疗药。中医治疗肿瘤强调调节阴阳平衡。化疗、内分泌治疗、靶向治疗、中医药治疗，均属全身治疗。

乳腺癌的外科手术包括乳腺手术、腋窝淋巴结手术。乳腺手术有保留乳房手术(保乳手术)、全乳房切除术。腋窝淋巴结手术有前哨淋巴结活检、腋窝淋巴结清扫。前哨淋巴结活检是只切除前哨淋巴结，经检测有前哨淋巴结转移，再进行腋窝淋巴结清扫，称保腋窝手术。保乳手术有其适应证。乳房重建可采用自体组织重建，也可采用假体重建。美国有人已开展了他莫昔芬、雷洛昔

芬等药物预防乳腺癌的探索性研究。乳腺癌不是一个单一疾病，按照基因芯片分析固有组织的基因表达类型，主要可分为4个亚型，Luminal(腔上皮)A型、Luminal B型、Her-2过表达型、基底样乳腺癌型。乳腺癌的分子分型，与乳腺癌的临床病理特征、疾病转归、预后、治疗反应等相关。

二、St Gallen 早期乳腺癌治疗共识与中国治疗指南的比较

2011年公布St Gallen早期乳腺癌初始治疗国际专家共识；与此同时中国抗癌协会乳腺癌专业委员会也更新了《乳腺癌诊治指南与规范》。现将两部指南的主要更新点作一比较。

1. 共同点

(1)乳腺癌分子亚型

Luminal型乳腺癌表达腔上皮角蛋白、腔上皮标志物。Her-2过表达型乳腺癌，有erbB2基因扩增、过度表达Her-2。Basal-like型乳腺癌，不表达ERα、PR、腔上皮标志物(如腔上皮角蛋白)，平滑肌特异性标志物、某些整合素表达水平也不高。

在实际的临床工作中，多数专家认为，可根据免疫组化检测(近似替代FISH检测)的ERα、PR、Her-2、Ki-67结果，将乳腺癌划分为Luminal A型(Ki-67、Her-2均低表达)、Luminal B型、Her-2过表达型、Basal-like型(包括三阴性乳腺癌)。

Luminal B型又分为2种，一种是Ki-67为任何水平但Her-2过表达的亚型，另一种是Ki-67水平升高的亚型。ERα、PR、Her-2的检测，均有相应的指南规定需要注意的事项。Ki-67的检测指南正在制定之中。在目前情况下，如无可靠的Ki-67检测方法，可用组织学分级来替代。CBCS指南同样推荐所有医院除检测ERα、PR、Her-2外，也应把Ki-67的检测列为常规检测项目。(表31-9)

表31-9　乳腺癌分子分型定义

分子分型	临床病理替代定义	特点
Luminal A型	ERα与PR均阳性；Her-2阴性；Ki-67低表达*；复发风险较低(多基因分子检测**)	各机构判断Ki-67表达水平高低的截断值存在差异*。有人认为，Ki-67＜14%与Luminal A型明显相关。有人提出，PR水平的高低对于区分Luminal A型与B型有重要作用，当PR≥20%时与Luminal A型显著相关
Luminal B型：		
Her-2阴性	Her-2阴性ER阳性；同时满足下列其中一条：Ki-67高表达；PR阴性或水平较低；复发风险较高(多基因分子检测**)	Luminal B型乳腺癌，缺乏Luminal A型乳腺癌的部分特点。Ki-67≥15%或PR＜20%有助于区分Luminal A型与B型(Her-2阴性)乳腺癌
Her-2阳性	ERα阳性；Her-2过表达或基因扩增；Ki-67及PR表达水平不限	
Her-2过度表达型	Her-2阳性(非Luminal)型 (Her-2过度表达或基因扩增) ERα与PR阴性	
基底细胞型	三阴性(导管癌) ERα与PR阴性 Her-2阴性	三阴性乳腺癌与基底细胞样乳腺癌大约有60%的重合。部分ERα阳性率较低的乳腺癌患者如果通过基因分析，可能表现为非Luminal型乳腺癌。三阴性乳腺癌也包括部分特殊类型，如腺样囊性癌

*多数专家认为Ki-67高表达的截断值应为≥20%，但是个别专家认为各研究机构Ki-67的检测存在差异，部分化疗可获益的Luminal型乳腺癌患者可能因检测结果的差异而导致处理不足，所以有专家建议降低Ki-

67 截断值或使用多基因分子检测。

* * 这一因素是在小组审议过程中加入的，少数专家强烈支持多基因分子检测。虽然 21 - gene 复发评分(RS)与 70 - gene 检测不能够定义分子分型，但是 Luminal A 型患者中有超过 90% 的患者 21 - gene 复发评分较低，80% 患者 70 - gene 检测结果为低危

(2)曲妥珠单抗辅助治疗

对肿瘤直径>0.5 cm 的 Her - 2 过表达早期乳腺癌患者，2 个指南均推荐 1 年的辅助曲妥珠单抗治疗。短于 1 年使用曲妥珠单抗并不是最佳方案，但是用比不用者疗效好。2011 年 St Gallen 会议上，在 100 多个需要表决的问题中，对上述曲妥珠单抗治疗，是唯一 100%专家投赞成票的；对肿块最大直径为 0.5～1 cm 的乳腺癌，用曲妥珠单抗治疗，也有 78.7%的专家投赞成票；在低收入国家也有 71%专家投赞成票。中国指南同样强调了这个理念。

2. 不同点

(1)腋窝淋巴结切除

对哪些患者可免除腋窝淋巴结切除术(ALND)，2013 年 St Gallen 共识指出，不需要做 ALND 的情况：一种是前哨淋巴结阴性，另一种是临床腋窝淋巴结阴性、病理检查有 1～2 枚前哨淋巴结转移、行保乳治疗和切线野放射治疗的患者；该共识的更新主要是依据 ACOSOG 试验结果。

但以下几种情况，仍需要 ALND，包括：行乳房切除术、不行全乳切线野放射治疗、前哨淋巴结转移数目超过 2 枚、接受过新辅助化疗的患者。中国指南对此未作更新。

(2)辅助化疗适应证

对身体的乳腺癌进行手术、放疗的前后应用之，能使原发肿瘤缩小、消灭残存的微小转移灶、减少肿瘤复发和转移、提高治愈率的化疗为辅助化疗；目的是提高生存率。转移复发可能性较大的肿瘤患者，术后应接受化疗。

对乳腺癌辅助化疗的适应证，在中国指南中包括以下几个：肿瘤直径>2 cm、淋巴结阳性、激素受体阴性、Her - 2 过表达，组织学分级为 3 级。而 St Gallen 共识包括以下几个条件：高 Ki - 67 指数、三阴性乳腺癌、激素受体阴性、Her - 2 过表达、组织学分级为 3 级。适应证的差异主要源于中国的实际情况：肿瘤大小、淋巴结状态的判定比较客观，易发现复发风险高的患者，而高 Ki - 67 指数和三阴性乳腺癌的诊断标准尚未统一，临床工作中执行起来易发生偏差。

在 St Gallen 共识中，分子分型对化疗的主要影响是：Luminal A 型患者不宜积极化疗。对三阴性乳腺癌患者，考虑剂量密集性化疗目前证据不支持；推荐使用铂类药物和抗血管生成药物。中国指南没有推荐具体的不同分子分型乳腺癌的辅助化疗方案。

(3)辅助内分泌治疗

国际研究显示，在化疗基础上加用 5 年他莫昔芬，能使 50 岁以下和 50～69 岁女性乳腺癌患者的死亡风险分别降低 57%、45%，其改善生存的效果可稳定持续到治疗后 10 年；经 1 年、2 年、5 年他莫昔芬治疗后，其 10 年的复发风险分别降低 21%、29%、47%，死亡风险分别降低 12%、17%、26%，且 5 年他莫昔芬治疗的疗效优于短疗程者。

一个荟萃分析发现，在术后辅助化疗基础上 5 年他莫昔芬治疗可进一步降低乳腺癌患者的死亡率、复发率。2011 有人对过去 40 年乳腺癌辅助治疗临床试验荟萃分析，再次确立了辅助化疗和内分泌治疗的作用和地位。St Gallen 共识强调，并非所有绝经后激素受体阳性乳腺癌患者均需要芳香化酶抑制剂(AI)治疗，但淋巴结阳性患者最好选择 AI 治疗。

中国指南根据中国大多数乳腺癌发生于绝经前女性的特点，特别细化了这部分诊断为绝经前、而在辅助治疗过程中变为绝经后患者的内分泌药物使用；判定是否绝经，必须考虑患者年龄、停经时间、血液中雌激素/卵泡刺激素/黄体生成素的水平等，只有综合判定患者为绝经后，才可使

用芳香化酶抑制剂治疗。

在服药期间，一旦出现可能是月经相关的出血，应立即停药，同时进行激素水平检测、相关妇科检查；如临床诊断为月经恢复，应中止治疗，后续用药可采用雌激素受体调变剂加或不加去势。中国指南指出，所有这些患者在服用芳香化酶抑制剂期间，均应采取除激素类避孕药之外的有效避孕措施。

(4)曲妥珠单抗和化疗用药顺序

关于曲妥珠单抗和化疗用药顺序问题，首推曲妥珠单抗＋化疗联用，但也可在所有辅助化疗结束后，再用曲妥珠单抗。2009 年 St Antonio 会议上有人报道，相对于序贯使用，联用化疗＋曲妥珠单抗能提高无瘤生存率。中国指南对此未作更新。中国指南的指导思想与 St Gallen 共识基本一致，均强调了分子分型在治疗抉择中的主导地位；同时根据中国患者的特征、国内实际临床工作特点制定指南，因而与 St Gallen 共识又有所不同。

2007 年 St Gallen 共识提出，根据患者年龄、肿瘤大小、组织学分级、淋巴结转移数目、激素受体、Her-2 状态、有无脉管浸润，分为高危、中危、低危三个级别，提出了激素依赖性、激素部分依赖性、非激素依赖性的乳腺癌概念，可根据 Her-2 状态、激素依赖的状态，选择辅助治疗方案。

2009 年 St Gallen 共识指出，患者年龄、组织学分级、1～3 个淋巴结转移、肿瘤增殖指数，不再是决定接受辅助化疗的重要参考因素。2011 年 St Gallen 共识基于对乳腺癌分子亚型认识的深入，采用了按照乳腺癌分类来进行治疗决策的新方法。

(5)乳腺癌分类

临床上采用不同的标准、治疗依据、认识角度，对乳腺癌可有许多分类方法及预后判断标准，要整体评估。

——经典的 TNM 分期：基本根据肿瘤大小(T)、淋巴结是否转移及转移数目(N)、是否有远处器官转移(M)综合分析 TNM 分期，可预测肿瘤复发转移、评估风险。

原发肿瘤(T)分期：Tx，原发肿瘤情况不详(以往已切除)。T0，原发肿瘤未扪及。Tis，原位癌(包括小叶原位癌、导管内癌)，Paget 病局限于乳头，乳房内未扪及块状物。T1，肿瘤最大径小于 2 cm。T2，肿瘤最大径 2～5 cm。T3，肿瘤最大径超过 5 cm。T4，肿瘤任何大小，直接侵犯胸壁和皮肤(包括炎性乳腺癌)。

区域淋巴结(N)分期：N0，区域淋巴结未扪及。Nx，区域淋巴结情况不详(以往已切除)。N1，同侧腋淋巴结有肿大，可活动。N2，同侧腋淋巴结肿大，互相融合，或与其他组织粘连。N3，同侧内乳淋巴结有转移、同侧锁骨上/下淋巴结转移。

远处转移(M)分期：Mx，有无远处转移不详。M0，无远处转移。M1，远处转移。

临床分期：一般根据不同的 TNM 可组成临床不同分期，也是临床医生向患者及家属解释病情最常用的分期。

病理学分类、组织学分级：乳腺癌病理组织形态较为复杂，类型众多，而且在同一癌组织中，甚至同一张切片内，可有两种以上类型同时存在。每种类型乳腺癌综合治疗方法及预后不同，临床制定治疗方案亦须结合病理类型及组织学分级。目前国内多采用以下病理分型：

非浸润性癌包括：①导管内癌(癌细胞未突破导管壁基底膜)；②小叶原位癌(癌细胞未突破末梢乳管或腺泡基底膜)；③导管内乳头状癌；④乳头湿疹样乳腺癌。非浸润性癌属早期，预后较好。

早期浸润性癌包括：①早期浸润性导管癌(癌细胞突破管壁基底膜，开始向间质浸润)；②早期浸润性小叶癌(癌细胞突破末梢乳管或腺泡基底膜，开始向间质浸润，但仍局限于小叶内)。早期浸润性癌仍属早期，预后较好(早期浸润是指癌的浸润成分小于 10%)。

浸润性癌包括浸润性特殊癌、浸润性非特殊癌。

浸润性特殊癌：乳头状癌、髓样癌(伴大量淋巴细胞浸润)、小管癌(高分化腺癌)、腺样囊性癌、黏液腺癌、大汗腺样癌、鳞状细胞癌等。此型分化一般较高，预后尚好。

浸润性非特殊癌：包括浸润性导管癌（临床上最为常见类型）、浸润性小叶癌、硬癌、髓样癌（无大量淋巴细胞浸润）、单纯癌、腺癌等。此型一般分化低，预后较上述类型差，且是乳腺癌中最常见的类型，占 80%，但判断预后尚需结合疾病分期等因素。还有其他罕见癌。

肿瘤的组织学分级标准：乳腺癌的分化程度、组织学分级与预后相关，但各种分级标准的差异颇大；分级主要从以下几个方面评估：腺管形成的程度；细胞核的多形性；核分裂计数。

我国常见恶性肿瘤诊治规范的分级标准：

——腺管形成：①有多数明显腺管为 1 分。②有中度分化腺管为 2 分。③细胞呈实性片块或条索状生长为 3 分。

——细胞核大小、形状及染色质不规则：①细胞核大小、形状及染色质一致为 1 分。②细胞核中度不规则为 2 分。③细胞核明显多形性为 3 分。

——染色质增多及核分裂象（HPF，×400）：①1/10 HPF 为 1 分。②2～3/10 HPF 为 2 分。③>3/10 HPF 为 3 分。各标准的 3 项指标所确定的分数相加，3～5 分为 Ⅰ 级（分化好），6～7 分为Ⅱ级（中等分化），8～9 分为 Ⅲ 级（分化差）。

2007 年 St Gallen 共识根据患者年龄、肿瘤大小、激素受体状态、肿瘤细胞分级、脉管瘤栓、Her－2 状态、淋巴结状态，将其分为低、中、高危复发风险人群，为临床医师选择合适的治疗方案，提供了依据。乳腺癌已不再是一种单一疾病，根据基因表达分析、免疫组化结果，可分为不同亚型，每个亚型有不同的生物学特性，局部和全身治疗的效果可不同。为方便临床运用，2011 年公布的 St Gallen 共识强调根据临床病理，结合基因表达分析结果，来进行亚型分类。根据激素受体、Her－2、Ki－67 状态分为五大类：Luminal A 型、Luminal B 型、Her－2 过表达型、三阴性型、其他特殊类型。

——Luminal A 型：雌激素受体（ERα）和（或）孕激素受体（PR）阳性，Her－2 阴性，Ki－67<14%。Luminal A 型乳腺癌通常存在内分泌依赖，化疗敏感性较差。

——Luminal B 型（Her－2 阴性）：ERα 和（或）PR 阳性、Her－2 阴性、Ki－67≥15%；该 Luminal B 型，虽然 ERα 和（或）PR 阳性，但内分泌依赖性较差，需要化疗。

Luminal B 型（Her－2 过表达）：ERα 和（或）PR 阳性、Her－2 过表达；该 Her－2 过表达型，适合用曲妥珠单抗治疗。

——Her－2 阳性型：ERα 和 PR 阴性，Her－2 过表达。适用曲妥珠单抗治疗。

——三阴性型：ERα 和 PR 阴性，Her－2 阴性。三阴性型乳腺癌不依赖内分泌治疗，目前没有明确有效的分子靶向治疗，更需要化疗。但在决定术后辅助化疗时，还是要强调临床病理分期的重要性，如腋窝淋巴结阳性，尤其是 3 个以上淋巴结阳性，肿瘤直径>5 cm 等因素，依然是决定化疗的重要因素。

(6)手术和术后放疗

关于腋窝手术的问题，St Gallen 共识并不建议常规采用免疫组化法检测前哨淋巴结微转移，因为其并不能改变治疗的选择。此外孤立肿瘤细胞和直径<2 mm 的微转移，并不是腋窝清扫的适应证。据有人中位随访 6.3 年的结果，St Gallen 共识提出对肿块切除术后接受放疗、临床淋巴结阴性、前哨淋巴结 1～2 个转移的患者，可不行腋窝淋巴结清扫；共识并不建议任意扩展适用范围，如对接受乳房切除术而不接受全乳照射或者>2 个前哨淋巴结转移、接受新辅助治疗的患者，在不影响疗效的前提下，可对某些患者采用耐受性更好的局部放疗，如乳房局部照射、缩短治疗疗程的大分割放疗。

(7)新辅助化疗

新辅助化疗（NC）是指在肿瘤局部手术或放疗前，应用全身化疗为第一步治疗，局部治疗后继之完成全程化疗。近年来，新辅助化疗显示良好应用前景，已成为肿瘤综合治疗的重要部分，能进行减量治疗，减小肿瘤负荷，提高肿瘤手术完全切除率，延长患者生存期。

新辅助化疗可用于局部晚期乳腺癌手术切除困难者；也可应用于肿块较大的可手术乳腺癌，通过化疗缩小肿瘤、降低肿瘤临床分期，使手术方便顺利，能使更多患者得到保乳治疗；能减少手术的范围及创伤；能使部分无法根治的肿瘤降期达到可以手术根治；可减少手术中的微小转移；是体内药物敏感性试验，可为以后的辅助治疗提供借鉴；此时肿瘤的血管完整，化疗杀伤肿瘤细胞的作用较好。晚期不能手术的患者可化疗控制全身转移，使患者带瘤生存，延长生存期。手术前、中、后用，能提高手术局部治疗效果。

乳腺癌新辅助化疗仍在研究中。其目的是降低肿瘤分期，使不可手术的局部晚期患者可手术切除，可争取更多的保乳手术机会。研究显示，与术后辅助化疗比，一般术前新辅助化疗并不改善预后；但获得病理完全缓解的患者，可有更长的生存期，能改善预后，特别是 Her-2 过表达、三阴性的患者，可通过观察近期疗效，优化治疗方案，争取更多患者在治疗中获益。

St Gallen 共识认为，对 Her-2 过表达患者，应加入抗 Her-2 药物，但目前并不赞成双重抗 Her-2 治疗；不支持对所有 Luminal A 型患者进行新辅助化疗。国内有人认为，按一些共识，新辅助化疗的目标是选择最大获益患者，接受术前有效治疗，优化方案，争取更多的病理学完全缓解机会，但不应一味延长治疗周期，盲目追求完全缓解率。新辅助化疗应选择更依赖化疗的类型，如 Her-2 阳性、三阴性、肿瘤负荷大（如肿瘤直径＞5 cm，或腋窝淋巴结阳性）的患者。

开展新辅助治疗的基本前提是原发病灶粗针活检，取得病理学证据和 ERα、PR、Her-2、Ki-67 等的信息，腋窝阳性淋巴结要有病理学诊断证据，穿刺阴性或临床检查阴性的患者要行前哨淋巴结活检，而不能单凭影像学诊断。目前国内乳腺癌术前新辅助化疗开展较广泛，但要避免过度，还要解决一些问题，如最佳药物方案、用药周期、合理的疗效评价手段、准确的手术时机、不同疗效患者的术后治疗等。要更好地判定，哪些患者真正能从新辅助化疗中最大获益。

(8)新辅助内分泌治疗

St Gallen 共识认为，术前新辅助内分泌治疗，可作为绝经后激素受体阳性患者术前治疗的选择，尤其可作为有化疗禁忌的患者的选择。新辅助内分泌治疗的时限，应持续至最大效应，一般可达 4～8 个月。术前内分泌治疗有效的患者，术后可采用同样的药物作为术后辅助内分泌治疗。原则上，接受术前新辅助内分泌治疗的患者，术后不准备接受辅助化疗。具体治疗方案的确定，须综合考虑疾病分期、患者因素、患者意愿、社会和经济因素，进行个体化治疗；肿瘤增殖指数相关的 Ki-67 的水平，对区分 Luminal A 和 Luminal B 型有重要作用；但目前尚无 Ki-67 的标准化检测方法，如不能得到 Ki-67 的确定结果，可参考组织学分级等能反映肿瘤组织增殖指数的其他指标。

三、St Gallen 早期乳腺癌专家共识

2013 年有人发表《早期乳腺癌个体化初始治疗：St Gallen 早期乳腺癌专家共识》，重点包括倾向用多基因序列分析取代免疫组化分型，以制定 Luminal 型患者的基础化疗方案；要细化无 Her-2 过表达的 Luminal 型早期分类、适宜的处理原则；必要地减少腋窝清扫；合理缩短放疗周期，推动个体化治疗。有人回顾 2003～2013 年 St Gallen 国际乳腺癌会议 10 年历程，发现早期乳腺癌治疗，已历经参照常规病理和肿瘤 TNM 分期，到肿瘤分期结合免疫组化表型，再到依据分子分型个体化治疗。

1. 2013 年 St Gallen 共识热点

2013 年 St Gallen 共识细化了对无 Her-2 表达的 Luminal 型的早期分类、适宜的处理原则，保留了对 Her-2 阳性、三阴性乳腺癌的系统性辅助治疗，肯定了传统临床病理分类的作用。专家团认为，多基因序列分析能提供更精确的预后信息，可预测化疗反应，但费用昂贵；有明确的适应人群，尤其应针对不能确定是否有化疗指征（如淋巴结无转移，或 1～3 枚淋巴结转移，或＜35 岁），

有复发相关基因评分(RS)＞31 的患者；能使化疗获益。使用曲妥珠单抗进行辅助治疗的最佳疗程为 1 年。

2013 年 St Gallen 共识，重申对前哨淋巴结存在肿瘤微转移、病理性 1～2 枚淋巴结转移、接受分割放疗的保乳手术患者，免除腋窝淋巴结清扫后仍然安全有效；支持缩小手术范围不降低疗效；但应用于我国时需结合国情，我国现实情况下减少腋窝淋巴结清扫，应更科学、客观。

2011 年我国《乳腺癌诊疗规范》，推荐对腋窝淋巴结阳性患者实施腋窝淋巴结清扫。2013 年国内有人研究 404 例新发浸润性乳腺癌患者，结果发现，40％病理证实腋窝淋巴结阳性；200 例 B 超检查腋窝淋巴结无异常发现的患者中，65 例前哨淋巴结活检证实腋窝淋巴结有转移，其中宏转移 60 例，并与临床 T 分期和组织学分级具有相关性。我国早期乳腺癌的具体发病情况与国外尚有不同。因此规范我国乳腺癌腋窝淋巴结状况的评价标准、降低假阴性报告比例，更应开展多中心前瞻性研究，以提供更多科学、客观证据。(表 31－9)

表 31－9　2003—2011 年 St Gallen 共识重点内容

年份	共识重点	基本内容
2003 年	肿瘤分期为基础	1. 肿瘤 TNM 分期是决定预后的重要因素 2. 推荐保留乳房、减少腋窝淋巴结清扫及保留卵巢 3. 大剂量化疗转变为剂量密度及联合靶向治疗，重视治疗方式的有效性 4. 绝经后患者的内分泌治疗选择推荐 AI 类药物 5. 推荐遗传性乳腺癌基因检测，BRCA1 和 BRCA2 阳性表达预防性对侧乳腺切除以降低乳腺癌风险（TNM 分期基础上增加免疫组化表型制定复发风险分级，增加 Her－2阳性以及脉管癌栓成为新的危险因素）
2005 年	提出组化表型	1. 根据雌激素受体/孕激素受体(ER/PR)表达分为内分泌治疗敏感型、内分泌治疗反应不确定型、内分泌治疗不敏感型，并分别确定治疗方案 2. 确定危险度评价，TNM 分期为基础，淋巴结状态为最重要指标 3. 内分泌治疗反应性是决定治疗方案首要指标；TAM 是内分泌治疗敏感型绝经前病人的标准辅助治疗方案；绝经后患者 AI 类取代 TAM 金标准地位；卵巢抑制是 TAM 禁忌时的合理选择（强化免疫组化表型重要性，增加 ERα/PR 为危险度参考因素）
2007 年	强化免疫化表型	1. 推荐高质量组织病理学检查，进行危险度分级和治疗靶点确定；系统性治疗原则应确定内分泌治疗反应性，与复发危险共同决策内分泌及细胞毒药物化疗 2. 靶向治疗归入系统性辅助治疗；Her－2 阳性是接受曲妥珠单抗治疗的依据，标准治疗时间为 1 年 3. Oncotype DXTM 或 Mammaprint TM 等基因分析区分亚型可能为治疗决策提供帮助，尚不能作为危险度分级参考
2009 年	提出个体化治疗	1. 应根据肿瘤特征和亚型制定个体化治疗方案 2. 辅助治疗模式分为内分泌治疗、抗 Her－2 治疗和细胞毒化疗三类 3. Ki－67 指数评价疾病进展及预测化疗反应；分为低级别(≤15％)，中级别(16％～30％)和高级别(＞30％)，高级别是选择化疗的重要参考 4. 肯定基因检测技术，建议开展临床试验；并未完全赞成单个基因检测预测化疗敏感性(首次提出治疗反应性比复发风险更重要，未提及依据危险因素选择治疗方案)
2011 年	确定分子分型	1. 按基因类型区分为 Luminal A 型、Luminal B 型、Her－2 阳性型和三阴性 4 个亚型；分子分型与预后和治疗反应相关，并在治疗决策选择中占据主导地位；推荐临床病理分类的临床应用 2. 辅助治疗：Her－2 阳性乳腺癌(T＞0.5 cm)推荐抗 HER2 治疗；Luminal A 型仅选择内分泌治疗；三阴性乳腺癌考虑含蒽环类和紫杉类药物剂量密集性化疗(首次确定分子分型标准，采用按照乳腺癌临床病理分型进行治疗决策的方法)

四、现代乳腺癌分类治疗基本策略:遵循指南、合理用药

随着分子生物学的深入发展,乳腺癌已经进入分类治疗时代,应针对乳腺癌的不同类别和阶段,给予合理的药物治疗策略。

1. 复发转移乳腺癌的解救治疗

(1)晚期乳腺癌的治疗药物

多种活性较高的抗肿瘤药物,均可用于复发转移性乳腺癌的治疗;抗肿瘤药物成功走向临床应用前,常先要在晚期乳腺癌患者中确认其疗效、安全性。晚期乳腺癌治疗的进展,同时也代表有效抗肿瘤药物研发进展。

——化疗药物:蒽环类药物(多柔比星、表柔比星、聚乙二醇化脂质体多柔比星)和紫杉类药物(紫杉醇、多西紫杉醇、白蛋白结合型紫杉醇)的研发,对乳腺癌药物治疗有重要意义,有较高的抗肿瘤活性,目前是乳腺癌治疗的一线用药。

以卡培他滨、吉西他滨为代表的抗代谢药物,新型的非紫杉醇类微管形成抑制剂长春瑞滨等药物,对晚期乳腺癌患者较有效、安全,已在临床研究中得到确认,可作为晚期乳腺癌的治疗选择。铂类、依托泊苷、环磷酰胺在等多种经典抗肿瘤药物,有较高的抗肿瘤活性,也可用于晚期乳腺癌的解救治疗。

——内分泌药物:他莫昔芬是基本药物;第三代芳香化酶抑制剂 AI-阿那曲唑、来曲唑、依西美坦,较他莫昔芬有优势,已成为绝经后乳腺癌患者治疗的首选。氟维司群是新型抗雌激素药物,对他莫昔芬失效的患者,氟维司群与阿那曲唑的治疗有效率相似,但缓解持续时间更长。

对芳香化酶抑制剂失效的绝经后乳腺癌患者,氟维司群还有 14.3%缓解率,20.8%患者能达到至少 6 个月的疾病稳定。氟维司群能抑制雌激素受体,是激素受体阳性、抗雌激素或芳香化酶抑制剂治疗失效的转移性乳腺癌患者的选择药物之一。

非甾体类芳香化酶抑制剂,能治疗疾病进展的、激素受体阳性绝经后患者,依西美坦、氟维司群的临床获益相当(32.2%∶31.5%)。复发转移性乳腺癌的内分泌治疗,可选择芳香化酶抑制剂、他莫昔芬、托瑞米芬、孕激素类药物(醋酸甲地孕酮、甲羟孕酮)。

——分子靶向药物:Her-2 是乳腺癌明确的预后指标。靶向 Her-2 的曲妥珠单抗,能改善 Her-2 过表达乳腺癌患者的预后,是乳腺癌药物治疗的重大突破。研究显示,曲妥珠单抗+化疗药物联合,效果更好。对 Her-2 过表达复发转移性乳腺癌患者,尽管曲妥珠单抗疗效较好,但仍有部分患者对曲妥珠单抗初始治疗无效,或在用药过程中可出现继发性耐药。

拉帕替尼是同时靶向 Her-1/2 的小分子酪氨酸激酶抑制剂,可阻断相关信号通路,抑制细胞增殖,可作为曲妥珠单抗耐药的靶向治疗的另一选择。抗血管靶向治疗是乳腺癌另一重要的靶向治疗方法。靶向血管内皮生长因子(VEGF)的贝伐单抗,目前使用较广泛、成熟。研究显示,贝伐单抗+化疗联合,可提高客观缓解率,延长复发转移性乳腺癌患者的无进展生存时间。

(2)晚期乳腺癌分类治疗策略

——晚期乳腺癌内分泌治疗的基本原则:激素反应型乳腺癌,指 ERα、PR 阳性的患者,对这部分患者即使有内脏转移,如没有症状,可首选内分泌治疗。非激素反应型乳腺癌,指 ERα、PR 均为阴性,或即使 ERα、PR 阳性但内分泌治疗耐药的患者。这部分患者,一般不考虑内分泌药物治疗;在某些特殊情况下,也可选内分泌治疗,尤其对软组织转移、骨转移的患者,可考虑遵守 GCP 原则,试用一次内分泌治疗。

接受过抗雌激素治疗的绝经后乳腺癌患者,芳香化酶抑制剂是复发乳腺癌的首选一线方案。对未接受过抗雌激素治疗的绝经前乳腺癌患者,初始治疗可以是抗雌激素单药治疗,或是有效的

卵巢功能抑制＋芳香化酶抑制剂。抗雌激素治疗失败的绝经前乳腺癌患者，首选二线治疗方案是卵巢功能抑制＋芳香化酶抑制剂。芳香化酶抑制剂失败的绝经后乳腺癌患者，可选择孕激素、氟维司群治疗；而非甾体类芳香化酶抑制剂（阿那曲唑、来曲唑）治疗失败的乳腺癌患者，可选择甾体类芳香化酶抑制剂（依西美坦）、孕激素、氟维司群。

——晚期乳腺癌化疗基本原则：激素非反应型的晚期乳腺癌患者，应选择化疗；化疗药物的选择，应避免既往使用过确定治疗无效、耐药的药物。辅助治疗时仅用过内分泌治疗、未用过化疗的晚期乳腺癌患者，出现复发转移后可选择 CMF 方案或蒽环类为主的 CAF/CEF 方案。辅助治疗时未用过蒽环类药物的晚期乳腺癌患者，出现复发转移后，首选蒽环类药物联合紫杉类的方案。

辅助治疗时用过蒽环类或紫杉类的晚期乳腺癌患者，只要未判定耐药和治疗失败，也可使用 AT 方案。与单药紫杉类比，多西紫杉醇＋卡培他滨的 XT 方案、吉西他滨＋铂类的 GP 方案，能提高蒽环类药物失败的转移乳腺癌的有效率，延长疾病进展时间，有延长生存期优势，是蒽环类药物失败转移乳腺癌的首选方案。辅助治疗中接受紫杉类治疗的患者，出现复发转移后，可考虑卡培他滨、长春瑞滨、吉西他滨、铂类药物的单药或联合方案。

与单药化疗比，联合化疗有更高的客观缓解率、更长的至疾病进展时间；但与单药序贯治疗比，联合化疗总生存期无显著差异，毒性相对较大；单药毒性较低，利于长期用药，患者生活质量较好。对疾病进展较快、一般情况较好、肿瘤负荷较大、较年轻的患者，可选择联合化疗。

联合化疗后取得疗效的晚期乳腺癌患者，由于不良反应而不能耐受联合化疗者，也可考虑原有有效联合方案的单药序贯治疗，以尽量延长疾病控制时间。疾病进展较缓慢、肿瘤负荷较小、一般情况较差、老年晚期乳腺癌患者，一般应考虑单药化疗。既往两个联合化疗失败的晚期乳腺癌患者，出现复发转移后，建议不再给予联合化疗，应考虑单药化疗或化疗联合分子靶向治疗。如连续三种化疗方案无缓解或 ECOG 体力状态评分≥3，出现复发转移后，建议仅给予最佳支持治疗。

——Her－2 过表达乳腺癌的靶向治疗：对 Her－2 过表达的转移或复发乳腺癌患者，首选含曲妥珠单抗为基础的联合化疗。对蒽环类失败的 Her－2 过表达需化疗的患者，首选曲妥珠单抗＋紫杉醇类；但对紫杉醇类失败的 Her－2 过表达需化疗的患者，选曲妥珠单抗＋长春瑞滨、卡培他滨、铂类、吉西他滨等。曲妥珠单抗联合化疗治疗中疾病进展后，可继续使用曲妥珠单抗，更换其他的化疗药物，或选择拉帕替尼＋卡培他滨。

——Her－2 阴性乳腺癌的靶向治疗：以贝伐单抗为代表的抗血管生成靶向治疗，一般不受细胞分子表型的影响。研究显示，贝伐单抗＋紫杉醇类或卡培他滨等，可提高客观缓解率，延长无进展时间。因此对 Her－2 阴性患者的靶向治疗，可考虑使用贝伐单抗。临床研究认为，对一般乳腺癌患者，标准化疗＋贝伐单抗，常没有改善患者的总生存率，但可能增加不良反应。故值得深入探讨。

2. 早期乳腺癌的术后辅助治疗

(1)内分泌治疗

对绝经前 ERα、PR 阳性的早期乳腺癌患者辅助内分泌治疗，他莫昔芬是基本首选药物，它能降低手术处对侧乳腺癌的发生风险，绝经后的患者也可使用；对部分不适合用他莫昔芬治疗、有高危复发转移因素的绝经前患者，可考虑在有效的卵巢功能抑制后，选择使用 AI 作为辅助内分泌治疗；5 年 AI 比他莫昔芬有优势；研究显示，5 年阿那曲唑能改善无进展生存，复发风险下降 24%。

对绝经后 ERα、PR 阳性早期乳腺癌患者的辅助内分泌治疗，可直接首选术后 5 年 AI（阿那曲唑、来曲唑、依西美坦）；对已用过他莫昔芬 2～3 年的患者，可换用 AI 治疗至 5 年，或换用 AI 治疗 5 年；已用过他莫昔芬 5 年的患者，可选择后续强化使用 AI5 年。

长期使用 AI，可能会出现骨质疏松。2008 年中国专家共识推荐：对接受 AI 辅助治疗的乳腺癌患者，应进行骨密度监测，当 T 评分降低 2.5 标准差时，应开始双膦酸盐治疗，同时推荐常规补充维生素 D、钙剂，鼓励体育锻炼。

(2)化疗

对部分有预后不良因素、高危因素的早期乳腺癌患者，仍需给予化疗，可降低其复发风险。在复发转移性乳腺癌治疗中疗效确切的药物，可应用于辅助化疗，如蒽环类、紫杉类。NCCN 指南推荐的联合化疗方案包括：TAC(多西他赛、多柔比星、环磷酰胺)方案、AC(多柔比星、环磷酰胺)方案、AC 序贯紫杉醇方案等。临床中应根据患者不同的复发风险，遵循指南，选择合适的化疗方案。

(3)靶向 Her－2 过表达治疗

NCCN 指南推荐，曲妥珠单抗用于 Her－2 过表达早期乳腺癌术后辅助治疗，可明显降低患者的复发率、死亡率；可首选 AC 序贯紫杉类(紫杉醇、多西紫杉醇)＋曲妥珠单抗治疗 1 年的辅助治疗方案。研究显示，TCH(多西紫杉醇、卡铂、曲妥珠单抗)或 AC 序贯多西他赛＋曲妥珠单抗方案 1 年，均较只用 AC 序贯多西他赛，有更长的无病生存期。TCH 方案也被推荐为有心脏毒性风险因素患者的可选方案。

因为曲妥珠单抗＋化疗，可能增加患者的心肌损伤，严重者会发生心衰。因此在辅助治疗中使用曲妥珠单抗时，应注意其心脏毒性，定期监测患者心脏功能，必要时暂停或终止应用。

3. 术前新辅助治疗

对部分乳腺癌患者，可采用术前新辅助治疗；适应证是不适合手术的局晚期乳腺癌，即 T3 和/或 N2 以上或有保乳意愿的部分 T2 患者(原发肿瘤大小 3～5 cm)；可降低肿瘤分期，使部分患者获得手术、保乳手术的机会；可直接观察药物治疗的敏感性，避免无效治疗的以后长期应用；可使获得 pCR 的患者得到生存获益。

术前新辅助化疗目前没有统一方案，多个化疗方案都有效。用于术后辅助治疗的化疗方案，一般都可用于术前新辅助化疗，如含蒽环类的 CAF、FAC、AC、CEF、FEC 等方案。与含蒽环类的方案比，含紫杉醇类的疗方案一般有更高的 pCR 率；临床上常采用蒽环类、紫杉醇类药物序贯策略；或蒽环类＋紫杉醇类的联合方案，结果令人鼓舞。但应严格把握适应证，避免过度使用。

年龄较大、不能耐受化疗、激素受体阳性的老年患者，选择新辅助内分泌治疗时，可应用他莫昔芬、AI；Her－2 过表达的老年患者，加用曲妥珠单抗后可提高 pCR 率。现代乳腺癌的治疗，必须遵循指南，准确评估患者病情，采用分类治疗策略，在不同阶段对不同类别的患者，合理使用不同药物，以期达到疗效最大化、患者最大获益。

五、中国乳腺癌诊治指南要点

全世界每年新发乳腺癌患者数，稳居女性恶性肿瘤之首。中国近年来的乳腺癌发病率亦逐年走高，规范乳腺癌诊断和治疗迫在眉睫。2011 年中国乳腺癌诊治指南共包括 6 大部分：乳腺癌筛查与诊断、局部治疗、全身治疗、康复治疗、特殊类型乳腺癌的诊治、复发转移灶的治疗；细分为 16 个部分：①乳腺癌筛查指南；②常规乳腺 X 线检查和报告规范；③乳腺超声检查和报告规范；④常规乳腺 MRI 检查和报告规范；⑤影像引导下的乳腺组织学活检指南；⑥乳腺癌术后病理诊断报告规范；⑦浸润性乳腺癌保乳治疗临床指南；⑧乳腺癌前哨淋巴结活检临床指南；⑨乳腺癌全乳切除术后放射治疗临床指南；⑩乳腺癌全身治疗指南；⑪乳腺癌患者康复治疗共识；⑫乳房重建与整形临床指南；⑬乳腺导管原位(内)癌治疗指南；⑭Her－2 阳性乳腺癌临床诊疗专家共识；⑮乳腺癌局部和区域淋巴结复发诊治指南；⑯乳腺癌骨转移的临床诊疗指南。要点如下。

1. 乳腺癌保乳治疗

外科治疗是早期乳腺癌多学科综合治疗中的重点，要有最佳的治疗效果、最少的机体伤害。

随着乳腺钼靶摄片、早期诊断系统的完善，大量早期患者被筛查出来，传统的全乳切除处理原则受到挑战。

目前保乳手术已成为早期乳腺癌外科治疗的最佳选择之一。保乳手术治疗是一个综合性概念，包括原发乳腺癌的切除、腋窝淋巴结的评价、术后辅助放化疗等。研究发现，保乳手术治疗后6～20年的局部复发率为3%～22%，保乳手术患者20年总存活率(OS)与全乳切除患者相似。由于种族差异，中国乳腺癌保乳手术治疗规范要考虑中国女性的特殊情况。

保乳手术要平衡局部复发、外形美观效果。若不顾局部复发而缩小切除范围、不评价切缘，盲目追求术后乳房的美观效果，将对健康构成威胁；若不顾局部缺损而不规则、大范围、多象限地切除乳腺组织，保乳的美观优势就无从体现。

2007年以来，一些指南将≤35岁的浸润性乳腺癌患者列为保乳手术相对禁忌；认为年龄≤35岁组保乳手术后的局部复发率，是年龄>35岁组的2～3倍，因此提出≤35岁的年轻患者，在选择保乳手术时应谨慎。

但欧美的乳腺癌发病高峰在70岁左右，绝大多数是老年人。中国有半数的乳腺癌患者是绝经前发病，发病高峰在45～55岁；早期乳腺癌(Ⅰ～Ⅱ期)在可手术乳腺癌中的比例已提升到2005年的93%。年轻女性有保乳要求，保乳手术年龄限制会降低中国多数患者的保乳手术机会。年轻患者保乳手术后，复发率较高；但即便行全乳切除，复发转移率依然较高。

目前欧美的保乳手术开展率达50%以上；国内尚处于发展阶段，三甲医院的保乳手术开展率为20%～50%。国内的数据显示，保乳手术患者的存活率与改良根治手术的存活率没有显著差别。

中国需要开展保乳手术，进一步改善保乳观念普及率、保乳治疗规范化，外科医生具备技术，辅助科室提供支持，要评估病灶切缘，需要术中快速冰冻切片、切缘染色操作的支持。对接受保乳手术的浸润性乳腺癌患者，术后放疗是必需的。中国指南对保乳标本的病理取材、保乳后放疗规范，都做了规定，以期规范保乳治疗。盲目追求保乳率是危险的。

2. 前哨淋巴结活检

前哨淋巴结活检(SLNB)是针对区域淋巴结处理的新措施，可准确确定腋窝淋巴结状况，前哨淋巴结阴性患者实施前哨淋巴结活检，可替代腋窝淋巴结清扫术，能减少并发症发生。乳腺癌前哨淋巴结活检的流程包括：适应证的选择、示踪剂的注射、术前淋巴显像、术中前哨淋巴结的检出、前哨淋巴结的术中和术后病理/细胞学/分子生物学诊断、前哨淋巴结阳性患者的腋窝处理、前哨淋巴结阴性替代腋窝淋巴结清扫术后随访等。

中国指南强调，前哨淋巴结活检需要外科、影像科、核医学科、病理科的多学科的团队协作。开展前哨淋巴结活检的医疗单位，应具备相关的技术和设备条件。完整的学习曲线，对提高前哨淋巴结活检成功率、降低前哨淋巴结活检假阴性率非常重要，开展前哨淋巴结活检的医疗单位，须确保整个团队熟练掌握前哨淋巴结活检技术。

中国医生乳腺癌前哨淋巴结活检学习曲线的研究正在进行中。目前建议，在采用前哨淋巴结活检前，应完成40例以上前哨淋巴结活检后直接行腋窝淋巴结清扫术，使前哨淋巴结活检的成功率达90%，假阴性率<10%。

国内实施前哨淋巴结活检的一个问题是示踪剂。中国指南指出，乳腺癌前哨淋巴结活检的示踪剂，包括蓝染料和核素标记物，推荐首选联合使用蓝染料和核素示踪剂，使前哨淋巴结活检的成功率提高、假阴性率降低。

经过严格的学习曲线和熟练操作后，可以单用蓝染料或核素示踪剂。中国指南的投票中，69.44%专家认为蓝染料+核素+触诊法是最合理的示踪技术；仅25%和5.56%的专家分别更支持蓝染料+触诊法、核素+触诊法。若缺乏学习曲线、熟练操作，一开始就滥用单独蓝染料，会提高假阴性。

术中准确、快速的前哨淋巴结术中诊断，可使患者通过一次手术，完成腋窝淋巴结清扫，避免二次手术。中国指南推荐，使用冰冻快速病理组织学、印片细胞学，作为前哨淋巴结术中诊断的方法；两者或任一诊断阳性，均作为前哨淋巴结阳性而进行腋窝淋巴结清扫术。术中分子诊断技术检测的前哨淋巴结组织量较多，但常较冰冻快速病理组织学、印片细胞学有更高的准确性。国内批准的术中分子诊断技术，培训后即可掌握，检测结果较客观化、标准化，重复性较好。

前哨淋巴结术后病理组织学诊断的金标准，是逐层切片病理检测，推荐将前哨淋巴结沿长轴切成 2 mm 厚组织片，对每片组织进行 HE 染色病理检测，联合或不联合免疫组化染色，3 层切片间距为 200～500 μm。不具备连续切片病理检测的单位，可采用传统的前哨淋巴结评估方法，至少将前哨淋巴结沿长轴分为两个组织块，每个组织块切一个层面，HE 染色病理检测。但专家组不推荐常规应用免疫组化技术检查。

3. 辅助全身治疗

中国指南对辅助全身治疗的内容有一些更新。在实施辅助全身治疗前，应评价患者的复发转移风险，初步明确患者需不需要做治疗。中国指南认为，根据复发转移风险的高低，能得到应作什么治疗的结论并因此获益。

乳腺癌分子分型渐渐受到重视。分子分型可揭示乳腺癌基因表达模式的差异，可预测局部复发、远处转移的风险，已成为预后因素，能为治疗提供线索。目前基于分子分型、临床病理指标的乳腺癌个体化综合治疗新模式呼之欲出。虽然确定分子分型较难，但运用常见分子标志物，能大致裁定对某种治疗的敏感性，从而指导用药。依照基于免疫组化的分子亚型，能对乳腺癌术后全身辅助治疗的选择进行规定。中国指南在具体的化疗方案选择中，也采取了一些中国化的策略。如用同等剂量的吡柔比星，可代替多柔比星。

辅助内分泌治疗方面，中国指南推荐第三代 AI 可应用于所有绝经后 ERα、PR 阳性乳腺癌患者，尤其是具备以下因素的患者：高度复发风险患者；对他莫昔芬有禁忌的患者，或使用他莫昔芬出现中重度不良反应的患者；用他莫昔芬每天 20 mg ×5 年后的高度风险患者。

应用时间上，AI 可从一开始就应用 5 年（来曲唑、阿那曲唑、依西美坦），或在他莫昔芬治疗 2～3 年后再转用 2～3 年（依西美坦、阿那曲唑），抑或在他莫昔芬用满 5 年后的高度风险患者再继续应用 5 年（来曲唑）。

一旦使用一种第三代 AI，如无特殊原因，不推荐换用其他第三代 AI。长期应用 AI、LHRH 激素类似物的患者，易出现骨密度下降。在使用这些药物前，常规推荐骨密度检测，然后每 6 个月监测 1 次骨密度；T－Score 降低 2.5 个 SD，开始使用双膦酸盐治疗；－2.5＜T－Score 或＜－1.0，给予维生素 D 和钙片治疗，并考虑使用双膦酸盐；T－Score＞－1.0，不推荐使用双膦酸盐。

对绝经期前女性乳腺癌患者，他莫昔芬是有效而经济的治疗方案。治疗期间应每半年至一年行 1 次妇科检查，通过 B 超了解子宫内膜厚度；若不能耐受他莫昔芬，也可选用其他雌激素受体调节剂，如托瑞米芬。

六、晚期乳腺癌药物研究与治疗进展

目前晚期乳腺癌一般属于不可治愈的疾病。临床实践证明，紫杉类、曲妥珠单抗、第三代 AI 应用于临床，能改善患者的生存、生活质量，可使晚期乳腺癌逐渐演变成为一种慢性病。近年来，全新作用的帕妥珠单抗、曲妥珠单抗、氟维司群、依维莫司等，可能改变晚期乳腺癌的治疗策略。

乳腺癌为全球妇女高发的恶性肿瘤之一。中国妇女乳腺癌发病率还在升高；4%～6%乳腺癌诊断时即为转移性乳腺癌；而给予辅助治疗的早期乳腺癌患者中的 30%～40%可发展为转移性乳腺癌，患者年生存率约 20%。转移性乳腺癌是临床医师面临的一大挑战。

随着可获得的药物的增加，能改善乳腺癌患者的生存率；但可有耐药的存在，如 ERα 阳性的晚期乳腺癌患者，30%～40%他莫昔芬治疗无效；Her-2 过表达的晚期乳腺癌，11%～34%对曲妥珠单抗单药治疗有效，三阴性乳腺癌患者一线化疗缓解率仅 39%。

1. Her-2 过表达晚期乳腺癌的治疗

对 Her-2 过表达晚期乳腺癌，曲妥珠单抗＋化疗药物治疗已成规范，对曲妥珠单抗治疗失败的 Her-2 过表达晚期乳腺癌，2012 年一些指南推荐的方案是：继续应用曲妥珠单抗＋其他化疗药物或拉帕替尼＋卡培他滨，也可选择双靶向药物（曲妥珠单抗＋拉帕替尼）治疗。对 ERα 阳性的晚期乳腺癌患者，也可采用曲妥珠单抗＋内分泌药物治疗。

（1）双靶向治疗（帕妥珠单抗＋曲妥珠单抗）

2012 年有人研究 808 例 Her-2 过表达转移性乳腺癌患者，随机分为两组，分别接受曲妥珠单抗＋帕妥珠单抗＋多西他赛三药联合，或曲妥珠单抗＋多西他赛两药联合，结果显示，三药联合组患者的中位 PFS 为 18.5 个月，而两药联合组只有 12.4 个月（ $P<0.0001$）；这相当于中位无进展生存期延长 6.1 个月、疾病进展或死亡的风险降低 38%，有统计学意义。三药联合组的中位总生存期（OS）为 37.6 个月；总生存期更好（$P=0.0053$）；同时三药联合组在腹泻、皮疹、发热、中性粒细胞减少、黏膜炎症、皮肤干燥的发生率，较两药联合组更为常见，但心脏毒性无显著性差异。

基于 Ⅲ 期临床试验结果，2012 年美国批准帕妥珠单抗＋曲妥珠单抗＋多西他赛联用治疗 Her-2 过表达转移性乳腺癌，或从未使用抗 Her-2 药物治疗过的患者。但帕妥珠单抗的费用、不良反应值得关注。

（2）新的抗 Her-2 药物

T-DM1 是靶向 Her-2 的曲妥珠单抗-药物结合物，曲妥珠单抗是人源化抗 Her-2 的 IgG1。小分子细胞毒素 DM1 是微管抑制剂。有人研究 991 例 Her-2 过表达、不能手术、局部晚期、转移性乳腺癌患者（接受过曲妥珠单抗、一种紫杉烷类治疗），接受每 3 周 1 次 T-DM13.6mg/kg 或拉帕替尼每天 1250mg＋卡培他滨 1000mg/m²（LC）治疗，结果发现，T-DM1 治疗组的中位 PFS 显著长于 LC 组（9.6 个月∶6.4 个月），中位 OS 也有类似现象（30.9 个月∶25.1 个月），ORR 优于 LC 组（43.6%∶30.8%，$P<0.001$）。

T-DM1 与 LC 的 3、4 级不良事件发生率分别是 40.8%、57.0%。与 LC 的标准治疗比，T-DM1 可显著提高 Her-2 过表达晚期转移性乳腺癌的无进展生存期。2013 年美国 FDA 批准 T-DM1 用于治疗 Her-2 过表达晚期转移性乳腺癌。这是继曲妥珠单抗（1998）、拉帕替尼（2007）、帕妥珠单抗（2012）后第四个被美国批准的乳腺癌靶向治疗药物。

近期有人研究 137 例 Her-2 过表达复发转移或局部晚期乳腺癌患者，分析显示，与 HT 组比，T-DM1 组中位 PFS 延长为 14.2 个月，ORR 高达 64.2%，有良好的安全性，较少出现≥3 级不良反应，因不良事件导致治疗的停药、严重不良事件较少；OS 相似。T-DM1 一线治疗 Her-2 过表达复发转移或局部晚期转移性乳腺癌患者，能改善 PFS，较安全。

2. 激素受体阳性的晚期乳腺癌治疗

（1）合适的剂量

氟维司群注射液是雌激素受体阻断剂。有人研究接受过抗雌激素药物/孕激素辅助治疗、转移后一线内分泌治疗失败的绝经后 ERα 阳性转移性乳腺癌患者，氟维司群（每次 250 mg、每月 1 次）的疗效和阿那曲唑（每天 1 mg）相似，且耐受性良好。

氟维司群 2007 年在美国上市。2010 年在中国的研究显示，氟维司群组的至疾病进展时间（TTP）为 110 天，同阿那曲唑组比较无统计学上差异。2011 年氟维司群在中国上市。目前氟维司群在中国的适应证为抗雌激素辅助治疗后或治疗过程中复发，或抗雌激素治疗中进展的绝经后（包括自然绝经、人工绝经）ERα 阳性局部晚期乳腺癌、转移性乳腺癌。

氟维司群的疗效有剂量依赖性，大剂量可更显著降低 ERα、PR、Ki－67 的水平。有人研究氟维司群三种给药模式：每月 1 次 250 mg 的标准剂量(AD)；或负荷剂量(LD)500 mg 第 0 天，250 mg 第 14 天、第 28 天，然后每月 1 次 250 mg；或大剂量(HD)500 mg 第 0 天，500 mg 第 14 天，然后每月 500mg，药动学显示 LD 和 HD，比 AD 能更快达到稳态血水平。

有人研究氟维司群治疗转移性乳腺癌复发患者的剂量，共纳入 17 个国家的 736 例绝经后乳腺癌，氟维司群每月 1 次 250 mg 显著延长 PFS；每月 1 次 500 mg 组、每月 1 次 250 mg 组的总生存期分别为 26.4 个月、22.3 个月（$P=0.016$），接受每月 1 次 500 mg 氟维司群的绝经后乳腺癌死亡风险下降 19%，两个剂量组的严重不良事件发生率相似，没有出现因剂量增加导致的不良事件增加等。故氟维司群每月 1 次 500 mg 自 2010 年已在美国、欧盟、日本等国家获得批准。目前中国已将氟维司群的标准剂量改为每月 1 次 500 mg。

(2)联合内分泌治疗药物

研究发现，阿那曲唑＋他莫昔芬组与他莫昔芬组比，没有疗效、安全性的优势。但 2012 年有人发现，氟维司群在血低雌激素水平时活性更强，可下调一系列内分泌药物耐药蛋白的水平。研究发现，氟维司群（500 mg 第 0 天，250 mg 第 14 天，第 28 天，然后每月 1 次 250 mg）＋阿那曲唑每天 1 次，每次 1 mg 治疗组和氟维司群单药组的中位 PFS，分别为 15 个月、13.5 个月（$P=0.0145$），OS 分别为 47.7 个月、41.3 个月（$P=0.049$）。亚组分析显示，既往未经过他莫昔芬治疗的患者，联合治疗组 PFS 明显改善；而接受过他莫昔芬治疗的患者，联合治疗组 PFS 无显著性差异。氟维司群＋阿那曲唑联合应用，有望成为激素受体阳性晚期乳腺癌一线内分泌治疗新的选择方案，但应注意选择合适人群。

(3)联合新的靶向药物

2012 年有人研究 724 例来曲唑、阿那曲唑治疗失败，ERα 阳性晚期乳腺癌患者，结果发现，与依西美坦组比，依西美坦＋依维莫司组的 PFS 升高 1 倍（4.1 个月：11.0 个月，$P<0.0001$），疾病进展风险降低 64%，ORR（1.7%：12.6%）和 CBR（26.4%：51.3%）明显占优；依维莫司＋依西美坦组的 PFS 优势不受年龄、内脏转移、孕激素受体、地区、种族等影响。针对亚洲人群的亚组分析显示，与依西美坦组比，依维莫司＋依西美坦组的 PFS 升高 1 倍，ORR 和 CBR 也明显占优。

依维莫司＋依西美坦组的不良事件，基本与依维莫司一致，无预期外的不良事件发生。2012 年美国批准依维莫司＋依西美坦用于来曲唑、阿那曲唑治疗失败的晚期 ERα 阳性、Her－2 阴性绝经后晚期乳腺癌患者，同时欧洲药品管理局也推荐依维莫司扩大适应证。联合方案提供了重要的新选择，可克服耐药，提高临床获益率，延长至疾病进展时间、总生存期，对继发耐药者更好。毒性反应多为Ⅰ－Ⅱ级，包括疲乏、皮疹、口腔炎、食欲缺乏和腹泻。

在第 35 届圣安东尼奥研讨会上，有人公布了一线治疗 ERα 阳性、Her－2 阴性绝经后晚期乳腺癌患者的研究结果，与单用来曲唑比，细胞周期蛋白依赖性激酶抑制剂 PD－0332991＋来曲唑联用，能延长患者中位无进展生存期 18 个月（7.5 个月：26.1 个月，$P<0.001$）。主要不良反应包括疲乏、嗜中性白细胞减少。

3. 三阴性晚期乳腺癌治疗

三阴性乳腺癌患者一旦复发，病情发展较迅速，内分泌治疗和分子靶向治疗常无效，对一线化疗、放疗有一定的敏感性。辅助治疗既往选择常规的标准治疗，其预后依然很差。在新药研究中，依沙匹隆＋卡培他滨联用，对蒽环类、紫杉类耐药的晚期乳腺癌、三阴性乳腺癌的疗效，较单用卡培他滨好。目前正在进行 PARP1 抑制剂、血管生成抑制剂、表皮生长因子受体抑制剂、c－Src 抑制剂、组蛋白去乙酰化酶抑制剂等的研究。

(1)PARP1 抑制剂

PARP1 抑制剂是治疗三阴性乳腺癌、BRCA1 基因突变乳腺癌的一个新药，正在临床试验 Olaparib、Iniparib 等。

(2)血管新生抑制剂

血管新生在乳腺癌的进展中有重要作用。有人研究两种含贝伐单抗方案（加紫杉醇或卡培他滨）一线治疗 Her-2 阴性转移性乳腺癌，均无显著优势。结果 2011 年美国 FDA 撤销了贝伐珠单抗在转移性乳腺癌治疗中的应用。

而在新辅助治疗研究中，三阴性乳腺癌患者接受化疗＋贝伐单抗治疗，可提高病理学完全缓解率(pCR)(39.3%∶27.9%，P=0.003)，提示需要寻找真正能从贝伐单抗治疗中得到获益的亚组患者。

(3)EGFR 抑制剂

目前 3 个临床试验研究抗 EGFR 的西妥昔单抗，单独或联合卡铂治疗转移性三阴性乳腺癌的疗效。结果发现，联合组临床获益率较优(27%∶10%)，有一定疗效，但还要进一步研究。

晚期乳腺癌是不可治愈的疾病，严重威胁着患者的生命，但是良好的姑息治疗可改善生活质量、延长生存期。关于乳腺癌晚期的治疗，不断有新的药物和新的方案被临床试验证实有效并运用于临床，帕妥珠单抗、T-DM1、氟维司群注射液、依维莫司等就是很好的药物。

七、乳腺癌分子标志及分子分型研究进展

乳腺癌的发生、发展、转移、预后，与多种因素相关，肿瘤大小、淋巴结转移情况、组织学分级、临床分期等，是传统上判断乳腺癌预后的指标。乳腺癌分子分型已受重视，乳腺癌分子标志物已应用于乳腺癌诊断，是进行个体化治疗的重要依据。

1. 乳腺癌分子标志

(1)ERα

约 90%小叶原位癌、75%导管原位癌、70%浸润性乳腺癌病灶高水平表达 ERα，与乳腺癌的组织学分化、癌细胞增殖活性、临床分期等相关。Ⅰ/Ⅱ期乳腺癌组织 ERα 阳性表达率明显高于晚期；因为晚期乳腺癌细胞可能丧失表达 ERα 功能、去分化，与非雌激素依赖性乳腺癌的发生发展相关。

ERβ 在 85%正常乳腺上皮、乳腺间质细胞中表达。ERβ 表达水平在正常组织、乳腺增生组织、导管内原位癌、浸润性导管癌依次减少，随乳腺癌恶性程度增加而降低。ERβ 蛋白表达水平升高，与腋窝淋巴结转移阳性数增加正相关。

(2)PR

雌激素能促进表达 PR，PR 又能增强 ERα 对雌激素的反应，有相互协同作用。PR 的表达基本与 ERα 的表达一致，乳腺癌组织中表达 PR 而不表达 ERα 的概率不到 1%。临床上常将 ERα 和 PR 一起作为预后预测因子。在转移性乳腺癌中，与仅 ERα 阳性者比，ERα 与 PR 均阳性患者对内分泌治疗有更好的疗效；与 PR 低水平表达比，PR 高水平表达者预后较好。PR 可作为乳腺癌复发的独立预后因子。与早期乳腺癌比，晚期乳腺癌时 ERα 阳性表达率由 63.9%降至 57.7%，PR 阳性表达率由 56.7%降至 43.3%。

研究证实，ERα、PR 均阳性表达的乳腺癌患者，术后 5 年生存率明显高于 ERα、PR 均阴性患者，且术后复发和远处转移较少。如乳腺癌组织中能检测出 ERα、PR，表明该乳腺癌细胞增殖受内分泌调节，可应用内分泌治疗。一些指南将 ERα、PR 的表达水平，作为乳腺癌治疗选择的首要指标，并列入乳腺癌复发风险评估参数。

(3)Her-2

Her-2 基因位于 17 号染色体；Her-2 是跨膜糖蛋白，分子量 185kD，正常情况下处于单体非激活状态，形成二聚体后才能活化其信号通路，能促进表达 c-Fos、c-Jun，促进细胞增殖、诱发肿瘤。乳腺癌细胞中，常有 Her-2 基因复制扩增，与肿瘤复发、预后较差相关。

Her-2 表达水平，可能与 ERα、PR 表达水平间呈负相关。Her-2 一般比激素受体、肿瘤大小等更有预后价值，是仅次于淋巴结状况的乳腺癌预后指标，且与腋窝淋巴结转移相关。

(4)Ki-67

Ki-67 是增殖细胞表达的核抗原，是反映肿瘤细胞目前增殖状态的标志物；其表达水平，与乳腺癌分子分型、术后局部复发的预测相关。在 2011 年 St Gallen 共识中，Ki-67 为分型判定标准。Ki-67 抗原在 G0 细胞不表达，在 M 期细胞高水平表达，Ki-67 半衰期较短。

目前多数研究认为，Ki-67 指数可能与 ERα、PR 表达水平呈负相关，可能与 Her-2 表达水平呈正相关。Her-2 过表达、Ki-67 指数高的乳腺癌患者预后较差；Ki-67 指数还可预测患者新辅助化疗后的病理缓解率，研究发现，Ki-67 指数较高，新辅助化疗后 cCR 率较高；术前 Ki-67 指数高，术后可获得较高的 pCR 率；新辅助化疗后 Ki-67 指数仍高，提示预后不良。但如何选择 Ki-67 指数的截断值，目前正在研究中。有人研究 3 652 例乳腺癌患者，发现 Ki-67 指数的截断值，可能为>14%；而日本有人认为是 20%、25%，常通过免疫组化方法的检测获得数据。

2. 乳腺癌分子分型

(1)分子分型的由来

2000 年有人首次提出，乳腺癌分子分型包括：Luminal 型、Basal-like 型、Her-2 过表达型、正常乳腺样型。2003 年有人又将 Luminal 型分为 A 型、B 型、C 型。2008 年有人将 Her-2 过度表达型又细分为 pure-Her-2 型（基底细胞分子标志均阴性）和 Basal-Her-2 型（基底细胞分子标志均阳性）。

2011 年一些专家共识将 Ki-67 等引入分子分型，将乳腺癌分为 Luminal A 型、Luminal B 型、Her-2 过表达型、Basal-like 型；已广泛应用。现今还有其他的分法，但都未在国际专家会议上达成共识。

(2)乳腺癌分子分型

——Luminal A 型：占乳腺癌的 40%～50%，可达 65%～70%，最常见，预后最好；基因芯片研究发现，ERα、CK8、CK18 高水平表达，常有 CHEK2 nt1100del C 表达（是乳腺癌中等危险易感因子）。

一些共识强调，对 Luminal A 型推荐单用内分泌治疗，而对其中腋窝淋巴结转移超过 3 个或存在其他高危因素者（如 ERα 或 PR 低表达、组织学分级为 3 级、原发肿瘤长径>5.0 cm，基因检测复发评分 RS 偏高者）一般需要联合化疗。

有人对乳腺癌患者进行 4 个周期紫杉醇+蒽环类新辅助化疗，结果显示，Luminal A 型的临床缓解率、病理完全缓解率为 25.9%、10.3%，而其他 3 个亚型分别为 62.5%、25.0%（Luminal B），48.1%、37.0%（Basal-like），60.0%、40.0%（Her-2 过表达）。与其他亚型比，Luminal A 型对新辅助化疗的疗效相对较差。

——Luminal B 型：约占乳腺癌的 8%，有人认为，Luminal B 还可分为 Her-2 阴性、Her-2 阳性类；预后不是最差，但早期复发风险常大于其他三种亚型。有人研究 3 652 例乳腺癌，分析发现，Ki-67 指数>14%应划入 Luminal B 型。

2011 年一些专家认为 Ki-67 指数≥10%应划入 Luminal B。一些指南认为，Luminal B 型如淋巴结阳性或淋巴结阴性但原发肿瘤大于 1 cm，应进行辅助内分泌治疗或化疗、分子靶向治疗；对淋巴结阴性、原发肿瘤为 0.6～1 cm、组织学分级为 2 级或 3 级、有不良预后因素的乳腺癌患者，应进行辅助内分泌治疗＋化疗或辅助内分泌治疗＋分子靶向治疗。

而对原发肿瘤小于 0.5 cm 或为 0.6～1 cm、组织学分级 1 级、无不良预后因素的乳腺癌患者，如淋巴结阴性，不需要进行辅助治疗；如腋窝淋巴结转移灶≤0.2 cm，则只需单纯辅助内分泌治疗。

Luminal B 型可能是有低水平孕激素受体、易扩散转移、内分泌治疗效果较差的 luminal A 型，两者在一些分子表达、基因复制、体细胞突变、DNA 甲基化方面也有差异。

——Her－2 过表达型：常有最差 5 年无病生存、总生存率、预后。Her－2 基因突变，可导致乳腺癌危险增加；Her－2 过表达，可导致乳腺癌预后较差；多数为晚期患者，较易出现腋窝淋巴结转移。

有人分析 1 006 例乳腺癌患者，结果显示，Her－2 过表达型患者远处转移率远高于其他类型。有人发现治疗前 Her－2 胞外结构域(ECD 域)高血水平的患者，易对内分泌治疗耐受，OS 较低。

Her－2 过表达型患者对紫杉醇类较敏感，常应用紫杉醇类＋靶向药物(曲妥珠单抗、姜黄素)联合治疗。研究表明，吉非替尼＋曲妥珠单抗＋多西他赛联合较有效；应用蒽环类、紫杉醇类序贯曲妥珠单抗的方案，受到肯定，但对后续是否可减少化疗，尚在研究中。依维莫司能增加 Her－2 过表达型乳腺癌对曲妥珠单抗的敏感性；依维莫司对 ERα 阳性的患者也有一定疗效。

——Basal－like 型(BLBC)：起源于乳腺导管上皮外基底层肌上皮细胞，持续表达正常乳腺肌上皮细胞或基底细胞相关基因，不表达 Luminal 的 ERα、PR 等，占乳腺癌的 8%～20%，平均发病年龄 49.9 岁；常呈高度侵袭性，常发生局部或远处转移，预后最差。

基底细胞样型中 80%是三阴性乳腺癌(TNBC，占乳腺癌 15%，ERα、PR、Her－2 均为阴性表达)。有人认为，基底细胞样型乳腺癌与三阴性乳腺癌较相似，但不等同。

有人研究 1 762 例乳腺癌保乳术后患者，结果显示，基底细胞样型患者的远处转移率明显高于其他亚型；Luminal 型和基底细胞样型的复发转移率分别为 11.7%和 25%。Basal－like 型乳腺癌，无论淋巴结是否转移，无病生存期、总生存期均明显较短。

没有试验显示保乳手术对 Basal－like 型治疗效果有优势。研究显示，保乳手术后 Basal－like 型乳腺癌复发率明显高于其他型，对化疗敏感性低于其他型。Basal－like 型对内分泌治疗、曲妥珠单抗治疗常无效。

90%Basal－like 型乳腺癌有 BRCA1 基因突变，一般对含铂类的化疗方案较敏感，对紫杉醇类较不敏感。有人在新辅助化疗时选择顺铂单药 4 个疗程治疗 Basal－like 型乳腺癌，病理完全缓解率仅达 22%。

八、乳腺癌内分泌治疗研究进展

内分泌治疗乳腺癌已纳入一些指南，对 ERα/PR 阳性乳腺癌患者，不论其年龄/淋巴结状态如何、是否应用辅助化疗，术后常应考虑辅助内分泌治疗。其作用机制包括：一是某些药物能竞争性阻断雌激素、孕激素与它们受体结合；二是减少雌激素来源，抑制肿瘤细胞增殖。乳腺癌细胞 ERα/PR 水平及对雌激素、孕激素的敏感度，决定内分泌治疗疗效。

1. 内分泌治疗方法

当前常用手段包括：卵巢功能抑制、抗雌激素药物、孕激素、雄激素、芳香化酶抑制剂等。

(1)卵巢功能抑制

——手术去势：血循环雌激素约 90%来自卵巢，由垂体-下丘脑轴调节其水平。卵巢切除是绝经前女性有效降低雌激素血水平的方法；彻底阻断血雌激素的来源，能减少卵巢癌风险，疗效肯定；但手术创伤较大，术后雌激素不可恢复，后期并发症较多，可增加骨质疏松症、心血管疾病的风险，永久丧失性生育能力等，年轻患者慎重采取此方法。

——放疗去势：它通过照射卵巢，达到去势，较易实施，费用较低，疗效与放射剂量、患者年龄等相关。缺点是定位不准确，起效较慢，一般需 8～10 周，不能完全去势，可造成邻近器官放射性损伤，已不推荐应用。

——药物去势：我国 60%～70%乳腺癌患者处于绝经前期，其中约 60%ERα 阳性，对这部分患者卵巢去势，可延长无进展生存期和总生存期。药物去势时，给予促黄体激素释放激素类似物(LHRH)，如诺雷得、曲普瑞林、戈舍瑞林、亮丙瑞林，疗效较好，毒副作用较小，停药后卵巢功能即可恢复，易为年轻、希望保留生育功能的患者所接受，但最佳的给药疗程尚未确立（现多为 2 年）。

戈舍瑞林研究较多，长期使用可药物去势，可作为疾病再次进展的患者、ER(＋)、年龄＜40 岁的绝经前晚期乳腺癌患者的标准内分泌治疗方法。戈舍瑞林联合他莫昔芬能延长乳腺癌患者生存时间。戈舍瑞林＋阿那曲唑解救治疗绝经前晚期转移性乳腺癌患者，临床获益率为 52.3%，中位 PFS 为 8.3 个月，疗效肯定；对激素依赖型绝经前乳腺癌患者，可推荐作为一线治疗方案。

研究表明，腋淋巴结转移、肿块较大、发病年龄＜35 岁、Her-2/Ki-67 过度表达或基因扩增、激素受体阴性、肿瘤血管新生等，是乳腺癌主要的预后不良因素，这时乳腺癌有高侵袭性，其 5 年 PFS 及 OS 明显降低，改善这部分患者的生存有重要意义。

戈舍瑞林＋来曲唑能治疗复发绝经前乳腺癌。皮下注射戈舍瑞林，能使 LH 分泌能力、雌激素血水平降低，达到药物去势，可改善 PFS、OS，ERα 阳性患者获益明显，目前对绝经前激素受体阳性，尤其是合并有高复发风险的乳腺癌患者，标准治疗后应用戈舍瑞林＋他莫昔芬可明显延长患者 PFS，已达成共识。

有人研究 5 年治疗高复发风险绝经前乳腺癌 250 例，结果发现，戈舍瑞林＋来曲唑组 PFS 为 72 个月，高于戈舍瑞林＋他莫昔芬组的 49 个月，差异有统计学意义；总生存期分别为 28～80 个月、25～78 个月，差异无统计学意义；主要不良反应差异无统计学意义。戈舍瑞林＋来曲唑治疗高复发风险激素受体阳性的绝经前乳腺癌患者，疗效明显较优，疗效常优于他莫昔芬，不良反应可耐受。

应用戈舍瑞林的绝经前乳腺癌患者，大部分于用药后 3 个月内停经；监测激素水平发现，大多在半年内达到绝经标准。对绝经前激素受体阳性乳腺癌患者，戈舍瑞林＋他莫昔芬(是目前的标准治疗方案)与戈舍瑞林＋阿那曲唑疗效相当。戈舍瑞林＋阿那曲唑组 PFS 延长率为 97.1%，OS 延长率为 98.5%，疗效肯定。研究显示，绝经前激素受体阳性的晚期癌患者，应用戈舍瑞林＋氟维司群疗效较好。

有人研究戈舍瑞林(3.6 mg 皮下注射，4 周 1 次)＋依西美坦(25 mg，每天 1 次口服)治疗绝经前复发转移性乳腺癌的疗效，结果发现，PFS 为 12.3 个月，OS 为 40 个月，ORR 为 30%，CB 为 60%；其一线解救治疗的 PFS，高于作为二线解救治疗；无内脏转移患者的 PFS，高于内脏转移的患者。对内脏、软组织及骨转移的客观有效率为 50%～67%。疗效优于戈舍瑞林＋他莫昔芬。2014 年有人认为，戈舍瑞林＋依西美坦作可为一线内分泌的解救治疗方法，可使 ERα 阳性的绝经前、围绝经期复发转移乳腺癌患者，达到缓解、病情稳定，降低复发风险，胸壁局部复发明显减少，一定程度延长生存期，提高生存质量。其 1～2 级不良反应发生率为 35%，主要表现为面部潮红、乏力、恶心、水肿、关节痛、潮热，没有因不良反应而终止治疗。

有人应用戈舍瑞林＋阿那曲唑治疗激素受体阳性的绝经前患者，无病生存时间与戈舍瑞林＋他莫昔芬的无明显差异，戈舍瑞林＋来曲唑可防止激素治疗敏感的绝经前转移性乳腺癌的病情进展，能使既往多次化疗失败的患者得到临床获益。

(2)抗雌激素药物

抗雌激素制剂已成为 ERα 阳性乳腺癌的标准治疗药物，有他莫昔芬(TAM)、托瑞米芬(TOR)、雷洛昔芬(RAL)、氟维司群等。

——他莫昔芬：为非甾体抗雌激素类抗乳腺癌药，1978 年被美国 FDA 批准应用，疗效肯定、较经济，已被一些指南推荐为绝经前、绝经后乳腺癌患者辅助性内分泌治疗药物，治疗晚期乳腺癌有效率为 30%，ERα 阳性患者有效率为 49%，ERα 阴性有效率为 7%。

绝经后患者较绝经前患者的效果好。他莫昔芬为雌激素受体的部分激动剂，雌激素样作用强度为雌二醇的 1/2，能促使阴道上皮角化、子宫重量增加，防止受精卵着床，延迟排卵。连续给药 7 天后血水平稳定。他莫昔芬代谢产物为 N-去甲基他莫昔芬、4-羟他莫昔芬，常以结合物形式由粪便排出，少量从尿中排出。一些共识指出，对绝经前 ERα 阳性乳腺癌患者，他莫昔芬或他莫昔芬＋卵巢抑制剂，是乳腺癌内分泌治疗的金标准。

他莫昔芬(每天 20 mg，口服 5 年)是绝经前后妇女低浸润性、ERα 阳性乳腺癌的治疗选择。与 5 年治疗比，他莫昔芬 10 年治疗可增加疗效；长期服用时，要警惕子宫内膜癌的危险，每年要定期检查。

——托瑞米芬：绝经后乳癌患者应用托瑞米芬后，血清 TC、LDL 水平中度下降；口服后 3 小时血水平达峰值，5 周时血水平达稳态；血清除半寿期为 5 天。血浆蛋白结合率为 99.5%；被 CYP3A 酶代谢，主要代谢产物为 N-去甲基托瑞米芬，主要从粪排出，10%从尿排泄，肝功能损害时排泄减少，应慎服。

适用于治疗绝经前后 ERα、PR 阳性或不详的转移性乳腺癌；每次 1 片(60 毫克)，每天 1 次。肾功能不全患者不须调整剂量。不良反应较轻，有面部潮红、多汗、子宫出血、白带、疲劳、皮疹，主要为托瑞米芬的雌激素作用，治疗期子宫内膜可能增厚，子宫内膜息肉、肿瘤的风险增加；患有子宫内膜增生症、严重肝衰竭患者禁用。

2007 年有人用他莫昔芬、托瑞米芬治疗绝经前可手术 Luminal 型乳腺癌 3 331 例(中位年龄 32 岁)，随访 77.1 个月，结果托瑞米芬组、他莫昔芬组的 6 年无病生存率为 77.0%、79.2%，6 年总生存率分别为 88.4%、87.4%，二者疗效相似，安全性较好；托瑞米芬还可减少阴道流血，能替代他莫昔芬，还能用于术后复发和转移性乳腺癌的治疗。

——雷洛昔芬：它对骨、心血管、血脂代谢有雌激素样保护作用，可促进胆固醇代谢，降低血 TC 水平 5%，降低血 LDL-C 水平 7%，降低血纤维蛋白原水平 6.71%，可预防骨质疏松症，增加骨密度，减少骨折发生；对绝经后子宫内膜无刺激作用，不引发出血；对乳腺组织无刺激作用。

雷洛昔芬口服后迅速吸收；生物利用度为 2%，血浆蛋白结合率为 99%；血清除半衰期为 27.7 小时。雷洛昔芬及其代谢物大部分在 5 天内经粪排泄，5%经尿排出；肾功能不全时清除率降低 17%；肝功能不全时血水平可升高 2.5 倍；常用于防治绝经后骨质疏松、减少骨折；每天口服 1 片(60 mg)。

老年人无须调整剂量。妊娠妇女、有静脉血栓栓塞、过敏者禁用。不增加乳腺癌危险；对子宫切除、存在高复发风险的女性患者，可用雷洛昔芬进行预防性治疗而获益；一些指南对绝经后妇女、浸润性、ERα 阳性乳腺癌患者，建议每天给予 30 mg，口服 5 年。

——氟维司群：2010 年在我国上市，其 ERα 亲和力与雌二醇相似，本身没有雌激素样作用，能下调雌激素受体表达水平，可治疗他莫昔芬应用后仍趋复发的绝经后 ERα 阳性局部晚期乳腺癌及转移性乳腺癌，能用于第三代芳香化酶抑制剂耐药的后续治疗。成年女性推荐为每月 1 次，250 mg。轻中度肝肾功能损害时无须调整剂量，但应慎用。禁用于过敏者、孕妇及哺乳期妇女、严重肝功能损害的患者。

(3)孕激素

临床常用甲羟孕酮、甲地孕酮，常用于晚期乳腺癌患者他莫昔芬标准内分泌治疗失败后复发转移乳腺癌的解救治疗；与化疗合用能提高疗效，减轻化疗不良反应；能改善一般状况，治疗恶病质，治疗复发转移乳腺癌疗效较肯定，对软组织、骨转移患者效果较好，对内脏转移患者效果较差；总体临床获益率为 16.7%，中位无进展生存期为 4.0 个月。

(4)芳香化酶抑制剂

第1、2代芳香化酶抑制剂(AI)副作用较大,已较少使用。第3代AI用于内分泌敏感的绝经后早期乳腺癌辅助治疗,总体疗效优于TAM,代表药物有来曲唑、阿那曲唑、依西美坦等。

——来曲唑:是苄三唑类衍生物,通过与亚铁血红素的铁结合,能选择性竞争芳香化酶活性中心,可逆性抑制芳香化酶;使雌激素水平下降,消除雌激素的刺激肿瘤生长作用,抑制雄激素前体向雌激素转化,不影响糖/盐皮质激素、甲状腺素的功能,口服后1小时血水平达峰值,血清蛋白结合率为60%,血清除半衰期约2天;主要代谢成无活性羟化代谢产物而清除,几乎所有代谢产物、5%原药经肾脏排泄。副作用低于他莫昔芬,且多为轻中度,耐受性较好。

适用于抗雌激素无效的ERα、PR阳性绝经后晚期乳腺癌、经手术治疗的绝经后乳腺癌、绝经后早期侵袭性乳腺癌;可用于乳腺癌化疗放疗时,能预防乳腺癌复发;多用于抗雌激素治疗失败后的二线治疗;常用于局部晚期或扩散的绝经后乳腺癌的一线治疗;可用于接受过他莫昔芬标准辅助疗法5年的绝经后乳腺癌患者的延伸性辅助治疗;能用于ERα、PR阳性早期乳腺癌患者的术后辅助治疗;每次2.5 mg,每天1次。该药与他莫昔芬或其他AI联用时,疗效常无提高。

2013年一些专家共识指出,来曲唑是在乳腺癌辅助内分泌治疗中有明确总生存(OS)获益的AI。高危患者起始治疗可首选来曲唑,获益较明显。但还要进一步研究。

——依西美坦:是结构与雄烯二酮相似的甾体类药物、假底物,是第3代口服不可逆性甾体芳香化酶灭活剂(自毁性抑制),抑制产生雌激素;在高于抑制芳香化酶作用浓度的600倍时,对肾上腺的皮质激素、醛固酮的合成无明显影响;与其他内分泌治疗药物常无明显交叉耐药,能降低绝经后妇女血中雌激素水平。一些预防指南认为,它可抑制ERα阳性乳腺癌术后复发,适用于他莫昔芬治疗后病情进展的绝经后晚期乳腺癌患者。每次1片(25 mg),每天1次,饭后服,一般应用5年。

有人临床试验发现,与安慰剂比,依西美坦可降低绝经后ERα阳性浸润性乳腺癌发病率70%。依西美坦用于新辅助内分泌治疗较安全、有效。主要不良反应有恶心、口干、便秘、腹泻、头晕、体重增加等;主要发生在治疗的前10周;不良反应在后期不常见(0.3%)。对本品过敏者禁用。绝经前的女性患者,一般不用依西美坦,且不可与雌激素类药物联用,以免干扰。中重度肝肾功能不全者慎用,轻度肝肾功能不全者不需调整给药剂量。孕妇、哺乳妇女、儿童禁用。依西美坦主要经CYP3A4代谢,但与CYP3A4强抑制剂酮康唑合用时,本品药动学未改变。

3. 临床药物选择

绝经前后乳腺癌患者是否选择内分泌治疗,采用何种药物,须结合患者的年龄、内分泌环境、月经状态、疾病进展速度等决定不同的用药方式。2013年一些专家共识指出,绝经前ERα阳性的乳腺癌患者首先应用他莫昔芬;年龄<40岁时,要结合肿瘤复发风险因素,尊重患者意愿,可在他莫昔芬基础上加用卵巢功能抑制剂;对绝经前晚期乳腺癌的患者,可选择卵巢功能抑制剂+AI,一般治疗2年。

绝经后ERα阳性乳腺癌患者可选AI治疗5年;5年后继续用AI正在研究。选择继续使用内分泌治疗时应谨慎,需综合考虑患者的复发风险,尊重患者意愿。绝经后他莫昔芬辅助治疗后复发转移ERα阳性、Her-2阴性患者,首选AI;辅助非甾体类AI治疗后复发转移ERα阳性、Her-2阴性乳腺癌患者,首选氟维司群,考虑到经费也可选择甾体类AI、他莫昔芬。非甾体类AI治疗失败的乳腺癌晚期患者,一般可选择甾体类AI+依维莫司,但依维莫司不作为常规推荐。

九、乳腺癌生物治疗的研究进展

乳腺癌的生物治疗是继手术、放疗、化疗、中药之后治疗乳腺癌的又一手段。

1. 乳腺癌的单抗治疗

曲妥珠单抗(TRAST)能结合 Her-2,促进其降解。25%～30%乳腺癌患者 Her-2 表达阳性。

(1)曲妥珠单抗与化疗的协同作用

曲妥珠单抗＋化疗,能治疗血清 Her-2 过表达的转移性或晚期乳腺癌,有协同作用;对Ⅰ～Ⅲ期 Her-2 过表达可手术乳腺癌患者的疗效,比对照组升高 12%,死亡风险降低 33%。有人研究 3505 名乳腺癌患者,随机分成 3 组,全部先用多柔比星＋环磷酰胺;A 组再用紫杉醇治疗;B 组在 A 组再用紫杉醇＋曲妥珠单抗治疗;C 组再用紫杉醇醇＋曲妥珠单抗治疗,随后再用曲妥珠单抗治疗,随访 5 年。分析显示,与 A 组比,B 组可延长乳腺癌患者的 5 年无病生存率;与 B 组比,C 组的无病生存率进一步提高,提示化疗与曲妥珠单抗联用,可提高患者存活率。

最近有人将乳腺癌患者分为化疗组、化疗＋曲妥珠单抗组(先前用蒽环类辅助治疗的患者,常接受多柔比星、表柔比星、环磷酰胺,联用或不联用曲妥珠单抗;先前未用蒽环类辅助治疗的患者,接受紫杉醇或紫杉醇＋曲妥珠单抗治疗)。结果表明,与化疗组比,联用曲妥珠单抗组的疾病恶化时间较晚,药物反应更高,反应时间更长,总存活时间更长。

有人证实,与单药阿那曲唑比,曲妥珠单抗＋阿那曲唑能显著延长 Her-2 过表达激素依赖转移性乳腺癌的无疾病进展期。用曲妥珠单抗治疗时,乳腺癌患者的疾病进展状态、转移灶数目,是影响存活率的重要因素;有人研究三阴性乳腺癌患者,用曲妥珠单抗治疗的 5 年生存率为 88.7%,低于非三阴性乳腺癌者的 94.0%。

(2)曲妥珠单抗的心脏毒性反应

曲妥珠单抗心脏毒性较常见,其他不良反应还包括血液毒性、输液反应;治疗持续时间超过 12 个月时,可产生耐药性等。卡铂、多西他赛、曲妥珠单抗同时使用,可发生左心功能下降、无症状性左心室射血分数下降(3%);严重慢性心衰发生率为 0.6%;3 年累计发生充血性心衰、死于心脏疾病的比例分别为 4.1%、2.9%。

蒽环类药物＋曲妥珠单抗联用,可增加心脏毒性;多柔比星＋曲妥珠单抗联用时,3 年累计发生充血性心衰比例可升至 28%,褪黑素、巯基乙胍等可降低这种心脏毒性。使用曲妥珠单抗治疗前,须询问病史,动态监测心功能,如出现心功能障碍,应增加监测次数,确保用药安全,当左心室射血分数≤50%时应考虑停药。

(3)曲妥珠单抗治疗乳腺癌的进展

研究发现,曲妥珠单抗的 Fc 区,可结合自然杀伤细胞膜上的 Fc 受体,促进抗体依赖细胞介导的细胞毒作用,协助免疫系统杀伤 Her-2 过表达乳腺癌细胞;曲妥珠单抗能抑制 Her-2/PI3K/Akt 信号通路,抑制乳腺癌细胞增殖;能促进 PTEN 定位到细胞膜、增强其磷酸酶活性,抑制 PI3K/Akt 信号通路;还可抑制乳腺癌血管新生。

2. 乳腺癌的其他生物治疗研究

通过接种肿瘤疫苗,诱导产生特异性抗肿瘤能力,抑制肿瘤生长、转移、复发,是一种主动特异免疫治疗方法(ASI)。树突状细胞肿瘤疫苗对乳腺癌有良好的耐受性、安全性、特异性、高效性。但还要进一步研究。

有人将 1 型单纯疱疹病毒的溶瘤突变体 HF10 接种于皮下或皮内转移的乳腺癌瘤,14 天后取瘤体病理检查,发现 30%～100%肿瘤细胞死亡,患者无明显不良反应。但还要进一步研究。

一些抗肿瘤细胞因子,能抑制乳腺癌细胞增殖,促进分化;可调节宿主免疫应答;对肿瘤细胞有直接杀伤作用;能破坏肿瘤血管和营养供应;也可刺激造血功能,促进骨髓恢复。目前干扰素、IL-2、粒细胞集落刺激因子等,较少用于乳腺癌,能抑制 CXCL12、CXCR4、CXCR7 的表达,有可能抑制乳腺癌细胞增殖。但还要进一步研究。

3. 基于乳腺癌干细胞的治疗

乳腺癌复发的现象提示存在乳腺癌干细胞自我更新、多向分化，促进乳腺癌的发生、发展、转移、复发。针对乳腺癌干细胞的靶向治疗，对提高乳腺癌的疗效有重要意义。

(1)EMT 与乳腺癌干细胞的发生

乳腺癌发生上皮细胞-间质细胞转化(EMT)时，TGF－β 能使 ESRP－1 促进多变型 CD44V 变为标准型 CD44s，可激活 Akt，活化 ATM 信号通路，降低染色体的稳定性，可促进乳腺癌干细胞由上皮细胞型，转变为间质细胞表型，易增殖、转移。

(2)诱导乳腺癌干细胞分化

大剂量 Dkk1 能负调节 Wnt 通路、抗增殖、促乳腺癌干细胞分化、消除；小剂量 Dkk1 促乳腺癌干细胞增殖。

4. 基因治疗

基因治疗能将外源功能基因导入乳腺癌细胞内，以纠正基因功能，治疗乳腺癌；包括免疫基因治疗、重建抑癌基因功能治疗等。使用 DNA 甲基转移酶抑制剂，可使 PTEN 表达增加，可抑制 PI3K/Akt 信号通路，抑制乳腺癌发生发展。

生物治疗作为恶性肿瘤的一种治疗模式，可提高患者的免疫应答能力，抑制残留肿瘤细胞的生长，与化疗可协同作用并降低毒性反应。单抗治疗仍是乳腺癌生物治疗的主体。目前乳腺癌基因治疗、肿瘤疫苗、肿瘤干细胞的研究尚处于研究阶段。

十、乳腺癌术后中医治疗进展

乳腺癌治疗已由单纯手术治疗，发展为手术与放射治疗、化疗、内分泌治疗、中医药治疗结合。中医药在提高机体免疫功能、减少放化疗毒副反应、提高放化疗敏感性上有其独特的优势。

1. 乳腺癌术后围化疗期的中医辨证论治

化疗药物对血液系统、消化系统、神经系统、肝肾功能等，能产生毒副作用。化疗后常出现血三系减少、恶心、呕吐等。祖国医学对这些不良反应大都从气血、脾胃、肝肾等着手，治以补益气血、滋补肝肾、健脾和胃等。

有人认为，术后化疗期辨证分 3 型。脾失健运、升降失职，常用四君子汤加减；毒邪内伤、脾肾气虚，常用金匮肾气丸为主方加减；阳虚阴盛、经脉失养，用补阳还五汤为主加减。

有人用六君子汤(党参、白术、茯苓、甘草、半夏、陈皮各 10 g)加旋覆花(包煎)10 g、灵芝 20 g，治疗乳腺癌化疗后恶心呕吐，总有效率为 95.0%，对照组为 80.0%，有显著性差异。

有人对已做乳腺癌手术，经化疗后白细胞、血小板、粒细胞、血红蛋白等毒性反应分级为 Ⅳ 级的患者，采用增髓汤(鸡内金 10 g、骨碎补 15 g、竹茹 10 g、鸡血藤 30 g、夜交藤 30 g、黄芪 15 g、炙龟板 20 g、浮小麦 15 g、天花粉 15 g、甘草 6 g)，每次 1 袋，每天 2 次，饭后服用；对白细胞、粒细胞、血小板的水平有明显提升作用。

有人运用益气升白汤(生黄芪、党参各 30 g，菟丝子、枸杞子、女贞子、黄檗、熟地、山药 15 g，白术、当归、黄精各 10 g，鸡血藤 12 g，陈皮 6 g)，治疗乳腺癌化疗后白细胞减少症 109 例，结果显示，升高外周血白细胞见效较快，作用较持久。

有人对乳腺癌术后进行了常规化疗，化疗后将中医辨证为气虚毒滞型的 70 例患者分为两组，对照组化疗后不服用中药；治疗组化疗结束后服用益气解毒方(黄芪 50 g，太子参 20 g，白术 15 g，怀山药 15 g，云灵芝 15 g，陈皮 6 g，半夏 10 g，茯苓 15 g，南沙参 10 g，制首乌 10 g，枸杞 10 g，白花蛇舌草 30 g，半枝莲 30 g，白英 10 g，薏苡仁 20 g，甘草 6 g)，疗程 3 个月。结果发现，治疗组各症状评分明显较低，总体健康状况和总体生活质量计分均较高；表明益气解毒方能有效改善乳腺癌患者症状，提高患者生活质量。

2. 乳腺癌术后围放疗期的中医辨证论治

由于放射线的电离破坏对肿瘤细胞与正常组织无选择性，因而可引起一系列毒副反应。中医认为乳腺癌患者接受放疗后，属热毒过盛，易造成气血不和，津液受损，肾阴不足，肝肾亏损，冲任失调，出现气阴两虚，脏腑功能下降。治疗应以养阴生血，扶正祛邪为主。

有人对乳腺癌术后放疗继发放射性肺炎患者(中医辨证为痰热阻肺型喘证)采用痰热清注射液，每次 20 ml，加入 5%葡萄糖注射液 500 ml 中静脉滴注，每 2 周 1 个疗程，连用 2 个疗程；结果发现，痰热清注射液治疗术后放疗继发放射性肺炎患者疗效较好。

有人认为，中医中药能明显降低放疗引起的毒副反应，尤其是血液毒性反应，并采用八珍汤加二至丸加减：太子参 9 g，生黄芪 15 g，生白术 15 g，云茯苓 12 g，大白芍 12 g，当归 10 g，川芎 9 g，女贞子 15 g，旱莲草 15 g，骨碎补 12 g，大枣 3 枚，生姜 3 g，炙甘草 4.5 g。恶心呕吐频繁，加用清竹茹 9 g，制半夏 9 g，陈皮 4.5 g，以和胃止呕；如多思多虑，情绪低落者，加用八月札 9 g，广郁金 9 g，柴胡 6 g，以疏肝理气。同时加入抗癌解毒药：白花蛇舌草 15 g，半枝莲 15 g，半边莲 15 g。结果治疗组在缓解血液毒性方面明显优于对照组。

放射性溃疡是乳腺癌术后放疗最常见的并发症之一，有人采用中医内外治疗结合的方法，治疗该类患者，采用四黄膏(主要成分：黄连、黄芩、黄柏、大黄、乳香、没药)合生肌玉红膏(主要成分：地黄、大黄、当归、牡丹皮、甘草、紫草、马钱子、轻粉)，将四黄膏和生肌玉红膏涂在无菌纱布上，分别制成四黄膏和生肌玉红膏纱条；交替换药，每天 1 次，结果发现，创面愈合最短时间 7 天，最长时间 20 天。

有人认为，热毒瘀滞为放射性肺炎的致病基础，气阴两虚是放射性肺炎发病的根本，立益气活血、养阴解毒为其基本治则。以生黄芪、金银花、当归、生甘草为主药，加用沙参、麦冬、生地、赤芍等药益阴生津；百部、紫菀、款冬花、桔梗等药止咳化痰。因肺为气之主、肾为气之根，故加入淫羊藿、女贞子、白果等药益肾纳气，以先天养后天，后天补先天，增强益气之功。临床实践表明，中医药治疗能够明显延缓疾病进展，提高患者的生存质量。

3. 乳腺癌随访期的中医辨证论治

随访期是指手术至术后 5 年这段时期。在此期间有的患者行内分泌治疗，从而出现一系列类更年期综合征的症状，有的患者情绪低落，抑郁，有的出现术后并发症等。中医能根据不同临床证候，扶正为主，祛邪为辅，调整患者机体阴阳、气血、脏腑功能。

有人认为，乳腺癌术后患者的抑郁倾向尤为明显，会降低治疗依从性及效果，影响生活质量及预后。可采用柴胡疏肝散治疗乳腺癌术后抑郁症，兼心脾两虚者加党参、茯苓、龙眼肉各 15 g；兼肝肾阴虚者加女贞子、旱莲草各 15 g；兼瘀血内阻者加土鳖虫 6 g，桃仁、莪术各 15 g；兼肝郁脾虚者加党参 30 g，白术、半夏各 15 g。1 日 1 剂，连服 42 天。治疗后抑郁程度明显改善。

有人在对照组治疗基础上，予以解郁安神汤及音乐疗法。解郁安神汤药物组成：合欢皮 30 g，夜交藤 24 g，小麦 24 g，珍珠母 15 g，柴胡 10 g，郁金 12 g，当归 12 g，白芍 10 g，生麦芽 12 g，大枣 30 g，炙甘草 6 g。每天 1 剂。同时根据临床症状、心理测试结果及患者的喜好，结合五音(角、徵、宫、商、羽)与五脏、五行的关系，选定曲目进行辨证施乐；治疗组疗效明显好于治疗组。

有人对乳腺癌术后采用 TAM 治疗出现情志异常、烦躁易怒、烘热汗出、心悸失眠、腰膝酸软、记忆力减退等类似更年期综合征的患者，采用六味地黄汤加味(熟地黄 10 g，山萸肉 10 g，怀山药

10g，枸杞子10g，泽泻10g，牡丹皮10g，钩藤15g，浮小麦30g，黄芪30g，菟丝子10g，煅龙齿20g，龟板15g，地骨皮10g，鳖甲15g），夜寐差加炒枣仁30g，夜交藤15g，远志10g；出汗多加煅牡蛎30g，白芍10g。每天1剂，取得较好的疗效。

有人采用逍遥散合二仙汤加减（柴胡、炒白芍、当归、白术、茯苓、知母、黄柏、巴戟天、仙茅、淫羊藿各10g，炙甘草5g）。情绪暴躁者加郁金、香附、合欢花各10g；夜寐不安者加枣仁、五味子各10g，夜交藤15g；烘热汗出者加龙骨、牡蛎、浮小麦各30g，地骨皮10g；头晕乏力者加太子参、黄芪各30g，紫河车10g；腰膝酸软者加杜仲、川断各15g。治疗乳腺癌内分泌治疗后类更年期综合征50例，治疗组总有效率为96%，对照组总有效率为76%，两组疗效，有显著性差异。

也有人对术后接受放化疗的患者，进行中医药辨证施治，分为：气血亏虚证，方选八珍汤加减。肝胃不和证，方选柴胡疏肝散加减。肝郁气滞证，方用逍遥散加减。肝肾阴虚证，方选杞菊地黄汤加减。

有人对术后接受放化疗的患者，进行中医药辨证施治，分为脾胃虚弱、肝气郁结、冲任失调、气阴两虚、瘀血内阻等五型；分别采用六君子汤加味、逍遥散加减、二仙汤加减、生麦饮加味、血府逐瘀汤加减。在以上辨证基础上酌情加半枝莲、蒲公英、白花蛇舌草、夏枯草、穿山甲、蜂房、山慈姑、白英、天龙、鹿角片、七叶一枝花等中草药。每天1剂，分3次于饭后服，4周为1个疗程，治疗3个疗程。疗效较好。

有人采用益气养阴、解毒开郁法治疗乳腺癌术后上肢淋巴水肿。方药：西洋参6g，生黄芪15g，炒白术9g，云茯苓9g，京玄参9g，夏枯草9g，野菊花12g，蒲公英15g，山慈姑9g，川楝子9g，石菖蒲9g，郁金15g，川芎12g。辨证加减：患肢红热疼痛者，加地丁草30g、大青叶15g；血瘀重者，加桃仁9g、红花9g；大便秘结者，加酒制大黄10g；心烦不寐者，加合欢皮15g、夜交藤15g。治疗后上肢淋巴水肿消退较明显。

有人认为，手术造成气血脉络损伤，导致经脉阻塞不通，气血亏虚，气虚不能行血，脉络瘀阻，气虚脾胃运化功能失司，津液不能循经而行，溢于脉外而成形成患肢肿胀、疼痛。故此病为本虚标实之证，气虚为本，血瘀为标，治疗上应标本兼治，治以益气活血化瘀。方用补阳还五汤加味：生黄芪30g，当归、赤芍、川芎、桃红、红花、地龙、路路通、桂枝各10g；气虚甚加党参、茯苓、白术、扁豆各15g；血虚甚加熟地黄、桑葚子各15g；肝郁气滞明显加夏枯草15g；热甚加知母10g，黄柏15g；患肢胀痛甚加忍冬藤15g；每天1剂，10天为1个疗程，共3个疗程；结果总有效率达88.9%。

有人采用自拟通络化瘀汤为基础方加减（黄芪45g，全当归10g，红花6g，川芎15g，赤芍15g，桑枝10g，皂角刺20g，川牛膝10g，路路通10g，穿山甲30g，泽泻10g，九香虫6g，生甘草4g）。伴患肢肤色紫黯者加鸡血藤15g。伴患肢麻木者加桂枝6g，虎杖15g。每天1剂，水煎3次，前2次取汁分早晚口服，第3次加少许米醋煮热后外敷患肢。14天为1个疗程；配合抬高患肢、按摩肢体，治疗乳腺癌术后上肢肿胀，治疗组总有效率为83.33%，疗效优于对照组。

有人采用五苓散方加减（桂枝6g，茯苓皮30g，白术、猪苓、泽泻各15g，姜黄6g，桑枝30g，威灵仙10g，穿山甲6g，丹参15g，全蝎6g）。随证加减，每日1剂，水煎分2次服。治疗乳腺癌上肢水肿，结果治疗组总有效率为76%，对照组总有效率57%，治疗组高于对照（$P<0.01$），说明五苓散加减能明显改善乳腺癌手术后患肢水肿的程度。

有人采用生肌玉红膏（当归100g，紫草100g，白芷250g，轻粉50g，血竭200g，松香300g，川军200g，香油1000g等，油炸去渣炼制而成），治疗乳腺癌术后皮瓣坏死，创面经用生肌玉红膏后全部愈合，无1例行植皮手术。疗程最短者1周，最长者24天。

有人采用刺血拔罐法治疗乳腺癌术后上肢水肿患者，方法：先清洁患肢，消毒皮肤，取经过消毒的1.5寸三棱针，在患肢最肿胀处，选择3～9个针刺点，用点刺法或散刺法浅刺出血，再执合适玻璃火罐，用乙醇闪火法拔罐，留罐20分钟后可吸出瘀血或黄色液体1～2ml，撤去火罐，用生理盐水棉球清洁拔罐面后，用无菌土黄连纱布湿敷创面，每天1次。如局部肿胀明显，张力过大，则在刺血后最肿胀部位分别拔 1～3 个火罐，留罐 3～5 分钟，拔出 1～2 ml 黄色液体后，换罐再拔，1 个部位可连续拔 1～3 次，拔出液体 3～15 ml。与对照组比，刺血拔罐法治疗明显减轻局部症状，缓解患者痛苦。

中医在治疗乳腺癌术后围化疗期、围放疗期、随访期中，依据疾病在不同的治疗时期，运用整体与局部、辨病与辨证、内治与外治相结合的方法，进行辨证论治，体现了其独特的优势。主要是通过益气养血、健脾补肾、滋补肝肾等方法改善放化疗引起的骨髓抑制；健脾和胃降逆等法减轻消化道反应，增进食欲；滋阴柔肝、疏肝理气、调理冲任及五音疗法等法减轻术后情志抑郁及服用内分泌药物治疗引起的更年期综合征，及清热消肿、活血化瘀等治疗术后及放疗后引起的溃疡、上肢水肿。术后给予益气健脾、生精养血等法增进饮食，提高免疫力，促进康复，减少复发转移的可能性。中医药对乳腺癌术后围化疗期和围放疗期的减毒增效，术后随访期患者体质的恢复，提高患者生存率和生存质量，降低复发转移，有重要临床意义。

附录Ⅰ 2010 年中国乳腺癌诊治指南

乳腺癌筛查指南——

1. 乳腺癌筛查的定义、目的、分类

(1)肿瘤筛查(普查)，是针对无症状人群的一种防癌措施；而针对有症状人群的医学检查称作诊断。

(2)乳腺癌筛查是通过有效、简便、经济的乳腺检查措施，对无症状妇女开展筛查，以期早期发现、早期诊断、早期治疗。其最终目的是要降低人群乳腺癌的死亡率。

(3)筛查分为机会性筛查、群体普查。机会性筛查是妇女个体主动或自愿到提供乳腺筛查的医疗机构进行相关检查；群体普查是社区或单位实体有组织地为适龄妇女提供乳腺筛查。

2. 妇女参加乳腺癌筛查的起始年龄

(1)机会性筛查一般建议 40 周岁开始，但对一些乳腺癌高危人群可将筛查起始年龄提前到 20 周岁。

(2)群体普查推荐年龄为 50～69 周岁。

3. 用于乳腺癌筛查的措施

3.1 乳腺 X 线检查

(1)乳腺 X 线检查降低 40 岁以上妇女乳腺癌死亡率的作用，已得到国内外大多数学者的认可。

(2)建议每侧乳房常规应摄 2 个体位，即头足轴(CC)位、侧斜(MLO)位。

(3)乳腺 X 线影像应经过≥2 位专业放射科医师独立阅片。

(4)乳腺 X 线筛查 40 岁以上亚洲妇女准确性高。但乳腺 X 线对年轻致密乳腺组织穿透力差，故一般不建议对 40 岁以下、无明确乳腺癌高危因素或临床体检未发现异常的妇女进行乳腺 X 线检查。

(5)常规乳腺 X 线检查的射线剂量低，不会危害妇女健康。

3.2 乳腺临床体检

(1)单独作为乳腺癌筛查的方法效果不佳，尚无证据显示该方法可提高乳腺癌早期诊断率、降低死亡率。

(2)一般建议作为乳腺 X 线筛查的联合检查措施，可能弥补乳腺 X 线筛查的遗漏。

3.3 乳腺自我检查

(1)不能提高乳腺癌早期诊断检出率、降低死亡率。

(2)由于可以提高妇女的防癌意识，故仍鼓励基层医务工作者向妇女传授每月 1 次乳腺自我检查的方法，绝经前妇女应建议选择月经来潮后 7～10 天进行。

3.4　乳腺超声检查

(1)单独作为乳腺癌筛查的措施尚有待证实。可能对致密型乳腺的筛查有价值。

(2)可作为乳腺 X 线筛查的联合检查措施、乳腺 X 线筛查结果为 BI - RADS - 0 级者的补充检查措施。

3.5　乳腺核磁共振(MRI)检查

(1)可作为乳腺 X 线检查、乳腺临床体检或乳腺超声检查发现的疑似患者的补充检查措施。

(2)设备要求高，价格昂贵，检查费时，需静脉注射增强剂。

(3)可与乳腺 X 线联合用于某些乳腺癌高危人群的乳腺癌筛查。

3.6　其他检查

目前的证据不支持近红外线扫描、核素扫描、导管灌洗等检查作为乳腺癌筛查方法。

4. 一般人群妇女乳腺癌筛查指南

4.1　20～39 周岁

不推荐对非高危人群进行乳腺筛查。

4.2　40～49 周岁

(1)适合机会性筛查。

(2)每年 1 次乳腺 X 线检查。

(3)推荐与临床体检联合。

(4)对致密型乳腺推荐与 B 超检查联合。

4.3　50～69 周岁

(1)适合机会性筛查和人群普查。

(2)每 1～2 年 1 次乳腺 X 线检查。

(3)推荐与临床体检联合。

(4)对致密型乳腺推荐与 B 超检查联合。

4.4　70 周岁或以上

(1)适合机会性筛查。

(2)每 2 年 1 次乳腺 X 线检查。

(3)推荐与临床体检联合。

(4)对致密型乳腺推荐与 B 超检查联合。

5. 乳腺癌高危人群筛查意见

建议提前进行筛查(40 岁前)，筛查间期推荐每半年 1 次，筛查手段除了应用一般人群常用的临床体检、B 超、乳房 X 线检查之外，可以应用 MRI 等新的影像学手段。

6. 乳腺癌高危人群的定义

(1)有明显的乳腺癌遗传倾向者(具体参见附录Ⅰ)。

(2)既往有乳腺导管或小叶中重度不典型增生或小叶原位癌患者。

(3)既往行胸部放疗的淋巴瘤患者。

附录Ⅱ　常规乳腺 X 线检查和报告规范

1. 乳腺 X 线检查技术规范

1.1　投照前准备工作

医技人员耐心给被检查者解释拍片过程以及拍片时夹板压迫乳房给被检查者带来的不适，使之放松，从而使受检者理解并予以配合。

1.2 常规投照体位

正确摆位是获得一张高质量乳腺 X 线片的基础。乳腺 X 线摄片的常规投照体位为双侧内外侧斜(MLO)位及头足轴(CC)位。1 张好的 MLO 位片显示如下:乳房被推向前上,乳腺实质充分展开,胸大肌可见,较松弛,下缘达乳头水平,乳头在切线位,部分腹壁包括在片中,但与下部乳腺分开,绝大部分乳腺实质显示在片中。1 张好的 CC 位片显示如下:乳房在片子的中央,乳头切线位,小部分胸大肌可见,外侧乳腺组织可能不包括在片中。

1.3 补充投照体位和投照技术

对于 MLO 位及 CC 位显示不良或未包全的乳腺实质,可以根据病灶位置的不同选择以下体位予以补充:外内侧(LM)位、内外侧(ML)位、内侧头足轴(MCC)位、外侧头足轴(LCC)位、尾叶(CLEO)位及乳沟位。为了进一步评价在以上常规摄影中显示出的异常改变,可进行一些特殊摄影技术,其可在任何投照位上进行。包括局部加压摄影、放大摄影或局部加压放大摄影。目的是使病灶得以更好地显示而明确病变性质。

2. 诊断报告规范

参照美国放射学会的乳腺影像报告和数据系统标准(BI - RADS),描述乳腺内肿块和钙化等异常表现的 X 线征象。

2.1 肿块

在 2 个相互垂直(或近似垂直)的投照位置上均能见到的有一定轮廓的肿块称占位性病变,仅在 1 个投照位置上见到的可疑肿块影称"致密影",无明显边缘的称"不对称"改变。X 线所见肿块并不一定与临床所触诊的肿块完全一致。X 线图像上所发现的肿块,临床不一定能够触及(因病灶太小或质软);临床所触及的肿块,X 线图像上亦可能因为患者乳腺实质丰富而未能显示。部分患者肿块周边伴有浸润和水肿,触诊常比 X 线图像所显示的肿块范围要大。肿块的描述包括边缘、形态和密度 3 个方面,其中肿块的边缘征象对判断肿块的性质最为重要。

2.1.1 肿块边缘描述

(1)清晰:超过 75% 的肿块边界与周围正常组织分界清晰、锐利。

(2)模糊:超过 75% 的肿块边界被邻近的正常组织遮盖而无法对其作进一步判断。

(3)小分叶:肿块边缘呈小波浪状改变。

(4)浸润:边界不规则。

(5)星芒状:从肿块边缘发出放射状线影。

2.1.2 肿块形态描述

包括圆形、卵圆形、分叶形和不规则形。

2.1.3 肿块密度的描述

以肿块与其周围相同体积的乳腺组织相比,分为高、中、低(不含脂肪)和脂肪密度 4 种。

2.2 钙化

对钙化的描述从形态和分布 2 方面进行。

2.2.1 形态

分为典型良性钙化、可疑钙化、高度恶性可能的钙化。良性钙化可不描述,但当这些钙化可能会引起临床医生误解时,这些良性钙化需要描述。

(1)典型良性钙化有以下多种表现:①皮肤钙化(粗大、典型者呈中心透亮改变);②血管钙化(管状或轨道状);③粗糙或爆米花样钙化(纤维腺瘤蜕变的特征表现);④粗棒状钙化(连续呈棒杆状,偶可呈分支状,直径通常 >1 mm,沿导管分布,聚向乳头,常为双侧乳腺分布,多见于分泌性病变);⑤散在圆形和点状钙化;⑥环形或蛋壳样钙化(短径<1 mm,见于脂肪坏死或囊肿);⑦中空状钙化(短径>1 mm,壁的厚度大于环形或蛋壳样钙化,常见于脂肪坏死、导管内钙化的残骸,偶可见于纤维腺瘤);⑧牛奶样钙化(为囊肿内钙化,在 CC 位表现不明显,为绒毛状或不定形状,在 90 度侧位上边界明确，根据囊肿形态的不同而表现为半月形、新月形、曲线形或线形，形态随体位而发生变化是这类钙化的特点）；⑨缝线钙化（由于钙质沉积在缝线材料上所致，尤其在放疗后常见，典型者为线形或管形，绳结样改变常可见到）；⑩营养不良性钙化（常出现于放疗后或外伤后的乳腺，钙化形态不规则，多＞0.5 mm，呈中空状改变）。

（2）可疑钙化通常表现为不定形、粗糙不均质钙化。

（3）高度恶性可能的钙化的表现为多形性不均质钙化（颗粒点状）、线样分支状（铸形）钙化 2 种形式。

2.2.2　钙化分布

（1）弥漫或散在分布：钙化随意分散在整个乳腺。双侧性弥漫分布的点样钙化多为良性改变。

（2）区域状分布：指较大范围内（＞$2cm^3$）分布的钙化，但又不能用以下特指的分布类型来描述，常超过 1 个象限的范围，这种钙化分布的性质需结合钙化形态综合考虑。

（3）簇状分布：指至少有 5 枚钙化占据在 1 个较小的空间内（＜ $2cm^3$），良、恶性病变都可以有这样的表现。

（4）线样分布：钙化排列成线形，可见分支点，提示源于 1 个导管，多为恶性改变。

（5）段样分布：常提示病变来源于 1 个导管及其分支，也可能发生在 1 叶或 1 个段叶上的多灶性癌。尽管良性分泌性病变也会有段样钙化，但如果钙化的形态缺乏特征性良性征象时，首先考虑其为恶性钙化。

2.3　结构扭曲

指正常结构被扭曲但无明确的肿块可见，包括从一点发出的放射状影和局灶性收缩，或者在实质的边缘扭曲。结构扭曲也可以是一种伴随征象，可为肿块、不对称致密或钙化的伴随征象。如果没有局部的手术和外伤史，结构扭曲可能是恶性或放射状瘢痕的征象，应提请临床切除活检。

2.4　特殊征象

2.4.1　非对称性管状结构/单个扩张的导管管状或分支样结构可能代表扩张或增粗的导管。如果不同时伴有其他可疑的临床或影像征象，其意义不大。

2.4.2　乳腺内淋巴结

典型表现为肾形，可见淋巴结门脂肪所致的透亮切迹，常＜1 cm。当淋巴结较大、但其大部分为脂肪替代时，仍为良性改变。可以是多个，也可能是 1 个淋巴结由于明显的脂肪替代看上去像多个圆形结节影。对于乳腺外上部的特征性改变可以做出正确诊断。偶尔也可出现在其他区域。

2.4.3　球形不对称

与对侧乳腺组织比较方能做出判断，范围较大至少达 1 个象限。包括 1 个较大的乳腺组织，密度较正常乳腺组织为高或有较明显的导管可见，无局灶性肿块形成，无结构扭曲，无伴随钙化。常代表了正常变异，或为替代性激素治疗的结果。但当与临床触及的不对称相吻合时，则可能有意义。

2.4.4　局灶性不对称

不能用其他形状精确描述的致密改变。2 个投照位置均显示，但缺少真性肿块特有的边缘改变，较球形不对称范围要小。它可能代表的是 1 个正常的乳腺岛，尤其当其中含有脂肪时。但由于其缺乏特征性的良性征象，往往需要对其作进一步检查，由此可能会显示 1 个真性肿块或明显的结构扭曲改变。

2.5　合并征象

包括皮肤凹陷、乳头凹陷、皮肤增厚、小梁增粗、皮肤病变投照在乳腺组织、腋淋巴结肿大。

3. 病灶的定位

一个明确的病灶必须是三维立体地存在于乳腺内，这需要病灶在 2 个投照位上均被看到而得以证实，尤其在 2 个相互垂直的投照位均显示时则更精确。需要明确 3 点。①哪一侧：左侧或右侧。②部位：共 7 个区域。患者面对检查者，根据钟面或象限定位或者两者结合定位。象限定位包括外上象限、外下象限、内上象限和内下象限 4 个区域。另外还有 3 个区域不要求钟面定位，即乳晕下区、中央区和尾叶区。③深度：前 1/3、中 1/3、后 1/3。乳晕下、中央区和尾叶区不要求深度定位。

4. 乳腺 X 线报告的组成

应包括病史，与既往检查片对比，投照体位，乳腺分型，任何相关的影像发现，最后是评估类别和建议。报告措辞应当简洁，使用术语词典里的标准词汇。应清楚描述任何一个有意义的发现，如有前片，则描写有无变化，最有意义的是新发现的病灶。

4.1 乳腺分型

乳腺分型是 X 线透过乳腺组织衰减后，对整个乳腺构成的简明描述，有助于判断 X 线诊断的可靠程度，即病灶隐藏在正常乳腺组织中的可能性。对 X 线致密型乳腺，X 线片对小病灶的检出能力随着乳腺腺体致密的程度上升而下降，临床医生应清楚地认识到这一点。可分为 4 种：①脂肪型：乳腺组织几乎完全被脂肪组织所替代。②少量腺体型：有散在的纤维腺体影。③多量腺体型：乳腺组织分布不均匀，呈密度不均匀改变。这一类型会降低病灶检出的敏感性。④乳腺组织非常致密型：可能会掩盖其中的病灶。

4.2 评估分类

应给每 1 个病变作完整的分类和评估。常用的是 BI－RADS 分级法。

4.2.1 评估是不完全的

gBI－RADS 0：需要召回(Recall)补充其他影像检查，进一步评估或与前片比较。常在普查情况下应用，在完全的影像学检查后则很少用。推荐的其他影像检查方法包括局部加压摄影、放大摄影、特殊投照体位、超声等。在我国，一些妇女乳腺脂肪较少，实质丰富，乳腺组织缺乏自然对比，也需要采用其他影像学方法(如超声、MRI)进一步检查，也可将其归为 0 类。

4.2.2 评估是完全的——最后分类

(1)BI－RADS1：阴性，无异常发现。乳腺是对称的，无肿块、结构扭曲和可疑钙化可见。

(2)BI－RADS 2：良性改变，肯定的乳腺良性肿块(如纤维腺瘤、脂肪瘤、单纯囊肿、积乳囊肿、积油囊肿、混合密度的错构瘤)、肯定的良性钙化(如环状钙化、边界清晰的短条状钙化、粗的斑点状钙化、稀疏的大小较单一的圆点状钙化、多发的分泌性钙化等)均属此类。乳房内淋巴结、血管钙化、植入体以及符合手术部位的结构扭曲等亦归为此类。总的来说并无恶性的 X 线征象。

(3)BI－RADS 3：可能是良性改变，建议短期随访。有很高的良性可能性，放射科医生期望此病变在短期(＜1 年，一般为 6 个月)随访中稳定或缩小来证实他的判断。这一类的恶性率一般＜2%。无钙化边界清晰的肿块、局限性的不对称、簇状圆形和(或)点状钙化被认为良性可能大。对 3 类的常规处理为首先 X 线片短期随访(一般为 6 个月)，6 个月后常规随访 12 个月至 2 年以上，经过连续 2～3 年的稳定可将原先的 3 类判读(可能良性)定为 2 类判读(良性)。

(4)BI－RADS4：可疑异常，要考虑活检。这一类包括了一大类需临床干预的病变，此类病变无特征性的乳腺癌形态学改变，但有恶性的可能性。其恶性的可能性各家报道不一，从 2%～50%，一般认为在 30%左右。可再继续分成 4A、4B、4C，临床医生和患者可根据其不同的恶性可能性对病变的处理做出最后决定。①4A：包括一组需活检但恶性可能性较低的病变。对活检或细胞学检查为良性的结果比较可信，可以常规随访或半年后随访。此类病变包括一些可扪及的、部分边缘清楚的实体性肿块，如超声提示的纤维腺瘤、可扪及的复杂囊肿或可疑脓肿。②4B：中等恶性可能。这组病变穿刺活检结果和放射诊断结果的相关性很好，放射科医生和病理科医生达成共识很重要。部分边界清楚、部分边界模糊的肿块可能是纤维腺瘤或脂肪坏死的结果是可以接受的，但乳头状瘤则需要切取活检。③4C：更进一步怀疑为恶性，但还未达到 5 类那样典型的一组病变。此类中包括边界不清、不规则形的实体性肿块或新出现的微细的多形性成簇钙化。此类病理结果往往是恶性的。

这些更细分类提请临床医生对诊断为 BI－RADS4、但活检为良性的患者，要提出进行随访复查的必要性，同时要求病理科医生对放射科诊断为 4C 而活检为良性病变应做进一步的分析。

(5)BI－RADS5：高度怀疑恶性(几乎肯定的恶性)，临床应采取适当措施。这一类病变有高度的恶性可能性，检出可能性≥95%。常为形态不规则星芒状边缘的高密度肿块、段样和线样分布的细小线样和分支状钙化、不规则星芒状肿块伴多形性钙化。

(6)BI－RADS6：已活检证实为恶性，应采取积极的治疗措施。可用来描述活检已证实为恶性但还未进行治疗的影像评估。主要是评价先前活检后的影像改变，或监测手术前新辅助化疗的影像改变。根据 BI－RADS 的描述，BI－RADS6 不适合用来对恶性病灶切除(肿块切除术)后的随访。手术后可能没有肿瘤残留的征象，其最终的评估应该是 BI－RADS 3(可能良性)或 2(良性)；如残留有恶性可疑的钙化，其最终的评估应该是 BI－RADS4(可疑恶性)或 5(高度提示恶性)，可建议活检或手术干预。

* 本规范的制定，参考了美国放射学会的乳腺影像报告和数据系统(BI－RADS)第 4 版的内容。

附录 Ⅲ　乳腺超声检查和报告规范

1. 超声检查的仪器

常规的检查采用彩色多普勒超声仪的实时线阵高频探头，探头频率为 7.5～10 MHz，有条件可用到 10～15 MHz。

2. 超声检查的方法

检查前一般无须特殊准备，有乳头溢液者最好不要将液体挤出。根据需要患者取仰卧或侧卧位，如果患者自觉特殊体位有肿块的感觉，可以让患者采用特殊体位进行超声检查，如直立或者坐位等。检查时患侧手臂尽量上抬外展，充分暴露乳房及腋下，探头直接放在乳房表面，对乳头、乳晕及乳房外上、外下、内上、内下 4 个象限进行全面扫查，次序可由操作者自行确定，尤以乳头为中心行放射性扫查为佳。注意检查范围全面，不要漏检，同时应检查腋下淋巴结情况。

3. 超声检查的程序

3.1　基本要求

检查时应先对乳腺及周围组织进行全面的常规二维超声检查，然后对发现病灶的区域进行重点的二维超声检查，检查的内容包括：病灶的位置、大小或范围的测定、边界、边缘、形状、内部及后方回声、钙化及周围组织包括皮肤/胸肌/韧带等结构的变化等。病灶的大小或范围的测量应该选取其具最长径线的切面进行两条互相垂直的最长径线即第一及第二径线的测量，然后在与此切面垂直的具有最长径线切面上进行第三个径线的测量。测量时，病灶边界清晰时按照边界测量，肿块边界模糊时，应该根据肿块的最大边缘部分或周边的声晕测量。在二维声像图的基础上应辅助彩色及能量多普勒超声检查，观察彩色血流的走向及分布并在多普勒频谱上测量各种血流参数。仪器条件允许的话可采用三维重建成像、超声弹性成像、造影增强对比成像等技术辅助诊断，并测量相应的参数。

3.2　图像的存储

内容应该包括：患者的姓名、年龄、性别、诊疗记录号码(门诊号或住院号，超声登记号)，设备名称和检查条件标识，体位标记包括：乳腺的方位(左或右)，病灶的位置，包括距乳头中央的距离、钟面形式的标记、显示病灶时的探头切面标识。病灶图像存储至少应记录 2 个以上有特征的不同方向切面，应尽量完整存储记录病灶各种超声特点的声像图，如：钙化、血流、能量图、多普勒频谱、弹性成像、三维重建及造影增强对比成像等，必要时可存储动态图像。对于超声检查没有异常的乳腺，可以仅存储各象限的放射状切面的声像图以表明对患者做过全面的超声检查。

3.3 报告书写

以上各项检查结果及所测参数均应在超声报告中加以详细描述，最后综合各种检查结果得出超声的诊断结论，包括：乳腺正常或异常的判断，如有异常的局灶性病变应明确病灶的物理性质，对应的诊断分级（可以参照美国放射学会的 BI-RADS），相应的处理建议（在分级中默认），并尽可能做出合理病理性质诊断。

4. 超声诊断报告的规范

为了使超声报告既个体化又标准化，首先对超声报告中的描述性语言进行统一定义。

4.1 乳腺超声的回声模式

个体乳腺的超声在声像图的表现上存在差异，因此，通常将自身腺体内脂肪组织回声定义为等回声，没有回声定义为无回声，有回声的与脂肪组织回声对比，按照回声的强弱分别定义为弱回声、低回声、等回声、高回声及强回声。

4.2 正常的乳腺组织声像图表现

正常乳腺的声像图由浅入深依次为①皮肤：呈带状强回声，厚 2～3 mm，边缘光滑整齐。②浅筋膜和皮下脂肪：浅筋膜呈线状高回声，脂肪组织呈低回声，由条索状高回声分隔，边界欠清。③乳腺腺体：因人而异，厚薄不一，老年人可萎缩仅 3 mm，腺体呈中强回声带夹杂有低回声，排列较整齐。腺体与皮肤间有三角形的中强回声韧带，称为库柏（Copper）韧带，其后方回声可衰减。④深筋膜：筋膜呈线状高回声，光滑整齐，筋膜间脂肪呈低回声。⑤胸肌及肋骨：胸肌为梭形的均质低回声区，肋骨为弧形强回声，其后方衰减为声影。整体的乳腺超声表现有均匀和不均匀 2 种，均匀的乳腺在声像图上表现为连续一致的脂肪、韧带、纤维及腺体组织回声，从乳头、乳晕至周边组织腺体逐渐变薄。不均匀的乳腺可以表现为局部性或者弥漫性不均匀，声像图表现为腺体不规律的增厚、回声的增强或者减弱等。

4.3 异常的乳腺组织声像图表现

乳腺的异常应从不同的切面上全面观察以排除正常的组织及结构，如脂肪组织和肋骨等，局灶性的病变声像图表现需按照以下征象描述。

4.3.1 形状

声像图上病灶的外形，分为两类。①规则：包括圆形、椭圆形或分叶状等有规律可循的外形。②不规则：所有没有规律可循的外形。

4.3.2 饱满度

病灶最长轴和与之垂直的最长短轴的比例关系。①饱满：所谓病灶外形饱满或长短轴比例＜2∶1 甚至接近于 1。②不饱满：所谓病灶外形不饱满或长短轴比例＞2∶1。

4.3.3 边界

病灶与周围组织交界的部分在声像图上的表现。①清晰：病灶与周围组织间有明确的界限，包括包膜、声晕，定义为边界清晰。②不清晰：病灶与周围组织间没有明确的界限定义为不清晰。同一病灶可部分边界清晰，部分边界不太清晰。

4.3.4 边缘

病灶明确的边缘部分在声像图上的表现。

（1）光整：病灶的边缘光滑整齐，可以有 2～3 个大的光滑波折。

（2）不光整：病灶的边缘不光滑不整齐，分为 3 种模式。①小叶：病灶的边缘有较多短小的环形波纹，呈扇贝状。②成角：病灶的边缘部分有尖锐的转角，通常形成锐角，类似蟹足，故亦可称蟹足状。③毛刺：病灶的边缘有锐利的放射状线条样表现。同一病灶的边缘可并存上述多种表现。

4.3.5 回声模式

病灶的内部回声，按照前述乳腺超声回声模式定义，内部回声可以是单一的，也可以是多种回声复合的，其分布的表现可以分为 2 种。

(1)均匀:病灶内部回声为分布均匀的单一回声,分为无回声、弱回声、低回声、中等回声、高回声及强回声。

(2)不均匀:病灶内部回声为分布不均匀单一回声或几种混合的回声。

4.3.6　后方回声

病灶后方回声是对比周围同等深度的正常组织出现的声像图特征,其代表了病灶在声学传导方面的特性。

(1)增强:病灶后方回声高于周围同等深度的正常组织,表现为病灶后方回声增强。

(2)不变:病灶后方回声与周围同等深度的正常组织相同,表现为病灶后方回声无增强或无衰减。

(3)衰减:病灶后方的回声弱于周围同等深度的正常组织,表现为病灶后方为低回声或无回声,后者即声影。

(4)混合:部分病灶后方回声有不止一种的表现,说明肿块内部成分的不均匀性。

4.3.7　周围组织

部分病灶对周围组织的影响在声像图上的表现。

(1)皮肤及皮下脂肪组织层水肿增厚:局部或者弥漫的皮肤及皮下脂肪组织的增厚,回声增强,皮下脂肪组织层内可见条带状的扩张淋巴管回声。

(2)皮肤凹陷、高低不平:皮肤表面高低不平或出现局限性的或多处的皮肤表面凹陷。

(3)病灶周围组织水肿:病灶周围组织增厚,回声增强。

(4)结构扭曲:病灶引起周围正常解剖层次的结构的扭曲或连续性中断,包括病灶处皮肤、浅筋膜层、腺体层、深筋膜层及胸肌层的改变。

(5)Cooper 韧带改变:韧带牵拉或者增厚。

(6)导管:腺体内导管内径的异常扩张或导管走向的扭曲。

4.3.8　钙化

乳腺腺体或病灶内显示的强回声称为钙化,一般认为>0.5 mm 的钙化属于大钙化,大钙化可能会伴有声影,<0.5 mm 的钙化属于小钙化。乳腺组织中的孤立或散在的钙化因为腺体内纤维结缔组织的关系有时难以鉴别。钙化的形态可呈泥沙状、颗粒状、短段状或弧形等,钙化的分布可为单一、成堆、成簇、散在或弥漫等。

4.4　彩色超声检查

用于腺体组织及病灶内血管的检查。病灶的血管分布是一项特征性的分析指标,通常对比对侧的相同区域或者同侧乳房的正常区域。彩色及能量多普勒超声检查会受到各种因素的影响:如血流速度较低、彩色多普勒的灵敏度设定等,探头施压可以使小血管特别是静脉闭塞,因此检查时应避免用力;囊肿内无血流时,加压会出现血流伪像。良性病灶内血流一般较少,恶性病灶内部及周边的血流可以明显增多,且走向杂乱无序,部分病灶有由周边穿入的特征性血流。除对血流形态学观察,还应对血流的各项多普勒参数进行测定,在诊断意义方面,除阻力指数(RI)外其他的参数多存在争议,一般恶性病变的 RI>0.70。

4.5　其他相关技术

可以根据检查的需要进行选择。

4.5.1　三维成像

乳腺病灶的三维超声最大的作用不是对病灶的三维重建,而是对病灶冠状面的观察,此切面二维超声无法观测得到。恶性病灶在冠状面上的最大发现是类似于二维图像的病灶边缘出现"结构断裂"现象,表现类似于星星或者太阳及周边的光芒,国内外不同学者称为汇聚征或者太阳征。

4.5.2　弹性成像

弹性成像是针对不同组织的弹性差别进行的,一般认为恶性肿瘤中的组织大部分具较高的硬度。但是由于目前各厂家仪器的不同设定，目前弹性成像未能形成统一的诊断标准。

4.5.3 造影增强对比成像

造影增强对比成像在乳腺中的应用受到探头高频率、造影剂谐振及病灶血管生长等因素的影响，目前没有很成熟的标准。

5. 乳腺超声评估分类

超声对病灶特征描述的专业术语要有统一的规范标准。超声描述的专业术语需要体现对病灶良恶性的判断和分级的影响，且应对多个特征指标进行综合分析。随着超声技术的发展，相应的专业术语内涵也将会有所改变。本指南分级标准参照美国放射学会的 BI－RADS 并结合我国的实际情况，制定了以下的分级标准：

(1) 评估是不完全的。

0 级：需要其他影像学检查(如乳腺 X 线检查或 MRI 等)进一步评估。

在多数情况下，超声检查可对乳腺进行全面评估。当超声作为初次检查时，下列情况则需要进一步做其他检查：一种情况是超声检查乳腺内有明显的病灶而其超声特征又不足以做出评价，此时必须借助乳腺 X 线检查或 MRI；另一种情况是临床有阳性体征，如触及肿块、浆液性溢液或乳头溢血、乳腺癌术后以及放疗后瘢痕需要明确是否复发等，超声检查无异常发现，也必须借助乳腺 X 线检查或 MRI 对乳腺进行评估。

(2) 评估是完全的——最后分级。

1 级：阴性。

临床上无阳性体征，超声影像未见异常，如：无肿块、无结构扭曲、无皮肤增厚及无微钙化等。为使阴性结论更可信，超声检查部位尽量与乳腺 X 线检查联合检查所关注的乳腺组织区域对应。

2 级：良性病灶。

基本上可以排除恶性病变。根据年龄及临床表现可 6～12 个月随诊。如单纯囊肿、乳腺假体、脂肪瘤、乳腺内淋巴结(也可以归类 1 级)、多次复查图像无变化的良性病灶术后改变、有记录的经过多次检查影像变化不大的结节可能为纤维腺瘤等。

3 级：可能良性病灶。

建议短期复查(3～6 个月)及其他进一步检查。

根据乳腺 X 线检查积累的临床经验，超声发现明确的典型良性超声特征(实性椭圆形、边界清、不饱满的肿块)病灶，很大可能是乳腺纤维腺瘤，它的恶性危险性应该小于 2%，如同时得到临床、乳腺 X 线检查或 MRI 的印证更佳。多中心研究数据证实，除了基于超声检查发现的活检，超声检查短期随访也是安全的，短期随访是一种现在的处理策略。新发现的纤维腺瘤、囊性腺病、瘤样增生结节(属不确定类)、未扪及的多发复杂囊肿或簇状囊肿、病理明确的乳腺炎症、恶性病变的术后早期随访都可归于该级。

4 级：可疑的恶性病灶。

建议活检。此级病灶的恶性危险性为 3%～94%。评估 4 级即建议组织病理学检查：细针抽吸细胞学检查、空芯针穿刺活检、手术活检提供细胞学或组织病理学诊断。超声声像图上表现不完全符合良性病变或有恶性特征均归于该级。目前可将其划分为 4A、4B 及 4C 三类。4A 级更倾向于良性可能，不能肯定的纤维腺瘤、有乳头溢液或溢血的导管内病灶、不能明确的乳腺炎症都可归于该级，此级恶性符合率在 3%～30%；4B 级倾向于恶性，此级恶性符合率在 31%～60%；4C 级提示恶性可能性较高，此级恶性符合率在 61%～94%。

5 级：高度可能恶性，应积极采取适当的诊断及处理。

超声声像图恶性特征明显的病灶归于此级，其恶性危险性大于 95%，应开始进行积极的治疗，经皮活检(通常是影像引导下的空芯针穿刺活检)或手术治疗。

6 级：已经活检证实为恶性。此级用于在活检已证实为恶性，但还未进行治疗的影像评上。主要是评价先前活检后的影像改变，或监测手术前后和新辅助化疗前后的影像改变。

6. 乳腺超声报告的组成

报告用词应当具体而简洁，使用不加修饰的术语；各项术语的定义、阐释性用语不需出现在报告中；报告内容应当尽量详细，包含全部标准的描述；数据测量应该遵守前述规范。包括下列内容：

6.1　患者信息的记录

包括姓名，年龄，医疗号码等。

6.2　双侧乳腺组织正常或异常声像图描述

异常的声像图包括：小叶增生，退化不全，妊娠哺乳期改变等。

6.3　有意义的异常及病灶的声像图描述

6.3.1　记录病灶一般信息

记录病灶所在侧、位置（需要一致的和可以重复的系统定位，诸如钟表定位、距乳头的皮肤距离）、大小（至少两个径线，大者最好 3 个径线），同性质的病灶较多时可选取较大及有特征的病灶测量，没有必要测量所有病灶。

6.3.2　病灶声像图的描述

应按照 BI－RADS 内容标准逐一进行，包括病灶的外形、边界、边缘、内部及后方回声、周围组织、病灶及周围的钙化、血流以及各种特殊技术所见的各项特征，尽量用术语描述，并尽量注意保持与后面的病灶诊断和分级的一致性。

6.3.3　结论

包括乳腺正常或异常，发现病灶的物理性质，对应的诊断分级，相应的处理建议（在分级中默认），如可能尽量做出适当的临床病理诊断。

6.3.4　病灶存储

病灶应当储存两个垂直切面以上的声像图，声像图上有完整的各种条件及位置标识。

附录 Ⅳ　常规乳腺 MRI 检查和报告规范

1. 乳腺 MRI 检查适应证

1.1　乳腺癌的诊断

当乳腺 X 线摄影或超声影像检查不能确定病变性质时，可以考虑采用 MRI 进行进一步检查。

1.2　乳腺癌的分期

由于 MRI 对浸润性乳腺癌的高敏感性，有助于发现其他影像学检查所不能发现的多灶病变、多中心病变，有助于显示和评价癌肿对胸肌筋膜、胸大肌、前锯肌以及肋间肌的浸润等。在制定外科手术计划之前，特别是当考虑保乳治疗时建议进行乳腺增强 MRI 检查。

1.3　新辅助化疗疗效的评估

对于确诊乳腺癌进行新辅助化疗的患者，在化疗前、化疗中及化疗结束时 MRI 检查有助于对病变化疗反应性的评估及对化疗后残余病变的范围的判断。

1.4　腋窝淋巴结转移，原发灶不明者

对于腋窝发现转移性淋巴结，而临床检查、X 线摄影及超声都未能明确原发灶时，MRI 有助于发现乳房内隐匿的癌灶，确定位置和范围，以便进一步治疗，MRI 阴性检查结果可以帮助排除乳房内原发灶，避免不必要的全乳切除。

1.5　保乳术后复发的监测

对于乳癌保乳手术（包括组织成型术）后，临床检查、乳腺 X 线摄影或超声检查不能确定是否有复发的患者，MRI 有助于鉴别肿瘤复发和术后瘢痕。

1.6 乳房成型术后随访

对于乳房假体植入术后乳腺 X 线摄影评估困难者，MRI 有助于乳癌的诊断和植入假体完整性的评价。

1.7 高危人群筛查

最近的临床试验表明，MRI 在易发生乳腺癌的高危人群中能发现临床、乳腺 X 线摄影、超声检查阴性的乳腺癌。

1.8 MRI 引导下的穿刺活检

2. 乳腺 MRI 检查的禁忌证

(1)妊娠期妇女。

(2)体内装置有起搏器、外科金属夹等铁磁性物质及其他不得接近强磁场者。

(3)患有幽闭恐惧症者。

(4)具有对任何钆螯合物过敏史的患者。

3. 乳腺 MRI 检查技术规范

3.1 检查前准备

3.1.1 临床病史

了解患者发病情况、症状和体征、家族史、高危因素、乳腺良性病变史及手术史，询问患者有无前片及其他相关检查(包括乳腺 X 线摄影，B 超)。

3.1.2 检查前做好乳腺 MRI 检查注意事项的解释和安抚患者的工作

最佳检查时间：由于正常乳腺组织增强在月经周期的分泌期最为显著，因而推荐 MRI 检查尽量安排在月经周期的 7～14 天进行。

3.2 MRI 检查

3.2.1 设备要求

推荐采用超导高场 1.5T 及以上的扫描机进行乳腺 MRI 检查，以获得较好的信噪比和脂肪抑制效果。采用专用的乳腺线圈，设备条件许可的情况下，推荐采用相控阵线圈及并行采集技术，有利于双乳同时成像获得较好的时间和空间 分辨率。同时推荐采用开放式线圈，利于在侧方进行 MRI 引导的介入操作。

3.2.2 扫描体位

俯卧位，双侧乳房自然悬垂于乳腺线圈中央。

3.2.3 成像序列

一般包括横断位、矢状位、冠状位定位扫描，T1WI 序列、T2WI(加抑脂序列)、增强扫描序列[包括横断位扫描(至少连续扫描 3 次)和矢状位扫描]。成像参数：扫描层厚应≤3 mm，层面内的分辨率应<1.5 mm，单次扫描时间不应超过 2 分钟。增强扫描时 Gd-DTPA 标准剂量为 0.1～0.2 mmol/kg，于 10 秒内快速团注，继而快速推注 10 ml 0.9%氯化钠注射液冲洗。

3.2.4 绘制时间-信号强度增强曲线

分别于注药前、注射造影剂后进行连续 6～9 次采集。将采集图像传送至工作站对病灶进行分析，将病灶最可疑的区域选为感兴趣区(ROI，应避开肉眼可见的出血、液化、坏死及囊变区)，并在对侧正常乳腺组织内选取相同大小的 ROI 作为对照，绘制病灶的时间-信号强度增强曲线。时间-信号强度增强曲线分为 3 种类型：①“流入型曲线”指注射对比剂后病灶早期缓慢强化，延迟期亦随着时间的延长而继续增强。②“平台型曲线”是指注射对比剂后病灶早期缓慢强化，2～3 分钟后信号强度达最高值，随时间的延长曲线的水平不再上升，而是一直保持该水平。③“廓清型曲线”指注射对比剂后病灶早期明显强化，在 2～3 分钟达到增强最高峰后信号强度迅速下降。

4. 诊断报告规范

参照 BI－RADS 标准，描述病灶形态特征和动态增强曲线特征。对强化病灶性质分析时，以形态分析为首要的判断依据，对于形态特征判断困难者，需要结合时间-信号强度增强曲线进行判断。形态特征包括增强前 T1WI 和 T2WI 上的信号表现以及增强后的表现。所有图像征象的描述和分析更多依赖对增强图像的分析，根据增强后形态不同，可将病灶定为点状病灶、肿块和非肿块样强化 3 类。

4.1　点状病灶

一般来说点状强化病灶＜5 mm，不具有明显的占位效应，难以对其形状及边缘加以描述。可以多发，但不聚集成簇。点状病灶往往是由腺体局限性增生所引起，也可以是乳头状瘤、纤维腺瘤、乳内淋巴结，也可能是微浸润癌、DCIS 等恶性病变。形态可疑者建议活检，否则予以随访。

4.2　肿块

具有三维空间的占位性病变，伴或不伴周围正常组织移位或浸润。从形态（圆形、卵圆形、分叶状和不规则）、边缘（光整、不规则、星芒状）、内部强化情况（均匀、不均匀、边缘或环形强化、分隔、中央强化）3 方面来描述。

4.3　非肿块样强化

当乳腺内出现既非点状亦非肿块的强化时，即为非肿块样强化，一般无占位效应。对其分类主要依据其形态特征（线状、导管状、局灶性、段样、区域性、弥散性），内部强化特征（均匀、不均匀、点簇状、网状/树突状、卵石样和簇状小环形强化等）以及病灶是否双侧对称，双侧是否对称对定性诊断有一定价值。

4.3.1　形态特征

(1)导管样强化：为指向乳头的线样强化，可呈现出分支样改变，后者需要活检，常为恶性特征。

(2)线样强化：与导管样强化相似，但不指向乳头，三维图像显示此强化为层状而非条状。

(3)段样强化：呈三角形，三角形的尖指向乳头，符合导管系统走向。

(4)局灶性强化：指强化灶的范围小于单个乳房象限的 25%，可有正常的乳腺或脂肪组织镶嵌期间，如为多个则在各强化灶之间有正常的乳腺组织将其分开。

(5)区域性强化：指较大范围内的强化，不符合单一的导管系统，可能在多导管系统内，且不能用其他征象来描述。多区域强化指 2 个及 2 个以上的区域强化，多发散在。

(6)弥漫性强化：整个乳腺内弥漫分布的散在强化。

4.3.2　内部强化特征

(1)均匀强化：均一性的强化。

(2)不均匀强化：非均一性的强化，信号强度多样化，但又不属于以下几种类型。

(3)点簇状强化：成簇分布的点状强化灶，大小较一致。

(4)卵石样强化：一般较点簇状要大，大小不均一为其特点，形态类似一串葡萄或珍珠。

(5)网状/树突状：呈网格样强化。

(6)簇状小环形强化：呈簇状分布的小环形强化。

4.4　伴随征象

包括乳头收缩；平扫 T1WI 导管高信号；皮肤收缩、增厚或受侵；小梁增厚、水肿；淋巴结肿大；异常强化累及胸肌或胸壁，肋骨或肋间隙；出血；异常信号，囊肿等。伴随征象可与其他异常征象一同出现，亦可单独出现。发现伴随征象的意义在于：当与其他异常征象一起出现时，可提高乳腺癌的诊断敏感性；当确诊为乳腺癌时，某些伴随征象的出现将有助于术前分期及手术方式的选择。

4.5　病灶定位

(1)病变位于哪一侧乳腺。

(2)定位：外上、外下、内上和内下 4 个象限，或面向观察者时的钟面定位，或在乳晕后方，中央区或腋尾。

(3)病变的深度：与乳头、皮肤或胸壁的距离。

5. 乳腺 MRI 报告的组成

乳腺的 MRI 报告应包括病史、与既往检查片对比、扫描技术、乳房的腺体构成和背景强化、任何相关的影像发现，最后是评估类别和建议。报告措辞应当简洁，使用术语词典里的标准词汇。书写诊断报告应当结合乳腺 X 线检查和超声检查结果。MRI 诊断报告应当注重与 X 线和超声检查结果相参照，特别是对 MRI 阳性发现与触诊、X 线和超声检查的阳性发现在空间位置的对应关系是否一致性的评估，对非一致的病灶尤其需要强调，以引起临床医生的关注。注重背景强化对 MRI 检出敏感性的影响。与 BI－RADS 乳腺 X 线对腺体密度的描述相似，BI－RADS MRI 对背景强化程度进行了分类，并建议在报告中进行描述，提示 MRI 检查的敏感性。与乳腺 X 线检查一样，BI－RADS MRI 对病变的磁共振评价分为 0～6 类。

(1)评估不完全。

BI－RADS 0：需要进一步影像评估。

建议进一步影像学评估：例如使用合适的扫描技术再做一次 MRI 检查，结合乳腺 X 线和 B 超征象，或与乳腺既往病史相结合。

(2)评估是完全的。

BI－RADS1：阴性。建议常规随访。

BI－RADS 2：良性病变。例如：无强化的纤维腺瘤，囊肿，无强化的陈旧性瘢痕，乳腺假体，含脂肪的病变如油性囊肿、脂肪瘤、积液囊肿以及错构瘤等，无恶性征象。

BI－RADS 3：可能是良性病变，建议短期随访。良性可能性比较大，但需要通过随访确认其稳定性。较可疑者可 3 个月后随访，一般是半年。

BI－RADS4：可疑恶性，要考虑活检。不具有乳腺癌的典型表现，但不能排除乳腺癌的可能性，需建议临床医生做穿刺活检。

BI－RADS5：高度怀疑恶性，应进行临床干预(几乎肯定的恶性)。这一类病变有高度的恶性可能性。

BI－RADS6：已活检证实为恶性，MRI 检查作进一步评估。注：本规范的制定，参考了美国放射学会的乳腺影像报告和数据系统(BI－RADS)第 4 版的内容。

附录Ⅴ 影像引导下的乳腺组织学活检指南

影像学引导下乳腺组织学活检指在乳腺 X 线、超声和核磁共振检查(MRI)影像引导下进行乳腺组织病理学检查(简称活检)，特别适合未扪及乳腺病灶(如肿块、钙化灶、结构扭曲等)。具体包括影像引导下空芯针穿刺活检(CNB)、真空辅助活检(VAB)和钢丝定位手术活检等。

1. 适应证

1.1 乳腺超声影像引导下乳腺活检

(1)乳腺超声发现未扪及的可疑乳腺占位性病变，BI－RADS≥4 级；部分 3 级病灶，如果患者有要求或临床有其他考虑，也可考虑活检。

(2)可扪及乳腺肿块，且超声提示相应部位有乳腺内占位性病变，需要行微创活检或微创切除以明确诊断的。

1.2 乳腺 X 线影像引导下乳腺活检

(1)乳腺未扪及肿块，而乳腺 X 线检查发现可疑微小钙化病灶，BI－RADS≥4 级。

(2)乳腺未扪及肿块，而乳腺 X 线发现其他类型的 BI－RADS≥4 级的病灶(如肿块、结构扭曲等),并且超声下无法准确定位。

(3)部分 3 级病灶,如果患者要求或临床其他考虑,也可考虑活检。

(4)乳房体检扪及肿块,而乳腺 X 线提示相应位置有占位性病变,需要行微创活检或微创切除以明确诊断。

1.3　其他

对有条件的单位积极提倡在手术前进行影像引导下的微创活检(CNB 或 VAB),如不具备条件可考虑直接行影像引导下钢丝定位手术活检。

2. 对影像引导乳腺活检设备的需求

2.1　乳腺 X 线影像引导

乳腺 X 线立体定位床,或配备定位活检装置的乳腺 X 线机。

2.2　乳腺超声影像引导

高频乳腺超声探头:频率 7～15 Hz。

2.3　用于手术活检的定位导丝

单钩或双钩钢质导丝(推荐规格 20～22G)。

2.4　微创活检设备

空芯针弹射式活检枪(推荐规格 14 G),真空辅助乳腺定向活检系统(推荐规格 8～11G)

3. 影像引导下钢丝定位手术活检

3.1　禁忌证

有重度全身性疾病及严重出血性疾病者。

3.2　术前准备

(1)签署知情同意书。

(2)核对和确认影像资料,用记号笔在乳腺 X 线片或者乳房上勾画出病灶大致部位。

(3)检查影像定位设备,确保精度和准度。

(4)术前血化验指标:血常规和凝血功能。

3.3　术中注意事项

(1)手术操作在影像引导下放置定位钢丝至病灶部位。

(2)摄片或录像记录影像定位下病灶和穿刺针的位置,留档。

(3)定位钢丝插入点与手术切口尽量接近,但没有必要一定在手术切口内。

(4)术中切除以定位钢丝顶端为中心至少 2cm 半径范围内的乳腺组织。

(5)微小钙化灶的活检标本应当立即摄片,待手术者确认取到病灶后,并将标本片和标本一起送病理检查。

4. 影像引导下的乳腺微创活检

4.1　禁忌证

有重度全身性疾病,有严重出血性疾病者。

4.2　术前准备

(1)签署知情同意书。

(2)核对和确认影像资料,乳腺 X 线和乳腺超声再次定位,并做相应标记。

(3)检查影像引导设备和微创活检设备(活检枪、真空辅助乳腺定向活检系统等),确保精度和准度。

(4)术前血化验指标:血常规和凝血功能。

4.3　术中注意事项

(1) 选择切口,采用就近原则。

(2) 摄片或录像记录影像定位下病灶和穿刺针的位置,留档。

(3) 取材足量，保证病理诊断。

(4) 活检结束后压迫手术部位5～15分钟。

4.4 术后乳房和标本的处理

(1)术 后应加压包扎至少24小时。

(2)微小钙化灶的活检标本应当立即行乳腺X线摄片以确认是否取到病灶。

(3)将含有钙化的标本条与不含钙化的标本条分装不同的容器内，用4%甲醛固定，送检。

附录 Ⅵ 乳腺癌术后病理诊断报告规范

1. 乳腺癌术后病理诊断报告的基本原则

(1)病理诊断报告应尽可能包括与患者治疗和预后相关的所有内容，如肿瘤大小(大体或镜下必须有一个肿瘤大小或范围的测量值)、组织学类型、组织学分级、有无并存的导管原位癌、有无脉管侵犯、切缘和淋巴结情况等。还应包括 ERα、PR、Her-2 的情况。

(2)与患者治疗和预后相关的组织病理学类型应准确判断并规范报告，如黏液癌、小管癌、浸润性微乳头状癌等。

(3)导管原位癌的病理诊断报告应报告核级别(低、中或高级别)和有无坏死(粉刺或点状坏死)、微小钙化部位(仅导管原位癌内，仅正常/良性组织内或两者均有)以及手术切缘情况。应注意报告取了多少个组织块，是否发现微浸润等。

(4)保乳手术标本的取材和报告请参照保乳手术治疗临床指南部分。

(5)若报告癌旁良性病变，应注意按发生乳腺癌风险的不同，明确报告病变名称或类型。

2. 病理诊断报告书的内容和规范

2.1 一般项目

(1)病理号(检索号)。

(2)患者姓名、出生年月(年龄)、性别、床位号、住院号。

(3)手术日期、病理取材日期。

2.2 手术标本情况

(1)左右侧。

(2)手术或标本名称(例如:改良根治术、乳腺局部广切加腋窝淋巴结清扫术、新辅助化疗后改良根治术标本)。

(3)标本肉眼所见(一定要描述肿瘤大小或范围)。

3. 病理形态学诊断内容

3.1 原发灶

3.1.1 组织学类型

包括肿瘤主体的组织学类型和瘤周乳腺组织病变的组织学类型，建议采用2003版WHO乳腺和女性生殖器官肿瘤的病理学分类。

3.1.2 组织学分级

根据是否有腺管形成、细胞核的形态及核分裂象3项指标进行分级，建议采用改良的 Scarff-Bloom-Richardson 分级系统。

3.1.3 肿瘤大小

若镜下可测量肿瘤最大径时，单位使用毫米(mm)(如肿瘤可以用一个石蜡块全部包埋，镜下测量是最佳选择；如果肿瘤需要多个石蜡块才能包埋，标本的大体测量更为准确)。具体可参照第7版 AJCC 乳腺癌分期(2010)。

3.1.4　肿瘤累及范围及手术切缘

包括乳头、乳晕、皮肤、四周和基底、切缘、脉管。

3.2　淋巴结状态

3.2.1　区域淋巴结

应报告各群腋窝淋巴结及内乳淋巴结检出总数和转移数。

3.2.2　前哨淋巴结活检

应报告淋巴结内病灶大小，严格测量肿瘤大小，确定是否有孤立肿瘤细胞(ITC)、微转移、宏转移，需注意仅含有 ITC 的淋巴结不计入阳性淋巴结数目中，而应计为 pN0。

4. 免疫组织化学检测内容

4.1　常规检测乳腺癌原发灶的激素受体

ER、PR 检测结果建议参考 ASCO/CAP 指南(2010)，建议免疫组化染色结果稳定的单位可报告强度和阳性百分比。因目前免疫组化强度和阳性细胞百分比计数差异性和主观性较大，建议也可只报阳性细胞百分比，且阳性细胞百分比可取整到每 10%为 1 个等级，<10%的可尽量细化。

4.2　常规采用免疫组化检测乳腺癌原发灶 Her-2 状态

检测结果使用 0、1+、2+及 3+。免疫组化 Her-2(++)时应行 Her-2 基因的 FISH 检测。结果判读及报告形式参考乳腺癌 Her-2 检测指南(2009 版)。(注：检测 Her-2 基因扩增、过表达的方法较多，免疫组化方法应用较广泛，而 FISH 方法较准确，是检查 Her-2 基因的金标准，目前国际指南已标准化。)切除、穿刺的乳腺癌组织，应每隔 5 mm 切开，在离体后 1 小时内放入 10%甲醛缓冲液中，固定 6～48 小时。免疫组化染色的切片厚度为 3～5μm。

建议检测 Ki-67，参照 ERα、PR 报告结果，可不报告强度；有病理科医师签名、报告日期。

附录 Ⅶ　浸润性乳腺癌保乳治疗临床指南

1. 浸润性乳腺癌保乳治疗的外科技术

1.1　开展保乳治疗的必要条件

(1)开展保乳治疗的医疗单位应该具备相关的技术和设备条件以及外科、病理科、影像诊断科、放疗科和内科的密切协作(上述各科也可以分布在不同的医疗单位)。

(2)患者在充分了解乳腺切除治疗与保乳治疗的特点和区别之后，本人具有明确的保乳意愿。

(3)患者客观上有条件接受保乳手术后的放疗以及相关的影像学随访，如乳腺 X 线、B 超或 MRI 检查等(必须充分考虑患者的经济条件、居住地的就医条件及全身健康状况等)。

1.2　保乳治疗的适宜人群

1.2.1　临床Ⅰ期、Ⅱ期的早期乳腺癌

尤其适合肿瘤最大直径不超过 3 cm，且乳房有适当体积，术后能够保持良好乳房外形的早期乳腺癌患者。

1.2.2　Ⅲ期患者(炎性乳腺癌除外)

经术前化疗降期后也可以慎重考虑。

1.3　保乳治疗的绝对禁忌证

(1)同侧乳房既往接受过乳腺或胸壁放疗者。

(2)病变广泛或确认为多中心病灶，难以达到切缘阴性或理想外形。

(3)肿瘤经局部广泛切除后切缘阳性，再次切除后仍不能保证病理切缘阴性者。

(4)患者拒绝行保留乳房手术。

(5)炎性乳腺癌。

1.4　保乳治疗的相对禁忌证

(1)活动性结缔组织病,尤其硬皮病和系统性红斑狼疮或胶原血管疾病者,对放疗耐受性差。

(2)肿瘤直径大于5 cm者。

(3)肿瘤位于乳房中央区,乳头Paget病。

1.5　保乳治疗前的谈话

(1)经大样本临床试验证实(超过1万名患者),早期乳腺癌患者接受保留乳房治疗和全乳切除治疗后生存率以及发生远处转移的概率相似。

(2)保留乳房治疗包括:肿瘤的局部广泛切除加腋窝淋巴结清扫或前哨淋巴结活检。术后行全乳放疗,还需要配合必要的全身治疗,例如化疗、内分泌治疗。

(3)术后全身性辅助治疗基本上与乳房切除术相同,但因需配合全乳放疗,可能需要增加相关治疗的费用和时间。

(4)同样病期的乳腺癌,保留乳房治疗和乳房切除治疗后均有一定的局部复发率,前者5年局部复发率为2%~3%(含第二原发乳腺癌),后者约1%。保乳治疗患者一旦出现患侧乳房复发仍可接受补充全乳切除术,并仍可获得很好的疗效。

(5)保留乳房治疗可能会影响原乳房的外形,影响程度因肿块的大小和位置而异。

(6)虽然术前已选择保乳手术,但医生手术时有可能根据具体情况更改为全乳切除术。

(7)≤35岁的年轻患者有相对高的复发和再发乳腺癌风险。

1.6　保乳手术

1.6.1　术前准备

(1)乳房的影像学评估:双侧乳房X线、超声(有条件者可做患侧乳房MRI检查)。

(2)签署知情同意书。

(3)有条件者应争取术前空芯针活检确诊,有利于与患者讨论术式的选择及手术切除的范围。没有确诊时,患者可能心存侥幸,不能正确、严肃的考虑保乳和前哨淋巴结活检的优缺点;易在术后表现出对手术方式、复发风险的不信任。

(4)体检不能触及病灶者应在手术前行X线或超声下病灶定位。

(5)麻醉宜采用全麻或硬膜外麻醉。

(6)其余术前准备同乳腺肿瘤常规手术。

1.6.2　手术过程

(1)推荐切口:一般建议乳房和腋窝各取一切口,若肿瘤位于乳腺尾部,可采用一个切口。切口方向与大小可根据肿瘤部位、保证术后美容效果,来选择弧形或放射状切口。肿瘤表面表皮可不切除或仅切除小片。

(2)乳房原发灶切除范围,应包括肿瘤、肿瘤周围1~2 cm的乳腺组织以及肿瘤深部的胸大肌筋膜。活检穿刺针道、活检残腔以及活检切口皮肤瘢痕应包括在切除范围内。

(3)对乳房原发灶手术切除的标本进行上、下、内、外、表面及基底等方向的标记。钙化灶活检时,应对术中切除标本行钼靶摄片,以明确病灶是否被完全切除及病灶和各切缘的位置关系。

(4)对标本切缘进行术中快速冰冻切片检查、印片细胞学检查,术后需要石蜡病理切片核实。

(5)乳房手术残腔止血、清洗,放置4~6枚惰性金属夹(例如钛夹)作为放疗瘤床加量照射的定位标记。逐层缝合皮下组织和皮肤。

(6)腋窝淋巴结清扫(或前哨淋巴结活检后,根据活检结果决定是否进行腋窝淋巴结清扫术)。

(7)若术中或术后病理报告切缘阳性,则需扩大局部切除范围,以达到切缘阴性。虽然对再切除的次数没有严格限制,但当再次扩大切除已经达不到美容效果的要求或再次切除切缘仍为阳性时,建议改行全乳切除。

1.6.3　术后病理检查

(1)病灶切缘的检查和镜下切缘距离测量。

(2)其他同常规病理检查。

2. 保乳标本的病理取材规范

2.1　病理报告中对保乳标本的评价

病理报告中对保乳标本的评价,包括大体检查中肿瘤距 6 个手术切面(前、后、上、下、内、外侧)的距离,显微镜检查中各切缘距肿瘤的距离、以及距切缘最近处肿瘤的类型(原位癌或浸润性癌)。

2.2　保乳标本切缘取材

保乳标本切缘取材主要有两种方法:垂直切缘放射状取材、切缘离断取材。

(1)垂直切缘放射状取材:根据手术医生对保乳标本做出的方位标记,垂直于基底将标本平行切成多个薄片(间隔 5 mm),观察每个切面的情况。描述肿瘤大小、所在位置及肿瘤距各切缘的距离,取材时将大体离肿瘤较近处的切缘与肿瘤一起全部取材,大体离肿瘤较远处的切缘抽样取材,镜下观察时准确测量切缘与肿瘤的距离。该方法的优点是能正确测量病变与切缘的距离。

(2)切缘离断取材:是指将 6 处切缘组织离断,离断的切缘组织充分取材,镜下观察切缘累及、侵犯的情况。该方法的优点是能对大部分的切缘进行镜下观察,缺点是有时不能准确测量病变与切缘的距离。

无论采取何种取材方法,建议在取材前将 6 处标本切缘涂上不同颜色的染料加以区分,以便在镜下观察时能根据不同颜色对切缘做出准确的定位,并正确测量肿瘤和切缘的距离。

3. 乳腺癌保乳术后的放疗

3.1　全乳放疗

3.1.1　适应证

保乳术后的全乳放疗,可以将早期乳腺癌保乳手术后的 10 年局部复发率从 29.2%降低至 10%,所以原则上所有保乳手术后的患者都具有术后放疗适应证。其中 70 岁以上,Ⅰ期激素受体阳性的患者鉴于绝对复发率低,全乳放疗后乳房水肿,疼痛等不良反应消退缓慢,可以考虑选择单纯内分泌治疗。

3.1.2　与全身治疗的时序配合

无辅助化疗指证的患者术后放疗建议在术后 8 周内进行。由于术后早期术腔体积存在动态变化,尤其是含有术腔血清肿的患者,所以不推荐术后 4 周内开始放疗。接受辅助化疗的患者应在末次化疗后 2～4 周内开始。内分泌治疗与放疗的时序配合目前没有一致意见,可以同期或放疗后开展。曲妥珠单抗治疗患者只要放疗前心功能正常可以与放疗同时使用,但一方面这些患者不宜照射内乳区,另一方面,左侧患者尽可能采用三维治疗技术,降低心脏照射体积,评估心脏照射平均剂量应低于 8 Gy。

3.1.3　照射靶区

①腋窝淋巴结清扫或前哨淋巴结活检阴性的患者,抑或腋窝淋巴结转移 1～3 个但腋窝淋巴结清扫彻底(腋窝淋巴结检出数≥10 个),且不含有其他复发的高危因素的患者,照射靶区只需包括患侧乳腺。②腋窝淋巴结转移≥4 个,或腋窝淋巴结转移 1～3 个但含有其他高危复发因素,如年龄≤40 岁、激素受体阴性、淋巴结清扫不彻底或转移比例大于 20%,Her-2/neu 过表达等的患者照射靶区需包括患侧乳腺,锁骨上、下淋巴引流区。③ 腋窝未作解剖或前哨淋巴结宏转移而未做腋窝淋巴结清扫者,可根据各项预后因素综合判断腋窝淋巴结转移概率,决定在全乳照射基础上决定是否需要进行腋窝和锁骨上、下区域的照射。

3.1.4　照射技术

①常规放疗技术:X 线模拟机下直接设射野,基本射野为乳房内切野和外切野。内界和外界需要各超过腺体 1 cm,上界一般在锁骨头下缘,或者与锁骨上野衔接,下界在乳房皱褶下 1～2 cm。

一般后界包括不超过 2.5 cm 的肺组织，前界皮肤开放，留出 1.5～2 cm 的空隙防止在照射过程中乳腺肿胀超过射野边界。同时各个边界需根据病灶具体部位进行调整，以保证瘤床处剂量充分。② 射线和剂量分割：原则上采用直线加速器 6 MV 的 X 线，个别身材较大的患者可以考虑选用 8～10 MV 的 X 线以避免在内外切线野入射出形成高剂量，但不宜使用更高能量的 X 线，因为皮肤剂量随着 X 线能量增高而降低。全乳照射剂量(45～50)Gy，每次(1.8～2)Gy，每周 5 次。在无淋巴引流区照射的情况下也可考虑“大分割”方案治疗，即 2.66 Gy×16 次，总剂量 42.6 Gy，或其他等效生物剂量的分割方式。对于正常组织包括心脏和肺照射体积大或靶区内剂量分布梯度偏大的患者，不推荐采用大分割治疗。③ 瘤床加量：大部分保乳术后患者在全乳照射基础上均可通过瘤床加量进一步提高局部控制率。在模拟机下包括术腔金属夹或手术颜瘢痕周围外放 2～3 cm，选用合适能量的电子线，在瘤床基底深度超过 4 cm 时建议选择 X 线小切线野以保证充分的剂量覆盖瘤床并避免高能电子线造成皮肤剂量过高。剂量为(10～16)Gy，(1～1.5)周，(5～8)次。④ 三维适形和调强照射技术：CT 定位和三维治疗计划设计适形照射可以显著提高靶区剂量均匀性和减少正常组织不必要的照射，尤其当治疗涉及左侧患者需要尽可能降低心脏的照射剂量，存在射野的衔接，以及胸部解剖特殊的患者常规设野无法达到满意的正常组织安全剂量时，三维治疗计划上优化尤其体现出优势，是目前推荐的治疗技术。其中全乳靶区勾画要求如下：上界为触诊乳腺组织上界上 5 mm，下界为乳腺皱褶下 1 mm，内界一般位于同侧胸骨旁，参照临床标记点，外界位于触诊乳腺组织外界下 5 mm。前界为皮肤下方 5 mm，包括脂肪组织，后界为肋骨前方。可以采用楔形滤片技术，正向或逆向调强技术进行剂量优化，其中逆向调强技术对各方面技术要求均较高，需要在条件成熟的单位内开展。

3.2 部分乳腺短程照射(APBI)

3.2.1 适应证

关于 APBI 的初步研究显示，对于某些早期乳腺癌患者，保乳术后 APBI 可能获得与标准的全乳放疗相当的局部控制率，同时具有大幅度降低疗程，减少正常组织照射体积-剂量的优势，但随访和前瞻性研究尚在进行中。可通过 APBI 治疗获得和全乳照射相似的局部控制率的患者，应该是属于低复发风险的亚群，如根据北美肿瘤放射治疗学会(ASTRO)的共识，严格符合“ 低危 ”标准的患者必须同时具备下列条件：年龄≥60 岁，T1N0 的单灶肿块，未接受新辅助治疗，切缘阴性，无脉管受侵，无广泛导管内癌成分，激素受体阳性的浸润性导管癌或其他预后良好的浸润性癌。虽不同的共识对真正“低危”的定义不全一致，但目前尚不推荐在临床试验以外，将 APBI 作为常规治疗。

3.2.2 技术选择

无论何种技术，APBI 的核心都包括原肿瘤床及周围一定范围的正常乳腺作为临床肿瘤靶区(CTV)，而不是传统的全乳。技术上可行性最高的是三维适形外照射，可以参照 RTOG0413 的剂量进行分割：38.5Gy /10 次，每天 2 次，间隔>6 小时。其他技术包括插植和水囊导管的近距离治疗、术中放疗等。

附录 Ⅷ 乳腺癌前哨淋巴结活检临床指南

循证医学Ⅰ级证据证实，乳腺癌前哨淋巴结活检(SLNB)是一项腋窝准确分期的微创活检技术：SLNB 可准确确定腋淋巴结状况，其替代腋淋巴结清扫术(ALND)可使患者并发症显著降低，前哨淋巴结(SLN)阴性患者 SLNB 替代 ALND 腋窝复发率低，SLN 阴性患者可以免除 ALND 或腋窝放疗。

乳腺癌 SLNB 的流程包括适应证的选择、示踪剂的注射和术前淋巴显像、术中 SLN 的检出、SLN 的术中和术后病理、细胞学和分子生物学诊断、SLN 阳性患者的腋窝处理及 SLN 阴性替代

ALND 患者的术后随访等。

1. 开展 SLNB 的必要条件

1.1　多学科协作

SLNB 需要外科、影像科、核医学科、病理科的多学科的团队协作，开展 SLNB 的医疗单位应该尽量具备相关的技术和设备条件，上述科室应密切协作。

1.2　学习曲线

完整的学习曲线对于提高 SLNB 成功率、降低 SLNB 假阴性率非常重要，开展 SLNB 替代 ALND 的医疗单位必须通过资料收集和结果分析以确保整个团队熟练掌握 SLNB 技术。中国医生乳腺癌 SLNB 学习曲线的研究正在进行中(CBCSG001b)，目前，建议在采用 SLNB 替代 ALND 前，应完成 40 例以上 SLNB 后直接行 ALND，使 SLNB 的成功率达到 90%，假阴性率低于 10%。

1.3　知情同意

患者在充分了解 SLNB 较高的成功率和较低的假阴性率及相关的复发风险之后，自愿接受 SLNB 替代 ALND。

2.　SLNB 指征

SLNB 是早期浸润性乳腺癌的标准治疗手段，具体适应证见表 1。随着乳腺癌 SLNB 研究的不断深入，一些相对禁忌证已逐渐转化为适应证，2009 年 St. Gallen 专家共识会支持除炎性乳腺癌以外的所有临床腋淋巴结阴性乳腺癌作为 SLNB 的适应证。

3. SLNB 操作规范

3.1　示踪剂

乳腺癌 SLNB 的示踪剂包括蓝染料和核素标记物，推荐首选联合使用蓝染料和核素示踪剂，可以使 SLNB 的成功率提高、假阴性率降低。经过严格的学习曲线和熟练操作后，可以单用蓝染料或核素示踪剂。

(1)蓝染料：国外较多使用专利蓝和异硫蓝，国内较多使用亚甲蓝，上述蓝染料示踪剂具有相似的成功率和假阴性率。

(2)核素示踪剂：推荐使用的是^{99m}Tc 标记的硫胶体，要求煮沸 5～10 分钟，标记率＞90%，标记核素强度 0.5～1.0 mCi/0.5～2.0 ml。是否采用 220 nm 滤网过滤标记的硫胶体并不影响 SLNB 的成功率和假阴性率。核素示踪剂对患者及医务人员均是安全的，不需要特别防护。

(3) 注射部位：蓝染料和核素示踪剂注射于肿瘤表面的皮内或皮下、乳晕区皮内或皮下及原发肿瘤周围的乳腺实质内均有相似的成功率和假阴性率。

(4) 注射时间：核素示踪剂的注射时间一般要求术前 3～18 小时，采用皮内注射可以缩短到术前 30 分钟。蓝染料示踪剂术前 10～15 分钟注射。

(5) 术前淋巴显像：乳腺癌 SLNB 术前可行淋巴显像，有助于确定腋窝以外的 SLN。但术前淋巴显像对于腋窝 SLN 的完全检出并非必须。

3.2　SLN 术中确认与检出

无论是乳房切除手术还是保乳手术，SLNB 均应先于乳房手术。术中 SLN 的确定依示踪剂而异。染料法要求检出所有蓝染淋巴管进入的第一个蓝染淋巴结，仔细检出所有蓝染的淋巴管是避免遗漏 SLN、降低假阴性率的关键。核素法 SLN 的阈值是超过淋巴结最高计数 10%以上的所有淋巴结，术中 γ 探测仪探头要缓慢移动，有序检测，贴近计数。应用蓝染料、核素法检出 SLN 后应对腋窝区进行触诊，触诊发现的肿大质硬淋巴结也应作为 SLN 单独送检。

4. SLN 的病理组织学、细胞学和分子生物学诊断

4.1　SLN 的术中诊断

准、快的 SLN 术中诊断可以使 SLN 阳性患者通过一次手术完成 ALND，避免二次手术的费用负担和手术风险。推荐使用冰冻快速病理组织学和印片细胞学作为 SLN 术中诊断的检测方法。术中冰冻病理和印片细胞学二者或任一诊断阳性，均作为 SLN 阳性而进行 ALND。

术中分子诊断技术由于检测的 SLN 组织量更多，较冰冻快速病理组织学和印片细胞学有更高的准确性和敏感性。术中分子诊断简单培训即可掌握，可以节省有经验病理医生的宝贵时间，检测结果客观、标准化、重复性好。有条件的单位可以采用经过 SFDA 批准的术中分子诊断技术。

4.2 SLN 的术后诊断

SLN 术后病理组织学诊断的金标准是逐层切片病理检测，推荐将 SLN 沿长轴切分成 2 mm 厚的组织块，对每个组织块进行逐层或连续切片 HE 染色病理检测，联合或不联合免疫组化染色，3 层切片间距为 200～500 μm。不具备开展连续切片病理检测条件的医疗单位仍可采用传统的 SLN 评估方法，至少将 SLN 沿长轴分为两个组织块，每个组织块切一个层面 HE 染色病理检测。不推荐常规应用免疫组化技术以提高 SLN 微小转移灶的检出。

5. SLN 转移灶类型判定标准、预后意义及临床处理

5.1 SLN 转移灶类型判定标准(乳腺癌 TNM 分期)

转移灶的位置不影响微转移、孤立肿瘤细胞(ITC)或宏转移的诊断：转移灶可以位于淋巴结内、突破被膜或完全淋巴结外侵犯脂肪；转移灶伴纤维间质反应时，转移灶大小为肿瘤细胞和相连纤维化的长径。

(1)宏转移：指淋巴结内存在一个以上＞2 mm 肿瘤病灶、其他阳性的转移淋巴结至少微转移；仅有 ITC 的淋巴结不作为 pN 分期阳性淋巴结，但应另外记录为 ITC。仅依据 SLNB 分期或 SLN＋nSLN＜6 个，加标记(sn)，如 pN1(sn)；SLN≥6，不再另加标记(sn)。如果分子诊断等可能使常规病理诊断漏诊宏转移，不推荐可能含有宏转移的淋巴结先去接受分子诊断等其他的试验或替代检测；如果使用，应予登记。

(2)微转移：指肿瘤病灶最大径＞0.2 mm 但≤2.0 mm，或单张组织切片不连续或接近连续的细胞簇 有＞200 个细胞。记录只发现微转移(无宏转移)的淋巴结数目，标记为 pN1mi 或 pN1mi(sn)；多个转移灶时，测量最大转移灶的最大径，不能累计。

(3)ITC：指单个细胞或最大径≤0.2 mm 小细胞簇；单张组织切片不连续或接近连续的细胞簇有≤100 个细胞，淋巴结不同纵/横切片或不同组织块不能累计计数；通常没有或很少组织学间质反应；可通过常规组织学或 IHC 检出。记录 ITC 受累淋巴结数目，标记为 pN0(i＋)或 pN0(i＋)(sn)；使用分子技术(RT－PCR)检出组织学阴性淋巴结的微小转移灶，标记为 pN0(mol ＋)或 pN0(mol ＋)(sn)。

5.2 SLN 不同转移类型的预后意义及腋窝处理

(1)宏转移：约 50%的患者腋窝非前哨淋巴结(nSLN)阳性。ALND 是标准治疗，特别是通过 ALND 进一步获得的预后资料将改变治疗决策。如果预后资料不改变治疗决策，且患者拒绝进一步腋窝手术，则腋窝放疗可以作为替代治疗。

(2)微转移：约 20%的患者腋窝 nSLN 阳性(＞5 mm 的浸润性导管癌)，且大多数为宏转移(80%)，ALND 可导致 15%的患者分期提高，7%的患者辅助治疗改变。单个 SLN 微转移患者接受保乳治疗时，可不施行 ALND；其他情况下的腋窝处理同宏转移患者。

(3)ITC：腋窝 nSLN 转移的概率＜ 8%(＞5 mm 的浸润性导管癌)，ALND 可导致 4%的患者分期提高。目前认为 ITC 对患者预后有不良影响，与微转移患者一样可以自全身辅助治疗获益，但 ITC 患者不接受腋窝治疗其腋窝复发率并无显著升高，不推荐常规施行 ALND。

(4)SLN 阴性：不需进行腋窝处理。

6. SLNB 替代 ALND 患者的随访

除常规复查项目外，常规行双侧腋窝、锁骨区超声检查。临床或超声检查异常腋淋巴结应在超声引导下行细针穿刺或空芯针活检，必要时行切开活检手术。

附录Ⅸ　乳腺癌全乳切除术后放射治疗指南

1. 适应证

全乳切除术后放疗，可以在腋窝淋巴结阳性的患者中将 5 年局部-区域从 22.8%降低到 5.5%。全乳切除术后，具有下列预后因素之一，则符合高危复发，具有术后放疗指征，该放疗指征与全乳切除的具体手术方式无关：

(1)原发肿瘤最大直径≥5 cm，或肿瘤侵及乳腺皮肤、胸壁。

(2)腋淋巴结转移≥4 个。

(3)腋淋巴结转移 1～3 个的 T1/T2，目前的资料也支持术后放疗的价值。其中包含至少下列一项因素的患者可能复发风险更高，术后放疗更有意义：年龄≤40 岁，腋窝淋巴结清扫数目＜10 枚(转移比例＞20%)，激素受体阴性，Her-2 过表达等。

2. 与全身治疗的时序配合

具有全乳切除术后放疗指征的患者一般都具有辅助化疗适应证，所以术后放疗应在完成末次化疗后 2～4 周内开始。个别有辅助化疗禁忌证的患者可以在术后切口愈合，上肢功能恢复后开始术后放疗。内分泌治疗与放疗的时序配合目前没有一致意见，可同期或放疗后开展。曲妥珠单抗治疗患者只要开始放疗前心功能正常可以与放疗同时使用，但这些患者不宜照射内乳区；患者尽可能采用三维治疗技术，降低心脏照射体积，评估心脏照射平均剂量至少低于 8 Gy。

3. 照射靶区

(1)由于胸壁和锁骨上是最常见的复发部位，占所有复发部位的约 80%，所以该两区域是术后放疗的主要靶区；但 T3N0 患者可以考虑单纯胸壁照射。

(2)由于内乳淋巴结复发的比例相对低，内乳野照射的意义现在尚不明确，对于化疗前影像学诊断可能内乳淋巴结转移的患者，原发肿瘤位于内侧象限、同时腋窝淋巴结有转移的患者或其他内乳淋巴结转移概率较高的患者，需考虑内乳野照射。

4. 照射技术和照射剂量

所有术后放疗靶区原则上给予 50 Gy，5 周，25 次的肿瘤照射剂量，对于影像学(包括功能性影像)上高度怀疑有残留或复发病灶的区域可局部加量至 60 Gy 或以上。

4.1　常规照射技术

(1)锁骨上/下野

上界为环甲膜水平，需包括所有的锁骨，下界与胸壁野上界相接，一般位于锁骨头下 1 cm 左右。内界为体中线至胸骨切迹水平沿胸锁乳突肌的内缘。外界与肱骨头相切。可采用 X 线和电子线混合照射以减少肺尖的照射剂量。治疗时为头部偏向健侧以减少喉照射，机架角向健侧偏斜 10°～15° 以保护气管、食管和脊髓。内上射野必要时沿胸锁乳突肌走向作铅挡保护喉和脊髓。

(2)胸壁切线野：上界与锁骨上野衔接，如单纯胸壁照射上界可达锁骨头下缘，下界为对侧乳腺皮肤皱折下 1 cm。内界一般过体中线，外界：腋中线或腋后线，参照对侧腺体附着位置。同保乳术后的全乳照射，各边界也需要根据原发肿瘤的部位进行微调，保证原肿瘤部位处于剂量充分的区域，同时需要包括手术瘢痕。胸壁照射如果采用电子线照射，各设野边界可参照切线野。无论采用 X 线或电子线照射，都需要给予胸壁组织等效填充物以提高皮肤剂量至足量。

(3)腋窝照射：① 锁骨上和腋窝联合野，照射范围包括锁骨上/下和腋窝，与胸壁野衔接。腋锁联合野的上界和内界都同锁骨上野，下界在第二肋间，外界包括肱骨颈，需保证射野的外下角开放。采用 6 MV X 线，锁骨上/下区深度以皮下 3～4 cm 计算，达到锁骨上区肿瘤量 50 Gy，5 周，25 次后，腋窝深度根据实际测量结果计算，欠缺的剂量采用腋后野补量至 DT50 Gy，同时锁骨上区缩野至常规锁骨上野范围，采用电子线追加剂量至 50 Gy。② 腋后野：作为腋锁联合野的补充，采用 6 MV X 线，上界平锁骨下缘，内界位于肋缘内 1.5 cm，下界同腋-锁骨联合野的下界，外界与前野肱骨头铅挡相接，一般包括约 1 cm 肱骨头。光栏转动以使射野各界符合条件。

(4) 内乳野：常规定位的内乳野需包括第一至第三肋间，上界与锁骨上野衔接，内界过体中线 0.5～1 cm，宽度一般为 5 cm，原则上 2/3 及以上剂量需采用电子线以减少心脏的照射剂量。

4.2 三维适形照射技术

和二维治疗相比，基于 CT 定位的三维治疗计划可以显著提高靶区剂量均匀性和减少正常组织不必要的照射，提高射野衔接处剂量的合理性，所以即使采用常规定位，也建议在三维治疗计划系统上进行剂量参考点的优化、楔形滤片角度的选择和正常组织体积剂量的评估等，以更好地达到靶区剂量的完整覆盖和放射损伤的降低。胸壁和区域淋巴结靶区勾画可以参照 RTOG 标准或其他勾画指南。

5. 乳腺癌新辅助化疗后、改良根治术后放射治疗

放疗指征暂同未做新辅助化疗者，原则上参考新辅助化疗前的初始分期。放疗技术和剂量同未接受新辅助化疗的改良根治术后放疗。

对于有辅助化疗指征的患者，术后放疗应该在完成辅助化疗后开展；如果无辅助化疗指征，在切口愈合良好，上肢功能恢复的前提下，术后放疗建议在术后 8 周内开始。与靶向治疗和内分泌治疗的时间配合同保乳治疗或无新辅助化疗的改良根治术后放疗。

6. 乳房重建术与术后放疗

原则上不论手术方式，乳房重建患者的术后放疗指征都需遵循同期别的乳房切除术后患者。无论是自体组织或假体重建术，都不是放射治疗的禁忌证。但是从最佳的肿瘤控制和美容兼顾的角度考虑，如采用自体组织重建，有条件的单位可以将重建延迟至术后放疗结束，期间可考虑采用扩张器保持皮瓣的空间，这样在一定程度上比Ⅰ期重建后放疗提高美容效果。当采用假体重建时，由于放疗以后组织的血供和顺应性下降，Ⅱ 期进行假体植入会带来更多的并发症，包括假体移位、挛缩等，所以考虑有术后放疗指征，又需采用假体的患者建议采用Ⅰ期重建。

乳房重建以后放疗的技术可以参照保乳术后的全乳放疗。由于重建的乳房后期美容效果在很大程度上取决于照射剂量，而重建后放疗的患者一般都有淋巴引流区的照射指征，所以尽可能提高靶区剂量均匀性，避免照射野衔接处的热点，是减少后期并发症的关键。在这个前提下，建议采用三维治疗技术，尽可能将淋巴引流区的照射整合到三维治疗计划中。

附录 X 乳腺癌全身治疗指南

1. 乳腺癌术后辅助全身治疗临床指南

1.1 乳腺癌术后辅助全身治疗的选择

1.2 乳腺癌术后辅助化疗的临床指南

1.2.1 适应证

(1) 肿瘤＞2 cm。

(2) 淋巴结阳性。

(3) 激素受体阴性。

(4) Her-2 阳性。

(5) 组织学分级为 3 级。

辅助化疗方案的制定应综合考虑肿瘤的临床病理学特征、患者方面的因素和患者的意愿以及化疗可能的获益和由之带来的毒性等。行免疫组化检测时，应该常规包括 ERα、PR、Her-2、Ki-67。

1.2.2　禁忌证

(1)妊娠早期女性:妊娠中期女性患者,应慎重选择化疗。

(2)年老体弱且伴有严重内脏器质性病变患者。

1.2.3　治疗前谈话

(1)辅助化疗的目的是降低肿瘤复发率,提高总生存率。

(2)化疗的不良反应。

(3)＞70 岁的患者接受化疗可能会有获益,但应慎重权衡化疗带来的利弊。

1.2.4　治疗前准备

(1)首次化疗前应充分评估患者的脏器功能,检测方法包括血常规、肝肾功能、心电图等。以后每次化疗前应常规检测血常规和肝肾功能;使用心脏毒性药物前应常规做心电图、左室射血分数(LVEF)测定;其他检查应根据患者的具体情况和所使用的化疗方案等决定。

(2)育龄妇女应妊娠试验阴性并嘱避孕。

(3)签署化疗知情同意书。

1.2.5　辅助化疗方案与注意事项(化疗详细方案参见附录Ⅵ、Ⅶ)

(1)选择联合化疗方案,常用的有:① 以蒽环类为主的方案,如 CAF、A(E)C、FE100C 方案(C:环磷酰胺,A:多柔比星,E:表柔比星,F:氟尿嘧啶)。虽然吡柔比星(THP)在欧美少有大组的循证医学资料,但在我国日常临床实践中,用同等剂量的吡柔比星代替普通多柔比星也是可行的。THP 推荐剂量 40～50 mg/m^2。② 蒽环类与紫杉类联合方案,例如 TAC(T:多西他赛)。③ 蒽环类与紫杉类序贯方案,例如 AC→T/P(P:紫杉醇)或 FEC→T。④ 不含蒽环类的联合化疗方案,适用于老年、低风险、蒽环类禁忌或不能耐受的患者,常用的有 TC 方案及 CMF 方案(C:环磷酰胺,M:氨甲蝶呤,F:氟尿嘧啶)。

(2)若无特殊情况,一般不建议减少化疗的周期数。

(3) 在门诊病历和住院病史中须给出药物的每平方米体表面积的剂量强度。一般推荐首次给药剂量不得低于推荐剂量的 85%,后续给药剂量应根据患者的具体情况和初始治疗后的不良反应,可以 1 次下调 20%～25%。每个辅助化疗方案仅允许剂量下调 2 次。

(4)辅助化疗一般不与内分泌治疗或放疗同时进行,化疗结束后再开始内分泌治疗,放疗与内分泌治疗可先后或同时进行。

(5)化疗时应注意化疗药物的给药顺序,输注时间和剂量强度,严格按照药品说明和配伍禁忌使用。

(6)蒽环类药物有心脏毒性,使用时须评估 LVEF,至少每 3 个月 1 次。如果患者使用蒽环类药物期间发生有临床症状的心脏毒性或无症状但 LVEF＜45%抑或较基线下降幅度超过 15%,应先停药并充分评估患者的心脏功能,后续治疗应慎重。

1.3　乳腺癌术后辅助内分泌治疗临床指南

1.3.1　适应证

激素受体 ERα、PR 阳性的乳腺癌患者。

1.3.2　治疗前谈话

(1)辅助内分泌治疗的目的是降低肿瘤复发率,提高总生存率。

(2)内分泌治疗的不良反应。

1.3.3　内分泌治疗与其他辅助治疗的次序

辅助内分泌治疗与化疗同时应用可能会降低疗效。一般在化疗之后使用,但可以和放射治疗以及曲妥珠单抗治疗同时应用。

1.3.4　绝经前患者辅助内分泌治疗方案与注意事项(绝经标准详见附录Ⅷ)

(1)一般情况下,首选他莫昔芬每天 20 mg ×5 年。治疗期间注意避孕,并每半年至 1 年行 1

次妇科检查，通过 B 超了解子宫内膜厚度。

虽然托瑞米芬在欧美少有大样本的绝经前乳腺癌循证医学资料，但在我国日常临床实践中，用托瑞米芬代替他莫昔芬也是可行的。

(2)卵巢去势推荐用于下列绝经前患者：① 高度风险且化疗后未导致闭经的患者，可同时与他莫昔芬联合应用。卵巢去势后也可以与第三代芳香化酶抑制剂联合应用，但目前尚无充分证据显示其优于卵巢去势与他莫昔芬的联合；② 不愿意接受辅助化疗的中度风险患者，可同时与他莫昔芬联合应用；③ 对他莫昔芬有禁忌者。

(3)卵巢去势有手术切除卵巢、卵巢放射及药物去势（给予性激素释放激素激动剂 GnRHa），若采用药物性卵巢去势，目前推荐的治疗时间是 2～3 年。

1.3.5 绝经后患者辅助内分泌治疗的方案及注意事项

(1)第三代芳香化酶抑制剂可以向所有绝经后的 ERα、PR 阳性患者推荐，尤其是具备以下因素的患者：① 高度复发风险患者；② 对他莫昔芬有禁忌的患者；或使用他莫昔芬出现中/重度不良反应的患者；③ 在用他莫昔芬每天 20 mg ×5 年后的高度风险患者。

(2)芳香化酶抑制剂可以从一开始就应用 5 年（来曲唑、阿那曲唑或依西美坦），或者在他莫昔芬治疗 2～3 年后再转用 2～3 年依西美坦或阿那曲唑，抑或在他莫昔芬用满 5 年之后的高度风险患者再继续应用 5 年来曲唑。一旦使用 1 种第三代芳香化酶抑制剂，如果无特殊原因，不推荐换用其他第三代芳香化酶抑制剂。

(3)可选用他莫昔芬。他莫昔芬每天 20 mg ×5 年，是有效而经济的治疗方案。治疗期间应每半年至 1 年行 1 次妇科检查，通过 B 超了解子宫内膜厚度。

(4)也可选用他莫昔芬以外的其他雌激素受体调节剂，如托瑞米芬。

(5)绝经前患者内分泌治疗过程中，月经状态改变时可引起治疗调整。

(6)芳香化酶抑制剂和 LHRH 类似物可导致骨密度下降或骨质疏松，因此在使用这些药物前常规推荐骨密度检测，以后在药物使用过程中，每 6 个月监测 1 次骨密度。并进行 T-评分（T-Score），T-Score 为＜－2.5，开始使用双膦酸盐治疗；T-Score 为－2.5～－1.0，给予维生素 D 和钙片治疗，并考虑使用双膦酸盐；T-Score 为 ＞－1.0，不推荐使用双膦酸盐。

1.4 乳腺癌术后辅助曲妥珠单抗治疗临床指南

1.4.1 适应证

原发肿瘤＞1.0 cm 时，推荐使用曲妥珠单抗；原发肿瘤在＞0.5 cm 但＜1.0 cm 时，可考虑使用。

(1)Her-2 基因过表达是指免疫组化法 ＋＋＋，或荧光原位杂交法(FISH)基因扩增阳性，或者色素原位杂交法(CISH)阳性。

(2)经免疫组化检测 Her-2 为(＋＋)的患者值得进一步 FISH 或 CISH 明确是否有基因扩增。

1.4.2 相对禁忌证

(1)治疗前 LVEF＜50％。

(2)同期正在进行多柔比星化疗。

1.4.3 治疗前谈话

(1)目前正在进行中的临床研究初步结果显示：对于 Her-2 基因过表达的乳腺癌患者采用 1 年曲妥珠单抗辅助治疗可以降低乳腺癌的复发率。

(2)曲妥珠单抗是一种生物靶向制剂，经 10 年以上的临床应用证实其不良反应少，但其中较严重的不良反应是，当其与蒽环类药物联合应用会增加充血性心力衰竭的机会。

(3)曲妥珠单抗高昂的价格，Her-2 状态确认的重要性及其检测费用。

1.4.4 治疗前准备

(1)精确的 Her-2 检测。建议将浸润性乳腺癌组织的石蜡标本(蜡块或白片)送往国内有条件的病理科进行复查。

(2)心功能检查(心脏超声或同位素扫描,以前者应用更为普遍)。

(3)签署治疗知情同意书。

1.4.5　治疗方案和注意事项

(1)曲妥珠单抗每次 6 mg/kg(首次剂量 8 mg/kg)每 3 周 1 次方案,或每次 2 mg/kg(首次剂量 4 mg/kg)每周 1 次方案。目前暂推荐的治疗时间为 1 年,可与化疗同时使用或化疗后序贯使用。

(2)首次治疗后观察 4～8 小时。

(3)与多柔比星同期应用须慎重,但能以前后序贯应用。与非蒽环类化疗、内分泌治疗或放疗都可同期应用(具体方案见附录 Ⅵ、Ⅶ)。

(4)每 3 个月监测 1 次 LVEF。治疗中若出现 LVEF 低于 50%,应暂停治疗,并跟踪监测 LVEF 结果,直至恢复 50%以上方可继续用药。若不恢复或继续恶化或出现心衰症状,则应当终止曲妥珠单抗治疗。

2. 乳腺癌新辅助化疗临床指南

2.1　新辅助化疗的适宜人群

2.1.1　一般适宜于临床Ⅱ、Ⅲ 期的乳腺癌患者

Ⅰ期患者行术前化疗的意义尚不肯定。Ⅳ 期患者化疗为姑息解救治疗手段,而非新辅助治疗适应证。

2.1.2　对隐匿性乳腺癌行新辅助化疗的可行性

对隐匿性乳腺癌行新辅助化疗是可行的;隐匿性乳腺癌定义为找不到其他原发灶的腋窝淋巴结的转移性腺癌,尽管临床体检和现有的影像学检查均不能发现乳房肿块,甚至术后病理也未查及乳腺癌的原发病灶,但还是可以诊断这是一类特殊类型乳腺癌。

2.2　新辅助化疗的禁忌证

(1)未经组织病理学确诊的乳腺癌。一般推荐要得到 ERα、PR、Her-2 及 Ki-67 等免疫组化指标,不推荐将单纯细胞学病理诊断作为标准。

(2)妊娠早期女性。妊娠中期女性患者一般应慎重选择化疗。

(3)年老体弱且伴有严重心、肺等器质性病变、预期无法耐受化疗者。

2.3　新辅助化疗前的谈话

(1)新辅助化疗的定义:新辅助化疗是指在手术或手术加放疗的局部治疗前,以全身化疗为乳腺癌的第一步治疗,后再行局部治疗。基于目前循证医学的证据,新辅助化疗的疗效和辅助化疗的疗效是一样的,但可以使部分不能保乳的患者获得保乳的机会,部分不可手术的患者获得手术的机会。但是一部分患者(<5%)在新辅助化疗的过程中可能出现进展,甚至丧失手术的机会。

(2)新辅助化疗的意义:① 新辅助化疗是局部晚期乳腺癌或炎性乳腺癌的规范疗法,可以使肿瘤降期以利于手术,或变不可手术为可手术。② 若能达到病理完全缓解,则预示远期高生存率。③ 对于肿瘤较大且有保乳意愿的患者可以提高保乳率。

(3)部分乳腺癌对新辅助化疗初始治疗方案不敏感。若 2 个周期化疗后肿瘤无变化或反而增大时,需要更换化疗方案或采用其他疗法。

(4)接受有效的新辅助化疗之后,即便临床上肿瘤完全消失,也必须接受既定的后续治疗,包括手术治疗,并根据手术后病理结果决定进一步辅助治疗的方案。

2.4　新辅助化疗的实施

2.4.1　治疗前准备

(1)病灶基线体检:精确测量乳腺原发灶和腋窝淋巴结的最长径(多个肿块时取其最长径之和)。

(2)基线影像学评估:乳房超声、乳腺 X 线下肿瘤的最长径(有条件者可进行 MRI 评估)。

(3)血常规、肝肾功能、心电图、胸片、肝脏超声检查。局部晚期乳腺癌或炎性乳腺癌患者还需加做全身骨扫描、胸部 CT。心脏病患者要进行必要的心功能检查(如超声心动图测 LVEF)。

(4)治疗前必须对乳腺原发灶行空芯针活检,明确组织学诊断及免疫组化检查(隐匿性乳腺癌除外)。

(5)肿大的区域淋巴结是否为乳腺癌转移,必须穿刺得到病理证实。如果阳性,即使新辅助化疗有效,也不必作前哨淋巴结活检;如果阴性,可在新辅助化疗前行前哨淋巴结活检。

(6)育龄妇女应妊娠试验阴性或嘱避孕。

(7)告知化疗的不良反应,签署化疗知情同意书。

2.4.2 宜选择含蒽环类和紫杉醇类的联合化疗方案(附录Ⅵ、Ⅶ)及注意事项

(1)以蒽环类为主的化疗方案,如 CAF、FAC、AC、CEF 和 FEC 方案(C:环磷酰胺;A:多柔比星,或用同等剂量的吡柔比星;E:表柔比星;F:氟尿嘧啶)。

(2)蒽环类与紫杉醇类联合方案,如 A(E)T、TAC(T:多西他赛)。

(3)蒽环类与紫杉醇类序贯方案,如 AC→P 或 AC→T(P:紫杉醇)。

(4)其他含蒽环类的化疗方案,如 NE(N:长春瑞滨)。

注意事项:

(1)新辅助治疗方案应同时包括紫杉醇类和蒽环类药物,Her-2 阳性者应同时应用抗 Her-2 的药物。

(2)绝经后激素受体强阳性的患者可考虑使用单用内分泌治疗,如果使用这样的治疗,应持续 5~8 个月或至最佳疗效。

(3)在门诊病历和住院病史中须给出药物的每平方米体表面积的剂量强度。一般推荐首次给药剂量不得低于推荐剂量的 85%,后续给药剂量应根据患者的具体情况和初始治疗后的不良反应,可以 1 次下调 20%~25%。

(4)每个新辅助化疗方案仅允许剂量下调 2 次。

2.4.3 疗效评估以及化疗的疗程

(1)建议在化疗第 1 个周期的最后 1 天,亦即计划第 2 个周期化疗之前,进行细致的体检,初步了解化疗的治疗反应,如果明确肿瘤增大,要考虑早期进展的可能。

(2)一般情况下,建议在化疗第 2 个周期末,即计划第 3 个周期之前全面评估疗效。新辅助化疗前后的检查手段应该一致,评价结果按照 RECTST 标准或 WHO 标准分为 CR、PR、SD 和 PD。

(3)无效的患者建议更改化疗方案重新进入评价程序,或改变总体治疗计划,改用手术、放疗或者其他全身治疗措施。

(4)对 CR 或 PR 的患者的处理有争议。一般可以根据个体情况而有以下选择。①直接手术;②继续 2~4 个周期的相同方案(总计 4~6 个周期)化疗后,再次评估化疗的效果及手术;③若采用 AC→T 或 P 的方案,则再继续 2 个周期的 AC,然后更换为 4 个周期的 T 或 P 方案化疗后,再次评估化疗的效果及手术。

2.5 乳腺癌经新辅助化疗降期后的处理

2.5.1 手术分类

手术可根据个体情况选择根治术、改良根治术、保留乳房手术。

2.5.2 术后病理检查

(1)病理完全缓解(pCR)的定义有两种:① 一般是指乳腺原发灶中找不到恶性肿瘤的组织学证据,或仅存原位癌成分;② 严格意义上的 pCR 是指乳腺原发灶和转移的区域淋巴结均达到病理完全缓解。

(2)pCR 的确定应当由病理医生完成,但临床医生有责任协助病理医生找到原病灶部位,经过多点取材检查后,才能确定 pCR。

(3)残存肿瘤的组织学分型、分级、ERα、PR 及 Her-2 等免疫组化结果可供参考。应当根据

新辅助化疗前取材得到的病理报告，再安排术后治疗；如术前 ERα 阴性而术后 ERα 阳性者仍应视为 ERα 阳性的乳腺癌，反之亦然。

2.5.3　术后辅助治疗

(1)术后辅助化疗：目前尚有争议。一般可以根据术前化疗的周期数、疗效以及术后病理检查结果而再继续选择相同化疗方案或更换新的化疗方案及不辅助化疗，鉴于目前尚无足够证据，故无法统一。一般新辅助化疗加辅助化疗的总周期数为 6～8 个周期。

(2)术后辅助放疗：目前尚有争议。一种意见认为，无论化疗反应如何都应当根据化疗前的肿瘤临床分期，来决定是否需要辅助放疗及决定辅助放疗的范围，另一种意见则认为应当根据术后的病理分期来决定。本指南倾向按照化疗前临床分期予以处理。

(3)辅助内分泌治疗、辅助分子靶向治疗：参见乳腺癌术后辅助全身治疗临床指南。新辅助加辅助曲妥珠单抗的总治疗时间为 1 年。

3. 晚期乳腺癌解救性全身治疗临床指南

晚期乳腺癌包括复发和转移性乳腺癌，是不可治愈的疾病。治疗的主要目的是缓解症状、提高生活质量和延长患者生存期。应尽可能在决定治疗方案前对复发或转移部位进行活检，尤其是孤立性病灶，以明确诊断和重新评估肿瘤的 ERα、PR 和 Her-2 状态。

3.1 晚期乳腺癌内分泌治疗指南

3.1.1　适应证

(1)ERα、PR 阳性的复发或转移性乳腺癌。

(2)转移灶仅局限于骨或软组织。

(3)无症状的内脏转移。

(4)复发距手术时间较长，一般＞2 年。

(5)原则上内分泌治疗适合于激素受体阳性的患者，但是如果是受体不明或受体为阴性的患者，只要其临床病程发展缓慢，也可以试用内分泌治疗。

3.1.2　治疗前谈话

(1)复发或 Ⅳ 期乳腺癌的全身治疗主要以延长生存期、提高生活质量为目的，而非治愈性。因此，应优先选择毒性尽可能小的治疗方案。只要情况允许，毒性较小的内分泌治疗一般优于细胞毒治疗。

(2)内分泌治疗的不良反应。

3.1.3　内分泌药物

(1)绝经后患者的内分泌治疗包括：芳香化酶抑制剂(包括非甾体类阿那曲唑和来曲唑和甾体类依西美坦)、作用于雌激素受体的药物(他莫昔芬和氟维司群)、孕酮类药物(甲地孕酮)、雄激素(氟甲睾酮)、大剂量雌激素(乙炔基雌二醇)。

(2)绝经前患者的内分泌治疗包括：他莫昔芬、LHRH 类似物(戈舍瑞林和 Luprolide)、外科手术去势、孕酮类药物(甲地孕酮)、雄激素(氟甲睾酮)和大剂量雌激素(乙炔基雌二醇)。

3.1.4　内分泌一线治疗的选择和注意事项

(1)没有接受过抗雌激素治疗或距既往的抗雌激素治疗 1 年以上的绝经后复发患者，他莫昔芬和芳香化酶抑制剂都是合理的选择。

(2)他莫昔芬辅助治疗失败的绝经后患者可选芳香化酶抑制剂或氟维司群。

(3)既往接受过抗雌激素治疗并且距抗雌激素治疗 1 年内复发转移的绝经后患者，芳香化酶抑制剂是首选的一线治疗。

(4)未接受抗雌激素治疗的绝经前患者，可选择治疗为他莫昔芬，卵巢去势，或卵巢去势加他莫昔芬或芳香化酶抑制剂。

3.1.5　内分泌解救治疗的选择及注意事项

(1)尽量不重复使用辅助治疗或一线治疗用过的药物。

(2)他莫昔芬治疗失败的绝经后患者可选芳香化酶抑制剂或氟维司群。

(3)一类芳香化酶抑制剂治疗失败患者可选另外一类芳香化酶抑制剂、氟维司群或孕激素(醋酸甲地孕酮/甲羟孕酮)。

(4)　ER 阳性的绝经前患者可采取卵巢手术切除或其他有效的卵巢功能抑制治疗,随后遵循绝经后妇女内分泌治疗指南。

(5)二线内分泌治疗之后的内分泌治疗有效选择,尚缺乏高水平证据供参考。

3.2　晚期乳腺癌化疗的临床指南

3.2.1　适应证(具备以下 1 个因素即可考虑首选化疗)

(1)激素受体阴性。

(2)有症状的内脏转移。

(3)激素受体阳性但对内分泌治疗耐药的患者。

(4)年龄<35 岁。

3.2.2　治疗前谈话

(1)化疗的目的是改善生活质量,延长生存期。

(2)化疗的不良反应。

3.2.3　治疗前准备

(1)首次化疗前应检测血常规、肝肾功能、心电图。以后每次化疗前后应常规检测血常规,使用蒽环类药物者还须检查心电图或 LVEF。心脏或肝肾功能异常者需监测血常规、心电图、LVEF 或肝肾功能。

(2)育龄妇女应妊娠试验阴性并嘱避孕。

(3)签署化疗知情同意书。

3.2.4　化疗方案和注意事项(具体方案见附件 Ⅵ、Ⅶ)

(1)推荐的首选化疗方案包括单药序贯化疗或联合化疗。与单药化疗相比,联合化疗通常有更好的客观缓解率和疾病至进展时间,然而联合化疗的毒性较大且生存获益很小。此外,序贯使用单药能降低患者需要减小剂量的可能性。需要使肿瘤迅速缩小或症状迅速缓解的患者选择联合化疗,耐受性和生活质量作为优先考虑因素的患者选择单药序贯化疗。

(2)一线单药包括:蒽环类,如多柔比星、表柔比星、聚乙二醇化脂质体多柔比星;紫杉醇类,如紫杉醇、多西他赛、白蛋白结合紫杉醇;抗代谢药,如卡培他滨和吉西他滨;以及非紫杉醇类微管形成抑制剂,如长春瑞滨。

(3)一线联合化疗方案包括:环磷酰胺、多柔比星和氟尿嘧啶 (FAC/CAF);氟尿嘧啶、表柔比星和环磷酰胺 (FEC);多柔比星、环磷酰胺 (AC);表柔比星、环磷酰胺 (EC);多柔比星联合多西他赛或紫杉醇 (AT);环磷酰胺、甲氨蝶呤和氟尿嘧啶 (CMF);多西他赛联合卡培他滨;吉西他滨联合紫杉醇。

(4)其他有效的单药还包括环磷酰胺、顺铂、口服依托泊苷、长春新碱、米托蒽醌和氟尿嘧啶持续静脉给药方案。

(5)标准的药物治疗为应用一个治疗方案直至疾病进展换药,但由于不同方案缺乏总生存期方面的差异,应该采用长期化疗还是短期化疗后停药或维持治疗,一般需权衡疗效、药物不良反应和患者生活质量。

(6)蒽环类药物有心脏毒性,使用时须评估 LVEF,至少每 3 个月 1 次。如果患者使用蒽环类药物期间发生有临床症状的心脏毒性或无症状但 LVEF<45%或较基线下降>15%,首先停药,充分评估患者的心脏功能,后续治疗应该慎重。尽管早期有临床试验提示同时使用右丙亚胺(奥诺先)和蒽环类药物可能会降低化疗的客观有效率,但是荟萃分析显示右丙亚胺会引起较重的粒细胞减少，但是并未降低化疗的疗效，且可降低约70%的心力衰竭发生率。

3.3　Her-2阳性的晚期乳腺癌治疗的临床指南

3.3.1　适应证

Her-2阳性的复发或转移性乳腺癌。

(1)Her-2阳性是指免疫组化检测为(+++)，或荧光原位杂交法(FISH)或色素原位杂交法(CISH)显示Her-2基因扩增。

(2)免疫组化检测Her-2为(++)的患者，应该进一步行FISH或CISH检测明确是否有基因扩增。

3.3.2　相对禁忌证

(1)治疗前LVEF<50%。

(2)同时进行多柔比星化疗。

(3)治疗过程中，LVEF较基线下降≥15%。

3.3.3　治疗前谈话

(1)在常规化疗的基础上，加用曲妥珠单抗不但可以提高客观有效率和中位PFS，而且可延长患者的总生存期。

(2)曲妥珠单抗是一种生物靶向制剂，经10年以上的临床应用总体安全性良好，但有可能影响心脏射血功能和增加充血性心力衰竭的机会。

(3)曲妥珠单抗价格贵，Her-2状态确认的重要性及其检测费用。

3.3.4　治疗前准备

(1)准确的Her-2检测。有条件尽量行转移灶的再次活检，以证实转移灶的Her-2状态是否有转变。并可将原手术组织的标本和转移灶标本(蜡块或白片)送往国内有条件的病理科进行复查。

(2)心功能检查(心脏超声或同位素扫描，以前者应用更为普遍)。

(3)签署治疗知情同意书。

3.3.5　一线治疗方案的选择和注意事项

(1)曲妥珠单抗可联合的化疗药物有紫杉醇，联合或不联合卡铂、多西他赛、长春瑞滨和卡培他滨。

(2)Her-2和激素受体同时阳性的晚期乳腺癌患者中，对病情发展较慢或不适合化疗的患者，可以选择曲妥珠单抗联合内分泌治疗。

(3)使用期间，每3个月检查1次LVEF。

3.3.6　二线治疗方案的选择和注意事项

(1)在含曲妥珠单抗方案治疗后发生疾病进展的Her-2阳性转移乳腺癌患者中，后续治疗应继续阻断Her-2信号通路。

(2)可保留曲妥珠单抗，而更换其他化疗药物，如卡培他滨。

(3)也可换用拉帕替尼与其他化疗药物，如卡培他滨。

(4)也可停细胞毒药物，而使用两种靶向治疗药物的联合，如拉帕替尼联合曲妥珠单抗等。

4. 终末期乳腺癌姑息性治疗临床指南

4.1　适应证

(1)有难以控制的肿瘤相关症状，如疼痛、厌食、恶病质、恶心呕吐等。

(2)肿瘤相关的生理和心理问题，如体能状况下降(ECOG≥3分或KPS<50分)、精神错乱、谵妄、脊神经压迫、恶病质、肝肾功能衰竭及严重的伴发疾病等。

(3)无有效治疗手段的进展期疾病。

(4)预期生命<3个月。

4.2 治疗前谈话

(1)使患者及家属了解疾病的状况和理解后续治疗的性质。

(2)了解患者及家属对姑息性治疗的需求和做出相应的具体的姑息性措施。

4.3 肿瘤相关症状的控制和注意事项

4.3.1 疼痛

(1)肿瘤晚期疼痛的处理应遵循三阶梯止痛原则。具体原则:① 应尽量口服给药;② 按时给药;③ 按阶梯给药,按照疼痛的程度和性质选用不同阶梯的止痛药物,先用非麻醉性镇痛剂,在常规非麻醉性镇痛剂无效时,可应用可待因等弱阿片类药物,疼痛仍不能控制者可使用强阿片类药物,如吗啡、芬太尼等;④ 用药剂量个体化,并注意具体细节。

(2)注意药物的不良反应,如便秘、头痛等,要平衡止痛疗效与不良反应。

(3)可应用一些辅助用药增加止痛效果,减少不良反应,如安定类药物、抗抑郁药物、抗痉挛药物等可加强止痛疗效;胃黏膜保护剂、胃肠动力药物和通便缓泻药等,可使肿瘤患者避免过早出现镇痛药的不良反应。

(4)针对性治疗,如骨转移患者推荐应用双膦酸盐和局部放疗等较积极的治疗手段。

(5)增加医生与患者之间的沟通,了解患者疼痛的具体细节并予以指导和帮助,有助于控制疼痛。有证据显示,以电话为基础的由接受过培训且有资质的护士组成的患者管理系统,能帮助缓解患者的癌症相关的情绪低落和癌症疼痛。

4.3.2 厌食和恶病质

(1)晚期癌症患者都可能发生厌食和恶病质,影响患者生活质量。

(2)癌症患者恶病质的主要症状有:厌食、消瘦、贫血、蛋白质的丢失以及代谢失常等。

(3)可用甲地孕酮、甲羟孕酮或类固醇类药物来治疗厌食和恶病质,症状好转后停用。

(4)对终末期的患者过度行营养支持治疗有可能会带来更多的痛苦,甚至可能会缩短患者的寿命。终末期患者的水化和营养措施,主要为口干的护理和终末期患者家属的护理知识普及。

4.3.3 恶心和呕吐

(1)明确呕吐原因,有治疗相关性呕吐(如化疗、放疗等)、疾病相关性(如脑转移、胃肠道梗阻等)。

(2)针对原因进行治疗,如放疗和化疗前预防性给予止吐药物、脑转移者给予脱水、胃肠道梗阻者给予胃肠减压等处理。

(3)非特异性的恶心呕吐给予多巴胺受体拮抗剂或苯二氮䓬类药物,尤其适用于焦虑所致的恶心呕吐。

(4)顽固性恶心呕吐可持续静脉给药或皮下给药,可进行多巴胺受体拮抗剂的剂量滴定(了解最大获益和耐受水平)。若恶心仍持续存在,可考虑加用 5-羟色胺受体拮抗剂/抗胆碱能药物/抗组胺药物/糖皮质激素/持续止吐药物滴注/安定类药物甚至大麻类药物。针灸和镇静剂也可考虑。

(5)注意剧烈呕吐有可能引起上消化道出血,另须注意电解质平衡。

4.3.4 恶性胸水

(1)对全身治疗抗拒的肿瘤引起的恶性胸水,会引起患者呼吸困难,局部对症治疗可以缓解症状。

(2)在胸腔穿刺后,可以直接抽胸水后拔除穿刺管,也可以行胸腔闭式引流术。前者可以明确胸水的性质和暂时缓解症状,但快速大量放液可导致低血压、低蛋白血症、引起虚脱、纵隔摆动和肝性昏迷等,另外多次放液易引起腔内继发感染。胸腔闭式引流术,可置管数日或数周,注入细胞毒药物或硬化剂,一般疗效较好。

(3)局部胸腔内用药可选用顺铂、多柔比星、博来霉素等化疗药物,也可选用万特普安、短小棒状杆菌、白介素-2、干扰素及卡介苗等生物反应调节剂。一般认为局部用药的主要机制是以化学性粘连作用为主。

(4)大多数药物胸腔注射的常见不良反应有胸痛、发热，偶有低血压。这些不良反应一般不严重，对症处理可以控制。

4.3.5　乏力

(1)肿瘤相关的乏力(CRF)很常见，临床上漏诊和漏治现象非常普遍。肿瘤本身和肿瘤治疗均可引起CRF，其具体机制尚不明确，是身体对抗过度负荷及其造成的组织损伤的一种反应，与疼痛有协同作用。

(2)CRF往往与其他临床表现共同存在，其临床常见症候群为乏力、疼痛、苦恼和睡眠障碍等。大多数接受化疗的患者和终末期患者均存在睡眠障碍，发生率约是正常人群的3倍，常见的表现为失眠综合征和入睡困难。

(3)CRF需与心情压抑相区别，前者随治疗时间的延长而增加，后者随治疗时间的延长而减轻。

(4)CRF评估会受到患者或医务工作者等人为因素影响，以前评估时很少采用客观指标，现在建议加用客观指标，如6分钟步行法。

(5)CRF的治疗可分为两个方面：① 找不到病因主要给予非药物治疗。非药物治疗主要包括保存体力，合理使用体力以及养成良好的睡眠习惯等。瑜伽可以改善睡眠和生活质量、减轻乏力。② 找到病因，对因治疗：乏力可由其他药物所致，如美托洛尔引起心率减慢而导致乏力，引起嗜睡的药物导致乏力。伴随的其他疾病也可以引起乏力，如心衰和甲状腺功能低下。

附录 Ⅺ　乳腺导管原位癌治疗指南

乳腺导管原位癌(DCIS)，亦称为导管内癌，属于乳腺浸润性癌的前驱病变，是一类非全身性的导管内局部病变。乳腺癌病理组织学分类中，按细胞核形态，将DCIS分为低、中、高三个级别，不同级别的DCIS，可能具有不同的遗传学起源和发生背景。DCIS具有进展为浸润性癌的趋势。极少数患者在确诊为DCIS时伴腋淋巴结转移。

有些腋淋巴结转移的漏诊，可能是由于肿瘤原发灶取材不当、未发现浸润性成分造成的，这种情况下的DCIS，与本指南所提的DCIS有着本质区别。部分DCIS患者存在DCIS伴微浸润(AJCC分期将DCIS微浸润定义为癌细胞突破基底膜并侵犯邻近组织，但病灶最大径不超过0.1 cm，分期为T1mic)。对于DCIS伴微浸润的患者，目前国际上缺乏治疗共识，本指南不作特别规定，以个体化治疗策略为主。

DCIS的诊断须以病理充分取材为前提，在排除潜在的浸润成分后方可确诊。芯针活检、局部切除活检时对病灶取材的不充分，都不能保证正确诊断DCIS。

1. 治疗原则

乳腺DCIS的治疗目的是降低局部复发率。以局部治疗为主，治疗方式包括局部病灶广泛切除联合或不联合全乳放疗、全乳房切除术；必要时辅以内分泌治疗(如他莫昔芬)，主要目的是降低局部复发，预防同侧和对侧再发。对DCIS患者，没有证据提示化疗能带来生存获益；也没有证据显示Her-2过表达(针对导管内癌成分)患者一定能从曲妥珠单抗治疗中获益。

2. 局部广泛切除联合全乳腺放疗

2.1 适应人群，禁忌证，术前准备，手术过程，术后病理检查

请参见"附录Ⅶ浸润性乳腺癌保乳治疗临床指南"。

对于腋窝淋巴结的处理，请参见"前哨淋巴结活检"相关章节。

2.2 全乳放疗

(1)全乳放疗在术后乳腺切口愈合后就可以开始，推荐在术后 8 周内开始。

(2)放射治疗的基本技术以及剂量请参见"浸润性乳腺癌保乳治疗临床指南"相关章节。和浸润性癌原则相似，仍推荐全乳照射后瘤床加量，尤其在对绝经前患者的治疗中。

2.3 辅助内分泌治疗

(1)适应证：ERα/PR 阳性的乳腺导管内癌(注意：单纯预防对侧第二原发乳腺癌时，激素受体阴性患者也可接受他莫昔芬预防用药)。

(2)目的：降低同侧复发和对侧第二原发乳腺癌。

(3)剂量：放疗结束后建议采用他莫昔芬每天 20 mg(每次 10 mg，每天 2 次)，连续服用 5 年，治疗期间应每半年至一年行 1 次妇科检查。对于老年(＞65 岁)、伴有心血管疾病的患者，应充分权衡他莫昔芬带来的获益与心血管事件间的利弊。

3. 其他治疗选择

3.1 全乳房切除术

(1)适应证：所有不适合或拒绝接受保留乳房治疗的患者。

(2)方法：单纯乳房切除术、保留乳头乳晕的全乳房切除术(病灶位于乳头乳晕的不适用)、保留皮瓣的全乳房切除术。

(3)注意事项：全乳房切除术难以 100％切除乳腺腺体组织，因此全乳房切除术并不能完全避免局部复发。

(4)术后不需要联合放疗。

3.2 单纯局部切除术

目前仅推荐用于个别年龄＞70 岁，或伴有严重内科疾病，或因其他原因无法接受全乳房切除术和全乳放疗，或 Van Nays 预后指数提示低危的患者。术后仍建议对 ERα/PR 阳性、无他莫昔芬禁忌证的患者采用他莫昔芬治疗 5 年。

4. 乳腺 DCIS 治疗方式选择的参考 Van Nays 预后指数

国外某些学者采用 Van Nays 预后指数(简称 VNPI)作为一个客观的指标以协助临床医生对 DCIS 治疗方式进行决策。VNPI 对 DCIS 按肿瘤大小、患者年龄、手术切缘、肿瘤细胞核分级 4 个方面综合考虑，每一方面评分由 1 分(最佳)至 3 分(最差)，4 个方面总分由最低的 4 分(最佳)至最高的 12 分(最差)。VNPI 10～12 分者建议行全乳切除术，VNPI 4～6 分者可行单纯局部切除术，而 VNPI 7～9 分者则建议行局部广泛切除联合全乳放疗。VNPI 的具体评分方法详见附录 Ⅸ。

* 目前对于 VNPI 的临床应用价值仍有争议，在此仅供临床医师参考。

附录 Ⅻ Her－2 阳性乳腺癌临床诊疗专家共识

肿瘤分子靶向治疗，是利用肿瘤细胞表达而正常细胞很少表达的特定基因或基因的表达产物作为治疗靶点，最大程度杀死肿瘤细胞而对正常细胞杀伤较小的治疗模式。人类表皮生长因子受体 2(Her－2)是乳腺癌明确的预后、药效的预测指标。作为第一个靶向 Her－2 的人源化单克隆抗体，曲妥珠单抗的问世改变了 Her－2 阳性乳腺癌患者的预后，影响了乳腺癌的诊治模式，是乳腺癌药物治疗的重要突破。2007 年拉帕替尼作为晚期乳腺癌二线治疗药物也在欧美批准上市，尽管目前在中国尚未上市，但其临床试验也正在中国部分医院进行。为了更好地推广规范的 Her－2

检测，准确评估患者预后，更大地发挥 Her-2 靶向治疗药物使用的疗效，减少治疗盲目性，使更多患者获益，中国抗癌协会乳腺癌专业委员会专家组成员达成以下共识。

1. 标准 Her-2 检测和结果判定

(1)Her-2 是乳腺癌重要的预后指标，同时也是靶向 Her-2 药物的预测指标。

(2)靶向 Her-2 药物治疗适应证是 Her-2 阳性乳腺癌。

(3)Her-2 阳性的定义，可以是标准免疫组化(IHC)(+++)，或原位荧光杂交法(FISH)基因扩增阳性。

(4)如果患者免疫组化检测显示 Her-2(+++)，可以直接判断为 Her-2 阳性；如果免疫组化检测 Her-2(++)，应该再进行 FISH 检测以明确。如果标准实验室免疫组化检测结果 Her-2(+)或 Her-2(-)，则判断为 Her-2 阴性。

(5)Her-2 阳性判断也可以通过 FISH 检测。在合格实验室进行的 FISH 检测，比值>2.2 则可判断为 Her-2 阳性；<1.8 则为 Her-2 阴性患者；如果所得结果为 1.8～2.2 的临界值，则应该结合免疫组化结果判断。

(6)如果患者病情发展不符合 Her-2 阴性患者特点，临床认为有可能是 Her-2 阳性，或者复发转移患者治疗过程中为了争取治疗机会，建议进行 Her-2 的重新检测，可以用原发肿瘤标本，但更提倡复发病灶再活检，方法可以用 IHC 或 FISH。

2. Her-2 阳性复发转移乳腺癌治疗原则

2.1 治疗原则

(1)Her-2 阳性晚期复发转移乳腺癌，首选治疗应该是以曲妥珠单抗为基础的治疗，根据患者激素受体状况、既往(新)辅助治疗用药情况，选择治疗方案，使患者最大受益。

(2)曲妥珠单抗单药治疗 Her-2 阳性转移性乳腺癌有一定疗效，但更多临床研究显示，曲妥珠单抗与化疗药物联合效果更好。有人发表的曲妥珠单抗联合紫杉醇、曲妥珠单抗联合多西紫杉醇的 Ⅲ 期临床研究结果，奠定了曲妥珠单抗联合紫杉醇类药物作为 Her-2 阳性晚期乳腺癌一线治疗的地位。所以蒽环类化疗失败的 Her-2 阳性乳腺癌，曲妥珠单抗联合紫杉醇或多西紫杉醇，可以作为首选的一线方案。

(3)紫杉醇类治疗失败的 Her-2 阳性乳腺癌，曲妥珠单抗可以联合长春瑞滨、铂类、卡培他滨、吉西他滨等其他化疗药物。

(4)研究结果显示，曲妥珠单抗联合阿那曲唑一线治疗 Her-2/ ERα/PR 阳性晚期乳癌，无进展生存期、临床获益率和至疾病进展时间均显著优于阿那曲唑单药。所以 Her-2 与激素受体阳性的绝经后转移性乳腺癌患者，可以采用曲妥珠单抗联合芳香化酶抑制剂治疗。

2.2　曲妥珠单抗治疗疾病进展后治疗策略

(1)继续使用曲妥珠单抗，更换其他化疗药物：传统细胞毒药物治疗时出现疾病进展，意味着需要更换治疗方案。患者曾经治疗有效而其后出现疾病进展时并不一定需要停曲妥珠单抗。研究显示，持续应用曲妥珠单抗抑制 Her-2 表达，有助于控制乳腺癌细胞生长，而停止曲妥珠单抗时肿瘤生长加快。研究显示，一线使用曲妥珠单抗疾病进展后，继续使用曲妥珠单抗比停止使用曲妥珠单抗治疗疗效更好。GBG26/BIG03-05 随机临床试验中，曲妥珠单抗治疗疾病进展转移性 Her-2 阳性乳腺癌，随机分为单用卡培他滨和卡培他滨联合曲妥珠单抗，结果显示疾病进展后继续使用曲妥珠单抗的治疗仍能取得更长的无疾病进展时间。因此，Her-2 阳性乳腺癌曲妥珠单抗联合化疗治疗出现疾病进展后，可保留曲妥珠单抗继续使用，而换用其他联合化疗方案。

(2)拉帕替尼联合卡培他滨：临床研究证明，曲妥珠单抗治疗失败的乳腺癌，拉帕替尼联合卡培他滨比单用卡培他滨的至疾病进展时间延长，所以曲妥珠单抗方案治疗后疾病进展 Her-2 阳性患者也可以选择拉帕替尼联合卡培他滨。

(3)还可以考虑曲妥珠单抗联合拉帕替尼的非细胞毒药物的方案。

3. Her-2 阳性乳腺癌曲妥珠单抗辅助治疗原则

临床研究结果表明，曲妥珠单抗用于 Her-2 阳性早期乳腺癌术后辅助治疗，可明显降低复发和死亡。因此美国综合癌症网(NCCN)和中国 cNCCN 乳腺癌临床实践指南都将曲妥珠单抗辅助治疗写入其中。

3.1　Her-2 阳性乳腺癌曲妥珠单抗辅助治疗用药推荐

(1)AC-TH：多柔比星(或表柔比星)联合环磷酰胺，每 21 天为 1 个周期，共 4 个周期，然后紫杉醇或多西紫杉醇 4 个周期，同时曲妥珠单抗每周 1 次 2 mg/kg(首剂 4 mg/kg)，或每 3 周 1 次 6 mg/kg(首剂 8 mg/kg)，共 1 年。

(2)不适合蒽环药物的患者可以用 TCH：多西紫杉醇 75 mg/m^2，卡铂 AUC6，每 21 天为 1 个周期，共 6 个周期，同时曲妥珠单抗每周 1 次，化疗结束后曲妥珠单抗 6 mg/kg，每 3 周 1 次，至 1 年。

(3)标准化疗后单用曲妥珠单抗治疗 1 年，曲妥珠单抗 6mg/kg(首剂 8mg/kg)，每 3 周 1 次，治疗时间为 1 年。

(4)HERA 研究 4 年随访结果显示，对于术后初始未接受曲妥珠单抗治疗的 Her-2 阳性乳腺癌，延迟使用曲妥珠单抗辅助治疗也可以获益，因此辅助化疗已经结束，但仍处于无病状态的患者可以使用 1 年曲妥珠单抗。

目前认为，Her-2 阳性乳腺癌曲妥珠单抗辅助治疗，合适的用药周期为 1 年，因为有人最新随访结果并没有证明短程的 9 周曲妥珠单抗治疗能改善预后，所以目前并不推荐曲妥珠单抗辅助治疗 9 周方案，同样至今也无证据表明 2 年辅助治疗的效果更好。

3.2　曲妥珠单抗在辅助治疗中的心脏毒性

曲妥珠单抗联合化疗药物可能增加心肌损害，严重者会发生心力衰竭。尽管 NSABPB-31、N9831 和 HERA 三项试验中心脏毒性事件数不高并且可以恢复，但临床研究入选的患者是化疗后经过心脏功能安全筛选的。临床实践中建议在对既往史、体格检查、心电图、超声心动图 LVEF 基线评估后再开始应用曲妥珠单抗，使用期间应该每 3 个月监测一次心功能。若患者有无症状性心功能不全，监测频率应更高(如每 6～8 周 1 次)，出现下列情况时，应停止曲妥珠单抗治疗至少 4 周，并每 4 周检测 1 次 LVEF：

(1)LVEF 较治疗前绝对数值下降≥16%。

(2)LVEF 低于该检测中心应用的正常范围并且 LVEF 较治疗前绝对数值下降≥10%。

4～8 周内 LVEF 回升至正常范围或 LVEF 较治疗前绝对数值下降≤15%，可恢复使用曲妥珠单抗。LVEF 持续下降(＞8 周)，或者 3 次以上因心肌病而停止曲妥珠单抗治疗，应永久停止使用曲妥珠单抗。

4. Her-2 阳性乳腺癌的含曲妥珠单抗新辅助治疗

临床试验研究证明，术前新辅助治疗获得病理学完全缓解(pCR)患者无病生存(DFS)和总生存(OS)均优于同样治疗未达到 pCR 的患者。Her-2 阳性患者新辅助治疗，曲妥珠单抗联合化疗与单用化疗相比能够显著提高 pCR 率。在有人的新辅助治疗试验中，曲妥珠单抗联合紫杉醇序贯 CEF 化疗的 pCR 率高达 65.2%，显著高于单纯化疗组的 26.3%(P=0.016)。NOAH 研究结果显示，Her-2 阳性局部晚期乳腺癌，曲妥珠单抗联合 AT/T/CMF 方案能显著提高 pCR 率(43%∶23%，P=0.002)。但现有的该新辅助治疗支持数据相对不足，临床考虑方案应该慎重，而设计临床研究方案更要谨慎考虑科学性和伦理学原则。要注意，短期的曲妥珠单抗联合化疗使用可能获得更高的 pCR，但并不一定获得更长的无病生存，更难以确定 OS 的改善，所以不能代替后续长期的辅助治疗。

因此术前新辅助治疗用过曲妥珠单抗的患者，术后辅助推荐曲妥珠单抗治疗，总疗程 1 年。Her-2 阳性乳腺癌患者如果术前新辅助治疗未用过曲妥珠单抗，术后辅助治疗推荐曲妥珠单抗。

现代乳腺癌诊断和分类，应该是在标准的传统病理组织学基础上，添加更好的免疫组化诊断和更新的分子病理诊断。乳腺癌的科学合理综合治疗，有赖于病理科、影像科室和临床有关学科合作，在国内外治疗指南和临床诊疗专家共识的基础上规范预后指标和预测指标的检测，合理治疗、提高患者生活质量与生存率。

附录XIII　乳腺癌局部和区域淋巴结复发诊治指南

1. 局部和区域复发的定义

局部复发是指早期乳腺癌乳房保留治疗后同侧乳腺内，或可手术乳腺癌乳房切除术后同侧胸壁再次出现肿瘤；区域复发是指患侧的淋巴引流区，包括腋窝、锁骨上/下及内乳淋巴结区域出现肿瘤。孤立性复发是指在发现局部-区域复发时，通过常规检查未发现合并其他部位的转移。

2. 诊断

完整全面地检查以明确复发时有无合并远处转移。

细针穿刺虽然可以提供复发的依据，但仍需要获得复发灶的组织诊断，并确定复发病变的生物学标志物（ERα、PR、Her－2）状态。

影像学（包括功能影像）诊断，需要覆盖完整的胸壁和区域淋巴结。如果复发患者既往曾接受术后放疗，则诊断复发时的影像学检查还需要增加对有无放射性肺损伤的评估。如接受过术后放疗的患者出现臂丛神经症状或上肢水肿，且临床无明显淋巴结肿大，推荐行增强 MRI 或 PET/CT 扫描，有助于鉴别复发和放射性纤维化。[18] FDG PET/CT 对于复发患者评估复发的完整范围、有无远处转移，以及术后改变与放射性损伤之间的鉴别都有优于传统影像的优势。

3. 治疗原则

无论乳房保留治疗后复发还是乳房切除术后复发，均需要多学科评估和治疗，以最大程度优化治疗原则，目的在于一方面有效地控制局部疾病，另一方面尽可能地减少或延迟再次复发或远处转移的发生。

3.1　保乳术后同侧乳房复发

（1）单灶复发或可手术的复发患者，补救性乳房切除是最主要的局部治疗手段，可以获得 60%～70%的 5 年局部控制率和约 85%的总生存率。同时如果首次手术时未行腋窝淋巴结清扫，乳房切除术的同时可行Ⅰ/Ⅱ组腋窝淋巴结清扫。若以往曾经行腋窝淋巴结清扫，经临床或影像学检查发现淋巴结侵犯证据时可行腋窝手术探查或补充清扫。

（2）若复发范围广泛或累及皮肤，甚至呈现炎性乳腺癌表现，则需先行全身治疗后再考虑局部手术和（或）放疗。

（3）补救性乳房切除术后一般不考虑胸壁放疗，但如腋窝淋巴结有转移而既往未行区域淋巴结照射的患者需补充锁骨上/下淋巴结的照射。

3.2　乳房切除术后复发

与保乳术后孤立乳房内复发患者相比，乳房切除术后胸壁和区域淋巴结复发的患者预后较差。同时首发胸壁复发患者，后续锁骨上淋巴结复发率较高。而首发区域淋巴结复发的患者，后续胸壁复发率也可高达 30%。所以在既往没有接受过术后放疗的患者，在首次复发行放疗时，需包括易再次复发的高危区域。

3.3　胸壁复发

胸壁结节可切除者，推荐局部广泛切除。但是单纯手术切除的后续再次复发率为 60%～75%，放射治疗可以显著降低再次复发率，是局部区域性复发患者综合治疗的主要手段之一。首次复发患者局部小野照射会带来 50%以上的再次复发率，且小野照射后再次复发中有 2/3 位于原射野以外，所以在既往没有接受过术后放疗的患者中照射靶区需要覆盖患侧全胸壁，并需要对锁

骨上 /下淋巴引流区进行预防性照射。弥漫性复发患者,需要先行全身治疗,根据局部病变的退缩情况并排除远处转移后,再行胸壁和区域淋巴结的放疗。

对于以往曾经行术后放疗的患者,再次照射的价值尚未证实,若复发病变不能手术或切除不完全,在充分考虑术后放疗与复发的时间间隔,放疗后正常组织改变的程度、局部-区域复发的风险,并且平衡了再照射的风险和益处之后,可针对复发病变局部再照射。

3.4 孤立的腋窝淋巴结复发

手术切除为主要的治疗手段,若以往未行腋窝淋巴结清扫,则需要补充清扫。而腋清扫后复发患者如可手术,则对复发灶行补充切除。在既往无术后放疗的患者补充腋清扫后,需对锁骨上/下淋巴引流区和胸壁行预防性照射。对于复发病变无法完全切除的患者,照射范围还需包括腋窝。

3.5 锁骨上淋巴结复发

如既往未行放疗,放疗靶区需包括锁骨上/下淋巴引流区和胸壁;如既往有乳房和胸壁照射史,可单独给予锁骨上/下淋巴引流区的放疗,照射野需与原射野衔接。

3.6 内乳淋巴结复发

同锁骨上淋巴结复发处理原则,如既往无胸壁照射史,放疗范围需要包括患侧胸壁。但胸壁和其他区域淋巴结复发患者,在放疗靶区的选择上,原则上不需要对内乳区进行预防性照射。

3.7 放射治疗技术

和二维治疗相比,基于 CT 定位的三维治疗计划可以显著提高靶区覆盖程度,并合理评估正常组织照射体积和剂量,推荐在复发患者中尽可能采用。全胸壁和区域淋巴结照射剂量达到 50 Gy/25f 或相应的生物等效剂量后对复发灶需要加量至 60 Gy,对未切除的复发灶照射剂量需要达到 60 Gy 以上,但必须控制正常组织损伤。加热配合局部放疗可以在一定程度上改善局部控制率。

3.8 全身治疗策略

全身治疗在下列情况下需要考虑:激素受体阳性患者内分泌治疗,具有可持续治疗和降低再次复发率的价值;复发灶广泛乃至放射治疗难以覆盖完整的靶区;同期放化疗可以提高局部控制率;Her-2 阳性患者可以联合靶向治疗。和其他复发转移患者的治疗原则一致,推荐局部-区域复发患者参加前瞻性临床研究。

附录 XIV 乳腺癌骨转移的临床诊疗指南

1. 概述

在晚期乳腺癌中,骨转移的发生率为 65%~75%,而首发症状为骨转移者占 27%~50%。骨痛、骨损伤、骨相关事件(SREs)及生活质量降低是乳腺癌骨转移常见的并发症。骨相关事件包括:骨痛加剧或出现新的骨痛、病理性骨折(椎体骨折、非椎体骨折)、椎体压缩或变形、脊髓压迫、骨放疗(因骨痛或防治病理性骨折或脊髓压迫)、骨转移病灶进展(出现新发、多发骨转移、原有骨转移灶扩大)及高钙血症。

2. 骨转移的诊断方法

骨放射性核素扫描(ECT)是骨转移初筛诊断方法。具有灵敏度高、早期发现、全身成像不易漏诊的优点。但也存在特异度较低、不易区分成骨性还是溶骨性病变,也不能显示骨破坏程度的缺点。骨 ECT 检查推荐用于乳腺癌出现骨疼痛、骨折、碱性磷酸酶升高、高钙血症等可疑骨转移的常规初筛诊断检查;乳腺癌分期>T3N1M0 患者的进一步行常规分期检查。骨 ECT 检查也可选择性用于乳腺癌患者 的常规分期检查。

磁共振扫描(MRI)或 CT 扫描、X 线拍片是骨转移的影像学确诊检查方法。对于骨 ECT 扫描异常的患者,应该针对可疑骨转移灶部位进行 MRI、CT、X 线拍片检查,以确认骨转移诊断,并了解骨破坏的严重程度。

正电子发射计算机断层显像(PET－CT),可以直接反映肿瘤细胞对葡萄糖的摄入,已有临床研究提示 FDG－PET 具有与骨扫描相似的灵敏度,更高的特异度,对乳腺癌骨转移治疗后病情的跟踪优于骨扫描,但是专家组认为目前 PET－CT 在骨转移诊断的价值有待进一步研究,临床并不作为常规推荐。

所以骨转移的临床诊断,ECT 可以作为初筛检查,X 线、CT、MRI 可以明确有无骨质破坏,PET－CT 的价值有待进一步研究,临床上各种诊断方法应该合理应用,必要时需要通过骨活检取得病理诊断。对于确诊骨转移的乳腺癌患者,应进一步常规检查:血常规、肌酐、血钙等肝肾功能及血生化指标;应进行胸、腹、骨盆影像学检查。

3. 乳腺癌骨转移的临床表现

乳腺癌骨转移多见为多发性溶骨性病变,有些患者在溶骨性病变治疗后的修复期,可在影像学中表现为过度钙化而被误诊为成骨性改变,对这部分患者应追溯其首诊时的 X 线摄片是否有溶骨性改变。

乳腺癌骨转移的特点:伴有疼痛的骨转移严重影响患者生活质量,但骨转移本身一般不直接对生命构成威胁;有效的治疗手段较多,不合并内脏转移的患者生存期相对较长。

4. 骨转移的治疗

4.1 治疗目标

乳腺癌骨转移综合治疗的主要目标:

① 缓解疼痛,恢复功能,改善生活质量;

② 预防和治疗骨相关事件;

③ 控制肿瘤进展,延长生存期。

4.2　治疗方案

乳腺癌骨转移,作为复发/转移性乳腺癌已经是全身性疾病,可以选择的治疗手段有:① 化疗、内分泌治疗、分子靶向治疗等;② 双膦酸盐治疗;③ 手术治疗;④ 放射治疗;⑤ 镇痛和其他支持治疗。应根据患者具体病情制定个体化综合治疗方案。

4.3　治疗原则

全身治疗为主,其中化疗、内分泌治疗、分子靶向治疗作为复发/转移性乳腺癌的基本药物治疗,双膦酸盐类可以防治骨相关事件。合理的局部治疗可以更好地控制骨转移症状,其中手术是治疗单发骨转移病灶的积极手段,放疗是有效的局部治疗手段。

复发转移性乳腺癌选择治疗方案,一般要考虑患者肿瘤组织的激素受体(ERα/PR)与 Her－2 的情况、年龄、月经状态以及疾病进展是否缓慢。原则上疾病进展缓慢的激素反应性乳腺癌患者可以首选内分泌治疗,疾病进展迅速的复发/转移患者应首选化疗,Her－2 过表达的患者可以考虑单用或联合使用曲妥珠单抗治疗。

进展缓慢的复发转移性乳腺癌的特点:

(1)原发和(或)复发转移灶肿瘤组织 ERα 阳性和(或)PR 阳性;

(2)术后无病生存期较长的复发转移患者(如术后 2 年后出现复发转移);

(3)仅有软组织和骨转移,或无明显症状的内脏转移(如非弥散性的肺转移和肝转移,或肿瘤负荷不大且不危及生命的其他内脏转移)。

提出激素反应性乳腺癌的概念,能使相关患者可从内分泌治疗中获益,可界定哪些患者适合内分泌治疗;满足下列条件中 1 条或数条的患者有可能从内分泌治疗中获益:

(1)原发灶和(或)复发转移灶 ERα 和(或)PR 阳性。

(2)老年患者。

(3)术后无病间期较长。

(4)既往内分泌治疗曾获益。

基于乳腺癌骨转移本身一般不直接构成生命威胁，且不合并内脏转移的患者生存期相对较长，因此尽量避免不必要的强烈化疗。而晚期乳腺癌患者，如治疗后疾病长期保持稳定则应视为临床获益，因为持续稳定6个月以上的患者生存期与CR+PR相同。基于内分泌治疗更适合长期用药，可以尽量延长治疗用药时间，延长疾病控制时间。

绝经后复发转移性乳腺癌，一线内分泌治疗的首选为第3代芳香化酶抑制剂，包括阿那曲唑、来曲唑、依西美坦，因为在他莫昔芬治疗失败的复发转移性乳腺癌的二线治疗中，第3代芳香化酶抑制剂比甲地孕酮更有效。在复发转移性乳腺癌的一线内分泌治疗中，新一代的芳香化酶抑制剂明显优于他莫昔芬。绝经前复发转移性乳腺癌患者首选化疗，适合或需要用芳香化酶抑制剂作为内分泌治疗时，可以采取药物性卵巢功能抑制联合芳香化酶抑制剂。

乳腺癌骨转移患者，如ERα和PR阴性、术后无病间隔期短、疾病进展迅速、合并内脏转移、对内分泌治疗无反应者应考虑化疗。推荐用于转移性乳腺癌化疗的药物包括：蒽环类、紫杉类、卡培他滨、长春瑞滨、吉西他滨。可以选择化疗方案有：CMF、CAF、AC、AT、XT、GT方案；辅助治疗仅用内分泌治疗而未用化疗的患者可以选择CMF(CTX/MTX/5-FU)、CAF(CTX/ADM/5-FU)或AC(ADM/CTX)方案。辅助治疗未用过蒽环类和紫杉类化疗的患者首选AT方案(蒽环类联合紫杉类)，如CMF辅助化疗失败的患者；部分辅助治疗用过蒽环类和(或)紫杉类化疗，但临床未判定为耐药和治疗失败的患者也可使用AT方案。蒽环类辅助治疗失败的患者，可以选择的方案有：XT(卡倍他滨联合多西他赛)和GT(吉西他滨联合紫杉醇)方案。紫杉醇类治疗失败的患者，目前尚无标准方案推荐，可以考虑的药物有卡培他滨、长春瑞滨、吉西他滨和铂类，可以单药或联合化疗。但单纯骨转移患者一般不采用联合化疗。

4.4　放射治疗

放射治疗是乳腺癌骨转移姑息性治疗的有效方法。骨疼痛是骨转移的常见症状，也是影响患者生活质量及活动能力的主要原因。脊椎、股骨等负重部位骨转移并发病理性骨折的危险性约30%，病理性骨折将显著影响患者的生存质量和生存时间。放射治疗用于乳腺癌骨转移治疗的主要作用：缓解骨疼痛、减少病理性骨折的危险。

放射治疗方法包括体外照射与放射性核素治疗2类。

体外照射是骨转移姑息治疗的常用有效方法。体外照射的主要适应证包括：有症状的骨转移灶，用于缓解疼痛及恢复功能；选择性用于负重部位骨转移的预防性放疗，如脊柱或股骨转移。骨转移放射治疗的体外照射常用剂量及分割方法有3种方案：300 cGy/f，共10次；400 cGy/f，共5次；800 cGy/f，单次照射。3种方法照射的缓解骨疼痛的疗效及耐受性无明显差异。单次放疗方案的治疗费用显著低于分次照射，但再放疗及病理性骨折发生率高于分次放疗。骨转移单次照射技术尤其适于活动及搬动困难的晚期癌症患者。

放射性核素治疗对缓解全身广泛性骨转移疼痛有一定疗效，但是有些核素治疗后骨髓抑制发生率较高，而且恢复较缓慢，约需12周，可能会影响化疗的实施。因此，放射性核素治疗的临床使用应充分考虑选择合适的患者和恰当的时机。

放射治疗缓解骨痛的有效率为59%～88%。值得注意的是，放疗缓解骨痛的显效需要一定的时间，因此对于在放射治疗明显显效前的患者及放射治疗不能完全控制疼痛的患者，仍然需要根据患者的疼痛程度使用止痛药以及必要的双膦酸盐治疗，可以使用负荷剂量。

4.5　手术治疗

骨转移外科治疗目的是提高患者生活质量，骨外科技术的进步能够使癌症骨转移患者最大限度解决对神经的压迫、减轻疼痛、恢复肢体功能，从而改善患者生活质量。应对骨转移患者密切随访观察、早期发现骨转移灶、对具有潜在病理骨折的长骨是否需要手术做出恰当的判断是提高患者生活质量的重要保证。

外科手术治疗乳腺癌骨转移的方法包括：骨损伤固定术、置换术和神经松解术。固定术治疗可考虑选择性用于病理性骨折或脊髓压迫，预期生存时间＞4 周的乳腺癌骨转移患者。预防性固定术治疗可考虑选择性用于股骨转移灶直径＞2.5 cm，或股骨颈骨转移，或骨皮质破坏＞50%，预期生存时间＞4 周的乳腺癌骨转移患者。

4.6 止痛药治疗

止痛药是缓解乳腺癌骨转移疼痛的主要方法。骨转移疼痛的止痛药治疗应遵循 WHO 癌症三阶梯止痛指导原则：首选口服及无创给药途径；按阶梯、按时、个体化给药；注意具体细节。

止痛药物包括非甾体类抗炎止痛药、阿片类止痛药、辅助用药。

常用非甾体类抗炎药包括：乙酰氨基酚、布洛芬、双氯芬酸钠、吲哚美辛、萘普生、塞来昔布、氯诺昔康等。

常用阿片类止痛药包括：吗啡缓释片、芬太尼透皮贴剂、羟考酮控释片、吗啡即释片、可待因、美沙酮等。哌替啶不宜用于癌痛治疗。

辅助用药包括三环类抗抑郁药、抗惊厥药、神经弛缓剂和糖皮质激素等。

非甾体类抗炎药是骨转移疼痛药物止痛治疗的基础用药，当止痛效果不佳时，或出现中/重度疼痛时，推荐合用阿片缓释剂按时用药，有利于持续缓解骨疼痛。然而，骨转移疼痛患者在持续慢性疼痛的同时，约 63%的骨转移患者伴有突发性(爆发性)疼痛。对频繁发作的突发性疼痛的患者，可以通过增加止痛药的按时用药剂量缓解疼痛。对少数患者则无法通过增加止痛药按时用药剂量控制疼痛，甚至因无法耐受药物不良反应而不能增加按时用药的剂量。控制突发性疼痛的主要方法是备用速效或短效止痛药。控制突发性疼痛的短效止痛药单次用药剂量一般为日用剂量的 5%～10%。对于难治的突发性疼痛患者，可考虑使用患者自控药泵法给药。发生神经病理性疼痛时，应根据病情选择辅助用药。例如出现灼痛、坠胀痛等表现时，可选择合用阿米替林、去甲替林或多虑平等三环类抗抑郁剂；出现电击样疼痛或枪击样疼痛等表现时，可选择合用加巴喷丁或卡马西平等抗惊厥剂。止痛药可与双膦酸盐类药、放疗等方法综合治疗。

5. 乳腺癌骨转移双膦酸盐临床应用专家共识

5.1　双膦酸盐类药物的共性和个性

5.1.1　作用原理

双膦酸盐是焦膦酸盐分子的稳定类似物。破骨细胞聚集于矿化骨基质后，通过酶水解作用导致骨重吸收，而双膦酸盐可以抑制破骨细胞介导的骨吸收作用。双膦酸盐可以抑制破骨细胞成熟，抑制成熟破骨细胞的功能，抑制破骨细胞在骨质吸收部位的聚集，抑制肿瘤细胞扩散、浸润和黏附于骨基质。

5.1.2　适应证

①高钙血症；②骨痛；③治疗和预防骨相关事件(SREs)。SREs 对乳腺癌骨转移患者的生活质量具有至关重要的影响，它包括病理性骨折、脊髓压迫。为了缓解骨痛或防治病理性骨折或脊髓压迫可进行放疗、骨骼手术、改变抗癌方案以治疗骨痛、恶性肿瘤所致的高钙血症。目前在乳腺癌骨转移中使用双膦酸盐的主要目的是降低 SREs 的发生率。

临床研究证实，双膦酸盐可以有效治疗乳腺癌的骨转移；英国国家临床推荐治疗方案研究所(NICE)建议，这类药物目前正被广泛用于治疗晚期乳腺癌的骨并发症。而随后的临床研究证明，双膦酸盐也可预防乳腺癌骨转移患者发生 SREs。所以乳腺癌骨转移，如果预期的生存期≥3 个月，且血肌酐水平低于 3.0 mg/dl，在治疗病情所需的化疗和激素治疗的同时，应及时给予双膦酸盐治疗。

5.1.3 临床用药及使用方法

双膦酸盐化学结构中与中心碳原子连接的侧链不同，双膦酸盐类药物的临床活性和功效亦有所不同：

第一代双膦酸盐以氯膦酸二钠为代表，这些药物在 30 年前进入临床使用。

用量和用法：氯膦酸二钠目前有静脉、口服 2 种制剂可供选择，双膦酸盐口服制剂方便在家用药，也方便和口服化疗药物、内分泌药物联合使用。临床上也可先采用静脉滴注氯膦酸二钠每天 400 mg，连用 3 天，而后口服氯膦酸二钠每天 1600 mg，共 3～4 周作为 1 个周期的用法。氯膦酸二钠主要经肾脏清除，因此，在氯膦酸二钠治疗过程中一定要维持足够的水分摄入。氯膦酸二钠胶囊应整粒吞服。任何情况下不能将氯膦酸盐与含有钙或其他二价阳离子的牛奶、食物或药物同服，因为它们会减少氯膦酸盐的吸收。

第二代是含氮的双膦酸盐，包括帕米膦酸盐、阿仑膦酸盐，这些药物抑制骨吸收的作用要强于第一代药物。

用量和用法：帕米膦酸盐静脉滴注，每次 60 mg 加入 500 ml 5%葡萄糖，输注时间不少于 2 小时，滴速＜15～30 mg/2 小时，每 3～4 周用药 1 次。

第三代为具有杂环结构的含氮的唑来膦酸盐和不含环状结构含氮的伊班膦酸盐，在作用强度和疗效方面比第二代有了进一步提高。

用量和用法：

唑来膦酸盐 4 mg 加入 5%葡萄糖 100 ml，静注 ＞15 分钟，每 3～4 周 1 次。

伊班膦酸盐 6 mg 加入 5%葡萄糖 100 ml，静注 ＞15 分钟，每 3～4 周 1 次。

(1)伊班膦酸盐治疗转移性骨病：常规剂量：6 mg，每 3～4 周静注 1 次，每次静注不短于 15 分钟，每 3～4 周 1 次。

(2)伊班膦酸盐负荷剂量：伊班膦酸盐负荷剂量可快速缓解伴有严重疼痛的转移性骨痛患者，使用方法：每天 6 mg，连续 3 天，静注，以后每 3～4 周常规使用 1 次 6 mg。

伊班膦酸盐目前在国外有静注、口服 2 种制剂可供选择，静注 6 mg 伊班膦酸盐和口服 50 mg 伊班膦酸盐疗效相当，而口服制剂可方便在家用药，也方便和口服化疗药物和内分泌药物联合使用。

5.2　双膦酸盐的使用适应证和用药时机

具体使用情况见相关表。

5.3　双膦酸盐的使用方法及注意事项

(1)在使用双膦酸盐前，应该检测患者血清电解质水平，重点关注血肌酐、血清钙、磷酸盐、镁等指标。

(2)临床研究表明第一代氯膦酸盐、第二代帕米膦酸盐和第三代唑来膦酸盐和伊班膦酸盐，都有治疗乳腺癌骨转移的作用。都可以用于治疗高钙血症、骨痛，防治骨转移相关事件。已有临床研究结果显示，第三代的唑来膦酸盐和伊班膦酸盐有疗效更好、毒性更低和使用更方便的优点。

(3)选择药物治疗应考虑患者的一般状况和、疾病的总体情况及同时接受的治疗。静脉内使用唑来膦酸盐和伊班膦酸盐具有输液时间更短的优势。

(4)双膦酸盐可以与放疗、化疗、内分泌治疗、止痛药联合使用。

(5)长期使用双膦酸盐应注意每天补充钙 500 mg 和维生素 D。

(6)在轻中度肾功能不全(肌酐清除率每分钟＞30 ml)的患者中无须调整剂量，但严重肾功能不全(肌酐清除率每分钟≤30 ml)患者，应根据不同产品的说明书进行剂量调整减量或延长输注时间。

(7)鉴于有文献报道少数患者在长期使用双膦酸盐后有发生下颌骨坏死的风险，所以使用双膦酸盐前应注意进行口腔检查，注意每日口腔清洁，服药期间尽量避免包括拔牙等口腔手术。

5.4　用药时间及停药指征

5.4.1　用药时间

研究证明，双膦酸盐用于乳腺癌出现骨相关事件的中位时间为 6～18 个月，所以用药时间至少6个月。

5.4.2 停药指征

(1)使用中监测到不良反应,且明确与双膦酸盐相关;

(2)治疗过程中出现肿瘤恶化,出现其他脏器转移并危及生命;

(3)临床医生认为需要时;

(4)但经过其他治疗后骨痛缓解,不是停药指征。

5.5 生化标记物

目前有部分生化指标可能帮助医生了解患者对双膦酸盐的治疗反应,但目前局限于科研领域,不建议临床使用。

5.6 临床资料和专家观点

5.6.1 双膦酸盐预防骨转移的作用

尽管已有研究提示,双膦酸盐可能有预防骨转移的作用,并可能有潜在的预防内脏转移的作用,但双膦酸盐预防骨转移的临床研究仍在进行中。所以但对于没有骨转移影像学证据的患者,以及出现骨外转移但没有骨转移证据的患者,目前均不推荐使用双膦酸盐。

5.6.2 双膦酸盐作为乳腺癌术后辅助治疗用药

体外研究显示,双膦酸盐药物有抗肿瘤作用,但临床研究还在进行中。尽管有小样本研究证明,乳癌术后标准放疗、化疗、内分泌治疗后,后续加用双膦酸盐治疗可降低骨转移甚至内脏转移的风险,但是大规模研究尚未完成,因此目前不推荐双膦酸盐作为乳腺癌术后辅助治疗用药。

5.6.3 乳腺癌患者抗肿瘤治疗引起的骨丢失

抗肿瘤治疗引起的骨丢失(CTIBL)是应该引起重视的临床问题,可以发生在老年患者、化疗后、激素治疗尤其是卵巢功能抑制和芳香化酶抑制剂治疗后,根据ASCO骨健康指南,应该检测骨密度(BMD),并根据结果考虑是否使用双膦酸盐药物。ASCO指南建议所有年龄超过65岁,或年龄在60～64岁,但有以下危险因素之一:骨质疏松家族史、体重＜70 kg、曾发生过非创伤性骨折或其他危险因素的患者常规检查BMD。ASCO指南同时建议绝经后妇女无论年龄只要正在接受AI治疗,绝经前妇女正在接受可能导致早绝经的治疗(化疗,卵巢去势)的患者都应该常规检查BMD。BMD评分(T-Score)低于－2.5开始使用双膦酸盐;BMD评分在－2.5到－1.0之间患者考虑使用双膦酸盐;而BMD评分高于－1.0的患者则不建议使用双膦酸盐。双膦酸盐治疗骨质疏松的用法和治疗骨转移的用法不一样,可以每3～6个月使用1次,并且要根据治疗后BMD评分的改变调整用药。而乳腺癌患者由于其年龄和治疗均有可能存在骨质疏松,医生应常规对这些女性的骨骼健康进行评估,目前不推荐将双膦酸盐用于骨质疏松的预防。

5.6.4 发生SREs后是否换药预防SREs再次发生的问题

发生某些特殊SREs(高钙、骨手术、放疗)后,在临床研究中会作为观察终点停止使用双膦酸盐,但临床实践中不应该停用,而应该继续用药。但某一类双膦酸盐使用过程发生首次骨转移加重的SRE后,可以考虑换用另一类双膦酸盐。也有专家认为换药是否获益有待更多的临床研究数据支持。

附录XV 遗传性高危人群

遗传性乳腺癌-卵巢癌综合征的基因检测标准:

(1)具有血缘关系的亲属中有BRCA1/BRCA2突变基因的携带者。

(2)符合以下1个或多个条件的乳腺癌患者c:① 发病年龄≤45岁;② 发病年龄≤50岁并且有1个具有血缘关系的近亲,或为发病年龄≤50岁的乳腺癌患者和(或)1个或1个以上的近亲有任何年龄的卵巢上皮癌/输卵管癌/原发性腹膜癌患者;③ 单个个体患2个原发性乳腺癌,并且首次发病年龄≤50 岁；④ 发病年龄不限，同时 2 个或 2 个以上具有血缘关系的近亲患有任何发病年龄的乳腺癌和(或)卵巢上皮癌/输卵管癌/原发性腹膜癌；⑤ 具有血缘关系的男性近亲患有乳腺癌；⑥ 合并有卵巢上皮癌/输卵管癌/原发性腹膜癌的既往史。

(3)卵巢上皮癌/输卵管癌/原发性腹膜癌患者。

(4)男性乳腺癌患者。

(5)具有以下家族史：① 有血缘关系的一级或二级亲属中符合以上任何条件；② 有血缘关系的三级亲属中有 2 个或 2 个以上乳腺癌患者(至少有 1 个发病年龄≤50 岁)和(或)卵巢上皮癌/输卵管癌/原发性腹膜癌患者。

注：a. 符合 1 个或多个条件提示可能为遗传性乳腺癌-卵巢癌综合征，有必要进行专业性评估。当审查患者的家族史时，父系和母系亲属的患癌情况应该分开考虑。早发性乳腺癌和(或)任何年龄的卵巢上皮癌/输卵管癌/原发性腹膜癌提示可能为遗传性乳腺癌-卵巢癌综合征，在一些遗传性乳腺癌-卵巢癌综合征的家系中，还包括前列腺癌、胰腺癌、胃癌和黑色素瘤。

b. 其他考虑因素：家族史有限的个体，例如女性一级或二级亲属小于 2 个，或者女性亲属的年龄>45 岁，在这种情况下携带突变的可能性往往会被低估。发病年龄≤40 岁的三阴性乳腺癌患者应考虑进行 BRCA1/2 基因突变的检测。

c. 乳腺癌包括浸润性癌和导管内癌。

d. 近亲是指一级、二级和三级亲属。

e. 2 个原发性乳腺癌包括双侧乳腺癌或者同侧乳腺的 2 个或多个明确的不同来源的原发性乳腺癌。

(钱立庭)

进一步的参考文献

[1]HAYASHU N. Prognostic impact of phosphorylated HER - 2 in HER - 2^+ primary Breast cancer[J]. Oncologist ,201,16(7):956 - 965.

[2]TRAN. Luminal - B breast cancer and novel therapeutic targets[J]. Breast Cancer Res, 2011, 13 (6): 221 - 231.

[3]CONNOLLY R. Current approaches for neoadjuvant chemotherapy in breast cancer[J]. Eur J Pharmacol, 2013,717:58 - 66.

第三十二章　乳腺癌治疗后随访与管理

美国临床肿瘤学会(ASCO)更新委员会对 14 项相关研究进行系统回顾后，于 2012 年发表了《ASCO 临床实践指南：乳腺癌初步治疗后随访与管理 》，建议乳腺癌随访内容包括常规病史分析、体格检查和乳房 X 线检查；第 1～3 年每 3～6 个月随访 1 次，第 4～5 年每 6～12 个月随访 1 次，以后每年 1 次。对接受保留乳房的患者，应在初始乳房 X 线检查 1 年后及放射治疗结束后至少 6 个月时，接受乳房 X 线检查，以后应每年做 1 次乳房 X 线检查。常规随访不建议做血常规、生化、骨显像、胸部 X 线、肝脏和盆腔超声、CT、MRI、PET/CT、肿瘤标志物检查。该指南对指导临床随访工作有重要参考价值。中国网上发布的 2015 年 NCCN 乳腺癌指南、2013 年乳腺癌规范化诊治指南等可供参考。

一、乳腺癌随访的目的

早期乳腺癌治疗的主要目的是提高乳腺癌患者的长期生存率，同时不断改善患者的生活质量；而对患者进行长期随访是必不可少的，能给患者带来生存期延长、生活质量提高的益处，并可早期发现复发与转移、第二原发肿瘤、治疗相关的并发症并指导康复。随访可积累自然病程、治疗有效率、治疗不良反应的资料。

近年来，一些有说服力的临床研究结果，来自于对乳腺癌患者 10 年、20 年甚至更长时间的随访结果。如通过对 CMF(环磷酰胺、甲氨蝶呤、氟尿嘧啶)治疗长达 30 年的随访，证实乳腺癌术后辅助 CMF 方案化疗，较单纯手术能提高患者的无瘤生存率、总生存率。

早期乳腺癌试验协作组(EBCTCG)的 Meta 分析表明，术后口服他莫昔芬 5 年，能降低乳腺癌患者 15 年复发率、病死率；联合化疗亦能显著提高患者的长期生存率。

如一项研究中只有治疗有效率，而无通过随访得到的生存期结果，那么其参考价值和说服力都将打折扣。生存期和生活质量是判断一项治疗是否有效、是否对患者有益的金标准。只有通过长时间的随访，才能得到生存期和生活质量的资料。因此随访对治疗水平的提高，也有重要意义。

二、乳腺癌随访的时间间隔

虽然随访对于患者及医师都有益处，但频繁且检查项目过多的随访，也有不利的方面。治疗后患者回归到正常的社会生活中，而每次随访都会提醒患者身患癌症，在检查结果出来前患者会忧虑，不良的情绪有时与复发和转移有关，还使患者的生活质量下降。X 线片、CT、骨显像检查，可增加患者的受照剂量，可增加肿瘤发生的危险。

大多数医患倾向于认为，积极地发现和治疗复发、转移，能延长患者的生存期和减少治疗并发症的发生；然而研究发现：与不进行定期复查者相比，定期复查的患者的复发后治疗的总生存期并未得到延长。

加强随访包括胸部 X 线片、腹部超声、血清肿瘤标志物、骨显像等花费相对高的检查项目；一般的随访包括体格检查、乳房 X 线片等花费较少的检查项目。研究结果显示，加强随访组较早发现骨转移和肺转移，无瘤生存期较短，但总生存率未见提高，未带来生存益处。

加强随访为患者带来的益处并不优于最少的随访。原因可能在于通过随访可早期发现某些病变包括局部复发、子宫内膜癌等，早期治疗能带来生存益处；而另一些发现，如发现肺/骨转移与第二原发肿瘤，常不能带来生存益处，即使早期发现、早期治疗预后也很差。

三、借鉴 ASCO 指南，制定个体化随访策略

正如一些指南所指出的那样，乳腺癌患者治疗后的基本随访项目，为定期询问病史、体格检查/乳腺 X 线检查，服用他莫昔芬的患者尚需进行盆腔检查。而骨显像、血液学包括肿瘤标志物及 CT 等，不推荐作为常规随访检查项目。

术后 3 年内乳腺癌患者复发和转移的风险较高，随访的时间间隔较短，一般每 3～6 个月 1 次；3～5 年内每 6～12 个月 1 次；术后 5 年以上的患者肿瘤复发和转移的风险明显降低，随访的时间间隔可适当延长，一般每年 1 次。

由于乳腺癌的治疗，是在循证医学证据基础上的个体化治疗，因此随访策略的制定也应个体化：对有高危因素的患者如年龄 <35 岁者，淋巴结转移数目多(4 枚以上)或清扫不彻底、三阴性乳腺癌、Her－2 阳性的患者，应采用加强随访。随访项目还应包括胸部 X 线片、腹部超声、基线骨显像片。对有症状和体征提示可疑复发的患者，推荐进行相关检查。如怀疑局部复发，应进行细胞学或病理学检查。

对心理负担重的患者，在常规检查的基础上适当增加检查项目以减轻心理压力，并适当进行安慰和疏导，可能对防止复发有益。乳腺癌的发病与情绪有关，对情绪不佳的患者，注意随访并提醒患者调整情绪。临床随访花费少，对经济条件差、无条件进行加强随访的高危患者进行临床随访会很有益处，远远好于不对患者进行随访。

（余元勋）

进一步的参考文献

[1]HAYASHI N. Prognostic impact of phosphorylated HER－2 in HER－2^{+} primary breast cancer[J]. Oncologist ,2010,16(7):956－965.

[2]VOGEL C. Management of erbB2－positive breast cancer : insights from preclinical and clinical studies with Lapatinib[J]. Jpn J Clin Oncol,2010 ,40(11):999－1013.

第三十三章　老年乳腺癌的治疗

中国已进入老龄化社会，根据国家统计局第六次全国人口普查的数据，中国人口平均预期寿命达到74.83岁，同2000年第五次全国人口普查结果比，提高3.43岁，其中女性平均预期寿命为77.37岁。

乳腺癌是女性最常见的癌症，随着人口老龄化，老年乳腺癌患者人数将逐年上升。2007年国际老年肿瘤学会(SIOG)回顾性分析了已发表的主要论文和国际会议的摘要，综合正反两方面的证据，制定了《老年乳腺癌治疗指南》，主要包括影像诊断、手术治疗、放射治疗、新辅助激素治疗、辅助激素治疗、辅助化疗、转移性疾病等七个方面的共识。

2010年国际老年肿瘤学会和欧洲乳腺癌专家学会对指南更新，2012年发布了更新后的老年乳腺癌治疗指南，增加了指南总则、老年健康评估、预后评估等，内容更丰富、证据更充分、指导性更强，对中国临床医师有较高的参考价值。

目前中国网上已公开发布2015年NCCN老年乳腺癌与年龄相关问题指南、老年乳腺癌患者新辅助内分泌治疗的临床应用、保乳手术和改良根治术治疗老年乳腺癌的系统评价、青年/老年乳腺癌临床病理资料与预后、老年乳腺癌的生物学特征及治疗策略、老年人乳腺癌综合治疗研究进展等资料，有较高的临床指导价值，详细内容可由网上获得。

老年乳腺癌症状体征包括：

——无痛性肿块：乳房肿块是老年乳腺癌患者的首发症状，是促使老年乳腺癌患者就诊的主要症状，占就诊总数的80%以上，多为无痛性。但体胖妇女、乳腺肥大、肿瘤体积不大、质地较软者，一般检查易遗漏，应取坐、卧等不同体位仔细检测。

乳腺的外上限是乳腺癌的好发部位，约占36.1%；其次为乳头区、乳晕区、内上限区；全乳腺、内侧、下方的发病率最低，乳腺上方(外、中、内)约占65.5%。肿块大小不一，单发者占绝大多数，偶见2个以上。常呈不规则球形、半球形、表面不平的结节状肿物，形似珊瑚石，边界不清楚，肿瘤与腺体常有索状物牵连，但不能说圆形、长圆形、形态较规整、质地中等者一定不是癌。临床有时亦可见肿瘤表面光滑平整，境界比较清楚，似有包膜、有一定移动感者，较难与良性肿瘤区别。

乳腺癌质地表现各异，多为实质性硬块，似石头硬、有橡皮样韧感，亦有较软的囊性感者。临床见硬韧之肿块，长圆或不规则的索团块，一般诊为乳腺癌不难。但肥胖型乳腺，脂肪丰富，偶见乳腺癌位于下方，触诊较软者，难与脂肪瘤鉴别。乳腺癌位于腺体实质内时，一般瘤体与乳腺组织一起移动，无包膜感。乳腺癌越深在，活动度就越差。如乳腺癌向深部浸及胸肌筋膜或肌肉，在肌肉收缩时乳腺癌块活动度受限或不能移动；当乳腺癌继续向胸壁浸润，则乳腺癌块与胸壁完全固定不能推移，此为晚期表现。即使是早期乳腺癌位于腺体实质内，与良性肿瘤相比其活动度也有显著差异，良性肿瘤双手检测时，肿瘤常在包膜内移动，此区别点很重要。

——乳头与乳晕异常：乳腺发育不良、产后未曾哺乳的妇女，乳头可深陷，但可用手指牵出恢复常态，无固定现象。当乳腺癌块位于乳晕下方及其附近，浸及乳头大导管，逐渐加重其回缩、固定乳头且常较健侧抬高、向下或偏斜，可致两侧乳头高低不一。乳腺癌块深居乳腺内，侵犯较广，使大导管硬化、抽缩，造成乳头固定，是晚期乳腺癌的征象。乳腺急、慢性炎症亦可造成乳头回缩，详细询问病史不难辨认。乳头瘙痒、脱屑、糜烂、溃破、结痂，伴灼痛、乳头溢液，以致乳头改变，是乳头Paget病的表现。

乳头Paget病(乳房湿疹样癌)，是一种特殊癌，主要为乳腺癌、顶泌汗腺癌扩展至乳头及其周围表皮；多有介壳样糜烂或排泄物，看上去良性，常忽视、诊断延迟。肯定的诊断由乳头活检做出，但乳头排泄物细胞涂片可诊断，半数以上在诊断时有一肿块，可能为浸润性癌、原位癌。标准的处理常与乳腺癌相同，预后取决于是否浸润、肿瘤大小、有无淋巴结受累。常发生于中年以上女性，平均40～60岁，在40岁以内者少见。少数为男性，多发生于应用雌激素治疗前列腺癌后。

——病因：本病起源于乳腺导管近开口处，早期为乳头下乳腺导管内原位癌；可向内侵入乳腺、顶泌汗腺上皮，而向外侧侵入表皮，形成表皮病变；后期肿瘤细胞突破管壁进入乳腺结缔组织内。少数病变位于较深的乳腺导管内、腺体内，可见乳腺癌与本病并存。

——病理变化：早期表皮棘层肥厚，伴角化过度或角化不全，表皮嵴延长，晚期则表皮变薄，常有表皮缺损，甚至溃疡。病变在表皮内，特别是棘层下部可出现Paget细胞，较正常表皮角质形成细胞大1～2倍，圆形，无细胞棘突及细胞间桥，胞质丰富而淡染，如空泡状。核大，圆形或卵圆形，深染，核膜清晰。一般为1个核，也可多个核。可见有丝分裂象。在表皮内可单个存在，也可成巢状聚集，甚至侵及表皮各层而将表皮细胞挤压成网状，基底细胞被挤压在基底膜带与Paget细胞间，呈扁平带状，即所谓Paget样现象。

一般Paget细胞不直接侵入真皮，但可沿汗腺导管、汗腺、毛囊、皮脂腺蔓延。真皮内常有中度慢性炎症浸润。乳头下乳腺导管内可见管内癌，其癌细胞与Paget细胞相似，向上累及乳头及周围表皮，向下累及乳腺导管，甚至乳腺，穿破基底膜侵及周围结缔组织而成为浸润性癌后，有转移的危险。Paget细胞对组织化学染色结果不一，其中PAS染色多呈阳性，耐或不耐淀粉酶。在pH 2.5时对阿新蓝染色呈弱阳性。可偶见黑素，但对多巴反应呈阴性。免疫组织化学染色Paget细胞对上皮膜抗原、癌胚抗原常为阳性，并可表达Her-2癌蛋白、p53、ERα、PR。

——症状体征：一般发生于单侧乳头、乳晕及其周围，呈湿疹样外观，表现为境界清楚的红色斑片，表面多有渗出性结痂，呈灰蓝、灰白色角化性脱屑，并可见皲裂、糜烂、肉芽组织，呈鲜红色，常有渗液。有轻度浸润而无明显痒感。皮损逐渐向周围扩大，病程缓慢，经数月或数年后，病变可累及乳房及前胸等部位。损害边缘稍隆起，有明显浸润，外周散在点状皮损。晚期损害向深部扩展时乳头开始内陷、被破坏甚至脱落，或发生溃疡。并见血性乳头溢液。半数患者伴有乳腺癌而可扪及乳房肿块，晚期局部淋巴结常有转移。

——诊断检查：本病属于癌，早期诊断十分重要，应与乳头湿疹鉴别。若50岁以上患者，单侧发生皮损，边界清楚，基底有浸润，乳头溢液甚至乳头凹陷，病情进展缓慢，暂时好转后又复发，对症治疗无效者，应考虑本病。活检如发现表皮内存在Paget细胞，对本病的诊断非常重要。主要应与湿疹、Bowen病、浅表型恶性黑素瘤鉴别，此时需病理活检、组织化学、免疫组化染色。

——治疗方案：确诊后应迅速作乳房单纯切除术，如合并乳腺癌时则应作根治术。

老年乳腺癌伴有乳头溢液占5%以上，其性质可为乳汁样、水样液、浆液性、血液性、血脓性等，这些是乳腺癌局部发展不同程度的反应。临床仅有乳头溢液，扪不及肿块，多为导管内早期乳腺癌、大导管内乳头状乳腺癌。乳头溢液量可多可少，间隔时间也不一致。正常乳房无论任何体位，均具有完整的弧形轮廓，这种轮廓一旦出现异常或缺损，则提示有乳腺癌发生，提示乳腺癌侵犯皮肤的Copper筋膜；有时为早期乳腺癌的表现。

局限性隆起一般是老年乳腺癌的局部临床表现之一。皮肤改变与乳腺癌在乳腺部位深浅、侵犯程度相关。乳腺癌较小，部位较深时，皮肤多正常。乳腺癌侵犯面积较大，部位较浅表，由于皮下浸润、牵拉皮肤，即使早期乳腺癌也可显示皮肤粘连，使皮肤呈现凹陷，称为酒窝征。

当癌细胞堵塞皮下淋巴管时，出现皮肤水肿形成橘皮样变，常属晚期表现。乳腺癌侵入皮内淋巴管后，能在乳腺癌周围形成小癌灶、皮肤卫星结节，多数小结节成片状分布，形成铠甲状乳腺癌。

进一步发展为晚期老年乳腺癌时，皮肤完全固定、溃破；一侧乳腺上移，有可能是乳房上半部乳腺癌的体征之一。炎性乳腺癌时局部皮肤呈炎症样表现，颜色由淡红到深红，开始时比较局限，不久即扩大到大部分乳腺皮肤，同时伴皮肤水肿；触诊时感皮肤增厚、粗糙，表面温度升高；但以乳晕周围、乳房下方较常见。乳腺癌表面皮肤静脉曲张常见于增长迅速的乳腺癌，单侧乳头回缩呈进行性变化者，乳腺癌时乳头常为拉向病变侧，乳头表皮糜烂及脱屑应排除乳头 Paget 病。

——疼痛：1/3 以上的老年乳腺癌伴有不同程度的疼痛，呈阵发性或持续性隐痛，或针刺样痛，有的为患侧上臂和肩部牵拉样痛，伴沉重不适感。亦有少数患者因疼痛较剧而就诊。一般乳癌患者非到晚期，疼痛多不严重，不如乳腺增生的月经前疼痛。

——隐性乳腺癌：少数老年患者以腋下淋巴结肿大作为首发症状而就诊，其乳腺内原发乳腺癌病灶很小，临床难以扪及，称为隐性乳腺癌。

——远处转移：当肿瘤发生远外转移时，如肝、脑、骨、肺等可出现相应症状。侵犯气管可出现咳嗽、喘憋、胸闷，癌性淋巴管炎可见呼吸困难、咳嗽痰多、发绀、胸痛等。胸膜转移有血性胸腔积液，常见胸闷、胸痛、气短、咳嗽等。骨转移以胸椎、腰椎、骨盆最多，其次为肋骨、股骨，患者出现持续性疼痛，进行性加剧。

脊柱转移可由于脊髓受压引起截瘫。肝转移起初可觉乏力、食欲减退，后期常见腹胀、腹痛、肝区疼痛、皮肤黄染等。脑转移常为多灶性，引起脑水肿致颅内压增高，可见头痛、呕吐、视力下降、抽搐、肢体活动障碍，甚至昏迷。

老年乳腺癌经淋巴管转移时，腋下可触及肿大的淋巴结，质硬韧，常固定；患侧锁骨内侧段的后面、上方也常触及肿大坚硬的淋巴结，受累淋巴结直径多不超过 1cm。若癌细胞阻塞腋窝主要淋巴管或腋静脉，则可引起患侧手臂蜡白色、青紫色水肿，偶见对侧腋下、锁骨上的淋巴结肿大，对侧乳房肿块、同侧颈淋巴结或腹股沟淋巴结肿大。

一、老年乳腺癌诊治基本原则和新进展

乳腺癌发病率随年龄增长而增加。近 1/3 的乳腺癌发生于年龄超过 65 岁的老年女性，在多数发达国家超过 40%。多数老年乳腺癌恶性程度较低，乳腺癌细胞增殖率、组织学分级、Her－2 表达水平常都较低，ERα、PR 多为阳性，预后较好等；但 20%～30%老年乳腺癌患者恶性程度较高。

对老年乳腺癌患者，一般应采用与年轻乳腺癌患者相同的预后因素评估，包括肿瘤大小、腋窝淋巴结转移情况、组织学分级、Her－2/ERα/PR 表达水平等，来评价患者复发风险，进而采取合适的治疗方法。

目前已进入循证医学时代，临床实践多由大型临床研究获得的结论指导。但在乳腺癌临床研究中，较少研究 65 岁以上的老年女性患者。因此目前的一些方法，可能并不完全适用于老年乳腺癌患者。2012 年国际老年肿瘤学会，根据已发表的临床研究文献，发布了老年乳腺癌诊治指南，明确指出，现有的老年乳腺癌诊治的依据较少；要进一步研究老年乳腺癌诊治。

1. 乳腺钼靶照相是早期诊断的重要手段

目前一些共识推荐，＞40 岁的女性，应每年进行 1 次乳腺钼靶 X 线摄片，进行乳腺癌的筛查。一些研究显示，对 70～74 岁女性，钼靶 X 线摄片筛查一般不能降低乳腺癌患者的死亡率；但有研究显示，对 80 岁以上女性，钼靶 X 线摄片筛查组可能会获得生存优势。由于 80 岁以上女性乳腺腺体致密度常下降，钼靶 X 线摄片透射性较好，因此诊断乳腺癌的准确度有所提高。中国和美国都推荐，只要女性健康状况良好，就推荐进行乳腺钼靶 X 线摄片筛查，不受年龄限制。

2. 老年早期乳腺癌的手术治疗

老年患者如没有重要的合并疾病，能耐受乳腺癌保乳手术、乳腺癌根治手术时，相关死亡率为 0%～3%。随着麻醉技术进步，目前对健康状况较好的老年女性，乳腺癌手术的死亡率几乎为 0。因此年龄不是进行乳腺癌手术的障碍，影响手术的主要因素是患者存在的其他合并疾病。

目前认为，与单用手术比，单用他莫昔芬的局部复发率较高，这时患者还需进行他莫昔芬失败后的后续治疗，导致生活质量下降；拒绝手术的患者死于乳腺癌风险增加 1.1 倍。因此对能耐受手术的老年患者，建议进行乳腺切除手术。与单用他莫昔芬比，手术＋他莫昔芬治疗能提高无病生存率。

手术术式的选择：根据患者肿块情况，可进行乳腺癌根治术、乳腺癌保乳手术；两者的无病生存率、总生存率相似。研究显示，对年龄＞70 岁的乳腺癌患者，与乳腺癌根治术比，进行乳腺癌保乳手术后生活质量更好。高危患者、临床怀疑腋窝淋巴结转移的患者，同时应进行腋窝淋巴结清扫；对临床检查腋窝淋巴结阴性者，前哨淋巴结活检术是较安全的选择，可降低腋窝淋巴结清扫带来的不良反应，提高生活质量。

3. 老年早期乳腺癌术后放疗

有人研究 65～78 岁组、较年轻组的患者对放疗的耐受性，发现年龄 65～78 岁者，放疗不良反应并未明显增加，常能耐受放疗。70 岁以下乳腺癌保乳手术后进行放疗联合全身治疗，可使 5 年局部复发风险从 25.9％降至 7.3％（$P<0.0001$），研究显示，乳腺癌保乳手术后放疗，能明显降低局部复发风险。

有的早期乳腺癌研究协作组，分析 42000 例乳腺癌患者的治疗；50 岁以下组保乳手术后的 5 年局部复发率，高于 70 岁以上组（33％：13％）；乳腺癌保乳手术后放疗，对 50 岁以下患者局部复发控制效果好于老年患者（风险分别下降 22％、11％），老年患者局部复发风险下降虽然较少，但仍明显好于不放疗者。

70 岁以上组的低危患者，保乳手术后放疗所带来的局部复发风险的下降较少；低危患者是否接受放疗，应进行综合评价放疗绝对获益、合并证、预期寿命、患者选择。有人研究 11 594 例 70 岁以上乳腺癌患者的治疗，结果显示，根治术后的高危患者接受放疗，能降低局部复发率，生存获得改善（$P=0.02$）；但中/低危患者未显示有改善。原则上，如腋窝有超过 4 个淋巴结转移或肿块＞5 cm，应进行胸壁放疗。

4. 老年早期乳腺癌术后内分泌治疗

白人妇女 70％～ 80％老年乳腺癌是雌激素反应型的，内分泌治疗较合适。1998 年有人 Meta 分析 37 000 例患者的 55 个临床试验结果发现，雌激素反应型乳腺癌患者，术后 5 年他莫昔芬治疗，可减少 47％复发率、26％死亡率，且疗效不依赖于年龄、月经状态、淋巴结是否有转移、既往是否曾接受化疗。他莫昔芬是乳腺癌辅助治疗的金标准。

近年来，第三代芳香化酶抑制剂来曲唑、阿那曲唑、依西美坦相继问世；研究证实，对绝经后早期乳腺癌，术后 5 年芳香化酶抑制剂（阿那曲唑、来曲唑或依西美坦）疗效优于 5 年他莫昔芬；已用他莫昔芬 2～3 年的患者，换用依西美坦、阿那曲唑用满 5 年，疗效常优于单纯用他莫昔芬 5 年；已用他莫昔芬 5 年的患者，后续强化使用来曲唑 5 年，疗效常优于不用者。

对老年乳腺癌患者，选择他莫昔芬还是芳香化酶抑制剂，既要考虑疗效，也要考虑安全性。他莫昔芬、芳香化酶抑制剂长期应用后的不良反应不同。他莫昔芬长期应用，可增加子宫内膜癌、血栓栓塞风险。芳香化酶抑制剂的耐受性较好，主要不良反应是骨骼肌异常、骨质疏松。

老年妇女由于卵巢功能丧失，增加骨质疏松风险，乳腺癌患者应用芳香化酶抑制剂后，可进一步增加骨质丢失风险。2008 年中国《乳腺癌骨转移和骨相关疾病临床诊疗专家共识》推荐，对接受芳香化酶抑制剂辅助治疗的乳腺癌患者，应常规进行骨密度监测，当测量骨密度的 T 评分降低 2.5 标准差时，应开始双膦酸盐治疗，同时推荐补充维生素 D、钙剂，鼓励适当体育锻炼。芳香化酶抑制剂长期应用对脂代谢、心血管系统的影响，目前正在进一步研究中。

5. 老年早期乳腺癌术后的辅助化疗

总体而言，随年龄增加，术后辅助化疗获益逐渐下降；但对 70 岁以上的乳腺癌患者，循证医学研究较少。两项研究显示，对 ERα 阴性乳腺癌患者，辅助化疗能改善 70 岁以上患者总体生存；绝对获益程度，依赖于患者的健康状况、肿瘤大小分级、淋巴结状态、Her－2 表达水平等，其中一些患者能获益。

对 ERα 阳性老年乳腺癌患者，辅助化疗受益降低；其辅助化疗的方案、剂量目前还在研究中。已证实，含蒽环类的化疗疗效，常优于 CMF(环磷酰胺 ＋甲氨蝶呤＋5－FU)方案；但蒽环类药物的心脏毒性，常成为其用于老年患者的最大限制。

2006 年有人报告，66～70 岁乳腺癌患者接受含蒽环类治疗后，充血性心衰发生率，比未接受蒽环类者明显增加。因此对有心脏风险的老年乳腺癌的腋淋巴结阴性低危患者，多西紫杉醇＋环磷酰胺的方案(TC)可能是较好的选择。对腋淋巴结阳性的高危患者，可能要考虑蒽环类、紫杉醇类的序贯应用。

研究证明，对 Her－2 过表达乳腺癌，曲妥珠单抗治疗 1 年能改善无病生存率；但这些研究中纳入的老年乳腺癌患者较少，且心脏功能不好的常排除在研究之外；因此对老年患者接受曲妥珠单抗治疗应谨慎，应用过程中应密切监测心脏功能。

国际一些指南指出，老年乳腺癌患者是否接受术后辅助化疗，不仅由年龄决定，而要综合考虑患者病情、身体状况、预期寿命、治疗的可能受益，即个体化治疗。腋淋巴结阳性、ERα 阴性者，是较可能的受益人群。无心脏疾患者，首选蒽环类药物治疗方案。高危患者，应在蒽环类基础上加用紫杉醇类。对有心脏基础疾患者，可考虑 TC、CMF 方案替代蒽环类方案。无心脏禁忌证的 Her－2 过表达乳腺癌患者，应考虑加用曲妥珠单抗治疗，应密切监测心脏功能。

6. 老年晚期乳腺癌的治疗

老年晚期乳腺癌较难治愈，治疗应能延长患者生命、改善生活质量，应遵循延年益寿、细水长流的原则。对 ERα 阳性患者，以内分泌治疗为主，治疗时间尽可能长，尽可能延缓化疗的使用。

对他莫昔芬失败的患者，可换用芳香化酶抑制剂；芳香化酶抑制剂失败的患者，可考虑用孕激素类、氟维斯群等，也可采用温和的单药化疗。ERα 阴性患者可采用化疗，化疗以单药治疗为主。

研究证实，与联合化疗比，单药序贯化疗对乳腺癌的总体控制时间相同。紫杉类(每周治疗)、吉西他滨、长春瑞滨、卡培他滨等在老年晚期乳癌患者的治疗研究，已显示出良好疗效和耐受性。目前有关老年乳癌的前瞻性专门研究还相对空白，未来需要进行更多的前瞻性研究，以便为老年乳癌患者提供更准确的治疗。

二、老年乳腺癌个体化治疗进展

有人报道，≥ 70 岁老年人乳腺癌，占欧美所有乳腺癌患者的 30％，≥60 岁者占 48％。国内有人报道，＞65 岁老年乳腺癌患者，约占同期乳腺癌外科住院患者的 25％。与年轻患者比，老年乳腺癌患者对较大的手术、麻醉、化疗药物的耐受力较差，治疗风险较大、并发症较多。因此在老年人日益增加的今天，要重视老年乳腺癌患者的治疗，要提高其生存率、改善其生活质量。

1. 老年乳腺癌的生物学特征

老年乳腺癌有其独特的生物学特征，主要表现为卵巢功能减退，肿瘤生长较缓慢，侵袭较少，淋巴结转移较晚，雌激素敏感性较高，ERα 阳性率较高，组织学分级、S 期细胞比值较低，Her－2 表达水平下降。肿瘤组织学类型中，黏液腺癌、乳头状癌的比例相对较高。同时还有其特点：

——老年人各器官功能逐渐衰退，大多伴其他老年性疾病，如糖尿病、心脑血管疾病、肺肾功能不全、其他恶性肿瘤增多，可给麻醉、手术带来一定的危险。

——老年人肿瘤生长相对较慢，老年乳腺癌病程较长，反应性较低，惰性较高，实际情况较严重。就诊时常已出现局部晚期表现。

——老年女性乳腺正常组织退化，乳腺肿瘤包块检出率较高，如能早期就诊，治疗效果较好。

——老年人心肺功能、内环境稳定性较差，常伴低蛋白血症、电解质紊乱，术后组织愈合能力较差，并发症处理较难。

——老年乳腺癌 TNM 分期较晚，常属局部晚期，骨转移发生率较高。

2. 老年乳腺癌治疗应个体化

老年乳腺癌常伴其他老年性疾病，个体化综合治疗尤为重要。治疗方案不仅取决于肿瘤分期、机体耐受情况。

(1)外科个体化治疗

对有良好耐受力、临床分期相对较早的老年乳腺癌患者，可外科手术，多采用乳腺癌改良根治术，手术并发症发生率为 19%。大部分并发症为局部问题，如皮下积液、血肿、上肢淋巴水肿、感染。严重并发症，如胸腔感染、心律失常、心肌梗死等的发生率可达 11%。近年手术范围有缩小趋势，其远期疗效相似。

老年人早期乳腺癌患者中，可行乳腺癌保乳手术＋放射治疗、乳腺象限切除＋腋窝淋巴结清扫、前哨淋巴结活检（SLNB）的患者不断增多；与乳腺癌根治术、改良根治术比，保乳手术创伤较小，手术出血量仅约 50 ml，术后恢复较快，一般住院 5～7 天。

在 Milan 分级 Ⅲ 级、单纯乳腺象限切除患者中，同侧乳腺癌的局部复发率在＜45 岁者一般为 17.5%，＞55 岁患者为 3.8%，局部复发率随年龄增长而降低；对有伴随疾病的老年乳腺癌患者，可选用创伤较小、时间较短、危险较小的手术方式，来降低手术风险。

有人对＞70 岁 T1N0M0、ERα/PR 阳性、肿瘤的生物学恶性程度较低乳腺癌患者，采用单纯肿块切除＋他莫昔芬治疗后，随访 5 年。结果发现，术后接受放疗者 200 例无复发，204 例未放疗者复发 1%；也可采用微创手术＋全身治疗，常可控制肿瘤；可进行 SLNB，不一定常规作腋窝淋巴结清扫术；对前哨淋巴结阴性者，免行腋窝淋巴结清扫，可预防术后并发症；但肿瘤较大、腋窝淋巴结有转移、ERα/PR 阴性者，腋窝淋巴结仍要清扫。

目前没有一个统一的手术方式。术式的选择应从患者实际出发，根据病灶位置、范围、皮肤/胸壁受侵情况、各种辅助治疗的条件，选择术式（乳腺癌局部扩大切除术、乳腺象限切除术、乳腺单纯切除术、乳癌改良根治术，同时行 SLNB 或同侧腋窝淋巴结清扫），以最大限度地切除病灶、对身体影响较小。

(2)老年乳腺癌个体化辅助化疗

对有良好耐受力、临床分期较晚、ERα/PR 阴性的老年乳腺癌患者，可适当辅助化疗；但缺乏统一标准。Meta 分析显示，60～69 岁患者辅助化疗，病死率下降 10%，可能不良反应较大，且效果下降；一些指南建议，对＞70 岁激素受体阳性者内分泌辅助治疗，必要时辅助化疗，综合考虑生存获益、毒性损害、选择适当方案；＜70 岁、高危复发风险、淋巴结转移阳性、Her-2 过表达者，偏向选蒽环类方案，如较小剂量的 CEF 方案；低复发风险、心功能障碍者，可选非蒽环类的 CMF 方案。

老年乳腺癌患者能耐受放疗，但近、远期并发症较突出，辅助放疗适应证应严格掌握。对已行腋窝淋巴结清扫的患者，再加腋窝区、锁骨区照射，常会增加上肢肿胀。

(3)老年乳腺癌辅助内分泌个体化治疗

对不能耐受根治性手术、放化疗的绝经后 ERα/PR 阳性老年局部晚期乳腺癌，可选择切除后单纯辅助内分泌治疗，治疗相对安全，有良好疗效，不良反应较小，患者生活质量较高。应用他莫昔芬治疗 1.5～9 个月，有效率为 37%～81%；可缩小原发病灶、区域淋巴结肿瘤，为手术创造条件、提供保乳机会。

第三代 AI 疗效常高于他莫昔芬。2007 年有人研究他莫昔芬、阿那曲唑治疗 9856 例绝经后老年乳腺癌 5 年疗效，结果显示，他莫昔芬组、阿那曲唑组的复发率分别为 15.3%、11.8%（$P<0.001$），病死率分别为 7.4%、6.5%；随访 100 个月，阿那曲唑组的疾病复发时间（TTR）、对侧乳腺癌发生率、无病生存率均高于他莫昔芬组，两组骨折发生率无差异，表明阿那曲唑的远期疗效、安全性优于他莫昔芬；阿那曲唑组保乳手术成功率（46%）高于他莫昔芬组（22%，$P=0.03$）；用超声测量肿瘤的最大径，以缩小>30%者为有效；阿那曲唑组、他莫昔芬组有效率分别为 39.5%、35.4%，无显著性差异。

有人研究来曲唑、他莫昔芬治疗 1118 例绝经后 ERα/PR 阳性老年局部晚期乳腺癌患者 4 个月。分析显示，来曲唑、他莫昔芬的有效率分别为 55%、36%，保乳手术成功率分别为 45%、35%。

国内有人对绝经后 ERα 阳性Ⅱ、Ⅲ 期乳腺癌患者，开展新辅助内分泌治疗，1 月为 1 周期，用药 3 个月，每周期复查全部目标病灶，做出疗效评估；结果发现，临床触诊评价疗效 OR 为 77%，B 超评价疗效 OR 为 61%，保乳手术成功率为 16%，与文献报道相似。

转移性老年乳腺癌较难治愈，治疗着重于控制症状、维持生活质量；一般首选内分泌治疗，效果不好时给予化疗（每周小剂量蒽环类药物化疗），Her-2（+）时可用曲妥珠单抗或与紫杉醇类药物联用。有骨转移时，辅助治疗包括双磷酸盐、放疗。

对老年乳腺癌的治疗原则是系统化、规范化的综合治疗，根据患者意愿、全身情况、肿瘤特性等，采用个体化治疗方案，坚持以外科手术为主的综合治疗方法，充分认识内分泌治疗对老年乳腺癌的重要性，以提高老年乳腺癌的疗效，延长寿命，提高生活质量。

三、老年乳腺癌治疗指南解析

1. 指南新增内容

一些指南有总则、预后评估、老年健康评估、原位癌、药物的安全性和依从性、患者意愿、治疗障碍、男性乳腺癌等内容，新增内容可归纳为如下。

——治疗前评估原则：强调对老年乳腺癌患者实施治疗前，要综合各种因素如生理年龄、预期寿命、治疗潜在风险与获益、治疗耐受性、患者意愿、治疗中可遇到的障碍，要评估患者的生存预后、相对生存率、死于非乳腺癌疾病的可能性，要评估老年健康，优化老年病学、肿瘤学的治疗策略，积极治疗可逆性老年性疾患，降低并发症、死亡率。

——特殊乳腺癌的治疗建议：如原位癌、男性乳腺癌的治疗。一些指南建议，对老年女性局限性导管原位癌（DCIS），应考虑保留乳房手术（BCS）、术后放疗。对老年男性乳腺癌患者，一些指南建议，一般可参考绝经后女性乳腺癌的手术、放疗、化疗、抗 Her-2 的治疗原则，他莫昔芬可用于 ERα 阳性老年男性乳腺癌患者，但男性乳腺癌患者应用芳香化酶抑制剂可引发睾丸去势。

——治疗的相关问题：如药物安全性、依从性。老年患者有年龄相关的药代动力学改变、并发症等，药物及其剂量须慎重考虑，尤其使用有肾脏毒性的药物，须评估肾功能，了解既往用药史，尽量提高患者依从性，应监视不良事件，及时有效干预；要预见治疗困难，关注患者合并证、家庭社会背景，避免医师个人偏见影响治疗。应给患者提供预后/治疗方案选择、治疗预期、药物毒性等信息，关注患者个人意愿、生活质量；患者家属和护理人员不应臆测患者意愿。

2. 指南更新的内容

一些指南更新了影像诊断、外科治疗、放疗、新辅助内分泌治疗、辅助激素治疗、辅助化疗、转移性乳腺癌处理等；建议对 70 岁以上的女性进行乳房钼钯 X 线摄片筛查时，应综合考虑风险与收益；因为 70 岁以上老年妇女钼钯 X 线摄片筛查获得证据可能不足；但对年龄＜70 岁的妇女仍有价值。

一些指南指出，70 岁以上女性乳腺癌的手术方案，与年轻患者相同，标准的手术方案为保乳手术（BCS）＋术后放疗，或乳房切除术加或不加术后放疗；肿块较大或多灶性不适合 BCS 者，或不宜胸部放射者，或不愿意 BCS 加术后放疗者，可选择乳房切除术；腋窝淋巴结阳性或高度可疑阳性者，宜选择腋窝淋巴结清除术（ALND）；对腋窝淋巴结阴性患者，可行前哨淋巴结活检（SLNB）。2012 年国际乳腺癌研讨会上，56％专家支持 SLNB 阳性者应行 ALND，而 44％专家认为可以不做。一些指南指出，部分老年患者可不做 SLNB、ALND。

一些指南的放疗部分，保留了“BCS 后全乳加速放射治疗（WBRT）瘤床加量，可降低局部复发风险，≥4 枚淋巴结转移或 T3、T4 期肿瘤，应考虑乳房切除术后胸壁照射。但一些指南增加的低分割放射治疗的局部控制、不良反应部分，与标准 WBRT 相似，老年乳腺癌的部分乳腺照射（PBI）因证据不充分，不做标准推荐。

新辅助内分泌治疗，是老年乳腺癌患者治疗的特色，一些指南更新内容较多；ERα 阳性且预期生存少于 2～3 年及不适合手术或拒绝手术的老年乳腺癌患者，可选择新辅助内分泌治疗；推荐老年病学专家参与评估和治疗；选择他莫昔芬或芳香化酶抑制剂应考虑其不良反应。

一些指南认为，芳香化酶抑制剂疗效稍好于他莫昔芬，但老年患者对药物毒性更敏感，应考虑用药安全；可选择他莫昔芬、芳香化酶抑制剂初始治疗，或使用他莫昔芬 2～3 年后改为芳香化酶抑制剂治疗；但一些指南补充认为，状况良好的老年乳腺癌患者，使用他莫昔芬 5 年后，可后续使用芳香化酶抑制剂，低风险乳腺癌（T1aN0 期）、有危及生命并发症的患者，可不行内分泌治疗等。

老年乳腺癌患者常合并心脏疾患，在制定治疗策略时，应综合考虑乳腺癌的预后因素、老年健康因素；一些指南认为，决定使用辅助化疗时，不应仅基于年龄考虑；淋巴结阳性、激素受体阴性的老年患者化疗获益可能较大；4 个周期的蒽环类药物疗法可能优于 CMF（环磷酰胺＋甲氨蝶呤＋5－FU）；标准的 AC（多柔比星＋环磷酰胺）、CMF 化疗，可能优于卡培他滨单药治疗；紫杉醇类药物对老年患者的毒性可能高于年轻女性，但可和蒽环类药物联合治疗高风险的老年患者，或替代蒽环类减少心脏毒性风险；无心脏病的 Her－2 过表达乳腺癌患者，需要曲妥珠单抗＋化疗治疗。

在转移性乳腺癌的处理方面，一些指南更强调内分泌治疗、靶向药物、单药化疗的应用；ERα 阳性者选择激素治疗；ERα 阴性、激素耐药、病情进展迅速者选择化疗，灵活选择单药和联合化疗，减量和方案调整尚在研究中，应考虑药理学作用、毒性反应；Her－2 过表达患者应接受 Her－2 靶向治疗和化疗；对有化疗禁忌证或合并有威胁生命疾病的 Her－2 过表达且 ERα 阳性患者，应考虑抗 Her－2 治疗加内分泌治疗；贝伐单抗可提高老年患者无进展生存，但需考虑毒性反应、费用。对 Her－2 过表达、ERα 阴性者，一些指南建议可选择曲妥珠单抗单药治疗。

一些指南强调，在老年乳腺癌治疗上，不应苛求患者的时间年龄，而应该综合考虑患者的生理年龄、预期寿命、治疗风险、获益程度、药物耐受性、患者意愿、治疗障碍等问题。老年乳腺癌患者除肿瘤因素外，还存在诸多影响治疗的复杂因素，需要除肿瘤科以外的多学科支持，尤其是老年学专家的指导。在执行一些指南时，临床医师应认识到许多问题还有待于循证医学证据证实。

（钱立庭　李建平　程景林　杨　春）

进一步的参考文献

[1]TRAN B. Luminal－B breast cancer and novel therapeutic targets[J]. Breast Cancer Res，2011，13(6)：221－231.

[2]VIKRAM S. Choices in surgery for older women with breast cancer[J]. Breast Care (Basel) ，2012，7(6)：

445 - 451.

[4]KAREN KC. Effects of breast cancer surgery and surgical side effects on body image over time[J]. Breast Cancer Res Treat,2011,126(1):167 - 176.

[5]KELLY W. Pharmacogenomics of breast cancer therapy :an update[J]. Pharmacol Ther,2013,139(1):1 -11.

第三十四章　原发性乳腺癌规范化诊疗

目前中国网上已公开发布2013年中国原发性乳腺癌规范化诊疗指南、乳腺癌规范化诊疗电子病历系统的构建、三阴性乳腺癌规范化诊疗、乳腺增生病临床诊疗方案规范化研究、加强乳腺病理诊断的规范化、乳腺癌术后辅助化疗的基本规范与策略等资料，有较高的临床指导价值，详细内容可由网上获得。

一、乳腺癌外科治疗规范研究进展

近年来，随着人们对乳腺癌生物学行为的了解增加，已逐渐产生个体化的综合治疗模式；但外科治疗仍是重要一环，要重视外科治疗规范。1894年有人提出乳腺癌根治术，它以乳腺癌的局部淋巴管扩散等为理论依据。1970年有人提出，乳腺癌从发病开始就是全身性的疾病，大范围手术并不能治愈乳腺癌；使乳腺癌外科的治疗方式、理念发生转变。影像技术的飞速发展，奠定了保乳手术成功的基础；前哨淋巴结活组织检查等新技术的引入，颠覆了传统腋窝淋巴结必须切除的概念；整复手术技巧的融入，进一步改善患者生活质量，乳腺外科正从最大可耐受治疗模式，逐步发展为目前的最小最有效治疗模式。目前尚无某一术式适合于不同类型、不同期别的乳腺癌。手术方式应根据具体病期、肿瘤部位、医师习惯、医疗单位条件、随访条件等而定。

1. 乳腺癌(改良)根治术

规范的乳腺癌根治术(Halsted根治术)，切除全部乳腺、胸大肌、腋窝淋巴结；1948年有人提出乳腺癌改良根治术，即切除全部乳腺、胸小肌、腋窝内容物，保留胸大肌；两者疗效相当。

(1)规范的乳腺癌根治术切除整个患侧乳房、胸大肌、胸小肌、全部腋窝淋巴结，适用于临床Ⅱ/Ⅲ期乳腺癌、肿瘤与胸大肌或其筋膜有粘连、临床腋窝淋巴结有明显肿大、胸肌间淋巴结受累。切口设计的原则，是以肿瘤为中心，皮肤切除的范围应尽量在肿瘤外3～5 cm，包括乳头、乳晕。术中所需分离皮瓣的范围是：内侧达胸骨缘，外侧达背阔肌外缘、前锯肌表面，上缘到达锁骨下方，内上方应接近胸锁关节，下缘达第六肋前水平，显露腹直肌前鞘和前锯肌表面。胸大肌的胸骨侧切除，锁骨侧予以保留。切除腋窝淋巴结时，腋静脉鞘一般不必打开，腋窝淋巴结切除范围内侧应达Halsted韧带。

规范的乳腺癌根治术的适应证为：符合TNM分期0、Ⅰ、Ⅱ期及部分Ⅲ期而无手术禁忌证的患者。局部晚期患者经新辅助治疗降期后，也可以实施乳腺癌根治术。全身性的禁忌证包括：肿瘤已有远处转移；一般情况差，有恶病质者；重要脏器有严重疾病，不能耐受手术者；年老体弱，不适合手术者。局部病灶的手术禁忌证包括以下情况之一者：皮肤橘皮样水肿，超出乳房面积一半以上；皮肤有卫星结节；肿瘤直接侵犯胸壁；胸骨旁淋巴结肿大证实为转移者；锁骨上淋巴结肿大证实为转移者；患侧上肢水肿；炎性乳腺癌；或有以下5种情况中任何2项以上者：肿瘤溃破；皮肤橘皮样水肿占全乳面积1/3以上；肿瘤与胸大肌固定；腋窝淋巴结最大直径超过2.5 cm；淋巴结彼此粘连，或与皮肤或深部组织粘连。有人提出，原发乳腺癌的局部处理方式，常不影响长期生存率。乳腺癌根治术的目的是力求达到根除疾病，属局部性治疗，治的病变局限于原发组织及相关淋巴结；一般乳腺癌已广泛播散，常不能手术；可应用放化疗，将手术后残存肿瘤、远处播散灶控制。

(2)乳腺癌改良根治术

乳腺癌改良根治术的术式有两种：

——保留胸大肌、切除胸小肌的改良根治术(Patey 术式)：该术式腋窝淋巴结切除范围可达腋上群。

——保留胸大肌、胸小肌的改良根治术(Auchincloss 术式)：可切除至腋中群淋巴结，相对前种方式，该方式较难切除腋上群淋巴结，术中若发现明显的腋下群淋巴结肿大，可改行根治术或 Patey 手术。

乳腺癌改良根治术适用于临床Ⅰ、Ⅱ、ⅢA 期浸润性乳腺癌，对临床Ⅰ期及部分ⅡA 期患者，目前可考虑做保乳手术、改良根治术。1980 年以来基本上应用改良根治术，术式多采用改良Ⅰ式根治术。

Ⅰ式根治术切口依肿瘤所在部位及乳房的大小、形态设计，可采用横月牙形、纵梭状切口，切口应距肿瘤边缘 3cm 以上。游离皮瓣切开皮肤后，游离皮瓣最好采用电刀，使术野干净，利于无瘤操作。皮瓣厚度以不保留或保留少许薄层脂肪组织为宜，游离的范围同 Halsted 根治术。切除乳腺时自下内开始，向上外将乳腺连同其深面的胸大肌筋膜一并分离，直至胸大肌外缘下。清扫胸大肌间淋巴结(Rotter 淋巴结)将翻起的乳腺向外拉紧，将胸大、小肌向内牵拉，沿胸大肌外缘与乳腺组织分界处纵向切开，显露胸大肌、胸小肌间的脂肪及 Rotter 淋巴结，将其全部清除。操作中须仔细分离，注意勿损伤内侧胸肌神经及血管；因为内侧胸神经在胸小肌前方斜过，与胸肩峰血管伴行，共 2～4 支，支配胸大肌的锁骨部、胸骨部。

清扫腋淋巴结时将，胸小肌向内向上提起，锁骨下血管、腋血管全程暴露，从锁骨下静脉入胸处开始，沿锁骨下静脉下缘解剖，结扎切断所有向下分支。将腋静脉周围的淋巴脂肪组织连同肩胛下肌群的筋膜全部清除，可行保留胸大肌、胸小肌的 Auchincloss 改良根治术；也可行保留胸大肌、切除胸小肌的 Patey 改良根治术，切除胸小肌时，应妥善保护好外侧胸神经。注意清除腋下群各组淋巴结时应保留胸长神经、胸背神经、肩胛下血管。

引流时要冲洗手术创面，接负压吸引。应用胸带适当加压包扎，术后患肢取内收位，于腋下置一胶管引流，以便缩小腋窝腔隙，使各层在张力小的条件下能紧贴愈合。术后 3～5 日内每天应重新包扎胸带，并检查皮下、腋下有无积液，保持引流通畅，使皮下、腋下无残腔。

改良根治术后化疗以后是否放疗，要根据肿瘤大小、所在部位、腋窝淋巴结状况进行选择；参照 2001 年一些指南，腋淋巴结转移数≥4 枚者建议放疗；内乳区、乳晕区乳腺癌较易转移，也建议放疗；一般常规照射胸壁、锁骨上区，乳腺癌位于内象限时加照射内乳区，腋窝淋巴结转移数≥4 枚时加照腋窝；累积量不超过 60Gy，多采用常规电子射线。

(3)乳腺癌扩大根治术

乳腺癌扩大根治术时，需进行内乳淋巴结切除。有人对 2 269 例接收乳腺癌扩大根治术的患者进行病理分析发现，内乳淋巴结转移率达 15%，病灶位于乳房内侧或中央时，尤其是临床 ⅡB 或 Ⅲ 期的患者，内乳淋巴结转移率较高。乳腺癌扩大根治术目前虽非常规术式，但有助于了解内乳淋巴结有无转移，同时清除内乳淋巴结，对内乳淋巴结可能有转移者，术后能避免内乳区放疗，从而降低因放疗导致的心脏毒性。有人仍将其选择性地用于部分Ⅱ、Ⅲ 期患者。

2. 乳腺癌新的手术方式

(1)乳腺癌保留乳房手术

保留乳房治疗是乳腺癌局部扩大切除＋腋窝淋巴结清扫 ＋局部放疗的总称。保留乳房手术又称保乳手术，保乳指保留乳房的基本形状，仅切除病变的部分；其中包括：象限切除、区段切除、局部切除，加上腋窝淋巴结清扫；术后辅以放疗、化疗、内分泌治疗等综合治疗。研究表明，保乳手术＋放射治疗，与同期改良根治术的效果相似，在术后存活率、复发率方面没有明显差异。

医生要权衡多方面因素，选择合适手术方式，要求患侧乳房复发率低，且有良好的外观效果。近年来国际已将保留乳房治疗推荐为Ⅰ、Ⅱ期乳腺癌、肿瘤较小的首选局部治疗手段，根治性手术只在不适合保留乳房治疗的患者才实施。

保留乳房治疗在我国势在必行，但需慎行，其适应证可参考如下标准：

——单一临床和钼靶片病灶。

——单发孤立肿瘤（可根据乳房大小比例调整）。

——原发肿瘤直径≤3cm，肿瘤位于乳房周边，距离乳晕≥ 2cm 以上；肿瘤位于乳头乳晕下时，可行不保留乳头乳晕的保乳治疗。

——无局部进展症状；淋巴结 0 期、Ⅰ期、部分Ⅱ 期乳腺癌，及导管原位癌；肿瘤核分级/组织学分级较好。

——30 岁～60 岁；患者自愿要求保留乳房且无绝对禁忌证。

——局部较晚期乳腺癌，经治疗后可降至Ⅰ、Ⅱ期者。

——癌灶旁无广泛管内癌成分；癌灶内无淋巴管癌栓。

患者选择不当、手术操作不严谨、乳腺癌多中心发生(20%～40%)，可导致部分癌灶残留；保证术中切缘阴性、术后放疗，是目前较实用、可靠的方法；放疗后局部复发再治疗时，一般仍可取得根治术的远期疗效。应根据术后病理检查、腋淋巴结受累状况、肿瘤 ERα、PR 表达状态，给予相应的辅助化疗、辅助内分泌治疗，以减少复发、转移的危险。

目前国内外对保留乳房治疗所采取的方法，并无完全统一的规范标准，采纳较多的是切口直接置于肿块之上，可以是放射状，也可以是弧形切口，设计时应同时考虑到做乳房切除的可能性。大部分患者不必切除皮肤。若术前曾作过活检，则应在原活检瘢痕两侧做梭形切口切除皮肤。切除的肿瘤须完全包裹在正常脂肪、乳腺组织中，肿块周围应留有 1 cm 左右正常乳腺、脂肪组织，且各切缘冰冻切片检查应为阴性。腋窝淋巴结清扫时，可另做腋前凹面向上的横弧形切口，也可做肿块位于外上象限的同一切口的延长、放射状至腋窝的切口。清扫范围的解剖定位，外侧是背阔肌，上方是腋静脉，内侧是胸小肌深面。术后腋窝部应置引流管。

有人已开展保留乳房治疗 10 余年，累计治疗几百例，5 年生存率达 98.8%，局部复发率1.5%，外观良好率 85%。一般肿瘤直径小于 3 cm 的早期乳腺癌，是保留乳房治疗的最佳适应证，疗效、外形效果均佳；如肿瘤与乳房大小的比例合适，术后不影响乳房外形，即使肿瘤直径大于 3cm，仍可能有机会保乳。腋窝淋巴结状况、年龄，常并不影响保乳治疗的选择。

乳腺癌保乳手术绝对禁忌证包括：

——既往接受过患侧乳腺或胸壁放疗者；多灶性或多中心病变。

——妊娠早中期患者(妊娠期患者在妊娠期内禁行乳腺放疗)。患有结缔组织疾病(类风湿关节炎除外)。手术前化疗不敏感者。

——乳腺钼靶摄片，显示弥散的恶性、疑为恶性的微小钙化灶者。

——病变广泛，不能通过单一切口的局部切除就达到切缘阴性且不影响美观的目的。

——肿瘤经局部广泛切除后切缘阳性，再次切除后不能保证病理切缘阴性者。

乳腺癌保留乳房手术相对禁忌证为：活动性结缔组织病，尤其有硬皮病、系统性红斑狼疮风险的患者。

乳腺癌保留乳房手术时复发的高危因素包括：

——肿瘤直径大于 5 cm 者。

——灶状阳性切缘。

——已知存在 BRCA1/2 基因突变的绝经前妇女，保留乳房手术后，同侧乳腺癌复发、发生对侧乳腺癌风险增加，可预防性双侧乳腺切除，以降低风险。

——≤ 35 岁的年轻患者，有相对高的复发、再发乳腺癌风险，在选择保留乳房手术时，医生应向患者充分介绍可能存在的风险。患者的实际年龄，并非是决定保留乳房治疗的主要因素，生理机制、并存的疾病可能更为重要。

患者主观上有保乳意愿，客观条件满足时，能进行保乳手术。术前乳腺钼靶 X 线片是决定客观适合作保乳手术的条件。保乳手术前，可应用 MRI 对乳腺全面评价。在保乳手术实施中，病理学切缘检查较重要。乳腺癌组织的广泛导管内癌成分，常预示乳腺内病变范围超出预期。

(2)乳腺癌前哨淋巴结活组织检查

前哨淋巴结(SLN)活组织检查，是评估淋巴结转移状态的微创乳腺外科技术，依据是：乳腺癌细胞转移至区域淋巴结，先须经过前哨淋巴结。与经典的淋巴结切除比，去除特定的前哨淋巴结，可减少外科手术的并发症。

开展前哨淋巴结活组织检查时，须重视质量控制。医生须完成至少 30 例，活组织检查的敏感度、特异度均应在 90%～95%。大多数采用染料＋同位素为示踪剂，可取得互补作用，能找到全部前哨淋巴结。染料的注射时间一般在做皮肤切口前 5 分钟。^{99m}Tc 标记的硫胶体半衰期为 6 小时，可在手术前 2～6 小时注射。临床发现，在 24 小时内进行前哨淋巴结活组织检查效果较好。

术中要快速进行前哨淋巴结病理学评估，阳性患者即行腋窝淋巴结切除术，阴性患者免于腋窝淋巴结切除术。快速冰冻切片、印片细胞学是病理评估方法；能精确评估淋巴结转移，为乳腺癌的手术规范之一。

2011 年有人研究 5 611 例腋窝淋巴结阴性、可手术的浸润性乳腺癌患者，结果显示，前哨淋巴结阴性患者，采用单纯随访、常规腋窝淋巴结切除，在局部控制率、无病生存率、总生存率方面无显著差异。

有人研究 891 例 T1/2 N0 M0 接受保乳手术的患者，前哨淋巴结活组织检查 1～2 枚阳性的患者，分为观察组、腋窝淋巴结切除组；结果显示，在接受完整治疗后，两组在局部控制率、无病生存率、总生存率上均无显著差异。前哨淋巴结微转移患者，如不进行腋窝淋巴结切除，5 年腋窝复发率约 1%。

(3)乳腺癌乳房重建手术

对非单一病灶、钙化较为弥散、肿块较大、离乳头较近的乳腺癌患者，保留乳房手术治疗较难实施，此时进行乳房重建手术，可满足患者形体、心理的需要，该手术的地位逐渐提高。按照重建的时机，可分为即刻乳房重建、后期乳房重建。即刻乳房重建是在乳房切除的同时，进行部分或全乳的修复、再造，减少入院手术机会，减轻患者心理创伤。后期乳房重建是先行乳房切除，完成辅助治疗后，再进行乳房重建、修复。

乳房重建手术应由专业多学科团队完成，术前要对患者充分评估肿瘤治疗策略、体型、患者及家属意愿、合并证、吸烟史，确定手术安全切缘、乳房重建时机/方法/手术、辅助治疗顺序安排。保留皮肤的全乳切除手术，可使即刻乳房重建后的外观效果改善。保留乳头乳晕复合体的全乳切除手术也受到关注，然而少数患者可能发生局部复发，术后对乳头感觉、乳房外形的自我满意度等评估也在研究中。乳房重建时常采用植入物、自体组织、联合上述两种材料。

乳房重建手术时，可在胸大肌下方，直接放置永久假体；或先行放置组织扩张器，再择期更换为永久假体。植入物包括盐水囊假体、硅胶假体、含硅胶外壳的盐水囊混合型假体等。自体组织重建时可选择多种带蒂或游离皮瓣，转移至胸壁进行乳房塑型。常用的自体组织皮瓣包括：扩大背阔肌肌皮瓣、带蒂横型腹直肌肌皮瓣(TRAM)、游离横型腹直肌肌皮瓣(F－TRAM)、保留肌束的游离 TRAM(MS－FTRAM)、腹壁下血管穿支皮瓣(DIEP)、臀上动脉穿支皮瓣(SGAP)等。

明确需要接受术后辅助放疗的患者，首先考虑采用自体皮瓣的延期重建；放疗可能对重建乳房的外形造成不利影响；有经验的团队可考虑即刻重建后再给予放疗。当考虑进行组织扩张、植入物即刻重建时，建议先放置组织扩张器，在放疗开始前或结束后更换为永久性假体。只有正确的掌握各种乳腺外科治疗的适应证和禁忌证，有的放矢地实施个体化的手术方案，牢记无菌无瘤的肿瘤外科手术原则，规范化的进行每一台乳腺癌的手术，才能切实地提高患者的预后，出色地完成乳腺癌综合治疗中最为重要的一环。

二、2013—2014 年乳腺癌内科治疗进展

近年来乳腺癌内科治疗方面的进展，主要集中在早期乳腺癌新辅助治疗的优化选择、靶向药物的联用、对内分泌治疗耐药的策略等方面。新辅助治疗在针对不同分子分型的个体化治疗方面，已取得长足进步。

靶向药物特别是双靶向药物的研究已取得进展，其中帕妥珠单抗、T－DM1 已成为继曲妥珠单抗、拉帕替尼后的新型抗 Her－2 靶向药物，能提高疗效。一些指南，延长了传统的 5 年他莫昔芬辅助治疗绝经前乳腺癌的规范。双内分泌药物或与 mTOR 抑制剂的联用，有望为逆转内分泌耐药寻找新途径。中国网上已发布 2014 年乳腺癌治疗进展大盘点（FINAL）、2014 年 ESMO 年会最新进展（卡培他滨治疗晚期乳腺癌）、2014 年内分泌治疗的最新进展、2014 年进展盘点：乳腺癌外科治疗等，有很大的临床指导价值，详细内容可由网上获得。

1. 新辅助化疗研究进展

(1)疗效标准的确定

在新辅助治疗疗效的评价方面，病理完全缓解（pCR）的概念已被接受，但 pCR 的定义还在研究中；2012 年有人 Meta 分析新辅助化疗的 12993 例患者，比较 3 种定义 pCR（一是乳腺和腋窝淋巴结无浸润性肿瘤、无原位癌；二是乳腺和腋窝淋巴结无浸润性肿瘤、可有原位癌；三是乳腺无浸润性肿瘤、可有原位癌、无论是否淋巴结侵犯）与预后的相关性，结果发现，新辅助化疗后，乳腺和腋窝无浸润性肿瘤（伴或不伴原位癌）患者预后最好，建议在研究中，使用标准 pCR 定义即 ypT0ypN0。

(2)优势人群的选择

有人 Meta 分析不同分子分型乳腺癌患者的 pCR 率，分析显示，Her－2 过表达患者给予新辅助治疗＋曲妥珠单抗，可大幅提高 pCR 率，其中伴 ERα/PR 阴性乳腺癌为 50%；而三阴性乳腺癌为 34%；ERα/PR 阳性/Her－2 阴性乳腺癌（Luminal A 型）最低，但长期疗效最佳。

研究发现，与 36～50 岁和≥51 岁乳腺癌患者比，≤ 35 岁的乳腺癌患者中三阴性乳腺癌比例较高，更易获得 pCR（青、中、老年组的 pCR 率分别为 23.6%，17.5%，13.5%，$P<0.0001$）；≤35 岁 Luminal A 型获得 pCR 者预后较好；建议年轻乳腺癌患者应考虑接受新辅助化疗。

(3)曲妥珠单抗的最佳开始时间

2013 年有人研究接受新辅助治疗的 Her－2 过表达局部晚期乳腺癌患者的曲妥珠单抗治疗时间，以 FEC 后序贯 PH 方案、PH 后序贯 FEC＋曲妥珠单抗方案治疗，结果显示，两组的 pCR 率无显著差异，心脏毒性相似；提示在新辅助化疗中，蒽环类药物＋曲妥珠单抗短期联用，对心脏毒性影响不显著，可作为 Her－2 过表达局部晚期乳腺癌新辅助化疗方案的选择之一。

2. 新型靶向药物的组合和前景

(1)抗 Her－2 治疗

有人研究 455 例 Her－2(＋)初治乳腺癌患者，随机接受 LP（拉帕替尼＋紫杉醇）、TP（曲妥珠单抗＋紫杉醇）、LTP（拉帕替尼＋曲妥珠单抗＋紫杉醇）的新辅助治疗；结果显示，三组 pCR 率分别为 24.7%、29.5%、51.3%，双靶向治疗的 LTP 组 pCR 率较高，而 LP 组、TP 组统计学上无显著差异。2013 年有人公布研究结果，pCR 率分别为 TL（ 多西他赛＋拉帕替尼 ）组 32%，TH（多西他赛＋曲妥珠单抗）组 40%，THL（多西他赛＋曲妥珠单抗＋拉帕替尼）组 51%；亚组分析显示，

TH 组和 THL 组 ERα/PR 阴性、Her－2 过表达患者获益，pCR 率分别为 55％、77％。

2013 年有人研究 1128 例曲妥珠单抗治疗失败的局部进展或转移性 Her－2(＋)乳腺癌患者，结果发现，与卡培他滨＋拉帕替尼联合(XL)组比，T－DM1 组延长 PFS，明显减少 3 级或以上血小板减少、转氨酶水平升高；T－DM1 组与曲妥珠单抗联合多西他赛(HT)组的中位 PFS 分别为 14.2个月、9.2 个月，T－DM1 安全性较好。T－DM1 已成为继曲妥珠单抗、帕妥珠单抗、拉帕替尼后获美国 FDA 批准的第 4 代抗 Her－2 治疗药物。

(2)抗血管生成治疗

有人研究治疗晚期 Her－2 过表达晚期转移性乳腺癌 1630 例，曲妥珠单抗＋紫杉醇(TD)＋贝伐单抗(TDB)组 PFS 为 16.5 个月；多西他赛序贯阿霉素＋环磷酰胺新辅助化疗 ＋贝伐单抗组的 pCR 率分别为 34.5％(P＝0.02)，这一获益在 ERα/PR 阳性患者更显著(P＝0.007)，新辅助化疗增加贝伐单抗提高三阴性乳腺癌患者的 pCR 率(P＝0.003)。但还需研究如何选择患者。

3. 内分泌治疗

(1)他莫昔芬

2012 年有人研究辅助他莫昔芬治疗 36 个国家的 6846 例 ERα/PR 阳性乳腺癌患者(50％为淋巴结阳性)，结果显示，与 5 年他莫昔芬比，延长服药至 10 年可将复发率降低 25％，乳腺癌相关死亡率降低 29％；虽然子宫内膜癌的发生率增高 1 倍(发生率为 0.4％)，但相比延长他莫昔芬所带来的益处，仍在可接受的限度内。

(2)来曲唑、阿那曲唑、依西美坦

2011 年有人研究来曲唑、阿那曲唑、依西美坦新辅助内分泌治疗绝经后局部晚期乳腺癌患者 374 例的疗效，它们的临床缓解率(cCR)分别为 74.8％、69.1％、62.9％，无显著差异。

2013 年有人研究依西美坦、阿那曲唑辅助内分泌治疗绝经后早期乳腺癌患者 7576 例，在 4 年无事件生存期、总生存期方面均无显著差异。不良反应方面，依西美坦组骨质疏松、高脂血症、高胆固醇血症、阴道出血发生率较低；阿那曲唑组肝功能异常、偶发房颤发生率较低；两者在血管舒缩、肌肉、骨骼方面的症状相似。

(3)氟维司群

氟维司群是一种雌激素受体阻断剂，一项研究显示，对既往内分泌治疗失败的绝经后乳腺癌患者，氟维司群每月 1 次 500 mg 组的 OS 显著优于每月 1 次 250 mg 组。

(4)内分泌治疗与靶向治疗的联合

2011 年有人报道，与单药依西美坦比，mTOR 抑制剂依维莫司＋依西美坦治疗来曲唑失败的 ERα 阳性、Her－2 阴性晚期转移性乳腺癌患者，PFS 显著延长，疾病进展风险降低 56％；依维莫司对内分泌治疗有增效作用，可能逆转耐药。2013 年有人认为，该治疗并未延长 PFS，毒性增加；认为 ERα 的水平降低，并非一定抑制细胞增殖；依西美坦治疗同时应用 CDK4/6 抑制剂，可抑制乳腺癌细胞增殖，增强内分泌治疗效果，逆转内分泌耐药。

4. 维持治疗展望

近年肿瘤的治疗开始出现维持治疗慢性病的理念，乳腺癌有长生存期，也可维持化疗。2013 年一项研究维持紫杉醇＋吉西他滨治疗 324 位乳腺癌患者，PFS、OS 均得到显著延长；但 61％患者出现 3/4 度骨髓抑制。维持治疗正在进一步研究中。

乳腺癌内科治疗领域取得的进展可谓喜忧参半。新靶点药物的开发为我们带来更多的选择，但在联合靶向治疗热度走高的今天，其为临床患者特别是经济条件有限者带来的临床获益，更需我们冷静思考。不同治疗方案优势人群的选择，仍有待细化和确认，以便更好进行个体化治疗。

附录 1 2010 年原发性乳腺癌规范化诊疗指南(试行)

1. 范围

2010 年中国指南规定了原发性乳腺癌(简称乳腺癌)的诊断依据、诊断、鉴别诊断、治疗原则、治疗方案,适用于农村重大疾病医疗保障工作定点医院对乳腺癌的诊断和治疗。

2. 术语与定义

下列术语和定义适用于本指南。

——乳腺癌:全称为原发性乳腺癌,起源于乳腺导管、小叶的恶性肿瘤。

——乳腺癌保乳手术:乳腺肿物局部切除,根据活检结果决定是否进行腋窝淋巴结清扫术。下列缩略语适用于本指南。雌激素受体(ER)、孕激素受体(PR)、癌胚抗原(CEA)、肿瘤抗原 125(CA125)、肿瘤抗原 153(CA153)、乳腺 X 线像 BI-RADS 分类(BI-RADS)。

3. 诊断依据

(1)病因

月经初潮年龄和绝经年龄与乳腺癌的发病有关。初次足月产的年龄越大,乳腺癌发病的危险性越大。哺乳总时间与乳腺癌危险性呈负相关。有乳腺癌家族史、高脂饮食、肥胖、外源性雌激素过多摄入可增加发生乳腺癌的危险。

(2)高危人群

——有明显的乳腺癌遗传倾向者;

——既往有乳腺导管或小叶中重度不典型增生或小叶原位癌患者;

——既往行胸部放疗的淋巴瘤患者。

(3)临床表现及体征

——乳腺肿块:为乳腺癌最常见的症状。常为无痛性,有时伴有皮肤粘连、皮肤水肿、橘皮样变,皮肤溃烂等。部分有乳头溢液,常见于发生于大导管者或导管内癌者。当病灶侵犯乳头或乳晕下区时,可引起乳头偏向肿瘤一侧、扁平、回缩、凹陷、糜烂等。

——乳头溢液:少数乳腺癌表现为乳头溢液。多为血性溢液,可伴有或不伴有乳腺肿块。

——淋巴结肿大:乳腺癌可转移至腋窝淋巴结,表现为腋窝单发或多发淋巴结肿大。而锁骨上及颈部淋巴结肿大为乳腺癌晚期症状。

——隐匿性乳腺癌:少数后者以腋窝淋巴结肿大作为首发症状而就诊,而未找到乳腺原发灶。

——炎性乳癌:生长迅速,临床表现为乳腺广泛发红,伴有局部皮肤水肿,局部皮肤温度可有轻度升高。本病易误诊为乳腺炎,两者鉴别要点是乳腺炎疼痛较重、局部皮肤温度升高明显,常伴有发热等全身症状。

(4)辅助检查

——实验室检查:乳腺癌的肿瘤标记物在诊断方面均只能作为参考。在术后复发和转移的监测方面可能更有价值。常用的有 CAl53、CEA、CA125 等。

——影像学检查

乳腺 X 线摄影:是乳腺癌影像诊断最基本的方法,可检出临床触诊阴性的乳腺癌。常规摄片体位包括双侧乳腺内外侧斜位(MLO)及头足位(CC),必要时可采取一些特殊摄影技术,包括局部加压摄影、放大摄影或局部加压放大摄影,使病灶更好地显示。不建议对 35 岁以下、无明确乳腺癌高危因素或临床体检未发现异常的妇女进行乳腺 X 线检查。美国放射学会(ACR)制定了乳腺影像报告及数据系统(BI-RADS)分类,见附录3。

乳腺超声检查:超声成像简便、经济,无辐射,可用于所有怀疑为乳腺病变的人群,是评估35岁以下妇女、青春期、妊娠期及哺乳期妇女乳腺病变的首选影像检查方法。可同时进行腋窝超声扫描,观察是否有肿大淋巴结。

——细胞学及病理组织检查

细胞学及组织学检查:对乳头溢液作细胞学涂片检查,乳头糜烂疑为Paget氏病时可行糜烂部位的刮片或印片细胞学检查;细针穿刺吸取细胞学检查简便易行,应用广泛,假阳性率约为1%。针吸细胞学检查对预后无影响。活组织检查分切除和切取活检。除非肿瘤很大,一般均应作切除活检。

粗针穿刺组织学检查:可在B超、乳腺X线像引导下进行,粗针穿刺检查可获得组织学证据,并可进行ER、PR、Her-2等免疫组化检测,为制定治疗计划提供依据。建议有条件单位开展该项目,逐步取代开放活检及细针穿刺细胞学检查。

4. 乳腺癌分类和分期

1)乳腺癌分类——

2012年《WHO乳腺肿瘤组织学分类》主要如下。

(1)上皮性肿瘤

1.1　微小浸润性癌

1.2　浸润性乳腺癌

1.2.1　非特殊型浸润性癌(NST)8500a/3b(疾病编号中,a:国际肿瘤疾病分类ICD-O形态学编码;b:生物学行为编码:0为良性;1为交界性或生物学行为不明;2为原位癌和上皮内瘤Ⅲ级;3为恶性肿瘤)

①多形性癌 8022/3

②伴破骨细胞样间质巨细胞的癌 8035/3

③伴绒毛膜癌特征的癌

④伴黑色素特征的癌

1.2.2　浸润性小叶癌 8520/3

①经典型小叶癌

②实性小叶癌

③腺泡状小叶癌

④多形性小叶癌

⑤管状小叶癌

⑥混合性小叶癌

1.2.3　小管癌 8211/3

1.2.4　筛状癌 8201/3

1.2.5　黏液癌 8480/3

1.2.6　伴髓样特征的癌

①髓样癌 8510/3

②非典型髓样癌 8513/3

③伴髓样特征的非特殊型浸润性癌 8500/3

1.2.7　伴大汗腺分化的癌

1.2.8　伴印戒细胞分化的癌

1.2.9　浸润性微乳头状癌 8507/3

1.2.10 非特殊型化生性癌 8575/3
①低级别腺鳞癌 8570/3
②纤维瘤病样化生性癌 8572/3
③鳞状细胞癌 8070/3
④梭形细胞癌 8032/3
⑤伴间叶分化的化生性癌
——软骨样分化 8571/3
——骨样分化 8571/3
——伴间叶分化的其他类型 8575/3
⑥混合性化生性癌 8575/3
⑦肌上皮癌 8982/3
1.2.11 少见类型
①伴神经内分泌特征的癌
——神经内分泌肿瘤,高分化 8246/3
——神经内分泌癌,低分化(小细胞癌)8041/3
——伴神经内分泌分化的癌 8574/3
②分泌性癌 8502/3
③浸润性乳头状癌 8503/3
④腺泡细胞癌 8550/3
⑤黏液表皮样癌 8430/3
⑥多形性癌 8525/3
⑦嗜酸细胞癌 8290/3
⑧富于脂质癌 8314/3
⑨富于糖原透明细胞癌 8315/3
⑩皮脂腺癌 8410/3
⑪涎腺/皮肤附属器型肿瘤
——圆柱瘤 8200 /0
——透明细胞汗腺腺瘤 8402/0
1.3 上皮-肌上皮肿瘤
1.3.1 多形性腺瘤 8940/0
1.3.2 腺肌上皮瘤 8983/0
伴癌的腺肌上皮瘤 8983/3
1.3.3 腺样囊性癌 8200/3
1.4 前驱病变
1.4.1 导管原位癌 8500/2
1.4.2 小叶肿瘤
①小叶原位癌
——经典型小叶原位癌 8520/2
——多形性小叶原位癌 8519/2
②非典型小叶增生
1.5 导管内增生性病变
①普通型导管增生
②柱状细胞病变(包括平坦型上皮非典型性)

③非典型导管增生

1.6　乳头状病变

1.6.1　导管内乳头状瘤 8503/0

①导管内乳头状瘤伴非典型增生 8503/0

②导管内乳头状瘤伴导管原位癌 8503/2

③导管内乳头状瘤伴小叶原位癌 8520/2

1.6.2　导管内乳头状癌 8503/2

1.6.3　包膜内乳头状癌 8504/2

包膜内乳头状癌伴浸润 8504/3

1.6.4　实性乳头状癌

①原位 8509/2

②浸润性 8509/3

1.7　良性上皮增生

1.7.1　硬化性腺病

1.7.2　大汗腺腺病

1.7.3　微腺管腺病

1.7.4　放射性瘢痕/复合硬化性病变

1.7.5　腺瘤

①管状腺瘤 8211/0

②泌乳腺瘤 8204/0

③大汗腺腺瘤 8401/0

④导管腺瘤 8503/0

(2)间叶肿瘤

2.1　结节性筋膜炎 8828/0

2.2　肌纤维母细胞瘤 8825/0

2.3　韧带样型纤维瘤病 8821/1

2.4　炎性肌纤维母细胞性肿瘤 8825/1

2.5　良性血管病变

①血管瘤 9120/0

②血管瘤病

③非典型血管病变

2.6　假血管瘤样间质增生

2.7　颗粒细胞肿瘤 9580/0

2.8　良性外周神经鞘膜肿瘤

①神经纤维瘤 9540/0

②神经鞘瘤 9560/0

2.9　脂肪瘤 8850/0

2.9.1　血管脂肪瘤 8861/0

2.10　脂肪肉瘤 8850/3

2.11　血管肉瘤 9120/3

2.12　横纹肌肉瘤 8900/3

2.13　骨肉瘤 9180/3

2.14　平滑肌瘤 8890/3

2.15 平滑肌肉瘤 8890/3

(3)纤维上皮性肿瘤

3.1 纤维腺瘤 9010/0

3.2 叶状肿瘤 9020/1

①良性 9020/0

②交界性 9020/1

③恶性 9020/3

④导管周围间质肿瘤,低级别 9020/3

3.3 错构瘤

4)乳头肿瘤

4.1 乳头腺瘤 8506/0

4.2 汗管瘤样肿瘤 8407/0

4.3 乳头 Paget 病 8540/3

5)恶性淋巴瘤

5.1 弥漫性大 B 细胞淋巴瘤 9680/3

5.2 Burkitt 淋巴瘤 9687/3

5.3 T 细胞淋巴瘤

①间变性大细胞淋巴瘤,ALK 阴性 9702/3

②MALT 型结外边缘区 B 细胞淋巴瘤 9699/3

5.4 滤泡性淋巴瘤 9690/3

6)转移性肿瘤

7)男性乳腺肿瘤

7.1 男性乳腺发育症

7.2 癌

7.2.1 浸润性癌 8500/3

7.2.2 原位癌 8500/2

8)临床模式

8.1 炎症性癌 8530/3

8.2 双侧乳腺癌

9)结语

新版主要有以下更新:

①去除“浸润性导管癌”这一传统命名,而采用“非特殊型浸润性癌”,以强调其与特殊性浸润性癌的区别。

②在“导管内增生性病变”中,去除“导管上皮内瘤变 DIN”、“导管内原位癌”的概念,增设“柱状细胞病变(CCL)”这一新的分类概念。CCL 包括 2003 年版本的平坦型上皮非典型性增生病变。

③将“导管原位癌”与“小叶肿瘤”归入前驱病变。

④根据是否合并非典型增生、导管原位癌、小叶原位癌,对导管内乳头状肿瘤进行分型。

⑤增设临床模式分类,包括炎症性癌、双侧乳腺癌等。

2)乳腺癌分期——

原发肿瘤(T):临床与病理上,原发肿瘤的分期定义一致。如肿瘤大小由体检得到,可用 T1、T2、T3 表示;如肿瘤大小用乳腺 X 线摄片、病理学方法测量到,可用 T1 的亚分类表示。肿瘤大小应精确到 0.1 cm。

AJCC 乳腺癌 TNM 分期——

Tx:原发肿瘤无法评估

T0:没有原发肿瘤证据

Tis:原位癌

Tis(DCIS):导管原位癌

Tis(LCIS):小叶原位癌

Tis(Paget)乳头 Paget 病,不伴有肿块。

*,伴有肿块的 Paget 病,按肿瘤大小分类。

T1 肿瘤最大直径≤2cm

T1mi:微小浸润癌,最大直径≤0.1 cm 微小转移灶,临床上未发现**

pN1:1～3 个腋窝淋巴结转移,以及通过前哨淋巴结切除发现内乳淋巴结有微小转移灶,但临床上未发现**。(在腋窝阳性淋巴结>3 个的情况下,内乳淋巴结阳性时,即被归为 pN3b,以反映肿瘤负荷的增加)

pN2:同侧腋窝 4～9 个淋巴结转移;临床上发现内乳淋巴结转移*。

pN2a :同侧腋窝 4～9 个淋巴结转移(至少一个转移灶>2.0 mm,)

pN2b:临床上发现内乳淋巴结转移,但腋窝淋巴结无转移

pN3:同侧腋窝 10 个或更多淋巴结转移或锁骨下淋巴结转移,或临床显示内乳淋巴结转移伴同侧腋窝一个以上淋巴结转移;或腋窝 3 个以上淋巴结转移和前哨淋巴结切开、检测到内乳淋巴结微转移、而临床上未显示内乳淋巴结微转移或同侧锁骨上淋巴结转移

N3a:同侧腋窝 10 个或更多的淋巴结转移或锁骨下淋巴结转移

N3b:临床显示内乳淋巴结转移伴同侧腋窝一个以上淋巴结转移;或腋窝 3 个以上淋巴结转移和前哨淋巴结切开检测到内乳淋巴结显示微转移、而临床上未显示内乳淋巴结转移

N3c:同侧锁骨上淋巴结转移

*,“临床上发现”,定义为影像学检查(淋巴结闪烁扫描除外)、临床体检异常;

**,“临床上未发现”,定义为影像学检查(淋巴结闪烁扫描除外)或临床体检未发现异常。

肿瘤直径(T)——

T1a:肿瘤最大直径>0.1 cm,但总计直径≤0.5 cm

T1b:肿瘤最大直径>0.5 cm,但总计直径≤1 cm

T1c:肿瘤最大直径>1 cm,但总计直径≤2cm

T2: 肿瘤最大径大>2 cm,但总计直径≤5 cm

T3: 肿瘤最大径>5 cm

T4: 无论肿瘤大小,直接侵及胸壁或皮肤

T4a:肿瘤侵犯胸壁,不包括胸肌

T4b:乳腺皮肤水肿(包括橘皮样变),或溃疡,或有不超过同侧乳腺的皮肤卫星结节

T4c:同时包括 T4a 和 T4b。

T4d:炎性乳腺癌

区域淋巴结(N)——

Nx:区域淋巴结不能确定(如已切除)

N0:区域淋巴结无转移

N1:同侧腋窝淋巴结转移,可活动

N2:同侧腋窝淋巴结转移,固定或相互融合或缺乏同侧腋窝淋巴结转移的临床证据,但临床上发现有同侧内乳淋巴结转移*

N2a:同侧腋窝淋巴结转移,固定或相互融合

N2b:有内乳淋巴结转移的临床征象,而无同侧腋窝淋巴结转移的临床证据 *

N3:同侧锁骨下淋巴结转移,伴或不伴有腋窝淋巴结转移;或临床上发现同侧内乳淋巴结转移和腋窝淋巴结转移的临床证据 * ;或同侧锁骨上淋巴结转移,伴或不伴腋窝或内乳淋巴结转移

N3a:同侧锁骨下淋巴结转移

N3b:同侧内乳淋巴结及腋窝淋巴结转移

N3c:同侧锁骨上淋巴结转移

病理学分期(pN)——

pNx:区域淋巴结无法评估(如已切除,或未进行病理学检查)

pN0:无组织学上区域淋巴结转移。

pN1:同侧腋窝 1～3 个可活动的转移淋巴结,和/或通过前哨淋巴结切除,发现内乳淋巴结有微小转移灶,但临床上未发现*。

pN1mi:微小转移(肿瘤最大直径＞0.2 mm,但总计直径＜2.0 mm)

pN1a:腋窝 1～3 个淋巴结转移

pN1b:通过前哨淋巴结切除,发现内乳淋巴结有转移

M 远处转移——

Mx:远处转移,无法评估

M0:无远处转移

M1:有远处转移

临床分期标准——

0 期:TisN0M0

Ⅰ期:T1N0M0

Ⅱ A 期:T0N1M0、T1N1M0、T2N0M0

Ⅱ B 期:T2N1M0、T3N0M0

Ⅲ A 期:T0N2M0、T1N2M0、T2N2M0、T3N1、2M0

Ⅲ B 期:T4N0M0,T4N1M0,T4N2M0,

Ⅲ C 期:任何 T,N3M0

Ⅳ期:任何 T 任何 N,M1

5. 诊断和鉴别诊断

(1)诊断

5.1.1 临床诊断:详细询问病史和临床体检,多数肿块可得以正确诊断,进一步的辅助检查可明确诊断。早期患者肿块微小或不明确,体检不易触及,需借助多种影像学检查方可诊断。

5.1.2 病理诊断:建议治疗前采用粗针穿刺检查,以获得病理组织学证据,并进行 ER、PR、Her-2 等免疫组化检测。

(2)鉴别诊断

5.2.1 乳腺增生:病史较长,多伴有乳腺疼痛,并向腋窝、肩部放射,可伴有肿块,肿块质地较韧,边界不规则,随月经周期变化。

5.2.2 纤维腺瘤:多见于年轻女性,病史较长,肿块边界清,光滑。

5.2.3 分叶状肿瘤:鉴别诊断较困难,需病理学检查证实。

5.2.4 乳腺脂肪坏死:有外伤史,肿块质地较硬,难与乳腺癌区别,一般肿块比较表浅,有皮肤受累症状,鉴别诊断需病理学检查。

6. 治疗

(1)治疗原则

乳腺癌的治疗包括手术、放疗、化疗、内分泌治疗、分子靶向治疗等多种治疗手段，个体化综合治疗是乳腺癌治疗的发展趋势。治疗前应对疾病有一个准确的评估，当病变局限于局部或区域淋巴结时，以局部治疗为主，辅以术前术后的全身治疗。当病变较广泛或已有远处转移时，则以全身治疗为主，局部治疗为辅。

(2)手术治疗

对于临床分期Ⅱ期以下、无手术禁忌证的患者，宜首选手术治疗。术后根据病理情况，选择合适的综合治疗手段。对 Ⅲ 期乳腺癌，应先术前化疗再手术。

6.2.1　手术方式

6.2.1.1　乳腺癌改良根治术：是目前最常用的手术方式，适用于Ⅰ、Ⅱ期及Ⅲ期患者。

6.2.1.2　乳腺单纯切除术：适用于乳腺原位癌。

8.2.1.3 乳腺癌保留乳房手术（简称保乳术）：是早期乳腺癌治疗发展趋势，但由于条件的限制，不建议市县级医院开展此类手术。对于适合保乳手术的患者，如患者有保乳愿望，可到具备相应资质的医院治疗。

保乳术适应证：① 单发病灶或局灶性微小钙化灶；② 肿块≤3 cm；③乳房足够大，行肿瘤切除术后乳房外形无明显改变；④ 病变位于乳晕区以外的部位；⑤ 无胶原血管性疾病及胸壁/ 乳腺长期照射史；⑥ 患者自愿。

保乳术的绝对禁忌证：① 不同象限 2 个或以上肿瘤；② 弥漫性微小钙化（多发散在恶性钙化）；③ 肿瘤切缘连续多次阳性；④ 妊娠期乳腺癌；⑤ 既往接受过患侧乳腺或胸壁放疗。

6.2.2　乳腺癌术后复发风险的分组：见附录 4

6.2.3　综合治疗：参见乳腺癌放射治疗原则和术后辅助全身治疗原则。

(3)放射治疗（不具备放疗条件转上级医院）

6.3.1　早期乳腺癌保乳术后的放射治疗

6.3.1.1　适应证：早期乳腺癌保乳术后均需放射治疗。

6.3.1.2　放疗开始时间：保乳术后首次放疗应在术后 4～6 周内，切口愈合后开始放疗。

6.3.1.3　放疗技术和剂量：可采用常规技术，也可采用三维适形或调强技术。全乳照射剂量 45～50 Gy，1.8～2 Gy/次，5 次/周。全乳照射结束后，一般需要瘤床区补量 10～16 Gy/5～8 次。

6.3.1.4　照射部位选择：① 腋窝淋巴结清扫或前哨淋巴结活检阴性，或腋窝淋巴结转移 1～3 个但腋窝淋巴结清扫彻底（腋窝淋巴结检出数≥10 个），且不含有其他复发高危因素的患者，照射靶区只包括患侧乳腺；② 腋窝淋巴结转移≥4 个的患者照射靶区需包括患侧乳腺和锁骨上下淋巴引流区；腋窝淋巴结转移 1～3 个但含有其他高危复发因素，如年龄≤40 岁、激素受体阴性、淋巴结清扫不彻底或淋巴结转移的比例大于 20%，Her－2 过表达等的患者照射靶区除了包括患侧乳腺外，也可以考虑包括锁骨上下淋巴引流区；③ 腋窝未作解剖或前哨淋巴结转移而未做腋窝淋巴结清扫者，照射靶区还需要包括腋窝。

6.3.2　乳腺癌根治术或改良根治术后放疗

6.3.2.1　适应证：具有下列高危因素之一，需术后放疗。原发肿瘤最大直径≥5 cm，或肿瘤侵及乳腺皮肤、胸壁；腋窝淋巴结转移≥4 个。腋窝淋巴结转移 1～3 个的 T1/T2 患者，尤其是具有下列高危复发风险：年龄≤40 岁，腋窝淋巴结清扫数目<10 个，腋窝淋巴结转移的比例>20%，激素受体阴性，Her－2 过表达时，也可以考虑放疗。

6.3.2.2　术后放疗部位及剂量：胸壁和锁骨上是术后辅助放疗的常规靶区。术后辅助放疗的常规剂量为 50 Gy/5 周/25 次，对于高度怀疑有残留的区域可局部加量至 60 Gy 或以上。在照射技术上,多数患者常规放疗技术就可以满足临床需要。

(4)化学治疗

6.4.1 乳腺癌术后全身辅助治疗的选择:见附录5。

6.4.2 辅助化疗原则

6.4.2.1 禁忌证:妊娠妇女、年老体衰且伴有严重内脏器质性病变患者。

6.4.2.2 化疗方案与注意事项:以含蒽环类联合化疗方案(4~6个周期)为主。如AC方案(环磷酰胺600 mg/m^2,d1;阿霉素60 mg/m^2,d1;21天为1个周期);上述方案基础上增加紫杉醇,对部分患者可提高疗效;紫杉醇与蒽环类药物联合或序贯,共6~8周期。不建议减少周期数和剂量。

6.4.3 辅助内分泌治疗原则

6.4.3.1 适应证:激素受体(ERα和/或PR)阳性的乳腺癌。

6.4.3.2 内分泌治疗、其他辅助治疗的次序:一般在化疗之后应用,但可和放疗及靶向治疗同时应用。

6.4.3.3 绝经前患者辅助内分泌治疗方案:首选他莫昔芬每天20 mg,5年。治疗期间注意避孕,并每年行一次妇科检查。加或不加卵巢去势(手术或药物)。

6.4.3.4 绝经后患者辅助内分泌治疗:首选芳香化酶抑制剂单用,或与他莫昔芬序贯;不能耐受芳香化酶抑制剂的患者可选择他莫昔芬。治疗时间为5年。

6.4.4 术后辅助注射用曲妥珠单抗治疗临床指南

6.4.4.1 适应证:Her-2过表达、肿瘤>1 cm的各期可手术的乳腺癌。

6.4.4.2 禁忌证:治疗前左心射血分数(LVEF)<50%。

6.4.5 新辅助化疗

6.4.5.1 新辅助化疗的适应证:临床ⅡB、Ⅲ期的乳腺癌患者。

6.4.5.2 新辅助化疗的禁忌证

6.4.5.2.1 未经组织病理学确诊的浸润性乳腺癌(推荐获得ER,PR,Her-2等免疫组化指标,不推荐将细胞学病变作为组织病理诊断标准)。

6.4.5.2.2 妊娠早、中期妇女。

6.4.5.2.3 年老体衰且伴有严重心、肺器质性病变等,预期无法耐受化疗。

6.4.5.3 新辅助化疗的实施

6.4.5.3.1 化疗方案:以含蒽环类、紫杉类的方案(序贯或联合)为主。

6.4.5.3.2 疗效评估及化疗疗程:建议每2个周期进行一次疗效评估。应从体检、影像学评价乳腺原发灶、腋窝淋巴结转移灶的疗效。无效的患者建议暂停该化疗方案,改用手术、放疗、其他全身治疗措施(更换化疗方案、改行新辅助内分泌治疗)。治疗2~6个周期。

6.4.6 晚期乳腺癌的化疗、内分泌治疗

6.4.6.1 化疗

——一线方案:根据既往治疗方案,选择含蒽环和/或紫杉类方案。

——二线方案:根据一线方案选择含吉西他滨、卡培他滨、铂类、长春瑞滨等的方案。

——三线或以上方案:可选择对晚期乳腺癌有效的其他药物,包括:铂类丝裂霉素、足叶乙甙等。

6.4.6.2 内分泌治疗:对ERα和/或PR阳性患者,要根据辅助内分泌治疗的情况,给予他莫昔芬(绝经前患者)、去势治疗(绝经前患者)、芳香化酶抑制剂(绝经后患者)。其他有效的内分泌治疗还包括:孕激素、托瑞米芬、雄激素等。内分泌治疗和化疗交替应用,也可作为化疗后的维持治疗。

6.4.6.3 靶向治疗:Her-2过表达者,可根据情况,在化疗或内分泌治疗的基础上联合靶向

治疗(曲妥珠单抗),或单用靶向治疗。

7.随访

(1)随访时间

术后(或结束辅助化疗后)第1～2年每3个月1次,第3～4年每4～6个月1次,第5年开始每年1次。

(2)随访检查内容

触诊体检、肝脏超声、血生化和血常规。

(3)其他特殊检查

X线(每年1次),妇科检查(他莫昔芬治疗中每年1次),测骨密度(芳香化酶抑制剂治疗中)。

附录2　乳腺癌手术后病理描述(模板)

左/右侧乳腺改良根治/单纯切除/区段切除标本,大小__厘米×__厘米×__厘米,附梭形皮肤__厘米×__厘米×,表面所见(橘皮征/陈旧瘢痕/新鲜切口);乳头所见(内陷/糜烂/结痂);切面所见:结节/　瘢痕样质硬区/肿物,单发/多灶,大小:分别大小__厘米×__厘米×__厘米;位于　象限;结节/肿物的境界/包膜,色泽,质地软/硬/韧,粗颗粒/细腻/鱼肉样,有无囊性变和出血/坏死;结节/肿瘤距乳头　厘米,距最近基底切缘__厘米×__厘米×__厘米;周围乳腺检查所见及必要的阴性所见。腋窝脂肪中找到淋巴结(数/多/十余/数十余)枚(标准≥10枚),直径__厘米至__厘米。

附录3　乳腺癌手术后病理诊断报告内容

1)肿瘤——

(1)组织分型;(2)组织分级;(3)相关的原位癌;(4)微小钙化;(5)大小(多灶肿瘤分别报告);(6)脉管浸润/瘤栓;(7)其他组织受累情况(皮肤、乳头,胸肌筋膜或胸肌等)

2)切缘(无肿瘤,有原位癌,或有浸润癌)

3)周围乳腺及其他病理所见

4)区域淋巴结(包括前哨淋巴结、腋窝清扫淋巴结、单独送检淋巴结)

5)总数(≥10枚)

6)受累的数目

7)远处转移(单独送检)

8)其他组织/器官(单独送检)

9)特殊的辅助检查结果(组织化学染色,免疫组化染色-ER,PR,Her-2等)

10)分析有困难的病理结果,可提交上级医院或请专家进行会诊(要提供原始病理报告,以核对送检切片,减少误差;要提供充分的病变切片或蜡块及术中所见等)。

附录4　乳腺X线像BI-RADS分类

参考美国放射学会(ACR)制定,报告内容包括以下5方面:

1)临床病史:临床症状描述

2)乳腺类型:根据腺体比例分为四型:脂肪型、少量腺体型、多量腺体型、致密型

3)X线影像所见:采用乳腺影像专业词汇,对包括肿块、钙化、结构扭曲、不对称致密、特殊征象、其他所见、病灶部位等进行描述

4)与既往片比较

5)总体评价——

(1)未定类别

0 类:现有影像未能完成评价,需要增加其他影像检查,包括加压点片、加压放大、加拍其他体位,或行超声检查。

(2)最终类别

1 类:阴性,乳腺 X 线摄片无异常发现。

2 类:良性发现,存在明确的良性病灶,无恶性征象。包括钙化的纤维腺瘤、多发的分泌性钙化、含脂肪的病变(脂性囊肿、脂肪瘤、输乳管囊肿、混合密度的错构瘤)、乳腺内淋巴结状况、血管钙化、植入体、手术后的结构扭曲等。

3 类:良性大病灶,建议短期随访。或有良性可能性很高,通过此病变在短期(小于 1 年,一般为 6 个月)随访中稳定或缩小来证实;恶性率一般小于 2%。或触诊阴性、无钙化、边界清晰的肿块,局灶性的不对称、簇状圆形或/和点状钙化;建议在此后 6 个月时,对病灶侧乳腺进行 X 线摄影复查,第 12 个月与 24 个月时,对双侧乳腺进行 X 线摄影复查;如病灶保持稳定,则可继续随诊;若病灶有进展,应考虑活检。

4 类:可疑的恶性病灶,但不具备典型的恶性征象,应考虑活检。这一类包括一些需临床干预的病变,常无特征性的乳腺癌形态学改变,但有恶性的可能性。再继续分成 4A、4B、4C,临床可根据其恶性的不同,对病变处理。

4A:需活检、恶性可能性较低。活检、细胞学检查为可能良性,可常规随访或半年后随访。包括可扪及的部分边缘清晰的实性肿块、纤维腺瘤、可扪及的复杂囊肿、可扪及的脓肿。

4B:可能中度恶性。穿刺活检结果有一定病变,与放射科医生、病理科医生能达成共识。对边界部分清晰、部分浸润的肿块,穿刺后为纤维腺瘤或脂肪坏死,应予以随访。穿刺后为乳头状瘤,需进一步活检证实。

4C:可能为中高度恶性。如形态不规则、边缘浸润的实质性肿块和新出现的簇 状分布的细小多形性钙化。

5 类:高度提示恶性。恶性度可能大于 95%。有典型的乳腺癌影像学特征,应进行活检。如形态不规则、毛刺状边缘的高密度肿块与段或线样分布的细线状/分支状钙化、不规则带毛刺的肿块,可伴不规则和多形性钙化。

6 类:活检证实为恶性。临床应采取适当措施,要评价手术前新辅助化疗的影像改变。

附录 5 乳腺癌术后复发风险的分组

表 34-1 乳腺癌术后复发风险的分组*

危险度分级	特点
低度危险	腋淋巴结阴性,并同时具备以下特性:标本中病灶大小(pT)≤ 2 cm,分级 a1 级瘤周脉管未见肿瘤侵犯 b,Her-2 基因没有过度表达或扩增 c,年龄≥35 岁
中度危险	腋淋巴结阴性 且具备下列至少一条:标本中病灶大小(pT)≥ 2 cm,分级 2~3 级,有瘤周脉管肿瘤侵犯,Her-2 基因过度表达或扩增,年龄≤35 岁,腋淋巴结 1~3 个阳性但没有 Her-2 过度表达和扩增
高度危险	腋淋巴结 1~3 个阳性者且 Her-2 过度表达或扩增,腋淋巴结 4 个或以上转移者

* a,组织学分级/ 核分级;b,瘤周脉管侵犯存在争议,它只影响腋淋巴结阴性患者的危险度分级;并不影响淋巴结阳性者的分级;c,Her-2 的测定必须经严格质量把关的免疫组化或 FISH 检测。

附录 6　乳腺癌术后全身辅助治疗的选择

表 34－2　乳腺癌术后全身辅助治疗的选择

危险级别	ER/PR 阳性	ER 和 PR 状况不明	ER 和 PR 阴性
低危	内分泌治疗或不用	化疗→内分泌治疗	不适用
中危	单用内分泌治疗或化疗→内分泌治疗	化疗→内分泌治疗	化疗
高危	化疗→内分泌治疗	化疗→内分泌治疗	化疗

（余元勋　陈多学　孔德华　冯　俊　陈　峰）

进一步的参考文献

[1]TRAN B. Luminal－B breast cancer and novel therapeutic targets[J]. Breast Cancer Res,2011,13(6):221－231.

[2]ALI M. Health－related quality of life in breast cancer patients :A bibliographic review of the literature from1974 to 2007[J]. J Exp Clin Cancer Res,2008,27(1):32－44.

[3]ANTHONY H. Risk determination and prevention of breast cancer[J]. Breast Cancer Res,2014,16(5):446－461.

[4]BALAZS IB. Breast cancer survivorship: a comprehensive review of long－term medical issues and lifestyle recommendations[J]. Perm J,2015,19(2) :48－79.

[5]VIKRAM S. Choices in surgery for older women with breast cancer[J]. Breast Care (Basel) ,2012,7(6):445－451.

[6]KAREN KC. Effects of breast cancer surgery and surgical side effects on body image over time[J]. Breast Cancer Res Treat,2011,126(1):167－176.

[7]ALICE H. The evolution of the locoregional therapy of breast cancer[J]. Oncologist,2011,16(10):1367－1379.

[8]KELLY W. Pharmacogenomics of breast cancer therapy :an update[J]. Pharmacol Ther,2013,139(1):1－11.

第三十五章　乳腺癌治疗进展

一、早期乳腺癌大分割放疗进展

研究表明，在过去 5 年中，短疗程放疗在早期乳腺癌患者的应用增加，但仍不充分。一些指南推荐的低分割全乳照射，在乳腺癌中应用增加 2 倍；另一些指南推荐短期高剂量的放射治疗方案。

2011 年一些指南认为，对保乳术后的早期乳腺癌患者，与传统放疗方案比，低分割全乳放疗较安全有效；其应用标准包括：年龄≥50 岁，保乳术后的病理分级为 T1 或 T2N0，未接受过辅助化疗，辐射剂量的异质性超过总分处方剂量的 7%；对未符合所有标准的患者，尤其是年轻女性，不应完全否认低分割全乳放疗计划；但未建议替代传统的全乳放疗。保乳术后的早期乳腺癌大分割放疗，可缩短治疗时间，提高肿瘤局部控制率，心脏、肺的受量较安全；最近的 Meta 分析显示，它能降低局部复发率，提高生存率。

保乳术后常用的全乳放疗方式，为患侧乳腺照射 50 Gy，每周 5 次，每次照射 2 Gy，加或不加瘤床区推量照射；大分割放疗可通过改变时间剂量分割，缩短疗程，是安全、有效、短疗程的术后辅助放疗方案。对许多乳腺癌患者，40 Gy 分 15 次或 42.5 Gy 分 16 次(42.5 Gy/165)的大分割短程全乳照射有成本优势，在适宜的患者中较安全、有效。

2010 年一些指南的推荐剂量为 42.5 Gy/16f，且需满足四个标准：① 年龄＞50 岁；② 保乳术后病理分级为 T1～T2N0；③ 没有接受过辅助化疗，接受相对均匀的放疗剂量，射野能较好避开心脏等；④ 在乳腺放疗靶区，射野中轴线剂量最低应＞93%，最高＜107%；一些指南已将全乳腺大分割放射治疗列入放疗手段，推荐采用调强放射治疗。国内有人已开始选择复发低危保乳手术后患者，行全乳腺大分割照射 42.5 Gy/16f/22 天的临床试验，患者依从性较高。

1. 乳腺癌大分割放疗的放射生物学理论基础

总的放疗剂量、生物有效剂量，取决于总的分割次数、每次分割的剂量。随着每次分割剂量的增加，一般需降低照射次数，来维持同样的生物有效剂量、抗肿瘤水平、正常组织效应。

LQ 模型能较好地反映早/晚反应组织对放射分割的敏感性。α/β 比值反映放射敏感性差异，假设乳腺癌的 α/β 值取为 4 Gy，正常晚反应组织的 α/β 值取为 3 Gy，常规分割 50 Gy/25 次(每次 2 Gy)，在生物等效剂量上等同于每次 2.85 Gy、共 15 次、总量为 42.8 Gy 的大分割放疗；也等同于每次 3.2 Gy、共 13 次、总量为 41.6 Gy 的大分割放疗。

许多人正在研究不同患者、不同分割方式敏感性的差异。肿瘤分级可能影响剂量分割敏感性。乳腺的大分割放疗中，分割次数减少，可使肿瘤细胞再分布机会减少。

2. 大分割对比常规分割的疗效

最近约 7 000 多例乳腺癌患者，参与常规分割、大分割比较研究，评价每个试验的 α/β 值等。

(1)START A 试验和 RMH 临床试验

在英国标准化乳腺放疗试验(START A)中，41.6 Gy/13 次 5 周组、39 Gy/13 次 5 周组的大分割放疗，与常规分割放疗组 50 Gy/25 次 5 周比较，3 组 5 年局部复发率分别为 3.5%、5.2%、3.6%；调整后的乳腺癌 α/β 值为 4.6 Gy；而引起远期乳腺外形改变的 α/β 值为 3.4 Gy。研究认为，13 次/5 周的大分割放疗是安全的，与常规分割放疗等效。

(2)Ontario 试验和 START B 试验

加拿大 Ontario 试验、英国标准化乳腺放疗试验 B(START B)的研究也得出相似结果;试验假设正常晚反应组织、乳腺癌的 α/β 值均为 3 Gy,随访 69 个月,大分割放疗组、常规放疗组的 5 年无复发生存率相似,分别为 97.2%、96.8%,无瘤生存率、总生存率、局部控制率无明显差别。大分割放疗组的 1110 例患者中仅 65 例局部区域复发;治疗总时间缩短,肿瘤控制率与常规分割放疗组相似。

3. 乳腺癌大分割放疗的美化结果

在上述 4 个大分割研究中,5 年随访发现,50 Gy/25 次、41.6 Gy/13 次、42.9 Gy/13 次的乳腺外形改变比例,分别为 39.6%、30.3%、45.7%;正常晚反应组织和乳腺癌的 α/β 值为 3 Gy 时,50 Gy/25 次的常规放疗与 41.6 Gy/13 次的大分割放疗美化效果相当。

4. 乳腺癌大分割放疗的其他毒性对比

在全乳腺放疗中,肺、心脏、臂丛、对侧乳房、甲状腺等都可受影响。在确保靶区剂量要求下,不管全乳腺采用何种放疗方式,照射肺、心脏等的剂量应尽量降到最低。研究发现,心脏在 40 Gy/15 次,39 Gy/13 次,42.5 Gy/16 次这 3 种大分割放疗中的损伤,均较常规分割放疗 50 Gy/25 次中的损伤更小。

5. 乳腺癌大分割放疗的放射技术

目前 15 或 16 次的分割次数,运用较多,能节省医疗资源,缩短手术-化疗时间间隔,缩短放疗疗程,大分割放疗可能是今后的发展方向。试验证明,适当的大分割放疗,可应用于早期乳腺癌全乳辅助放疗。与常规放疗 50 Gy/25 次比,大分割放疗 40 Gy/15 或 16 次的正常组织反应更小,肿瘤局部控制率不下降,可被推荐作为根治术后患侧胸壁放疗、保乳术后患侧全乳照射的放疗分割模式之一。

二、乳腺癌保乳术后放疗研究进展

随着对乳腺癌的研究不断深入,以手术治疗为主的综合治疗已较成熟。术后放疗为有效的局部治疗手段,作用肯定,远期并发症、心脏损伤较少;调强放疗应用体位固定、精确定位照射,能降低肺、心受照剂量,降低皮肤反应,同时增加靶区剂量。

传统放疗中,保乳术后常规进行乳腺癌标准切线野治疗,存在一些局限性;乳腺外形轮廓复杂时,常规治疗剂量分布较难均匀,中心层面的剂量差异在 10%～ 25%,非中心层面的剂量差异可能更大,也会导致外观问题;部分患者心肺受照量较大;一般心血管的放射耐受量可能小于 35～40 Gy,放疗总剂量高于 47 Gy 时,心血管损伤较明显;放疗总剂量达 20～30 Gy 时,一些患者可出现血肌钙蛋白阳性,放疗总剂量达 40 Gy 以上时,血肌钙蛋白阳性人数增加;心肌细胞损伤与照射剂量增加相关。有人提出三维适形放疗(3D - CRT)、调强放射治疗(IMRT)。

1. 三维适形放疗

三维适形放疗(3D - CRT)用三维影像方法,界定照射的靶区体积,增加肿瘤照射剂量,减小正常组织照射剂量,是高精度放疗,能利用 CT 图像重建三维的肿瘤结构,通过在不同方向设置一系列不同的照射野,并采用与病灶形状一致的适形挡铅,使高剂量区的分布形状在三维方向(前后、左右、上下)与靶区形状一致,使病灶周围正常组织受照量降低。

肿瘤放疗时,应不照射肿瘤周围正常组织。随着计算机技术、肿瘤影像技术的发展,产生了肿瘤、周围正常组织的虚拟三维重建、显示技术。在传统放疗中，所做的放疗常无法有效验证，一般不知道靶区的剂量分布是否达到预期的效果。在 3D－CRT 中，基于患者实体虚拟图像，通过计算可得出剂量分布的真实情况，能对照射效果适时评价、优化，改善放疗精确性，最大程度照射肿瘤、保护正常组织。

在 CT 影像上勾画好解剖轮廓后，三维适形放射治疗是由计划者根据靶区部位、大小在计划系统上安排照射野的入射方向、大小、数目，并对各个辐射野分配权重，然后由计算机系统进行剂量计算，显示射野分布，依据靶区等所受剂量，来评估计划好坏；再反复计算，直至满意。这种制定计划的方式一般叫作正向计划设计。

3D－CRT 是目前放疗的主流技术，适用于大部分肿瘤。通过采用立体定位技术，在直线加速器上附加特制铅块或多叶准直器等，实施非共面不规则野照射，使各野的形状在束轴视角（BEV）方向上与靶区形状一致，使剂量辐射在三维空间分布上紧扣靶区，使靶区获得大剂量照射，而周围正常组织照射减少。其治疗增益类似于 γ－刀和 X－刀，但适用范围更广。3D－CRT 把先进的计算机技术应用于成像、治疗计划设计、放疗实施和验证，使放射高剂量分布与肿瘤立体形态基本保持一致，对肿瘤组织起到手术式放疗效果，可使肿瘤获得较高的照射剂量，使肿瘤周围的正常组织得到保护，可有效提高近期局部控制率，获得较理想的放疗效果。但当靶区形状复杂或瘤体被正常组织包绕时，常规的 3D－CRT 较无能为力。

2. 调强放射治疗

调强放射治疗（IMRT）是在常规适形放疗技术的基础上，在调节入射束流形状的同时，对束流强度进行调节，能克服常规 3D－CRT 的缺点，是三维适形放疗技术的高级阶段，能改善靶区剂量均匀性，减少周围器官照射，适用于肿瘤组织立体形态非常不规则、与周围重要正常组织相互交错等情况。

IMRT 要求辐射野内剂量强度，按一定要求进行调节，简称调强放疗；它在各处辐射野与靶区外形一致的条件下，针对靶区三维形状和要害器官的具体解剖关系，对束强度调节；单个辐射野内剂量的分布是不均匀的，但整个靶区体积内剂量分布比 3D－CRT 更均匀。

调强放疗多采用逆向计划设计方案：调强放疗由 CT 成像的原理发现，当 X 射线管发出强度均匀的 X 射线穿过人体后，其强度分布与组织厚度和组织密度的乘积成反比；一般可先确定射线照到病变靶区、正常组织上产生的剂量分布，然后由此推算各个射野应贡献的束流强度。首先要依据病变靶区与周围重要器官组织的三维解剖特点，及期望的靶区剂量分布、危及器官（OAR）的剂量耐受极限，由计划者输入优化参数，计算出各个射野方向上需要的强度分布。在完成勾画轮廓、确定辐射野数目、入射方向后，先确定对 CT 影像中各目标区剂量。计划者以数学形式输入临床参数（即目标函数）、靶区剂量范围、危及器官的剂量限制，通过数学方法自动进行优化，在经过几百次以上计算与比较后，得出最接近目标函数并能实现的计划。

在患者影像获取、勾画轮廓、确定辐射野数目及方向上，IMRT、3D－CRT 相同，但它们的优化过程不同。IMRT 时，常把每一个辐射野分割成多个细小的野（也叫线束）。在制定计划时，按照靶区的三维形状和与相关器官间的解剖关系，对这些线束分配以不同的权重，使同一个射野内产生优化的、不均匀的强度分布，以便使通过器官的束流通量减少，而靶区的束流通量增大。

IMRT 也不是万能的，在制定调强计划时几乎总是有一些限度，有些剂量分布（或剂量一体积组合）无法真正实现。目前临床最佳要求、如何确定调强剂量目标的知识也有限。由于数学公式、计算机速度、时间的限制，常找不到最好的结果。还有各种不确定性，如患者每天相关的治疗位置、内解剖位置的变化、治疗期间器官变形、各个分次间的位移，都可影响 IMRT 的适用范围、功效。传输装置的剂量特性，如通过多叶光栅（ MLC）叶片的散射、透射，也可对 IMRT 的精度、可传输性产生某些限制。当前所用的剂量计算模式，在精度上都有局限性，有剂量计算误差。肿瘤受呼吸影响较大，位置移动较多，在实施 IMRT 时要小心。在组织补量的 IMRT 治疗中使用大分次剂量，可能会增大嵌在靶区内或紧邻的正常组织的损伤。IMRT 的高度适形可能导致病变的地理遗漏(如摆位不准确)、复发，尤其在位置、运动不确定的病变。这些局限性和风险表明，还要继续研究改进。

物理补偿法：用于 IMRT 的补偿器，可作为射野挡板的一部分，放在治疗机挡块托盘架上。由逆向计划系统根据目标函数的要求，计算出每个射野的强度分布形状、被补偿的组织厚度分布，并将数据输出到 PC 机控制的补偿器生成器，制成补偿器，可进行调强补偿。缺点是需要对每个射野都制作补偿器，费时费力效率低。治疗时每个照射野都需要工作人员进治疗室工作，摆位也不方便；补偿器作为一种滤过器，也会影响原射线的能谱分布。

用常规计算机控制多叶准直器(MLC)进行多个固定野调强治疗：加速器中 MLC 的设计目的是代替射野挡板，能在旋转治疗中调节射野形状跟随靶区，可在计算机控制下实现静态调强、动态调强；后两者都由逆向计划系统，先按目标函数要求，通过优化计算，得出射野强度分布。目标函数参数由计划者根据具体患者的临床要求输入到计划系统中，在治疗计划认可后，这些强度分布就被转换为叶片位置序列文件，然后传送到加速器的 MLC 控制系统中，在治疗时由调强控制系统控制叶片运动，实现这些调强分布。对调强而言，叶片宽度影响整个层面剂量。MLC 叶片宽度越小越好。目前国内的 MLC 一般只有 30 多对叶片，但国外，已经出现了 100 对叶片以上的 MLC 系统。

静态调强：静态调强是由逆向调强计划系统，根据临床数据，将各个射野要求的强度分布进行分级，利用 MLC 将每个照射野分成若干子野，每个子野内的强度是均匀的。由优化计算，赋予每个子野不同的权重，优化所有射野的子野，产生期望的治疗计划。治疗时各个子野按顺序实施治疗，叶片运动到第一个子野规定的位置停下，加速器出束，达到规定 MU 数时停下，然后叶片运动到下一个子野的规定位置停下，加速器再出束。如此进行下去，直到完成整个射野，所有子野的束流强度相加形成要求的强度分布。一般希望尽量减少子野数目、叶片运动次数、MU 数，以便保证剂量传送的精度；但子野太少，剂量分布常达不到调强要求。静态调强在每个子野照射结束后必须关断射线，才能转到下一个子野，由于加速器射线的开关动作，可带来剂量率稳定问题，从而对 AFC 系统提出了较高的要求；栅控电子枪能完全实现这种要求。静态调强剂量验证较容易，但需要的治疗时间较长。

动态调强：它利用 MLC 相对应的一对叶片的相对运动，实现对射野内强度的调节。在每个射野的照射过程中，由计算机系统按照调强计划给出的数据进行控制，在各对叶片作变速运动时，加速器不停地以变化的剂量出束，由此得到所要求的强度分布。治疗时每对叶片构成一个窗，在计算机控制下横扫过靶区。窗的开口和叶片运动速度，都按预定方案不断调节，以便产生需要的强度分布。在计划过程中，计算机计算叶片位置与每个射野出束时间的函数关系，将需要的强度分布转换为叶片位置。其技术特点是：一对相对的叶片总是向一个方向运动，并在运动过程中，不断形成各种形状的窗口(即子野)扫过靶区；每个射野都由上百个子野组成，滑窗开口、每对叶片的设置，都由一个程序控制。在相对的叶片间的窗口开到最大时，使用最大的叶片速度，这样可缩短治疗时间。需要参与射束传输的叶片数目，取决于靶区长度，靶区越长，涉及的叶片就越多。这种调强方法治疗需要的时间较短，而剂量验证工作比静态调强困难得多。

容积调强：它由加速器内置的标准 MLC 完成，将动态 MLC 与弧形治疗结合，用旋转射束实现优化的剂量分布；一般要先制定调强治疗计划，选择弧形射野数目、入射角度，由计划系统对射束的权重优化，计算出强度分布，再转换为 MLC 的驱动文件。在治疗中，机架围绕患者旋转，MLC 叶片位置每隔 10°变化一次，以便跟随靶区形状并与楔形板结合，进行多共面、非共面弧形照射野。最终的计划被输入到叶片序列发生器，直接复制每个射束的 MU 数，并通过 MLC 形成射束。MLC 处方被传送到 MLC 控制器，用于驱动叶片。在出束期间由程序控制加速器实施弧形治疗，同时控制 MLC，逐步完成一系列射野剂量。所有弧形射野的累计剂量分布，与计划期望的分布一致。机架围绕患者旋转时加速器是出束的，因此射束角相邻的照射野，不要求 MLC 叶片运动很长距离。在多数患者中，各个角度间的射野形状变化是缓慢的。为缩短出束时间，可用治疗机最高剂量率，配以最大机架放置速度。

步进式断层调强：它利用孔雀系统来进行；后者包括调强准直器 MIMiC，是一台电动气动式装置，可通过附件插槽，安装到加速器机头，形成细长的矩形射野（扇形束）。在机架放置时，利用 MIMiC 的开关，实现调强治疗。MIMiC 由两组钨叶片组成，每组 20 片，相对排列，每个叶片高 8cm，近源端宽 5cm，接近患者一端宽 6 cm，叶片在加速器等中心处投影约为 10 mm。相邻叶片间有凹凸槽，以减少漏射线。每组叶片形成的细长条矩形野，在等中心处的长度分别为 10 mm、20 mm。每个叶片由一个微型气动活塞独立控制，两组叶片同时独立运动，形成两个细长条矩形野。机架绕患者旋转一次，只能治疗两层（即 2cm），一般靶区长度都不只 2cm，要想治疗整个靶区，就要多次旋转机架，同时治疗床须连续向前步进，这种步进/旋转过程持续进行，直到治疗完整个靶区；这时 MIMiC 受气阀操纵运动；气阀打开后，高压气体推动活塞，使叶片进入射野；气阀关闭时，活塞内的低压气体反向拉回活塞，使叶片推出射野。活塞双向运动时间为 50 毫秒左右。按照治疗计划给出强度分布要求，通过计算机控制活塞停留在射野内的时间，能达到调强需要的强度分布。

MIMiC 本身有传感器和显示屏，可监测叶片运动速度和位置；在这种治疗方式时，床步进的控制精度，对相邻野剂量分布影响很大。为减少由相邻野不重合产生的不均匀性，治疗床步进的精度、可确定性非常重要。需专门有一个控制床步进的配合装置，以提供 0.5 mm 以内的可选步进。辐射束调制所需要的控制参数，也可从治疗计划得出，写在软盘上，作为 MIMiC 数据。MIMiC 中的控制系统，包括微处理器、机架角度传感器、叶片运动传感器。步进式断层调强方式治疗时间需要很长，而且由于使用气动阀门，治疗时发出很大噪声可能使得患者会感到不舒服。

IMRT 能地提高靶区剂量分布的均匀性。乳腺的形状较不规则，射线通过肺后可产生组织不均匀性差异，能导致切线野难以达到均匀的剂量分布。尤其在乳房体积较大、乳房下垂者，剂量不均匀性常更明显。有人比较标准楔形放疗、调强放疗的剂量分布，结果发现，在标准楔形放疗组中，相当部分的靶区剂量高于处方剂量的 105%，而在 IMRT 组中，只有 4%的靶区剂量高于处方剂量的 105%。剂量-体积直方图表明，IMRT 能使高于 105%处方剂量的靶区体积能减少10.7%。标准楔形放疗组的平均剂量为 101.6%，而 IMRT 组的平均剂量为 99.6%。最大照射剂量可从 111%降低到 106%。

IMRT 可有效减少靶区周围正常组织及重要器官的受照剂量与容积，从而减少其放射损伤。心脏、肺、甲状腺、肱骨头、乳头等，可得到较理想的保护，胸壁、锁骨上下区域、腋窝等，可得到较理想的剂量分布。相对于标准切线野部分心脏受到全量照射，调强放射治疗使心脏受到的平均 Gy 较低。选择合理的射线源，可减少瘤床外乳腺组织、肺脏、心脏受高剂量照射，降低并发症的发生。IMRT 适形指数高于 3D-CRT，IMRT 重要器官的照射量常低于 3D-CRT。

目前全乳放射治疗，仍以常规切线野技术为主流方法，随着医疗水平的提高和 IMRT 技术方法的不断完善，IMRT 在乳腺癌的治疗中将发挥更加重要的作用。专家估计，到 2020 年，计算机控制的精确适形调强放疗技术将成为临床应用标准，IMRT 将提高患者生存率，改善患者生存质量。

三、乳腺癌分子靶向治疗研究进展

分子靶向治疗是针对可能导致细胞癌变的靶点，如原癌基因、抑癌基因、信号通路、细胞因子及受体、肿瘤血管形成等，从分子水平逆转恶性生物学行为，抑制肿瘤细胞增殖。

1. Her－2 家族靶向治疗药物

(1)作用于 Her－2 胞外域(ECD)的抗体

Her－2 与其他受体结合成异二聚体后，能使 Her－2 信号通路明显活化，能使 EGFR(表皮生长因子受体)在细胞膜过表达，促进乳腺癌细胞增殖。研究显示，20%～30%乳腺癌有 Her－2 基因扩增或蛋白过表达，与乳腺癌预后相关，对他莫昔芬、细胞毒性化疗药物易耐受，大剂量蒽环类、紫杉类药物疗效较好。

曲妥珠单抗能结合 Her－2 胞外域，能竞争性封闭配体结合区，阻断相关信号通路。有人治疗 15 000 例 Her－2 过表达乳腺癌患者，能获益。其治疗可贯穿乳腺癌的复发、转移、术后辅助治疗、术前新辅助治疗，可改变 Her－2 过表达乳腺癌的病程。

研究显示，曲妥珠单抗＋帕妥珠单抗，能治疗曲妥珠单抗治疗失败的患者，部分患者仍可临床缓解。但曲妥珠单抗也存在自身缺陷，仅限于治疗 Her－2 过表达患者，治疗持续时间有不确切性，有些患者在治疗中可产生耐药、心脏毒性。

(2)抗体-细胞毒分子耦合剂

抗体-细胞毒分子耦合剂，如曲妥珠单抗-微管聚合抑制剂 DM1 耦合剂(T－DM1)是靶向药物，能简化治疗程序，代表了靶向药物的新方向。T－DM1 单药疗效优于拉帕替尼＋卡培他滨(991 例乳腺癌患者)，T－DM1 单药组无进展生存期为 9.6 个月、总生存期为 30.9 个月；拉帕替尼＋卡培他滨组为 6.4 个月、25.1 个月。美国 FDA 已批准 T－DM1 治疗 Her－2 过表达晚期乳腺癌，可作为标准二线治疗药物。FDA 批准的其他药物为曲妥珠单抗(1998)、拉帕替尼(2007)、帕妥珠单抗(2012)。

(3)小分子酪氨酸激酶抑制剂

小分子酪氨酸激酶抑制剂 TKIs，能可逆或不可逆抑制 Her－2 分子胞内区的酪氨酸激酶活性，从而抑制 Her－2 信号通路，抑制乳腺癌细胞增殖。

——拉帕替尼：它能同时抑制 EGFR、Her－2，能可逆性结合酪氨酸激酶的磷酸化位点，阻止 EGFR、Her－2 的磷酸化活化，抑制乳腺癌细胞增殖；可透过血脑屏障，治疗乳腺癌脑转移。研究发现，来曲唑＋拉帕替尼组、来曲唑＋安慰剂组的 PFS 分别为 8.2 个月、3.0 个月($P=0.019$)，来曲唑＋拉帕替尼组的 ORR/CBR 均提高；证实拉帕替尼可抑制 ER 信号通路，能恢复 ERα、PR、Her－2(＋)乳腺癌对内分泌治疗的敏感性。这说明多种靶向药物同时使用，可能提高疗效。

——帕妥珠单抗：它是一种新型 Her－2 重组单抗，能结合 Her－2 胞外区 Ⅱ 结构域，抑制 Her－2/3 形成异二聚体(二聚化抑制剂)，阻断 Her－2 信号通路，抑制肿瘤生长，对 Her－2 过表达、阴性乳腺癌都有效。2012 年美国 FDA 批准其联合曲妥珠单抗、多西他赛治疗 Her－2 过表达转移性乳腺癌。帕妥珠单抗＋曲妥珠单抗，治疗曲妥珠单抗治疗后病情恶化的 Her－2 过表达乳腺癌患者，可使 50%患者获益；能更全面地阻断 Her－2 信号通路；2013 年 FDA 又批准该方案作为新辅助治疗，可用于 Her－2 过表达高风险早期乳腺癌。

帕妥珠单抗注射剂：帕妥珠单抗是一种重组人源化单抗，结合 Her－2 胞外区Ⅱ结构域，抑制 Her－2 与 Her－3 等形成异二聚体，抑制 Her－3 使胞内酪氨酸激酶活化，抑制 PI3K/Akt 信号通路，抑制乳腺癌细胞增殖，有明显的抗肿瘤效果，可逆转由曲妥珠单抗引起的 Her－2 过表达乳腺癌患者的耐药。常与曲妥珠单抗、多西他赛联用，可治疗既往未接受抗 Her－2 治疗或化疗的 Her－2 过表达转移性乳腺癌患者。

剂量和给药方法：帕妥珠单抗只静脉滴注，禁止静脉推注；初始剂量 840mg，60 分钟静滴完；然后每 3 周 1 次，420 mg，30～60 分钟静滴完。剂型：420 mg/14 ml，每小瓶单次应用。

注意事项：给予妊娠妇女可危害胎儿。左心室功能不全时应监视 LVEF。可有输注相关过敏反应，要监视体征和症状。如发生输注相关反应，要减慢或中断静脉滴注，并给予适当治疗。

不良反应：常见(＞ 30%)的是腹泻、脱发、中性粒细胞减少、恶心、疲乏、皮疹、周围神经病。

(4)来那替尼

来那替尼是不可逆酪氨酸激酶抑制剂，可同时作用于 Her－1/2/4，对实体瘤治疗有效，较安全；对曲妥珠单抗、蒽环类、紫杉醇治疗失败，且 Her－2 过表达的转移性乳腺癌有效。对已接受曲妥珠单抗治疗者，来那替尼单药口服治疗 16 周的 PFS 率为 59%；对未经曲妥珠单抗治疗的患者，PFS 率为 78%；表明来那替尼疗效较确切。标准新辅助化疗＋来那替尼治疗 Her－2 过表达/激素受体阴性乳腺癌后，95%优于标准新辅助化疗，79%治疗有效，pCR 率为 56%；单纯标准新辅助化疗组为 33%；来那替尼治疗时，三分之一患者有 3 级腹泻。

2. 其他

索拉非尼为靶向抑制 Raf 激酶、VEGFR－1/2/3、PDGFR α/β、c－Kit、Flt－3 的口服小分子酪氨酸激酶抑制剂，能阻断肿瘤细胞增殖及血管生成，促进细胞凋亡。有人对 229 例进展转移性乳腺癌患者的Ⅱ期临床研究，采用索拉非尼＋卡培他滨治疗，能延长无进展生存时间、总生存时间。

中国有人认为，多西他赛/卡培他滨(TX)是 NCCN 转移性乳腺癌指南推荐的标准治疗方案之一；应比较 TX 方案＋后续卡培他滨维持用药和 NX 方案＋后续卡培他滨维持用药治疗转移性乳腺癌的疗效。206 例晚期转移性乳腺癌患者被分到 TX 组和 NX 组，都接受卡培他滨维持用药；结果发现，与 NX 组比，TX 组中位 PFS 更长(8.4 个月：7.1 个月，$P=0.0026$，HR ＝1.65)，中位 DOR 更好(7.8 个月：6.6 个月，$P=0.0451$)；TX 组的 OS 较长(35.3 个月：19.8 个月)，但无统计学意义。对 PFS 和 OS，年龄≥40 岁患者、绝经后患者、肿瘤内脏转移的患者更有可能从 TX 方案获益。TX 组肿瘤缓解率为 55.3%，NX 组肿瘤缓解率为 54.9%。与 NX 组相比，TX 组手足综合征发生率更高(47%：16.7%，$P<0.0001$)，但两组其他轻微不良反应的发生率相似。与 NX 方案＋后续卡培他滨维持用药比，TX 方案＋后续卡培他滨维持用药，可使晚期乳腺癌患者获得更长的 PFS 和 DOR，即使在先前接受过紫杉醇(新)辅助化疗的晚期乳腺癌患者中也是如此。

奥拉帕尼能靶向抑制 PARP1，增加肿瘤细胞对治疗的敏感性，促进肿瘤细胞凋亡，可应用于 BRCA1 基因突变的乳腺癌患者。研究表明，服奥拉帕尼治疗 54 例接受过化疗、BRCA1/2 基因突变、难治性乳腺癌患者，客观有效率(ORR)为 38%。

四、抗血管生成治疗乳腺癌研究进展

原发和转移性肿瘤的增殖、转移，都依赖于血管新生，并受血管生成刺激因子、血管生成抑制因子的调节。抗血管生成抑制肿瘤细胞增殖、转移，已成为肿瘤生物靶向治疗研究的主要方向。中药抗血管生成药物在乳腺癌治疗也取得一定的进展。

1. 肿瘤血管形成概述

1970 年有人首先提出肿瘤生长、转移依赖其血管新生。1990 年有人提出血管生成切换，将实体肿瘤生长分为血管前期、血管期；血管前期肿瘤直径常不超过 2 mm(这是血氧、营养物弥散所能到达的最大距离)、肿瘤细胞常休眠、无转移能力。肿瘤进入血管期后，能获得足够血供、营养，能分裂、生长、转移。

血管生成是复杂、连续的过程，有多种促血管生长因子及其受体、细胞外基质(ECM)、蛋白水解酶、细胞黏附分子等参与，其步骤包括：血管刺激因子间的平衡被破坏，促血管生成因子活性水平升高，促进内皮细胞、周细胞分化、增殖；血管基底膜中的基质金属蛋白酶、尿激酶型血纤溶酶原激活剂、组织纤溶酶原激活剂、丝氨酸蛋白水解酶等水平升高，降解基底膜与细胞外基质；内皮细胞膜上的黏附分子表达水平上调，如整合素 αvβ3，能活化钙离子信号通路，导致内皮细胞侵袭周围组织、迁移。促血管内皮生长因子的受体分子如 VEGFR－1/2、Tie－1/2 及 PDGF、bFGF、环氧化酶2、Ang-2等表达水平升高，这些受体与相关血管内皮生长因子结合后，能促使内皮细胞形成血管网。VEGF、血管生成素Ang-1/2能促进内皮细胞、周围细胞相互作用，完成血管重塑。

2. 促血管生成因子与乳腺癌发生、侵袭、转移

乳腺癌患者主要死于复发、转移，肿瘤血管新生起重要作用，为肿瘤治疗新靶点。研究显示，乳腺癌组织VEGF、bFGF、MVD水平升高时，血管新生，微血管计数(MVC)值升高($P<0.01$)；环氧化酶2、MMP-9水平升高，TIMP-1水平降低，促进肿瘤血管新生；Ang-2与EGFR有协同作用，能促进乳腺癌的形成、进展、转移。

3. 乳腺癌抗血管生成靶向治疗

1988年有人开始用血管生成抑制剂治疗肿瘤，目前已有至少30余种血管生成抑制剂进入临床试验；主要抑制血管生成因子、抑制内皮细胞增殖。

(1)抑制血管生长因子

VEGF促进内皮细胞增殖、迁移，与肿瘤血管新生、乳腺癌预后相关；高水平VEGF时，患者无病生存时间较短、总生存率较低，肿瘤体积较大、激素受体常阴性、常表达突变型p53、肿瘤细胞常分化不良。

——贝伐单抗(阿瓦斯汀)：是2004年在美国上市的人源化抗VEGF-A的IgG1单抗，分子量149kD，能与VEGF-A互补决定区结合，阻断后者与内皮细胞膜VEGFR(如该家族的Flt-1、KDR)结合，阻断信号通路，抑制肿瘤血管新生、转移。贝伐单抗+化疗能治疗晚期乳腺癌；贝伐单抗+辅助化疗可治疗三阴性乳腺癌。

对贝伐单抗或其产品的任一组分过敏的患者应禁用。最少应在手术后28天才开始贝伐单抗治疗。在开始贝伐单抗治疗时，手术切口应完全愈合。如患者在治疗前一年曾发生过较严重的心血管疾病，不要应用贝伐单抗。患者贝伐单抗治疗期间，应每2～3周监测一次血压、蛋白尿。

使用前应由专业人员无菌稀释。按5 mg/kg抽取贝伐单抗，加入100 ml 0.9%氯化钠注射液，4℃保存最长可达8小时；不应用糖溶液配制，不与糖溶液混合。首次应用贝伐单抗时，应在化疗后应用、静脉输注90分钟以上。如第一次输注耐受良好，第二次输注可为60分钟以上；如60分钟耐受良好，以后输注可在30分钟以上。

有人研究贝伐单抗+多西紫杉醇二线治疗转移性乳腺癌，结果显示，患者PFS较对照组延长；贝伐单抗规格有100 mg/4 ml、400 mg/16 ml；血清除半衰期为20天，达稳态血水平时间为100天。男性较女性有较高的血清除率；肿瘤负荷大的患者常有较高的清除率。

近年已有6个贝伐单抗+化疗的大型研究，结果提示，与单纯化疗比，贝伐单抗(每2周10mg/kg)+化疗，能使PFS较单纯化疗组提高(5.9个月：11.8个月)，使ORR较单纯化疗组提高(21.2%：36.9%)，而OS没有改善；一些荟萃分析提示，贝伐单抗+化疗方案不能提高总生存期(25.2个月：26.7个月)，故美国FDA于2011年以此为理由，撤销了其转移性乳腺癌适应证的许可。目前使用贝伐单抗时，缺少预测其药物活性的生物或临床指标；可发生严重不良反应，如高血压、充血性心衰、血栓等。因此要研究以生物标记为基础，筛选从贝伐单抗治疗获益的乳腺癌人群。

有人认为，在Her-2阴性、未接受化疗的乳腺癌患者，贝伐单抗+化疗可能改善OS、ORR、PFS。有人治疗1889例Her-2阴性、T3/T4a-4b、淋巴结阳性乳腺癌患者(1/3为三阴性乳腺癌)，与单纯化疗组比，贝伐单抗(每3周15mg/kg)+化疗组新辅助治疗时的病理完全缓解率，一般无统计学差异。

贝伐单抗明显的不良反应有高血压、出血、蛋白尿、动静脉血栓栓塞、胃肠道瘘等。在贝伐单抗+化疗组中，3～4度高血压的发生率为4%～18%，而常规化疗组则<2%；3～4度出血(主要是鼻出血)发生率为5.4%，蛋白尿为2%～4%，静脉血栓为7.3%，充血性心衰为1.6%，胃肠道瘘

为 0.8%。贝伐单抗可能要应用于经选择的乳腺癌患者;VEGFR 特殊基因型乳腺癌患者,使用贝伐单抗可能有效。

——Angiozyme 是人工合成的核酶,降解 VEGF-A 受体 Flt-1 的 mRNA;乳腺癌患者耐受性良好,无明显毒副作用;Ⅱ 期临床试验治疗 Ⅳ 期转移乳腺癌患者,发现可减少血中可溶性 VEGFR-1;但还要进一步研究。

(2)抑制血管内皮细胞增殖及促进血管内皮细胞凋亡

血管内皮细胞增殖是血管生成的首要步骤。抑制内皮细胞增殖药物,可抑制内皮细胞增殖,促进其凋亡,以血管生长抑素、内皮抑素最为重要。

——血管生长抑素(AS):是血浆纤溶酶原的内部片段,可对抗 bFGF 的促血管内皮细胞增殖作用,抑制表达 VEGF,抑制内皮细胞迁移,促进其凋亡。血管生长抑素是一种血管新生的抑制蛋白,可抑制内皮细胞迁移和管状形态的产生,是肿瘤转移的有效抑制剂。

——血管内皮抑素(ES):是一种肿瘤内源性血管生成抑制剂,可抑制肿瘤血管内皮细胞增殖、迁移,诱导内皮细胞休眠,抑制 VEGF 诱导血管新生;作用较强、效果较好,且为广谱。

我国研发了重组人血管内皮抑素 YH-16(恩度),2005 年上市,临床联合 NP 方案治疗晚期非小细胞肺癌有效;现已进行乳腺癌的临床试验,作用与时相相关,血水平与静脉滴注剂量相关。

一般恩度+NP(长春瑞滨、顺铂)化疗方案联合治疗时,每次给予 7.5 mg(1.2×10^5 U)/ m^2,用时将本品加入 250~500 ml 生理盐水中,匀速静脉滴注 3~4 小时,连续给药 14 天,休息一周,再继续下一周期治疗。通常可进行 2~4 个周期的治疗。临床推荐在患者能耐受的情况下可适当延长使用时间。个别患者有一过性心律失常、心前区闷痛。注射液为每支 15 mg/3 ml(2.4×10^5 U),4℃ 避光保存。

恩度是我国自主研发的一类抗肿瘤新药,与美国生产的血管内皮抑素比,有以下特点:在母体的 N-端添加 9 个氨基酸残基,使血清除半衰期延长,提高生物活性和稳定性;纯度超过 99%;质量稳定。

恩度是重组人血管内皮抑制素注射液,为无色澄明液体,pH5.5。为血管生成抑制药,能抑制内皮细胞增殖、迁移,抑制肿瘤血管新生,抑制肿瘤细胞增殖、转移;能使连接蛋白 Shb 磷酸化,下调抗凋亡的 Bcl-2、Bcl-xL 的表达水平,诱导内皮细胞凋亡;可抑制内皮细胞的整合素依赖性迁移,抑制表达周期素,导致内皮细胞在 G1 期阻滞。

注意事项:过敏体质或有过敏史者慎用;有严重心脏病史、充血性心衰病史、高危心律失常、需药物治疗的心绞痛、心瓣膜疾病、心肌梗死病史、顽固性高血压者慎用。使用过程中应定期心电检测;临床使用时,注意勿与可能影响本品酸碱度的其他药物混用。

临床疗效:2007 年有人用恩度+NP 化疗方案,治疗晚期非小细胞肺癌较有效;能减少不良反应,避免化疗药物耐药,有协同作用,临床受益率 66.7%;治疗多种晚期恶性肿瘤,RR 为 13.3%。

(3)抑制血管内皮细胞侵入、迁移、黏附

马马司他(Marimastat)是新一代人工合成的基质金属蛋白酶(MMP)抑制剂,是进入Ⅱ期临床试验的口服 TIMP,有抗肿瘤作用;已经上市,可抑制 MMP-1/2/3/5/6/7/9/13/14。

新伐司他是 MMP 抑制剂,是鲨鱼软骨提取物 AE-941 的衍生物,抑制 MMPs、VEGF、bFGF,抑制血管生成,促进内皮细胞凋亡,可口服。在乳腺癌骨转移模型中,能抑制骨转移,在临床试验中,单用或与化疗联用,都是治疗乳腺癌的有效药物。正在进一步研究中。

(4)内皮毒素

内皮毒素能干扰血管内皮细胞的游走,阻断血管生成。整合素尤其 αγβ3 对内皮细胞游走、内皮细胞功能有重要作用。单抗 Vitaxin 阻断 αγβ3,可抑制肿瘤血管新生,毒副作用较小,有一定疗效。

(5)环氧化酶 2 抑制剂

赛莱昔布(Celecoxib)能抑制环氧化酶 2,抑制乳腺癌的发生,使乳腺癌的肿瘤数目及体积明显减小。赛莱昔布主要经细胞色素 p450 2C9 代谢；一般给予 100 mg，每天 2 次；3 小时血水平达峰值。赛莱昔布每片 0.1 g、0.2 g。

用法用量：在决定使用本品前，应仔细考虑本品和其他治疗选择的潜在利益和风险。根据每例患者的个体情况、治疗目标，在最短治疗时间内使用最低有效剂量。进食的时间对此使用剂量没有影响。一般每次 100～200mg，每天 1～2 次口服。肝功能损害患者剂量应减少 50%。不建议严重肝功能受损患者使用本品。

不良反应：8500 例患者接受每天 200mg，6 个月或以上不良反应导致的停药率是 7.1%，安慰剂组为 6.1%。常见消化不良、腹痛(0.8%、0.7%，安慰剂组 0.6%、0.6%)。发生率大于 2%的不良反应有便秘、吞咽困难、高血压加重、衰弱、疱疹感染、ALT 升高、肌酐增高、厌食、焦虑、贫血等。

4. 中药抗肿瘤血管生成

近年来，有人研究中药有效成分抑制肿瘤血管新生的作用机制。实验证实，土贝母苷甲、苦参素、雷公藤红素、人参皂苷 Rg3、去甲斑蝥素等，能抑制肿瘤血管新生，抑制肿瘤生长、转移。参一胶囊有效成分为人参皂苷 Rg3，是我国批准的第一个抗血管生成药物，能抑制 MMP、VEGF 的表达；对 484 例乳腺癌、肝癌患者，参一胶囊＋化疗联用，能提高化疗疗效，改善临床症状，提高免疫功能。

康莱特注射液(KLT)是薏苡仁甘油酯的注射剂，已获准应用，是双相广谱非细胞毒性抗癌药物，能使癌细胞停滞于 G2/M 期，上调 p53 表达，下调 Bcl－2/MUC1 表达，诱导细胞凋亡，抑制肿瘤血管新生；抑制肿瘤生长、转移。康莱特注射液＋新辅助化疗联用，可提高疗效，减轻对化疗的不良反应，改善生活质量。抗血管生成药物对乳腺癌的治疗有广阔的应用前景。但抗血管生成药物的疗效的评价，尚需设计严谨的前瞻性临床随机试验来加以证实。

附录　2012 版美国国立综合癌症网络乳腺癌指南更新要点

欧美国家多学科专家团队，整合了最新有指导意义的临床研究结果，制定了 2012 年美国国立综合癌症网络 NCCN 乳腺癌综合治疗指南，内容已更新。

1. 化学治疗

2009 年一些指南开始将术后辅助化疗方案分为优先选择方案和其他方案，优先原则根据临床试验制定。2012 年 NCCN 指南认为，浸润性乳腺癌辅助化疗，不再优先推荐多柔比星＋环磷酰胺(AC)方案；首次将 AC 方案移出浸润性乳腺癌优先选择辅助化疗方案之列。

2. 内分泌治疗

(1)辅助内分泌治疗持续时间延长

对绝经前乳腺癌患者应用他莫昔芬辅助内分泌治疗，2012 年 NCCN 指南推荐治疗时间由原来的 2～3 年延长至 5 年(Ⅰ类推荐)；绝经后继续使用芳香化酶抑制剂 5 年；仍为绝经前，则不进行进一步内分泌治疗。对绝经后乳腺癌患者，2012 年 NCCN 指南新推荐，其可接受芳香化酶抑制剂治疗 2～3 年(Ⅰ类推荐)，继续服用他莫昔芬至共治疗 5 年(Ⅰ类推荐)；绝经前已经应用他莫昔芬 2～3 年的绝经后患者，改服芳香化酶抑制剂 2～3 年延长至 5 年(Ⅱb 类推荐)。此更改延长了辅助内分泌治疗时间，无论绝经前后，各自阶段的治疗的时间均应以 5 年为节点，而不再推荐两者累计达到 5 年的方案。

(2)依维莫司可用于转移性乳腺癌的内分泌治疗

研究发现，mTOR 抑制剂依维莫司＋内分泌治疗，有抗乳腺癌活性。2011 年有人报道，与应用单药依西美坦比，724 例 ERα/PR 阳性、Her－2 阴性、接受过非甾体类芳香化酶抑制剂治疗的转移性乳腺癌患者，依维莫司＋依西美坦联用，可延长中位无疾病进展时间 4.1 个月，中位无疾病进展时间为 10.6 个月(明显延长)，3～4 度不良反应发生率有所增加，主要为口腔炎症、贫血、呼吸困难、高血糖、疲劳、肺炎。故 2012 年 NCCN 指南推荐，该类转移性乳腺癌患者，可考虑使用依维莫司＋依西美坦治疗。国内有人考虑人种不同，目前依维莫司作为中国人的抗乳腺癌药物，故仍然需要进一步研究。

哺乳动物西罗莫司靶蛋白 mTOR，是 PI3K/ Akt 下游重要的丝氨酸-苏氨酸蛋白激酶，可被 Her 家族生长因子受体、胰岛素样生长因子 1、Ras 激活，促进乳腺癌细胞增殖，使肿瘤细胞对曲妥珠单抗、他莫昔芬抗药。mTOR 抑制剂依维莫司可提高乳腺癌治疗的效果，能抑制肿瘤细胞增殖，抑制肿瘤血管新生，有抗肿瘤效应。近期有人研究 111 例绝经后激素受体阳性、Her－2 阴性、对芳香化酶抑制剂治疗抵抗的转移性乳腺癌患者，与单药组比，他莫昔芬＋依维莫司组 6 个月的临床获益率从提高 19%。至疾病进展时间延长 4.1 个月。

3. 内乳淋巴结放疗更受重视

临床上内乳淋巴结虽有较高受侵率，但复发率很小。一些临床试验认为，内乳淋巴结放疗，可改善早期乳腺癌患者预后。2012 年 NCCN 指南指出：Ⅲ A(仅 T3N1M0)期或以下的浸润性乳腺癌患者，只要发现阳性腋窝淋巴结，在化疗后行胸壁＋锁骨上、下淋巴结引流区放疗或其他局部治疗的基础上，均应考虑进行内乳淋巴结放疗；腋窝淋巴结阴性、肿瘤＞5 cm、切缘阳性的患者，考虑内乳淋巴结放疗(Ⅱb 类推荐)。但反映中国女性现状的数据仍十分缺乏，彻底解决争议需要更多的临床试验。

4. 随访监测

(1)新增转移性乳腺癌监测原则

2012 年 NCCN 指南新增了对转移性乳腺癌的监测，包括：综合症状的定期评估、体格检查、常规实验室检查、影像学检查、在有条件的情况下化验外周血中生物标志物。监测结果可分为：缓解、持续缓解、疾病稳定、无法确定疾病状态、疾病进展；对此处的疾病进展做出定义，包括：疼痛/呼吸困难等症状加重、体力状态下降、无法解释的体重减轻、碱性磷酸酶/ALT/AST/胆红素水平升高、高血钙、放射学发现新病灶或陈旧病灶增大、功能影像学(骨扫描、PET－CT 等)发现新的异常病灶、肿瘤标志物水平升高。

2012 年 NCCN 指南提倡使用广为接受的 WHO 和 RECIST 标准，评估疾病的缓解、稳定、进展。对最佳的监测频率、复查时间，目前正在研究中。监测的频率应满足及时发现病情进展的需求，同时避免过度检查。专家组根据临床试验，力图寻求最佳的平衡点，根据肿瘤大小、生物学分型、接受治疗时间等因素，提供了个体化监测时间表。

表 35－1 转移性乳腺癌个体化监测时间表

监测项目		治疗前基线检查		化疗内分泌治疗是否为疾病进展内容
症状评估	必须监测	每周期前监测	每 2～3 个月监测	是
体格检查	必须监测	每周期前监测	每 2～3 个月监测	是
体力状态	必须监测	每周期前监测	每 2～3 个月监测	是
体重情况	必须监测	每周期前监测	每 2～3 个月监测	是
LFTs、CBC	必须监测	每周期前监测	每 2～3 个月监测	是
胸腔(或腹/盆腔) CT	必须监测	每 2～4 月监测	每 2～6 个月监测	是
骨扫描	必须监测	每 4 个月监测	每 4～6 个月监测	是
PET－CT 选择性监测	尚不清楚	尚不清楚		具有参考价值
肿瘤标志物	选择性监测	选择性监测	选择性监测	具有参考价值

(2)重新检测转移灶 ERα、PR、Her-2 十分必要

研究显示,乳腺癌转移灶的 ERα、PR、Her-2 表达状态可与原发灶不相一致,ERα 阳性转为阴性的比例为 21%～31%,ERα 阴性转为阳性为 8%～60%,Her-2 发生改变为 3%～8%。

2012 年 NCCN 指南认为,ERα、PR、Her-2 可在转移灶中发生改变,重新检测转移灶 ERα、PR、Her-2 十分必要;对 ERα、PR、Her-2 状态未知、原发灶检测结果阴性、没有过度表达的肿瘤,要再次活检予以确认。

5. 检查方法推荐以 ^{18}F-FDG 作为 PET-CT 的显像剂

目前应用于该项检查的显像剂,有结合型显像剂、血流和血容量显像剂、代谢型显像剂,有 20 余种,成像原理、诊断率也各有千秋。目前的代谢型显像剂 ^{18}F-FDG 在临床应用率已达 95%,由于其对各期乳腺癌均具有较高诊断价值,且有助于化疗方案的制定,2012 年 ^{18}F-FDG 指南明确推荐 PET/CT 应以 ^{18}F-FDG 为显像剂。

(钱立庭　余元勋　温晓妮　张华军)

进一步的参考文献

[1]DURU N. Breast cancer adaptive resistance: HER2 and cancer stem cell repopulation in a heterogeneous tumor society[J]. J Cancer Res Clin Oncol,2014,140:1-14.

第三十六章　乳腺癌 Her－2 检测

Her－2 是一种癌蛋白，据统计，Her－2 在 20%～30%乳腺癌中过度表达，乳腺癌常有 Her－2 基因扩增；与乳腺癌转移、治疗、预后相关。Her－2 已成为乳腺癌中的研究热点。

目前中国网上已公开发布 2014 年中国乳腺癌 Her－2 检测指南、2013 年美国乳腺癌 Her－2 检测指南、通过质控评价规范乳腺癌 Her－2 免疫组化检测、乳腺癌 Her－2 检测的现状及存在的问题、乳腺癌 Her－2 检测的必要性、亮视野原位杂交技术在乳腺癌 Her－2 检测中的应用、改良荧光原位杂交技术检测乳腺癌 Her－2 基因、乳腺癌 Her－2 检测技术的临床应用等资料，有较高的临床指导价值，详细内容可由网上获得。

一、Her－2 与乳腺癌的关系研究进展

1. Her－2 的生物学特性

(1)Her－2 基因的发现

1982 年有人发现一种新的 neu 癌基因，即表皮生长因子受体 Her－2 基因。1987 年有人在 189 例乳腺癌中，首次报道 Her－2 基因扩增，并指出该基因扩增与乳腺癌患者生存期负相关。

(2)Her－2 的结构

人类表皮生长因子受体，是一个有酪氨酸激酶活性的蛋白质家族，成员有：Her－1(EGFR)/2/3/4，共同调节表皮生长因子受体信号通路，调节乳腺细胞生长及分化。Her－2 基因位于 17 号染色体 q21 上；Her－2 是分子量 185 kD 的跨膜糖蛋白(p185)，分子内有：胞外区(ECD)、跨膜区、细胞内区(ICD)；ECD 主要有 2 个配体域(RLD)、2 个富含半胱氨酸域。

(3)Her－2 生物学功能

迄今未发现与 Her－2 高亲和力结合的配体。Her－2 单体没有活性，与 Her－1/3 等形成二聚体后，Her－1/3 可结合 EGF 等配体，再活化 Her 信号通路。Her－2 过度表达时相关信号通路活化，能促进表达 Ras、p34、cdc2、EGFR，减少紫杉醇、肿瘤坏死因子 α 引发肿瘤细胞凋亡，能促进肿瘤细胞耐药、存活、增殖；还能上调血管内皮生长因子(VEGF)、血管通透性因子(VPF)的水平，促进肿瘤血管新生，增强肿瘤细胞侵袭力等。Her－2 在乳腺癌等多种肿瘤中过表达，是重要的肿瘤标志物；有人采用表达载体 pMH3 转染 Her－2 基因，使乳腺癌细胞能稳定高水平表达 Her－2、有很强的成瘤性和转移能力；给予曲妥珠单抗，能抑制乳腺癌细胞增殖。

2. Her－2 检测

研究 Her－2 基因水平的方法有：Southern 印迹、显色原位杂交(CISH)、PCR、荧光原位杂交(FISH)等方法，能检测乳腺癌 Her－2 基因扩增的水平。研究 Her－2 蛋白水平的方法有：免疫组化法(IHC)、蛋白印迹法、酶标免疫法(ELISA)等方法。目前临床上常用的方法为：ELISA、IHC、FISH。ELISA 法可检测乳腺癌患者血清、新鲜组织中的 Her－2 蛋白水平，但不适用于石蜡包埋组织。

免疫组化法是临床常用的 Her－2 蛋白水平检测技术；但可受多种技术变量的影响，如标本固定、保存、抗原修复、第一抗体灵敏度和特异度、染色结果评定、操作者的经验等，可使检测结果不够稳定，特别是对 Her－2 轻/中度表达水平升高的样本，较易出现假阴性。

FISH 方法较灵敏，有高度的可重复性、可靠性；能用于检查细胞核型、染色体数目、相关基因数目，可确定肿瘤细胞的来源，但价格较昂贵，操作技术较复杂，目前还不能普及开展。

鉴于多种因素均可导致检测结果的误差，2006 年国内制订《Her－2 检测指南》，指出检测中易出现误差的环节、内外质控、保证程序，旨在使 Her－2 检测的操作程序、对结果的判读标准化，提高 Her－2 检测的可重复性、准确性。

目前中国网上已公开发布 2014 年 ASCO 乳腺癌 Her－2 检测指南、2012 年中国 Her－2 阳性乳腺癌临床诊疗专家共识等，有较高的临床指导意义，详细内容可由网上获得。

3. Her－2 基因与乳腺癌的关系

（1）Her－2 在乳腺癌发生中的作用

研究显示，在成人正常组织中，Her－2 基因常以单拷贝存在，表达水平较低。在侵袭性乳腺癌中，乳腺癌细胞 80％有 Her－2 基因拷贝数增加（基因扩增），20％有 Her－2 过度表达；能促进乳腺癌细胞合成 DNA、加快增殖，增强侵袭力，促进转移、成瘤，促进乳腺癌发生发展。

（2）Her－2 影响乳腺癌的预后和复发

Her－2 在乳腺癌中的表达水平，与临床分子分型、疾病分期、病理类型相关。Her－2 过表达，与乳腺癌块直径大于 3 cm、组织学分化较差、预后较差、肿瘤复发等相关。有人研究 15248 例乳腺癌患者，发现大部分患者的 Her－2 过表达水平，可作为判断乳腺癌预后差的指标，价值比激素受体、肿瘤大小高。

在有淋巴结转移的乳腺癌患者中，Her－2 过表达乳腺癌的预后，常差于 Her－2 阴性者。Her－2 过表达与乳腺癌细胞 DNA 非整倍体、p53 突变率高、ERα/PR 阴性、细胞增殖率高、原位等管癌发展成浸润性乳腺癌等相关。

4. Her－2 与乳腺癌治疗

Her－2 是对乳腺癌靶向治疗的靶。1998 年美国批准曲妥珠单抗治疗 Her－2 过度表达的乳腺癌，通过选择性与 Her－2 结合，抑制 Her－2、EGFR 信号通路，促进 Her－2 内吞、降解，可通过 ADCC 作用聚集免疫细胞攻击乳腺癌细胞，下调血管内皮生长因子水平，抑制转移；单用曲妥珠单抗对 Her－2 过表达患者有效率在 17％～35％，毒性较小、可耐受，能克服 Her－2 过表达乳腺癌细胞对化疗、放疗、内分泌治疗的耐药，增加其他辅助化疗的疗效。

有人研究 213 例 Her－2 过表达乳腺癌患者（蒽环类、紫杉醇不能继续治疗），改用曲妥珠单抗单药后，随访 11 个月，总有效率达 15％，中位缓解时间为 8.4 个月。曲妥珠单抗联用其他化疗药物或放疗，能取得较好的疗效，可延长患者生存期；可联用铂类、吉西他滨、长春瑞滨、卡培他滨、紫杉醇类、甲氨蝶呤、蒽环类，常优于单药治疗。

曲妥珠单抗缺点为：首次用药后，常可能出现发热、无力、恶心、呕吐等；但可在 1～2 小时内消失。严重的不良反应是心功能不全。在用曲妥珠单抗治疗乳腺癌出现疗效的 1 年内，常可出现获得性耐药（因曲妥珠单抗可阻止 Her－2 的磷酸化活化，从而可激活 Her－2 基因扩增，引发获得性耐药）。

帕妥珠单抗体是 Her－2 胞外结构域的单抗，帕妥珠单抗＋曲妥珠单抗联用，对 50％Her－2 过表达乳腺癌晚期患者、曲妥珠单抗耐药患者有效；表明两者有协同作用。2011 年有人报告，与曲妥珠单抗＋多西他赛比，乳腺癌手术前帕妥珠单抗＋曲妥珠单抗＋多西他赛联用，能明显改善患者的病理指数。

二、乳腺癌 Her－2 检测的进展

准确检测乳腺癌患者的 Her－2 状态对临床诊疗有重要意义。目前美国临床肿瘤学会(ASCO)等，推荐免疫组织化学(IHC)、荧光原位杂交(FISH)、亮视野原位杂交(BISH)3 种方法；各有优势和不足，但在有些情况下仍无法检测部分患者 Her－2 状态。银增强原位杂交(SISH)、多重连接探针扩增技术(MLPA)、定量反转录聚合酶链反应(Q－RT－PCR)、RNA 原位杂交(RNA－ISH)等新的检测方法，也不断应用到 Her－2 检测中，因其自身的独特优势，因而有很好的临床应用前景。近年乳腺癌组织中 Her－2 状态检测的方法大致包括：Her－2 蛋白水平的检测，如免疫组织化学；Her－2 基因水平的检测，如荧光原位杂交、亮视野原位杂交、多重连接探针扩增技术等；Her－2 基因转录水平的检测，如定量反转录聚合酶链反应、RNA 原位杂交等。

1. 乳腺癌 Her－2 检测的现状

目前国内外乳腺癌 Her－2 检测最常用的方法为 IHC、FISH。IHC 广泛应用，成本较低、操作较简单、耗时较短、可实现自动化检测、染色后切片便于存档，阅片时可同时检查组织形态，为乳腺癌检测 Her－2 基因扩增初筛常用的方法。IHC 是一种半定量的方法，易受到主客观因素影响，准确性、稳定性差于 FISH。

FISH 较 IHC 更特异、更准确、稳定性更高，尤其是双探针 FISH，在原来单一 Her－2 探针的基础上加入了 17 号染色体着丝粒探针(CEP17)作为内对照，已成为目前 Her－2 基因扩增检测的金标准。但 FISH 作为一门专业技术，其操作较复杂，信号判读时缺乏组织形态学参考，染色后的切片不易长时间保存，准确性还受 17 号染色体异倍体及肿瘤异质性等因素的影响；少数标本较少或前期处理不当，也可无法进行 FISH 检测。对 FISH 无法确定 Her－2 状态的标本，应选择其他方法(如 PCR、RNA－ISH 等)进行检测。

2. 乳腺癌 Her－2 检测的新进展

(1)亮视野原位杂交

亮视野原位杂交(BISH)是近十几年来出现的 Her－2 基因检测的新技术，主要包括显色原位杂交技术(CISH)、银增强原位杂交(SISH)等方法。2013 年 ASCO/CAP 等发布了乳腺癌 Her－2 检测指南，将 BISH 列为 Her－2 检测的新技术。

银增强原位杂交(SISH)可用于 Her－2 基因扩增的检测，主要是利用酶促反应原理，促进银离子沉积并凝固到 Her－2 基因的靶位点，而产生精确的显色信号。信号分析后，可获得 Her－2 基因状态的信息。它与 CISH 有一些共同优点，可在普通光镜下判读 Her－2 基因信息，同时可进行组织学评价，染色后的切片信号稳定便于长期保存等；较 CISH 准确度更高、耗时更少。与 FISH 比，SISH 操作步骤简单易掌握，可实现全程自动化检测，6 小时内可获得检测结果，符合临床要求；且评分标准完全可参照 ASCO/CAP 的评分标准。

SISH 分为单、双探针 SISH。单探针 SISH 的缺点类似于单探针 CISH，双探针 SISH 引入 CEP17 基因探针作内对照，已被美国批准用于 Her－2 检测。据文献报道，SISH 检测 Her－2 基因状态与 FISH 的符合率达在 87%～97%。SISH 可能在未来成为乳腺癌 Her－2 检测的常规方法。它也有一些不足，如检测成本较高、银染的 Her－2 基因信号为黑色而内对照 CEP17 基因信号是红色，造成信号对比不够清晰。

——显色原位杂交技术(CISH)：主要原理是用地高辛或生物素标记的探针，在肿瘤组织切片上进行杂交反应，显色后在普通光镜下定量检测 Her－2，与 IHC 比，CISH 特异性、准确性、稳定性更高；与 FISH 比，CISH 的优势是可在普通光镜下观察 Her－2 基因信号，同时能进行组织学评

价，操作较简单，染色后的切片信号稳定，便于长期存档。CISH 分为单、双探针型。

单探针 CISH 仅含有 Her-2 基因探针，信号单一，分辨率较低，可漏诊、误判，缺乏 CEP17 为内对照，无法排除单探针可能造成的假阴性（17 号染色体单体）或假阳性（17 号染色体多体）。双探针 CISH 在 Her-2 基因探针（绿色信号）的基础上，加入 CEP17 基因探针（红色信号）作为内对照，通过绿/红色信号的比值，来表示 Her-2 基因状态，能解决上述问题。单、双探针 CISH 的评分标准，均可参照 ASCO/CAP 指南中原位杂交（ISH）的标准；研究发现，CISH 和 FISH 总一致性为 98%。CISH 适合于无 FISH 检测条件的实验室。

2. 多重连接探针扩增技术

多重连接探针扩增技术（MLPA）的检测原理，主要为使用荧光标记的探针与 Her-2 基因 DNA 杂交，之后通过连接、PCR 扩增、产物经毛细管电泳分离、数据收集、数据用软件分析，得出检测结果。它操作简单，可实现自动化检测，成本较低、耗时较短、灵敏度较高、特异性较强；适用于检测已片段化的 DNA 样本，如中性福尔马林固定石蜡包埋的肿瘤组织样本，少量标本即可实现检测。在 Her-2 基因检测的同时，MLPA 可对 17 号染色体上不同区域的多个靶基因进行检测，有利于 17 号染色体非整倍体的检测。但 MLPA 也有缺点，如检测标本缺乏组织形态学的评价、DNA 提取中难免混有非浸润性癌组织的 DNA、可能受非靶序列 PCR 扩增产物的交叉污染等。研究发现，MLPA 和 FISH/CISH 有很好的一致性，是可靠的 Her-2 检测方法。对组织较少、无法进行 FISH/CISH 检测或需同时检测 17 号染色体多个基因的乳腺癌患者，可选择 MLPA 进行检测。

3. 定量反转录聚合酶链反应

定量反转录聚合酶链反应（Q-RT-PCR）检测 Her-2 基因的原理，是将 Her-2 基因 mRNA 反转录成 cDNA，再进行实时 PCR 反应，通过测定样品中特定 mRNA 含量，反映细胞内 Her-2 基因表达量。该方法有 PCR 的优点，成本低廉、特异性较强、灵敏度较高、操作较简单、能自动化检测等，尤其适合对新鲜冰冻组织进行检测，少量组织便可获得检测结果。但该技术缺点是在 DNA/ RNA 提取过程中，可混入非乳腺癌细胞成分，不能消除乳腺癌异质性、17 号染色体异倍体等对检测结果的影响；因组织固定等原因，可导致 Her-2mRNA 片段降解，操作中可有 RNA 酶污染，也可能干扰检测结果，造成检测结果不稳定。研究发现，Q-RT-PCR 检测 Her-2 基因扩增和 IHC 的一致率可达 97%；但也有研究表明，与 IHC/FISH 比，Q-RT-PCR 较易造成 Her-2 基因扩增的假阴性。Q-RT-PCR 因较少的标本便能进行 Her-2 基因的高通量检测，可能有较好的应用前景。

4. RNA 原位杂交

RNA 原位杂交（RNA-ISH）进行 Her-2 检测的原理，与 DNA-ISH 类似，通过使用地高辛、荧光素标记的探针，与被检乳腺癌组织中 Her-2mRNA 片段杂交，然后进行显色或激发光照射，在普通光镜、荧光显微镜下对 mRNA 信号进行定量，继而获得被检乳腺癌组织 Her-2 基因表达情况。RNA-ISH 是一种特异、敏感的检测方法，可对新鲜的冰冻组织进行快速检测，检测时需要标本量较少，检测全程自动化。但 RNA-ISH 也有不足，如检测标本 mRNA 可能降解、操作过程中可能受到 RNA 酶的影响、判读结果时缺乏组织形态学资料等。有人发现 RNA-ISH 与 FISH 和 IHC 的一致性分别为 96.5%、95.2%。所以 RNA-ISH 也可能是检测 Her-2 状态的一种比较可靠方法。

综上所述，准确检测乳腺癌患者 Her-2 的状态，是评估乳腺癌患者预后、制定有效治疗方案的先决条件，对乳腺癌的诊疗有重要作用。随着研究的深入，Her-2 检测技术也处于不断发展中。

目前 IHC、FISH、CISH 等常规的检测技术因自身的不足和 17 号染色体异倍体等局限性，而无法满足一些患者 Her - 2 的检测需求。因此不断发展和评估新的实用技术，如 SISH、MLPA、Q - RT -RCR、RNA - ISH 等弥补传统技术的不足，为临床诊疗工作提供参考，有重要意义。

附录　乳腺癌 Her - 2 检测指南

（一）前言

研究表明，一种受体型的酪氨酸激酶-表皮生长因子受体 2（Her - 2）在 20％～30％原发性乳腺浸润性导管癌中有基因的扩增、蛋白过度表达。Her - 2 阳性的乳腺癌浸润性较强，无病生存期较短，预后较差。2005 年一些指南指出，在乳腺癌风险级别评估因子中，虽然淋巴结状态仍是重要的因素，但 Her - 2 水平影响风险级别。当淋巴结阴性或只有 1～3 个淋巴结有转移时，如 Her - 2 过表达、基因扩增，则风险级别可分别由低升为中，中升为高。可把 Her - 2 水平作为乳腺癌药物（环磷酰胺、阿霉素、5 - FU、曲妥珠单抗）治疗的主要参考指标。曲妥珠单抗适用于治疗 Her - 2 过表达的乳腺癌，因此正确检测和评定乳腺癌的 Her - 2 水平较重要。

目前一般采用免疫组织化学（IHC）检测 Her - 2 过表达，应用荧光原位杂交（FISH）和显色原位杂交（CISH）法检测 Her - 2 基因扩增。鉴于多种因素（如标本的固定及保存、抗体或探针的选择、结果的判读、操作者的经验等）均可导致检测结果的偏差，2006 年我国一些病理学家，根据国内外最新的研究数据，讨论后达成共识，并制订《Her - 2 检测指南》（2006 年指南）；该指南强调检测中容易出现误差的环节、内部及外部质量控制和保证程序，旨在使 Her - 2 检测的操作程序和对结果的判读标准化，提高 Her - 2 检测的可重复性和准确性，更准确地筛选出适宜曲妥珠单抗等药物治疗的乳腺癌患者。

（二）检测时机

手术前穿刺活检或手术切除的肿瘤，经病理明确诊断为乳腺癌时，即可检测
Her - 2 蛋白和基因水平。复发和转移患者应再对复发癌、转移癌进行检测。

（三）实验室要求

Her - 2 蛋白、基因的检测，均应在有资质的实验室进行，须按照 2006 年一些指南的程序操作，保证结果可靠。Her - 2 基因扩增的检测，须应用 FISH 或 CISH。不具备 Her - 2 检测条件的单位，可按一些指南规定，妥善准备标本，提供给有检测资质的实验室检测。

（四）Her - 2 检测流程

乳腺癌标本一般先经 IHC 检测。IHC（＋＋＋）者，可提示临床医师，建议患者接受曲妥珠单抗等药物治疗[但有少数 IHC（＋＋＋）者，FISH 检测 Her - 2 基因无扩增]；IHC（＋＋＋）者须进一步应用 FISH 和 CISH，进行 Her - 2 基因扩增的检测。

（五）组织标本的制备

1）标本的类型：①新鲜（冷冻）标本；②针吸活检标本；③粗针穿刺标本；④外科手术标本。

2）标本的固定：从取材到固定的时间不超过 1 小时。固定时间以 12～48 小时为宜。不宜用微波快速固定组织。

3）固定液的类型：4 ％中性（磷酸缓冲）甲醛固定液。

4)标本的取材:取材厚度应<5 mm。

5)组织切片

——未染色的切片置于室温不宜超过 4～6 周,以防抗原丢失。

——用于 IHC 染色者以 3～5 μm 为宜,FISH 和 CISH 法以 4～5 μm 为宜;空气中略微干燥后应立即烤片(IHC :70 ℃ ,45～70 分钟;FISH :63℃ 过夜)。

——完成检测的切片,IHC 和 CISH 可按常规长期保存,FISH 应保存在－20 ℃ ,一般为 1～2 年。

——三种方法均应有 HE 染色切片作为对照。

(六)染色要求与结果判读

1. IHC

目前 IHC 是乳腺癌患者检测 Her-2 表达初筛最常使用的方法。用 IHC 的 EnVision 法检测,并根据 Her-2 蛋白表达的强度进行评分(0、1＋、2＋、3＋,2＋和 3＋视为阳性)。利用 IHC 染色结果判断 Her-2 蛋白过表达,最重要的是染色方法的标准化和结果的判断。建议使用美国 FDA 批准的试剂盒。

(1)影响染色结果的因素

除标本的制备外,染色应严格按各试剂盒的标准程序进行。应使用 Envision 法和高质量的 DAB 显色液以避免内源性生物素的影响。如果采用 IHC 自动染色机,须采用适合于该染色机的试剂盒。染色应有严格的、包括内部和外部的质量控制。须设阳性对照、阴性对照和空白对照,被检测切片中,癌旁正常乳腺上皮细胞,是很好的阴性内对照。

(2)结果判断

——先在 10 倍物镜下进行判读非常重要。

——注意细胞膜完全着色的癌细胞比例及着色强度。

——胞质着色应忽略不计。

——导管内癌(DCIS)的着色应忽略不计,只评定浸润癌的着色情况。

——正常乳腺上皮不应着色。

应使用美国 FDA 批准的 Hercep Test 评分系统。利用计算机图像分析对判读有益。结果判读标准(按每张切片计):

0,完全没有着色或少于 10 ％肿瘤细胞有细胞膜着色。

1＋,大于 10％肿瘤细胞呈现微弱、不完整的细胞膜着色。

2＋,大于 10％的肿瘤细胞呈现弱至中度完整的细胞膜着色。

3＋,大于 10％的肿瘤细胞呈现强的、完整的细胞膜着色。

2. FISH

FISH 是一种分子细胞遗传学技术,通过荧光标记的 DNA 探针与细胞核内的 DNA 靶序列杂交。在荧光显微镜下,于细胞、组织原位观察并分析细胞核内杂交于 DNA 靶序列的多种彩色探针信号,以获得细胞内多条染色体(或染色体片段)或多种基因状态的信息。

(1)Her-2 探针

目前进行 Her-2 基因状态检测的探针,绝大部分是同时含有 Her-2 基因(标记为橘红色荧光)和该基因所在的 17 号染色体着丝粒(标记为绿色荧光)序列的混合探针(应使用美国 FDA 已批准的探针)。

(2)质量控制

——内对照:使用上述同时含有 Her-2 基因和该基因所在的 17 号染色体着丝粒序列的混合探针。杂交的组织、细胞中有 75%细胞核显示出双色信号时,视为实验成功,并且红、绿信号互为对照,癌与非癌细胞互为对照。

——外对照:应选择 FISH 阳性和阴性的标本片(或采用厂家提供的探针对照片)作为外对照。

(3)观察程序

首先在 HE 染色切片上确认癌细胞区域,然后在 10 倍 物镜下,于 FISH 标本上找到与 HE 染色切片上相同的组织细胞结构,仔细观察信号;其过程为:在 40 倍物镜下扫描整张切片,观察是否存在 Her-2 表达的异质性,及标本的质量,满意的标本应是 75% 以上癌细胞核中都有杂交信号,然后于 100 倍物镜下,通过特异的单通道滤光片,观察癌细胞核的 FISH 结果,并进行信号计数和比值计算。

(4)结果判读

杂交信号计数:应选择细胞核大小一致、核的边界完整、二脒基苯基吲哚(DAIP)染色均一、细胞核孤立无重叠、绿色着丝粒信号清晰的细胞,随机计数 20～30 个癌细胞核中的双色信号。

判读标准:

——红色信号的总数与绿色信号的总数比值≥2 时,即为 Her-2 基因扩增,否则为无扩增。

——若红、绿两信号的比值>20 或众多信号连接成簇时可不再计算,即视为 Her-2 基因扩增。

——若比值介于 1.8～2.2,则需要再计数 20 个细胞核中的信号或由另外一个分析者重新计数。如仍为临界值,则应在 FISH 检测报告中注明。若 Her-2 基因扩增在不同癌细胞中存在异质性时,应在另一癌区域再计算 20～30 个癌细胞核中的红、绿信号值,报告其最大值,并加以注释。

在观察信号时,应根据情况随时调节显微镜的焦距,准确观察位于细胞核不同平面上的信号以免遗漏,并注意避免 G2 期细胞内的基因拷贝数目特征(4 个拷贝)可能导致的计数误差。

(5)评价 17 号染色体数目和意义

探针中标记为绿色荧光的是 Her-2 基因所在的 17 号染色体着丝粒,加入这个探针的目的是在检测 Her-2 基因的同时,检测 17 号染色体的数目。

Her-2 基因位于 17 号染色体上。约 47%乳腺癌存在 17 号染色体非整体性,即 17 号染色体不是正常的二体(2 条 17 号染色体),而是单体(1 条 17 号染色体)或多体(3 条或以上 17 号染色体)。

绿色探针可将 17 号染色体的非整体性和单纯的 Her-2 基因扩增,尤其是低水平的扩增区分开。当 Her-2 基因与 17 号染色体数目比值大于 2 时,即为 Her-2 基因扩增。

加入内对照,能排除单色探针(探针中仅有 Her-2 基因)可能造成的假阴性(17 号染色体单体)或假阳性(17 号染色体多体)。临床研究显示,具有这类遗传学特征的患者对治疗的反应和预后,与单纯的基因扩增常明显不同。

3. CISH

CISH 使用地高辛标记的探针,在甲醛固定、石蜡包埋组织的切片上进行杂交反应,再用鼠抗地高辛-抗体和辣根过氧化物酶-抗鼠抗体,进行免疫结合,

DAB 显色后,用普通显微镜亮视野下观察 Her-2 基因信号。相关研究显示,乳腺癌中 CISH 与 FISH 检测结果的符合率在 90%以上。

1)影响检测结果的因素

(1)技术方面

①加热预处理的温度和时间；② 消化时间的长短；③ 加热共变性时杂交液的蒸发；④ 杂交后洗涤是否干净；⑤ 苏木精对比染色的深浅。

(2)注意事项

①加热预处理的温度保证在 98℃ 以上，最好完全煮沸，时间 15 分钟 ；② 具体消化时间因组织的固定时间、固定方式、切片的厚度而异，建议消化时间 5～30 分钟；③ 杂交液滴加后，必须覆盖杂交膜，再用封片胶密封；④ 杂交后洗涤温度最低应在 75℃ 以上，最高不超过 80 ℃ ；⑤ 苏木精对比染色不可过深，否则会遮盖杂交信号。其中最关键的、最困难的是消化时间的掌握，消化不足会影响杂交效果，消化过度会破坏组织形态。

2)质量控制

参加本项检测的人员须经过 CISH 专门培训。每次染色必须设立严格的阴性、阳性对照（试剂盒中有阴、阳性对照片），被测切片中癌旁正常乳腺组织、间质细胞、淋巴细胞均可作为阴性对照。

3)镜下观察条件

普通显微镜亮视野下 40 倍物镜观察。

4)结果判断标准(按每张切片计)

——无扩增：大于 50％的肿瘤细胞每个核内有 1～5 个信号点。

——低复制扩增：大于 50％的肿瘤细胞核内有 6～10 个信号点。

——高复制扩增：大于 50 ％的肿瘤细胞核内有多于 10 个信号点或凝结成团块状、簇状信号颗粒。对杂交信号在 5～6 个、难以判断的标本，应经 FISH 重新检测。

（余元勋　徐　彬　李建平）

进一步的参考文献

[1]DURU N. Breast cancer adaptive resistance: HER2 and cancer stem cell repopulation in a heterogeneous tumor society[J]. J Cancer Res Clin Oncol, 2014, 140: 1-14.

第三十七章　乳腺癌的介入治疗

动脉灌注化疗栓塞是治疗局部进展期乳腺癌的一种方法，主要目的是获得局部手术切除的机会、控制临床症状，该方法已应用于临床，并获得较好疗效。有人根据国内外已发表的乳腺癌介入治疗相关文献，主要从乳腺癌血液供应、造影表现、介入治疗的术前准备、适应证、禁忌证、用药、并发症防治及治疗效果等方面进行归纳总结，为制订乳腺癌介入治疗指南提供一些参考。

目前 2010 年中国乳腺癌介入治疗指南的建议、2011 年乳腺癌诊治指南与规范、常见恶性肿瘤介入治疗指南、2013 年乳腺癌 St Gallen 共识、晚期乳腺癌介入治疗意义、局部晚期乳腺癌术前介入治疗与全身化疗的对比分析、介入联合手术治疗中晚期乳腺癌研究进展、Ⅳ期乳腺癌局部区域治疗的研究进展等资料，有较好的临床指导作用，详细内容可由网上获得。

一、乳腺癌介入治疗的基本内容

乳腺癌是女性最常见的恶性肿瘤之一。早期乳腺癌治疗以手术切除辅以放化疗、内分泌治疗为主，而晚期（Ⅲ 期或 Ⅳ 期）乳腺癌则以化疗、放疗、内分泌等综合治疗为主，旨在使肿瘤降期，获得手术切除机会或者控制局部病灶，提高患者生活质量和延长生存期。乳腺癌是对化疗敏感的实体瘤之一，符合动脉灌注化疗 3 个基本要素为：肿瘤有明确的供血动脉、肿瘤血管丰富、肿瘤细胞对药物敏感。

动脉内给药可提高局部药物浓度；同样的药物和剂量时，与全身化疗比，动脉内灌注化疗有较高的应答率、较低的不良反应率。20 世纪 60 年代有人将腋动脉切开置管，行晚期乳腺癌局部化疗，取得一定疗效。随后外科出现了尺动脉插管法，局麻下在患侧前臂远端做纵向切口，暴露尺动脉，切开并插入内径约 2 mm 的塑料软管至腋动脉，不断注入亚甲蓝溶液观察，当乳腺癌、腋窝淋巴结染色后固定，并保留导管，导管用肝素冲管保持通畅，然后注射化疗药物，结束后拔除导管，局部加压包扎。此方法虽然创伤较外科切开小，也取得了较好的局部控制效果，但存在患肢疼痛、手指麻木感、患肢前臂肌肉轻度萎缩、患肢功能障碍等并发症。

随着介入放射学技术应用的日趋成熟，临床开始采用经皮穿刺股动脉，插管至锁骨下动脉或肿瘤供血动脉，进行局部灌注化疗药物及栓塞。临床实践显示，这种方法较尺动脉途径并发症降低，可重复操作，导管定位较准确，临床效果较好。

1. 适应证和禁忌证

（1）动脉内灌注化疗适应证

主要适合于：① 局部晚期乳腺癌治疗或术前辅助降期治疗；② 局部复发的乳腺癌治疗；③ 不能承受大剂量全身静脉化疗或局部病灶放疗无效的患者。

（2）动脉内灌注化疗禁忌证

包括凝血机制障碍，对比剂过敏，严重心、肾、肝等功能障碍，全身衰竭等。

2. 方法

（1）术前准备

——了解患者一般状况，血压、脉搏等生命体征，完善血、尿、粪三大常规及肝肾功能、电解质、凝血功能的检查；行胸部 X 线片、腹部超声、心电图等常规检查，排除心、肺、肝、肾等器质性病变，了解糖尿病、高血压病史，如有糖尿病、高血压，应先采取相应措施。应作对比剂过敏试验。

——术前与家属、患者谈话，内容包括患者病情，手术目的和方式，治疗原理，术中、术后注意事项及可能出现的并发症，治疗费用等；签署手术治疗知情同意书、昂贵治疗费用告知书、化疗知情同意书。

——术前 4 小时禁食。并按常规术前肌内注射地西泮 10 mg。

——手术室应具备各种抢救药物、心电监护、氧气、吸引器、呼吸辅助装置等急救设备。

(2)操作程序

以 Seldinger 方法经皮穿刺股动脉，采用 Cobra 导管或猎人头导管，插管至病变侧锁骨下动脉，先行锁骨下动脉造影明确肿瘤供血动脉，然后超选择插管至肿瘤供血动脉。必要时可采用植入动脉药盒、埋入化疗泵的方法，进行长期多次动脉给药，较简便、安全，感染机会较小，可长期使用。

——乳腺癌血供：乳腺癌血供丰富多变。根据动脉血管造影，乳腺癌供血动脉可有胸外侧动脉、胸廓内动脉、肩胛下动脉、胸肩峰动脉、肋间动脉等，各动脉分支间有丰富的侧支吻合。其中以胸外侧动脉、胸廓内动脉最为常见，胸外侧动脉及其分支较粗，分布到乳腺的路程较短，乳腺癌时易增粗、扭曲，尤其是腋窝淋巴结肿大者。造影常可显示供血动脉分支明显增粗扭曲，乳腺肿块及淋巴结染色明显。在进行动脉灌注化疗前，应造影明确肿瘤的供血动脉，以进一步超选择插管；对病变范围较广的，可不予超选择插管而大范围灌注化疗药物。

——乳腺癌造影表现：主要在癌灶部位可见到不规则的血管染色团，边缘模糊，呈不均匀改变，并延续至静脉期。病灶内及周边有血管走行紊乱，扭曲，略增粗，粗细不均，终末细小动脉增多，呈网状。实质期内有团块状对比剂浓聚，中心呈低密度的不均匀改变，并延续至静脉期，有的可呈“血管湖”状，病灶边缘多与周围组织无明确边界。有时可见同侧腋下淋巴结的血管染色团，表现与原发灶相似，但边缘较清晰，染色密度比原发灶染色团均匀。

——药物选择：乳腺癌动脉灌注化疗可选用的化疗药物有蒽环类、紫杉类、长春碱类、铂类、烷化剂类、抗代谢类药物等。目前动脉内用药剂量，尚无相关的药代动力学及毒理学标准，用量主要参考全身静脉用量，一般相当于单个疗程全身静脉给药量的 70%～80%。常用的药物有 5－FU、表柔比星、丝裂霉素、顺铂、紫杉醇、吡柔比星、米托蒽醌、阿霉素、环磷酰胺等。

——灌注方法：插管至肿瘤供血动脉造影确认后，将每种化疗药物稀释至 100 ml 左右，分别缓慢推注，推注过程中注意和患者沟通，了解有无头痛、皮肤疼痛等不适。对肿瘤供血动脉超选插管困难或病变广泛的患者，可将导管超越椎动脉开口，置于锁骨下动脉，然后将加压袖带束于患侧上臂靠近肩关节处加压，压力以完全阻断肱动脉的血压为标准，这样暂时阻断肱动脉血流后灌注，可使化疗药物充分进入乳腺癌供血动脉，增加乳腺癌及腋窝局部药物浓度，提高疗效，又可减少化疗药物对远端肢体的刺激。在确保不会异位栓塞的情况下，可采用碘油、微粒、吸收性明胶海绵等栓塞剂，对肿瘤供血动脉进行栓塞，以提高疗效。

(3)术后处理

术后穿刺点加压包扎，平卧 24 小时；予以抗生素预防感染、水化、保肝、抑酸、止吐等对症处理，如应用顺铂等肾脏毒性较大的药物，需给予 2000 ml 以上的水化量。要监测患者血压、脉搏、呼吸等生命体征，观察穿刺肢体远端皮肤颜色、温度、足背动脉搏动情况。

(4)注意事项及并发症防治

乳腺癌介入化疗产生的并发症，主要与对比剂、穿刺、插管损伤、灌注化疗药物、栓塞等相关。

——即使术前碘过敏试验阴性，仍可有少部分患者在大量注入对比剂后出现不同程度的过敏反应，可于术中常规静脉给予地塞米松 10 mg。

——动脉穿刺可引起局部出血、血肿、感染、血管内膜损伤、假性动脉瘤等并发症。预防措施主要是避免反复穿刺股动脉，充分压迫止血、制动。

——锁骨下动脉插管过程中动作要轻柔，避免反复刺激颈内动脉、椎动脉等血管，防止血管痉挛、斑块脱落等导致神经系统症状。

——灌注化疗药物过程中，尤其是快速大剂量、高浓度化疗药物灌注，有时可引起化学灼伤所致的炎性反应性疼痛，导致患侧上肢、肩背部疼痛及皮肤损伤、发红、出水疱，诱发溃疡、坏死等。预防措施主要是避免导管误入正常皮肤血管，缓慢灌注化疗药物，灌注过程中与患者实时沟通，了解患者有无不适。

——化疗药物不良反应，主要表现为骨髓抑制和对胃肠道的刺激作用而导致的血细胞减少、恶心、呕吐等，毒性反应多在 Ⅱ 度以内，可对症处理。

——栓塞可引起疼痛、发热等栓塞综合征表现。必要时给予止痛、退热等对症处理，如栓塞剂反流至正常血管，尤其是椎动脉、颈内动脉、上肢动脉远端，可引起异位栓塞，甚至导致严重症状。因此栓塞过程中不可用力推注栓塞剂，应密切监视，杜绝栓塞剂反流。

3. 疗效及其评价

乳腺癌介入治疗，主要用于晚期局部进展期乳腺癌的术前治疗，优点主要有：① 减轻肿瘤负荷和组织反应性水肿，使肿瘤缩小；降低临床分期，提高手术切除率、降低复发率。②控制术前存在的局部微小癌及亚临床灶，抑制手术引发的肿瘤细胞增殖刺激，并对微小病灶有一定的杀伤作用。③动脉用药易使肿瘤局部达到有效药物浓度，可控制医源性转移；对无法手术、复发型乳腺癌，可提供一种控制肿瘤、减轻症状的方法。

临床乳腺癌肿块的测量，以触诊用卡尺测出的数据计算，同时参考 B 超、乳腺钼钯 X 线摄片检查结果。

(1)乳腺癌介入治疗疗效

——晚期乳腺癌动脉灌注化疗近期疗效：文献报道，在晚期乳腺癌接受动脉灌注化疗后的 1 至 4 周内，可获得 60%～100%的有效率，可观察到乳腺癌肿块、腋窝淋巴结缩小变软，活动度增大，皮肤色泽变淡等。症状缓解主要为疼痛缓解，止痛药停用或减量，皮肤表面溃疡修复，渗血停止，渗液减少，局部肿大淋巴结缩小。

日本有人评估动脉灌注化疗、全身化疗治疗局部晚期乳腺癌患者的效果，结果显示，动脉灌注化疗肿瘤反应率为 63.2%，明显优于全身静脉化疗的 40.9%；动脉灌注化疗患者白细胞减少、胃肠道反应的发生率较低。动脉灌注化疗还可联合栓塞剂（吸收性明胶海绵、碘油、微粒等）治疗乳腺癌，效果可优于单纯灌注化疗。

晚期乳腺癌介入治疗局部肿瘤的反应率、控制率较高，对不能手术切除的患者，动脉内灌注化疗可很好控制局部症状，并可能会获得手术切除的机会，提高手术切除率。

与同期未做介入治疗者比，乳腺癌术前介入治疗可缩短手术时间，减少术中出血。介入治疗对伤口愈合没有明显影响，不增加手术并发症，不良反应比全身化疗轻，可减轻临床症状，改善生活质量，特别是对白细胞、血小板抑制较小，不影响后续手术、放化疗等的治疗。

——晚期乳腺癌动脉灌注化疗远期效果：晚期乳腺癌术前行动脉灌注化疗，疗效能明显提高，患者复发时间明显延长，长期生存效果优于未行动脉化疗者。文献报道，对年龄超过 75 岁无法手术的局部进展期乳腺癌患者，单纯接受多次动脉灌注化疗时，临床毒性反应较轻，有 80%的应答率。治疗不影响患者日常生活，耐受性较好，平均生存期为 33.5 个月。

——复发型晚期乳腺癌介入治疗效果：复发型的晚期局部乳腺癌，指先前接受过手术、放疗、全身化疗治疗后、局部复发的乳腺癌。此类患者再次手术、放疗、全身化疗效果较差，难度较大，对此类患者采取介入治疗的方法，亦可取得一定疗效。研究显示，此类患者对动脉灌注化疗反应率为 25%～77%，主要表现为不同程度的疼痛缓解，皮肤表面溃疡修复，渗血、渗液减少；合并上肢水肿者，肿胀消失，局部肿大淋巴结常缩小。对局部进展期乳腺癌患者，经 1、2 次动脉灌注化疗后，可出现肿瘤缩小；而对复发的局部进展期乳腺癌，则需更多次动脉灌注化疗才会有效。对局部复发的乳腺癌患者，动脉灌注化疗是一种可供选择的有效、可耐受的治疗方法。

(2)乳腺癌介入治疗后肿瘤病理变化

动脉灌注化疗栓塞通过局部高浓度给药、栓塞肿瘤供血动脉，能使肿瘤坏死。介入治疗后的大体标本，可见肿块与周围组织分界较清楚，切面常呈灰白色，可见点状坏死。光镜下发现，乳腺癌细胞有不同程度坏死，被纤维组织代替，残存的癌细胞明显变性，间质有淋巴细胞、浆细胞浸润，癌细胞有不同程度的细胞核固缩、碎裂，细胞凝固、坏死，细胞间质轻/中度水肿、轻/中度纤维组织增生；所有癌灶均有炎性细胞浸润，且炎症反应呈中/重度变化。血管内膜增厚与血管炎普遍存在，以轻/中度变化为主，部分可见癌灶血栓形成。部分病理切片未找到癌细胞，仅见癌细胞形态改变。术前未行介入治疗的肿瘤则无上述变化。术前区域性动脉灌注化疗，可促进表达 Bax、抑制表达 Bcl-2，促进细胞凋亡，抑制细胞增殖。

二、乳腺癌数字减影血管造影及术前超选择性动脉化疗栓塞

有人研究乳腺癌的血供特点、术前超选择动脉化疗栓塞的临床价值，对 48 例经穿刺活检确诊的乳腺癌患者，采用术前数字减影血管造影(DSA)评估乳腺癌供血动脉分布，分别超选择插管化疗栓塞。结果发现，48 例患者 DSA 共发现 74 支明确供血动脉；单支供血 9 例，多支供血 39 例，主要以胸外侧动脉、胸廓内动脉为主。灌注化疗后手术切除的近期有效率(CR+PR)为 93.8%，中位缓解期为 17 个月，中位生存期为 38 个月。研究认为，乳腺癌的供血动脉与肿瘤的位置相关，外侧乳腺的乳腺癌主要由胸外侧动脉供血，内侧乳腺的乳腺癌主要由胸廓内动脉供血，乳腺癌术前超选择性插管、靶血管区域化疗栓塞，可提高化疗栓塞的针对性、术前介入治疗的疗效。中晚期乳腺癌术后高复发率、浸润转移，明显影响临床疗效；局部动脉灌注化疗，是一种新辅助化疗方法，可在短期内缩小肿瘤体积、降低肿瘤分期，提高手术切除率。

1. 乳腺癌的血供特点

乳腺癌为富血供肿瘤，特别是中晚期乳腺癌，由于肿块较大，常有淋巴结融合团块，病灶供血动脉增粗增多较明显，在肿瘤区能形成丰富的血管网络。随着肿瘤的生长，血管不断更新、数目增加，肿瘤侧动脉常比健侧粗 3 倍，毛细血管异常扩张。Ⅲ 期乳腺癌患者锁骨下动脉 DSA 时一般能显示，富血供肿瘤常以胸外侧动脉、胸廓内动脉为主，可分别联合肩胛下动脉、胸肩峰动脉、肋间动脉等共同供血(占 81.25%)，单支动脉供血占 18.75%。Ⅲ 期乳腺癌血供丰富，供血动脉大部分为多支血管联合供血，动脉分支间有丰富的侧支吻合。这也是进行术前介入治疗靶血管区域、全部灌注栓塞的依据。

近年研究表明，乳腺癌可能主要由胸外侧动脉供血，其次是胸廓内动脉、肩胛下动脉。国内一组外侧乳腺的乳腺癌中，72.7%由胸外侧动脉供血；内侧乳腺的乳腺癌中，63.2%由胸廓内动脉供血；中央区乳腺的乳腺癌中，胸外侧动脉、胸廓内动脉有大致等同的供血。腋窝淋巴结，主要由肩胛下动脉胸背支供血；锁骨下淋巴结，主要由胸肩峰动脉供血；纵隔内侧淋巴结，主要由胸廓内动脉及第 2～4 肋间动脉供血。

2. 乳腺癌介入治疗中超选择插管的意义

乳腺癌是对化疗敏感的实体肿瘤之一，有明确的供血动脉，可进行动脉灌注化疗栓塞。与全身静脉化疗比，同样的药物、剂量时，动脉内灌注化疗有较高的应答率、较低的不良反应率。介入治疗前通过锁骨下动脉数字减影血管造影，能明确乳腺癌的供血动脉、病灶、淋巴结血供分布及范围。然而对乳腺癌动脉化疗中是否需要超选择插管、化疗药物合理分配，仍在进一步研究中。

早期研究认为，行乳腺癌介入灌注化疗时，无须过分强调超选择插管，只要将导管头端置于锁骨下动脉近段超过椎动脉开口即可，使化疗药物分流到乳腺癌原发灶、同侧腋窝区、锁骨上下区转移灶，达到原发灶及转移灶一次同步治疗的目的。

近期文献报道，有时胸外侧动脉对乳腺癌的供血远比胸廓内动脉要多，约占50%，原因是一些胸廓内动脉细长，沿途分支多，到达乳房已属3级分支；而胸外侧动脉、肩胛下动脉从腋动脉分出后，有大主干直接供应乳房，路径较短，管径较粗；提示行乳腺癌区域灌注时，不应只选择胸廓内动脉。

动脉灌注化疗的靶血管选择，应根据化疗前数字减影血管造影结果确定，尽可能找出肿瘤、转移淋巴结的所有供血动脉，确定靶血管。然后再分别进行多支供血动脉超选择性插管(必要时应用微导管)，将化疗药物按合理分配原则，分别注入供血动脉内。化疗药物充分进入肿瘤区域靶血管，能提高灌注的针对性和疗效，是术前介入化疗成功的关键。进行超选择插管、灌注化疗后，可用适量吸收性明胶海绵颗粒栓塞靶血管，使肿瘤短期内缺血坏死。

多支超选择性插管用于乳腺癌局部灌注时，药物常仅被肿瘤组织摄取，首过效应较小，药物局部浓度衰减较慢，肿瘤及周围淋巴结转移灶能得到有效治疗，能杀灭残留子灶，减少局部复发、远处转移的风险，术前介入治疗的疗效一般较佳。由患者介入治疗后手术切除的大体标本，可见肿瘤组织与周围分界清楚，切面呈灰白色，间或有点片状坏死，表面苍白，棉絮状。病理切片可见肿瘤细胞大片性、灶性坏死，伴大量纤维增生、炎性细胞浸润，疗效较好。

3. 数字减影血管造影及超选择插管化疗栓塞中要注意的问题

——选择患侧锁骨下动脉进行数字减影血管造影前，应当用血压计袖带(高于收缩压)暂时阻断肱动脉血流，增加造影时患侧病灶区域的血流量、压力，清晰显示肿瘤血管主干、各级细小分支。进行化疗灌注前，应暂时阻断患侧肱动脉血流，提高病灶区域血流量，提高局部药物浓度、防止化疗药物反流到患侧上肢远端。

——由于乳腺癌的供血动脉明显扭曲、分支较多，超选择插管有一定难度，动作应柔顺，必要时使用微导管，避免损伤靶血管，避免影响灌注化疗。

——超选择插管至靶血管造影确认后，缓慢推注药物，速度不宜太快。避免快速、大剂量、高浓度化疗药物灌注，避免引起化学灼伤所致的炎性反应性、剧烈疼痛、皮肤损伤、出水疱、溃疡、坏死等。有人采用微量注射泵缓慢恒速灌注，总灌注时间持续1～2小时。灌注过程中，要注意观察，了解患者有无头痛、皮肤疼痛等不适。

——对肿瘤供血动脉进行栓塞时，应超选择插管。栓塞过程中不可用力推注栓塞剂，要在透视监控下进行推注，杜绝栓塞过程中栓塞剂反流至正常血管，尤其是椎动脉、颈内动脉、上肢动脉远端，避免引起异位栓塞，避免导致严重并发症。

——对术前介入化疗最适宜的疗程问题，目前尚在研究中。有人认为术前化疗疗程长短，主要根据治疗后肿瘤的局部变化情况选择；如进行1～2个疗程的术前化疗、肿瘤缩小达不到预期效果，就必须延长疗程。故应根据每例患者的具体情况决定。大部分患者术前介入化疗1～2次就可达到预期效果，介入治疗的平均疗程为29.8天，疗效良好。

新辅助化疗是指局部治疗前以全身化疗为第1步治疗，局部治疗(手术或加放疗)后，继续完成全程化疗。针对拟行外科手术的乳腺癌患者，在术前一定时间进行经动脉较大剂量的新辅助化疗，并对肿瘤主要供血动脉进行栓塞，局部药物浓度能达到较高水平。抗癌药物浓度对癌细胞杀伤作用有浓度依赖性，局部浓度增加1倍，杀伤细胞数量增加10～100倍。手术中出血量明显减少。局部灌注时，要选择较大、较易插管的血管，将蒽环类药与碘化油的混合剂注入，栓塞肿瘤的毛细血管床。碘化油能栓塞、显影、携带药物，能使蒽环类药物持续发挥作用。通过碘化油和吸收性明胶海绵的栓塞，阻断肿瘤血供，可促进细胞坏死，致使术中肿块大多呈苍白色，边界较清晰，易于分离。

三、超声热消融治疗乳腺癌的进展

随着临床乳腺癌检出率的提高，乳腺癌患者对保乳、美形效果、生活质量要求的不断提高，各种微创治疗技术迅速发展，非手术治疗乳腺癌的消融技术受到关注。常用的热疗消融方法包括射频消融(RFA)、微波消融(MWA)、高强度聚焦超声(HIFU)、激光消融(LA)等。超声热消融是利用超声设备加装的激光等消融设备，在超声图像的实时精确定位下，对病灶进行消融治疗，目前已是国内外应用广泛的技术之一。热疗作为一种肿瘤治疗方法，其基本原理是通过热效应，使肿瘤细胞变性坏死。当肿瘤组织被加热到 42℃时，细胞变性、死亡一般需要 30～50 小时；但当温度达到 51℃时，细胞死亡仅需 2 分钟。

1. 消融的原理

(1)射频消融技术原理

在影像学技术引导下，将带鞘电极针经皮穿刺到瘤体内，电极针发出 460～500 kHz 的电流并产生高频率电磁波，激发针头非绝缘部分附近组织进行等离子振荡，离子间互相撞击摩擦发热，达到 80～100 ℃ 高温，能快速使局部组织脱水、凝固、坏死，同时可使瘤组织与周围正常组织间形成 0.5～1.0 cm 厚的凝固带，切断肿瘤血供，防止肿瘤转移。能使单极针在活体组织内产生直径大约 3 cm 球形坏死灶。对直径＞3.5 cm 的肿瘤，亦可使用双极针或多极针，目前多电极射频消融 RFA 治疗范围直径可达 5～7 cm。

(2)微波消融技术原理

微波消融技术通过影像学技术，介导穿刺针(特殊设计的微波电极针)经皮刺入瘤体内，使用超高频(2450 MHz)微波振动、旋转水分子，产生热能致靶组织热凝固。微波是非电离辐射的高频电磁波，能穿透生物组织，产生热效应，最大深度达 3～4 cm。通常乳腺癌细胞含水量较高，约为 80％，而健康乳腺组织细胞则含较多脂肪，含水量为 20％～60％。聚焦微波利用乳腺癌组织和正常乳腺组织含水量的不同，给予的能量常优先加热含水量高的肿瘤细胞，可使肿瘤温度达 46℃ 而无皮肤烧伤，进而抑制肿瘤细胞 DNA、蛋白质合成，使肿瘤组织周围的血管、淋巴管凝固封闭，减少手术时的出血量、输血量，可减少恶性肿瘤的复发、转移。

(3)高强度聚焦超声技术原理

高强度聚焦超声(HIFU)是利用超声波的组织穿透性、可聚焦性等，将体外低能量的超声波，聚集到体内癌灶，通过焦点区超声波的高能效应，使声能转化成热能，从而产生瞬态高温，使肿瘤组织凝固性坏死，不伤害靶区以外的组织。

高强度聚焦超声破坏肿瘤细胞的机制，包括高温效应、空化效应、机械效应、生物化学效应等。高强度聚焦超声，可反复多次对肿瘤组织进行聚焦治疗，直到完全破坏肿瘤组织。

高强度聚焦超声治疗体系，有超声功率发生器、影像诊断、定位装置、组合探头(包括诊断及治疗探头)、治疗床、声耦合装置等。治疗时间一般在 10 分钟内，依超声源参数而定。

(4)激光消融技术原理

激光消融(LA)亦称激光凝固治疗、间质内激光热疗，是将尖端可发射激光的光纤，通过有孔探针插入到靶区实施治疗。光能的聚焦也是加热过程，用低能激光源(＜3W)在较长时间(300～1000 秒)内逐渐扩大病灶。常用光源包括 Nd－YAG 激光器(1064 和 1320 nm)、氩离子激光器(488 和 514 nm)和半导体二极管激光器(805 nm)。光导纤维要用特殊覆盖物处理，才能在影像上显影。光源具有体积较小、使用标准电源、波长能有效地被生物组织吸收等优点。通常 2～2.5 W 的光源约 500 秒，消融直径可达 1 cm。激光消融技术治疗成功，主要依赖于激光探针的正确放置、对靶组织的温度变化的准确监控等。

2. 介入引导和监控技术

理想的引导和监控装置应满足的条件是：精确的定位肿瘤、测定肿瘤的三维大小、肿瘤与周围组织间的良好对照、实时监控消融效果。目前大多将超声和磁共振成像立体定位引导技术，用于消融治疗。

确定肿瘤部位后，影像学装置应精确引导消融治疗探针的插入位置，术前要对患者的影像资料（包括超声、磁共振成像、X 线片等）进行分析，根据肿瘤形态预设出进针角度及路线，操作者亦应具备熟练的超声穿刺引导技术，能清楚显示时才能准确命中病灶，使消融针位于肿瘤中轴线范围内，电极针辐射发热点位于中轴线下，以便于最大范围地消融肿瘤。

超声是目前广泛应用的介导和监控病灶的技术之一，超声技术在乳腺癌诊断、治疗上都有重要作用。众多临床试验证明，超声技术在乳腺肿瘤的消融治疗中，亦有很大的优势，其优点为：可实时观察病灶和探针的位置。相对于磁共振成像来说，可多切面、多角度立体观其影像，且影像成像面比磁共振成像要薄，成本比较低，操作较简便，耗时较少，没有电离辐射等。而且如有必要，可注射超声造影剂，可提高靶器官和消融区域的显示率。超声介导和监控技术也存在缺点：超声图像较易受骨骼、气体、伪影等多种因素的影响。不能实时动态监测消融治疗区的温度变化。

有文献报道，增强磁共振成像是理想的消融治疗影像学终点检测指标，不仅分辨率较高，其温度图还可实时监测消融靶区温度的动态变化，能较准确反映消融范围、效果。磁共振成像温度监控的原理是，利用质子在不同温度时其共振频率不同，所形成的影像相位差亦不同。但用磁共振成像引导和监控价格较昂贵、对消融设备的兼容性及环境要求较高，使其应用受限。

3. 临床应用及消融效果

（1）RFA 在乳腺癌治疗中的应用及效果

1999 年有人首次报道应用 RFA 治疗乳腺癌的效果：在超声引导下对晚期乳腺癌行 RFA 治疗，患者肿瘤直径为 4～7 cm，消融后即行手术切除肿瘤，HE 染色检查发现，消融带内肿瘤细胞完全死亡；组织化学染色也显示消融带内细胞完全死亡。

有人在 RFA 治疗后 1～2 周手术切除乳腺癌。先在超声引导下行 RFA，消融范围为 3 cm，超过肿瘤边缘至少 5 mm；在消融区和周围未消融区间，常有清晰的界线。乳腺癌 RFA 治疗后，病理检查发现完全凝固性坏死率为 76%～100%，且大部分采用超声仪器作为实时引导。

（2）MWA 在乳腺癌治疗中的应用及效果

目前，微波 MWA 治疗乳腺肿瘤的报道亦不少。研究发现，乳腺肿瘤组织的水分子含量超过周围结缔组织和脂肪组织的水含量，在 MWA 治疗中，肿瘤组织会先于其他组织被加热灭活。有人利用超声引导 MWA 治疗浅部乳腺癌，肿瘤直径为 1～8 cm，采用相位排列的聚焦微波作热疗，肿瘤被加热的平均峰值温度为 44.9℃，平均治疗时间为 34.7 分钟，治疗后 5～18 天超声复查及病理检查显示，60%患者肿块明显缩小，肿瘤细胞被杀灭。

采用适当的相位阵列，将能量集中在乳腺内一小片区域，可使 MWA 治疗深部肿瘤而不损伤皮肤，能提高靶向能量的准确性、降低目标温度。

有人用不同热剂量 MWA 治疗乳腺癌，肿瘤平均直径约 1.8 cm，MWA 治疗后 6～ 38 天行保乳术，术后病理学检查证实，68%乳腺癌出现不同程度的坏死，8%完全坏死；坏死程度与热剂量呈正相关。有人对直径约 3 cm 的乳腺癌进行经皮超声引导的 MWA 治疗，结果显示，大部分乳腺癌完全消融，平均消融时间 4.48 分钟。研究显示，MWA 可能在消融的体积、消融带形成上略优于 RFA。

(3)HIFU 在乳腺癌治疗中的应用及效果

HIFU 是近年热消融治疗中发展较为迅速的新技术。目前 HIFU 已迈向临床应用阶段，应用范围延伸至肿瘤科等。HIFU 在乳腺癌治疗方面的应用正在研究中。2001 年有人首次报道乳腺癌患者在磁共振成像引导下行 HIFU 消融Ⅱ期浸润性导管癌，肿瘤体积约 2.2cm × 2.0 cm × 1.4 cm，磁共振成像监测瘤组织最高消融温度为 70 ℃，消融后即行增强磁共振成像检查，显示消融靶区的血液供应完全阻断；5 天后切除肿瘤，病理组织学染色证实肿瘤内部呈不同程度坏死。

有人应用 HIFU 治疗乳腺癌，在磁共振成像引导下行 HIFU 治疗浸润性导管癌，88%乳腺癌发生坏死。发现 HIFU 治疗耐受性较好，治疗后行乳腺癌根治术，病理检查发现消融率达 53.5%，其中坏死率达 95%。2012 年有人对超声和磁共振成像引导的 HIFU 治疗乳腺癌作了比较，结果发现，超声引导的 HIFU 在温度控制上不如磁共振成像的引导，但在实时图像检测速度上快于后者。

(4)激光治疗在乳腺癌治疗中的应用及效果

激光治疗(LA)在乳腺癌治疗方面的应用正在研究中；有人用超声引导 LA 治疗乳腺癌患者，或用 CT 引导 LA 治疗乳腺癌患者，发现出现碳化区周围的纤维区，比没有形成碳化区的纤维区大，超声介导 LA 和 CT 介导的消融各有优势。乳腺癌完全坏死率达 67%，一般以 2 500 J /ml 的能量消融，肿瘤细胞均可完全坏死；治疗 1 周后病理检查显示，最外层区域显示急性炎性细胞、毛细血管新生，未见肿瘤细胞；8 周后病理切片，可见肉芽组织、纤维化；多普勒超声造影检查发现，治疗前肿瘤内及肿瘤周边有血流信号，而治疗后治疗区域未见血流信号，且病理证实，血栓能将碳化区血管阻塞。

LA 可能是治疗微小乳腺癌的有效方法。LA 治疗的关键是，超声对肿瘤的准确定位、准确估测肿瘤的大小。目前已经出现多种立体定位的新技术，如超声仪器上加装 LA 治疗装置，能达到实时监控和操作的良好结合。LA 治疗乳腺癌也有其优势，没有明显的并发症，且易于耐受，肿瘤组织的消融率最高可达 90%。

肿瘤的介入消融治疗需要在影像设备(如超声、磁共振成像等)的引导下将消融探针经皮放置于靶组织内并监控消融过程，估测肿瘤内能量储备，随访术后疗效等。超声除经济实惠、操作简洁、快速外，还没有电离辐射，可分清肿瘤和正常组织的毗邻关系，实时观察进针方向及针头位置，在引导消融介入治疗乳腺肿瘤方面有很广阔的前景。

上述消融方法的共同优点是创伤较小、治疗时间较短、并发症较少、能重复治疗，肿瘤局部热消融产生的变性物质还能刺激机体的免疫系统，抑制残留和原发肿瘤生长。RFA 是研究较多的技术，在安全方面和完全消融率方面似乎是最高的。HIFU 是一种真正非侵入方式的无创治疗。LA 亦是新型介入技术，

相对于 RFA，MWA 及 HIFU 有其独特的优势：①能量集中，局部升温快；②光纤布针精确；③组织内能量分布差异性小；④热能导入低；⑤基本无滞针现象。各种方法都有进一步临床研究和技术改进的潜力。

（余元勋　李建平　徐　彬）

进一步的参考文献

[1]CONNOLLY R. Current approaches for neoadjuvant chemotherapy in breast cancer[J]. Eur J Pharmacol, 2013,717:58 - 66.

第三十八章 乳腺癌的预防性治疗

一、乳腺癌预防性治疗的进展

在中国，女性的经济和社会负担增大、饮食西方化、环境污染、高雌激素暴露等，致使乳腺癌发病率逐年增长。女性要充分了解乳腺癌危险因素及降低乳腺癌风险的策略，寻求最佳的一级预防保健，包括生活方式调整、药物预防和对那些在增加风险的患者进行手术治疗等。

目前 2010 年一些专家提出乳腺癌的预防性治疗新概念，以替代传统的化学预防，是目前研究的热点。目前中国网上已公开发布 2011 年乳腺癌预防性治疗国际专家共识、2012 年国际乳腺癌预防性治疗专家共识、2013 年 St Gallen 乳腺癌会议国际专家共识荟萃、2015 年 NCCN 乳腺癌诊疗指南：乳腺癌预防性治疗研究进展、乳腺癌化学预防研究进展、乳腺癌化学预防治疗现状及展望等资料，对相关临床工作有较高指导意义，详细内容可由网上获得。

1. 预防性治疗的主要药物及其他化学预防药物

(1)他莫昔芬预防性治疗乳腺癌

他莫昔芬是最早获得美国 FDA 批准用于乳腺癌预防治疗的药物。英国有人报道，并非人人都需要双侧乳腺切除手术等创伤性预防措施。有乳腺癌家族史的高风险人群，可每天服用他莫昔芬、雷洛昔芬等抗乳腺癌药物，以预防乳腺癌发病。服用时间建议为 5 年，可将发病风险降低约 40%，可作为乳腺癌高发病风险人群的一个有效预防手段。有家族病史的乳腺癌高风险人群，要每年进行乳腺癌筛查，以尽早诊治疗可能出现的乳腺癌，部分人可选择提前切除乳腺。

(2)雷诺西芬

2007 年，美国 FDA 批准雷诺西芬对绝经后女性的预防性治疗作用，但没有批准其作为二级预防乳腺癌的药物。

(3)芳香化酶抑制剂

芳香化酶是体内合成雌激素的重要酶，在女性绝经后，雌激素合成主要发生在脂肪组织。由于绝经后女性周围组织产生雌激素与乳腺组织产生雌激素一样重要，所以芳香化酶可成为抗乳腺癌及预防乳腺癌的靶点，正在研究中。

2. 选择乳腺癌的高危人群及提供理想的化学预防方案

(1)乳腺癌的高危人群

乳腺癌高危人群为：女性乳房钼靶 X 光摄片显示高密度，有乳腺癌家族史、BRCA1/2 基因突变等。乳腺癌家族史引发的危险性，取决于一级亲属中乳腺癌患者的数量、患乳腺癌的年龄。这些女性一生的乳腺癌风险一般在 20%～40%，明显高于一般人群。在女性患乳腺癌的风险中，钼靶 X 光摄片高密度；是一个独立的预测因子，独立于乳腺癌家族史、月经状态等。与钼靶 X 光摄片低密度比，高密度者患乳腺癌的风险增加 1 到 5 倍。高密度腺体可能代表细胞增殖、乳房密度增加、暴露于高水平雌激素。

高乳腺癌风险的良性乳房疾病，能使小叶癌原位(LCIS)、非典型增生，非典型增生等发生浸润性乳腺癌的风险增加 4～5 倍，使小叶原位癌风险增加 3～4 倍。国外常用盖尔统计学模型(Gail model)，评价乳腺癌的发生风险，包含个人史、既往乳腺活检史、任何一次活检呈现不典型增生史、生育史、初潮年龄、首次生育年龄、一级亲属乳腺癌病史等。该模型在中国部分地区人群中的研究显示，盖尔统计学模型对中国女性乳腺癌高风险人群预测敏感度、特异度均较高。盖尔统计学模型评分≥1.67%，可作为高风险，能用于筛查乳腺癌高风险人群。

(2)提供理想的预防性治疗方案

如何使收益-风险比达到满意、提供较理想的预防药物，须全面评估乳腺癌高危人群的健康状态、每种药物对个体的受益/毒副作用比。有人认为，他莫昔芬对40～50岁有乳腺癌风险(5年风险大于3.4%)的女性，是较好的化学预防药。由于可增加子宫内膜癌的风险，服用他莫昔芬的女性需定期妇科随访阴道出血。雷诺昔芬对伴骨质疏松症、患乳腺癌高风险的绝经后妇女，是一个有价值的选择。

长期跟踪显示，芳香化酶抑制剂、他莫昔芬，能持久性降低乳腺癌风险。如考虑到经济成本，与他莫昔芬比，芳香化酶抑制剂较贵。肥胖绝经后女性乳腺组织中，芳香化酶水平较高，他们给予芳香化酶抑制剂可能较好。

3. 乳腺癌预防性治疗的现状

目前美国有超过1000万妇女在使用他莫昔芬预防乳腺癌，超过200万女性受益大于风险，预防性治疗率较低。0.03%的35～79岁的妇女服用他莫昔芬预防性治疗，0.21%的50～79岁的女性服用雷洛昔芬化学预防性治疗。可能因为药物有一些毒副作用，有的人不认为他莫昔芬等受益大于风险。

综上所述，乳腺癌的发生、发展是一个复杂的过程，发病机制包括遗传和各种原因比如机体免疫的下降、神经功能紊乱等造成的基因突变，所以现在所集中研究的预防治疗主要是针对雌激素刺激乳腺上皮的一个环节，化学预防远远不能满足预防的需求。对乳腺癌高危女性开发安全的干预措施以减少乳腺癌发生率和死亡率仍是共同研究的目标。

二、乳腺癌预防性治疗专家共识

2010年St Gallen乳腺癌大会发布了乳腺癌预防性治疗专家共识。预防方法包括生活习惯养成、外科手术干预等，但侧重乳腺癌的药物预防。药物预防可使人联想到化疗，故一些共识建议称预防性治疗。2013年ASCO发布了第3版乳腺癌预防指南，推荐对年龄≥35岁乳腺癌风险增高者、患有小叶原位癌的绝经前/后女性，为降低ERα(+)浸润性乳腺癌的风险，建议每天口服他莫昔芬20mg，5年。

风险增高的定义为：根据美国乳腺癌风险评估工具或等效工具，预测的5年绝对风险≥1.66%。对有深静脉血栓、肺栓塞、脑卒中、短暂性脑缺血发作史的患者，不建议在长期制动期间用他莫昔芬、雷洛昔芬。对妊娠、可能妊娠、正在哺乳的女性，不建议用雷洛昔芬，后者不能与激素治疗合用。依西美坦不能用于绝经前女性。

1. 选择性雌激素受体调节剂

(1)他莫昔芬

4个临床试验的分析结果显示，与安慰剂组比，他莫昔芬每次20mg，每天1次，可使ERα阳性乳腺癌的发病率降低43%，且服药结束后6～10年，他莫昔芬仍可使ERα阳性乳腺癌的发病率降低38%，提示其保护效应有持续性。最近的研究指出，对有乳腺癌高危风险、年龄低于55岁的绝经后女性来说，他莫昔芬预防乳腺癌有较高的成本获益。他莫昔芬可在治疗结束后连续多年预防乳癌，但最大的挑战在于找出哪些女性群体的获益最大、不良反应最小；后者包括肺栓塞/中风/血栓栓塞(OR为2.5)、子宫内膜癌(主要在绝经后女性，OR为2.53)、白内障、潮红、更年期提前。研究发现，在55岁及以下的绝经后女性中，5年间发生乳癌的风险率为1.66%，他莫昔芬对这些人的效益最好。有人随访6.2年发现，他莫昔芬每天5mg，可起预防作用。

他莫昔芬对ERα阴性乳腺癌的发病率并无显著影响。但基于其良好的疗效、较少的不良反应，他莫昔芬可被用于ERα阴性高危患者的乳腺癌预防性治疗，尤其是绝经前患者、发生不典型增生/小叶原位癌的患者。但长期服用他莫昔芬可导致子宫内膜增厚、甚至子宫内膜癌。因此建议绝经后高危患者，先行子宫切除术再接受他莫昔芬预防性治疗，以取得绝对的预防性治疗获益。为降低上述不良反应的发生率，目前正在对低剂量（每次5mg，每天1次）他莫昔芬疗法的效果和不良反应进行评估。

(2)雷莫昔芬

分析显示，与他莫昔芬比，雷莫昔芬（RAL）预防ERα阳性乳腺癌发生的效果更好，但两者在预防ERα阴性乳腺癌方面效果相当。雷莫昔芬可使乳腺癌发病率降低约23%。雷莫昔芬不增加子宫内膜癌发病风险，可减少静脉血栓形成，专家认为，其可作为部分绝经后患者的乳腺癌预防药物。研究显示，对绝经后女性使用雷诺昔芬，在子宫内膜方面常优于他莫昔芬。

试验显示，雷莫昔芬预防能降低所有乳腺癌发病率的62%，能降低侵袭性乳腺癌发病率的72%；8年中侵袭性乳腺癌、ERα阳性侵袭性乳腺癌发生率分别减少66%、76%。随访显示，雷莫昔芬持续预防侵袭性乳腺癌的作用，可能弱于他莫昔芬；但雷莫昔芬组血栓、子宫内膜癌风险较少。2013年英国的指南中，已包括他莫昔芬、雷莫昔芬预防有乳腺癌风险的健康女性，雷莫昔芬对老年绝经后女性的预防作用较大。

(3)其他雌激素受体调节剂药物

有人研究拉索昔芬、阿佐昔芬预防乳腺癌，结果显示，两者有较好的效果、较小的不良反应，但还需进一步观察。拉索昔芬属四氢萘酚类第三代选择性雌激素受体调节剂（SERM），选择性作用于ERα，作用较强，能治疗绝经后骨质疏松。有人研究拉索昔芬每天0.25mg或1.0mg治疗2317例绝经后骨质疏松妇女，随访2年，结果显示，较服用雷洛昔芬每天60mg能增加骨密度；每天给予拉索昔芬0.025mg、0.25mg、0.5mg，分别增加BMD1.5%、2.3%、2.3%，安慰剂组降0.7%。拉索昔芬的生物利用度不受食物影响，服用不必考虑进餐时间，主要通过氧化（CYP3A4、CYP2D6）、结合（葡萄糖醛酸化）代谢。＜2%拉索昔芬以原型随尿排泄；其血水平与剂量相关，口服6小时后血水平达峰值，血清除半衰期约6天。

2.芳香化酶抑制剂

分析显示：芳香化酶抑制剂（AI）组患者，对侧乳腺癌的发生率较他莫昔芬组下降50%，AI可使ERα阳性乳腺癌的发生率降低75%。2011年的研究结果显示，依西美坦应用35个月，可使浸润性乳腺癌年发生率降低65%，没有严重毒性反应；常见不良反应有潮热、肌肉关节疼痛。两项试验发现，依西美坦每天25mg，用于4560例＞60岁绝经女性，随访35个月，共发生11例侵袭性乳腺癌，而安慰剂组为32例，每年侵袭性乳腺癌发生率下降65%；不良反应与安慰剂组相似。试验显示，对≥35岁、乳腺癌风险增高、患小叶原位癌的绝经后女性，为降低ERα阳性浸润性乳腺癌的风险，可以每天口服依西美坦25mg，5年；但依西美坦尚未获批准用于预防乳腺癌。

有人研究阿那曲唑每天1mg口服、预防3864例绝经后女性的侵袭性乳腺癌，随访5年，阿那曲唑组2%患乳腺癌，安慰剂组4%；阿那曲唑组的不良反应发生率，和他莫昔芬相似；可有骨密度减小。

2013年有人公布了国际乳腺癌干预研究Ⅱ的结果，共有3864例绝经后妇女进入阿那曲唑组，1944例进入安慰剂组，患者中位年龄59.3岁，47.0%患者在入组前曾接受激素替代治疗；随访5年，共发生125个乳腺癌事件；结果表明，高危风险绝经后女性，用阿那曲唑可使乳腺癌发病率降低50%；阿那曲唑组2%发生乳腺癌，安慰剂组为4%（$P<0.0001$），表明阿那曲唑可能是有效预防

乳腺癌的新选择。

3. 新的乳腺癌预防药物

(1)双磷酸盐

双磷酸盐能治疗乳腺癌骨转移，可预防 AI 导致的骨质疏松，可使乳腺癌发病率降低约 30%；但可导致颌骨坏死等。

(2)二甲双胍

实验研究显示，二甲双胍可抑制乳腺癌细胞增殖、乳腺癌形成。研究显示，服用二甲双胍的糖尿病患者，发生乳腺癌的概率降低，提示二甲双胍可能预防乳腺癌，具有良好的耐受性。

(3)他汀类

一些研究显示，他汀类可降低乳腺癌发病风险；但一些荟萃分析结果显示，他汀类对中国人乳腺癌的发病风险并无明显影响。因此仍需进一步研究。

(4)阿司匹林

流行病学研究显示，阿司匹林可使乳腺癌发病率降低 10%，而布洛芬可使乳腺癌发病率进一步降低；但需进一步证实。新的化学预防药物，还可能包括维生素、表皮生长因子受体抑制剂、酪氨酸激酶抑制剂、替勃龙、视黄酸、维生素 D 等；由于毒副作用较大，还要进一步研究。

综上所述，在众多的乳腺癌预防药物中目前仅有他莫昔芬、RAL 被美国 FDA 批准用于乳腺癌的预防性治疗。拉索昔芬、阿佐昔芬显示出优越的临床效果和较小的不良反应，风险-获益比可能更好，但尚需要进一步研究证实。AI 类药物在预防乳腺癌方面可能更为有效，但亦需临床研究进一步证实。双磷酸盐、二甲双胍、他汀类、阿司匹林、非甾体类抗炎药、替勃龙、视黄酸等新的乳腺癌预防药物显示出一定的疗效，但需进一步研究证实。

（余元勋　王　勇　钱立庭　解　毅　徐　华）

进一步的参考文献

[1]HAYASHI N. Prognostic impact of phosphorylated HER - 2in HER - 2^{+} primary Breast cancer[J]. Oncologist ,201,16(7):956 - 965.

第三十九章　乳腺癌的内分泌治疗

乳腺癌是激素依赖性肿瘤，雌激素的长期刺激对乳腺癌的发生有重要作用。对 ERα/PR 阳性的乳腺癌患者，术后都应接受辅助内分泌治疗。应根据患者具体情况选用内分泌治疗方法，提高其在乳腺癌术后辅助治疗、复发转移性乳腺癌解救治疗中的疗效。

目前中国网上已发布 2006 年美国 NCCN 乳癌内分泌治疗指南、2013 版 NCCN 乳腺癌指南、2013 年乳腺癌内分泌治疗专家共识与争议、2013 年 St Gallen 乳腺癌共识、2014 年 ASCO 激素受体阳性乳腺癌的辅助内分泌治疗指南等，有较高的相关临床工作参考价值，可由网上获得。

一、乳腺癌的内分泌治疗新进展

早期的内分泌治疗局限于配合外科手术切除、放射破坏内分泌器官（卵巢、肾上腺、垂体）。随着对乳腺癌细胞内 ERα 作用机制的深入研究、各类内分泌药物的出现，推动了内分泌治疗的发展；大量循证医学研究证据，有利于指导临床医生合理选择患者并规范化治疗，能使更多乳腺癌患者获益。

1. 内分泌治疗的患者选择

研究显示，ERα/PR 均阳性的乳腺癌术后患者内分泌治疗有效率为 70%～80%；而 ERα/PR 均阴性的患者，内分泌治疗有效率不足 10%，说明内分泌治疗疗效与 ERα/PR 状况相关。Her－2 过表达是内分泌治疗相对抵抗的标志。美国有人建议，对 ERα/PR 均阳性的乳腺癌患者，不论年龄、月经状况、肿瘤大小及区域淋巴结是否转移，术后都应接受辅助内分泌治疗；但年龄＜35 岁、肿瘤直径＜1 cm、分化好、腋窝淋巴结阴性的患者除外。

2. 绝经前乳腺癌患者的辅助内分泌治疗

对 ERα/PR 均阳性的绝经前的乳腺癌患者，一般首选抗雌激素类药物他莫昔芬，口服 2～3 年后，根据患者血中促卵泡激素（FSH）和雌二醇水平决定下一步治疗方案：①血雌二醇达绝经后水平的患者，首选口服第三代芳香化酶抑制剂，如阿那曲唑、来曲唑、伊西美坦 5 年；或继续服用他莫昔芬至 5 年后，序贯第三代芳香化酶抑制剂 5 年。②血雌二醇在绝经前水平的患者，选择口服他莫昔芬至 5 年，如血 FSH、雌二醇达绝经后水平，再序贯第三代芳香化酶抑制剂 5 年；如血 FSH、雌二醇仍达绝经前水平，不推荐继续内分泌治疗。

对复发风险较低、年轻、有生育要求的 ERα/PR 均阳性绝经前乳腺癌患者，可采用药物性卵巢去势（戈舍瑞林＋第三代芳香化酶抑制剂口服 5 年）。对高复发风险的 ERα/PR 均阳性绝经前乳腺癌患者，建议卵巢切除去势＋第三代芳香化酶抑制剂口服 5 年。

(1)ERα 阳性调节剂他莫昔芬

他莫昔芬一般是绝经前 ERα/PR 均阳性乳腺癌患者术后辅助内分泌治疗的首选药物，推荐每天 20 mg，术后用药 5 年或以上。他莫昔芬对 ERα/PR 均阳性乳腺癌预防的有效率为 60%左右，可使对侧乳腺癌发生率降低 47%。与单用化疗或单用他莫昔芬比，辅助化疗后应用 5 年他莫昔芬可降低复发率与死亡率；与同时应用化疗、他莫昔芬比，化疗结束后开始他莫昔芬治疗更能改善无病生存期（DFS），为治疗首选。他莫昔芬有不良反应：一是类似更年期的症状；二是雌激素样表现，如白带增多、子宫内膜增厚、诱发血栓形成、子宫内膜癌等；长期使用可导致绝经前妇女骨密度降低、认知功能减退。

托瑞米芬是他莫昔芬类似物，在应用他莫昔芬毒副作用较大时，可考虑用托瑞米芬。在转移性乳腺癌的预防性治疗中，托瑞米芬组、他莫昔芬组的有效率相近，前者毒副作用较小。雷洛昔芬是一种选择性 ERα 调节剂，可降低 ERα/PR 均阳性乳腺癌的复发率，而子宫内膜癌的发生率轻度降低。

(2)卵巢去势手术

卵巢去势手术(双侧卵巢切除术)是最早使用的内分泌治疗方法。对淋巴结阳性或阴性的乳腺癌患者，双侧卵巢切除术能延长无病生存期(DFS)、总生存期(OS)。ERα 水平较高的患者接受双侧卵巢切除的疗效，优于 CMF(环磷酰胺＋甲氨蝶呤＋5－氟尿嘧啶)化疗，而 ERα 水平较低的患者使用 CMF 化疗疗效较佳。放射去势显效时间较长，对淋巴结阳性或乳腺癌直径＞5 cm 的 ERα 阳性绝经前乳腺癌患者，放射去势 5 年 DFS 优于 CMF 化疗，与 OS 治疗相当。

药物去势停药后，大部分患者卵巢功能可恢复。戈舍瑞林目前应用较广，是促黄体激素释放激素 LH－RH 类似物，对绝经前各年龄段乳腺癌患者都有效，耐受性较好，对卵巢是可逆性抑制，但会引起更年期综合征。试验显示，戈舍瑞林在治疗绝经前晚期乳腺癌中，其有效性等同于手术切除卵巢、卵巢放射去势、他莫昔芬。对 ERα 阳性乳腺癌患者，戈舍瑞林疗效与化疗相当。2007 年有人提出，对绝经前激素敏感的乳腺癌中危复发患者，戈舍瑞林＋他莫昔芬可代替标准辅助化疗＋他莫昔芬。戈舍瑞林在乳腺癌一线治疗中，疗效常优于他莫昔芬。

3. 绝经后乳腺癌患者的辅助内分泌治疗

绝经的定义是双侧卵巢切除术后；年龄≥60 岁；年龄＜60 岁且未化疗、未用他莫昔芬/托瑞米芬/卵巢功能抑制治疗，停经 1 年以上，同时 FSH、雌二醇血水平符合绝经后水平。而正在服用他莫昔芬、托瑞米芬，年龄＜60 岁的停经患者，必须连续检测血 FSH、雌二醇水平符合绝经后水平。正在接受 LH－RH 类似物治疗的妇女，常无法判定是否绝经；辅助化疗前没有绝经的妇女，发生停经不能作为判断绝经的依据。对化疗引起停经的妇女，如考虑采用 AI 作为内分泌治疗，则要考虑有效的卵巢抑制或连续多次监测 FSH、雌二醇血水平，以确认患者处于绝经后状态。

对绝经后激素受体阳性乳腺癌患者，辅助内分泌治疗首选第三代 AI(推荐阿那曲唑、来曲唑)口服 5 年；也可选用口服他莫昔芬 2～3 年后序贯第三代 AI(推荐依西美坦、阿那曲唑)至 5 年；或口服他莫昔芬 5 年，序贯第三代 AI(推荐来曲唑)5 年的治疗方案。对那些危险度低且存在肌肉骨骼或心血管危险的患者可单用他莫昔芬 5 年。

第三代 AI 如阿那曲唑、来曲唑，有高选择性、不影响糖皮质激素/盐皮质激素/甲状腺素等。来曲唑用于绝经后晚期乳腺癌的治疗，疗效优于甲地孕酮、第一代 AI；比他莫昔芬显著提高乳腺癌患者无病生存率，但没有提高总生存率，美国 FDA 已批准其用于绝经后、ERα 阳性复发转移乳癌患者的一线治疗，常规剂量为每天 2.5 mg；术后辅助用药时间一般为 2～5 年；常见不良反应有乏力、嗜睡、阴道干涩、胃肠道功能紊乱、关节痛等。

最新研究认为，与他莫昔芬比，阿那曲唑能造成认知功能下降，而来曲唑、依西美坦影响认知功能相对较小。依西美坦为芳香化酶抑制剂，主要用于绝经后、ERα/PR 均阳性妇女，可用于其他 AI 治疗失败后复发、术后的辅助治疗。

4. 特殊情况下的内分泌治疗

(1)复发或复发转移乳腺癌

对晚期乳腺癌患者，内分泌治疗影响生活质量较少，疗效维持时间较长，对一种药物产生耐药后，其他药物仍然有效。对以下复发转移乳腺癌(MBC)患者多选择内分泌治疗：ERα/PR 阳性；术后无病间歇期较长；仅软组织或骨转移；既往内分泌治疗有效；绝经后体质较差者。

研究表明，AI 对复发转移乳腺癌的疗效，优于甲地孕酮。作为一线药物治疗绝经后复发转移乳腺癌，来曲唑明显优于他莫昔芬。由于孕酮类药物可促进蛋白质合成、改善食欲，适用于晚期有恶液质的乳腺癌患者。孕酮对绝经后激素受体阳性者疗效较好，绝经时间越长有效率越高。他莫昔芬治疗失败后，应用孕酮治疗有效率达 26%；而孕酮治疗失败后，应用他莫昔芬有效率为 0.5%，故孕酮常用作二线内分泌治疗药物，常用甲地孕酮(MA)、甲孕酮(MPA)。

对他莫昔芬治疗中疾病进展的乳腺癌患者，氟维司群常与阿那曲唑一样有效，且前者缓解期更长。使用 AI 后发生疾病进展的绝经后乳腺癌患者，使用氟维司群的部分缓解率为 14.3%。对非甾体 AI 治疗中疾病进展的激素受体阳性绝经后晚期乳腺癌患者，依西美坦、氟维司群的临床获益率相当。

综上所述，复发转移乳腺癌内分泌治疗的药物选择应遵循以下原则：尽量不重复使用已用过的药物；他莫昔芬辅助治疗失败的绝经后患者首选 AI；AI 治疗失败可选孕激素(醋酸甲地孕酮/甲羟孕酮)、氟维司群；非甾体类 AI(阿那曲唑、来曲唑)治疗失败可选甾体类 AI(依西美坦)、孕激素(醋酸甲地孕酮、甲羟孕酮)、氟维司群；既往未用抗雌激素治疗者，仍可试用他莫昔芬、托瑞米芬；ERα 阳性的绝经前患者，可采取卵巢手术切除、其他有效的卵巢功能抑制治疗，随后遵循绝经后妇女内分泌治疗原则。

(2)男性乳腺癌

男性乳腺癌较罕见，其发病率占所有乳腺癌的 1%，80%～90%男性乳腺癌 ERα 阳性，65%～92% PR 阳性，大部分可接受内分泌治疗。对男性内分泌反应型复发转移乳腺癌，他莫昔芬较有效。但他莫昔芬可能导致性欲下降、体质量增加、潮热等，部分患者因不能耐受而过早停止治疗。男性体内的雌激素，80%通过芳香化酶产生的，20% 由睾丸生成。因此单独使用 AI，不足以治疗 ERα 阳性男性乳腺癌患者，甚至可导致血清雌激素增加。AI 可降低男性乳腺癌患者雌二醇血水平；局部晚期和转移性男性乳腺癌对 AI 有反应。

5. 内分泌治疗抵抗

约 30%ERα 阳性患者，存在内分泌治疗原发耐药；一些初治有效的乳腺癌患者，在应用内分泌药物一段时间后，会出现获得性耐药。目前认为，引起内分泌抵抗的机制主要有：ERα 磷酸化活化、Src 高表达、Her/MAPK 信号通路活化。乳腺癌 Src 高表达，使 ERα 磷酸化活化、促进乳腺癌细胞增殖，是他莫昔芬获得性耐药的主要机制，会降低对他莫昔芬的敏感性；使用 Src 抑制剂，可恢复乳腺癌细胞对他莫昔芬的敏感性。

内分泌药物抵抗的乳腺癌细胞中 Her-1/2/3 活化，多种 Her 配体高表达，使 MAPK、Akt、胰岛素样生长因子 1 受体、成纤维生长因子受体 FGFR 信号通路活化，促进乳腺癌细胞增殖，与乳腺癌内分泌抵抗相关。解决内分泌治疗抵抗的方法主要有：给予各种生物靶目标抑制剂，抑制 Her-1/2 活化 MAPK 等，恢复 ERα 为正常活性水平。

二、克服乳腺癌内分泌耐药的靶向治疗新进展

内分泌治疗有效性常受到其耐药制约，这在进展期乳腺癌患者中常发生；其机制与 ERα、EGFR、Her-2、IGF-1 受体、FGFR、PI3K/Akt、MAPK 等信号通路活化相关。

1. 内分泌治疗耐药的类型

从生物学和临床的角度来看，内分泌耐药可分成以下 3 型：

——泛内分泌治疗耐药，即肿瘤与生俱来对所有靶向 ERα 的内分泌治疗不敏感，无论肿瘤细胞是否表达 ERα，常存在于 ERα/PR 均阴性的乳腺癌；在 ERα/PR 均阳性的患者中，也有部分有

泛内分泌治疗耐药；患者常在3个月内出现乳腺癌快速进展。

——药物选择性原发耐药，即乳腺癌为雌激素依赖性，但其对一种或多种内分泌治疗原发耐药。

——获得性耐药(继发性)，其定义为肿瘤开始对内分泌治疗药物有反应，但治疗一段时间后出现耐药。乳腺癌对他莫昔芬的获得性耐药，可用他莫昔酚对ERα有部分激动效应来解释。

2. 针对Her-2的靶向治疗

在ERα/Her-2均阳性乳腺癌(约占乳腺癌患者的10%)，Her-2过表达能明显活化Akt、MAPK信号通路，促进乳腺癌细胞增殖，从而导致内分泌治疗耐药；给予ERα、Her-2的靶向治疗可获益。美国FDA已批准来曲唑＋拉帕替尼治疗ERα/Her-2均阳性进展期乳腺癌；也可应用氟维司群＋曲妥珠单抗，或氟维司群、曲妥珠单抗单药。

3. 针对EGFR的靶向治疗

研究表明，EGFR可通过与Her-2形成异源二聚体，以激活下游MAPK信号通路，促使ERα磷酸化活化，促进乳腺癌细胞增殖，导致内分泌治疗耐药。对他莫昔芬、氟维司群耐药乳腺癌，EGFR抑制剂吉非替尼，能抑制EGFR/Her-2异二聚体，抑制磷酸化活化ERα，抑制乳腺癌细胞增殖，防止他莫昔芬耐药。也可给予吉非替尼＋阿那曲唑的新辅助治疗4～6周。

4. 针对MAPK通路的靶向治疗

MAPK通路可能在介导Her-2和EGFR诱导的内分泌耐药中发挥关键性的作用。MAPK的ERK、p38MAPK均可磷酸化活化ERα共激活因子，促进乳腺癌细胞增殖，导致内分泌耐药；目前正在研究氟维司群＋MAPK抑制剂AZD6244的临床疗效。

5. 针对PI3K/mTOR信号通路的靶向治疗

乳腺癌细胞PI3K/Akt /mTOR活性的增强，促进乳腺癌细胞增殖，与内分泌耐药相关。依维莫司抑制PI3K/Akt/mTOR信号通路，能抑制乳腺癌细胞增殖，逆转内分泌耐药。对来曲唑、阿那曲唑耐药时，可给予依西美坦＋依维莫司治疗。2010年有人认为，对初始芳香化酶抑制剂继发性耐药的晚期乳腺癌患者，可给予依维莫司＋他莫昔芬。

6. 针对IGF-1R的靶向治疗

人源化IGF-1R单抗联合内分泌治疗(依西美坦、氟维司群)，对ERα阳性的转移或局部进展期乳腺癌患者可能有效，正在进一步研究中。

7. 针对FGFR的靶向治疗

正在研究FGFR抑制剂AZD4547＋依西美坦作为ERα阳性进展期乳腺癌二线治疗的安全、有效性，研究将有助于确定FGFR抑制剂在ERα阳性乳腺癌中的作用。

三、乳腺癌内分泌治疗联用新型靶向药物研究进展

在受体阳性晚期乳腺癌的治疗中，内分泌治疗占有重要地位；如何克服耐药是目前研究的热点；内分泌药物与新型靶向药物联用，可能是克服耐药的方法。

1. 激素受体信号通路与其他信号通路的交联

研究证实，在长期内分泌治疗所致的长期雌激素信号缺乏的乳腺癌细胞中，EGFR、Her-2、ERK、p38MAPK、PI3K/Akt/mTOR、c-Src 信号通路的持续激活时，可诱导磷酸化活化 ERα，导致乳腺癌细胞增殖、对他莫昔芬耐药。内分泌治疗联用新型靶向药物如拉帕替尼、mTOR 抑制剂，研究发现能抑制 Akt、MAPK、Src 磷酸化活化 ERα，抑制乳腺癌细胞增殖，可改善耐药。

拉帕替尼双抑制 Her-1/2 的胞内结构域结合 ATP、磷酸化，抑制下游 PI3K/Akt、MAPK 信号通路，抑制乳腺癌细胞增殖，可显示较曲妥珠单抗更好的疗效。小分子拉帕替尼，可通过血脑屏障，对乳腺癌脑转移疗效较好；治疗中只有 1.6%出现一定程度心脏损伤。拉帕替尼＋曲妥珠单抗联用的效果明显高于单用各药。

2007 年美国 FDA 批准拉帕替尼为 Her-2 靶向药物治疗转移性乳腺癌。拉帕替尼＋来曲唑能协同抗内分泌治疗耐药、治疗 219 例激素受体/Her-2 阳性、绝经后转移性乳腺癌，结果发现，可显著降低疾病进展风险，延长无进展生存期（$P<0.019$），提高临床获益率（$P=0.003$）；而 Her-2 阴性患者也有延长无进展生存期的趋势；三、四级不良反应发生率为 10%。

2. 芳香化酶抑制剂＋Her-2 抑制剂一线治疗转移性乳腺癌

有人研究一线治疗 Her-2 过表达、激素受体阳性转移性乳腺癌患者，与阿那曲唑单药比，阿那曲唑＋曲妥珠单抗无病生存期延长一倍（$P=0.0016$），总生存期延长，临床获益率提高（$P=0.026$）。2007 年欧洲推荐芳香化酶抑制剂＋曲妥珠单抗治疗 Her-2 过表达、激素受体阳性的转移性乳腺癌。

四、近年重要的乳腺癌研究进展

2013 年乳腺癌重要临床进展，涵盖内分泌治疗、化疗、靶向治疗，其中包括他莫昔芬辅助治疗 10 年的疗效优于 5 年；紫杉醇每周方案的疗效与双周方案相似，但毒性较低；T-DM1 成为 Her-2 阳性晚期乳腺癌新的标准二线治疗药物等。

1. 新辅助治疗

(1) Her-2 过表达乳腺癌的新辅助靶向治疗

近年研究证明，在 Her-2 过表达乳腺癌的新辅助化疗传统方案＋曲妥珠单抗，可提高 pCR 率近一倍，改善预后。2013 年 ASCO 和 SABCS 会议报道了以下几项较大规模的新辅助靶向治疗的临床研究。

——ACOSOG 研究：该研究比较了 Her-2 过表达可手术乳腺癌患者给予 FEC（氟尿嘧啶、表柔比星、环磷酰胺）序贯紫杉醇＋曲妥珠单抗方案（FEC→P＋T）和紫杉醇＋曲妥珠单抗序贯 FEC＋曲妥珠单抗（P＋T →FEC＋T）方案的新辅助治疗的疗效。结果发现，在新辅助化疗传统方案基础上，增加曲妥珠单抗，可获得较高的 pCR 率。

——NOAH 研究：2013 年报告 5.4 年的生存结果，与单纯新辅助化疗组比，新辅助化疗＋曲妥珠单抗组的 5 年无事件生存率较高（$P=0.016$），5 年复发风险降低 36%，5 年 OS 率较高，有一定生存优势，pCR 率升高。

——CALGB 研究：296 例乳腺癌患者被分为紫杉醇＋曲妥珠单抗（TH）组，紫杉醇＋曲妥珠单抗＋拉帕替尼（THL）组，紫杉醇＋拉帕替尼（TL）组，结果发现，THL 组织虽 pCR 率较高，但 Ⅲ 级毒性反应发生率较高；THL 治疗激素受体阴性患者的 pCR 率，比激素受体阳性患者的高。

——Neo ALTTO 研究：它研究 455 例 Her-2 过表达乳腺癌患者，与单药治疗比，拉帕替尼

＋曲妥珠单抗能提高 pCR 率($P<0.01$)、3 年无事件生存率。

——Gepar Quattro 研究：2013 年有人报道，早期 Her－2 过表达乳腺癌内存在肿瘤浸润性淋巴细胞(TIL)时，患者可从曲妥珠单抗(增强免疫反应)＋化疗中获益，TIL 增加 10%，pCR 率显著提高($P=0.037$)。

(2)三阴性乳腺癌的新辅助治疗

2013 年有人公布了 I－SPY 2 试验治疗Ⅱ、Ⅲ 期三阴性乳腺癌患者的结果，与单用 T/AC 比，新辅助治疗(TAC)＋PARP1 抑制剂 Velparib 和卡铂，可改善三阴性乳腺癌的疗效。有人研究治疗Ⅱ～Ⅲ 期三阴性乳腺癌 454 例，与术前标准化疗方案(紫杉醇＋多柔比星＋环磷酰胺)比，术前标准化疗方案＋卡铂及贝伐单抗(后两者有相加作用)，能提高 pCR；但增加贝伐单抗也会增加毒性反应；建议不将贝伐单抗常规加入新辅助化疗中。

2. 辅助治疗

(1)他莫昔芬辅助治疗

2013 年有人研究治疗 12894 例 ERα 阳性乳腺癌患者，结果发现，10 年、5 年他莫昔芬组复发分别为 617/3428、711/3418($P=0.002$)；能减少乳腺癌死亡($P=0.01$)、总死亡风险($P=0.01$)。10 年后这种减少更明显，能使第 2 个 10 年的死亡率降低 50%。延长他莫昔芬辅助治疗时间，可降低乳腺癌复发、死亡风险。他莫昔芬治疗 10 年有望成为新的给药模式。

(2)紫杉醇每周方案

美国有人证实，与紫杉醇每周方案比，每 2 周 1 次紫杉醇的方案疗效相似，但过敏反应、肌肉关节疼痛、外周神经病变等发生率较低。

3. 晚期乳腺癌的治疗

(1)T－DM1

T－DM1 是抗体-药物共轭物；曲妥珠单抗是人源化抗 Her－2 的 IgG1，小分子细胞毒类药物美坦新 DM1 是微管抑制剂，其体外抗肿瘤活性是长春新碱的 20～100 倍，是紫杉醇的 24～270 倍。

有人研究 T－DM1 治疗接受紫杉类、曲妥珠单抗失败的 Her－2 过表达转移性乳腺癌患者 991 例，结果表明，与拉帕替尼＋卡培他滨比，T－DM1 单药能明显降低疾病进展风险、死亡风险($P<0.001$)，客观有效率较高($P<0.001$)；Ⅲ、Ⅳ 级不良反应的发生率较低，对改善患者生活质量有优势，可显著延长 PFS、OS，毒性较低，耐受性较好。故美国 FDA 于 2013 年批准 T－DM1 作为治疗 Her－2 阳性晚期乳腺癌患者的药物，有里程碑意义。

常见不良反应包括疲乏(发生率为 37.5%～65.2%)，贫血(10.4%～29.2%)，恶心(25.0%～50.9%)，低血钾(4.2%～ 2.1%)。Ⅲ～Ⅳ 级不良反应中出现，血小板减少发生率为 7.3%～12.5%(是剂量限制性不良反应)，短暂转氨酶升高为 13.4%，其他均<5%，15 天左右可恢复正常水平；治疗开始前、每次给药前，须监测血清转氨酶、胆红素，后两者水平升高时，须调整剂量或终止治疗。

T－DM1 治疗组患者 1.8%发生左心室功能不全，拉帕替尼＋卡培他滨治疗组为 3.3%；T－DM1 治疗前、治疗期需规则评估 LVEF，保证 LVEF 在正常范围内。如 LVEF <40%，或位于 40%～50%、但较基线值绝对值下降 10%，需暂停 TDM1，约 3 周内重复评估 LVEF，若 LVEF 无改善或进一步降低则永久停用。T－DM1 总体有较好安全性，与传统化疗药物比，较少发生系统毒性。

T－DM1 的推荐剂量是 3.6 mg/kg，静脉滴注，每 3 周 1 次(21 天为一周期)，直至疾病进展或不能耐受的不良反应出现。如果计划的剂量被丢失，应尽可能立即给药，不要等待直至下一疗程。

(2)mTOR 抑制剂

有人研究治疗曲妥珠单抗耐药乳腺癌患者，结果发现，与每周曲妥珠单抗＋长春瑞滨组比，曲妥珠单抗＋长春瑞滨＋依维莫司组能降低乳腺癌进展风险 22%($P=0.0067$)。对没有内脏转移的患者、曾用过曲妥珠单抗的患者，曲妥珠单抗＋长春瑞滨＋依维莫司组患者获益更明显。

(3)乳房切除术

2013 年有人报告，与单用药物治疗比，乳房切除术＋腋窝淋巴结清扫＋放疗，OS 并未延长。

五、他莫昔芬的不良反应及其处置对策进展

近年来，随着他莫昔芬的应用广泛，其不良反应的报道逐渐增多。

1. 生殖系统

研究表明，他莫昔芬常累及生殖系统(70.3%)，主要有子宫内膜增厚、子宫内膜癌、阴道/子宫内膜出血、阴道炎、潮热等。有人研究术后使用他莫昔芬的患者 1 799 例，发现子宫内膜癌、阴道炎较常见；他莫昔芬＋依西美坦序贯治疗(4 875 例)，随访 5 年，结果表明，约 10%患者出现妇科不良反应，其中子宫内膜增厚发生率较高。

2. 消化系统

他莫昔芬可引发消化系统损害、脂肪肝(约 1/2)、转氨酶升高，并随时间的推延而加重；TG 、空腹血糖水平升高，高密度脂蛋白水平降低，停药后改善。优福定联合他莫昔芬的治疗方案，能减少不良反应。

3. 视觉系统

他莫昔芬会引起眼部不良反应，如视网膜内结晶沉着、巩膜炎、葡萄膜炎、视网膜神经纤维萎缩、黄斑水肿，要注意眼睛护理，正确使用滴眼液，减轻不良反应。

4. 心血管系统

有人对乳腺癌患者随访 10 年，发现他莫昔芬也可导致深静脉血栓；3～5 级血栓栓塞性不良事件发生率为 2.3%。他莫昔芬还会引起皮疹、失眠、抑郁、头痛、关节炎、脱发、嗜睡等，白细胞、血小板减少较少见。患者一般都能耐受；对症治疗或停药后，常可改善。

综上所述，他莫昔芬的不良反应主要涉及生殖系统、感觉系统、胃肠道系统、心血管系统；其中以生殖系统不良反应为常见，其次肝损伤，值得重视。临床使用时，要注意患者服药的剂量、用法、配伍禁忌，出现异常表现要及时处理。肝功能异常者谨慎用药。若有骨转移，应在治疗初期定期检测患者的血钙水平。有眼底疾病、妊娠、哺乳期妇女应禁用此药。

六、芳香化酶抑制剂来曲唑的研究进展

来曲唑(LE)为三苯三唑类衍生物，是口服、特异性非甾体类第三代芳香化酶抑制剂，广泛用于乳腺癌，能抑制芳香化酶，阻断雄烯二酮、睾酮向雌激素转化，减少雌激素的合成，降低血雌激素水平，对乳腺癌、子宫肌瘤等均有效，能促排卵，可应用于辅助生育。

1. 药效学

绝经前妇女的雌激素主要来源于卵巢，而绝经后妇女雌激素主要由肾上腺、脂肪、肌肉、肝脏

产生的雄激素经芳香化酶转化而来，可将雄激素的 A 环芳香化、脱去 19 位碳原子、并将 1 位的羰基转化为羟基，可催化雄烯二酮、睾酮等雄激素转化为雌酮、雌二醇，后两者为绝经后女性雌激素的主要来源，芳香化酶是关键酶、限速酶。

来曲唑能与内源性底物，竞争芳香化酶，能可逆性抑制外周、乳腺癌中芳香化酶，抑制雌激素合成，阻断雄烯二酮、睾酮向雌激素转化，降低体内雌激素水平，不降低肾上腺皮质醇、醛固酮、甲状腺素水平。抑制雌激素合成后，血浆雄激素（睾酮、雄烯二酮）水平升高，但不会造成蓄积；体内孕激素水平一般不受影响。

2. 药代动力学

来曲唑口服生物利用度为 99.9%，吸收迅速，1 小时血水平达峰值，广泛分布。血浆蛋白结合率 60%，血清除半衰期为 45 小时。每天给 2.5 mg，2～6 周血药水平达稳态。几乎所有代谢产物都通过肾脏排泄。

3. 安全性

来曲唑无明显全身或靶器官急性毒性；来曲唑持续给药 12 个月常无严重不良影响；有较轻微的不良反应，如乏力、面部潮红、恶心、呕吐等，对全身各系统没有潜在毒性。有肝功能改变时，停药、给予保肝治疗，3 周后可恢复正常。禁用于孕妇、哺乳妇女。

4. 来曲唑在妇产科的临床应用

(1)来曲唑在乳腺癌治疗中的应用

约 1/3 以上乳腺癌，依赖雌激素的刺激而发展；对绝经后妇女，来曲唑可逆性抑制芳香化酶，可减少产生雌激素，降低血雌激素水平，去除对激素敏感乳腺癌细胞增殖的刺激。在绝经后乳腺癌治疗、晚期乳腺癌一线治疗、原发性乳腺癌新辅助内分泌治疗、早期乳腺癌后续强化治疗中，均有较好疗效，副作用较小，依从性较高。有人研究来曲唑治疗 907 例绝经后、受体阳性或不明乳腺癌患者，来曲唑在有效率、临床获益率、疾病进展时间、延长晚期患者生存等方面，均优于他莫昔芬。在新辅助内分泌治疗中，与他莫昔芬比，来曲唑治疗 ERα 阳性乳腺癌患者的有效率明显较优（$P<0.01$），治疗后保乳术效较高（$P=0.02$）。来曲唑对 5 187 例绝经后早期乳腺癌的后续强化辅助治疗，已经证实有效，总复发率、远处转移率、淋巴结阳性患者病死率较低，无病生存期改善较明显，4 年无病生存率较高。认为乳腺癌患者在结束 5 年他莫昔芬辅助治疗后，适合服用来曲唑作为后续强化辅助治疗，可从中获益。

(2)来曲唑促排卵

来曲唑促排卵的机制：可能为①中枢性作用，来曲唑抑制芳香化酶，阻断雌激素合成，降低雌激素血水平，减少雌激素对下丘脑-垂体的负反馈抑制，使促性腺激素释放激素分泌增多，刺激卵泡发育。②外周性作用，通过抑制芳香化酶，能在卵巢水平阻断雄激素向雌激素转化，导致卵巢内雄激素短暂蓄积，再刺激表达胰岛素样生长因子 1 等，提高卵巢对激素的反应性；睾酮还促进卵泡表达 FSH 受体，增强卵泡刺激素作用，促进卵泡早期发育，起促排卵作用，在辅助生殖方面有重要意义。来曲唑还可治疗子宫内膜异位症、子宫肌瘤。

七、阿那曲唑治疗绝经后妇女乳腺癌

有人 Meta 分析 8 个研究、患者 11 844 例，结果显示，在术后辅助内分泌治疗中，阿那曲唑在增加总体生存率、无病进展生存率方面，在复发或转移的解救治疗、术前新辅助内分泌治疗中增加乳腺癌客观反应率方面，并未优于他莫昔芬。但在不良反应方面，阿那曲唑所致阴道流血事件明显少于他莫昔芬。但还要进一步研究。

芳香化酶抑制剂的药物可分为三代：第一代的代表氨鲁米特，可在多个环节抑制肾上腺类固醇的合成，特异性不强，现已很少使用；第二代的代表福美坦，能使芳香化酶丧失活性，但对雌二醇水平的抑制作用不稳定，由于明显的首过代谢作用，必须每月肌内注射 2 次；第三代包括非甾体类的阿那曲唑、来曲唑和甾体类的依西美坦。阿那曲唑 1995 年通过美国 FDA 审批后上市，临床主要用于绝经后妇女晚期乳腺癌的治疗，能与芳香化酶底物可逆性结合，可阻断芳香化酶的作用。

1. Meta 分析结果

(1)术后辅助内分泌治疗

有 3 篇文献报道阿那曲唑用于术后辅助内分泌治疗；应用阿那曲唑、他莫昔芬治疗乳腺癌患者的结果显示，与他莫昔芬比，阿那曲唑 5 年总体生存率、5 年无病进展存活率，差异无显著性。

(2)复发或转移后的解救治疗

有 3 篇文献报道了阿那曲唑用于复发或转移乳腺癌解救治疗的疗效，纳入患者 1259 例，结果发现，与他莫昔芬组比，阿那曲唑客观反应率差异无显著性。

(3)术前新辅助内分泌治疗

有 2 篇文献报道阿那曲唑用于术前新辅助内分泌治疗 672 例乳腺癌的疗效，结果发现，与他莫昔芬比，阿那曲唑客观反应率差异无显著性。

2. 不良反应

有 8 篇文献报道，主要不良反应包括：潮红、骨关节损害、恶心呕吐、阴道出血、疲劳；与他莫昔芬组比，阿那曲唑组阴道出血较少，差异有显著性。

有人认为，阿那曲唑每天 1 mg，可用于治疗绝经后妇女乳腺癌；但未优于他莫昔芬。

八、氟维司群临床应用研究进展

氟维司群是雌激素受体阻断剂，但无雌激素样作用；对激素受体阳性晚期乳腺癌具有良好疗效及安全性，可作为新选择。

1. 作用机制及药代动力学

氟维司群通过与雌激素受体结合，阻断雌激素受体信号通路，降解雌激素受体，与其他内分泌治疗药物之间一般无交叉耐药。氟维司群每月给药 1 次，每次 250 mg，血药水平在 7 天达到峰值，用药 2～3 周后血药水平可有下降。

2. 临床研究

在缺乏雌激素时，氟维司群能更大程度抑制肿瘤生长。氟维司群无雌激素样作用，能抑制雌激素刺激引起的子宫内膜增厚。

有人研究一线治疗绝经后 ERα 阳性晚期乳腺癌患者，与阿那曲唑比，氟维司群(每月 500 mg)缓解率较高，疾病进展时间 TTP、治疗失败时间 TTF 明显延长($P=0.0496$)，严重不良事件较少。与依西美坦比，氟维司群治疗绝经后 ERα 阳性晚期乳腺癌患者的中位无进展生存期、缓解率、中位缓解持续时间、中位获益持续时间相当。对有内脏转移的乳腺癌患者，氟维司群、依西美坦的临床获益率分别为 29.1%和 7.2%，中位缓解持续时间为 13.5 个月、10.8 个月，中位获益持续时间9.9 个月、8.1 个月。

国内研究氟维司群治疗抗雌激素辅助治疗后肿瘤复发或一线抗雌激素治疗后进展的绝经后

晚期乳腺癌妇女 2 246 例，结果发现，与阿那曲唑比，氟维司群组中位疾病进展时间 TTP 延长。耐受性较好；与依西美坦无显著性差异；显示氟维司群对绝经后 ERα 阳性晚期乳腺癌患者的疗效，至少与阿那曲唑、依西美坦相当，为患者提供了一个更好的选择。对 ERα 阳性的乳腺癌患者，氟维司群每月 250 mg 与负荷剂量、高剂量比，有相似的有效性、耐受性，但剂量值得进一步研究。氟维司群＋法尼基转移酶抑制剂 Tipifarnib 治疗激素受体阳性晚期乳腺癌患者，临床获益率为 51.6%，而对有内脏转移患者为 47.6%；显示有较好的疗效，值得进一步研究。

英国和北美完成的两项试验证实，氟维司群对绝经后、ERα 阳性、转移性乳腺癌患者的二线药物治疗效果与阿那曲唑相近；有人分别纳入 400 例、451 例，随访 15 个月，氟维司群组中位无疾病进展时间为 5.5 个月，阿那曲唑组为 5.1 个月；客观缓解率氟维司群组为 20.7%，阿那曲唑组为 15.7%。因此氟维司群已在欧美国家注册用于绝经后、ERα 阳性、既往内分泌治疗失败的晚期乳腺癌。氟维司群在乳腺癌辅助治疗、一线解救治疗等方面的地位，还需进一步研究。

2011 年美国报道，雌激素受体拮抗剂（ERα 调节剂）氟维司群＋阿那曲唑与单药阿那曲唑，一线解救激素受体阳性、绝经后、转移性乳腺癌时，联合组、单药组 PFS 分别为 15 个月、13.5 个月；OS 分别为 47.7 个月、41.3 个月。但另一项研究，并未显示氟维司群＋阿那曲唑的优势疗效。因此还需要进一步评价。

他莫昔芬能部分阻断雌激素受体活性；氟维司群可全部阻断雌激素受体活性。氟维司群能对抗雌激素治疗中进展的绝经后（包括自然绝经、人工绝经）、ERα 阳性的局部晚期或转移性乳腺癌。2012 年有人研究 17 个国家的 736 例绝经后乳腺癌患者，每月氟维司群 500 mg，能改善患者生存、PFS、中位 OS，不良反应一般不增加，死亡风险下降 19%，疾病进展风险降低 20%。

氟维司群在中国的适应证为：抗雌激素治疗失败的绝经后 ERα 阳性的局部晚期或转移性乳腺癌。2011 年有人报道，对激素受体阳性、既往未接受化疗/生物治疗/内分泌治疗的乳腺癌患者，与阿那曲唑单药比，氟维司群＋阿那曲唑可延长 TTP1.5 个月，总生存率/总生存时间均改善；亚组分析发现，获益较大的为既往未接受他莫昔芬治疗、诊断超过 10 年的患者。但要进一步研究。中国未接受过内分泌治疗的晚期乳腺癌患者，未见氟维司群研究，故仍应先选择芳香化酶抑制剂为主要内分泌治疗药物。

九、依维莫司用于乳腺癌的研究进展

最近靶向治疗药物依维莫司，是西罗莫司羟乙基醚衍生物，常被用作肾脏/心脏移植术中的免疫抑制剂；有抗肿瘤作用，可与 FKBP－12 结合，抑制 mTOR ，抑制乳腺癌细胞增殖，对晚期乳腺癌和转移性乳腺癌患者有良好疗效；可与其他靶向治疗药物联用治疗乳腺癌。

1. 依维莫司

(1)药代动力学

依维莫司是新型口服的 mTOR 抑制剂，进入体内后迅速水解；口服生物利用度为 15%～30%，血清除半衰期为 16～19 小时。2009 年依维莫司获得美国 FDA 批准，能作为二线药物，用于治疗对舒尼替尼、索拉非尼无效的晚期肾癌患者，也可用于治疗乳腺癌等。

(2)作用机制

在人类肿瘤中，PI3K、Akt 过度活化时，mTOR 通路不断激活；依维莫司抑制 mTOR 信号通路，可治疗乳腺癌；PI3K、K－Ras/B－Raf1/MAPK 基因突变、激活的乳腺癌细胞，对依维莫司较敏感；然而 PTEN 功能缺失的乳腺癌细胞，对依维莫司较不敏感。

2. 依维莫司与乳腺癌

(1)治疗乳腺癌的剂量

临床确定,依维莫司每天 5 mg,每周 30 mg 为最佳剂量。有人建议,进展期乳腺癌患者每天应用依维莫司 10 mg+来曲唑,常有较好疗效,特别是对 ERα 阳性、Her-2 阴性转移性乳腺癌患者;在更高剂量时可能更有效。

(2)依维莫司用于乳腺癌的联合用药

——联合内分泌治疗:依维莫司+他莫昔芬或来曲唑,能抑制乳腺癌生长,防止来曲唑等耐药,减少 PR、细胞周期素 D1 的表达,其安全性和依维莫司单药相同,Ⅲ、Ⅳ级的不良反应发生率为 22.6%,依维莫司在 ERα 阳性乳腺癌患者的来曲唑新辅助化疗中,能起增效作用。研究显示,依维莫司可作为有前途的乳腺癌二线治疗药物。

——联合靶向治疗药物:依维莫司增加 Her-2 过表达、PTEN 缺失的乳腺癌对曲妥珠单抗的敏感性;依维莫司对曲妥珠单抗抵抗的 Her-2 过表达的乳腺癌患者,有临床获益。

——联合化疗:依维莫司+紫杉醇+曲妥珠单抗,耐受性良好,能抑制 Her-2 过表达转移性乳腺癌的发展。依维莫司可联用新辅助化疗。可预防内分泌治疗抵抗,为内分泌治疗增效,能让曲妥珠单抗抵抗的患者有新希望。在乳腺癌的综合治疗中,依维莫司虽然有一定的不良反应,但耐受性一般还好,是综合治疗又一个新的选择。

3. 内分泌药物与 mTOR 抑制剂联用

依维莫司化学结构为 42-O-(2-羟乙基)西罗莫司。2012 年美国 FDA 批准依维莫司治疗激素受体阳性、Her-2 阴性晚期乳腺癌绝经后女性患者。有人研究治疗新诊断、未治疗的 ERα 阳性、绝经后、触诊肿瘤大小>2 cm 的乳腺癌患者 270 例,结果发现,与来曲唑安慰剂比,依维莫司+来曲唑治疗 4 个月,可协同抑制乳腺癌细胞增殖,触发细胞凋亡,有效率升高($P=0.035$),Ki-67、PR、Cyclin D1 表达水平降低;不良反应可接受。依维莫司可增加来曲唑在 ERα 阳性乳腺癌患者新辅助治疗中的疗效。

有人研究激素受体阳性、Her-2 阴性且芳香化酶抑制剂治疗失败的转移性乳腺癌患者 111 例,结果发现,与单药他莫昔芬比,依维莫司+他莫昔芬疗治疗 6 个月,疗效较好、较安全,临床获益率(CR+PR+SD)提高,无疾病进展时间及总生存时间延长。其主要不良反应包括乏力、胃炎、皮疹、食欲降低、腹泻;亚组分析发现,继发性耐药组可获得较高的临床获益率,疾病进展风险、死亡风险较低,而原发性耐药患者未见明显获益。因此联合用药对继发性耐药患者临床获益较大。随着内分泌治疗的进行,患者出现 PI3K/Akt/mTOR 信号通路活化,此时给予 mTOR 抑制剂,对抗内分泌耐药能发挥一定作用。

2011 年有人报道研究治疗 24 个国家的 724 例绝经后 ERα 阳性、Her-2 阴性不可切除的局部晚期或转移性乳腺癌且经来曲唑或阿那曲唑治疗后疾病进展的患者。结果发现,与依西美坦+安慰剂比,依西美坦+依维莫司治疗 18 个月后,PFS 显著升高($P<0.01$),总体反应率、临床获益率较好($P<0.0001$),且对亚洲患者疗效较好,死亡率较低。依西美坦+依维莫司的 PFS,比接受过非甾体类芳香化酶抑制剂治疗过的 ERα 阳性、Her-2 阴性乳腺癌患者延长生存期一倍,生活质量下降时间延长,或提高生活质量;耐受性良好,可抑制雌激素剥夺造成的骨丢失,能抑制依西美坦所造成的骨转环增加。

研究发现,与单药氟维司群比,氟维司群+依维莫司治疗 ERα 阳性、AI 治疗失败的转移性乳腺癌患者的疗效较好。内分泌治疗与靶向药物联合,为乳腺癌的治疗提供了新的选择,使内分泌耐药得到改善,提示对内分泌治疗抵抗的信号通路的深入研究,或许会找到新的潜在治疗靶点。

十、乳腺癌新辅助内分泌治疗进展

新辅助内分泌治疗，是乳腺癌综合治疗的重要部分，是治疗激素依赖性乳腺癌的重要手段之一；其治疗安排在局部治疗（手术或放疗）前，对内分泌治疗敏感的乳腺癌能降期，可减小肿瘤体积，增加保乳手术率，对体内已存在的微小转移灶有抑制作用。有人给予不宜保乳手术的乳腺癌ⅡB-Ⅲ 期患者给予4～8个月来曲唑术前用药，60%患者乳腺癌变小，可行保乳手术，手术结束后治疗有效率可达70%，说明新辅助内分泌治疗在4个月后起效，延长治疗时间可使乳腺癌明显缩小。用药持续时间正在研究中。

3. 新辅助内分泌治疗的耐药及对策

(1)新辅助治疗的耐药机制

——ERα 的结构和功能的异常

ERα 表达增加：ER α 基因启动子 CpG 岛去甲基化，组蛋白乙酰化酶作用增强，核小体结构更松散，促进转录。

ERα 基因突变活化：发生率低于1%，不是他莫昔芬主要的耐药机制。

ERβ 表达减少：在他莫昔芬耐药的乳腺癌细胞中，ERβ 表达水平降低，不能抑制表达 ERα；是他莫昔芬耐药的先兆。

——核受体转录调节因子异常：转录共同激活因子 NCOA 与 AF2 结合后，形成组蛋白乙酰转移酶，后者可促进表达 ERα。转录共同抑制因子 NCOR 与 AF2 结合后，形成组蛋白去乙酰转移酶，后者可抑制表达 ERα。在他莫昔芬耐药乳腺癌细胞中，转录共同激活因子 NCOA 增加，转录共同抑制因子 NCOR 减少，导致促进表达 ERα。

——雌激素的高敏：乳腺癌细胞中高水平 EGFR/Her-2 等，激活 MAPK 和 ERK，使 ERα 的 AF-1 区的 Ser^{118}、Ser^{167}磷酸化，使 ERα 信号通路活化，对雌激素的高敏，促进内分泌治疗耐药、乳腺癌细胞增殖。

——药物代谢变化：IGF-1R 信号通路活化，能与 ER 上调 MAPK 和 P13K/Akt 信号通路活性，使乳腺癌细胞对雌激素超敏，对 AI 耐药。

——抗雌激素药物蛋白表达：BCAR1、p130 Cas、细胞角蛋白8、乳腺癌耐药蛋白等高水平表达，能引发对他莫昔芬等耐药，使乳腺癌细胞增殖。

(2)乳腺癌新辅助内分泌治疗耐药的对策

——内分泌治疗药物的序贯或联合使用：他莫昔芬耐药后，二线 AI 或氟维司群有效。AI 耐药后，氟维司群仍有30%临床获益；依西美坦在阿那曲唑一线治疗失败后仍可能有效。当雌激素浓度很低时，他莫昔芬主要表现为雌激素样兴奋作用，抑制 AI 的雌激素剥夺功能，故不主张同时应用 AI 和他莫昔芬。

——阻断异常活化的信号通路：内分泌治疗开始后，他莫昔芬/AI 与法尼基转换酶抑制剂(FTIs)联用，抑制乳腺癌细胞增殖，促进乳腺癌细胞凋亡；而给予吉非替尼和 MAPK 抑制剂U0126，能明显抑制 ERα、EGFR、ERK 活化，延迟他莫昔芬耐药。

——多靶点联合治疗：研究发现，对乳腺癌耐药细胞，给予 EGFR/Her-2 双重抑制剂拉帕替尼与他莫昔芬联用，可抑制乳腺癌细胞增殖。

新辅助内分泌治疗，能使不能耐受新辅助化疗、一般状况较差的患者获益，然而新辅助内分泌治疗本身也存在耐药等。因此不断研究新辅助内分泌治疗药物耐药解决办法，将是未来发展的方向。

十一、中医药治疗乳腺癌内分泌综合征研究进展

乳腺癌内分泌综合征，是乳腺癌患者内分泌治疗后出现的一系列类似更年期综合征的临床症候群；特点是发生率较高、临床症状复杂多样。西医较缺乏有效的治疗方法。此病属于中医“郁证”“不寐”等范畴，主要病机是肝郁气滞、肝肾不足、阴虚火旺，病位主要在肝、肾。临床多选用疏肝解郁、补益肝肾、调理冲任的治法。温补肾阳中药是否会提高雌激素水平、导致乳腺癌复发，还有待进一步研究。

乳腺癌内分泌治疗，常口服他莫昔芬、阿那曲唑等，可抑制卵巢合成雌激素，使其血中雌激素水平下降，引起类似更年期综合征的乳腺癌内分泌综合征，主要表现为阴道分泌物改变、阴道出血、外阴瘙痒、游走性身体疼痛、性情急躁、精神抑郁、潮热、汗出、血栓、子宫内膜癌发生率增高等；发生概率高，副作用多，降低患者生活质量，干扰乳腺癌治疗，影响患者生存期；中医药有较好疗效。

1.病因病机

乳腺癌内分泌综合征常见烦躁易怒、潮热汗出、手足心热、失眠、心悸、腰酸等，属于中医“郁证”“不寐”“百合病”“汗证”“脏躁”“心悸”“经断前后诸证”等范畴。目前大多数学者认为，本病的病因是情志不畅、药毒内伤、久病致虚。有人认为：乳腺癌患者中60.4%属于郁证，多因情志不畅导致肝气郁滞，加之患者多行手术、放化疗，损伤正气，内分泌治疗药物耗气伤阴，久病伤肾，最终出现肝郁气滞、肝肾不足，冲任不固；其病位主要在肝、肾，病性属本虚标实。本病常属于中医“郁证”范畴，其病机以肾虚为本，郁证为标。部分学者认为，本病主要病机是脾肾亏虚，病位主要在脾、肾。有人指出，有的乳腺癌的病机是情志不畅、肝郁气滞所致的气血失调，脏腑紊乱，邪毒内结，日久则脾肾亏虚，阴阳失调，肾精不足，虚火上炎。

2.辨证分型，治疗用药

本病临床症状复杂多样，隶属于多个中医疾病，临床多根据主要症状进行辨证论治。大致分为肝郁气滞、肝肾亏虚型；脾肾亏虚、阴阳失调型；肾阴亏虚、虚火内扰型；肾阴不足、心神失养型；肝郁气滞、阴虚血热型等。治疗以疏肝理气、补益肝肾、调理冲任为主，临床多以逍遥散合补益肝肾药综合治疗。

(1)肝郁气滞、肝肾亏虚型

大部分学者认为，乳腺癌内分泌综合征常属于此型。有人以疏调肝气、滋肾益肝、调摄冲任为法，使用二仙汤合丹栀逍遥散加减，治疗66例患者，其中潮热症状减轻，睡眠改善，与对照组相比 $P<0.05$。有人认为，疏理肝气、滋肾益肝可明显改善乳腺癌内分泌综合征；多以逍遥散为基本方，或合六味地黄丸，或合二仙汤治疗，可改善临床症状，缓解患者潮热汗出、失眠、烦躁、疲乏、骨关节痛、头痛等，改善性生活。有人提出以补肾疏肝为基本治疗原则，使用六味地黄丸肝肾同补，丹栀逍遥散疏肝解郁、养血健脾，使阴得阳助而泉源不竭，阳得阴生而生化无穷。

(2)脾肾亏虚、阴阳失调型

乳腺癌基本病机为肝气郁滞，肝气横逆犯脾，脾失健运，痰湿内阻，气血生化乏源；药毒内伤，脾失运化，日久则虚；久病体虚，脾肾亏虚，阴阳失调。有人以逍遥散加味治疗肝失疏泄的脾肾亏虚、阴阳失调的乳腺癌内分泌综合征84例，对潮热汗出、心悸失眠、骨质疏松、关节疼痛、抑郁、阴道干燥、疲乏等主要症状的临床缓解率高达92.6%。有人运用健脾四君子汤，治疗他莫昔芬内分泌治疗综合征178例，其中显效50例，好转78例，无效50例，总有效率为72%；方中主要有当归、太子参、生白术、茯苓、生甘草、仙鹤草、淫羊藿、女贞子、枸杞子、白花蛇舌草、山慈姑、莪术、蒲公

英、元胡、郁金、八月札、生黄芪等，补益脾胃，平补肝肾，调理冲任，行气泻热，清热解毒，补肾水灭虚火，温养中焦兼苦泄。

(3)肾阴亏虚、虚火内扰型

有人认为，乳腺癌内分泌治疗患者，常见头晕乏力、腰膝酸软、舌淡、苔薄白或薄黄、脉沉细，中医辨证属肾阴亏虚、虚火内扰；自拟旱莲草汤(旱莲草 20g，女贞子 15g，益母草 15g，仙茅 6g，淫羊藿 6g 加减)治疗乳腺癌内分泌综合征 52 例，总有效率为 92%；方中重用旱莲草益肾阴，配以女贞子、仙茅、淫羊藿调节阴阳，益母草活血调经。

(4)肾阴不足、心神失养型

有人以六味地黄丸合甘麦大枣汤，治疗乳腺癌内分泌综合征 42 例，主要药物有熟地 30g，山药 15g，山茱萸 10g，丹皮 15g，炒泽泻 10g，茯苓 15g，甘草 6g，淮小麦 30g，大枣 10 枚加减，总有效率达 85.6%；选用六味地黄丸三补三泻，甘麦大枣汤养心安神，滋阴潜阳，合营敛汗，使心脾肝肾阴阳平衡。也有学者仅针对潮热证型进行辨证论治，认为患者潮热多属肝郁气滞、阴虚血热证，故拟疏肝凉血方治疗 73 例，潮热症状临床改善率达 57.6%，睡眠改善率达 63.6%；方中药物主要有柴胡、丹皮、白薇、五味子、白芍等。部分学者认为，治疗乳腺癌内分泌综合征中的补肾药，可提高雌激素水平，带来乳腺癌复发风险；但目前研究表明，补肾中药的治疗效果主要通过其他途径改善症状，服用二仙汤合丹栀逍遥散时，患者治疗前后血清雌二醇水平未见明显变化，说明补肾中药对下丘脑-垂体-卵巢性腺轴神经内分泌功能、雌激素受体 β 功能有调节作用，而获得治疗效果。研究证实，舒肝凉血方与他莫昔芬合用，可协同降低体内雌/孕激素水平，不会导致子宫内膜增厚。

有人采用疏肝益肾方治疗 38 例激素依赖性晚期乳腺癌，方中女贞子、淫羊藿、鹿角霜等温补肾阳的中药，可降低血雌二醇水平、升高卵泡雌激素水平，推测可提高植物雌激素水平，进而与雌激素受体 β 结合发挥抗肿瘤、改善内分泌失调的作用。但还要进一步研究。

十二、中医药治疗乳腺癌的研究进展

中医药对乳腺癌的病因病机、辨证论治有自己的见解，在临床治疗和基础研究方面也取得了进展。中医药可贯穿乳腺癌治疗的整个过程，是乳腺癌综合治疗的一部分。

1.乳腺癌的病名溯源

在古代中医文献中，乳腺癌被称为“乳石痈”“乳栗”“乳岩”“石奶”等。对该病的早期描述见于隋代巢元方的《诸病源候论·乳石痈候》，“乳石痈之状，微强不甚大，不赤，微痛热，热自歇……谓之乳石痈”。宋代陈自明的《妇人大全良方》及清代祁坤在《外科大成》中对乳岩的临床症状和病程进展作了详尽描述：“乳岩即乳中结核，不红热，不肿痛，年月久之，始生疼痛，疼则无已。未溃时，肿如覆碗，形如堆栗，紫黑坚硬，秽气渐生。已溃时，深入岩穴，突如泛蓬，痛苦连心，时流臭血，根肿愈坚。”男性乳腺癌虽较为罕见，在乳腺癌中只占 1%左右，但古代医家对此已有一定的认识，《证治准绳》中提及：“夫男子患乳岩者少矣，其起又甚微渺，而三为盲医所误。”《马培之外科医案》中曰：“乳岩、乳核，男女皆有之，唯妇人更多。”

2.乳腺癌病因和病机

(1)中医理论

中医认为情志因素是乳腺癌发病的关键，不良心理刺激是“促癌剂”。历代医家认为，乳腺癌病机为气滞血瘀、痰浊凝滞、肝脾郁结、阴寒内盛、阳气虚衰、肝肾不足、冲任失调。近代有人提出“六淫伏毒”和“七情郁毒”是乳腺癌发生的两大病因；正气不足，忧思郁怒，饮食不当，导致冲任失调，气滞血瘀，久则聚痰酿毒，凝结于乳中而成癌。明・陈实功《外科正宗》中言：“经络痞涩，聚积成核，初如豆大，渐若围棋子；半年一年，二载三载，不痛不痒，渐渐而大，始生疼痛，痛则无解，日后肿如堆栗，或如覆碗，色紫气秽，渐渐溃烂，深者如岩穴，凸者若泛莲，疼痛连心，出血则臭，其时五脏俱衰，四大不救，名曰乳岩。”若肝气郁结，疏泄不及，肝木乘脾，导致脾失健运，则津液不能正常敷布，反聚为痰湿，痰湿、瘀血互结于乳络，易形成肿块；若因忧思而气结，或因素体脾胃虚弱为饮食所伤，脾气郁滞，土虚不升木，也可滋生肝郁之疾，日久气滞痰凝血瘀而变生肿块。故乳岩发病与肝脾胃相关，有人强调从肝脾论治。

较早的记载有汉《中藏经》之乳癖；隋朝元方《诸病源候话・石痈》之石痈、乳疽、乳漏。晋・葛洪《肘后备急方》对本病有描述，以后历代医家从不同的侧面对本病的认识，历代传承，使本病的辨证施治体系逐趋完善。如《医宗金鉴》云“乳癌由肝脾两伤，气郁凝结而成”；宋代医家窦汉卿的《疮疡经验全集》云“乳岩，此毒阴极阳衰”；朱丹溪的《格致余论》之胃“忧怒抑郁，朝夕积累，脾气不足，肝气横逆，遂成隐核，如大棋子，不痛不痒，名曰乳岩”；明代《景岳全书》之胃“乳岩属肝脾二脏郁怒，气血有损，故初起小核结于乳内，肉色如故，其人内热夜热，五心发热，肢体倦瘦，月经不调，若积久渐大。潺岩色赤出水，内溃深洞为难疗”；清代王维德在《外科证治全生集》中认为乳癌是由于“阴寒结痰”所致。

金代医学家窦汉卿在《疮疡经验全书》中对乳岩病机的认识是：“乳岩乃阴极阳衰，虚阳积而与，血无阳安能散，故此血渗于心经，即生此疾。”元代医学家朱丹溪在《格致余论》中说：“若不得于夫，不得于舅姑，忧怒抑郁，朝夕积累，脾气受阻，肝气积逆，遂成隐核……名曰乳岩。”明代医学家陈实功在《外科正宗》中对乳岩的病因阐述是：“忧郁伤肝，思虑伤脾，积想在心，所愿不得

志者，致经络痞涩，聚结成核。”清代医学家冯兆张在《冯氏锦囊秘录》中阐述乳岩的病因时说：“妇人有忧怒抑郁朝夕积累，脾气淌阻，肝气横逆，气血亏损，筋失荣养，郁滞与痰结成隐核。不赤不肿，积之渐大，数年而发，内溃深烂……此乃七情所伤，肝经血气枯槁之证。”

综合诸医论述，多认为本病的发生与外感六淫、邪毒蕴结、情志不畅，肝脾两伤、冲任失调、气血凝滞有关，与肝脾肾、冲任关系密切。外感六淫之邪，邪毒蕴结，客于乳络而发病；情志不畅而肝气郁结，脾失健运则痰湿内生，气滞痰凝，经络痞涩，致成本病；冲任隶属于肝肾，为气血之海，肝肾不足，冲任失调则气血运行不畅，气滞血凝，阻于乳络而发为本病。乳腺癌患者“忧愁思怒气”带来阴阳不平衡；受刺激后，火气上升，引起足阳明经和手阳明经冲突、手太阴经和足太阴经冲突，气中的热化为毒气，反复多次败坏赤血，凝结肿大而癌变。有人运用中医病因病机所提倡的情志有节、饮食有度、健身运动、重视普查的方法，运用“治未病”理论防治乳腺癌，常收到良效。

3. 中药的治疗方法

乳腺癌的中医治疗原则，主要包括扶正、祛邪，具体为疏肝解郁、调补冲任、清热解毒、益气养血、疏肝清热、解郁健脾、滋补肝肾、活血养血等。有人曾统计过 50 个中药处方，出现频数最高的是白术、薏苡仁、茯苓、北沙参、柴胡、浙贝、穿山甲、郁金、羊乳、香茶菜等，平均用 8～30g，以利水消肿药、补虚药、清热药、活血药为主。现代药理研究表明，利水消肿药能增强细胞免疫和抗肿瘤作用；补虚药调补气血阴阳，大多能升高白细胞水平、增强细胞免疫；清热药可解热、抗毒、抗炎、增强免疫；适量的活血化瘀药能抗凝、促纤溶，使抗肿瘤药物和免疫活性细胞更易与肿瘤细胞接触，提高疗效。

4. 中药成分对乳腺癌细胞的作用

(1)抑制乳腺癌细胞增殖

研究表明，中药可抑制乳腺癌细胞合成 DNA、RNA、蛋白质，使乳腺癌细胞停止增殖。白花丹醌能抑制乳腺癌细胞增殖。黄连提取物能促进乳腺癌细胞表达干扰素 β，抑制乳腺癌细胞增殖。

(2)诱导乳腺癌细胞凋亡

研究发现，甘草能降低 Bcl-2 水平、升高 Bax 水平，促进乳腺癌细胞凋亡，预防肿瘤发生。双氢葫芦素 B 能经线粒体凋亡信号通路，促进乳腺癌细胞凋亡。

(3)阻断乳腺癌细胞转移

有人发现，菊藻丸能抑制乳腺癌术后复发转移，随访 5 年内，菊藻丸组患者生存率较高、复发转移率较低。

(4)干扰微管作用

有些中药成方如广木香内酯、银胶菊内酯，可进入肿瘤细胞内，抑制微管蛋白功能，抑制乳腺癌细胞增殖，诱导乳腺癌细胞凋亡；能增强紫杉醇的功效。

(5)抗多药耐药作用

槲皮素、鸦胆子油、甲基莲心碱、川芎嗪、粉防己碱、苦参茶、大黄酸、大黄素、榄香烯、迷迭香的提取物、葡萄籽多酚、花青素、补骨脂提取物、功劳木提取物、蝎毒等，都有不同程度的抗多药耐药作用。

(6)植物雌激素样作用

植物雌激素在结构、功能上与雌激素相似。研究表明，一些中药植物雌激素，浓度较高时可竞争结合雌激素受体，能抗内源性雌激素、抗增殖、诱导细胞凋亡等；浓度较低时可与雌激素受体相结合，而发挥一定的雌激素效应。这种双相调节作用，取决于植物雌激素的浓度。研究发现，红花、川牛膝、丹参、淫羊藿、补骨脂、菟丝子的植物雌激素有双向调节作用。

5. 临床研究

(1)中医药在乳腺癌综合治疗中的作用

乳腺癌的发生与正气不足、邪毒留滞有关，临床以扶正祛邪相结合的原则，根据围手术期、放化疗期、术后巩固期各自的临床证候辨证论治，从整体出发，调整机体阴阳、气血、脏腑功能的失衡，缓解乳腺癌临床症状，能减轻乳腺癌放化疗、内分泌治疗的毒副反应，防治术后复发转移。

——减轻术后并发症：乳腺癌患者术后，可见患侧上肢水肿、皮瓣感染坏死、皮下积液等；中医药能减轻术后相关并发症，促进术后恢复。有人研究通络化瘀汤与西药呋塞米治疗乳腺癌术后上肢水肿，结果显示，通络化瘀汤组总有效率为 83.33%，呋塞米组为 65.38%，通络化瘀汤能有效改善乳腺癌术后患者上肢水肿程度。有人报道，皮硝散外敷治疗乳腺术后上肢水肿，有效率为 93.75%，能提高患者生活质量。有人研究血府逐瘀汤治疗 43 例乳腺癌术后皮瓣坏死患者，配合湿润烧伤膏换药，结果发现，坏死率仅为 7%。有人将紫归长皮膏外敷治疗乳腺癌术后皮瓣坏死创面不愈，6 周后，治疗组痊愈率为 66.67%，总有效率为 86.67%；对照组为 46.68%、63.33%。临床研究表明，无论是中药口服或中药外治，对乳腺癌术后上肢水肿、皮瓣坏死都较有效。

——减轻放化疗、内分泌治疗的毒副反应：乳腺癌放化疗、内分泌治疗有毒副作用，可应用中医药治疗。有人研究益气养阴法治疗乳腺癌术后放疗继发放射性肺炎，治疗 4 周后，发现各项观察指标明显好转。有人研究自拟新加归脾汤改善乳腺癌术后化疗患者骨髓造血功能，结果发现，对骨髓造血功能有保护作用。研究发现，用舒肝凉血方治疗他莫昔芬治疗出现的潮热症状，疗效较显著。

——防治术后复发转移：有人治疗 156 例乳腺癌切除术后化疗患者，结果发现，与单纯化疗组比，化疗 +乳复宁 2 号组的 2 年复发转移率显著降低。有人报道，592 例乳腺癌患者术后 1 年内开始服用乳癌术后方，服药时间≥1 年，可防治乳腺癌术后复发转移，能延长患者 5 年生存期，改善无病生存率、总生存率、生活质量。

(2)三阴乳腺癌的中医中药治疗

三阴乳腺癌预后较差，较早发生复发、转移。有人报道，141 例三阴乳腺癌患者组坚持口服中药(以疏肝理气、化瘀解毒、散结消痰为原则),对照组单纯定期复查,结果显示,中医药能有效控制患者的复发和转移;辨证服用中药联合西医治疗,随访3年,结果发现,中医中药能延长生存时间,缓解症状,改善患者生存质量。有人研究复方斑蝥胶囊合复方红豆杉方加减治疗三阴性乳腺癌,随访5年,发现治疗三阴性乳腺癌有一定疗效,能防治术后复发转移。

6. 实验研究

(1)中医中药干预乳腺癌细胞

实验研究发现,乳癌术后方能抑制 Her-2、p38MAPK、PI3K/Akt 信号通路,抑制乳腺癌细胞增殖,促进乳腺癌细胞凋亡,抗肿瘤复发转移。有人发现,壮骨镇痛胶囊能抑制乳腺癌细胞表达 JNK、Rac1,抑制癌细胞转移,作用与药物浓度相关。中药成分熊果酸,能使 Caspase3 活化,促进乳腺癌细胞凋亡。

(2)中医中药逆转乳腺癌多药耐药

研究表明,中药可逆转乳腺癌多药耐药。大黄素可下调 ERCC1 表达水平,逆转乳腺癌细胞多药耐药,与大黄素浓度相关。有人发现,高浓度三七总皂苷、紫龙金胶囊,抑制乳腺癌细胞表达 P-糖蛋白,能逆转乳腺癌多药耐药。

(3)中医药干预乳腺癌微环境与血管新生

中医药干预乳腺癌微环境与血管新生,可防治乳腺癌复发转移;有人发现,人参皂苷 Rg3 与三氧化二砷联合有协同作用,能抑制乳腺癌血管新生,提高抗乳腺癌效果,能降低三氧化二砷毒副反应,提高生存质量。有人发现,麝香酮可抑制乳腺癌血管新生。研究发现,壮骨镇痛胶囊可抑制乳腺癌细胞表达 VEGF、MMP-9,能抑制内皮细胞增殖迁移,抑制血管新生,抑制乳腺癌生长。

7. 中医药辅助治疗

中医药辅助治疗,能对抗乳腺癌术后并发症,减轻放化疗、内分泌治疗的毒副作用,能提高综合治疗效果、生活质量,延长生存期。

(1)手术后应用中医药

有人认为乳腺癌术后为整体属虚,局部属实,治以扶正祛邪,益气健脾法贯穿始终,常以补益气血、益气健脾、滋养肝肾等增强体质,调节免疫功能,防止复发转移。

——术后患肢水肿治疗:有人认为,乳腺癌术后患肢水肿属于中医学水肿、脉痹范畴,系因术中损伤血脉,脉络瘀阻,致使气血运行不畅,水走皮下,瘀血内停;更兼术后正气不足,正气内虚,肝肾不足,冲任失调,加之七情所伤,脏腑失和,六淫邪毒内侵,内外合邪;同时放化疗使元气更伤,无力推动血行,致使经络受阻,气滞血瘀,痰凝毒聚,可给予血府逐瘀汤。有人应用通络消肿方(黄芪30 g,水蛭10 g,当归10 g,白芍10 g,生地黄15g,川芎10 g,桂枝10 g,桑枝30 g,伸筋草15g,防己15g,姜黄10 g,益母草15g,海桐皮15g)治疗乳腺癌术后上肢淋巴水肿126例有较好疗效,治疗组总有效率为82.5%,对照组为55.6%,有显著差别。

——伤口并发症治疗:乳腺癌术后患者的皮瓣坏死,多为瘀血阻滞证,周围脉络损伤,瘀血停滞,气机被阻,血运不畅,且术后气血不足,局部组织失养,继而发生皮瓣坏死,多采用活血化瘀为基本治法;有人用桃红四物汤治疗,改善血液循环,纠正低血压,解除毛细血管痉挛及水肿,有较好疗效。有人手术后第2天加服血府逐瘀胶囊,可使皮瓣坏死的发生率降低。

——术后焦虑治疗:有人研究滋阴清火的天王补心丹合丹栀逍遥散加减治疗70例乳腺癌术后伴焦虑、阴虚火旺患者,对照组给予帕罗西汀,分别在治疗前和治疗后第2、4、6周根据汉密尔顿焦虑量表评分,结果显示,给予滋阴清火法治疗有较好的临床疗效,能提高患者生活质量。

——术后疼痛及复发转移治疗:研究发现,桃红四物汤+化疗能有效降低乳腺癌患者血清 VEGF 水平,阻断血管新生,抑制肿瘤复发转移;治疗乳腺癌晚期骨转移疼痛患者,4周为1疗程,总有效率为 88.89%，可显著减轻疼痛，降低复发率，延长 DFS。

(2)减轻放化疗的毒副作用

根据中医理论，放化疗易伤人体正气，耗伤气血，损伤脏腑，应扶助正气，补养气血。有人研究增液汤加减治疗 105 例中晚期乳腺癌阴津亏虚证患者，配合放化疗，能明善患者症状，延长生存期。研究发现，FEC 化疗方案＋益气养阴方(党参 15g，黄芪 10g，白术 10g，山药 10g，北沙参 15g，生地黄 10g，麦冬 10g，石斛 10g，生薏苡仁 30g，黄精 10g，枸杞子 10g，山萸肉 10g，陈皮 10g，枳壳 10g，炒谷麦芽 10g，甘草 5g)，能减轻化疗毒副反应。

有人发现，温阳益气法(熟地 10g，枸杞子 10g，山萸肉 15g，杜仲 10g，菟丝子 10g，党参 10g，山药 10g，白术 10g，制附子 10g，肉桂 10g，当归 10g，鹿角胶 10g，炙甘草 5g，干姜 5g)，能预防乳腺癌化疗引起的骨丢失。有人将来曲唑治疗乳腺癌所致的不良反应，分为肾虚骨痿、心肾不交、阴虚阳亢、脾肾阳虚等四个证型，采用补肾生髓、清心滋肾、滋阴潜阳、温肾健脾等治法进行治疗，取得较满意疗效。研究发现，穴位贴敷足三里，可改善乳腺癌辅助化疗方案所致的恶心、迟发性呕吐，提高生活质量。有人运用沙榆油防治乳腺癌术后放疗急性放射性皮肤损伤 56 例，结果显示，能降低发生率，提高放射野皮肤耐辐射能力，推迟皮肤损伤发生，减轻损伤程度，能防治乳腺癌术后急性放射性皮肤损伤，无明显毒副作用。有人用中药合剂(主要成分为白芷、紫草、当归、血竭、乳香、没药、冰片、香油等)外涂治疗放射性皮肤损伤 60 例，结果发现，能明显降低放射性皮肤损伤程度，提高皮肤耐受能力，使治疗得以顺利进行。

(3)降低内分泌治疗的不良反应

影响患者服内分泌治疗后，可出现月经失调，情志异常、心悸失眠、烘热汗出、烦躁易怒、腰膝酸软、记忆力减退等，影响患者生活质量。中医在扶正解毒的基础上，配合健脾和胃、淡渗利湿、凉血止血、滋阴清热等，可使不良反应得到缓解。有人运用六味地黄汤加味，可改善症状：熟地黄 10g，山茱萸 10g，淮山药 10g，枸杞子 10g，泽泻 10g，牡丹皮 10g，钩藤 15g，浮小麦 30g，黄芪 30g，菟丝子 10g，煅龙齿 20g，龟板 15g，地骨皮 10g，鳖甲 15g。有人用滋水清肝饮治疗，可减轻症状：生地黄、淮山药、山茱萸、白芍、酸枣仁、知母各 15g，牡丹皮、茯苓、泽泻、当归各 10g，柴胡、栀子各 6g，甘草 3g；汗多加浮小麦 15g，锻龙骨、锻牡蛎各 20g；心悸失眠加夜交藤 15g，远志 10g；腰酸痛者加桑寄生、枸杞子各 15g。

8. 乳腺癌前病变中医药研究进展

研究发现，乳腺癌前病变与肝郁肾虚、气滞血瘀、冲任失调、毒瘀互结有关，中医药治疗通过调节机体激素水平、抑制细胞增殖、诱导细胞凋亡等，可缓解增生、阻断癌前病变。

(1)病因病机研究

乳腺癌前病变属于中医“乳癖”范畴，是肝郁气滞、冲任失调、毒瘀互结，其中“六淫伏毒”“七情郁毒”是主要病因；“癌毒内生”是核心变化，癌毒易与痰瘀内结，可使经脉阻滞，气血不和，脏腑失调，浊邪积聚，蓄毒为害，促进乳腺癌逐步发展。有人认为，乳腺癌前病变与肝郁气滞、脾虚湿盛、冲任失调有关，其形成是在肝气郁结、冲任失调的基础上，气机凝滞，导致瘀血形成，故临床辨证多为“血瘀证”。有人分析乳腺非典型增生患者，认为肝郁血瘀为主要病机，冲任失调是病理因素，乳腺非典型增生发展至重度非典型增生阶段，单纯肝郁血瘀证的比例下降，混合型比例升高，肝郁血瘀和冲任失调纠结，相互为患，及至原位癌和早期浸润癌阶段，混合型占主要比例；由于肾阳虚是冲任失调之根，因此本阶段是肾虚肝郁为本，血瘀为标。乳腺癌前病变的中医证型与 BRCA1 基因突变相关，在肝郁血瘀型和冲任失调型患者中常无 BRCA1 基因突变，而混合型中 BRCA1 突变基因有高表达率(85.7%，$P<0.01$)，与 ER、PR 高水平表达相关。有人对乳腺癌前病辨证分型，发现主要集中于痰瘀互结(偏肝郁气滞、冲任失调)型，MVD、VEGF、FLK 表达水平升高。

(2)临床治疗研究

有人认为,乳腺癌前病变始于先天禀赋较弱,重在肾阳亏虚,主要病机有气滞血瘀、痰湿凝结。中药“消结汤”(瓜蒌 30 g,薤白 10 g,三棱 10 g,莪术 15 g,昆布 15 g,牡蛎 15 g,夏枯草 15 g,薏苡仁 15 g,红花 10 g,桃仁 10 g,郁金 10 g,青皮 10 g)内服治疗,每天 1 剂,20 剂为 1 疗程,休息 3~5 天;效果比较理想。有人对 726 例中重度乳腺腺瘤者给予平消胶囊每次 6~8 粒,每天 3 次,饭后服用,治疗有效率为 94.08%。有人用自拟中药方剂(枳壳 18 g,青皮 12 g,橘叶 12 g,郁金 12 g,柴胡 12 g,牛膝 12 g,夏枯草 12 g,山慈姑 10 g,当归 10 g,甘草 6 g)内服,配合点穴(取穴:乳根、期门、膻中、足三里、太冲、人迎、三阴交、涌泉、极泉、劳宫)治疗 316 例乳腺非典型增生患者 3 个月,总有效率为 92.4%;病理报告为非典型增生转为单纯性增生。

有人运用消癖口服液 1~6 号治疗乳腺癌前病变,对乳腺 X 线影像的改善有一定作用,可降低血 E_2 水平;可能对乳腺癌前病变有阻断作用。有人治疗乳腺癌前病变以活血化瘀为基本原则,结合临床辨证,佐以疏肝理气、调摄冲任、健脾渗湿化痰等;常用活血化瘀类中药有莪术、三棱、丹参、斑蝥、川芎、丹参、桃仁、红花、当归、生蒲黄、乳香、没药、血竭、地龙等,疏肝解郁类中药有柴胡、香附、郁金、枳壳、延胡索、青皮、八月扎、川楝子、佛手等,调摄冲任类中药有鹿角、淫羊藿、仙茅、巴戟天、补骨脂等,化痰散结类中药有昆布、海藻、牡蛎、穿山甲、僵蚕、夏枯草、天南星、山慈姑、皂角刺、茯苓等;并认为中医药可以从多个靶点发挥综合效应。

(3)实验研究

有人用疏肝活血中药乳复汤(柴胡、香附、山慈姑、延胡索、当归、丹参、莪术、鸡血藤、甘草)治疗乳腺非典型增生肝郁血瘀型,认为通过疏肝活血,改善微循环,提高局部血流量,减少肿瘤发生发展。研究发现,对乳腺癌癌前病变毒瘀互结型,用舒肝颗粒干预 30 天,通过疏肝理气,减轻慢性应激作用;可见肿瘤发生率降低,组织病理学好转。有人发现,云芝多糖能抑制乳腺上皮细胞增生,抑制表达 VEGF、Ras,减少血管生成。

有人发现,莪术油能降低非典型增生乳腺组织 Ki-67 阳性表达率,降低病变组织中上皮细胞增殖活性。有人发现,对乳腺癌前病变之肝郁肾虚型,给予金贝乳康片(淫羊藿、鹿角片、瓜蒌、郁金、浙贝母、延胡索、莪术)水溶液灌胃,能明显降低肿瘤发生率,逆转乳腺癌癌前病变,调节患者 E_2、P 水平至正常。研究显示,姜黄素抑制人乳腺癌细胞增殖,抑制表达 Bcl-2,促进表达 Bax,诱导细胞凋亡。有人研究猫爪草总皂苷抗乳腺癌的作用,结果显示其对人乳腺癌生长有不同程度抑制,能抑制细胞增殖、诱导细胞凋亡。

十三、乳腺癌内分泌治疗专家讨论

2013 年国内举行乳腺癌内分泌治疗高峰论坛专家讨论,400 名乳腺癌专业医师就目前乳腺癌内分泌治疗若干问题投票表决,同时专家点评。

1. 绝经后激素受体阳性乳腺癌术后辅助治疗的选择

投票结果　他莫昔芬(TAM)5 年:2.7%;TAM2~3 年,序贯芳香化酶抑制剂(AI)2~3 年:13.51%;AI5 年:81.08%;其他:2.7%。

专家观点　已有临床研究表明,绝经后辅助内分泌治疗不同阶段使用 AI,均比使用 TAM5 年效果好。基于临床循证医学数据、目前指南推荐,与会专家普遍认为,对绝经后激素受体阳性乳腺癌的术后辅助治疗,一般应该选择 AI 治疗 5 年。不同内分泌治疗药物的序贯(TAM2~3 年,序贯 AI;或 AI2~3 年,序贯 TAM)也可选择,可依据临床实践中不同的具体情况及患者的复发风险不同,进行个体化选择。

2. 中高危早期乳腺癌患者术后5年AI辅助治疗结束后，后续内分泌治疗如何选择

投票结果　停用内分泌：34.62%；继续AI：52.88%；改用TAM：12.5%。

专家观点　5年辅助AI治疗后，一般应停止继续AI治疗，因为缺乏继续用药的循证医学证据。临床实践中，可根据患者的具体情况，充分评估患者复发风险，分析患者从AI继续治疗过程中的获益与风险的比值，结合患者的意愿，综合考虑其继续治疗的时限。绝经后的激素受体阳性早期乳腺癌患者，患者会在5年后出现复发转移；有学者认为，可在5年后继续内分泌治疗，继续采用AI或改用TAM，有可能给复发风险较高的这部分患者带来继续的临床获益；但目前仍缺乏循证医学证据。AI辅助治疗5年后继续用药缺乏足够的证据，临床实践中选择继续使用内分泌治疗应谨慎，需综合考虑患者的复发风险，并充分尊重患者意愿选择后续治疗。

3. 绝经前乳腺癌患者，辅助内分泌治疗选择什么方案

投票结果　TAM：64.44%；卵巢功能抑制＋TAM：32.22%；卵巢功能抑制＋AI：2.22%；卵巢功能抑制：1.11%。

专家观点　绝经前乳腺癌辅助内分泌治疗TAM5年是目前的标准推荐。基于临床研究结果，部分年轻患者卵巢功能抑制＋TAM有更好的临床获益，但目前的证据等级并不高。基于目前临床研究的证据，对绝经前乳腺癌的辅助内分泌治疗，TAM是基本药物，可在TAM基础上加用卵巢功能抑制。在临床实践中，对高危的年轻患者，可在TAM的基础上加卵巢功能抑制。卵巢功能抑制＋AI与卵巢功能抑制＋TAM比，并没有优势。国内外的专家普遍认为，尽管在晚期乳腺癌的内分泌治疗上，卵巢功能抑制＋AI可以使用，但在早期乳腺癌的内分泌治疗上，并不推荐卵巢功能抑制＋AI。

4. 对＜40岁的乳腺癌患者，是否应在TAM辅助治疗基础上加上卵巢功能抑制

投票结果　是：67.44%；否：15.12%；弃权：17.44%。

专家观点　有研究结果提示，＜40岁的乳腺癌患者，在TAM基础上加用卵巢功能抑制可能降低复发风险。年龄并非是加用卵巢功能抑制的决定因素。应该综合考虑患者的复发风险因素，并充分结合患者的意愿。而且化疗后加卵巢抑制获益的证据并不是很充分。应根据患者的年龄（＜40岁），结合肿瘤复发风险因素，充分考虑患者的意愿，可在TAM基础上加用卵巢功能抑制，以期达到最大的临床获益。

5. 对TAM治疗无法耐受的绝经前患者，选择何种辅助内分泌治疗

投票结果　卵巢功能抑制：23.46%；卵巢功能抑制＋AI：64.2%；其他：12.35%。

专家观点　已有循证医学资料表明，单纯卵巢功能抑制也能达到不错的治疗效果。在早期乳腺癌的辅助治疗上，卵巢功能抑制＋AI的有效性数据与卵巢功能抑制＋TAM的有效性数据相当。如有明确的TAM禁忌或不能耐受，可选择卵巢功能抑制＋AI。临床实践中，由于TAM的不良反应而停用的情况的确存在，但由于绝经前患者周期性内膜增厚和脱落，而TAM很少引起子宫内膜增厚，因此并不推荐绝经前服用TAM的患者常规检测子宫内膜厚度。适合内分泌治疗的患者需要继续内分泌药物治疗时，要根据患者的具体情况分析，两种治疗方式均可选择。

6. 辅助内分泌治疗中，药物性卵巢功能抑制治疗持续时间多久较适宜

投票结果　＜2年：4.44%；2年：56.67%；3年：14.44%；5年：24.44%。

专家观点　临床研究中，药物性卵巢功能抑制疗程一般为2年。考虑到受体阳性乳腺癌第1个复发高峰出现在术后2～3年，因此2年的药物性卵巢功能抑制的治疗较合理；而使用超过5年

治疗的证据并不充分。临床实践中，可首先告知患者用药 2 年，治疗 2 年后，依据患者的总体耐受性及其他复发危险因素，再综合考虑是否延长后续用药时间。药物性卵巢功能抑制用于辅助内分泌治疗治疗一般选择 2 年。

7. ERα 阳性/ Her－2 过表达复发转移乳腺癌中，哪类患者适合首选内分泌治疗

投票结果　所有患者：24.71％；进展缓慢的患者，无论有无内脏转移：45.88％；进展缓慢的患者，无内脏转移：29.41％。

专家观点　根据指南推荐，内分泌治疗是激素受体阳性乳腺癌患者的首选，即使是有内脏转移的乳腺癌患者；除非那些短暂内分泌辅助治疗失败的乳腺癌患者，或需要疾病快速缓解症状的复发转移患者。复发转移乳腺癌的内分泌治疗选择时，常需要界定患者对治疗的反应性。对 ERα 阳性、肺转移灶 1 cm 的晚期乳腺癌患者，若本身无任何症状，内分泌治疗仍是首选。

8. TAM 辅助治疗失败的激素受体阳性绝经前乳腺癌患者，如疾病进展缓慢，最合适的晚期一线治疗方案是什么

投票结果　化疗：24.47％；内分泌治疗：75.53％。

专家观点　绝经后转移性乳腺癌患者首选内分泌治疗，而绝经前转移性乳腺癌患者可选择化疗，有效率相对较高，患者也更易耐受。首选内分泌治疗同样适合于绝经前辅助内分泌治疗失败的患者，若疾病进展缓慢，仍应给患者内分泌治疗的机会；考虑到化疗对生活质量的影响，可将化疗放在内分泌治疗后进行。绝经前患者可首选化疗，但对适合内分泌治疗的患者，与选用化疗相比，内分泌治疗的患者一旦获益，疾病缓解时间较长，患者生活质量更好。

9. TAM 辅助治疗失败的激素受体阳性绝经前乳腺癌患者，疾病进展缓慢，如果采用内分泌治疗，何种治疗方案更优

投票结果　卵巢功能抑制＋TAM：3.66％；卵巢功能抑制＋AI：74.39％；卵巢功能抑制＋氟维司群：10.98％；其他：10.98％。

专家观点　增加卵巢功能抑制可能提高疗效。AI 是绝经后 TAM 辅助治疗失败患者的首选，在卵巢功能抑制基础上可采取绝经后患者的策略，首选卵巢功能抑制联合 AI。对绝经前晚期乳腺癌的治疗，若适合内分泌治疗，卵巢功能抑制联合 AI 是不错的选择。一些小样本研究提示，卵巢功能抑制＋氟维司群也是可行的选择。对绝经前晚期乳腺癌的治疗，若适合内分泌治疗，卵巢功能抑制＋AI 临床使用优势较明显。

10. 绝经后 TAM 辅助治疗后复发转移 ERα 阳性/Her－2 阴性患者，若给予内分泌治疗，优先选择哪种治疗方案

投票结果　AI：88.89％；氟维司群：6.94％；AI＋氟维司群：2.78％；AI＋依维莫司：1.39％。

专家观点　TAM 辅助治疗失败的绝经后乳腺癌患者，首选 AI 的循证医学证据比较充足，也是指南的共同推荐。基于氟维司群 500 mg 的研究数据，与 AI 相比，氟维司群每月 500 mg 常显著提高疗效，提示也可选择氟维司群。临床研究提示，AI＋氟维司群优于单用 AI。最新研究表明，mTOR 抑制剂依维莫司＋AI 有临床优势。绝经后 TAM 辅助治疗后复发转移 ERα 阳性/Her－2 阴性患者，内分泌治疗的首选应该是 AI。临床实践应遵循临床研究证据，在实际工作中，药品的价格和医保因素也必须考虑。

11. 对绝经后非甾体类 AI 辅助治疗失败的复发转移 ERα 阳性/Her-2 阴性患者，内分泌治疗的优先选择是什么

投票结果　TAM：13.33%；氟维司群：48%；甾体类 AI：33.33%；甾体类 AI+依维莫司：5.33%。

专家观点　TAM 辅助治疗失败首选 AI，辅助治疗 AI 失败的患者可选用 TAM。在二线内分泌治疗的研究中，氟维司群每月 500 mg 剂量能取得有意义的临床获益，所以一些指南推荐 AI 失败患者选择氟维司群治疗。非甾体类 AI 治疗失败换甾体类 AI，是一些指南推荐的另一选择。研究证明，甾体类 AI+依维莫司优于单用甾体类 AI。

基于循证医学证据，绝经后辅助非甾体类 AI 治疗后复发转移 ERα 阳性/Her-2 阴性患者，内分泌治疗可首选氟维司群；考虑到目前在中国大陆的患者经费承担因素，也可以选择甾体类 AI 和 TAM，但需要更多的循证医学证据支持。尽管国际临床研究结果提示，甾体类 AI+依维莫司可用于非甾体类 AI 治疗失败晚期患者的治疗，但考虑到目前依维莫司在中国大陆批准的适应证及其药物毒性，临床上不作为常规推荐。

十四、近年美国临床肿瘤学会报道的新进展

2014 年美国临床肿瘤学会(ASCO)年会上，来自世界各地的专家逾 3 万人齐聚一堂，年会公布的几项乳腺癌重要研究结果，在一定程度上引发乳腺癌治疗领域的震动。

1. 肥胖只增加绝经前 ERα 阳性乳腺癌患者的病死率

既往的研究发现，肥胖与早期乳腺癌不良预后相关，然而这种相关性多见于 ERα 阳性、卵巢功能活跃的乳腺癌。早期乳腺癌临床试验协作组分析了来自 70 项临床试验的 80 000 例早期乳腺癌患者的预后相关因素，随访 8 年，根据世界卫生组织 BMI 标准定义正常体重、超重、肥胖(分别为 20～24.9、25～29.9、≥ 30 kg/m^2)，并按临床试验及治疗方案分层，调整肿瘤大小、淋巴结转移、年龄等差异，采用 Cox 回归模型分析 BMI 与复发及病死率的相关性；该研究发现，在 60 000 例 ERα 阳性乳腺癌患者中，无论绝经前还是绝经后女性，其 BMI 与乳腺癌病死率均有明显相关性(P 均<0.00001)。但按肿瘤特点调整后的分析结果表明：BMI 与乳腺癌病死率的相关性，仅见于 ERα 阳性的绝经前或围绝经期乳腺癌患者；与正常体重患者比，肥胖患者乳腺癌死亡风险升高 1/3 (RR =1.34，P<0.00001)；与此相反，肥胖对 40 000 例绝经后 ERα 阳性和 20 000 例 ERα 阴性乳腺癌患者的预后无显著影响。肥胖一般升高绝经后妇女血液中的雌激素水平，但该研究发现，肥胖影响绝经前女性预后，意味着目前对肥胖影响预后的主要生物学机制仍不十分清楚。

2. 抗 Her-2 双靶点联合在辅助治疗中遭遇失败

ALTTO 试验是一项针对 Her-2 过表达早期乳腺癌的国际多中心、随机开放的 Ⅲ 期临床研究，至 2013 年共研究 44 个国家 946 个研究中心的 8 381 例乳腺癌患者，比较在含蒽环类辅助化疗后或化疗中，被随机分配到曲妥珠单克抗单药治疗组(n=2 097)、拉帕替尼单药治疗组(n=2 100)、曲妥珠单抗→拉帕替尼序贯治疗组(n=2 091)或曲妥珠单克隆抗体+拉帕替尼治疗组(n=2 093)(1 年)治疗 Her-2 过表达早期乳腺癌的疗效，主要试验终点是 DFS 率；中期分析显示，拉帕替尼单药疗效，不如曲妥珠单克抗单药，拉帕替尼单药组随即给予 1 年曲妥珠单抗治疗；中位随访 4.5 年，与曲妥珠单抗单药治疗比，拉帕替尼+曲妥珠单抗序贯或同时辅助治疗 Her-2 阳性早期乳腺癌并无明显优势，4 年 DFS 率相似(86%∶88%)，虽然联合治疗组与曲妥珠单抗单药治疗组比较

P=0.048，但未达到研究设计的统计学意义(P<0.025)，并且3组的4年OS相似，分别为95%、95%、94%。与曲妥珠单抗单药比，联合治疗组的某些不良反应发生率更高，如腹泻、皮疹、肝损伤。

该研究的另一个主要发现是，患者严重的心脏相关不良事件发生率极低，充血性心衰的发生率低于1%，即使95%患者应用蒽环类辅助化疗。之前的试验显示，术前应用拉帕替尼＋曲妥珠单抗治疗时患者的pCR是曲妥珠单抗单药治疗的2倍；然而ALTTO试验并未证明联合抗Her-2双靶向药物在辅助治疗中有生存优势。ALTTO试验结果表明，pCR与患者长期预后并不能画等号。Her-2过表达早期乳腺癌辅助治疗的标准方案，仍是辅助化疗＋曲妥珠单抗体治疗1年。

3. 芳香化酶抑制剂联合卵巢功能抑制改善绝经前ERα阳性早期乳腺癌患者预后

TEXT和SOFT试验是Ⅲ期临床随机试验，比较依西美坦＋卵巢功能抑制(OFS)方案与他莫昔芬＋OFS方案辅助治疗5738例绝经前ERα阳性早期乳腺癌的疗效；TEXT试验将术后12周内的患者随机分配到依西美坦＋OFS组或他莫昔芬＋OFS组，治疗5年(可同时联合化疗)。SOFT试验将术后12周内(未计划化疗)或完成新辅助化疗8个月内的患者，随机分配到依西美坦＋OFS组、他莫昔芬＋OFS组或他莫昔芬单药治疗组，治疗5年；主要试验终点是DFS。截至2013年，中位随访5.7年时，两组患者共报道514例复发转移事件。依西美坦＋OFS组患者的5年DFS率为91.1%，他莫昔芬＋OFS组为87.3%，依西美坦＋OFS组的复发风险降低28%(P=0.0002)。两组次要终点目标无乳腺癌复发时间、无远处复发时间，依西美坦＋OFS组均优于对照组；两组总生存率相似；两组Ⅲ～Ⅳ级不良反应发生率几乎相同，并且与AI类药物相似。

多年来，5年的他莫昔芬治疗是绝经前ERα阳性早期乳腺癌辅助治疗的金标准；该试验结果证实，依西美坦＋OFS可代替他莫昔芬成为此类患者的另一种治疗选择；AI＋OFS用于绝经期早期乳腺癌辅助治疗第一次被证实优于他莫昔芬＋OFS。在现阶段的临床实践中，对OFS人群的选择以及OFS的使用时间等问题，仍需要临床研究。

4. 卡铂可提高BRCA基因突变的三阴性乳腺癌新辅助化疗的pCR

BRCA1/2基因突变，是铂类药物应用的标志物。三阴性乳腺癌患者因BRCA1基因突变相关的DNA修复异常而可导致DNA修复能力降低，这些乳腺癌对以DNA损伤为作用机制的铂类药物异常敏感。研究显示：三阴性乳腺癌新辅助化疗方案中添加卡铂，可大幅提高患者的pCR。每周应用紫杉醇/脂质体多柔比星(PM方案)时，患者的pCR为36.9%，添加卡铂后为53.2%。试验入组的315例三阴性乳腺癌患者中，BRCA1基因突变35例，BRCA2基因突变3例，另外78例患者有乳腺癌家族史，179例既无突变基因也无家族史(低风险组)；低风险组总pCR为40.2%，仅有家族史者为44.9%，BECA基因突变者为57.9%；在PM方案中添加卡铂后，低风险组pCR率增加14%，仅有家族史者增加20%，BRCA基因突变者增加25%。BRCA基因突变、乳腺癌家族史，是三阴性乳腺癌蒽环类/紫杉类新辅助化疗pCR的预测因子。在传统的蒽环、紫杉类新辅助化疗方案基础上增加卡铂，可显著提高BRCA基因突变者的pCR率。

但卡铂在早期三阴性乳腺癌治疗中改善长期预后的确切证据，尚未在Ⅲ期临床试验中得到证实。鉴于标准化疗方案基础上增加铂类药物后对不良反应的影响，目前如何优化含铂类新辅助化疗方案仍有待论证。

5. 抗血管生成药物贝伐单抗在乳腺癌辅助治疗及晚期乳腺癌维持治疗中未见突破性进展

本次大会报告了4994例Her-2阴性乳腺癌的辅助治疗＋贝伐单抗的E5103研究结果，主要终点是乳腺癌无远处转移生存(IDFS)期；结果显示，包括骨髓抑制、周围神经病变的化疗相关不良事件在3组中相似。该研究表明,在含蒽环类和紫杉醇的辅助治疗中添加贝伐单抗,并不能改善Her-2阴性高危乳腺癌患者的IDFS或OS。应用贝伐单抗确实会增加不良事件发生率,从而导致早期停药事件发生率增高。无论是Her-2阴性伴高危因素的乳腺癌患者,还是Her-2过表达乳腺癌患者,及三阴性乳腺癌患者,辅助化疗基础上增加贝伐单抗,均未增加DFS或OS获益。上述研究均发现,贝伐单抗组Ⅲ~Ⅳ级不良反应发生率明显增高,因不良反应中断治疗的比例也较高。

迄今为止的证据显示,贝伐单抗可能不适用于乳腺癌辅助治疗。但鉴于内分泌治疗+贝伐单抗组耐受性良好,对ERα阳性、Her-2阴性的晚期乳腺癌患者,其不失为一线治疗后的一种合理选择。研究者曾试图通过检测各种生物标志物,如循环血中的VEGF-A、血管内皮细胞、VEGF相关蛋白的基因等,以期寻找能从贝伐单抗中获益的乳腺癌亚群;在Ⅲ期临床研究中,生物标志物与疗效相关性的前瞻性分析,对寻找贝伐单抗获益的特殊人群起重要作用,但其可操作性和临床意义有待前瞻性研究证实。

(余元勋 王 勇)

进一步的参考文献

[1]HAYASHI N. Prognostic impact of phosphorylated Her-2 in Her-2(+) primary breast cancer[J]. Oncologist ,2011,16(7):956-965.

[2]ALI M. Health-related quality of life in breast cancer patients :A bibliographic review of the literature from1974 to 2007[J]. J Exp Clin Cancer Res,2008,27(1):32-44.

[3]ANTHONY H. Risk determination and prevention of breast cancer[J]. Breast Cancer Res,2014,16(5):446-461.

[4]BALAZS IB. Breast cancer survivorship: a comprehensive review of long-term medical issues and lifestyle recommendations[J]. Perm J,2015,19(2) :48-79.

[5]VIKRAM S. Choices in surgery for older women with breast cancer[J]. Breast Care (Basel) ,2012,7(6):445-451.

[6]KAREN KC. Effects of breast cancer surgery and surgical side effects on body image over time[J]. Breast Cancer Res Treat,2011,126(1):167-176.

[7]ALICE H. The evolution of the locoregional therapy of breast cancer[J]. Oncologist, 2011, 16(10):1367-1379.